FUNKTIONELLE PATHOLOGIE

EINE

KLINISCHE SAMMLUNG

VON

ERGEBNISSEN UND ANSCHAUUNGEN
EINER ARBEITSRICHTUNG

VON

DR. GUSTAV VON BERGMANN
ORDENTL. PROFESSOR DER INNEREN MEDIZIN
UND DIREKTOR DER II. MED. UNIVERSITÄTSKLINIK BERLIN

ZWEITE UMGEARBEITETE AUFLAGE

MIT 73 ABBILDUNGEN

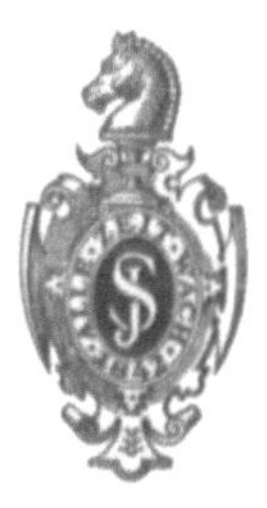

BERLIN
VERLAG VON JULIUS SPRINGER
1936

ISBN 978-3-642-49617-2 ISBN 978-3-642-49910-4 (eBook)
DOI 10.1007/978-3-642-49910-4

Softcover reprint of the hardcover 2nd edition 1936

MEINEM VATER

ERNST VON BERGMANN

ZUM GEDÄCHTNIS

IM JAHRE SEINES 100. GEBURTSTAGS

1936

Inhaltsverzeichnis.

„Um mich zu retten, betrachte ich alle Erscheinungen als unabhängig voneinander und suche sie gewaltsam zu isolieren. Dann betrachte ich sie als Korrelate und sie verbinden sich zu einem entscheidenden Leben."

GOETHE: Zur Natur- und Wissenschaftslehre.
Maximen und Reflexionen.

Kapitel 1.

Klinische Reformation.

Reform im klinischen Denken als ärztliche Pflicht. — Vielheit der Themen. — Einheit der Richtung. — Diagnosen, die viel häufiger zu stellen sind und solche, die als Verlegenheitsdiagnosen gewaltig zurückgedrängt werden müssen als ein diagnostisches Ziel klinischer Reformation. — Funktionelle Gewebspathologie. — Abbau der Organneurosen. — Habitus asthenicus. — Ptosenlehre. — Adhäsionen. — Larvierte und latente Krankheitsbilder. — Aufhebung der Gegensätze „funktionell" und „organisch".

Wir stehen im neuen Deutschland in einer umwälzenden Epoche, die den Arzt stärker für das allgemeine Wohl verpflichtet und heranzieht und auch die große Aufgabe einer ärztlichen Fortbildung, die *allen* Ärzten zuteil wird, auf sich genommen hat. Man prägt, um allgemein wichtige Begriffe einzuhämmern, Parolen, wie etwa die der „*Gesundheitsführung*". In der Tat liegt in guten Parolen ein wirksames Mittel, Wichtiges durchzusetzen, und mit Unrecht — so scheint es mir — haben einige an diesem Buche deshalb Anstoß genommen, weil es Schlagworte bewußt als solche Werbungen für eine Umgestaltung der Denkungsart der Ärzte verwendet hat. Ich maße mir nicht an, ein Reformator zu sein, aber man muß wissen, daß wir in einer *klinischen Reformation* stehen, die über das Diagnostisch-methodische und Methodisch-therapeutische weit hinausgeht. Es ist deshalb der Ausdruck „Reformation" glücklicher als der von der „Krise" in der Medizin, weil keine Katastrophensituation entstehen darf und auch nicht, so läuft die Entwicklung, entstehen wird, trotz allem Umwälzenden, was angestrebt wird und im Endziel zu einem höheren Zustand zu führen hat. So hat es tiefere Gründe, wenn jetzt das Kapitel von der klinischen Reformation am Anfang steht, auch wenn es vieles kürzer vorwegnimmt, was später breiter entwickelt werden soll und wenn das Streben nach der Reformation im ärztlichen Denken und Handeln eine „*Einleitung*" zu diesem sehr subjektiven Buche, die vor vier Jahren noch eine Verteidigung sein mußte, nicht absondert, denn in der

Reform, als Forderung unserer Gegenwart, liegt die Rechtfertigung auch dieser Darstellung begründet.

Wenn die Forscherleistung des genialen Mönches GREGOR MENDEL aus dem Jahre 1866 vergessen werden konnte, mußten erst durch CORRENS, TSCHERMACK, DE VRIES die Erbgesetze um das Jahr 1900 neu entdeckt werden. Schon ein Menschenalter später ist das, was die Kreuzungen von Erbsen im Klostergarten zu Brünn lehrten, so fortreißend schnell entwickelt worden, daß eine *Erbwissenschaft* für den Menschen ausgebaut ist, die dem ärztlichen Nachwuchs übermittelt werden kann, ja unser Reich bemüht sich in heroischen Gesetzen um einen erbgesunden Nachwuchs und verbietet blutfremde Kreuzungen. Damit steht die Erblehre ganz anders im Vordergrund für uns Ärzte wie einst.

Fast zur gleichen Epoche ist die Naturforschung in eine völlig veränderte Auffassung über die „natürliche Schöpfungsgeschichte“ geraten, die Evolution bleibt als Deszendenzlehre unerschüttert, aber nicht wie DARWIN es sich vorgestellt hatte, sondern wir wissen jetzt, daß wir noch mitten in der Schöpfung stehen, die Natur geht sprunghaft vorwärts, indem sie vererbbare „*Mutationen*“ noch heute ständig zeitigt, wie DE VRIES bewiesen hat und die der Kliniker NAEGELI nicht müde geworden ist, weil er zuerst die ungeheuere Bedeutung der Mutationen auch für den Menschen erkannte, uns gerade auch für die menschliche Pathologie nahezubringen. So ist auf ganz anderem Wege die Erbforschung bereichert.

Diese Fundierung auf naturwissenschaftlicher, biologischer Basis in unserem Reiche wird — nur scheinbar ein Widerspruch — von entgegengesetzter Auffassung ergänzt: vom uralten Erfahrungsgut der Volksmedizin zu lernen, vom Heilpraktiker „natürliche Heilweisen“ in viel weiterem Umfange zu übernehmen, im Anerkennen, welche seiner unleugbaren Erfolge in unserem Volke auf dem beruhen, was die angeborenen Eigenschaften auch beim begnadeten, wissenschaftlich geschulten Arzte ausmachen. Es ist die Begabung zu einem leidenschaftlich strebenden Helfertum bis in die sogenannten psychologischen Situationen des Kranken hinein, besser gesagt: bis in die „subjektiven“ Gesundheitsstörungen aus der „inneren Lebensgeschichte“ des Kranken, die sich wieder aus seiner Erbanlage und der Gestaltung seiner Erlebnisse aus dem Material dieser Erbanlage entwickelt haben, man kann es als die „biographische“ Form, den Kranken zu begreifen, bezeichnen.

Wir sollen zur Synthese unserer wissenschaftlichen Schulung zur Medizin auch mit derjenigen unmittelbaren Erfahrung, die aus der Heilkunst stammt, kommen. Schon lange haben wir gefühlt, daß Laboratoriumsmedizin und streng wissenschaftliche Einstellung am Krankenbett, die absolut unentbehrlich bleiben für den akademischen Unterricht und für wissenschaftliche Forschung, und die durch nichts geschmälert werden können, doch nur einen begrenzten Teil von dem erfüllen, was als Verpflichtung dem Arzte für sein Volk und für alle seine Kranken not tut, denn auch wir Kliniker gründen oft genug unser Helfen nur auf Erfahrung und nicht auf Wissen, oder wirkliches Verstehen.

Immer war der akademische Forscher und Lehrer nur dann ein vollwertiger Arzt, wenn er noch völlig andere Eigenschaften aus seinem tiefsten Wesen heraus, aus seiner ärztlichen Begabung besaß, in dieser Richtung analog wie ein wirklich ausgezeichneter Laienarzt. Diesem konnte „Begnadung“ zur ärztlichen Mission manches ersetzen, aber ohne dasjenige Können, welches vom Wissen her aufbaut, bleibt der beste Heilpraktiker ebenso ein Torso wie ein Arzt, der alles wüßte, aber das Helfen bis in die Zusammenhänge der Erlebniskonflikte mit dem ererbten Charakter seiner Kranken nicht erfaßte, weil die Fähigkeit zur Einfühlung, auch als künstlerische Phantasie, und die stolz-bescheidene Fähigkeit zur kraftvollen Einwirkung auf den Kranken ihm nicht gegeben wäre, oder sich nicht entwickeln konnte.

Die Geschichte der wissenschaftlichen Medizin beweist von Hippokrates an, daß immer wieder von so vielen lebensvollen Ärzten mit offenen Sinnen alles aufgenommen wurde, was Volksmedizin und Naturheilkunde uns Wertvolles geboten haben. Stammen doch unsere besten Arzneimittel, wie die der Digitalisgruppe und die aus der Rinde des mexikanischen Chinabaumes, aus der Volksmedizin, und an Diätetik und Hydrotherapie, an den „natürlichen Heilweisen“ überhaupt, hat Naturheilkunde einen rühmlichen Anteil, der jetzt erst in der Art, wie sich deren Heilwirkungen vollziehen, studiert wird, damit das Wertvolle sich einer vorurteilslosen Kritik als untrügerisch gewachsen erweise. Es scheint mir wie ein bedeutender historischer Zusammenhang der Gegenwart, der offensichtlich kein Zufall ist, daß in einer Epoche, die uns mit Recht auf Erfolge schlichter, natürlicher Heilerfahrung hinweist, sich auch die wissenschaftlich forschende Heilkunde, also die Heilkunde als Wissenschaft, inmitten außergewöhnlicher Triumphe befindet. An einem Beispiel ist am besten zu illustrieren, wie diese Synthese sich vollzieht:

Wenn die Rohkost gepriesen wird als die für den Kranken eingefangene, fast mystisch scheinende, Heilkraft der Sonne, so findet wissenschaftliche Forschung unserer Tage, daß durch Ultraviolettstrahlung im Cholesteringemisch eines Laboratoriums bestrahltes Ergosterin entsteht, „das Vitamin D“ als das antirachitische Prinzip, das auch für eine zweite so verbreitete Volksseuche, wie die der Knochen- und Gelenktuberkulose größte Heilbedeutung hat. Die Wirkung des Höhenklimas, wie der künstlichen Höhensonne mit ihrem Reichtum an ultravioletten Strahlen bewirkt im Unterhautgewebe der Kranken jene Wandlung des Cholesterins zum bestrahlten Ergosterin, das als pharmazeutisches Produkt, etwa Radiostol und Vigantol, schon im Handel ist, das aber auch reichlich vorhanden ist im Lebertran als fettlösliches Vitamin D zusammen mit dem fettlöslichen Vitamin A. Im Prinzip laufen also ganz verschiedenartige Heilerfahrungen auf die gleiche, jetzt kausal naturwissenschaftlich erklärte Wirkung hinaus: wir wissen, ein chemischer Stoff, an dem es dem Kranken mangelte, muß zugeführt oder im Organismus gebildet werden, damit Heilung eintritt: Volksmedizin und praktiche Erfahrung als diätetische, klimatische, insbesondere „Heliotherapie“, physikalische Therapie und endlich auch Medikamente sind auf den gleichen

Nenner gebracht. Zwischen diesen natürlichen und jenen wissenschaftlichen Heilweisen ist für dieses besonders einleuchtende Beispiel im Prinzip kein Unterschied, weil das wichtigste Wirkende jedesmal das Vitamin D ist und nur die praktische Frage der Klärung bedarf, wie wir jedesmal am besten vorgehen. So erleben wir staunend, daß eine außergewöhnliche Höhe, zu der die so rapide wissenschaftliche Entwicklung der letzten Jahre hinaufgeführt hat, zahlreiche Vitamine, also Wirkstoffe der Pflanzen, bekanntgemacht hat, die in verschiedenartigen Relationen mit den Wirkstoffen, die im Tiere und Menschen entstehen, den Hormonen, sich in Auswirkungen befinden und weiter, daß die Hormone auch untereinander sich korrelativ beeinflussen. Damit wird die Nahrung aus dem Pflanzenreich nicht nur zur kalorischen Kraftquelle, sondern Substanzen, in minimaler Menge in der Nahrung vorhanden, dienen der Leistung im Tierreich und im Menschen.

Ich weiß, falls breite, *geläuterte* Strömungen zur Therapie und Prophylaxe außerhalb des Gebietes akademischer Medizin jetzt hinzufließen, daß willig, wie schon in manchen Epochen der Geschichte der Heilkunde, sie Aufnahme finden werden in das weite Strombett des ärztlichen Wirkens, indem die Vereinigung sich vollziehen muß zwischen Allen, die guten und reinen Willens sind zur Förderung der Gesundheit des Volkes, wenn sie mit klaren Sinnen kritisch an ihre große, heilbringende Aufgabe herangehen. Zum guten Willen füge sich die Tat, die Tat bleibt Leistung auf Grund ernster Schulung zur Wissenschaft und zur Erfahrung. In diesem Sinne will auch dieses Buch zur „Schulmedizin" gehören, die in ständigem, rapidem Wechsel sich wandelt, so daß manches in den vier Jahren dieses bewußt einseitige Werk umgestaltend verändert hat. So habe ich mich von manchen Befunden und Autoren distanziert, weil mir vieles jetzt anders erscheint, Überwertungen wurden korrigiert. Daß gerade das Erleben in der Klinik, mit der zugehörigen Diskussion am Krankenbett, Wandlungen vollzieht, ist das, was den Kliniker jung erhalten muß in Verbindung mit der Reifung, die sich als biologische Notwendigkeit zu vollziehen hat. Wir suchen im krankhaften Geschehen die veränderte Leistung des Organismus zu erkennen, oft als Fehlleistung, aber auch als jenes Bestreben, das Krankhafte auszugleichen, das die Natur, die „Physis", offenbar selber anstrebt. Denn wir alle wissen seit Hippokrates, daß Heilbestrebungen in der Natur liegen, in den defensiven, offensiven, reparativen, regenerativen Maßnahmen, ja sogar zur Restitutio ad integrum ist der Organismus oft befähigt.

Gesundheit und Gesundung zu fördern und zu schützen für den Menschen und unser Volk, dem wir vor allem dienen, ist die große, beglückende, ethische Aufgabe, der sich der kommende Ärztestand in Deutschland mit einem heiligen Eifer widmen soll, um womöglich die großen Leistungen der Vergangenheit, die der deutschen Medizin Weltgeltung verschafft haben, noch zu übertreffen.

Der Versuch, die „*Ganzheit*" der kranken Persönlichkeit zu erkennen, wird immer ein großes Ziel des denkenden Arztes bleiben, oft freilich in nebelhaft unerreichbarer Ferne. So sagt uns GOETHE ganz gegenwärtig: „Was ist eine höhere Synthese als ein lebendiges Wesen? Und was haben wir uns mit Anatomie, Physiologie und Psychologie zu quälen, um uns von dem Komplex nur einigermaßen einen Begriff zu machen, welcher sich immerfort herstellt, wir mögen ihn in noch so viele Teile zerfleischt haben." — „In jedem lebendigen Wesen ist das, was wir Teile nennen, dergestalt unzertrennlich vom Ganzen, daß sie nur und mit denselben begriffen werden können, und es können weder die Teile zum Maß des Ganzen, noch das Ganze zum Maß der Teile angewendet werden ..." — „Die Summe der Teile ist nicht das Ganze", sagt auch die alte ostasiatische Weisheit: LAO-TSE.

Nie also wird das biologische Ganze als die Summe seiner Teile erfaßt werden können, denn gerade das Wesentliche, die Funktionsverknüpfung der Abläufe und ihre sich gegenseitig regulierende Abhängigkeit, der ständige „Funktionswandel", wird nie als Summe verstanden. Wir setzen ebensowenig ein Mosaikbild zusammen als die Summe der Töne das Wesen der Melodie ist. Die Änderung der Regulation als Ausgleich wie als Schaden, die Einheitlichkeit im funktionell abweichenden Geschehen ist es, die in der neuen Krankheitslehre, sofern von „Krankheitseinheiten" überhaupt gesprochen werden kann, diese oft als Krankheiten zusammenfassen läßt. Nicht also sollten wir meist die kausale, also die ätiologische Krankheitseinteilung, vornehmen und auch nicht die Lokalisation oder den Grad einer morphologischen Störung im Mittelpunkt des krankhaften Geschehens sehen.

Nicht mehr kann die klinische Voraussage des pathologisch-anatomischen Befundes der Hauptehrgeiz des Klinikers sein wie zur Zeit BISCHATS. Der anatomische Befund behält zwar als das Schlußdokument im pathologischen Ablauf seinen entscheidenden Platz, zu Beginn aber steht oft die unsichtbare „Functio laesa". Erst aus der gestörten Funktion entwickelt sich schließlich als formale Reaktion das anatomische Substrat zum Dokument des Geschehens, — es kann nicht verstanden werden, wenn man es nur beschreibt, sondern es muß pathogenetisch aus dem Werden der pathologischen Funktion heraus erkannt werden.

Das anatomische Substrat ist gewissermaßen eine morphologische Epikrise zu einer oft vieljährigen „Betriebsstörung". Es verhält sich wie ein historisches Dokument zu einem geschichtlichen Verlauf. Einzelnes ist darin festgelegt, aber Wesentliches und im abgelaufenen Geschehenswandel Entscheidendes ist nicht mehr daraus zu erfahren.

Faßt man die biologische Person nicht als eine starre Einheit auf, sondern als ein sich in weiten Grenzen selbst einregulierendes und einheitlich ganzes Funktionssystem, in ständigem Funktionswandel, unlösbar zu seiner ihm zugeeigneten Umwelt gehörend, dann kann eine Strukturveränderung im biologischen Aufbau einreguliert, kompensiert sein, eine veränderte Lebensmöglichkeit ist gegeben — und ein Versagen fehlt dann. Nicht jede gestörte Struktur (Morphe) ist darum Krankheit, und es gibt umgekehrt Krankheiten, namentlich in ihrem Beginn, die sich anatomisch nicht dokumentieren müssen, z. B. Regulationsstörungen neuro-humoraler Art, selbst ein so markantes Krankheitsbild wie der Diabetes mellitus braucht keinen anatomischen Befund zu zeigen.

In diesem Buche wird also der Versuch gemacht, vorwiegend unter dem Gesichtspunkte der gestörten Funktion die Krankheiten, richtiger gesagt: die krankhaften Äußerungen des Menschen, zu sehen. Es dient also mehr dem Werben um eine Richtung im Denken des Arztes als unmittelbar dem therapeutischen Handeln. Zum Nachschlagen ist dieses Werk nicht bestimmt, trotzdem ein Sachregister neu hinzugefügt worden ist. Es wird von mir mehr angestrebt wie eine klinische Reformation für Diagnose und Therapie, sondern eine Umstellung in der Denkweise des Arztes. Nur das gibt das Recht, ein so großes Wort wie das der Reform anzuwenden, im Wunsche es wie einen Beitrag einzuordnen in die viel weiter ausgreifenden Bemühungen einer Umstellung des ärztlichen Denkens und der ärztlichen Aufgabe.

Da die erste Auflage von 1932 längst vergriffen ist, so besagt das für mich wenig mehr als die Verpflichtung, in hoffentlich verbesserter, vielfach jedenfalls weitgehend veränderter Darstellung die Möglichkeit zu schaffen, daß diese „*Funktionelle Pathologie*“ wieder da ist für den, der sie brauchen kann.

Wieder sind die Arbeiten des eigenen Kreises als Fußnoten zitiert, wenn auch nicht vollständig, auch die Literaturhinweise am Schluß von jedem Kapitel sind nur besondere Hinweise und wie damals keine Literaturübersicht.

Der einzelne Forscher kann nicht anders weiterkommen mit seinem Arbeitskreis, dem er zu danken hat, am wenigsten der Kliniker, als daß er an weit auseinanderliegenden Stellen wie mit Stoßtrupps einer Armee vorgeht, dort, wo ihm Methoden oder Einfälle zur Verfügung stehen. Wir forschenden Ärzte müssen oft Teile ganz großer Probleme auch mit kleinen Methoden von der Peripherie her zu lösen versuchen, so gut es nun einmal geht. Wenn mir das zum Vorwurf gemacht ist, nehme ich ihn ruhig entgegen, man sollte merken, daß im Hintergrunde des einzelnen Ringens, also der vielen analysierenden, klinischen und experimentellen Unternehmungen etwas Ähnliches steht wie ein richtender „Stab“, er heißt „*funktionelle Pathologie*“ und strebt zum Sieg der Synthese.

Ein Baumeister, mechanische Strukturen betrachtend, kann mit Recht beanstanden, wie es TANNHAUSER ausgedrückt hat, daß die Konstruktion eines komplizierten gotischen Gewölbes niemals von der Ornamentik des Schlußsteines ergründet werden kann. Der Geist kann aber die Gotik nie erfassen, wenn ihr nicht gerade auch durch die Ornamentik das Wesen der Gotik aufgeht. Nichts ist so unwesentlich, daß es nicht in Heilkunst und Heilwissenschaft seinen Ausdruck finden darf, wenn es zum Ganzen strebt.

Mehr möchte ich meinen Kritikern nicht sagen, zumal sie fast alle diesem Buche mehr wie Achtung entgegengebracht haben. Deshalb sei auch das nicht wiederholt, was ich zur ersten Auflage als „Einleitung“ geschrieben habe, denn es scheint mir nicht mehr nötig. Das Buch hat seinen Charakter behalten, aber die notwendige, oft weitgehende Umarbeitung habe ich diesmal allein vollzogen, zum Teil als Neugestaltung. Damals hat mich Dr. GOLDNER in der Verknüpfung all jener Einzelheiten, die im Verlauf von 25 Jahren und mehr durch mich und meine Mitarbeiter gewonnen waren, weitgehend unterstützt.

Aus der unmittelbaren, neuen Wahrnehmung am Fluorescenzschirm, den großen Colonbewegungen des Menschen, erwuchs mir das Verstehen der „Dyskinesien" als neuromotorischer Disharmonie, der beim Gesunden harmonisch zugeordneten Regulation. Mit dem Colon beginne ich deshalb die Darstellung (Kapitel 2), die darauf abzielt, Krankheit als Leistungswandel der Organe, Organsysteme und des Gesamtorganismus darzustellen, einen Wandel, der nicht etwa immer zu einer neuen günstigen Einregulierung führt.

Die gestörte Funktion am peptischen Teil des Verdauungsrohrs verleitete einst, weil ihre methodische Erschließung durch die Magenausheberung so leicht war, Funktionsstörungen des Magens in alle möglichen Krankheitseinheiten zu zerlegen. Wenn man inzwischen einsah, daß Sekretion wie Motilität von Magen und Duodenum gesteigerte Reizbeantwortung war, oder ausbleibende Reaktion wie bei der Achylie, so führte die Einsicht zunächst zur Anatomie zurück. Die Entdeckung der ungeheuren Häufigkeit des Ulcus, namentlich des Ulcus duodeni, später die der Gastritis und endlich neuerdings jene Reizbeantwortung des Magens, die man gerne „Reizmagen" nennen will, weil ein ausgeprägter anatomischer Befund nicht besteht, verdrängte die reinen Funktionsstörungen des Magens, wie etwa die nervöse Dyspepsie, und führte mich zum energischen „Abbau der Magenneurosen", dann der isolierten Organneurosen überhaupt. Aber diese Einstellung entwickelte andererseits das Problem, wieweit aus gestörter Funktion ohne nachweisbares, anatomisches Substrat sich nicht doch ein anatomisch so grober Befund wie der des Ulcus entwickeln könne. So entstand als Hypothese die Lehre vom spasmogenen oder neurogenen Ulcus pepticum, auch hier wieder mit einer gewissen Analogie zur Lehre der Dyskinesien.

Die experimentell erzeugte, akute Pankreasautodigestion lenkte mich zur Einsicht der gewaltigen Wirkung des körpereigenen Eiweißzerfalls für den Kranken, am Beispiel einer abakteriellen sterilen Autointoxikation trotz entstehender ganz schwerer Peritonitis mit Fettgewebsnekrosen. Was mir einst Trypsinvergiftung, also Fermentintoxikation schien, wurde mir zur Einsicht der Schäden des Eiweißzerfalls überhaupt, der nach Vorbehandlung mit kleinen Peptonmengen auch zu einer günstig veränderten Reaktionslage im Organismus führen kann.

Übertrugen wir später die Lehre von den Dyskinesien auf die extrahepatischen Gallenwege, den Hohlmuskel der Gallenblase und die zugehörigen, die Galle zum Darm führenden Wege und sahen in der Dyskinesie *ein* bedingendes Moment für Stauung, Entzündung und Steinbildung in der Gallenblase, so wirkte sich für die zugehörige andere große Verdauungsdrüse, also die Leber, das aus, was wir von der Autodigestion am Pankreas durch deren große Katastrophensituation gelernt hatten. Vom gewaltigen, so oft tödlich verlaufenden Krankheitsbild suchten wir Verständnis für die kleineren Schäden des Eiweißzerfalls, gerade wieder auch als Autointoxikation, und ich war bemüht, die verschiedenen Hepatopathien von den latenten anikterischen zu den ikterischen Formen bis zur großen Autodigestion, der akuten gelben Leberatrophie und bis zur chronischen Hepatitis, der Lebercirrhose in ihrem allgemeinen nosologischen Zusammenhang zu verstehen. So wurde das Denken in Kategorien, wie es die spezielle Nosologie braucht, als einzige Form klinischen Begreifens, prinzipiell bekämpft und die fließenden Übergänge gesucht zwischen ganz verschiedenen Krankheiten desselben Organs, etwa der Leber, als entzündliche mesenchymale und als degenerative epitheliale Erscheinungen, Reaktionen, nicht nur auf hämatogene Noxen des Eiweißzerfalls, wohl auch des Fettstoffwechsels, Schädigungen vom Blutwege her durch Intermediärprodukte des chemischen Geschehens überhaupt, wie von den Gallenwegen aus erfolgende Angriffe.

Das Problem der Entzündung als eines nicht nur der pathologischen Anatomie und nicht nur der Immunitätsforschung, sondern als eines der zentralen Kapitel der *allgemeinen klinischen Pathologie* drängte sich bei jedem Studium der Erkrankungen der Einzelorgane mir wieder auf: Colitis, Gastritis, Pankreatitis, Cholecystitis, Hepatitis, Pancarditis. Der Versuch, hier das Gemeinsame zu sehen in der mesenchymalen Reaktion aller Organe, sowohl der mit Schleimhaut ausgekleideten Hohlorgane (Colon, Magen-Duodenum, Gallenblase) wie der Organparenchyme der beiden großen Verdauungsdrüsen, Pankreas und Leber, zwang die entzündliche Disposition, die veränderte Bereitschaft zur Reaktion nicht nur zu beschreiben, sondern einzusehen, daß der Leistungswandel reaktiven entzündlichen Geschehens abhängig ist von Allem, was sich vorher in jenen Geweben abgespielt hat. Die „allergische Entzündung" Rößles ist nach ihm ein Teilgebiet der „Pathergie", und zu dieser gehört sogar auch das veränderte neuromuskuläre Verhalten, wie es mir von den Dyskinesien her geläufig war, auch hier wieder in fließendem Übergang von der Störung der Funktion bis zum fixierten anatomisch Erweisbaren, etwa der hypertrophischen Stauungsgallenblase oder der Pylorushypertrophie, deren Häufigkeit Rössle erwies und so deutet. Jene Anschauungen von der veränderten Reaktionslage des Gewebes ermutigen Umstimmungen vorzunehmen solcher erworbenen Fähigkeiten, geben also breite therapeutische Perspektiven.

Wenn der Vitaminmangel verschiedenste Krankheiten schafft, bis zu den Auflockerungen des Zahnfleisches beim Skorbut, bis zur tödlichen, ödematösen Myocarditis der Beri-Beri, bis zur peripheren Neuritis der Pellagra, ja wenn Schleimhautentzündungen, Capillaritis mit Blutungen, oder Wachstumsschäden wie bei der Rachitis und vieles andere mehr durch einen Mangel an chemisch wohldefinierten Stoffen entstehen und andererseits „die Vitamine die Hormone der Pflanzen sind" und ein Zuviel und Zuwenig an Wirkstoffen in die chemischen Abläufe des Organismus, ja bis in die psychischen Verhaltungsweisen des Menschen gewaltig eingreift, so kann diese zweite Auflage auch nicht darauf verzichten, einiges von Vitaminen und Hormonen als neues Kapitel (8) zu bringen. Wie gewaltig eine pluriglanduläre Störung, oft auch nur ein Ausfall eines Hypophysenvorderlappenhormones hier zerstörend eingreifen kann, zeigt die endokrine Magersucht, bei der alle Gewebe, alle Organe schwinden (Splanchnomikrie), eine Vita minima mit ganz niedrigen Oxydationen wird nur noch gefristet, aber ein psychischer Hungerstreik wirkt sich identisch aus.

Das leitet über zu den Stoffwechselproblemen überhaupt, die namentlich durch den einen Hormonmangel, den an Insulin, hervorgerufen werden. Der Zucker als „der Brennstoff des Lebens" etwa, den vor allem die auf Schnelleistung eingestellte Maschine des Skelettmuskels braucht, zwingt den Diabetes breiter zu behandeln und in ihm mit Brentano gewissermaßen nur ein Teilproblem zu sehen, eines pathologischen Muskelglykogenzerfalles, der unspezifisch bei vielen Toxicosen und Infekten eine so große Rolle spielt. Es schien mir nicht gezwungen, Diabetes und Fettsucht in das gleiche Kapitel einzureihen, denn auch für die Fettsucht steht die endokrine Regulationsstörung im Vordergrund des Interesses, denn die Fettsucht ist weniger ein Bilanzproblem und zumeist ein noch sehr mangelhaft entwirrtes Problem des Intermediärstoffwechsels als Ausdruck einer Regulationsstörung.

Bei der vermehrten Schilddrüsenfunktion als einem Problem der Disharmonie im endokrinen System ließ die gewaltige Verbreitung des Morbus Basedow gerade auch in Berlin mich hier früher als in irgendeinem Kapitel der Klinik sehen, wie von den großen krankhaften Situationen der klinische Blick sich schärft für die kleinsten Abweichungen von der Norm, die bis in die normale Körperverfassung und bis in die Erbkonstitution hineinreichen. Das für den Praktiker so ungeheuer wichtige Kapitel der getarnten, larvierten, latenten Erkrankungen oder der prämorbiden Zustände kann hier am einleuchtendsten entwickelt werden. Wie oft gehen verkannte Fälle von Hyperthyreose als Psychoneurosen oder als Herzneurosen oder die Ursache einer wirklichen Kreislauf-Insuffizienz wird nicht als hyperthyreotische erkannt.

Gehen wir den Kreislaufproblemen nach und gehen wieder von großen Bildern aus, so ist es einerseits die Enge der terminalen Strombahn, die mechanisch-dynamisch zur „Blutdruckkrankheit" führt, die die häufigste Ursache ist der Dekompensation des Kreislaufs und andererseits das, vom Subjektiven des Kranken aus gesehen, schwerste Krankheitsbild, das der Arzt erlebt, die Angina pectoris. Wir konnten sie einheitlich auf Erstickung von Herzmuskelteilen zurückführen, auch hier wieder andererseits leichteste Beschwerden und geringe objektive Erscheinungen verfolgen und sahen, wie mangelnde Coronardurchblutung, die von Rein so genannte „Coronarinsuffizienz", ihrerseits den häufigsten Herzmuskelschaden so oft in Verbindung mit der Blutdruckerhöhung darstellt. Solche lokalisierten Betriebsstörungen des Kreislaufes gelten auch für das Zustandekommen der Apoplexie des Gehirns, am Herzmuskel wie am Hirn in Verbindung mit Arteriosklerose.

Unter dem Begriff der Kompensation und Dekompensation des Kreislaufs ist der krankhafte Leistungswandel, also die Pathologie der Funktion jetzt einleuchtend zu verstehen und in der Zurückführung zur normalen Regulation durch Ruhe, diätetische und erst in letzter Linie medikamentöse Maßnahmen eines der wichtigsten, weil häufigsten therapeutischen Betätigungsfelder für den Arzt rationeller erschlossen.

Was die Neuroregulation am Kreislauf uns zeigt, mit dem Vorherrschen der zentralen Schaltstellen, die, zentripetal beeinflußt, zentrifugal alle Eingeweide lenken, das ist jene Auswirkung des visceralen Nervensystems an den Erfolgsorganen, deren Störungen weder als isolierte Organneurosen noch als antagonistische Tonuszustände im Sympathicus und Parasympathicus isoliert gesehen werden dürfen.

Der Arzt darf also die unleugbaren Zusammenhänge psychischer und körperlicher Verhaltungsweisen nicht getrennt sehen und ähnlich wie „funktionell" und „organisch" nicht Gegensätze sind, sondern kaum eine organische Störung ohne einen Funktionswandel verläuft, muß auch die psychophysische Verhaltungsweise des Kranken einheitlich erfaßt und behandelt werden, selbst wenn bei der Psychotherapie die Mission des Arztes den gesicherten Boden naturwissenschaftlicher Betrachtungsweise verläßt, ja verlassen muß, denn die innere Lebensgeschichte des Kranken, die Verarbeitung seiner Erlebnisinhalte, also das Subjektive in jedem Krankheitsbild, hat uns mindestens gleichwertig zu sein dem Objektiven, als dem Symptom. Da gerade zeigt sich der begnadete Arzt, der bis zum priesterlichen Arzt vordringen muß als beherrschter und herrschender Helfer.

Wir wissen, daß wir mit den Regulationen noch in einem Erklärungsprinzip mechanischer Deutung, also im mechanischen Weltbild der Naturwissenschaft uns befinden und werden immer mit dieser Möglichkeit das, was man naturwissenschaftlich erfassen kann, uns so zurechtlegen, als Reiz und Reizbeantwortung, wie die Vielheit der neurohumuralen Regulationen unserer Innenwelt als eingestellt, angepaßt auf die zugehörige Umwelt. Daß wir damit nur eine Teilwahrheit besitzen und geistig ein mechanistisches Erfassen nie wirkliche Weltanschauung sein kann, die gerade für den Arzt den Materialismus verdrängt, erkennt die Gegenwart als dringende Forderung an.

Wir suchen über das, was wir kausal zu verstehen glauben, nach dem Zweck, dem Ziel, dem Sinn all der Steuerungen und haben eher Aussicht zur Synthese zu kommen, wenn wir zur Kausalität offen bekennend die Teleologie fügen. Von Lamarck stammt das Wort und der Begriff der „Biologie". Wir stellen seine Einsicht vom Werden des Lebendigen in Parallele zu Goethes Anschauung der organischen Natur und haben uns als Ärzte von Darwin abgewandt, seitdem wir durch de Vries die Mutation kennen, die plötzlich bei einem Artexemplar auftauchen kann und eine vererbbare Eigenschaft bleibt, also Ausdruck eines Neuen, Überraschenden, Schöpferischen von innen heraus ist.

In diesem Auftakt als der „klinischen Reformation" sollte also angedeutet werden, daß die vielen Einzelprobleme, die wie zusammenhangslos im Laufe vieler Jahre mehr oder weniger gefördert werden konnten, auf der Basis dieses Tatsachenmaterials doch ein verknüpfendes Denken und Ringen als ihren Hintergrund haben. Auch der exakte Naturwissenschaftler, Physiker und Chemiker baut auf Hypothesen auf und braucht ständig deren Verknüpfung. In wieviel höherem Maße gilt das vom Arzt, für den die Wissenschaft nur eine der Methoden ist, wenn auch die präziseste, um in seiner zentralen Lebensaufgabe vorwärtszukommen, die ihm gestellt ist, die Aufgabe zu helfen, immer orientiert, es so zu versuchen, wie die Natur selbst, wenn sie zur Norm das Gestörte zurückzuführen sucht, helfend und heilend. Aber auch schädigend und zerstörend wirkt sich die Natur aus, wenn wir das tragische Schicksal des Kranken nicht wie so oft aufzuhalten, abzuwenden vermögen. Deshalb ist nicht jedes Fieber Heilfieber, deshalb ist Eiter etwa bei einer fortschreitenden septischen Phlegmone nicht Pus bonum et laudabile, die Ehrfurcht und Bewunderung vor den Heilkräften der Natur oder vor der Physis des Hippokrates darf uns nicht blind machen zu erkennen, welche Zerstörungs- und Vernichtungswerke die Natur beim Kranken anrichtet, wenn die heilenden und Abwehrtendenzen im Organismus versagen.

Wenn wir einsehen gelernt haben, daß zu der unübersehbaren Menge neuer Tatsachen, die analytisch gewonnen wurden, an denen wir in meiner Klinik einen bescheidenen Anteil haben, auch unsererseits die Synthese hinzukommen muß, wenn die „personale Ganzheit“ im Schrifttum unserer Wissenschaft in immer neuen Formen betont wird, oft freilich mehr als unbestimmte Sehnsucht wie als klare Gestaltung, wenn statt des Additiven, Summierenden selbst die Gestaltstheorie einer Psychologenschule herangezogen wird, andererseits die Parole ausgegeben wurde: „Zurück zu Hippokrates“ und wir fast zum Überdruß, weil es Binsenwahrheit wurde, hören, man habe nicht die Krankheit zu behandeln, sondern den kranken Menschen, so sind überall Teile der Wahrheit oft nur allzu begeistert ausgesprochen, die in ihrem verwertbaren Inhalt, also jenem Anteil, der für die Klinik fruchtbar ist, sich nicht umstürzlerisch, sondern in schneller, aber doch konsequenter Entwicklung unserem Denken einfügen. Ich hoffe, das an den psychophysischen Verhaltungsweisen wie an der Ablehnung der reinen Organneurosen und an den Regulationen illustrieren zu können.

Nirgends scheint mir im Rahmen medizinischer Wissenschaft eine ernste Gefahr zu bestehen, weil nicht jene Maßstäbe der Kritik fehlen, die manchen abirrenden Richtungen oft fremd sind, mögen sie sich auch noch der wissenschaftlichen Medizin zugehörig fühlen oder ganz in das Gebiet derjenigen Naturheilkunde gehören, welche von medizinischer Wissenschaft nichts wissen will. Kennt man die Geschichte der Medizin, so ist es die Not, die Verzweiflung des Kranken, wenn wir nicht helfen können, die jedem Versprechen glaubt, wenn es gegeben wird, und niemand hatte zuletzt eine ernstere Sorge, wenn er um gute Naturheilkunde bemüht ist, phantastische Schwarmgeister in Schach zu halten als gerade Liek.

Wir suchen von der *Erfahrung* auszugehen und dürfen als Ärzte nie vergessen, ein wie kleiner Teil der ärztlichen Erfahrung das dennoch ungeheuer große Wissen um Tatsachen ist, ja der Arzt wird stets auf einen sehr großen Teil von Erfahrungen sich stützen, bei dem er die Erklärung, warum er hilft oder heilt, nicht wissenschaftlich beantworten kann. Er fühlt sich, wenn er kritisch bleibt, dort unsicherer, wo Erfahrung sich nicht auf Verstehen, auf Erkenntnis gründet; aber wer reifer wird, weiß, daß auch diese wissenschaftlich gesichert scheinende Erfahrung oft genug einer anderen weicht, daß auch die vermeintlich festeste

Fundierung so oft im Laufe der Zeiten ins Wanken gerät. Auch der Homöopath, auch der Naturheilkundige, ist felsenfest überzeugt, daß er auf Grund der *Erfahrung* den Kranken behandelt, wir haben nicht das Recht, ihm diesen guten Glauben zu bezweifeln. Für alle, die es ehrlich meinen, müssen die Gegensätze, wo sie bestehen, als ein ritterlicher Kampf geführt werden, der Trennungsstrich liegt nicht zwischen der wissenschaftlichen, der „Schulmedizin", und dem Heilpraktiker, sondern an ganz anderer Stelle als die Scheidung zwischen dem ehrlichen, aufrichtig bemühten Helfer und denen, die es nicht sind.

Der jüngst verstorbene Liek hat uns in der Zeitschrift „Hippokrates" einen Schwanengesang hinterlassen, in dem er ausdrückt, daß die sog. „biologische Heilkunde" am Scheidewege stände, denn es wird ihm bange vor Phantasten, Schwarmgeistern und Sektierern, er will, daß die „biologische Medizin", wie er sie versteht, mit der wissenschaftlichen Medizin zusammengeht, und wir haben Aussprüche staatlich führender Ärzte, die das gleiche Ziel verfolgen, im Grunde ist doch alles, was wir anstreben in Kurorten und wo immer, biologische Heilkunde.

Mir will scheinen, daß die modernen Kliniker unter uns mehr geneigt sind als in einer vergangenen klassischen Epoche, jede ernsthafte Behauptung, jede alte Erfahrung der Volksmedizin und der Naturheilkunde, wie der Homöopathie nachzuprüfen, in einer Zeit, in der „funktionell" und „organisch" nicht mehr als Gegensätze wirken, in der die wissenschaftliche Medizin den Beweis geführt hat, daß unsichtbare Veränderungen der Struktur — nicht also die anatomische ist gemeint — weiterführend bis zum anatomischen Dokument sich fortentwickeln, und daß so manche biologischen Zustände vorläufig nur psychisch erfaßbar sind und sich dennoch bis in objektiv nachweisbare Funktionsstörungen und von diesen wieder bis zum anatomischen Substrat wandeln können. Weniger denn je, so scheint es mir, ist also moderne akademische Medizin geneigt, sich irgendwelchen ernsten neuen Strömungen zu verschließen.

Der Vorwurf, daß die Klinik epigonalen Charakter habe in unseren Tagen, erscheint mir ein Mißverständnis. Es ist selbstverständlich, daß einst jene Wandlung von naturphilosophischer Spekulation zu einer streng naturwissenschaftlich orientierten klinischen Medizin schnell große Ergebnisse zeitigen mußte, wie es etwa in der holländischen Schule unter Boerhave in Leyden begann, wie es durch Auenbruggers „Inventum novum" der Perkussion und Laennecs „Auskultation médiate" sich auswirkte. Der enge Anschluß an die erstehende pathologische Anatomie, noch immer die beste Stätte der Korrektur für die Phantasie des Klinikers, die bakteriologischen Triumphe bis zur Immunitätslehre und Chemotherapie mußten die Klinik dahin führen, große Krankheitsbilder herauszumeißeln, die fast unerschütterlich als fertige Gebilde dastehen, und so mögen sich die Triumphe dieser Epoche an die Namen großer klassischer Kliniker knüpfen.

Immer wird, wer in der Gegenwart ringt, nicht imstande sein, die Epoche, die er selbst durchlebt, wie eine historische, vergangene zu würdigen. Aber mir will scheinen, daß selbst die oben gegebene kleine Auslese den Nachweis erbringt, daß auch die klinischen Ergebnisse der Gegenwart einen erheblichen Anschauungswandel in sich schließen. Um das aufzuzeigen, möchte ich, wie Thesen einer Reformation, Forderungen aufstellen, als praktische Werbung für unsere Ergebnisse und Anschauungen, Thesen gegen jene Krankheitsdiagnosen, die numerisch gewaltig in den Hintergrund treten müssen, obwohl sie noch heute Lieblingsdiagnosen und dennoch meist Verlegenheitsdiagnosen sind. Dieser negativen Liste steht die andere gegenüber: Krankheiten, die sich in der letzten Epoche ein altes, erneuertes, oder ein neues Bürgerrecht erworben haben und in ganz anderer Weise wie bisher, d. h. in einer ungeheueren Häufigkeit als Diagnosen heranzuziehen sind. Aus der Reformation der Diagnostik folgt fast unmittelbar auch die Reformation der Therapie.

Fragen wir nach den Gründen dieses Wandels, so ist es wie so oft in der Wissenschaft zunächst der methodische Fortschritt. Da steht unser Zeitalter den Erfindungen eines Auenbrugger und Laennec gewiß nicht nach: die dritte weittragendste physikalische Untersuchungsmethode ist durch die Entdeckung Röntgens das größte diagnostische Aktivum unserer Zeit. Kaum geringer achte ich bei aller Anerkennung objektiver Untersuchungsmethoden, die ja so weit über den Rahmen der Röntgenmethodik hinausgreifen — man denke an die Komplementablenkung, das Leukocytenbild und unendlich, viele andere wahrhaft klinische Methoden —, den Fortschritt durch jene Einstellung des modernen Arztes, die die Subjektivität der Klagen des Kranken wieder wichtiger nimmt, fast so wie der Psychiater, der oft nur aus den Schilderungen des Kranken die Diagnose eines bestimmten Irreseins stellt. Wir haben gelernt, daß jede subjektive Beschwerde des Patienten uns führend werden kann für die Erkenntnis seiner Erkrankung, haben die Aufgabe, jede Klage zu erklären bis in jene charakterlichen biologisch gebundenen Abweichungen hinein. So mancher Fall von verkapptem Morbus Basedow wird am Gebahren des Kranken oder der Welt seiner Vorstellungen uns deutlicher als aus dem ersten Aspekt, wenn Exophthalmus und Struma nicht auffallend entwickelt sind. Manche scheinbare Neurasthenie wird Anlaß, die Wassermannsche Reaktion selbst im Liquor zu prüfen, kurz die Einbeziehung sowohl der lokalisierten wie der allgemeinen Klage, des gesamten charakterlichen Verhaltens des Kranken ist heute nicht mehr lediglich ein Interessengebiet für den psychotherapeutischen Arzt, es führt die Erfassung der Anamnese, welche die klassischen Kliniker, stolz auf den objektiven Befund, entschieden vernachlässigten, zur Erschließung der eng verknüpften, einheitlichen psychophysischen Verhaltungsweisen, sie führt aber oft genug auch zum wichtigsten Hinweis einer lokalen Erkrankung. Im diagnostischen Wandel unserer Tage verdanken wir jener Einstellung vielleicht genau soviel wie dem gesamten objektiven Befund. Man kann die Funktion des Arztes hier mit der eines gerissenen Detektivs, oder eines klugen Untersuchungsrichters vergleichen, die aus scheinbar unwesentlichen Umständen zu ihren Indicien oft gelangen.

Ich finde bei Nietzsche eine Stelle (Menschliches Allzumenschliches I, 243), die so gut hierher paßt, daß der Dichterphilosoph gerade unserer Epoche in Deutschland wieder ganz nahe gebracht, hier zu Worte kommen muß:

„*Die Zukunft des Arztes:* — Es gibt jetzt keinen Beruf, der eine so hohe Steigerung zuließe, wie der des Arztes, namentlich nachdem die geistlichen Ärzte, die sogenannten Seelsorger, ihre Beschwörungskünste nicht mehr unter öffentlichem Beifalle treiben dürfen und ein Gebildeter ihnen aus dem Wege geht. Die höchste geistige Ausbildung eines Arztes ist jetzt nicht erreicht, wenn er die besten neusten Methoden kennt und auf sie eingeübt ist und jene fliegenden Schlüsse von Wirkungen auf Ursachen zu machen versteht, derentwegen die Diagnostiker berühmt sind: er muß außerdem eine Beredsamkeit haben, die sich jedem Individuum anpaßt und ihm das Herz aus dem Leibe zieht, eine Männlichkeit, deren Anblick schon den Kleinmut (den Wurmfraß aller Kranken) verscheucht, eine Diplomatengeschmeidigkeit im Vermitteln zwischen solchen, welche Freude zu ihrer Genesung nötig haben, und solchen, die aus Gesundheitsgründen Freude machen müssen (und können), die Feinheit eines Polizeiagenten und Advokaten, die Geheimnisse einer Seele zu verstehen, ohne sie zu verraten — kurz, ein guter Arzt bedarf jetzt der Kunstgriffe und Kunstvorrechte aller anderen Berufsklassen: so ausgerüstet ist er dann imstande, der ganzen Gesellschaft ein Wohltäter zu werden durch Vermehrung guter Werke, geistiger Freude und Fruchtbarkeit, durch Verhütung von bösen Gedanken, Vorsätzen, Schurkereien (deren ekler Quell so häufig der Unterleib ist), durch Herstellung einer geistig-leiblichen Aristokratie (als Ehestifter und Eheverhinderer), durch wohlwollende Abschneidung aller sogenannten Seelenqualen und Gewissensbisse: so erst wird er aus einem ‚Medizinmann' ein Heiland und braucht doch keine Wunder zu tun, hat auch nicht nötig, sich kreuzigen zu lassen." Geschrieben 1886.

Wer die Anamnese geradezu in sportlicher Begeisterung aufnimmt, die Führung im Dialog mit seinem Kranken behält, wird, mit diagnostischem Spürsinn begabt und dafür geschult, mit sonst gleichwertigen Eigenschaften der bessere Arzt sein. Nichts macht die Notwendigkeit alltäglicher praktischer Reformation, die wir hier meinen, klarer als der Hinweis, wie oft der junge Volontär oder Famulus die Anamnese aufnimmt oder die Röntgenlaborantin den bestellten Film anfertigt. So lange für ähnliche grundlegende ärztliche Leistungen nicht den Arzt reiche Erfahrung leitet, wird das Verständnis nicht gewonnen sein, daß wir in der Tat der Reformation bedürfen, ja in ihr als einem zielbewußten Kampf mitten darinnen stehen.

Die moderne Klinik ist daran, die Zahl der Verlegenheitsdiagnosen zurückzudrängen und gewissermaßen die Statistik in bezug auf Krankheitsbezeichnungen in so ungeheurem Ausmaße zu verschieben, wie es die Gegenwart leider immer noch nicht ahnt. Das ist die praktische Auswirkung jener Reform, um die ich kämpfe.

Lautete noch vor hundert Jahren, als SCHÖNLEIN, von Würzburg kommend, die Leitung der Charité übernahm, die häufigste Diagnose in der inneren Klinik „Dolores", so persistiert aus dieser Epoche in der Praxis des Alltages bis in die Krankenhäuser und Kliniken hinein noch ein erheblicher Rest. Wenn die Interkostalneuralgie, die Gastralgie, oder der Herzschmerz noch immer wie

Krankheiten rubriziert werden, oder wenn vieles, was als Pseudorheumatismus Symptom irgendeiner anderen Erkrankung ist, wie etwa die ziehenden Schmerzen beim arteriellen Hochdruck, heute noch als Rheuma gelten und behandelt werden, endlich einer der größten Ausgabeposten der Kassen, der für die Antineuralgika ist, — ist das nicht immer noch die Doloresdiagnostik von einst?

Diagnosen,

die viel häufiger zu stellen sind.

1. Beschwerden am Hiatus oesophageus („epiphrenales Syndrom“), und Kaskadenmagen (Kap. 3).
2. Gastritis, „Reizmagen“ (Kap. 3).
3. Ulcus duodeni (auch Ulcus jejuni pepticum), Duodenitis (Kap. 2 und 3).
4. Leichtere Pankreasaffektionen (Kap. 4).
5. Latente Cholecystopathien und Cholangitis (Kap. 5 und 6).
6. Hepatopathien (latent, ikterisch, anikterisch), Fettleber, latente Cirrhosen als Hepatitis (Kap. 6).
7. Divertikel a) an der Papilla Vateri mit Gallenwegs- und Pankreasaffektionen, b) Divertikulosis des Colon mit Divertikulitis, Colonirritation (Kap. 2 und 4).
8. Latente Kreislaufinsuffizienz als Herzmuskelschaden einschließlich der „Coronar-Insuffizienz“ und der peripheren Regulationsstörungen des Kreislaufs, quasi chronischer Kollaps, Kapillarbetriebsstörung mit und ohne zugehörige cerebral-vasomotorische Regulationsstörungen (Kap. 12 und 13).
9. Latenter Hochdruck (Kap. 11).
10. Allergische entzündliche Zustände und „Pathergie“ überhaupt, außerhalb von Asthma und Colica mucosa an Haut, Gelenken, Leber, Magen-Darm, Gallenblase, Gefäßen, „entzündliche Gewebsdisposition“, „veränderte Krankheitslage“ (Kap. 7).
11. Latente innersekretorische Störungen (hyperthyreotisch, Unterfunktion von Ovarien, Testikeln, Hypophyse, Nebennierenrinde in ihren korrelativen Beziehungen), endokrine Magersucht und Fettsucht, inkretorisch-psychische Depressionen u. ä. (Kap. 9 und 10).
12. Larvierte Hypovitaminosen als Folge nicht nur eines Vitaminmangels der Nahrung, sondern mangelnder Vitaminverwertung und Vitaminresorption bei Darmstörungen und Lebererkrankungen (Kap. 8).

Cavete-Diagnosen.

Diagnosen, die so oft Verlegenheitsdiagnosen sind, daß man sich vor ihnen hüten soll, die an Häufigkeit gewaltig zurückgedrängt werden müssen, weil sie meist nicht Krankheiten, sondern höchstens Teilerscheinungen des Krankseins sind, oft aber nichts wie Fehldiagnosen.

1. „Reine“ Organneurosen:
   a) Herzneurose, nervöse Herzschwäche, vasomotorische Neurosen.
   b) Magenneurose, Kardialgie, nervöse Dyspepsie, Sekretions-Motilitätsneurose des Magens, Pylorospasmus, Tormina ventriculi, gastro-kardialer Symptomenkomplex, Eructatio nervosa.
2. Ptose und Atonie des Magens, des Darms, Nephroptose, allgemeine Splanchnoptose.
3. Darmspasmen, Darmgärungen.
4. Adhäsionsbeschwerden.
5. „Rheumatische“ Beschwerden, Intercostalneuralgien.
6. Angina abdominis.
7. Vagotonie, Sympathicotonie.

Es bedarf nach der Aufzählung jener Krankheiten, die gebieterisch ein viel breiteres Feld in der Diagnostik erfordern, an dieser Stelle noch keiner Erklärung dieser Thesen, denn die folgenden Kapitel haben für alle zu begründen, daß die Klinik uns zwingt, auf Grund objektiver Feststellungen, ihnen ein weites Feld einzuräumen. Daß hier gerade die „latenten" Formen überwiegen, hat uns eingehend zu beschäftigen, vorläufig ist nur der eine Gesichtspunkt herauszuheben, der mir führend ist: Meist müssen von den großen vorgeschrittenen Krankheitsbildern, welche die klassische Epoche der Klinik herausgearbeitet hat, fließende Übergänge bis zu den allergeringsten zu finden sein, wie sie oft als „formes frustes" bezeichnet wurden oder etwa als voraufgehende initiale Krankheitszustände etwa bezeichnet als Präbasedow, Präsklerose oder präcirrhotischer Milztumor. Der Ausdruck der leichteren Vorkrankheit ist aber deshalb irreleitend, weil er nur unter allgemein nosologischer Betrachtung zutrifft. Da stellen wir mit Recht eine Reihe auf, von den leichtesten Erkrankungsformen bis zu schwersten oft irreparablen anatomischen Krankheitszuständen. Für die spezielle Nosologie aber, also dem Einzelfall gegenüber, gilt das nicht. In jedem Stadium kann die Erkrankung haltmachen, sie kann zurückgehen nicht nur als „Remission", sondern zur spontanen oder therapeutisch erreichten Dauerheilung führen. So könnte man die akute Nephritis als das Vorstadium der sekundären Schrumpfniere auffassen. Sie ist es nur selten, denn früh und richtig, also durch Hungern und Dursten behandelt, führt die akute hämorrhagische Glomerulonephritis zur Heilung mit der Restitutio ad integrum. Heute dürfen wir Ähnliches von der alkoholischen Fettleber, ja von der Cirrhose wenigstens oft Stillstand, auch erheblichen Rückgang annehmen, wohl nicht bis zur Wiederkehr anatomischer Integrität, aber doch sehr oft bis zur klinischen völligen Gesundung. So geht auch manche endokrine Störung wieder völlig zurück, leichtere Gastritiden verschwinden, hyperergisch entzündliche Zustände können zur Heilung in positiv anergische im Sinne der Desensibilisierung und damit zur Heilung zurückgeführt werden.

Gilt das schon von jenen leichteren aber ausgesprochenen Erkrankungen, so noch vielmehr von den „*prämorbiden Zuständen*", mit denen Abweichungen von der Norm gekennzeichnet werden sollen, sei es der Erbverfassung, sei es der erworbenen, sie sind manchmal kaum mehr wie Disposition zu Krankheiten, aber aus der Disposition braucht nie Krankheit zu werden, oder das eben krankhaft Beginnende ist oft leicht zu bekämpfen.

Es ist eine Selbstverständlichkeit, daß die häufigere Erkennung leichtester Krankheitsformen, ja jener breiten Grenzgebiete zwischen gesund und krank der Therapie ein dankbares Feld erobert — gefährlich nur dann, wenn ohne objektive Unterlage hier nun wieder Diagnosen zur Mode werden. Davor schütze uns die Ausbildung einer kritischen Diagnostik, wenn Ärztegenerationen heranreifen, die mit Begabung beste Schulung zur Höchstleistung verbinden.

Über die Einzeldiagnostik hinaus ist es das neuromuskuläre Verhalten, das uns am Dickdarm, an den extrahepathischen Gallenwegen, am Magen zum Teil als Dyskinesie erscheint — ganz weit gefaßt durch meine Betonung als „Betriebsstörung“ —, und über die Organpathologie hinaus erweitert sich das klinische Denken zur Störung des Organsystems nicht anders, wie wir von den Herzkrankheiten begrifflich fortgeschritten sind zu den Kreislauferkrankungen, durch Einstellung auf die „Technologie“ des Kreislaufes oder wie durch die Erschließung der Rhythmusstörungen am Herzen die sog. Herzneurosen völlig umgruppiert werden mußten.

Was man sonst als Herzneurose oder als Vasomotorenneurose zu bezeichnen geneigt war, hat unser Zeitalter klarer erfaßt. Auch auf diesem Gebiet ersetzt die wohlumschriebene humoral-neurale, besonders die dynamisch erfaßte Regulationsstörung immer weiter die Organneurose.

Der Begriff der Kompensation und Dekompensation läßt sich unter der Vorstellung genau bestimmbarer veränderter Funktionsabläufe lebendig umgestalten.

Der Rücklauf des Blutes zum Herzen wird uns maßgebend zum Verständnis der Unmöglichkeit einer ausreichenden Herzleistung, weil das Herz nicht mehr hergeben kann, als es empfängt, der chronische Kollaps fügt sich zum akuten peripheren Kreislaufversagen. Neben die kreislaufdynamischen Werte treten die Kenntnisse des Stoff- und Gasaustauschs, denen der kleine und der große Blutkreislauf dient, oft schon als meßbare Größen.

Schauen wir auf die Peripherie nicht nur für die Probleme des Kreislaufs und der Flüssigkeitsverschiebung, sondern auch bei Stoffwechselerkrankungen wie Diabetes, Fettsucht, Magersucht, Basedow, hormonale und ionale Auswirkungen an jeder einzelnen Zelle, so kehren wir jetzt nicht mehr zur Cellularpathologie eines Virchow zurück, der gegen den Botaniker Schleiden für die unabhängige Sonderexistenz der Zelle kämpfte und dem das Leben die Tätigkeit dieser kleinen Sonderorganismen bedeutete, — freilich in einem „föderalistischen Staate“. Uns erscheint vielmehr jetzt, selbst für die Einzelzelle, erst recht für das Gewebe im pathogenetischen Werden die Grenze aufgehoben zwischen der anatomischen Struktur*veränderung* und der unsichtbaren biologischen Struktur*störung*, die sich am Ablauf veränderter Funktion erweist.

Beim Entzündungsproblem schließlich hat auch Virchow schon synthetisch gedacht und ist damit der Vorläufer geworden für die Gegenwartsanschauung, welche das entzündliche Gewebsverhalten, ja die latente entzündliche Gewebsdisposition durch eine lokale oder eine allgemein veränderte Reaktionslage finden will in reaktiven besonderen Verhaltungsweisen — nicht nur des in der Gegenwart als Funktionseinheit wohl überwerteten „reticuloendothelialen Systems“. Die zur Zeit in vertieftem und verbreitetem Ausbau begriffene Lehre vom allergischen entzündlichen Geschehen (Rössle, Klinge und andere) gewinnt hier ungeahnte Bedeutung mit vielversprechenden therapeutischen Konsequenzen einer unspezifischen Therapie, die Diätetik und physikalische Therapie breit einordnen muß („natürliche Heilweisen“).

Entwickelt sich so eine neue *funktionelle Gewebspathologie*, so werden auch für das Geschehen beim Infekt wie beim abakteriellen, toxischen Eiweißzerfall die abweichenden Reaktionslagen des Organismus wichtiger oft als die verursachenden Agenzien, etwa die Krankheitserreger. Die Reaktion als hyperergische oder positiv und negativ anergische tritt in den Vordergrund, sowohl in ihrem morphologisch-cellulären Verhalten, wie im humoralen, so den gewaltigen ionalen Verschiebungen, wie sie SCHITTENHELM beim anaphylaktischen Shock erwies. Alte Vorstellungen von körpereigenen Giften und antiphlogistischer Therapie treten in neuem Gewande wieder auf die Szene: „Nicht bloß spezifische Entzündungsprodukte, die im Blute fiebernder Tiere kreisen, wirken krankheitserregend, sondern diese Wirkung kommt auch Produkten zu, die auf natürlichem Wege des Stoffwechsels durch den Umsatz der Gewebe entstanden sind" (ERNST VON BERGMANN, 1864).

Der Anteil, den die funktionell pathologische Betrachtungsweise an dieser Wandlung hat, scheint mir dem des methodischen Fortschrittes nicht nachzustehen. Ja, mehr noch, durch sie erst konnten nicht nur die neu gefundenen Tatsachen unserem biologischen Allgemeinerkennen eingeordnet werden, sondern auch alte Beobachtungen und Vorstellungen konnten in neues Licht gesetzt werden. Es fand sich eine neue biologische Einheit unter dem leitenden Gesichtspunkt der Funktion, die die Antithese zwischen „organisch" und „nichtorganisch" aufzuheben in der Lage ist. Wir sehen fließende Übergänge, wo früher feste Schranken absperrten.

Der „Abbau der Organneurosen" ist später im einzelnen näher ausgeführt. Hier sei nur schon einem Mißverständnis begegnet. Ich habe nie daran gezweifelt, daß von nur psychisch erfaßbaren Abläufen her ein Organverhalten wesentlich als Ausdrucksform einer psychischen Situation resultiert. Ja, ich habe mich auf dem Internistenkongreß in Kissingen 1924 gerade für die breitere Anerkennung dieses Zusammenhanges wohl zuerst unter den akademischen Internisten eingesetzt. Ich kann aber nicht glauben, daß die Organwahl bei der Psychogenie Zufall ist, sondern bin überzeugt, daß eine funktionelle Organstörung, oft sogar ein morphologisch erweisbares Organleiden, zur Lokalisierung der Neurose Anlaß gibt — seltener ein Trauma oder nur eine Symbolik. Das hat die moderne Diagnostik in subtiler Durcharbeitung jedes Einzelfalles mich inzwischen immer eindringlicher gelehrt. In dem Maße dieses Fortschrittes ist die „reine" Organneurose von einer ganz häufigen zu einer immer selteneren diagnostischen Annahme geworden. Es liegt mir auch im Worte „Abbau" der reinen Organneurosen nicht etwa daran, die völlige Beseitigung des Begriffes anzustreben — theoretisch wird das Vorkommen von Organneurosen in keiner Weise bestritten, sondern nur ihre Häufigkeit praktisch als nicht bestehend erwiesen. Es muß ins ärztliche Bewußtsein gebracht werden, wie wenig von der reinen Organneurose im Sinne eines Ens morbi, einer Krankheitseinheit, übriggeblieben ist. Die Fälle von reinen Organ-Neurosen ohne anderen nachweisbaren Befund wurden mir zu Raritäten.

Die Vagotonie und Sympathicotonie ist als erste Konzeption einer Klinik des vegetativen Systems ein historisches Verdienst von EPPINGER und HESS

— in der praktischen Krankheitslehre aber haben die beiden Begriffe heute so wenig Platz wie in der Erbkonstitutionslehre.

Es gibt praktisch nur Mischformen, die besser als vegetative Disharmonien bezeichnet werden, da an ihrem Zustandekommen Störungen in allen Betriebsstellen des vegetativen Systems — Nerv, Hormon und Elektrolyt — gleichermaßen beteiligt sind, wohl am häufigsten als minimale hyperthyreotische Zustände.

Mit Recht erhebt sich heute auch für die Klinik die Forderung, die Erbkonstitution intensiver zu studieren, als es bisher der Fall gewesen ist. Es begann das Interesse wohl durch MARTIUS, der die Achylie als erbbedingt ansah, in jener Epoche, wo eben der Magenschlauch fast zuerst uns eine einfache Methodik in die Hand gab, gestörte Funktionsabläufe zu erfassen. Heute wissen wir durch KNUD FABER, daß gerade die Achylie meist Ausdruck ist einer Atrophie der Fundusdrüsen des Magens, die nur selten einmal reversibel sein kann, und daß gerade sie mit der Erbkonstitution nicht mehr und nicht weniger zu tun hat, wie vielleicht eine erbliche Anlage zu Katarrhen der Schleimhaut des Verdauungsrohres.

Dieses Buch unter dem Gesichtspunkt der gestörten Funktion beschäftigt sich weniger mit der Erblehre, denn eine für den Praktiker brauchbare Klinik der Erbkrankheiten zu verfassen, ist heute wohl noch kaum an der Zeit, steckt doch die Sippenforschung noch sehr in ihren Anfängen, und wer kann selbst in alten Kulturfamilien von zuverlässigen Diagnosen auch nur bei seinen sämtlichen Großeltern Aufschluß geben?

Sicher war es ein Fortschritt, als STILLER den Habitus asthenicus aufstellte, aber wenn er meinte, in dieser Wuchsform sei die Anlage für Lungentuberkulose, Bleichsucht, orthostatische Albuminurie und das Ulcus pepticum gegeben, läßt sich von diesen Behauptungen nach 30 Jahren fast nichts mehr aufrechterhalten.

Die Chlorose ist bis auf ganz vereinzelte Fälle seit etwa 1912 oder 1913 verschwunden. Keinesfalls war sie vor dem Kriege etwa eine häufige Fehldiagnose, sondern wir dürfen uns der Tatsache nicht verschließen, daß hier eine endokrinovarielle Krankheit des weiblichen Geschlechts — so hat sie NÄGELI wohl mit Recht aufgefaßt — so verschwunden ist, wie wir es sonst nur vom Kommen und Gehen epidemischer Infektionskrankheiten kennen,und dabei liegt nicht der geringste Anlaß vor, die Chlorose als Infektionskrankheit anzusehen. Ich wage die Behauptung, da ja das Kommen und Gehen der Epidemien sicher nicht ausreichend durch Virulenzänderungen des Erregers, sondern auch durch wechselnde Zustände des Menschen erklärt werden kann, vielleicht abhängig von noch wenig erforschten tellurischen Einflüssen, daß ein Auftreten und Verschwinden einer Krankheitsgruppe auch bei nichtinfektiösen, nichtkontagiösen Krankheiten vorkommen muß. Oberflächlich scheint mir die Meinung, daß nur das veränderte Verhalten des jungen Mädchens unserer Zeit in Kleidung, Sport und Sexualität die Chlorose beseitigt habe, denn sie scheint auch aus den Nonnenklöstern verschwunden und schwand in Ländern, die von der Emanzipation der Frau weniger berührt wurden als Deutschland. Ob gar die Chlorose eine echte sich vererbende Mutation war, ein unvermittelter Sprung der Natur, der ja wieder mutierend zurückgehen kann, sei nur gefragt (s. Kap. 17).

BIRCHER-BENNER geht so weit, auch eine Änderung der Erbkonstitution durch veränderte Ernährung für möglich zu halten, das klingt zunächst phantastisch, und sicher fehlt der wissenschaftliche Beweis. Daß aber die Zufuhr etwa von Antisterilitätshormonen eine frühere Geschlechtsentwicklung bedingen kann, werden wir später aussagen, und immer wieder taucht die Behauptung auf, daß bei Auswanderern die Kinder, die in Amerika geboren werden, eine andere Wuchsform und eine andere Zahnstellung haben, als die noch in Deutschland geborenen.

Die Ritterrüstungen des Mittelalters scheinen auf ein kleineres Geschlecht hinzuweisen als in unserer Zeit, und daß es Wachstumshormone gibt, nicht nur bei der Pflanze (Auxin), sondern auch beim Menschen, ist nicht zu bezweifeln. Ob freilich solche, etwa durch andere Ernährung oder andere klimatisch bedingte Änderung der Körperform nicht nur erworbene Unterschiede der Körperverfassung sind und dann nicht vererbbar wären, ist das Problem; ein größeres Geschlecht kann entstehen, genau so wie völlig proportionierte Zwerge einer Liliputanergruppe echte, also dauernd vererbbare Mutationen sind, die durch verständliche Ehewahl ganze Sippen aufbauen. Der Hochwuchs der wenigen reinen Adelsfamilien wird, bei bewußter Auslese der Hochwüchsigen, vererbbar sein.

Über die Begründung mag sich streiten lassen, nicht aber darüber, daß die Chlorose zur Seltenheit wurde, während der Habitus asthenicus offenbar von unveränderter Häufigkeit geblieben ist.

Auch für die *Lungentuberkulose* spielt, wie namentlich WENCKEBACH noch in Straßburg aufzeigen ließ, der Habitus asthenicus, der wegen seines angeblichen Zusammenhanges mit der Tuberkulose ja geradezu Habitus phthisicus hieß, keine Rolle. Eine Statistik zeigt auf, daß beim entgegengesetzten Thoraxtyp, sei es dem Athletentyp oder dem Habitus digestivus, die Phthise genau so häufig ist, auch FRIEDRICH VON MÜLLER bestreitet jeden Zusammenhang. Problem bleibt vielleicht nur, ob die Verlaufsart der Lungenphthise, besonders im sogenannten tertiären Stadium, beim asthenischen Menschen eine ungünstigere sei. NAEGELI in seiner allgemeinen Konstitutionslehre weist auf eine Arbeit von SALTIKOW hin, nach welcher tödliche Lungentuberkulose in 92% bei Asthenikern und nur in 8% bei Pyknikern sich bei Sektionen findet, erst recht besteht eine genotypisch verschiedene Disposition der verschiedenen Menschenrassen für Tuberkulose. Auch die Lungentuberkulose geht langsam wie das Abklingen einer Epidemie — oder als Triumph von Hygiene und Medizin als sozialen Mächten — zurück, der Habitus STILLER offenbar nicht.

Bleibt als vierte Krankheit des Habitus STILLER das *Ulcus pepticum*. Wenn STILLER ein Verhalten des vegetativen Nervensystems als ätiologische Disposition annahm, so kann er damit als Vorläufer jener Auffassung angesehen werden, die ich später entwickelte, als mir auffiel, daß die Ulcuskranken häufig im visceralen Nervensystem übererregbar seien. Ich habe diesen klinischen Eindruck auch heute noch nicht aufgegeben, aber die Folgezeit hat diese Vorstellung sehr stark modifiziert und jetzt steht gerade die Hypothese der Gastritis als Wegbereiter des Ulcus weit mehr im Vordergrund als die einer erbbedingten Verfassung zur Ulcus-Bereitschaft. Vielleicht findet sich eine Erklärung in dem Sinne, daß entzündliche Gewebsdispositionen ererbte und erworbene Faktoren haben, so daß gewisse Menschen auch andere Entzündungsbereitschaften zeigen.

So steht es mit den Krankheiten, die aus dem STILLERschen Konstitutionstyp hervorgehen sollten.

Es bleibt trotzdem ein großes Verdienst STILLERS, diesen Konstitutionstypus herausgegriffen zu haben und Morphe und Funktion bis in die psychischen Verhaltungsweisen hinein analysiert zu haben, wie es später KRETSCHMER in „Körperbau und Charakter“ vertieft durchgeführt hat, LAVATER einst schon in seiner Physiognomik versucht hatte. Dennoch bleiben all diese Vorstellungen mit offenbar richtigem Kern — und sehr viel mehr wären zu nennen — solche, die sich einer wissenschaftlich präzisen methodischen Anwendung offenbar entziehen. Das zeigen schon STILLERS Fehlschlüsse. Erbkonstitution muß über die äußere Gestalt (Habitus) hinweg sich vertiefen — hier bahnen sich Wege zum Finden, aber die Zeit, es in die Klinik aufzunehmen, kommt, wenn gesichtete Funde erhoben sind.

Auch die Erforschung der *Lageanomalien der Eingeweide* und ihre Zuordnung zu STILLERS Konstitutionsgruppe behält zweifellos ihre Bedeutung auch dann, wenn sich herausgestellt hat, daß die Krankheitslehre aus der Kenntnis der Lageanomalien, besonders der Ptosen, nur wenig Nutzen ziehen kann, und daß ihnen praktisch in der Nosologie nur ein kleiner Platz zukommt.

So gut anatomisch die Diagnose der Ptose und Atonie gestützt ist, das moderne Röntgenverfahren bewies, daß für die Entstehung von Beschwerden nicht die Formveränderung, auch wenn sie noch so deutlich ist, sondern nur ein Zustand veränderter Funktion das Wichtigste ist. Abgesehen von der Wuchsform, die von vornherein wesentlich bedingend ist, wurde die Funktion der glatten Muskulatur, deren einzelne Muskelfaser in verschieden langer Einstellung verharren kann, erkannt. Der intraabdominelle Druck wie der Gegendruck der Schwere der Speisen ist maßgebend für Form und Lage des Magens, auch für den Langmagen mit tief eingestelltem kaudalem Pol. Prüft man aber die Facultas expultrix, so erweist sie sich für die große Mehrzahl der Fälle als von normaler Zeit. Es geht für diese Formvariation des Magens nicht mehr an, die Ptose oft als Erklärungsgrund von Beschwerden anzusehen. Ganz analog ist ja auch die habituelle Obstipation ebenso häufig mit oder ohne Coloptose und mit oder ohne Transversoptose. Der „atonischen Ektasie“ gewisser Röntgenologen begegne man also mit Skepsis, ähnlich wie dem Plätschergeräusch im Magen, das noch kein Krankheitssymptom ist, wenn nicht wirklich eine sicher verlängerte Verweildauer der Speisen nachgewiesen wird.

Daß ein Habitus asthenicus mit schlaffen Bauchdecken, daß ein Zwerchfelltiefstand mit schlechter Atemexkursion gewisse Allgemeinbeschwerden erklären kann, bestreite ich nicht, — auf seine Bedeutung für Kreislaufzustände hat Wenckebach vor langem hingewiesen, manches, was er beschuldigte, erscheint heute freilich in anderer kreislaufdynamischer Deutung. Aber, erhebliche Magenbeschwerden müssen Veranlassung sein, nach einer anderen Ursache als der Ptose zu suchen, beim Langmagen und beim atonischen Magen ebenso wie beim normotonischen oder auch beim kurzen gedrungenen Magen der Stierhornform.

Übrigens gilt die gleiche Skepsis gegenüber den Beschwerden der Nabelbrüche und denen der Linea alba, meist findet sich etwas anderes als das Wesentliche (Ulcus!), das die Beschwerde erklärt.

Auch die Nephroptose ist Lieblingsdiagnose mancher Ärzte, während so oft eine bewegliche Niere erst Beschwerden macht, wenn die Aufmerksamkeit des Kranken dorthin gelenkt wurde (iatrogene Erkrankung). Es kann nicht scharf genug betont werden, daß Lage- und Formanomalien nur unter ganz besonderen Bedingungen zur Krankheit werden, während generell gelten kann, daß weder die Gastroptose noch die allgemeine Enteroptose, die Coloptose, die Ptose der Leber, der Gallenblase und selbst der Niere Krankheitserscheinungen machen oder Beschwerden hervorrufen.

Zu den ganz häufigen Verlegenheitsdiagnosen rechnen wir mit besonderem Nachdruck im Hinblick auf die Klagen nach Bauchoperationen gerade die „*Adhäsionsbeschwerden*“. Sind sie doch nicht nur Lieblingsdiagnosen der Chirurgen, wenn nach der ersten Laparotomie Rezidivbeschwerden auftreten, sondern werden fast ebenso häufig noch immer auch vom Internisten anerkannt, wenn die angeratene Operation nicht die versprochene Beschwerdefreiheit brachte. Aber wie selten stellt doch der Chirurg die Adhäsionsdiagnose nach einer Appendektomie, wie häufig nach einer Magenoperation und wohl am häufigsten nach einer Cholecystektomie. Sollte das allein nicht schon stutzig machen? Entstehen wirklich nach diesen drei Operationen das eine Mal wenige, das andere Mal viele Adhäsionen; mehr Adhäsionen nach einer Gallenblasenentfernung wie etwa nach einer großen Magenresektion? Warum haben nach ausgedehnten Laparotomien wohl alle Menschen zahlreiche Adhäsionen und doch nur ein gewisser Prozentsatz Adhäsionsbeschwerden? Was vom Laparotomierten gilt, gilt analog von der Diagnose Adhäsion als Beschwerdeursache beim Nichtoperierten. Wann hätte ein einigermaßen liebenswürdiger Chirurg — nie bin ich anderen begegnet — nicht einige Adhäsionen demonstriert, wenn wir eine Fehldiagnose gestellt hatten und sich wirklich nichts anderes in der Bauchhöhle beschuldigen ließ?

Natürlich kenne ich die individuelle Verschiedenheit in der Bereitschaft zum Entstehen ausgedehnter Adhäsionen, natürlich weiß ich, daß auch einmal die unglückliche Lage eines Stranges selbst bis zur schweren Komplikation des Ileus führen kann. Auch hier wie bei den reinen Organneurosen wird nicht die Möglichkeit, sondern nur die Häufigkeit des tatsächlichen Vorkommens bestritten.

Aber mit größtem Nachdruck bleibt zu betonen, daß man sich vor und nach einer Laparotomie aufs gründlichste die „Verwachsungen“ als Erklärungsgrund für die Beschwerden überlegen muß, denn sie sind in einem ganz großen Prozentsatz nichts als Verlegenheitsdiagnosen — aber sehr bedenkliche, da sie oft den Anlaß zu einer überflüssigen Operation abgeben oder eine Serie von Relaparatomien einleiten.

Cavete-Diagnosen sind *die Spasmen des Verdauungsrohres*, der Pylorospasmus wie die Spasmen der Magenmitte, die Darmspasmen und besonders die Colonspasmen. Sie mögen gerade in Verbindung mit Adhäsionen auch manches Mal wirklicher Erklärungsgrund von Schmerzen sein, denn sie sind wohl auch ein adäquater Reiz für Schmerzen der Eingeweide — allerdings noch sicherer die Dehnungen. Die Erfahrung zeigt aber, daß weit häufiger da, wo Spasmen und Adhäsionen angenommen werden, ein anderer zureichender Grund der Beschwerde zu finden ist oder auch die Spasmen als etwas sekundäres, ausgelöst durch eine verkannte Erkrankung, hinzukamen, gleiches gilt von der „Periviscerite“ der Franzosen.

Der Pylorospasmus der Erwachsenen wird immer häufiger erkannt als ausgelöst durch ein schwer auffindbares Ulcus im Pylorusring oder in dessen unmittelbarer Nähe, oder ist ausgelöst von einer Affektion der Gallenblase.

Bei den Darmspasmen, speziell den Colonspasmen außerhalb etwa der spastischen Obstipation, ist kein Zweifel, daß sie lokal einmal durch Adhäsionsstränge hervorgerufen werden können, auch daß sie reflektorisch — besonders etwa bei einer Gallenkolik — vorkommen. Aber ein abgrenzbares selbständiges Krankheitsbild können wir in den so gern diagnostizierten Darmspasmen nicht sehen. Ihre Feststellung zwingt vielmehr, danach zu suchen, wovon sie ausgelöst wurden. Meist wird die Nachbarschaft das Verhalten klären (Appendicitis!). Man denke auch daran, daß ein Nierenstein geradezu ileusartige Darmzustände hervorrufen kann oder daß bei Cerebralleiden (Hirntumoren, Meningitis) Darmspasmen beobachtet werden. Mag gerade unter letzterem Gesichtspunkt der Darmspasmus in den Rahmen neuromuskulärer Betriebsstörungen am Darm überhaupt gehören, so gibt das der Klinik doch keinen Anlaß, ihn als isoliertes Krankheitsbild anzusehen. Ich verweise auf das, was über den „Pilocarpindarm ohne Pilocarpin“ und die Colonirritation bis zur echten Colitis geschildert wird (Kap. 2).

Die *nervöse Dyspepsie* ist so ausführlich als Verlegenheitsdiagnose beim Ulcus pepticum des Magens oder des Zwölffingerdarms und bei Gastritis zu erörtern (Kap. 3), daß ich mich hier besonders kurz fassen kann. Sie und die ihr verwandten Krankheitsbezeichnungen der Kardialgie, der Epigastralgie, der reinen Anacidität, Achylie, Superacidität, Supersekretion, der Gastromyxorrhoe, der Hyperorexie, Anorexie, Parorexie, Bulimie, Achorie, der Tormenta ventriculi und auch des Morbus Reichmann werden verschwinden in dem Maße, in dem Ulcus und Entzündung in der statistischen Häufigkeit der Magendiagnostik zunehmen.

Was die Eructatio nervosa, die Aerophagie und Rumination anbetrifft, so ist der Vorgang des Luftschluckens an sich physiologisch. Ja, fehlt die Luftblase im Magengewölbe, so kann man geradezu auf eine Kardiainsuffizienz schließen, aber es gibt fraglos eine Reihe von meist psychoneurotischen stigmatisierten Individuen, die große Mengen von Luft mit oder ohne Speise herunterschlucken und mit großem Getöse wieder, in psychischer Theatralik, die Luftmassen ausstoßen. Sicher liegt hier eine neurotische Gesamtsituation vor, die nur schwer in der Determinierung verkehrter und gehäufter Schluckbewegungen verständlich zu machen ist. Ich erlebte bei einem besonders krassen Fall die prompte Heilung durch einen Wunderdoktor, nachdem ich versagt hatte.

Davon zu scheiden ist allerdings manche Eructatio, die reflektorisch vom abnormen muskulären Magenspiel hervorgerufen ist, sie hat Verwandtschaft zum unvollständigen Brechakt und ist deshalb oft Symptom für larvierte Gallenblasenerkrankungen. Bei Nausea steift sich der Magen, Übelkeit, ja auch Schmerz schwinden dann prompt, wenn Luft ausgestoßen wird. Offenbar zeigt das an, daß ein Dehnungsschmerz oder ein schmerzloser Dehnungszustand im Magen nachläßt, der Magen kann ähnlich wie bei organischer Pylorusstenose sich wie ein Segel vor dem Winde aufblähen, die Steifung führt zu größerem Rauminhalt und veranlaßt dann wohl erst sekundär ein Luftschlucken oder unbemerktes Lufteinströmen, während mit dem Nachlaß jener „Blähung" des Magens die Luft als Eructatio wieder austritt. Vielleicht ist die Aerophagie insoweit präformiert, als für diese Zustände, die der Nausea bei der Gallenkolik, auch bei manchen Ulcusschmerzen nahestehen, physiologische Mechanismen in der Facultas expultrix des Magens gegeben sind. In den weniger theatralischen Fällen wird auch hier ein sicherer objektiver Befund die Beschwerde meist erklären.

Schließlich *die Intercostalneuralgie, Ischias,* das *Rheuma und Pseudorheuma:* — was ich als geradezu revolutionäre Umwälzung in der inneren Medizin aufzeigen will, wird hier am häufigsten Anlaß zur Ablehnung noch einmal klar. Niemandem kann es ferner liegen als mir, das Vorhandensein einer isolierten Neuralgie, einer reinen Ischias als Krankheit nicht nur als Symptom, oder auch echter rheumatischer Erkrankungen der Gelenke und Muskeln in Frage zu stellen, sondern nur darauf kommt es mir an — und ich halte diese Wandlung für mindestens so bedeutungsvoll wie das Auftreten oder Verschwinden einer ganz verbreiteten Krankheit —, zu zeigen, wie unpräzis diese Krankheitsbezeichnungen oft sind und wie viele verschiedenartigste Erkrankungen sich in diesen Beschwerden ausdrücken. Es muß darauf hingewiesen werden, was ich über das Schmerzproblem der Eingeweide und die Reflexphänomene — viscero-sensorisch wie viscero-motorisch und viscero-visceral — in Erweiterung der Lehre von LANGE und HEAD später auszuführen habe. Aber es muß gleich eingangs zusammengefaßt werden, welche tatsächlichen pathologischen Vorgänge nur allzuoft der Fehldiagnose des Rheumas eingeordnet werden.

Verstehen wir unter *akutem Muskelrheumatismus* noch etwas leidlich Faßbares und wird auch niemand den echten Hexenschuß (Lumbago) in der Muskulatur als akute Myositis bezweifeln, so muß man doch in jedem Falle erst sehr sorgfältig etwa nach einem Nierenstein fahnden oder an andere Prozesse in der Nierengegend (Pyelitis, paranephritischer Absceß, Furunkel in der Nierenrinde) denken und sich auch daran erinnern, daß bei einer Spondylitis deformans ein traumatisches Einreißen von Kalkspangen wilde Schmerzen, ja auch palpable reflektorische Muskelkontraktionen hervorbringen können. Das gleiche gilt vom akuten Torticollis, hinter dem sich nicht selten ein Prozeß an der Halswirbelsäule verbirgt.

Noch viel unsicherer ist unser Wissen, wenn vom *chronischen Muskelrheumatismus* die Rede ist. Die einen sagen, daß er an den Extremitäten sehr selten sei und LANGE z. B. erklärt, daß 90% der Ischiasfälle Muskelrheumatismus seien. Wie wenig eindeutig und zuverlässig sind die Befunde von Verhärtungen oder Tonusänderungen in der Muskulatur, wenn sie nicht ganz eng umschrieben und scharf abgegrenzt sind. Immer sollte man hier zuerst an die reflektorischen Beziehungen von Skelettmuskel-Tonus und inneren Organen denken. Man denke auch daran, daß etwa bei einer Gallenblasenerkrankung sich das obere Drittel des rechten Rectus durch den visceromotorischen Reflex in Dauerkontraktion befinden kann und denke an die entsprechende „défense musculaire" etwa beim Ulcus, bei den Pankreaserkrankungen und bei der Appendicitis. Man darf also nicht sagen, daß es für die Feststellung eines Muskelrheumatismus genügt, wenn man einen „objektiven" Palpationsbefund im Muskel erhebt. Im Angina pectoris-Anfall wird oft der linke Pectoralis hart, die Nerven, gerade auch die Nervenstämme, werden druckempfindlich und selbst außerhalb des Anfalls ist der Plexusdruck links unter der Clavikel ein wichtiges Symptom für eine latente Angina pectoris-Bereitschaft. Oder der entsprechende Plexusdruck rechts ist, ebenso wie ein Phrenicusdruckpunkt rechts oben am Halse, Symptom für eine Gallenblasenerkrankung.

Ein ganz wichtiger Pseudorheumatismus sind die rheumatischen Neuralgien beim Hypertonus, für die JULIUS BAUER geradezu den Begriff des „Hochdruckrheumatismus" geprägt hat. Wenn man weiß, daß der Hypertonus zwar im Alter gehäuft auftritt, aber latent und unerkannt namentlich als passagere Blutdrucksteigerung auch schon in der Jugend etwas ganz Häufiges ist, so sollten alle Schmerzen, ob in der Haut oder in der Tiefe lokalisiert, ob an Nervenstämmen oder der Muskulatur selbst, auch wenn sich dort Palpationsbefunde ergeben, gründlich darauf revidiert werden, ob ein latenter oder manifester Hypertonus vorliegt. Haben wir doch gesehen, daß typische Symptome der Hypertoniker solche Schmerzen sind, die durchaus nicht nur vom Herzen ausgehend weithin ausstrahlen in Kiefer, Nacken und Kopfhälften, ins Ulnarisgebiet bis in die Fingerspitzen, ja bis in das Bein hinein, sondern auch andere schwerer zu entlarvende Pseudorheumatismen wie Kreuzschmerzen, Schmerzen in der Sacroiliacalgegend, in den Extremitäten und Kopfschmerzen aller Art, die mit der nicht zureichenden Blutversorgung wohl zusammenhängen müssen, einer relativen Gewebserstickung.

Noch weiter wäre zu denken an Aneurysmen der Bauchaorta, die leicht für Lumbago gehalten werden, an Aneurysmen des Arcus Aortae, deren Träger oft jahrelang Rheumatismusbäder aufsuchen und dort auf Schulterrheumatismus oder Intercostalneuralgie behandelt werden, oder an Skelettmetastasen, Spondylitis, Rachitis tarda, echte Arteriosklerose in den Extremitäten, alte Thrombosen, Reste sensibler Hemiplegien, Schwarten der Lungenspitze, lamelläre Pleuraexsudate, gynäkologische, entzündliche Affektionen, Nerven- und kombinierte Strangdegenerationen der Anämia perniciosa, Neuritis bei latentem Diabetes und vor allem an Lues, namentlich als Neurolues, die nur allzuoft alle unter der Sammeldiagnose Muskel-, Nerven-, Gelenkrheumatismus einhergehen.

Ich wäre falsch verstanden, schlösse man nun, ich lehnte die gerade in neuerer Zeit lebhaft auftretenden Bemühungen der Rheumabekämpfung ab. Im Gegenteil. Nur scheint es mir doch geboten, vorher den Befund der Krankheit, die man bekämpfen will, zu klären. Oft ist „Rheuma“ kaum etwas anderes wie „Dolores“, die herumziehen, abhängig von Witterungseinflüssen. Solange wir in der Unterteilung nicht weiter sind, als von Gelenk-, Muskel- und Nervenrheumatismus zu sprechen, sehe ich allerdings in der Spezialisierung durch Rheumagesellschaften eine Gefahr. Denn um die Pseudorheumatismen abzutrennen, bedarf es mehr des Rüstzeuges der modernen inneren Klinik und der gesamten Medizin überhaupt, einschließlich Chirurgie, Gynäkologie und Orthopädie, als der Organisation der Rheumaforschung; ähnlich wie das Krebsproblem nicht so sehr durch Ausschüsse für Krebsbekämpfung gefördert werden wird, als durch stille Arbeit hochbegabter Forscher, denn es kommt auf neue Gedanken und neue Befunde an. Erst wenn die Differentialdiagnose ermöglicht sein wird, werden wir auch das Rheuma von der Tafel der Cavete-Diagnosen streichen können. Noch schwerer fällt es mir, zu den „Gelosen“ der Haut und des Unterhautzellgewebes Stellung zu nehmen. Wie verschieden sich oft hart und gespannt die Körperdecke anfühlt, mit erheblicher Empfindlichkeit verknüpft, kann jeder Arzt erfahren, aber diese Phänomene befriedigend zu verstehen, gelingt mir nicht.

Es handelt sich also darum, für die tatsächlich und dauernd vorhandenen Beschwerden die richtigen Zuordnungen zu finden, mehr eine Reformation der Krankheitsbezeichnungen als eine Neueinordnung kaum entdeckter Krankheitseinheiten selbst. So erblicke ich auch die wichtigste Beweisführung für die Richtigkeit meiner Anschauungen darin, daß dort, wo die Cavete-Diagnosen ihren Rang als häufige Krankheiten immer mehr einbüßen, in entsprechender Zahl eine scheinbare neue Häufung der anderen oben aufgezählten Krankheiten in Erscheinung tritt. Es wird auf der einen Seite in demselben Maße aufgebaut werden müssen, in dem auf der anderen Seite abgebaut wird. In der Mehrzahl der Fälle geht es immer darum, daß wir uns nachdrücklich von gewissen Schlagworten befreien, die als diagnostische Etiketten noch immer große Mode sind, und daß wir auch in der Diagnostik des Alltages gerade bei den ganz häufigen Krankheiten die Verlegenheitsdiagnosen ausmerzen und sie durch solche fundierte Bezeichnung der häufig vorkommenden Krankheitszustände ersetzen, deren Nachweis durch subtile Prüfungen der Klinik so erwiesen ist, daß es oft nicht mehr all jener Einzelprüfungen bedarf. Nachdem die akademische Klinik die Häufigkeit dieser Krankheitsbilder erschlossen hat, wird das ganze klinische Rüstzeug des Laboratoriums, das zur Erforschung notwendig war, auch weiter dem Krankenhaus reserviert bleiben können, der Praktiker draußen wird, gestützt auf diese Ergebnisse, mit einfacheren und billigeren Methoden auskommen können, mit mehr oder weniger großer Sicherheit, jedenfalls mit einer größeren, als wenn er die Verlegenheitsdiagnosen aus Mangel an Befunden dem Kranken oft zur Beunruhigung, sich zur Beruhigung, stellt.

Noch einmal: Diese Wandlung ist nicht willkürlich, kein zufälliges Umbenennen von Krankheiten im Sinne einer neuen theoretischen Systematisierung, sondern sie ist das Ergebnis sorgfältiger, anamnestischer, wie diagnostischer Durchuntersuchung durch lange Jahre an einem sehr ausgedehnten Material, also realer diagnostischer Fortschritt, bei funktionell-pathologischer Betrachtungsweise, die — zwar viel älter als das Zeitalter des methodischen Ausbaus — doch von diesem erst wieder wesentliche Impulse empfangen hat. Ich glaube nicht zu weit zu gehen, wenn ich behaupte, daß auf mehr als der Hälfte aller Krankenblätter einer inneren Abteilung, oder der Zettel einer ärztlichen Kartothek eine andere Diagnose stehen müßte.

Ein überwertend nach objektiver exakter Wissenschaftlichkeit strebendes Zeitalter, dessen unvergängliche Verdienste auch in der Grundlegung und Entwicklung unserer heutigen methodischen Hilfsmittel liegen, wollte den Wert der Klagen des Kranken als subjektive, unzuverlässige Krankheitszeichen gering achten, es litt darunter oft auch jene tiefste Bindung, die zwischen dem Leidenden und seinem Helfer besteht, wenn die Klage als Beschwerde gerade diagnostisch gering geachtet wurde.

Wenn Leube gemeint haben soll, mit dem langen Ausfragen gehe nur Zeit für die präzise Diagnostik verloren, so war das charakteristisch für jene Epoche, in der der Stolz auf die Exaktheit der objektiven Feststellung den Ehrgeiz weckte, die Medizin zu einer nur naturwissenschaftlichen Disziplin auszugestalten. Die Diagnose sollte, wie ein physikalischer oder chemischer Befund, als eindeutige Schlußfolgerung sich möglichst aus zahlenmäßig zu erfassenden Befunden ergeben, aus Maß und Zahl.

Parallel mit dem kritisch-bescheidenen Standpunkt, den auch die exakten Naturwissenschaften heute gewonnen haben, hat sich die Medizin gewandelt, und ich stehe nicht an, zu sagen, daß mir beispielsweise die feinste Gaskettenmethode zur Bestimmung der Wasserstoffionenkonzentration in einem Magensaft in höchster negativer Potenz unwesentlich erscheint im Vergleich zum richtigen, geschulten, oft fast ebenso mühsamen Ausfragen des Magenkranken.

Ist einmal nicht nur bloße Erfahrung gesammelt, sondern auch durch klinische Funktionsproben etwa erwiesen, welche Beschwerde einem bestimmten Leistungsausfall zugeordnet ist, dann wird eine exakt erhobene Anamnese auch oft an die Stelle einer komplizierten Funktionsprüfung, die der Praktiker nicht immer leicht wird durchführen können, treten dürfen. Oder wichtiger, trotz eines normalen Laboratoriumsbefundes wird oft eine eindeutige

Beschwerde hinweisend auf die Diagnose sein. Sind doch eben auch unsere klinischen Funktionsproben häufig noch zu grob und nichtssagend und keineswegs ohne erhebliche Fehlerquellen, um eine beginnende oder geringe Betriebsstörung aufzudecken. Da gilt es, die Beschwerde des Kranken richtig zu werten, aus der Anamnese zu schließen, welchen funktionellen Belastungen ein Organismus besonders ausgesetzt ist, welche allgemeinen Schädigungen die Umwelt, der Beruf und die Lebensart des Kranken mit sich bringen können, und welche Brücke sich von hier zu seinen Beschwerden schlagen läßt.

Darüber hinaus aber läßt die Anamnese auch beim ausgesprochen morphologischen Krankheitsbild die besondere Lebensgeschichte, die Individualität der kranken Persönlichkeit erkennen und werten.

Ich wiederhole immer wieder den noch viel zu wenig erkannten diagnostischen Wert der Anamnese, weil die Wandlung, die die Klinik im Sinne der diagnostischen Reformation durchgemacht hat, nur dann in die Praxis völlig übergehen wird, wenn die Kunst der Anamnese ein ganz anders verwaltetes Allgemeingut des Arztes geworden ist.

Meist wird man die latenten und larvierten Frühformen der großen Krankheitsbilder zunächst vermuten können durch exaktes Ausfragen und bedachtes Zuordnen auch der geringsten Beschwerde. Will man den Gallenblasenpatienten möglichst im Stadium der reinen Dyskinesie, die Lebercirrhose, noch ehe sie unverkennbar ist, vermuten, oder den Blutdruckler zu einer Zeit, da er nur unter ganz besonderen Verhältnissen seine Neigung zur Hypertonie verrät, so muß man seine Kranken auszufragen verstehen.

Man muß wissen, daß gerade im Anfang der Hypertonie nur ab und an die Gefäßkrise sich durch hohe Wandspannung manifestiert, daß viele Patienten vormittags niemals, nachmittags aber häufig Blutdruckerhöhung zeigen, daß sie frühzeitig schon häufig darüber klagen, sie könnten sich nicht in einem überheizten Raume aufhalten oder ein heißes Bad nicht gut vertragen. Ich habe wenige Hypertoniker in der Praxis gesehen, die nicht während der Anfänge ihres Leidens — manchmal Dezennien hindurch — wegen nervöser Herzschwächen, Kopfschmerzen oder rheumatischer Schmerzen und leichter „neurasthenischer" Ermüdbarkeit behandelt waren.

Das gleiche gilt von den latenten Baucherkrankungen, bei denen stets die Anamnese führend bleiben wird, gerade weil dann oft noch nicht größere Organbefunde oder Organerscheinungen aufgetreten sind. Vor allen Einzelheiten, die in den entsprechenden Kapiteln dargestellt sind, sei nur hervorgehoben, daß das Erbrechen für gewöhnlich zuletzt auf den Magen weist und immer zuerst an die Gallenblase denken lassen soll. Wie wenige wissen das wirklich?

Wenn wir als eine häufiger zu stellende Diagnose auch die leichtesten Formen der Magersucht und des Fettseins genannt haben, so sind damit fast schon jene noch völlig im Rahmen des Gesunden liegenden Abweichungen von einer idealen Norm gemeint. Es gibt aber gar nicht wenige Kranke, die neben ihrer nicht immer besonders auffälligen Magersucht stets ein *Syndrom von Oberbauchbeschwerden* mit Schmerzen und Erbrechen, auch Darmspasmen bieten, bei denen sich meist auch eine geringe hormonale Insuffizienz erweist und die dann auf Hormontherapie ihre Beschwerden häufig verlieren. Also eine heute noch nicht hinreichend charakterisierte Gruppe von Erkrankungen, ja oft nur Konstitutionsvarianten ist gemeint. Es ist ja auch nicht mehr als selbstverständlich, daß, nachdem wir die thyreotische Konstitution als häufige Variation im Bereich der Norm und dennoch als verwandt dem Basedow aufgedeckt haben, auch Frühformen anderer endokriner Krankheiten häufiger als bisher erkennen müssen.

Die Feststellung des latenten und larvierten Krankseins wird so immer mehr die „eingebildete Krankheit“ zu verdrängen haben. Nicht in dem Sinne, daß nun gleich jede angebliche Organneurose oder gar die Mehrzahl aller Psychoneurosen auf organische Befunde zurückgeführt werden sollen, sondern nur insoweit, daß erkannt wird, daß latentes Kranksein und Psychoneurosen so oft ein untrennbares Eines sind, Ausdruck ein und derselben Betriebsstörung — aber geschaut aus zwei verschiedenen Wahrnehmungsbereichen. Wenn klassische hysterische Charakterzüge bei einer endokrinen schweren Magersucht, der SIMMONDS'schen Kachexie sich finden, der Bruder eine Dystrophia adiposogenitalis hat, die Mutter eine Fettsucht mit Diabetes, und wenn psychische Erscheinungen wie somatische auf Prolaninjektionen, deutlicher noch nach Hypophysentransplantation sich oft nur vorübergehend, aber deutlich bessern, ist das nicht eine Mahnung, Zusammengehöriges nicht auseinanderzureißen?

Die „Cavete-Diagnosen“ der Ptosen und Adhäsionen als Ursache von Beschwerden, die sich meist auf ganz andere Erkrankungen zurückführen lassen, gehören noch einmal betont, ebenso, daß „Senkungsorgane und Verwachsungen“ viel häufiger noch bei gesunden Individuen zu diagnostizieren wären als bei Erkrankten und daß bei diesen, wenn sie leiden, neben der Formveränderung mindestens eine Funktionsstörung zu finden sein muß, die zur Erklärung ausreicht, wenn Beschwerden hervorgerufen werden.

Die Functio laesa ist aber in jedem Falle Krankheit. Sie ist es schon dann — und meist auch schon im morphologisch-organgebundenen Sinne — wenn noch kein objektiv beweisendes morphologisches Zeichen vorhanden ist. Methodisch hat hier die Einführung von Funktionsproben, wenn sie Belastungsproben waren, neue Möglichkeiten des Nachweises angebahnt, begrifflich hat die Erkenntnis von den Dyskinesien, den Betriebsstörungen, den latenten und larvierten Krankheitsformen, den Fortschritt erzielt.

Funktionell krank heißt für viele Ärzte heute noch dasselbe wie „nervös“, der eingebildete Kranke, dem „nichts fehlt“, oder der Psychopath oder der Neurastheniker, solche Vorstellungen sind irreleitend. Wir lehren ein Anderes:

Die Grenze und Gegensätzlichkeit zwischen „funktionellem“ Leiden und „organischer“ Krankheit ist aufgehoben.

Kapitel 2.

Colon.

Funktionelle Anatomie des Colons. — Die Haustrenbildung. — Pharmakologische Beeinflussung. — Parasympathische Colonformung. — Die Obstipation. — Die Röntgendarstellung des Darmes und seiner Schleimhaut. — Der Begriff der Irritation. — Colica mucosa und Colitis gravis. — Die Umstimmungstherapie. — Funktionelle Pathologie der Appendix. — Die Neuromatose der Appendix. — Colondivertikel. — Diverticulosis und Diverticulitis.

Als der Kontrasteinlauf noch nichts zeigte wie die Silhouette, also Randkonturen, sah ich mit LENZ (1911) zum erstenmal die großen Dickdarmbewegungen bei einem sehr sensiblen Patienten, der über „Tormina intestini" klagte[1]. Wir sahen, wie die Kontrastflüssigkeit nicht nur in großer Geschwindigkeit vom Coecum zum Sigma transportiert wurde, sondern wie ein Hin- und Herwogen stattfand, und konnten dadurch auch den Begriff des „retrograden Transportes" entwickeln[2]. Sicher werden diese großen Bewegungen des Dickdarms sich nur bei flüssig-breiigen Inhaltsmassen in jenem schnellen Vor- und Rücktransport äußern, aber für uns blieb der Hinweis auf das Bewegte, Lebendige eindrucksvoll fortbestehen, und „die Anschauung", daß die Formung des Dickdarms Ausdruck seiner Funktion sei oder zum mindesten an der Formgebung die Funktion der glatten Muskulatur, ihr Tonus, ebenso maßgeblich beteiligt sei wie an der Fortbewegung die Koordination der Peristaltik.

Zu jener Zeit stand im Vordergrund des Interesses für das Obstipationsproblem die Theorie der Eupepsie von ADOLF SCHMIDT und J. STRASBURGER. Die besonders gute Ausnützung der Materia faecalis sollte flüssigkeitsarme und schlackenarme Faeces produzieren, die infolge dieser Beschaffenheit dem Kottransport Schwierigkeiten bereiteten. Man war damit abgerückt von der älteren Auffassung NOTHNAGELS, welche die motorische Funktion des Dickdarms in den Vordergrund des Geschehens bei der habituellen Obstipation stellte. Unsere Beobachtung führte zu jenen älteren Auffassungen zurück, zumal in jener Zeit das analysierende Experiment der Pharmakologen und Physiologen am überlebenden Darm zahlreiche Einzeltatsachen in bezug auf die verschiedenen Formen der Darmbewegung erschloß, so verschiedenartig freilich noch, daß aus

[1] v. BERGMANN: Über Dickdarmbewegungen des Menschen. Dtsch. med. Wschr. 1911, Nr. 31. — Motorische Dickdarmfunktion und Röntgenforschung. Zbl. Röntgenstr. Bd. 3, H. 4, 1912.

[2] v. BERGMANN: Der retrograde Transport durch große Colonbewegungen. Verh. dtsch. Röntgen-Ges. Bd. 8.

den analytischen Ergebnissen heraus es kaum möglich schien, zu einer Synthese der motorischen Dickdarmfunktion zu gelangen.

Zu gleicher Zeit hatte GOTTHOLD SCHWARZ in Wien ähnliche Röntgenbefunde am Dickdarm des Menschen gewonnen. Ich habe gern von ihm einen Ausdruck übernommen, den der „*Dyskinesie*". Er besagte am besten, wonach wir suchten: daß die normale Koordination der verschiedensten großen und kleinen Darmbewegungen und der tonischen Zustände am Darm gestört sei, daß die Eukinesie sich in die Dyskinesie verwandelt habe.

KATSCH und mir[1] schien es damals, daß dieses dyskinetische Moment ein übergeordneter Begriff sei für einen großen Teil des Geschehens bei der Obstipation überhaupt. Damit aber konnte diese wieder ganz eingefügt werden in eine verkehrte, für den Kottransport unkoordinierte Bewegungsart. Nicht eine eupeptische Funktion ließ das Wesen der Obstipation besser verstehen, sondern eine neuromuskulär ungeordnete Aktion.

Diese Vorstellung der Dyskinesie, weitergefaßt als SCHWARZ sie ursprünglich gemeint hat, ist mir dann führend geworden, auch weit über die funktionelle Pathologie der Dickdarmfunktion hinaus.

Von klinischen wie experimentellen Befunden haben neben jenen ersten Röntgenbeobachtungen am meisten KATSCHS Untersuchungen am Bauchfenster[2] unsere Anschauung beeinflußt und vertieft. KATSCH hat in der Altonaer Zeit unter Heranziehung des Chirurgen BORCHERS das Verfahren des experimentellen Bauchfensters gefunden. KATSCH gebührt das Verdienst, vom Tierexperiment her die „funktionelle Anatomie" wesentlich gefördert zu haben. Das Verfahren besteht darin, daß man einem Tier (Kaninchen, Katze, Affe) ein etwa 10 qcm großes biegsames Celluloidfenster in die Bauchdecken einsetzt und dort zum Einheilen bringt. Die Tiere leben damit ungestört, bei voller Gesundheit bis zu einem Vierteljahr und länger.

Wurde nun kontinuierlich während der Verdauung durch das Fenster der sichtbare Darmabschnitt betrachtet, so ergab sich als damals grundlegende wesentlichste Beobachtung: daß die Haustren des Quercolons nichts anatomisch Festgebildetes, sondern etwas durchaus Funktionelles sind[3]. Zwar schien es, als ob die Tänien des Colons für die Zahl der vorhandenen Querfaserringe zu kurz sind, der Ringmuskelschlauch gleichsam gerafft wird, und dadurch als Falten die Plicae semicirculares entstehen, aber bei starkem Tonusverlust der Tänien oder bei excessiver Täniendehnung kamen die Haustren zum Verschwinden. Es erwies sich, daß die Tänien nicht, wie damals die Anatomie fast durchgehend noch annahm (ALBRECHT V. HALLER, CUNNINGHAM), tatsächlich so kurz angelegt

---

[1] v. BERGMANN und KATSCH: Über Darmbewegungen und Darmform. Experimentelles und Klinisches. Dtsch. med. Wschr. 1913, H. 27.

[2] KATSCH: Pharmakologische Einflüsse auf den Darm (bei physiologischer Versuchsanordnung). Z. exper. Path. u. Ther. Bd. 12, 1913.

[3] KATSCH: Die Erklärung der Haustrenformung des Colons. Z. angew. Anat. Bd. 3, H. 1/2, 1918.

sind, daß dadurch die Raffung und Haustrenbildung des Dickdarms bedingt wird. Es steht vielmehr die in den drei Tänienbündeln zusammengefaßte Colonlängsmuskulatur für gewöhnlich unter einem stärkeren Tonus, ist dadurch meist funktionell verkürzt und läßt so die Falten und Haustren in Erscheinung treten. Aber diese sind stets von wechselnder Zahl und Tiefe und ändern fast ständig ihren Ort. Die Kerben des Colons wandern fast unablässig und treten bald hier, bald dicht daneben auf — eben weil die Plicae semilunares nichts typisch anatomisch Fixiertes sind. Mehr zum Beleg der ersten Befunde, als zum Beweise der inzwischen allgemein anerkannten Tatsache bringe ich hier noch einige Umrißpausen vom Affencolon, die direkt durch das Bauchfenster von KATSCH durchgezeichnet worden sind (Abb. 1).

An den Wellenbewegungen, die über das Colon hinweglaufen, ließen sich dann wesentlich zwei Formen unterscheiden, die KATSCH als „Haustrenfließen" und als „Stülpbewegungen" bezeichnete. Je nachdem die eine oder andere Bewegungsart stattfindet, erscheint das Colon „polymorph" oder „isomorph" haustriert.

Am polymorph haustrierten Colon finden sich hauptsächlich unregelmäßige Stülp- und Einziehbewegungen, die durch lokale Reflexe von der Schleimhaut

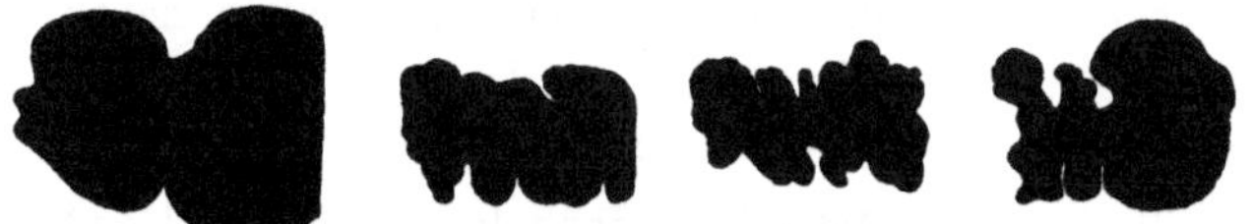

Abb. 1. Einige Pausen ein und desselben Colonstückes vom Affen (direkte Bauchfensterpausen von KATSCH).

aus bedingt sein dürften. Am isomorph haustrierten Colon dagegen fließen scheinbar die Haustren, gleich groß, hintereinander angeordnet, auf der Taenia libera in einer Richtung die ganze Länge des Colon transversum entlang. Am deutlichsten kann man dieses Haustrenfließen verfolgen, wenn man die kleinen transversal verlaufenden Gefäße beachtet, die in umgekehrter Richtung von einem Säckchen auf das nächste zu wandern scheinen (Abb. 2).

Aufschlußreicher noch für die Regulation der Darmbewegung waren die Beobachtungen des Ablaufs pharmakologischer Einflüsse. Gab man Adrenalin, so konnte man fast im Moment der Injektion durch das Bauchfenster sehen, wie der Darm erblaßte und regungslos stillstand, bis erst langsam nach Ablauf einer Viertelstunde, also nach Aufhören der Adrenalinwirkung, die normale Bewegung wiederkehrte. Auf parasympathische Reizung mit Pilocarpin kam es sofort zu Steigerung und Unruhe der vorher rhythmisch ablaufenden Bewegungen. Sie nehmen einen krampfigen, unkoordinierten Charakter an, der für die Funktion ungeeignet ist („dyskinetisch"), es steht durch die gegeneinandergerichteten Kontraktionen die aufgewendete motorische Leistung in krassem Mißverhältnis zu der Förderung des Darminhaltes. Der Pilocarpinreiz wirkt auf das muskuläre Darmrohr so, daß zwar teilweise energische Förderung der Inhaltsbewegung resultiert, teilweise aber durch „Spasmen" dem Vorrücken des Darminhaltes hartnäckige Hindernisse entgegengestellt werden.

Diesem erethischen Darmbilde gegenüber wird auf Atropin hin Motilität und Tonus des Darmrohres herabgesetzt. Breit und schlaff erscheint hier nicht nur der Dünndarm, auch die Querfaserschicht des Dickdarms hat ihren Tonus verloren. Das Colon erscheint breiter, breiter sind zum Teil auch die einzelnen Haustren und zugleich schlaffer in der Form, teilweise sind sie ganz verstrichen, hie und da auch niedrig und sehr gleichmäßig angeordnet. Selbst der Sphincter an der Valvula Bauhini verliert unter Atropin oft seinen normalen Tonus, und durch Erschlaffen der Längsmuskulatur neben der Quermuskulatur — also durch Nachlaß des Tänientonus — entsteht eine atonische funktionelle „Transversoptose" (Abb. 3).

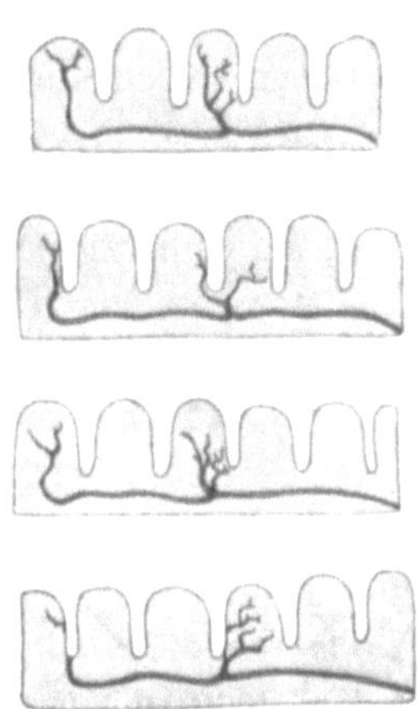

Abb. 2.
Das sog. „Haustrenfließen". Wie die Wellen über das nur scheinbar fortbewegte, tatsächlich aber stehende Wasser fließen, so schwingt auch die Dickdarmwand hin und her. Während jeder morphologisch zu fixierende Punkt an seinem Ort bleibt, fließen die Haustren darüber hinweg. Die Arterie in der Mitte kann an diesem „Weiterfließen" nicht teilnehmen. (Nach KATSCH.)

Vor dem Röntgenschirm ließen sich solche Bilder auch am Menschen erzeugen — damals allerdings noch mit der Methodik der prallen Füllungen[1]. Zwei Skizzen dieser alten Beobachtungen von KATSCH mögen hier noch einmal wiedergegeben sein, zumal sie von der Pharmakologie damals bald gewürdigt wurden, sie fanden Aufnahme im Lehrbuch von MEYER-GOTTLIEB.

Die Pharmakologie war ja im analysierenden Experiment zu Feststellungen gelangt, die der Klinik eine Synthese unmöglich machte. Die Resultate der Atropinwirkungen des isolierenden Tierexperimentes — etwa am überlebenden Darm in Ringerlösung — waren nicht auf den Menschen, also nicht auf die Klinik zu übertragen. KATSCH betonte mit Recht, daß nach dem Stande der Pharmakologie vor diesen Ergebnissen mittlere und große Atropindosen, je nachdem, ob sie

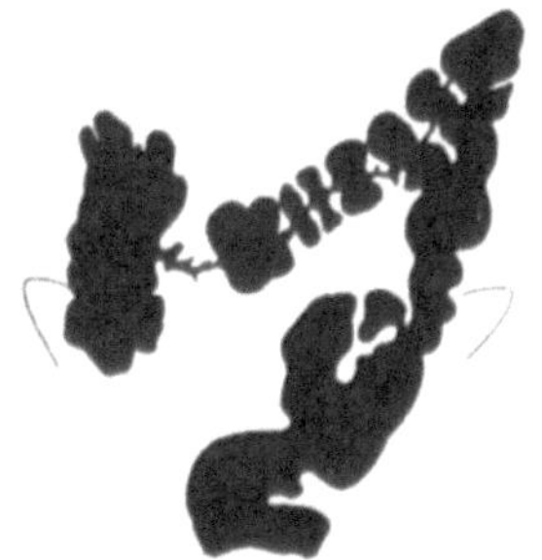

Pilocarpindarm vom Menschen nach praller Füllung.

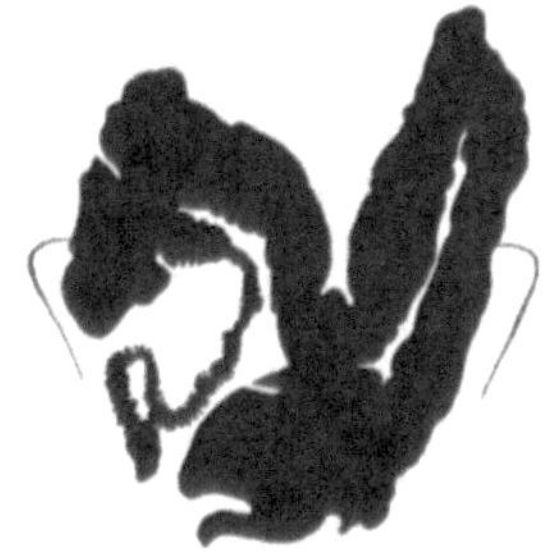

Atropindarm vom Menschen nach praller Füllung.

Abb. 3.

auf die intramuralen Plexus wirken oder auf den zuleitenden Vagusapparat bezogen werden, ganz verschiedene Interpretationen zuließen. Am Darm hemmt

[1] KATSCH: Der menschliche Darm bei pharmakologischer Beeinflussung seiner Innervation. Fortschr. Röntgenstr. Bd. 21, 1913.

zwar der Sympathicus und fördert der Parasympathicus, aber es zeigt sich auch, daß der vom Pelvicus versorgte Anteil — etwa zwei Drittel des distalen Colon transversum und das Descendens, während das Ascendens vom Vagus im engeren Sinne versorgt wird — in der Innervationsart sich anders verhalten können als der Vagusanteil des Colons, und auch, daß gerade am Übergang zwischen beiden Innervationsgebieten mitunter ein zirkulärer Kontraktionsring auftritt.

Der Wert der Bauchfenstermethodik am Tiere liegt also darin, am lebenden Tier, am einheitlich reagierenden Gesamtorganismus, nicht am isolierten Darm, eine Atropin- oder eine Pilocarpinwirkung zu beobachten. Die Bauchfenstermethode vermittelte zuerst die Vorstellung, daß auf eine Nahrungsaufnahme hin, wie auf einen psychischen Allgemeinzustand (Freßlust) das gesamte Darmrohr in zugeordnete koordinierte Bewegungen gerät im Sinne einer durchaus geordneten „zweckmäßigen“ Aktion. Die Methode hat bis heute für Physiologen und Pharmakologen Bedeutung, uns Klinikern aber gab sie die Möglichkeit des Verhaltens des Colons, ja des Verdauungsrohrs überhaupt, synthetisch zu verstehen und damit Krankheitsabläufe und Krankenbehandlung rational zu lenken. Wir prägten für gewisse Zustände des Kranken das Paradoxon vom „Pilocarpindarm ohne Pilocarpin“, als den Begriff eines vagisch gereizten, irritierten Darms — als „Reizdarm“. Eigentlich die erhöhte Irritabilität als einer gesteigerten Reizbeantwortung wie beim „Reizmagen“. Vor allem war aber die Forderung der Klinik nach Synthese an einem Beispiel illustriert.

Unter dem Eindruck dieser Beobachtungen habe ich dann eine Lehre von der *habituellen Obstipation* entwickelt, schon lange bevor sie durch die subtile Röntgendiagnostik, mit der Analyse nicht nur der äußeren Gestalt und funktionellen Veränderung des muskulären Darmrohrs, sondern auch der der Struktur und Funktion der Schleimhaut, wie Forsell, Berg und Knothe sie entwickelt haben, ihre Bestätigung erfuhr.

Allen früheren Vorstellungen über die Obstipation, so richtig sie in der Erfassung von Teiltatsachen gewesen sein mögen, fehlte eins: die funktionelle Einstellung. Der Blick dafür, daß jenes komplizierte Ineinandergreifen von neuromuskulären Funktionen mit all ihren Steuerungen, von humoralen gerade chemischen Einflüssen, Reizauslösungen und Beantwortungen letzten Endes einer einzigen Aufgabe dient: Der Kotbeförderung und -ausstoßung. Zu ihr gehört nicht bloß der Kottransport, sondern selbst ein kompliziertes Spiel der quergestreiften Muskulatur des Dammes und der Bauchpresse, das koordiniert einsetzt, wenn ein Reiz von der gefüllten Ampulle aus erfolgt und zu der unwillkürlichen Funktion glatter Muskulatur, die im wesentlichen den Transport bis zur Ampulle führt, nun auch die Aktion der sogenannten willkürlichen Muskeln kommt, nicht ohne daß sich auch hierbei noch die vegetative Funktion glatter Muskeln hinzugesellt. Wir müssen den Defäkationsakt und was ihn meist 24 Stunden lang vorbereitet, als eine einheitliche Gesamtleistung erfassen, die wir durchaus nicht unwissenschaftlicher gestalten, wenn wir sie neben ihrer kausalen Beschreibung auch als zweckdienlich ansehen. Nicht anders, als wenn wir die Funktion des Auges, nachdem wir alle morphologischen Teile studiert, alle physiologischen Teilfunktionen analysiert haben, doch schließlich als den einheitlich wirkenden Receptor für das Licht anerkennen, durch den uns die Welt des Schauens zuteil wird (Kap. 15).

Fragen wir danach, warum die habituelle Obstipation so ungeheuer verbreitet und so verschiedenartig erklärt wird, obwohl die Koordination der Colonfunktion und des Defäkationsaktes in so zahlreichen Einzelvorgängen erkannt ist, so scheint es mir nicht das Richtige zu treffen, wenn man meinte, daß dort, wo so viele Bedingungen erfüllt sein müssen, gar zu leicht der Ausfall auch nur einer Bedingung die Obstipation zur Folge haben müsse. Das hieße die weitgehenden Kompensationen, die wir überall in der Organisation erweisen können, unterschätzen.

Ich habe in einem Vortrag während der Kissinger ärztlichen Fortbildungskurse 1925 die habituelle Obstipation als Domestikationsfolge aufgefaßt[1]. Außer beim Menschen sehen wir wohl nur beim Hunde häufig chronische Obstipationen. Es besteht durch die Kultur der Zwang, trotz Wahrnehmung des Dranges einen Reflexvorgang das ganze Leben hindurch häufig willkürlich nicht zur Auslösung zu bringen. Mag sein, daß in der morgendlichen Defäkation auch physiologische Komponenten stecken, daß der langsame Kottransport sich in der Nacht regelmäßig weiter vollzieht und so des Morgens im Auftreten des Defäkationsdranges ein gegebener Vorgang liegt. Viel wesentlicher ist es doch wohl, daß die Erziehung schon beim kleinen Kinde Bedingungsreflexe schafft, zu denen zweifellos eben auch der regelmäßige Defäkationsvorgang einmal in 24 Stunden zu ganz bestimmter Zeit gehört. Er stellt schon einen besonderen Zustand eines „bedingten" Reflexmechanismus dar, der in sich schließt, daß sein Verlust nur allzu leicht eintreten kann. Sicher ist im Vorgang die persönliche Gleichung, das Konstitutionelle ebenfalls im hohen Maße gegeben, aber bei keinem einzigen Kulturmenschen scheint mir mehr ein natürliches Verhalten vorzuliegen, und immer scheint der unbedingte Reflex mit gewissen bedingten erworbenen Vorgängen verkoppelt zu sein. In diesem Erwerb liegt wohl der Hauptgrund, daß das Erworbene auch wieder viel leichter verlorengeht als das in der Organisation ursprünglich Vorgesehene[2]. Der Hund, den wir stubenrein dressieren, kommt in eine ähnliche unnatürliche Situation, die das Pferd nicht kennt.

Gewiß hat man immer gewußt, wie maßgebend die Erziehung, Dressur und die Gewohnheit ist, wie Ekel, Depression, Mangel an Zeit, Verhetztheit, schon ein Ortswechsel, zur Obstipation führen. Das bestreite ich nicht, aber man hat

[1] v. Bergmann: Vom Wesen der habituellen Obstipation als einer Domestikationserscheinung. Ärztl. Fortbildungskurs Bad Kissingen, Sept. 1925. — Vom Wesen und Behandlung der habituellen Obstipation. Ther. Gegenw. 1928, H. 1.

[2] Westphal: Die Pathologie der Bewegungsvorgänge des Darmes (einschl. Obstipation u. Defäkationsstörungen) u. Die Defäkation. Hdb. d. norm. u. path. Physiol. Bd. 3B/II. Verdauung u. Verdauungsapparat. Berlin: Julius Springer 1927.

es nicht richtig gewertet. Außer bei JULIUS BAUER habe ich kaum irgendwo diesen Gedanken auch nur erwähnt gefunden. Das hat einen besonderen Grund, der — wie mir scheint — auch sonst bei der Erkenntnis mancher anderen pathologischen Zusammenhänge im ärztlichen Denken hinderlich ist: man setzt gewöhnlich das Verhalten des Gesunden als völlig physiologische Aktion und beschäftigt sich nur mit den Gründen, warum das normale Verhalten gestört ist. Analoges, aber mit zugeordneten ganz komplizierten seelischen Erlebnisinhalten ließe sich bezüglich der Potenz des Mannes sagen, wer im entscheidenden Augenblick fürchtet impotent zu sein, ist es sofort, wer triebhaft bleibt von der „Tiefenperson" (F. KRAUS) her, kennt nicht die „sexuelle Neurasthenie". Aber schon der Normalvorgang der Defäkation kann ein künstlicher sein beim Kulturmenschen, und gerade deswegen wird die Disposition zur Störung und die Häufigkeit der Dekompensation groß sein. So genügt bei der habituellen Obstipation schon ein Milieuwechsel, eine Reise, ein Krankenlager von einigen Tagen, erst recht eine Laparotomie, um fortwirkend dauernd eine erst in der Kindheit durch Erziehung erworbene Eigenschaft zu stören. So genügt eine leichte Störung der inneren Sekretion, eine Gesamtveränderung der psychophysischen Person, etwa durch eine Unluststimmung, eine abgeänderte Kostform und vieles andere mehr, um ein labiles durch Dressur erworbenes Gleichgewicht aus der Koordination zu bringen. Dürften die Kulturmenschen sich nur allzu natürlich benehmen, wären viele Störungen beseitigt.

Dieser funktionelle Gedanke vertieft in seiner einheitlichen Blickrichtung nicht nur das Verständnis für die Häufigkeit des Leidens und damit für die Pathogenese überhaupt, sondern wirkt sich auch unmittelbar therapeutisch aus. Es wird klar, warum wir bei diametral entgegengesetzter Therapie ausgezeichnete Erfolge erleben können. Es wäre verständlich, daß bei der spastischen Obstipation eine schlackenarme, bei der atonischen eine schlackenreiche Diät erfolgreich ist, aber wir hören von v. NOORDEN, daß er in der Mehrzahl der Fälle mit schlackenreicher Kost, von ROSENFELD, daß er fast in allen Fällen mit einer ganz milden, fast cellulosefreien Ernährung zum Ziele kommt, hören von JULIUS BAUER, daß er ohne jede diätetische Vorschrift die Obstipation zu heilen vermag, ähnlich von SCHINDLER, daß die Psychotherapie die Methode der Wahl zur Obstipationsbehandlung sei. Man kann versucht sein, den Widerspruch in so verschiedenen Behandlungsweisen aufzuklären mit der Erklärung des Suggestiven. Doch scheint uns diese Deutung zu einseitig — ja ich halte auch alle Unterteilungen von Formen habitueller Obstipation — spastisch, atonisch, Ascendens-, Descendenztyp, Dyschezie usw. — für ziemlich unwichtig.

Glauben wir, daß ein Zusammenspiel von sogenannten „bedingten Reflexen", wie auch immer, verlorengegangen ist, so sehe ich unsere therapeutische Aufgabe für eine große Mehrzahl von Fällen darin, die bedingten Reflexe in ihrer Zuordnung zum präformierten Automatismus des Kottransportes mit dem zugehörigen Defäkationsreflex als Endakt des Transportes wiederherzustellen. Aber nie werden wir jene Automatie wieder herstellen, wenn ein Abführmittel in wechselnder Dosis und ganz verschiedenen Zeitabständen vom Kranken selbst bestimmt wird oder wenn die Vorschrift etwa lautet: am Tage einer reichlichen Entleerung wird „natürlich“ kein Abführmittel genommen, erst wenn 1—2 Tage der Stuhl ausbleibt, nimmt der Kranke je nachdem eine größere oder kleinere Dosis des Medikaments. Entgegen der theoretischen Furcht, daß der Patient sich an ein Abführmittel gewöhne und man darum häufig wechseln und aussetzen müsse, setze ich den Erfahrungssatz: der Mensch gewöhnt sich nicht an das Abführmittel, sondern durch dieses an die regelmäßige Defäkation. Ich gehe seit Jahren so vor, daß ich des Abends nach kurzem Erproben der nötigen Dosis in der Regel ein pflanzliches Abführmittel verordne aus der Reihe der Oxy-Anthrachinon-derivate (Rheum-, Senna-, Frangula- u. ä. Präparate) und den Patienten veranlasse, jeden Abend, ohne Ausnahme, ohne Rücksicht auf den Erfolg, das Mittel in gleicher Dosis zu nehmen (z. B. Leo-Pillen, oder Laxativum vegetabile-Merck). Die Darmperistaltik des Nachts sorgt für den eintretenden Drang in den Morgenstunden und diesem ist mit Konsequenz nachzugeben.

Seither kenne ich für die meisten Fälle keine Diätvorschriften. Der Obstipationshypochonder kommt ja so weit, jede Nahrung unter dem Gesichtspunkte seiner Obstipation zu wählen, — welches Tier denkt beim Fressen an jenen Effekt? — sich ständig mit der Frage zu beschäftigen, was und wieviel er nun essen oder einnehmen soll — ein Kultus in den Variationen der Medikamente und der Klistiere entwickelt sich, und alle Aufmerksamkeit konzentriert sich auf jenes Problem. Mir scheint es schlichteste Psychotherapie, wenn die Motorik des Darms durch die Anthrachinonderivate den Transport und den Defäkationsreflex regelmäßig erzwingt. Wo bleiben Sorgen und Kontemplation, wenn die Tatsache der regelmäßigen morgendlichen Defäkation alle Gründe des Verstandes und Gemütes widerlegt? Daß eine pflanzliche Droge per os genommen dem natürlichen Vorgange der Nahrungsaufnahme weit näher steht, als die Unnatur häufiger Wasser- oder gar Glycerinklistiere, wird wohl niemand bestreiten.

Ich weiß sehr wohl, daß es Versager dieser Behandlung gibt. Auch ich kenne selbstverständlich hartnäckige habituelle Obstipationen, bei denen gröbere Suggestion oder feinere Psychotherapie erst Erfolg brachten, bei denen subtilere Kostregelung, schlackenreich oder schlackenarm, mir indiziert schien, andere Abführmaßnahmen herangezogen werden mußten, das endocrine Moment mit Erfolg Berücksichtigung fand. Das widerspricht aber nicht der Grundauffassung, bei weitem für die Mehrzahl der „Kranken“ gültig, die man erlösen soll von der überwertigen Idee, krank zu sein. Kommt man nicht zum Ziel, ist die Diagnose zu revidieren — ein Megacolon, eine so oft maligne Darmstenose, wie vieles andere täuschen eine harmlose habituelle Obstipation oft vor.

Was so abgeleitet war vom Obstipationshypochonder, als dem krassesten Repräsentanten der großen Gruppe der habituell Obstipierten, ferner von ersten noch unvollständigen röntgenologischen Beobachtungen und vom Tierexperiment, hat durch die moderne Röntgenologie seine volle Bestätigung erhalten. Und es ist darüber hinaus noch ergänzt worden durch die Feststellung, daß das, was wir für das muskuläre Darmrohr erkannt hatten, auch für die Darmschleimhaut gilt, obgleich diese gerade im Colon in ihrer Formgebung vom Muskelrohr weitgehend unabhängig ist.

FORSELL, auf den ja die röntgenologische Schleimhautanalyse des Magendarmtractus überall zurückgeht, hat die weitgehende Selbständigkeit der *Schleimhautplastik* bzw. ihre fast ausschließliche Bedingtheit von der autonom gesteuerten Muscularis mucosae beobachtet. W. KNOTHE, der sich auf Veranlassung von H. H. BERG an meiner Klinik ganz besonders mit der Röntgenologie des Colons befaßt hat, hat FORSELLs Befunde absolut bestätigen können[1].

Die Formgebung der Mucosa ist keineswegs nur abhängig von den Haustrenbildungen und Muskelkontraktionen, die am Bauchfenster oder beim Röntgen-

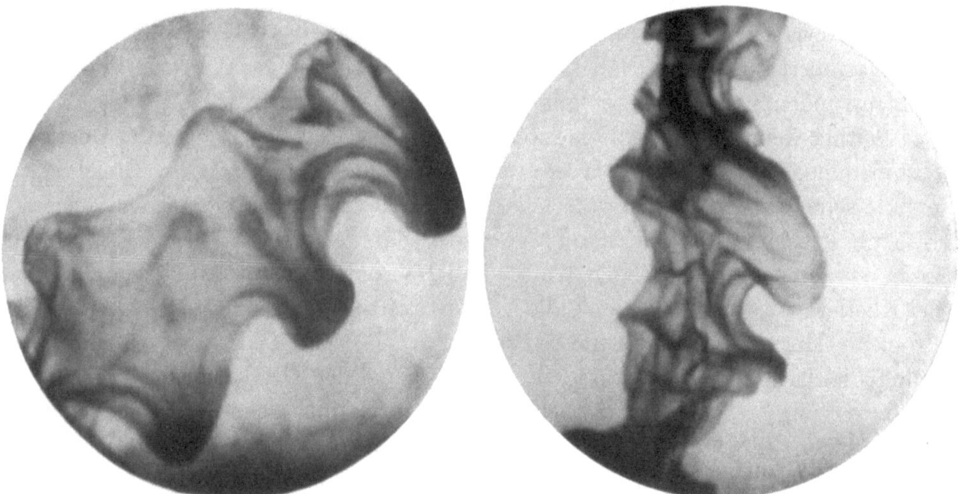

Abb. 4. Ruhige Form. Abb. 5. Belebte Form.

Abb. 4 und 5. Normales Dickdarmrelief.

studium des Darmes mit praller Füllung sichtbar werden. Die Mucosa ist auf der Propria weitgehend verschieblich. Sie ist überdies in stetiger Bewegung, so daß auch bei der Schleimhautreliefdarstellung durch minimale Füllung nur mit Mühe „Normalzustände" festgelegt werden können. Immerhin hat KNOTHE aber bei seinen ausgedehnten Untersuchungen doch eine Grenze abstecken können, in die man die Breite der Norm fassen kann.

Die Innenarchitektur des normalen Dickdarms zeigt danach einen bunten Wechsel von Quer- und Längsfalten, mannigfaltige, oft spiralige Überkreuzungsfiguren, aber stets sanfte, weiche Formen, weiche Faltenübergänge. Beim normalen Bilde dominieren zart geschwungene Linien, scharfe Ecken und Kanten werden vollkommen vermißt (Abb. 4 und 5).

[1] KNOTHE, W.: Schleimhautstudien am normalen und kranken Dickdarm. Z. klin. Med. Bd. 108, H. 1/3, 1928. — Die Dickdarmschleimhaut, ihre normale und pathologische Funktion im Röntgenbilde. Leipzig: G. Thieme 1932.

„Im allgemeinen überwiegen nach oral die Querfalten, analwärts nehmen sie immer mehr ab, um im unteren Descendens und Sigma fast ganz zu schwinden. Eine Beobachtung, die offenbar mit der Eindickungsfunktion des Coecums und der Transportfunktion der distalen Darmabschnitte zu erklären ist. Hinzu kommt, daß das distale Colon meist mehr kontrahiert ist als der Anfangsteil. An allen Kontraktionsstellen finden wir aber bekanntlich wie im gesamten übrigen Magen-Darm-Kanal so auch im Colon ausschließlich Längsfalten. Der Wandbeschlag soll gleichmäßig samtartig sein. Das Kaliber der einzelnen Falte beträgt im Durchschnitt Strohhalmdicke" (KNOTHE).

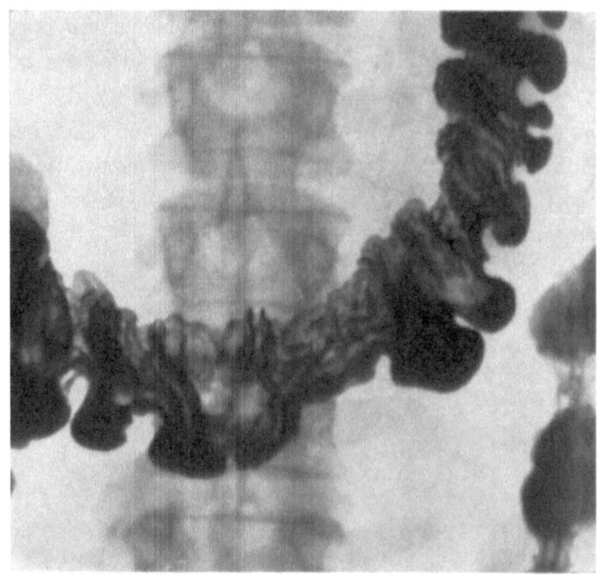

Abb. 6. Dickdarmrelief vor Pilocarpin, ruhiger Typ.

War hiermit eine Vergleichsgrundlage als Normalzustand gefunden, so ließen sich nun auch leicht die alten pharmakologischen Untersuchungen wiederholen und nach der Seite der Schleimhautfunktion und ihrer Beeinflussung vervollständigen.

Von den Versuchen, die KNOTHE mit Atropin und Pilocarpin unternommen hat, seien hier kurz einige Abbildungen beigefügt (Abb. 6, 7 und 8). Sie zeigen überzeugender als Worte die völlige Übereinstimmung unserer Beobachtungen am Darmmuskelrohr mit denen an der Schleimhaut. Hier wie dort der erethische gereizte Typus auf Pilocarpin, die Erschlaffung auf Atropin. Hier wie dort die gleichsinnig zugeordnete Reaktion des gesamten Darmrohres auf den Reiz des Pharmakons.

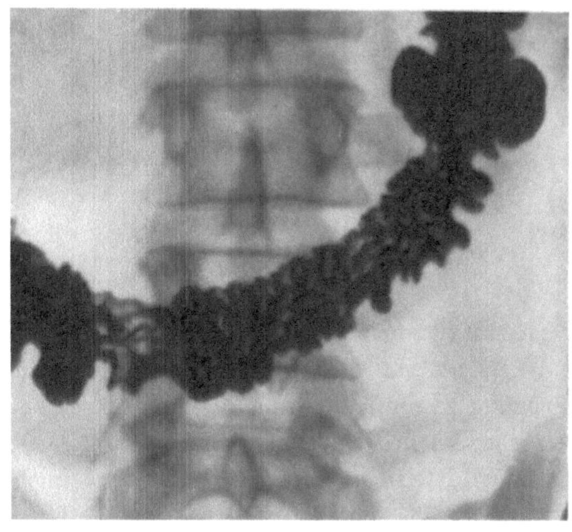

Abb. 7. Relief nach Pilocarpin, parasympathische Reizform (Irritationsbild) Analoge Irritationen ohne das Pharmakon sind der „Pilocarpindarm ohne Pilocarpin", also der vagisch erregte Darm.

Von neuem erwies sich die Formulierung vom „Pilocarpindarm ohne Pilocarpin“ — d. i. der parasympathisch irritierte Darm — als dem häufigsten Typ des obstipierten Darmes als zutreffend. Die Schleimhautanalyse zeigte sogar schon dann in vielen Fällen ausgesprochene Reizformen des Reliefs, wenn die pralle Füllung des Darmrohrs noch ebenso ein normales Bild gab, wie es sich etwa auf dem Sektionstische als normal erweisen würde.

Die Röntgenfeststellungen gehen weit über die Anatomie am Lebenden hinaus, das sollten Kliniker eigentlich begreifen, auch Thannhauser. Die Klinik sieht auch Funktionsabläufe und wechselnde Funktionszustände, die sich in ihrem Geschehen schon deutlich als „besondere“ erkennen lassen, zu einer Zeit, wo sich noch keinerlei organische und morphologische Veränderung für den Anatomen findet. Das zeigt sich gerade bei der Obstipation als funktionell reflektorischer Betriebsstörung, bei der ja der Pathologe meist nur eine normale, intakte Schleimhaut finden wird.

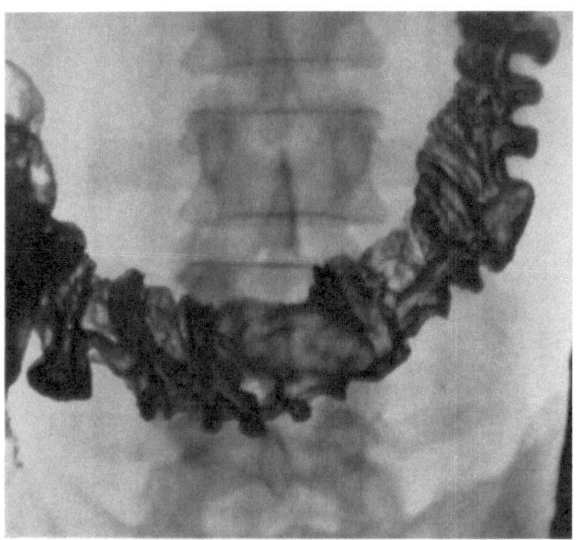

Abb. 8. Relief nach Atropin. Wieder Ruhe im Faltenwurf.

Im Röntgenbild kann man nicht selten dann schon einen Reizzustand der Schleimhaut beobachten, der sich in unregelmäßig gequetschten Falten verminderten Kalibers ausdrückt, wir finden ihn nicht selten bei chronischer Obstipation. Es ist einleuchtend, daß der wirre, unregelmäßige Faltenwurf, zu dem sich oft noch ein vermehrter Tonus der Muscularis propria hinzugesellt, transporthindernd wirkt, ebenso wie die zugehörige Dyskinesie.

Knothe hat für diesen Zustand den Begriff der „*Irritation*“ gewählt, als Gegensatz zur Inflammation. Begrifflich ist einzuwenden, daß wir damit nicht Reiz, sondern die Reizbeantwortung bei erhöhter Reizbarkeit meinen. Spricht man aber vom „Reizmagen“, macht man sprachlich den gleichen Fehler und meint den irritierten Magen, wie später (Kap. 3) ausgeführt ist; ein Fehler im Verstehen kann nicht eintreten, wenn man der Inflammation die „Irritation“ entgegensetzt, deshalb wird der Ausdruck beibehalten, der ein irritables und ein irritiertes — auf Irritation reagierendes Organ, bezeichnen will. Denn es ist in der Tat notwendig, hierfür eine begriffliche Abgrenzung zu finden, wenn das Wesen dieses Zustandes auch gerade in dem fließenden Hinübergleiten von den Verhältnissen der Gesundheit in die Krankheit liegt. Die Dyskinesie ist ein sichtbarer Ausdruck der Gereiztheit. Hier, wo Form und Funktion so eng miteinander verknüpft ist, prägt eben auch der geringste Funktionswandel schon der Formung sein Gesicht auf, wenn auch die eigentliche Struktur noch unverändert bleibt. Die „Irritation“ stellt nämlich einen Verkürzungszustand der Muscularis mucosae dar und führt zu ungeordneten, wirren Faltenformationen, ohne daß irgendwelche lokalanatomischen Veränderungen, z. B. im Sinn einer Entzündung, nachweisbar wären. Es fehlt bei ihr wohl auch noch oft die Schwellung der Schleimhaut, es fehlen auch stets Temperatursteigerungen, dagegen kann es gelegentlich allein schon durch den parasympathischen Zustand der Dysfunktion zu vermehrter Ausschwitzung, zu Schleimabgang und auch zu Durchfall kommen.

Durch die Mannigfaltigkeit dieser Symptome, aber auch dadurch, daß mehr oder weniger jeder dem Dickdarm mitgeteilte Reiz zu diesem Irritationsbilde führen kann, ist die Differentialdiagnose ebenso schwierig wie sie wichtig ist. Als mögliches Begleitsymptom einer jeden Organerkrankung des Verdauungstractes wird der Befund einer Irritierung jedenfalls oft eine exakte Untersuchung des gesamten Magen-Darm Kanals notwendig machen und auf der anderen Seite den Versuch einer sicheren Abgrenzung gegen die prognostisch und darum auch therapeutisch viel ernster zu nehmenden echten entzündlichen Dickdarmerkrankungen erfordern. So sicher dem röntgenologischen Bilde auch ein klinisch abzugrenzender Krankheits- oder Symptomenkomplex entspricht, so schwer ist die Differentialdiagnose allein auf klinische Beobachtung hin. Sicher wird sie oft nur röntgenologisch möglich sein. Gerade, weil wir aber bei dem im Reizzustande befindlichen Dickdarm neben Tenesmen auch Durchfälle, mit Schleim, ja gelegentlich sogar mit Blut untermischt, sehen, stehen wir nicht an, viele der vermeintlichen Heilungen von Colitis gravis, bei dem stets ein entzündlicher Krankheitszustand herrscht, in die Kategorie der nur neuromuskulären Darmstörung zu verweisen, verknüpft mit parasympathischen neurosekretorischen Erregungen und denken dabei an hyperergische Immunitätslagen, die uns auch bei der echten, schwersten Schleimhautentzündung wieder beschäftigen werden.

Ein klinisches Krankheitsbild, das noch ganz in den Rahmen der Irritation gehört, ist die *Colica mucosa*. Hier finden sich stets röntgenologisch alle ihre Zeichen. Meist sind die Falten erheblich vermehrt, wurmartig gekrümmt und geben dem Relief ein gerunzeltes Aussehen. Das Kaliber der Einzelfalte ist dabei meist vermindert. Die Haustren dagegen, erfüllt bisweilen mit breiten Schattenfetzen, die den bariumbeschlagenen Pseudomembranen zu entsprechen scheinen, können dichter und tiefer erscheinen, und es ergibt sich dann oft ein pleureusenartiges Reliefbild (Abb. 9 u. 10). Auch das sind aber immer völlig reparable funktionelle Zustände, denen auf dem Sektionstisch so gut wie nie ein anatomisches Substrat entspricht, und die sich oft nur dem Arzt kenntlich machen an den typischen Schleimfetzen.

Klinisch ist die Colica mucosa der Ausdruck eines allergischen Reizzustandes, also nicht allein eine Lokalerkrankung. Kennzeichnend hierfür ist die dabei meist vorhandene starke Eosinophilie. Die Bezeichnung als „Asthma bronchiale des Dickdarms“ trifft das Wesentliche: hier wie dort zeigt das Erfolgsorgan vermehrte Neigung zu Spasmen („spasmodisches Asthma“) und jene besondere Art gerinnender Schleimsekretion, die zur Ausstoßung oft ganzer Ausgüsse aus dem Darm führt, von Schleimmembranen mit eosinophilen Zellen und spitzen Krystallen, beides wiederum Ausdruck neuromuskulärer und neurosekretorischer parasympathischer Erregung. Hier wie dort ist unter den bedingenden Momenten die Affektlage meist unverkennbar, ebenso auch Wirkungen aus der Ferne von anderen Organen. Fälle, bei denen Asthma bronchiale, Colica mucosa und nervöse Nasensekretion mit Schleimhautschwellung, auch Conjunctivitis wie beim Heuschnupfen sich kombinieren oder alternieren, sind aufschlußreich. Die allergischen

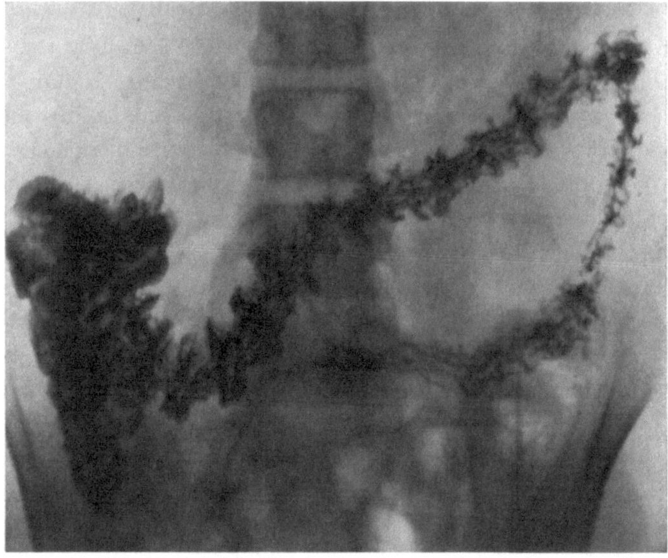

Abb. 9. Reizrelief, „Irritation“ bei Colica mucosa, neuromuskulärer und neurosekretorischer Zustand ohne Entzündung.

spezifischen (auch unspezifischen) humoralen Komponenten sind ätiologisch hier noch wenig aufgezeigt, aber die Bereitschaft zur Betriebsstörung als typischer Schleimhautzustände ist klinisch evident. Andererseits geht zweifellos hin und wieder auch einmal sekundär aus der „Colica mucosa“ eine wirkliche Colitis hervor.

Wegen der verschiedenen auslösenden Bedingungen wird eine verschiedene Therapie der Colica mucosa analog dem Asthma oft am Platze sein, auch eine unspezifische Behandlung. Oft wird der Arzt sich darauf beschränken, gegen die jeweils im Vordergrund stehenden Störungen des Intestinum symptomatisch vorzugehen. Hier wird, wie fast überall bei neuromuskulären Störungen, unterhalb des Zwerchfells das Atropin, das Papaverin und Papavydrin, auch als neuestes das Perparin indiziert sein. Prinzipiell wird aber funktionelle Therapie eine „Umstimmungstherapie“ mit Desensibilisierung etwa durch Peptoninjektionen oder Seruminjektionen anstreben. Dies um so mehr, als wir in letzter Zeit unter dem Eindruck der ganz überraschend günstigen Wirkung dieser Maßnahmen sogar bei der Colitis gravis, gerade bei ihren schwersten Formen stehen. Es fällt auf, daß das Asthma bronchiale nicht seltener geworden ist, wohl aber die typische Colica mucosa zur Seltenheit wurde, soweit ich das am klinischen und sehr ausgedehnten poliklinischen Erfahrungsgut und auch aus der Privatpraxis feststellen kann.

Die *Colitis ulcerosa gravis* ist das Endglied der Kette, die über die funktionellen Veränderungen und Störungen am Dickdarm, über die „Irritation" bis zu den ausgesprochenen leichten und schwereren unspezifischen entzündlichen Erkrankungen führt. Sie ist wohl deren ernsteste Form. Hier greift die Pathologie der Funktion weit hinüber in das Gebiet der Pathologie der Struktur, von der sie ja im Grunde untrennbar ist. Das häufige, fast völlige Fehlen unveränderter Colonschleimhaut, die große Ausdehnung entzündlicher Ulceration bis tief hinein in die Muscularis der Darmwand zeigt oft ausgedehnte Unterminierung, die jeden rhythmischen Ablauf der Haustrenbildung und des Kottransportes unmöglich macht; fast kontinuierlich laufen die schleimigen, blutigen und eitrigen Entzündungsprodukte mit oder ohne Kot durch das starre Colonrohr.

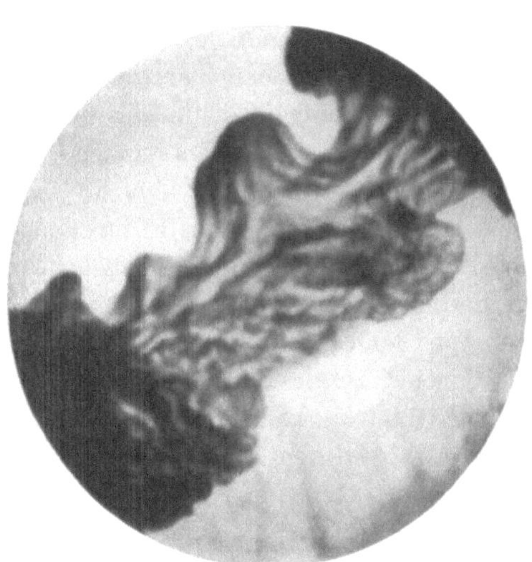

Abb. 10. Irritationsrelief bei Colica mucosa (vagische Erregung).

Neben den übrigen Dickdarmentzündungen, etwa der Bacillen- und Amöbenruhr, und der gewöhnlichen bacteriell unspezifischen Colitis, nimmt die Colitis gravis aber nicht nur deswegen eine besondere Stellung ein, weil bei ihr die suppurativ-ulcerösen Erscheinungen am schwersten sein können, auch nicht, weil mindestens bis vor kurzem die Therapie mehr als unzureichend, die Prognose oft infaust war und nicht, weil die Ätiologie nicht eindeutig erklärt werden kann, sondern weil ihr ganzer Symptomenkomplex so viel Besonderheiten aufweist, daß er die Aufstellung eines geschlossenen Krankheitsbildes rechtfertigt, wenn es sich um eine einheitliche Reaktionsart auf verschiedenste Noxen hin handelt, gerade ohne einheitliche Ätiologie.

Es sei nur auf das ganz isolierte Auftreten der Krankheit, ihre fehlende Kontagiosität, die völlig im Gegensatz zur Bacillen- und Amöbenruhr steht, hingewiesen, auf ihren meist schleichenden Beginn mit einem deutlichen Anschwellen der Schwere der Krankheit selbst durch Jahre hindurch, dabei oft ein geradezu septisches Fieber, endlich ihre lange, oft durch große Remissionen unterbrochene Dauer, ihre außerordentlich schlechte Heilbarkeit und große Neigung zum Chronischwerden.

Mit meiner Auffassung der Pathologie der Funktion, mit Vorstellungen von Vorgängen der Umstimmung und der Überempfindlichkeitslage aber verbindet wieder auch dieses scheinbar so rein morphologische schwerste Krankheitsbild doch die Möglichkeit einer oft ganz unerwartet plötzlichen günstigen therapeutischen Beeinflußbarkeit.

Hatten lokale Behandlungsversuche, Spülungen und Waschungen mit Desinfizientien und Adstringentien (Rivanol, Yatren, Tannin, Ichthyol, Kamillosan) allein fast nie zur Heilung geführt, hatte die chirurgische Ausschaltung des entzündeten Darmabschnittes nur schwer und nur selten ein Abklingen der Entzündung zur Folge gehabt, so zeigten zunächst zufällige klinische Beobachtungen, wie günstig und schlagartig schnell die Colitis auf anaphylaktische Vorgänge reagieren kann.

Schon im Jahre 1925 fiel uns eine solche plötzliche Heilung einer Colitis gravis durch eine zufällig entstandene anaphylaktische Reaktion auf, und wir haben seitdem an meiner Klinik oft diesen Weg der Therapie eingeschlagen. Kalk hat erst kürzlich über 13 mit anaphylaktischem Shock behandelte Fälle berichtet[1]. Während sein ursprüngliches Vorgehen so war, daß er zunächst durch eine intramuskuläre Injektion von unspezifischem Pferdeserum sensibilisierte und dann nach 12—20 Tagen durch erneute intramuskuläre Injektion — oder, falls diese reaktionslos blieb, durch intravenöse Injektion — Anaphylaxie erzeugte, sind wir später auch dazu übergegangen, die Reaktion durch Bluttransfusionen auszulösen, bei denen es ursprünglich darauf ankam, die Anämie zu beheben.

Die Bluttransfusion, ebenso wie die durch Pferdeserum erzeugte Anaphylaxie sind leider keine ganz ungefährlichen Maßnahmen, weil man die Reaktionsstärke nicht in der Hand hat. Sie dürfen nur bei ständiger sorgfältigster Kontrolle des Kreislaufs vorgenommen werden. Die Gefahr eines Kollapses, der den sofortigen Einsatz aller Kreislaufsmittel notwendig macht, ist nie von der Hand zu weisen. Aber die so ernste Prognose der Krankheit nicht nur quoad sanationem, sondern auch quoad vitam rechtfertigt vollauf die Anwendung des Verfahrens. Wenn der Chirurg bei jedem Eingriff — auch bei Krankheiten mit weit geringerer Sterblichkeitsziffer als der Colitis gravis — mit einem gewissen Prozentsatz an Letalität rechnen muß, warum sollte dann der Internist bei einer oft infausten Erkrankung eine Maßnahme scheuen, bei der nach einer Statistik von Pfaundler über Seruminjektionen doch nur mit einer Mortalität von 0,03 % zu rechnen ist.

Eine zweckmäßige und am wenigsten gefährliche Modifikation der Anaphylaxieerzeugung hat mein Assistent Dietrich neuerdings an einigen Fällen erprobt. Es hat sich nämlich gezeigt, daß schon durch rectale Spülungen mit Pferdeserum bei schweren Colitiden durch die ausgedehnten Wundflächen

---

[1] Kalk: Therapie der Colitis gravis durch Erzeugung von Anaphylaxie und mit Bluttransfusion. Z. klin. Med. Bd. 118, H. 5/6, 1931. — Zur Behandlung der Colitis gravis. Fortschr. Ther. 7. Jahrg. 1931, H. 21.

genügend Serumeiweiß zur Resorption kommt, um eine Fieberreaktion und Heilwirkung auszulösen. Wir gehen nach diesem Vorschlag so vor, daß wir zunächst wie früher mit 20 ccm Pferdeserum intramuskulär sensibilisieren, dann aber zwischen dem 12. und 20. Tage einen Serumeinlauf von 200 ccm geben und erst, wenn hier eine Reaktion ausbleibt, zur erneuten intramuskulären und schließlich intravenösen Injektion schreiten, freilich ist die resorbierte Dosis nicht bestimmbar, weshalb auch hier einmal ein Shock eintreten kann.

Die Reaktion und der Heilerfolg pflegen, wenn überhaupt, sofort einzutreten, so daß mit Zuwarten keine Zeit verlorenzugehen braucht. Meist hören schlagartig die Durchfälle, Eiter- und Schleimabgänge und Blutungen auf. Sehr merkwürdig bleibt, daß es Spontanheilungen notorisch gibt, so gefährlich die unbehandelte Krankheit auch meist ist. Schlagartig kann das ganze gewaltige, geradezu septische Bild verschwinden, bei dem man schon jede Hoffnung für den Kranken aufgegeben hatte. Sollte nicht auch hier ähnlich den Serum- und Transfusionsheilungen, der Schleimhautzerfall selbst die unspezifische Umstimmung hervorrufen? Seit ich das zwei- oder dreimal, also sehr selten erlebt habe, glaube ich auch für schwerste Entzündungsformen an allergisches Geschehen wie bei der gutartigen Colica mucosa (s. Kap. 7).

Die Veränderungen an der Darmschleimhaut selbst brauchen natürlich zum Abklingen und Ausheilen eine weit längere Zeit. Daher erklärt sich auch, daß eine einmalige Bluttransfusion oder Anaphylaxiebehandlung nur selten zur Dauerheilung zu führen scheint und meist nach gewisser Zeit Rezidive auftreten, die allerdings häufig dann nicht mehr so günstig angehbar sind wie beim ersten Male. Bei den von uns behandelten 13 Fällen wurde bei 8 lediglich eine Serumanaphylaxie erzeugt. 5mal trat ein voller Erfolg, der jetzt schon über einige Jahre andauert, ein, 3mal kam es weder zur Serumkrankheit, noch zu einer Beeinflussung der Colitis. Bei diesen 3 und 5 weiteren Fällen wurde die Behandlung mit Bluttransfusion vorgenommen, hier traten in jedem Falle Erfolge ein, die oft, was Stärke und Dauer der Heilung anlangt, ebenso günstig erschienen wie die mit der Anaphylaxie erzielten Resultate.

Das klinische Bild und der klinische Ablauf der Colitis ist bekannt. Nicht so der gleichzeitige Ablauf der Vorgänge an der Schleimhaut selbst, wie sie uns die röntgenologische Schleimhautanalyse zugänglich macht.

Eine Filmserie, die Knothe bei einem meiner Patienten gewonnen hat, illustriert das Wesentliche.

Ein 21jähriger junger Mann erkrankt Juni 1929 erstmalig mit Oberbauchbeschwerden. Wenige Wochen später tritt Blut im Stuhl auf, im Herbst sind die Stühle dünnflüssig stinkend, blutig gefärbt und 4—6mal täglich erfolgend. Temperaturen sind da, der Kranke im elendesten Allgemeinzustand. Bei der ersten Röntgenuntersuchung im Oktober 1929 zeigt das Relief alle Zeichen schwerster Entzündung. Schwellung und Volumenzunahme der Schleimhaut als primitivste Entzündungszeichen stehen im Vordergrund, das Relief ist völlig zerrissen, der Faltenwurf fast restlos verdrängt, das Darmrohr ist völlig starr, Haustrierung fast ganz verschwunden, wo überhaupt Haustrenzeichnung sich findet, ist sie durch fingerkuppenbreite, wellenförmige, relativ flache Einziehungen der Randpartien kenntlich. Es entsprechen darin die Wülste den Schleimhautkissen, zwischen die die geschwürigen Veränderungen, die sich im Bilde mehr als Zapfen ausnehmen, eingelagert erscheinen (Abb. 11 und 12).

In den nächsten Tagen trat klinisch eine solche Verschlechterung ein, daß zunächst ein Anus praeter naturalis angelegt wurde. Dabei kam ein schwer sulzig entzündeter Darm zutage, der bei der leisesten Berührung bereits einriß. Dennoch weiter blutige Stühle, Temperaturen, zunehmende Anämie und schwere Linksverschiebung. Am 8. November Transfusion von 400 ccm Blut. Unmittelbar danach Schüttelfrost mit Temperaturen bis zu 40°. Noch am selben Tage hörten die reichlich blutig-eitrigen Entleerungen aus dem Anus auf. Am

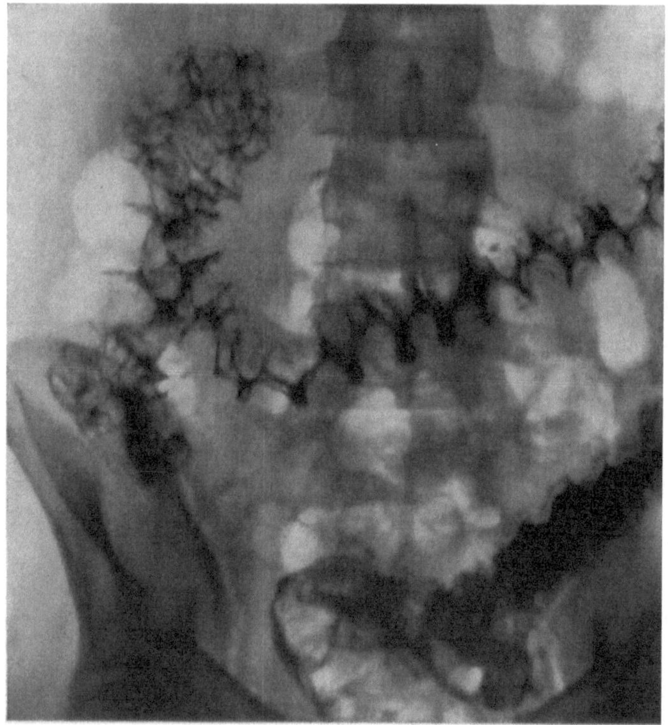

Abb. 11. Colitis ulcerosa gravis I, Schleimhautschwellung und Unterminierung der Schleimhaut — Colitis infiltrativa.

nächsten Tage zum erstenmal breiiger Kot, dann allmähliches Absinken der Temperaturen, Ansteigen des Hämoglobins und Besserung des Allgemeinbefindens, bis im Dezember auch der Abgang von Schleim und Eiter aus dem künstlichen After völlig sistierte.

Bei der Röntgenkontrolle Februar 1930 zeigt das Colon vom Transversum an aufwärts bereits wieder die Andeutung einer Haustrenzeichnung, das Kaliber des Darmes ist jetzt normal, die Wandung am gesamten Dickdarm fein gezähnelt und das Schleimhautrelief übersät mit feinen Aufhellungsfiguren von Erbsen- bis Schrotkorngröße — Granulationsbildung als Regeneration (Abb. 13).

Diese granuläre wabige Struktur der Schleimhaut ist, was den Ausheilungsvorgang angeht, nach KNOTHE typisch. Immer kommt es, wenn die dicken Wülste verschwunden sind und die Schleimhautschwellungen zurückgegangen, zu diesem System der Körnelung, das noch recht lange bestehen kann und erst ganz allmählich, ja nur stellenweise in normale Schleimhautzeichnung wieder übergeht. Solange nun diese Körnelung noch besteht, so lange auch ist nach unseren Erfahrungen die Gefahr des Rezidivs nicht ganz beseitigt.

So kam es auch bei jenem Patienten noch mehrfach — im Juli 1930, im Februar und im August 1931 — zu Rezidiven, die aber schließlich durch die von DIETRICH vorgenommene Serumwaschung des Darmes wieder zum Abklingen gebracht werden konnten. Seitdem ist der Patient völlig rezidivfrei und voll arbeitsfähig.

Die Röntgenbilder, die das Auf und Ab dieser Entwicklung auch zeigen, weisen aber doch eine einheitliche Richtung zur Besserung auf. Sind in den Bildern nach der ersten Transfusion die Körnelungen noch grob und etwas unregelmäßig, so erscheinen sie nach 11 Monaten feiner, aber immer noch dicht, so daß man auch da noch nicht eine normale Schleimhautfunktion erwarten kann. Im Februar 1931 aber sind auch klinisch bei einer Operation am Colon außen am Darm kaum mehr erkennbare Veränderungen festzustellen.

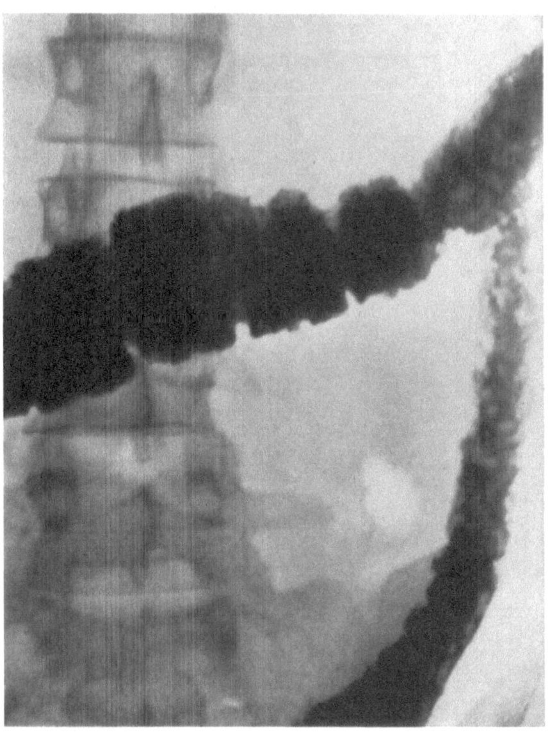

Abb. 12. Colitis ulcerosa gravis II, Auftreten der körnigen Komponente.

Nach solchen Erfahrungen hat KNOTHE die Colitis in drei Stadien einzuteilen versucht. Als das erste Stadium möchten wir mit ihm die hochakute Phase mit breiten Schwellungen, Geschwürsbildungen und Schleimhautunterminierungen bezeichnen. „Im zweiten Stadium sind die Geschwüre und Unterminierungen verschwunden, die Schwellungen sind noch als mehr oder weniger ausgedehnte, gegeneinander scharf abgesetzte Aufhellungen im Lumen zu differenzieren. Die klinischen Erscheinungen können in dieser Phase bereits weitgehend zurückgegangen sein. Prognostisch ist aber noch kein sicheres Urteil zu fällen. Wird dieses Stadium direkt im Anschluß an das erste beobachtet, so wird man einen Übergang in die Heilungsphase ableiten müssen — sehen wir es dagegen nach jahrelangem Krankheitsverlauf, können wir nicht entscheiden, ob es sich um eine Remission oder aber um einen Übergang in Heilung handelt, nimmt sich doch jede Remission im Röntgenbild wie das des zweiten Stadiums aus.

Eine Rückentwicklung in das erste Stadium haben wir nie beobachtet. Im günstigen Fall kommt es zum Übergang in das dritte Stadium — letzteres ist charakterisiert durch eine ganz gleichmäßige, feine Körnelung des gesamten Reliefs ohne eigentliche Schwellungen und ohne sonstige Reliefveränderungen. Von einem Wiederauftreten von Schleimhautfalten, die sich aus stehengebliebenen Schleimhautinseln entwickeln müssen, hängt jetzt der weitere Heilverlauf ab."

Hat die Röntgenologie — zuerst in Verbindung mit der Beobachtung am Tier uns so die Funktionseinheit des Darmrohrs sichtbar gemacht, ist sie uns weiter

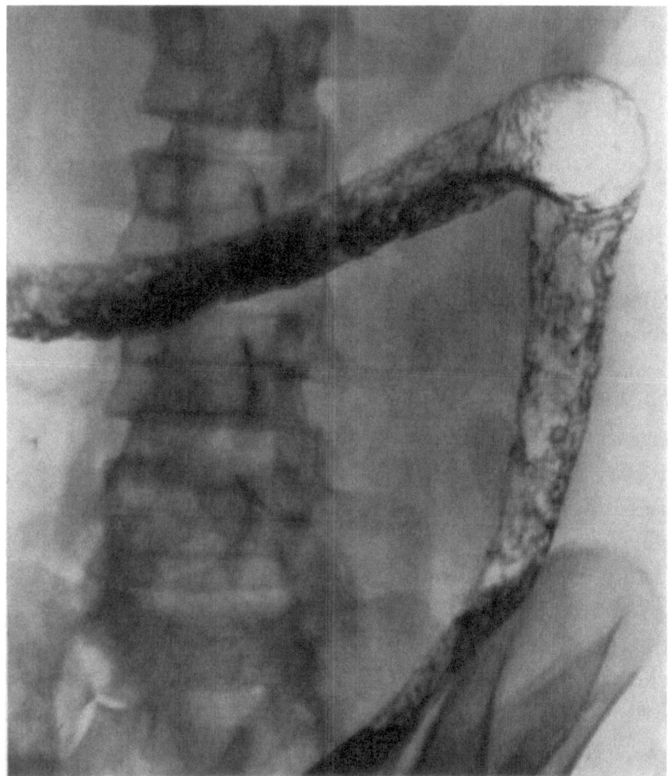

Abb. 13. Colitis gravis III, Endstadium, pseudopolypöse Granulationen bei fehlendem Faltenrelief.

zum wichtigen klinischen Gradmesser für funktionelle und morphologische Störungen geworden und zum unentbehrlichen Maßstab für den therapeutischen Erfolg bei der Colitis gravis, so hat sie noch in zwei mehr lokalen Bezirken des Darmes die Anatomie und die Pathologie wesentlich gefördert.

Erst die Röntgenologie erwies das *funktionelle Verhalten der Appendix* und zeigte die Häufigkeit der Divertikelbildung am Darmkanal, damit die Grundlage für das Krankheitsbild der Diverticulitis schaffend.

Die Anatomie beschreibt die Appendix als ein rudimentäres Organ, das vom unteren Pol oder auch von der medialen Seite des Coecum unter einem mehr oder weniger stumpfen Winkel entspringt und durch eine rein durch zufällige Gestaltung zu erklärende Duplikatur des Muskelschleimhautrohres in der sog. GERLACHschen Klappe vom Coecum getrennt sei. Weil die Appendix entsprechend ihrem schrägen Abgang mit dem proximalen Teil 1—2 cm parallel der Coecalwand verläuft, in sie hereingedrückt und durch Tänien und Mesenteriolum in dieser Lage fixiert wird, müsse die laterale und vordere Coecalwand teils mehr ausgebuchtet werden, teils mehr wachsen als die hintere und die mediale.

Diese Duplikatur der sämtlichen Appendix-Schichten — nicht nur der Schleimhaut — hat aber zweifellos wichtige funktionelle Bedeutung. Und tatsächlich kann man vor dem Röntgenschirm neben der physiologischen wellenförmigen Bewegung der Appendix einen sphincterartigen Effekt, durch die Verdoppelung der Ringmuskulatur mit einer dadurch verdoppelten Wirksamkeit sehen. Wie wir schon bei unseren Beobachtungen mit KATSCH unter Atropin ein Rückfließen des Röntgenbreies durch die Valvula Bauhini erzwungen hatten, so hat KNOTHE das gleiche durch die GERLACHsche Klappe für die Appendix erreicht[1].

Was RÖSSLE anatomisch experimentell festgestellt hat, bestätigt die Röntgenologie am lebenden Menschen: der Wurmfortsatz besitzt Muskelkräfte von geradezu erstaunlicher Intensität, die er zur Entleerung seiner Lichtung und damit zur Selbstreinigung verwendet. Neben peristaltikähnlichen Kontraktionen (Peristaltik im engeren Sinne scheint im Gegensatz zu den Angaben von RICKER zu fehlen) kommen die viel häufiger beobachteten Pendelbewegungen und Verkürzungen in der Längsachse sowie Totalkontraktionen mit vollständiger Ausschüttung des Inhaltes vor. Am isolierten Organ kann man Bewegungen erzeugen nicht nur durch mechanische, chemische oder elektrische Reizung, sondern auch durch künstliche Aufblähung des Coecum und Dehnung bzw. Spannung der Wand von innen, ein Mechanismus, der unter physiologischen Verhältnissen wohl die Hauptrolle spielt (Abb. 14, 15 u. 17). Es scheint nach den Röntgenbeobachtungen KNOTHES in der Tat eine wechselseitige funktionelle Beziehung zwischen der Ileocoecalklappe und der GERLACHschen Klappe zu bestehen. KARL WESTPHAL hat ebenfalls Bewegungsvorgänge an der Appendix unter pharmakologischer Reizwirkung röntgenologisch studiert. Er sah — wie wir — ein Zusammenschnurren der Appendix auf Pilocarpin, Erschlaffung auf Atropin. Er spricht vom „Antrum appendicis“, das die lebhafteste Kontraktionstätigkeit hat, und vom übrigen coecumfernen Teil als „Corpus appendicis“, „das eine größere Stauungs- und wohl auch Resorptionsbereitschaft“ zeigt, ja er führt auf gestörte Appendixfunktion Appendicitis und Kotstein zurück.

KNOTHE spricht geradezu von einem „Sphincter appendicis“, den man im Röntgenbilde klar mit der über ihm liegenden Schleimhautfalte beobachten kann. „Man kann vergleichbar den peristaltischen Wellen, die auf den Pylorus zu ver-

[1] KNOTHE: Röntgenologische Beobachtungen an der Appendix. Röntgenpraxis 2. Jahrg. 1930, H. 23. — Die Dickdarmschleimhaut, ihre normale und pathologische Funktion im Röntgenbilde. Leipzig: Thieme 1932.

laufen und vor demselben Halt machen, auch am Coecum circuläre Peristaltikabläufe in Richtung auf die Appendix beobachten, die am Ansatzring auslaufen“ (Abb. 17).

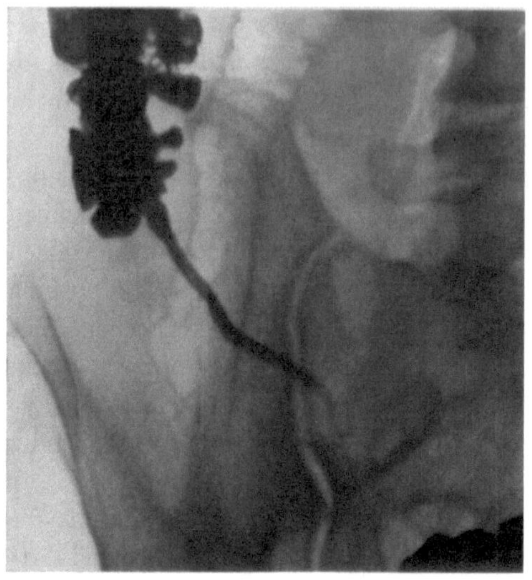

Abb. 14. Normale Appendix, gestreckt.

Mit der exakten anatomischen Darstellungsmöglichkeit der Appendix, damit, daß wir in vielen Fällen neben der Form und Lage auch die Schleimhautveränderungen in der Appendix selber ablesen können, sind unsere in der Röntgenologie gegebenen Aufschlußmöglichkeiten noch nicht erschöpft. Wir haben erfahren, daß man aus dem Verhalten der Schleimhautstruktur des Colons in der Umgebung der Appendix wesentliche Rückschlüsse ziehen kann. Solange sich an der Appendix ein noch akuter entzündlicher Prozeß abspielt, sehen wir ein Ödem der Schleimhaut im Coecum, das sich in vermehrtem Faltenvolumen ausdrückt. Es ist uns diese Schleimhautschwellung, die meist auf das unterste Coecum beschränkt bleibt, ein alarmierendes Zeichen, und, wurde die Appendix exstirpiert, waren stets noch frische Zeichen einer Entzündung am Coecum nachweisbar.

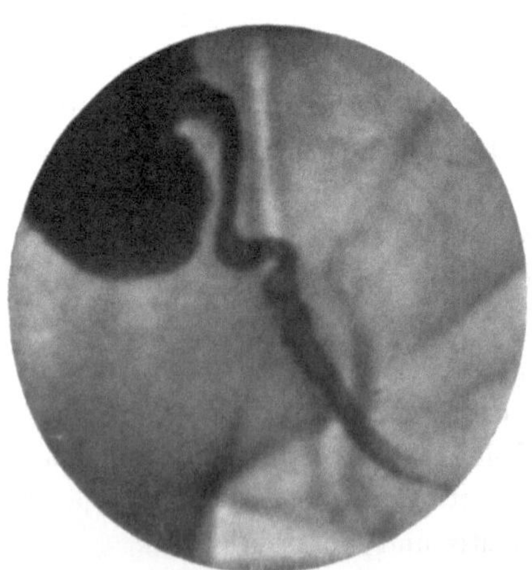

Abb. 15. Normale Appendix, in der Längsachse zusammengeschnurrt.

Der Reiz, der von einer entzündlich veränderten Appendix ausgeht, teilt sich neben dem bereits oben erwähnten Sphincter, der die Stagnation mit ihren Folgeerscheinungen nur begünstigt, nicht selten den benachbarten Colonanteilen mit. Finden wir den Hirschschen Sphincter, der das Coecum vom übrigen Colon trennt, tief durchgeschnürt, so ist damit immer der Verdacht auf eine Veränderung an der Appendix gegeben. Dieser Schluß des Coecumsphincters kann so ausgesprochen sein, daß sich das Coecum rückstaut und sich in ihm eine regelrechte Stenosenperistaltik entwickelt, die eine Ektasie im Gefolge haben kann. Wahrscheinlich ist so auch die pathogenetische Coecostase aufzufassen. Eine auf das Coecum beschränkte vermehrte Kontraktionsbereitschaft ist in demselben Sinne zu verwerten. Jedenfalls gibt die gestörte Funktion der Appendix nicht nur diagnostische Hinweise, sie wird zum Mittelpunkt der Pathogenese der Appendicitis überhaupt.

Wie wir am gesamten Colon als feinsten Gradmesser der neuromuskulären Harmonie das Faltenbild sahen, so kann uns ein Reizzustand der Schleimhaut im Coecum, beschränkt auf die nähere Umgebung des Appendixansatzes, feinste Veränderungen oder Funktionsstörungen der Appendix erkennen lassen. Diesen lokalisierten Reizzustand sahen wir, wohl aufzufassen als unmittelbar fortgeleitete neurale Störung, in Fällen, die im Präparat zwar keine Entzündungen erkennen ließen, dagegen Veränderungen des nervösen Apparates der Appendix zeigten, die RÖSSLE als „*Neuromatose*" beschrieb.

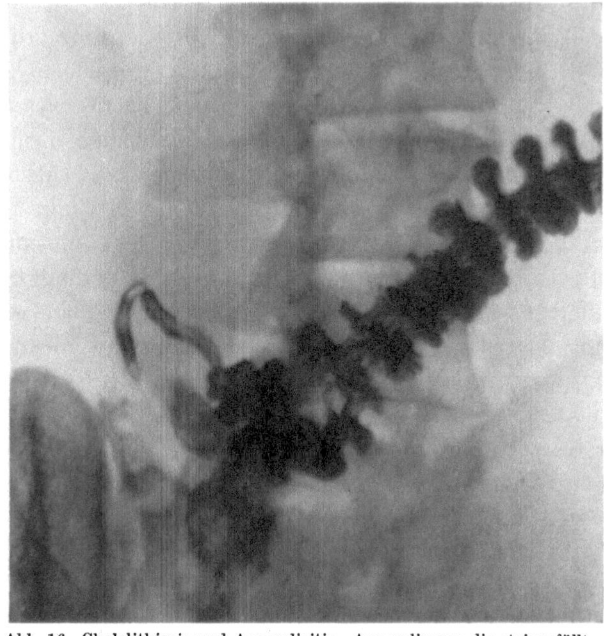

Abb. 16. Cholelithiasis und Appendicitis. Appendix um die steingefüllte, schattengebende Gallenblase herumgeschlagen und adhärent. Entzündliche regionäre Schleimhautschwellung auch am Coecum.

Es wird die gestörte Funktion, die wir so direkt aus dem Röntgenbilde ablesen können, nicht selten der Grund für die eigentliche Beschwerde sein.

Es ist nach diesen unseren Feststellungen gegeben, sich die Genese der Appendicitis wesentlich von den Eigenkontraktionen der Appendix, die ja sogar zu einem kompletten Verschluß führen können, bedingt vorzustellen. Die Appendix hört im klinischen Denken auf, ein rudimentäres passives Organ zu sein und unterliegt analogen Beeinflussungen, auf die auch der übrige Darm sonst reagiert. Auch bei der Appendicitis werden wir eine neuroreflektorische Betriebsstörung („Dyskinesie"), Tenesmen und Irritationen erwarten dürfen, wie akute Entzündungen, die sie keineswegs rein passiv erdulden muß. Die Häufigkeit von Appendixschmerzen, die sich

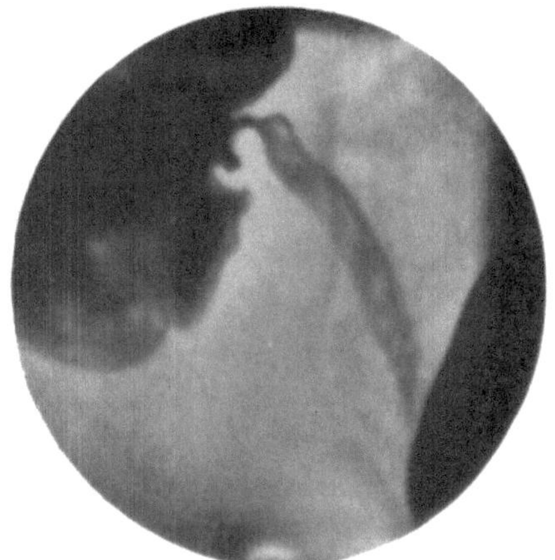

Abb. 17. Appendix, Sphincter am Coecumansatz kontrahiert.

scheinbar so oft als Fehldiagnosen erweisen, wenn operiert wird, wird so eher verständlich, wenn sie nicht immer auf frische Entzündungen zurückgeführt werden müssen. Es sind Dyskinesien, die der Röntgenologe leicht aufzeigen wird, die aber dem Chirurgen und Pathologen unsichtbar bleiben, und die, was das Wichtigste ist, der chirurgischen Hilfe dann gar nicht bedürfen.

Eine besondere klinische Beachtung verdienen jene ausgedehnten Neurombildungen, die RÖSSLE an der Appendix nachgewiesen hat. Es ist sehr wahrscheinlich, daß sie heftige lokalisierte Schmerzen verursachen, sicher auch reflektorisch Irritationszustände, wenn auch nicht eigentliche Entzündung, am Dickdarm hervorrufen. Solche Beschwerden gaben mir Veranlassung, in einem Fall auf die Appendektomie zu dringen in der Annahme einer chronisch entzündlichen Appendicitis, obwohl der makroskopische Befund bei der Operation recht indifferent war. Die Neurome waren histologisch zu erweisen, der Schmerz wie die Irritationszustände des Colons sind seither verschwunden. Ich fasse auch diesen Fall als einen Beitrag zum Kapitel des Abbaus der Organneurosen auf. Er ist Anlaß, die Klinik jener, von seiten der Pathologie gesicherten, Neurome auszubauen, für diese wird eine Indikation entstehen zur Entfernung einer nicht entzündlichen Appendix, denn die Beschwerden können, wie jener Fall mich lehrte, ganz erhebliche sein.

Die Colondivertikel sind der normalen Anatomie schon seit mehr als 200 Jahren bekannt, ältere Männer mit fettem Bauch scheinen disponiert. Divertikel finden sich ja fast an allen Stellen des Verdauungsrohres, am meisten gehäuft aber am Colon. Dort werden wir ihre Entstehung so aufzufassen haben, daß „schwache Stellen“ etwa an der Durchtrittsstelle der Gefäße und an den Abgangsstellen der Appendices epiploicae vorhanden sind und zu diesem Moment der Disposition später Kräfte treten, die vom Inneren der Darmwand her zur Ausstülpung führen (z. B. hartnäckige Obstipation). Es sind also Pulsionsdivertikel. Bei gewissen Reizzuständen im Dickdarm spricht namentlich die amerikanische Literatur vom „prädivertikulären Stadium“, d. h. von Ausstülpungen, die wieder vollständig zurückgehen können, auch hier also Übergänge von prämorbidem Geschehen bis zum irreversiblen Zustand des ständigen Vorhandenseins multipler Divertikel, der im Grunde noch nicht Krankheit ist — Divertikulosis.

Selten sind die Säckchen größer als eine Erbse, hin und wieder weisen sie aber 1—2 cm lange Stiele auf; sie bestehen aus — oft bis zur Durchsichtigkeit — verdünnten Schichten von Mucosa, Submucosa und Serosa. Fast regelmäßig finden sich in ihnen Gefäße. Eine der ersten ausführlicheren klinischen Darstellungen in Deutschland über jene Divertikulosis und Divertikulitis ist, lange bevor H. H. BERG[1] sich diesem Gebiete widmete, aus meiner Marburger Zeit in einer Dissertation[2] niedergelegt, dort schon ist auf

[1] BERG, H. H.: Über Divertikulosis des Dickdarms. Dtsch. med. Wschr. 1929, H. 28/29. — Diagnostische und therapeutische Irrtümer. Verh. Ges. Verdgskrkh. Leipzig: Thieme 1929.

[2] WOLFF, E.: Die sog. Divertikulitis des Colons und ihre Diagnose durch das Röntgenbild. Fortschr. Röntgenstr. 1918.

die Verwechselung bei Blut- und Schleimabgang und einem tastbaren walzenartigen Tumor mit Coloncarcinomen hingewiesen. Diese Sigmoiditis infiltrativa kommt dann zustande — nicht als einzige Ursache der Sigmoiditis —, wenn die Peridivertikulitis sich in den Schichten der Darmwand ausdehnt.

Worin die Röntgenologie nun die Anatomie ergänzt hat, das ist wieder die Beobachtung, daß die Divertikel keine statischen Gebilde sind, sondern daß sie mit der Füllung des Darmes und seiner Funktion selbst Größenänderungen durchmachen können und daß ihre Entstehung nicht einfach auf mechanischen Ursachen — zu starker Füllung oder Dehnung — beruhen kann, sondern auf anderen funktionellen Zuständen (Abb. 18).

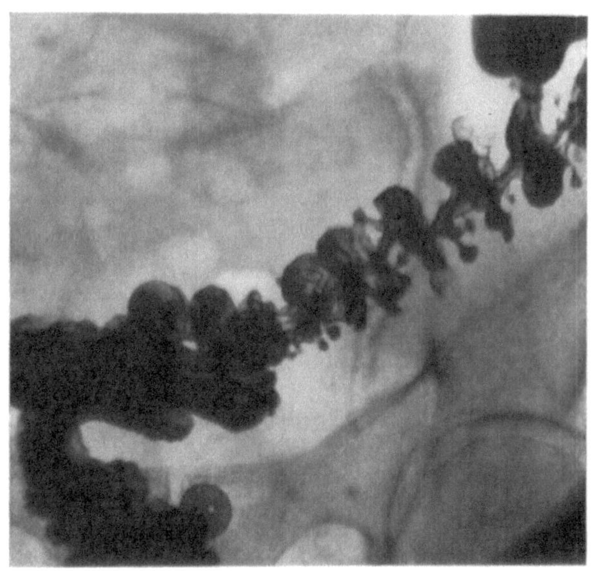

Abb. 18. Divertikulosis, Schleimhautfalten zart. Nebenbefund — also keine Divertikulitis.

J. Hartmann hat auf die Bedeutung hingewiesen, die in der Divertikelgenese dem funktionellen Pulsionsfaktor bei der chronischen spastischen Obstipation zukommt. Lang anhaltende abnorme Darminnendrucksteigerungen, wie sie bei der spastischen Obstipation vorliegen, können nach seiner Beobachtung zum auslösenden Moment der Divertikelbildung werden.

Wenn etwa eine entzündlich veränderte und verdickte Sigmaschlinge mit ödematöser und injizierter Serosa starke Darmkontraktionen durchmachen muß, dann kann man plötzlich zu beiden Seiten der Tänien Säckchen wie eine Reihe von Knöpfen sich vorstülpen sehen, die allerdings meist wieder bei Nachlassen der Kontraktion verstreichen, die Funktion des Darmes aber muß immer mehr vertiefend auf die Ausstülpungen wirken, je nachgiebiger die schwachen Stellen geworden sind.

Auch die erhebliche Häufigkeit der Divertikel war der Anatomie vor der Röntgenära nicht bekannt, wie auch die Klinik das Krankheitsbild der Divertikulitis erst seither kennengelernt hat.

Die „Divertikulosis“ selbst ist noch keine Krankheit, mehr als die Hälfte der Fälle mag symptomlos verlaufen und Divertikel nur als belanglosen Nebenbefund zeigen. Entsprechend der These von der Krankheit als der gestörten Funktion pflegen klinische Symptome erst dann aufzutreten, wenn es im Divertikel zu Retentionen oder zur Wandentzündung und damit zur Funktionsstörung des ganzen Darmabschnittes kommt. Dann ist aus der Divertikulosis die Divertikulitis geworden.

Die Kranken kommen mit unklaren Beschwerden im Oberbauch, auch häufig links im Unterbauch lokalisiert, oft mit circumscripten Schmerzangaben, die die Differentialdiagnose nicht immer leicht machen und als einzigen Hinweis auf die Gutartigkeit des Prozesses meist die schon lange Dauer der Beschwerden mit ihren Remissionen und den gelegentlichen wiederholten Attacken aufweisen. Oft ist erst das Auftreten von Blutbeimengungen im Stuhl für den Kranken der Anlaß, zum Arzt zu gehen. Charakteristisch kann gelegentlich die Klage über das Gefühl unvollständiger Darmentleerung trotz zahlreicher Defäkationsversuche sein, aber auch sie ist nicht eindeutig.

Diagnostisch entscheidend ist fast allein das Röntgenbild. Von differentialdiagnostischem Wert hinsichtlich der Unterscheidung, ob die gefundenen Divertikel nur belangloser Nebenbefund oder wirklich die Beschwerdeursache sind, erwies sich H. H. Berg die Prüfung, ob der Kontrastbrei durch Spülung und Defäkation aus den Divertikeln ebenso schnell zu entleeren ist wie aus dem Darmrohr. Werden Breireste retiniert, so sind meist auch die Beschwerden auf die Divertikulitis zurückzuführen.

Ganz besonders wird die Schleimhautstruktur der umgebenden Colonpartien zu beachten sein. Bei einer unveränderten zarten Schleimhautzeichnung kann man gröbere entzündliche Veränderungen ausschließen, andererseits werden Schleimhautschwellungen gerade darauf hinweisen. Die sekundäre Schleimhautschwellung bei der Divertikulitis führt bis zur schwersten Sigmoiditis, und oft bedingt schon der Schwellungsfaktor allein eine schwere Obstipation.

Die Abgrenzung der Divertikulitis gegen das Carcinom ist ebenfalls fast nur auf röntgenologischem Wege unter Anwendung der Reliefdiagnostik möglich, erhöhte Senkungsgeschwindigkeit der Roten ist auch bei jedem entzündlichen Zustand häufig.

Es sind nicht wenige Fälle, denen wir die Operation ersparen konnten, wenn zuvor die Diagnose auf ein Coloncarcinom gestellt war. Nach meiner Erfahrung hat hier ein Anus praeternaturalis keinen therapeutischen Wert, und fast immer genügt eine innere Therapie mit Schonkost, Kataplasmen und Spülungsbehandlung mit geeigneten Medikamenten (Ichthyol 1%, Argentum- oder Tanninlösungen, Kamillosan usw.). Das Ziel kann nur sein, die Divertikulitis zur Divertikulosis zurückzuführen. Es wird manchmal, nicht immer, erreicht, aber selbst wenn der entzündliche Zustand andauert, habe ich nie ernste Gefahren gesehen, weder Perforation noch Durchwanderungsperitonitis oder Ileus wie bei der Colitis gravis, sondern nur leichtere Stenosenerscheinungen, oft freilich mit heftigen Schmerzen, niemals die Umwandlung in Carcinom. Diese Erfahrung deckt sich nicht ganz mit der einschlägigen Literatur, ich sehe aber dennoch in der Feststellung multipler Dickdarmdivertikel auch bei entzündlich-infiltrativen Erscheinungen keine Indikation zu irgendeinem chirurgischen Eingriff.

Häufig werden die Beschwerden allein schon durch Paraffin in Verbindung mit einer Schonkost zu beseitigen sein, andererseits empfehlen amerikanische Autoren eine lacto-vegetabilische schlackenreiche Kost, für die auch H. H. Berg sich eingesetzt hat, hier erhebt sich das aktuelle Problem vegetarischer Rohkost als antiphlogistischer Behandlung, es reicht über die Einzelkrankheit hinaus (s. Kap. 7). Oft genug bleibt der entzündliche Prozeß oder seine Folgen irreparabel, dauernd ist ein chronisch entzündlicher schmerzhafter Tumor zu tasten, kaum aber kommt es zu schweren Stenosenerscheinungen, daß ileusartige Bilder resultieren.

Rückschauend erkennen wir schon in diesem ersten Kapitel über das Colon, daß die *Funktion maßgebend beteiligt ist* nicht nur für Divertikelbildung und für deren infiltrative Entzündung, sondern auch für Stauung im Appendix als einer wesentlichen Bedingung zum Zustandekommen der Appendicitis, so daß das Stauungsmoment wieder in den Vordergrund der Pathogenese der Appendicitis gerückt ist, wie auch Aschoff es jetzt sieht und das infektiöse Moment als sekundäres in den Hintergrund tritt.

„Irritation", wie entzündliche Katarrhe der Colonschleimhaut, wurden erkennbar, als Verlauf im neuromotorischen wie neurosekretorischen Geschehen, von jenen reflektorischen leichten „Irritationen" an, die schon ein eiskalter Trunk sofort vom Magen aus hervorbringt, oder die von anderen Krankheiten in der Bauchhöhle, selbst reflektorisch von Nierensteinen, ausgelöst werden. Die allergische Colica mucosa und selbst die großen entzündlich zerstörenden Reaktionen einer Colitis gravis sind heute ebenfalls zu sehen als eine Form hyperergischer neurohumoraler Reaktion, ja sie sind zu beeeinflussen nicht nur lokal, sondern von der allgemeinen „Umstimmung" aus, also der Krankheitslage, die in einer Relation zur entzündlichen Gewebsdisposition steht. So wird die Empfindlichkeit der Schleimhäute überhaupt zum Ausdruck gestörter Funktion, sobald wir auch die entzündlichen Reaktionen in die funktionelle Pathologie notwendig einbeziehen.

Nicht nur die habituelle Obstipation ist einzureihen in ein motorisches Funktionsproblem, sondern selbst die normale Anatomie hatte durch diese Anschauungsrichtung umzulernen im Verstehen der Colonformung als einem sich wandelnden Funktionsverhalten, ebenso konnte die Pharmakologie mit ihrer zergliedernden Analyse nach Einzelwirkungen verschiedenster Pharmaka zur Synthese der Gesamtleistung der glatten Muskulatur des Verdauungsrohres gebracht werden. Es erwies sich also das Colon für uns chronologisch im Studium als erstes Organ, bei dem das Funktionsverhalten als ein Ausdruck neurohumoraler Situation anzuschauen war, erkennbar an Formung und Bewegung seines Muskelschlauchs wie seines wechselnden Schleimhautbildes. In beiden Anteilen nur durch das ständig verbesserte Röntgenverfahren in ganzer Ausdehnung zu erfassen, soweit die Klinik in Frage kommt, während die Rectosigmoskopie über ihre Grenzen von 20—25 cm methodisch nicht hinauskommen konnte.

Mir scheint deshalb für ein Organverhalten das Colon ein so wichtiges Paradigma, daß das meiste, was hier entwickelt wurde, über das einzelne Organ hinausgeht und vorbereitend ist für viele Fragen, die uns in kommenden Kapiteln zu beschäftigen haben.

Literatur.

Aschoff: Der appendicitische Anfall. Berlin: Julius Springer 1930.

Hartmann, J.: Zur funktionellen Pathologie der Divertikulosis des Colons. Münch. med. Wschr. 1936.

Katsch: Physiologie und Pharmakologie der Darmbewegungen. Verh. Ges. Verdgskrkh. Leipzig: Thieme 1928.

Rössle: Beiträge zur Kenntnis der Pathologie der motorischen Apparatur des Wurmfortsatzes. Grenzgeb. Med. u. Chir. Bd. 42.

Schwarz, G.: Klinische Röntgendiagnostik des Dickdarms. Berlin 1914.

Westphal: Bewegungsmechanismus, Resorption und Pathologie des Wurmfortsatzes. Grenzgeb. Med. u. Chir. Bd. 42. — Appendicitis und Kotstein als Folge gestörter Appendixfunktion. Dtsch. med. Wschr. 1934, Nr. 14 und 16.

Kapitel 3.

Magen.

Alte und neue Funktionspathologie des Magens. — Bedeutung der Lageanomalien (Ptose, Atonie). — Ulcus duodeni und Ulcus ventriculi. — Die funktionelle Einheit des Ulcus pepticum. — Die Theorien der Ulcusgenese. — Röntgenologie des Magens. — Die direkten Röntgenzeichen des Ulcus. — Röntgendifferentialdiagnose. — Das schüsselförmige Carcinom und seine klinische Symptomatik. — Der relative Wert der Magensaftuntersuchung. — Symptomatik der Ulcuskrankheit. — Periodizität. — Hungerschmerz und Spätschmerz. — Ulcuskrankheit ohne Ulcus? — Der Gastritisbegriff in der Pathologie, in der Klinik und in der Röntgenologie. — Der „Reizmagen". — Bedeutung von Schleim-Zellgehalt und Acidität. — Die Ätiologie der Gastritis. — Die hämatogene Gastritis. — Gastritis als Nachkrankheit des operierten Magens. — Therapie von Ulcus und Gastritis. — Das „epiphrenale Syndrom". — Die sog. Hiatusinsuffizienz und „Hiatushernie". — Der Cardiospasmus mit idiopathischer Ösophagusdilatation.

Nirgends schien sich das klinische Ziel, funktionelle Pathologie am Krankenbett bewußt durchzuführen, so früh zu erfüllen wie am Magen. Seit KUSSMAULS Schlauch, zu therapeutischen Zwecken bei Inhaltsstagnation ersonnen, bald eine ausgedehnte Bedeutung für motorische und sekretorische Funktionsprüfungen erhielt, trat gerade in der deutschen medizinischen Schule das Studium der Störung der Magenfunktionen ganz in den Vordergrund. Es wurde methodisch immer feiner ausgebaut bis zur fraktionierten Ausheberung mit der Verweilsonde, bis zum Studium der aktuellen Acidität des Magensaftes durch die Gaskettenmethode als p_H-Bestimmung, und die Röntgenmethodik erschloß für die Motilität, namentlich aber für die Formung erst der Magensilhouette, dann des wechselnd bewegten „Schleimhautreliefs" ausgedehntes exaktes Einzelwissen.

Dennoch hat gerade die Frühentwicklung hier die Vorherrschaft funktionell pathologischen Denkens mit Recht diskreditiert, und ein Umschwung scheint fast vom Physiologischen zum Anatomisch-Morphologischen zurückzuführen. Der dänische Kliniker KNUD FABER hat mit vollem Recht kritisiert, daß Sekretions- und Motilitätsbefunde, ja auch lediglich Beschwerden zu Krankheitseinheiten gestempelt wurden. Alles, was scheinbar so exakt zu zahlenmäßigen Werten der Acidität oder der Verweildauer führte, schien uns in Deutschland wie eine Menge von Einzelkrankheiten. Die Achylie sahen wir vorwiegend als vorübergehenden oder dauernden sekretorischen Magenstreik, nur MARTIUS baute auf der konstitutionellen Achylie geradezu für die Klinik die erbkonstitutionelle Forschung auf. Das war damals etwas unerhört Neues, heute ein unvergängliches Verdienst, und dennoch ein Versuch am untauglichen Objekt. Die vermehrte Sekretion bis zur Gastrosukkorrhoe ist zwar neurosekretorisch-funktionelle Verhaltungsweise, wir aber gestalteten sie zur Krankheit und gaben jeder abweichenden Leistung unterschiedliche Krankheitsnamen. Eine gewaltige Literatur meint noch heute, daß es sehr wichtig sei zu wissen, ob ein Magensaft verschiedener Konzentration von den Pylorusdrüsen geliefert werde oder zum konstanten sauren Sekret sich ein wäßriges mit neutralen Chloriden hinzufüge. PAWLOWS Vorstellung, gewonnen beim Sekretionsstudium des kleinen Magens am Hunde, wirkte befruchtend, aber auch beherrschend, und die ,,psychische Saftsekretion" der ersten sekretorischen Phase wurde früh zum wichtigen Test für psychophysische experimentelle Ergebnisse, wie sie HEYER besonders ausgebaut hat. KATSCH hat ausführlich und mit großer Kennerschaft in unserer Klinik das alles zur zusammenfassenden Darstellung gebracht und weiter gefördert, was sich um die Funktion des Magens gruppiert[1].

Wenn wir mit ihm den Magen als Retorte sehen für die hydrolytisch-peptische Spaltung der Eiweißkörper in seiner Facultas retentrix, wenn wir ihn zweitens als den Expulsionsmotor ansehen, namentlich in seinem distalen Teile, dem muskelstarken Antrum, der durch die periodisch sich öffnende Irisblende des Pylorus den chymifizierten Brei mit saurer Reaktion vom Canalis egestorius in den zwiebelförmigen Anfang des Duodenum spritzt, jenen ,,Bulbus" duodeni, der vom Standpunkt der Funktion noch geradezu als peptischer Magenteil zu gelten hat, so soll keineswegs etwa gering geachtet werden, was an großem präzisem Befundmaterial über die Chloride des Magens, über die Verdünnungssekretion, über die Bedeutung der aktuellen Acidität oder der Titrationsacidität des Magens festgestellt ist, über die freie und gebundene Salzsäure, über das Salzsäuredefizit und die verschiedenen Motilitätsabläufe. Klinisch bedeutsamer aber ist oft die Feststellung der Stenosenperistaltik, der kompensierten und dekompensierten Pylorusstenose, auch der Antiperistaltik, des Tonusnachlasses, die vermehrte Tendenz des Pylorus zum Verschluß mit seinen häufigen Folgen der Pylorushypertrophie, die jüngst wieder RÖSSLE als so häufig festgestellt hat, endlich die sog. duodenale Magenmotilität. Vor allem bleiben uns wesentlich die Probleme der Deutung charakteristischer Magenbeschwerden, die Versuche, Spätschmerz und nächtlichen Hungerschmerz aus der gestörten Funktion heraus zu erklären, die Säurebeschwerde zu verstehen, die keineswegs Symptom erhöhter Säurewerte im Magen ist, ja bei duodenalem Rückfluß selbst durch alkalisches Sekret, das zur Kardia hinaufsteigt als ,,Acidismus", wie KATSCH es genannt hat, hervorgerufen wird, die Steifungen des

---

[1] v. BERGMANN u. G. KATSCH: Die Erkrankungen des Magens. Hdb. d. inn. Med. v. BERGMANN-STÄHELIN, Bd. III, 1. Berlin: Julius Springer 1926.

Magens, durch die der Schmerz zu erheblichem Teil als Dehnungsschmerz und nicht als Pylorospasmus erscheint, ferner Druck und Übelkeit, wenn sie von Zuständen des Magens her veranlaßt sind. Das alles soll, gerade von KATSCH wie KALK in meiner Klinik eingehend beforscht, als bekannt vorausgesetzt werden (siehe vor allem das Handbuch der inneren Medizin, 3. Aufl., Bd. 3).

Sind aber diese Feststellungeu zum größeren Teil wirklich nur Ausdruck funktionellen Verhaltens, neuromuskulären und neurosekretorischen Geschehens? Als die ungeheure Häufigkeit des Ulcus und gerade des Ulcus duodeni endlich auch in Deutschland anerkannt wurde, nachdem der Widerspruch vieler pathologischen Anatomen endlich verstummt war, hat sich jene so früh entwickelte und deshalb einseitige funktionelle Betrachtungsweise fundamental gewandelt. All jene sogenannten „reinen“ Magenneurosen, scheinbar exakt erweisbar als funktioneller Natur, schrumpften erstaunlich zusammen, wie ich es in einem Kongreßreferat der Deutschen Gesellschaft für innere Medizin 1924 entwickeln konnte, und im folgenden wird sich zeigen, wie namentlich Ulcus und Gastritis, beide so oft vergesellschaftet, Hauptursache sind für jene Abweichung der Funktion eines gereizten Magenteils. Das dauernde Versagen der Sekretion ist Ausdruck der Schleimhautverödung (Anadenie) durch chronische Gastritis, die Motilitätsstörungen sind meist ebenfalls Folgen einer entzündlich veränderten Reizbarkeit.

Kehrt nun alles wieder zum Anfang zurück? Die Gastritis, einst von der französisch-medizinischen Schule gewaltig überwertet, von neuem in ihren verschiedenen Formen in ihr Recht eingesetzt, wurde wieder zur ganz häufigen Diagnose, und das Ulcus ist nicht allein Lokalkrankheit, die uns als Einzelerscheinung der pathologischen Anatomie zu interessieren hat. Wir werden sehen, daß auch heute wieder die Frage offensteht, wieweit Ulcus und Gastritis die gestörten Funktionsabläufe und Beschwerden zur Folge haben, wieweit Funktionsstörungen zur anatomisch nachweisbaren Veränderung führen, so daß eine enge Wechselbeziehung besteht. Dafür sei hier schon ein Hinweis gegeben, der uns schützt, nun wieder rein lokalistisch organ-pathologisch zu denken: Jede Magersucht ist mit erheblichen Oberbauchbeschwerden kombiniert (s. Kap. 8), und es gelingt doch nicht, ein anatomisches Pathos etwa am Magen oder den Gallenwegen zu finden, fast jeder Addison und fast jede perniziöse Anämie verläuft mit einer Achylia gastrica, die Perniciosa immer mit Verödung des Drüsenapparates, aber wohl auch wie an der HUNTERschen Zunge mit Degeneration der Nervenendigungen. Auch der Zuckerspiegel im Blut steht in Beziehung zur HCl-Sekretion. Große Säureverluste des unstillbaren Erbrechens führen neben der Wasserverarmung zur Alkalose mit Magentetanie. Kurz, schon diese Andeutungen genügen, auch den Magen nicht isoliert im Verhalten zum Gesamtorganismus zu sehen, auch nicht die Entzündung seiner Schleimhaut so äußerlich zu deuten, daß sie nur die Reaktion auf eine Reizung ex ingestis darstellt. Die Lehre von der hämatogenen Gastritis, die Lehre von der entzündlichen Gewebsdisposition, der sogenannte „Reizmagen“, der häufige Zusammenhang von Leberschäden und Magenschäden, dic

Periodizität des Ulcus namentlich im Frühjahr und Herbst weisen auf jene Allgemeinzusammenhänge hin, auch wenn des verstorbenen Budapester Klinikers Balints Lehre eines Zusammenhanges des Ulcus mit einer Störung des Säurebasenhaushaltes nicht aufrechterhalten werden kann. Schon die sog. Organminderwertigkeit, die sich hereditär gerade für den Magen einwandfrei erweisen läßt, zeigt, daß lokalistisches Geschehen mit allgemein Biologischem im engen Zusammenhang steht. Weder das Ulcus noch die Gastritis „ist und bleibt", wie einmal ein Autor aus Aschoffs Schule gemeint hat, eine Lokalkrankheit, sondern ist der Ausdruck eines wechselnden Gewebsverhaltens auf Grund von ererbter Konstitution und erworbener Verfassung.

Hier ist der Weg zu suchen, wo die Pathologie der Funktion in vertiefter Form wieder neu einzusetzen hat, indem sie Gastritis- wie Ulcusentstehung, aber auch das Kommen und Gehen der subjektiven und objektiven Erscheinungen als Ausdruck biologischen Situationswechsels begreift. Es wird im folgenden auch beim Problem der Entzündung und Allergie sich zeigen, wie ich meine, daß dieser Weg zum Verstehen, ja zu neuartigem Behandeln, zu beschreiten ist. Machen wir es uns rücksichtslos klar, wir benehmen uns zur Zeit noch an der Schleimhaut des Verdauungsrohres, also der inneren Oberfläche. kaum weiser als gewisse Dermatologen, die nur die Haut äußerlich behandeln und mit Salben und Waschungen das Wunde heilen wollen. Was ist die so wenig befriedigende Gastritis- und Ulcustherapie der Gegenwart anders als eine Schonung der Schleimhaut, eine Entspannung der Muskelschichten mit Atropin, eine Berieselung mit Glaubersalzwässern oder auch einmal mit dünnen Höllensteinlösungen und eine Fernhaltung von Schäden? Ehe nicht die Therapie der Functio laesa einsetzt, nicht etwa als ätiologische Therapie, sondern eine Behandlung, welche die krankhaften Verhaltungsweisen des Organs wie des Gesamtorganismus trifft, wird noch immer, wenn auch selten, die primitive, verstümmelnde, große Operation notwendig bleiben, daß ein halber Magen und mehr entfernt wird und das Resektionspräparat nichts anderes zeigt als ein kleines linsengroßes Ulcus vor oder hinter dem Pylorus, allenfalls mit einer Entzündung der Schleimhaut in der Umgebung. Funktionstherapie haben wir auch dann getrieben, indem jene Teile des Magenduodenum beseitigt sind, von denen aus die Säureweckung geschieht, und damit ist der eine Faktor — und zwar ein obligater der Ulcusentstehung — beseitigt, der peptische, wie entgegen der Lehre Konjetznys nachdrücklich betont sei. Deshalb scheint mir die große Resektion auch heute noch die beste Therapie, wenn unsere primitive „Dermatologie" der Schleimhautbehandlung, als Behandlung der inneren Oberfläche, endgültig versagt hat.

Aber sieht man die Krankheit deshalb als Einheit an, weil sie eine einheitliche Reaktionsform ist auf verschiedenste Konditionen und deren Kombination, so sucht die Klinik im Zeichen funktioneller Pathologie nicht nach der ätiologischen Therapie. Das Problem der Pathogenese für Ulcus wie Gastritis darf nicht lahmgelegt werden mit der Bemerkung, es sind offenbar so viele Ursachen, die zu jener Krankheit führen, daß auch eine einheitliche Behandlung nicht in Frage kommt. Ist auf noch so viele ätiologische Momente hin das, was der Organismus hervorbringt, ein einheitliches Etwas, so ist dieses als Ausdruck einer pathologischen Leistung die Einheit, das Ens morbi, wie es Asthma, Colica mucosa, auch etwa der Arteriolentonus ist für die Blutdruckerhöhung, der sicher auch aus ganz verschiedensten Gründen entsteht (Kap. 11). An dieser begrifflichen Klarheit ist mir sehr viel gelegen für das, was ich von der klinischen Magenpathologie hier aussagen möchte, gerade, was in diese Probleme hineingreift, gehört vor allem in den Rahmen dieses Buches.

Über den Langmagen, die Ptose, den Magen mit tiefstehendem caudalem Pol, der meist der asthenischen Wuchsform zugehört, wird deshalb hier fast nichts ausgesagt. Hat doch bei ihm weder die Facultas retentrix noch expultrix gelitten. Erfüllt ein Magen seine Aufgabe, ist es völlig gleichgültig, ob er lang und schmal oder kurz gedrungen in der Stierhornform erscheint. Zwar sind auch dies gerade nicht rein anatomische Bildungen, sondern abhängig von den Lagebeziehungen und vom intraabdominellen Druck stellen sich die zirkulären wie die Längsfaserschichten des Muskelschlauches verschieden ein: nicht atonisch, orthotonisch und hypertonisch, sondern nach FORSSELL, dessen Anschauung wir einst besonders propagiert haben, und ganz entsprechend den Feststellungen der Physiologie, hat die glatte Muskelfaser die Fähigkeit, in verschiedener Länge ohne Aufwand von Energie dauernd kurz und lang zu verharren, sie braucht dafür keinen „Stoffwechsel", keinen Aufwand an Sauerstoffverbrauch, vermehrte Milchsäureproduktion entsteht nicht, wie BETHE zuerst betonte. So macht jener Langmagen, mag man ihn selbst als Ptose bezeichnen, auch keine Beschwerden, und die chirurgische Magenraffung, die glücklicherweise immer seltener vorgenommen wird, ist eine Verkennung eines Funktionszusammenhanges, da fälschlich alle Beschwerden auf den Langmagen, der meist Teilausdruck einer Splanchnoptose ist, bezogen werden, auch diese übrigens kaum je als Krankheit, die einer Behandlung bedarf, anzusehen, sondern meist als Lage- und Wuchsanomalie — mit bester Funktionsleistung. Die Ptose ist keine Krankheit, und die Atonie wird meist auf unzureichender Grundlage diagnostiziert. Nur wenn der Nachweis gelingt, daß der Mangel an den Mageninhalt umfassender Funktion, der „peristolischen", die nicht verwechselt werden darf mit der „peristaltischen", zu einer motorischen Insuffizienz des Magens führt, erhebliche Verlängerung der Verweildauer der Speisen im Magen besteht, beginnt gestörte Leistung, wir kommen vom normalen Verhalten in das Pathologische. Kritische Einstellung wird diesen Fällen nicht oft begegnen, weshalb wir auch den Begriff der atonischen Ektasie ohne Pylorusstenose in der Mehrzahl der Fälle nicht anerkennen können.

Es ist paradox, daß auf der einen Seite der Nachweis gestörter Funktion dazu geführt hat, daß man die ungeheure Häufigkeit organischer Veränderungen am Magen übersah und daß andererseits das Postulat sekretorischer und motorischer Störung doch dazu führte, die Magenptose als eine Krankheit ohne gestörte Funktion in die Klinik einzuführen. Wohl ist die Formung des Magens ebensowenig etwas rein Anatomisches wie die des Colons (s. Kap. 2), sondern ganz wesentlich Ausdruck der Muskelfunktion des Organs, aber selten greift sie über einen konstitutionellen Wachstumstyp oder eine Anpassung an die umgebenden Eingeweide — so auch Bauchdeckenerschlaffung — hinaus und nur ausnahmsweise einmal wird krasser Tonusnachlaß, wie etwa bei der akuten Magendilatation, zur ernsten Krankheit.

Im folgenden sollen unter Auslassung seltener Krankheiten, die zu wenig Beziehungen zur funktionellen Pathologie haben, ja selbst unter Vernachlässigung des Magencarcinoms mit Ausnahme des neu herausgearbeiteten schüsselförmigen Magenkrebses, dessen Schilderung mir wegen seiner klinischen Berührungspunkte mit der Ulcuskrankheit breiter erforderlich scheint, entsprechend der Tendenz dieses Buches nur diejenigen häufigen Krankheiten Besprechung finden, die der Anschauungsform funktioneller Pathologie zugänglich sind.

Der erste Privatpatient, den ich in selbständiger Stellung, als ich das Altonaer Krankenhaus übernahm, 1912 vorfand, trug von meinem Vorgänger Umber her die Diagnose „Ulcus duodeni" — obwohl weder eine große Blutung stattgefunden hatte, noch okkultes Blut nachweisbar war.

Ich hatte gelernt, daß nur die Blutung die Diagnose des Duodenalulcus sichert. Aber zu gleicher Zeit hatte gerade ein Vortrag August Biers in der Berliner Medizinischen Gesellschaft größten Eindruck durch die Behauptung hervorgerufen, daß das Ulcus duodeni auch in Deutschland keine Seltenheit sei, sondern entsprechend den Erfahrungen anerkannter ausländischer Chirurgen — der Brüder Mayo in Rochester, des Iren Moynihan in Leeds — eine ganz häufige Erkrankung sei.

Nichts hat mich damals nachdrücklicher auf den Wert der Anamnese hingewiesen als jenes etwas entstellte Zitat Moynihans für die Diagnose des Ulcus duodeni: „Die Anamnese ist alles, der Befund nichts." Hatte doch gerade Soupault in Frankreich mit der klaren Erkennung des „syndrome pylorique" als Zeichen des Ulcus duodeni gezeigt, wie weit man diagnostisch allein mit der Beschwerdeanalyse vorankommen kann. Ihm fehlte allerdings noch das Wissen von der enormen Häufigkeit des Leidens, das erst die Befunde jener Chirurgen erwiesen.

Wenn auch schon eine erste Beschreibung des Zwölffingerdarmgeschwürs von Morgagni herrührt, wenn auch Abercrombie schon den Spät- und Hungerschmerz hervorgehoben hat und Broussais, Rokitansky und Bucquoy pathologisch-anatomische und klinische Studien dem Duodenalulcus gewidmet haben, so kannte die gesamte Literatur bis zur Jahrhundertwende wohl kaum erst ein Dutzend Fälle, denn auch die pathologischen Anatomen erkannten nicht die Häufigkeit des Befundes.

Damals erwachte in unserer Altonaer Arbeitszeit aus dem Nichtwissen heraus ein besonders lebhaftes Interesse für das Ulcus duodeni — in jener Phase klinischer Möglichkeiten, in der das Röntgenbild nur indirekte Ulcuszeichen des Magens verriet[1].

---

[1] v. Bergmann, G.: Die Röntgendiagnostik des Ulcus duodeni. Röntgen-Taschenb. Bd. 5, 1913.

So habe ich die seither eingetretene ungeheure Wandlung der Anschauungen nicht nur beobachtet, sondern mitkämpfend erlebt[1].

Als alle die neue Lehre mit Skepsis aufnahmen, als man suchte, dafür, daß es in Amerika und England so ganz anders stände wie hier, geographische Gründe ins Feld zu führen, als man mit dem Kampf um anatomische Grenzen und der Erklärung, die Ulcera duodeni seien Magengeschwüre oder allenfalls pylorische Geschwüre, bei denen die Magengrenze von den Operateuren falsch bestimmt sei, einen Ausweg finden wollte, als 1912 ein so guter Kenner der Magenkrankheiten wie Ewald meinte, die Häufigkeit des Ulcus duodeni zu der des Ulcus ventriculi verhielte sich wie 1 : 45 — damals konnten wir bereits, unter den Internisten De[illegible]as zuerst, den klinischen Beweis der erstaunlichen Häufigkeit des Duodenalulcus erbringen.

Meine Mitarbeiter Katsch und Westphal[2] teilten im Jahre 1913 — aus dem Krankenmaterial eines einzigen Jahres — 50 klinisch genau beobachtete und diagnostizierte Fälle von Ulcus duodeni mit, die zu einem erheblichen Teil auch durch die Operation verifiziert worden waren, — hielt man doch damals das Ulcus duodeni für soviel gefährlicher als das des Magens, daß die Operation absolut indiziert schien.

Viele pathologische Anatomen lehnten wie Eugen Fränkel in Hamburg leidenschaftlich die neue Lehre ab, sie betonten die große Seltenheit von Narben im Duodenum. Erst nach uns führten Hart, Roessle und Gruber den anatomischen Beweis, daß es in der Tat in Deutschland nicht anders stände als anderwärts — die Klinik hatte erst manche Anatomen belehren müssen, die offenbar die meisten Ulcera und Narben bis dahin übersehen hatten.

Wenn während der Kriegszeit die ungeheure Zunahme des Ulcus duodeni erst dem Arzt zum Bewußtsein kam, so darf das nicht in Beziehung gesetzt werden zu Kriegserscheinungen etwa wie Kriegskost und psychische Einwirkung — wie es nun ganz irrtümlich geschah. Man muß vielmehr die historische Zufälligkeit erkennen: was 1912 vereinzelte Chirurgen schon erlebten, was 1913 wir als erste unter den Internisten mit Nachdruck als erwiesen betonten, das wurde erst allmählich Gemeingut ärztlichen Denkens. Die Latenzzeit, in der sich Neues und deshalb meist Bekämpftes durchsetzt, ist mit 2 Jahren nicht einmal eine lange Spanne. Nur deshalb also von 1914 an die wachsende Häufigkeit der Diagnose in der alltäglichen Praxis.

Heute wissen wir, daß das Ulcus duodeni sogar weit häufiger ist als das Ulcus ventriculi. Das Verhältnis beträgt etwa 5 : 1, und beiden ist gemeinsam der Sitz fast nur im peptischen Teil des Verdauungsrohrs.

---

[1] v. Bergmann, G.: Ulcus pepticum. Hdb. d. inn. Med. v. Bergmann-Stähelin, Bd. III, 1. Berlin: Julius Springer 1926.

[2] Westphal u. Katsch: Das neurotische Ulcus duodeni. Mitt. Grenzgeb. Med. u. Chir. Bd. 26, H. 3, 1913. — Westphal: Untersuchungen zur Frage der nervösen Entstehung peptischer Ulcera. Dtsch. Arch. klin. Med. Bd. 114, 1914, s.a. v. Bergmann, G.: Ulcus duodeni und vegetatives Nervensystem. Berl. klin. Wschr. 1913, Nr. 51. — Das spasmogene Ulcus pepticum. Münch. Med. Wschr. 1913, Nr. 4.

Es ist das unvergängliche Verdienst des Franzosen CRUVELLHIER, von dem auch die erste systematische Symptomatologie in fast lückenloser Darstellung stammt, schon die Häufigkeit des Magengeschwürs erkannt zu haben. Mit Recht trage das Ulcus für alle Zeit den Namen CRUVELLHIERS. Nächst ihm setzte sich mit Eifer der Däne WITH für die Anerkennung der großen Verbreitung des Leidens ein, das die Medizin in überlieferten Dokumenten mindestens als Einzeldarstellung doch schon seit dem 16. Jahrhundert kannte. Frühschmerz und Periodizität hat auch ABERCROMBIE schon gekannt.

Erst die moderne Klinik mit allen ihr zur Verfügung stehenden diagnostischen Methoden hat auch in Deutschland endgültig die Erkenntnis der Verbreitung der Magengeschwürskrankheit gesichert und endlich dadurch auch jene rein funktionellen Krankheitsbilder, also die Lieblingsdiagnosen am Magen auch noch des Alltags der Gegenwart, als häufigste Fehldiagnosen aufgedeckt.

Gerade durch die Lehre vom Ulcus pepticum ist klinisch die Abgrenzung in anatomische Provinzen gefallen. Die Klinik wird den Teil des Verdauungsrohres, der von der peptischen Verdauung berührt wird, endlich als eine funktionelle Einheit auffassen müssen. Kaum irgendwo kann man einleuchtender zeigen, daß mit der Emanzipation von morphologischer Grenzsetzung Zusammengehöriges vereinigt und von äußerlichen Schranken optisch-anatomischer Betrachtungsweise befreit werden muß. Der Bulbus duodeni gehört eben zum peptischen Teil des Verdauungsrohres.

Die sehr seltenen Ulcerationen an und über der Kardia, und die als Folge des chirurgischen Eingriffs namentlich der Gastroenterostomie entstehenden Ulcerationen im Jejunum, die Ulcera duodeni als die häufigste Ulcusgruppe überhaupt und die im Pylorusring sind dieselben Ulcerationen wie die des Magens, und von derselben Art sind auch die nicht so ganz seltenen Ulcera in MECKELschen Divertikeln, die immer nur auf dem Boden von Salzsäure produzierender versprengter Magenschleimhaut entstehen, was eine ausführliche Arbeit der Schweden LINDAU und WULFF aus Lund erst wieder feststellt. Wenn topische Diagnostik, wie auch manche klinischen Zeichen, besonders aber der Beschwerdekomplex, die Ulcera voneinander trennen lassen, so ist es gerade funktionellem Denken dennoch einleuchtend, daß sie von *einer* gemeinsamen Entstehungsbedingung abhängen, als Ulcera „peptica“.

Das lehrt ihr pathologisch-anatomischer Bau, das lehrt die Tatsache, daß sie nur an Stellen vorkommen, bis zu denen peptische Verdauung reicht — selbst wenn ich ihre Entstehung allein durch peptische Andauung für ausgeschlossen halte —, das lehrt schließlich der klinische Verlauf.

Das Ulcus simplex rotundum pepticum CRUVELLHIER ist *eine* Krankheit; lokalistische Unterscheidungsmerkmale sind differentialdiagnostisch zweifellos wichtig. Aber *eine* Functio laesa ist offenbar identisch, deshalb ein einziges Ens morbi, mag die Ätiologie sonst vielseitig sein, die Reaktionsform ist die Einheit, die sie als pathologisches Geschehen zur Krankheit macht.

Unter dem Eindruck jener umwälzenden Erkenntnis der letzten Vorkriegsjahre, daß meist der scheinbar rein „funktionellen" Störung der Magenmotilität oder -sekretion ein organisches Leiden in Gestalt der Geschwürskrankheit entspricht, daß so oft die Magen„neurose" als Ulcus ventriculi oder duodeni zu entlarven war, kam ich zur neuen Fragestellung: kann denn aus der gestörten Funktion nicht schließlich auch das anatomische Substrat hervorgehen?

Gibt es einen Entwicklungsgang von der Betriebsstörung zum anatomischen Dokument?

Nur einzelne Anatomen wagten damals sich Ähnliches vorzustellen, vor allem JORES, wenn er meinte, daß jene Form der Schrumpfniere, die er als „rote Granularniere" beschrieben hat, Folge der Arteriolendrosselung beim Blutdruckler sein könne. Aber den meisten Morphologen war jener Übergang vom nichtanatomisch Nachweisbaren zur morphologischen Läsion ein „bedenkliches und gefährliches Unterfangen" (GRUBER), nur RÖSSLE entwickelte damals gleichzeitig und neuartig die Vorstellung vom Ulcus als „zweiter Krankheit" (neuroreflektorisch bedingt).

Es hatte schon RUDOLF VIRCHOW eine Ulcustheorie entwickelt, die von der Vorstellung ausging, daß ein Verschluß kleiner Magenarterien zum ischämischen Infarkt führen müsse, und daß die peptische Eigenschaft des Magensaftes dann aus dem Infarkt durch Verdauung den wie mit einem Locheisen ausgestanzten Defekt des Ulcus simplex CRUVELLHIER schnell erzeugen müsse. Dachte VIRCHOW noch in erster Linie an anatomische Veränderung der Gefäßwand — „Erkrankung und Verstopfung der Arterien" —, so hat dann HAUSER in Erlangen unermüdlich bis in die Gegenwart Beweismaterial dafür anzuhäufen gesucht, daß Gefäßspasmen verantwortlich sind — wenn auch er daneben weiterhin in lokalen strukturellen Gefäßerkrankungen, vor allem der Atheromatose, eine wesentliche Ursache für das chronische Geschwür sieht.

Diese Theorie, die immer wieder die Harmonie mit meinen Vorstellungen betont, ist bestechend, weil meist beim frischen Ulcus die Geschwürsform einem Infarkttrichter entspricht, der in die tieferen Schichten der Magenwand bis zur Serosa hinein reicht, weil die Gefäßversorgung des Magens gerade an der kleinen Kurvatur und der pylorischen Region, also den Prädilektionsstellen des Ulcus, nur geringe Anastomosen- und Kollateralbildungen zeigt und damit die Infarktentstehung begünstigt, und schließlich, weil HAUSER — im Gegensatz zur ASCHOFFschen Behauptung — gezeigt hat, daß die Ulcustrichter entsprechend dem verschiedenen Gefäßverlauf jede mögliche Achsenstellung einnehmen können. Wie oft das Ulcus im langsamen Fortschreiten peptisch aus einer von vielen übriggebliebenen Erosionen erwächst, wie oft es schnell auch als größeres Ulcus primär sich akut in nur 1—3 Exemplaren entwickelt, ist heute wohl klarer geworden, da auch bei häufiger Gastroskopie niemals der Übergang einer Erosion in ein Ulcus beobachtet werden konnte. Unverstanden war es schon immer, warum die Dutzende, ja Hunderte von Erosionen einer Antrumgastritis, wie wir sie am Menschen sehen und im Tierexperiment erzeugen können, zurückgehen und gerade nur an besonderen Prädilektionsstellen aus der Erosion das Ulcus in ein bis drei, selten mehr Exemplaren sich entwickeln sollte. Die Lokalisationsregel von ASCHOFF für das Ulcus ventriculi der kleinen Kurvatur ist übrigens bisher in keiner Weise durch die Entzündungstheorie von KONJETZNY erklärt worden.

Meine Einstellung, das anatomische Substrat an das Ende einer Entwicklungsreihe zu stellen, deren Anfang im Gebiet der gestörten Funktion liegt, führte mich zur Vorstellung des „spasmogenen Ulcus pepticum"[1], und entsprechend jenem neuromuskulären Verhalten, das man nicht gerade glücklich als Spasmus bezeichnet, dazu, vom „neurogenen" Ulcus zu sprechen.

Standen doch auch die Disharmonien im vegetativen Nervensystem damals gerade im Vordergrund unseres Interesses, und sahen wir in den Röntgensilhouetten so häufig Bilder des Magens, die damals nicht anders denn als Spasmen gedeutet werden konnten.

Wir ließen es offen, ob mehr ein Spasmus der Muscularis propria oder der Muscularis mucosae Gefäßdrosselungen vornähme, oder ob die Gefäße selbst sich spastisch kontrahierten. BENEKE, der Hallenser Pathologe, und VAN YZEREN waren zu verwandten Vorstellungen in bezug auf das Gefäßverhalten gekommen. Das neuromuskuläre Verhalten schien zu lokalen Durchblutungsstörungen zu führen und die Ischämie als Gewebserstickung war das Bindeglied, um die peptische Wirkung an einer einzelnen circumscripten oder zwei bis drei Stellen des peptischen Teils des Verdauungsrohres — Magen-Duodenum — hervorzubringen.

Die Analogie zum ischämischen Herzinfarkt nach einem Angina-pectoris-Anfall, die Analogie zum angiospastischen Insult im Gehirn bis zur Hämorrhagia cerebri leuchtete ein — sie führte uns später dazu, auch diese Probleme in Angriff zu nehmen (s. Kap. 12).

Was auch im Verlaufe von 23 Jahren sich gewandelt hat durch Studien über die Bedingungen der Ulcusentstehung, ich meine noch heute, daß alles für die Entstehung eines großen Ulcus auf jenem akuten ischämisch-peptischen Wege spricht, daß viele klinischen Tatsachen und manche experimentellen Befunde meine Theorie gut stützen. Ich nenne nur das Ulcus bei Tabes, von dem ich nach Untersuchungen meiner Klinik mich des Eindruckes nicht erwehren kann, daß eine auffallend häufige Koinzidenz vorhanden ist, die auch von SCHUELLER, HAUDEK u. a. bestätigt wird, die „Crises noires" CHARCOTS sind großenteils Ulcusblutungen des Tabikers. Ich erinnere an die Ulcerationen des Magens bei Bleivergiftung, die durch die Schädigung der Gefäße und der besonderen Neigung der Magen- und Darmwandmuskulatur zu spastischen Kontraktionen erklärt wird, und erinnere schließlich an die zahlreichen Experimente aus meiner Klinik (WESTPHAL[2]) und von anderen

[1] v. BERGMANN, G.: Das spasmogene Ulcus pepticum. Münch. Med. Wschr. 1913, Nr. 4. — Ulcus duodeni und vegetatives Nervensystem. Berl. klin. Wschr. 1913, Nr. 51.

[2] WESTPHAL: Unters. zur Frage d. nervösen Entst. pept. Ulcera. Dtsch. Arch. klin. Med. Bd. 114, 1914.

Orten (BENEKE, GUNDELFINGER, HART u. a.), in denen es gelang, durch Eingriffe am Nervensystem (Vagusdurchtrennung, Exstirpation des Ganglion coeliacum) und durch pharmakologische Vagusreize akute, auch große Ulcerationen des Magens zu erzeugen von durchaus der gleichen Lage und anatomischen Beschaffenheit wie das vereinzelte menschliche Ulcus rotundum, auch organische Gehirnerkrankungen zeigen auffallend oft ein Ulcus.

Aber auch, wenn sich meine Theorie erweitert hat, wenn auch lokale Gewebsschäden mit partieller Erstickung (Anoxie) auch anders als „spasmogen“ entstehen können, nekrobiotisch bei jeder Entzündung, bei jeder Durchblutungsstörung, und diese Herabsetzung der Gewebsvitalität genügt, daß der peptische Angriff auf eine solche Gewebsstelle erfolgt, so wird, wie mir scheint, für die Geschichte funktionell-pathologischen Denkens doch weiter wichtig bleiben jene Hypothese, die der Klinik den fließenden Übergang von der reinen Betriebsstörung zum anatomischen Substrat nachdrücklich zum Bewußtsein brachte.

Der Wandel, der sich seither vollzog, geht ferner von der Fragestellung aus, ob vieles in der Störung der neuromuskulären Funktion am Magen nicht Ursache, sondern Folge oder Begleiterscheinung beim Geschwür ist.

Seit die Gastritis, namentlich durch NAUWERK, durch KONJETZNY und seine Mitarbeiter, am Resektionspräparat als regelmäßige Begleiterscheinung des Ulcus mindestens als circumscripte Gastritis erwiesen ist, können die Motilitäts- und Sekretionsveränderungen, ja auch die Schmerzen sehr wohl als Ausdruck des entzündlich gereizten Magens erklärt werden.

Freilich wird das eine dabei leicht übersehen, daß viele dieser Befunde nur mikroskopisch nachweisbare Gastritis sind, die sich also jedem klinischen Nachweis entzieht; und daß ein Magen ohne mikroskopische Gastritisherde oder ihre Residuen beim Erwachsenen offenbar eine große Seltenheit ist.

Keine Ulcustheorie wird befriedigen, die übersieht, daß das eigentliche Ulcus im Gegensatz zur entzündlichen Erosion nur ganz vereinzelt, etwa in einem bis höchstens drei Exemplaren am Magen-Duodenum vorkommt, an ganz bestimmten Lieblingsstellen der kleinen Kurvatur und dem Bulbus duodeni entsteht, fast stets nur dort, wo peptische Verdauung ist, wofür das Ulcus jejuni pepticum ein zwar unbeabsichtigter, aber um so sichererer experimenteller Beweis am Menschen ist. Keine Ulcerustheorie kann auch das hereditär familiäre Moment vernachlässigen.

Es erscheint mir ausgeschlossen, im Gegensatz zu BÜCHNERS Auffassung aus der Schule ASCHOFFS, die KALK zu stark beeindruckt hat[1], daß eine gesunde und nicht irgendwie schon geschädigte Magenschleimhaut von dem ihr adäquaten Saft, das ist also von Salzsäurepepsin, angedaut werden kann im Sinne einer Ätzung und einer Ätzgastritis an einer ganz circumscripten Stelle.

[1] KALK, H.: Magen- und Duodenalgeschwür. Neue dtsch. Klinik Bd. 6, Lfg. 29/30, 1930. — Das Ulcus ventriculi, duodeni und jejuni pepticum. Berlin: Urban & Schwarzenberg 1931.

So stehe ich nicht in Übereinstimmung mit jenen beiden Theorien der Ulcuspathogenese, die jede für sich wesentliche der Erklärung bedürfende Gesichtspunkte außer acht lassen, während beide Teilwahrheiten enthalten.

Konjetznys Gastritishypothese bestreitet das peptische Moment völlig und mit großer Entschiedenheit. Sie geht davon aus, daß die das Ulcus auslösende Entzündung primär im subepithelialen Gewebe spielt, also ursprünglich peptischer Andauung überhaupt nicht zugänglich sei. Denn eine Vorstellung, die eine eindeutig sich bedingende Causalreihe von der entzündlichen leukocytären Infiltration der tieferen Schleimhautschichten des Magens über das Vorgehen der Leukocyten gegen die Epithelleiste, die Entstehung von kleinen Erosionen bis zur Sprengung des Epithels und Ausbildung des ausgesprochenen Ulcus aufstellt, muß ja notwendig jegliche Rolle des Magensaftes wie jede Beteiligung vom Nerven- oder Gefäßsystem leugnen.

Die von Konjetzny postulierte Gastritis unterscheidet sich aber auch in ihrer Symptomatologie von der sonst üblichen Gastritis recht erheblich. Während diese sonst in mehr oder weniger langer Zeit in Achylie und Anacidität übergeht, erleben wir gerade bei der Ulcusgastritis, daß sie oft Dezennien lang mit Supersekretion und Superacidität verläuft, jedenfalls sehr selten in Anacidität übergeht. Aber selbst wenn Konjetzny der Meinung ist, die unserer klinischen Erfahrung widerspricht, daß das chronische Ulcus häufig achylisch sei — wir meinen, daß es wohl manchmal im jahrelangen Verlauf sekundär dazu kommen wird —, so müßte ihm schon allein der Umstand zu denken geben, daß doch die Carcinomentstehung aus dem chronischen Ulcus so überaus selten ist, obgleich doch das Carcinom gerade wieder nach seiner Anschauung auf dem Boden chronisch-gastritischer Schleimhautveränderung entstehen soll. So verdienstvoll es ist, daß Konjetzny an frischen Operationspräparaten die Gastritis bei Ulcus gründlicher und ausgedehnter studierte, als es wohl bisher je geschehen ist, und so sicher wir die Ulcusgastritis in ihrer großen Bedeutung in Zukunft viel mehr werden beachten müssen namentlich als Komplikation, als Erklärungsmöglichkeit für Periodizität, für Beschwerderezidive und andere Schmerzphänomene und nicht zuletzt auch als beachtlich für die Therapie: das Nebeneinander darf nicht verführen, die scheinbar „fließenden Übergänge", die deskriptiv zutreffen mögen, nun restlos so aufzufassen, als wenn nacheinander aus den katarrhalischen Erosionen die größeren akuten Ulcera entständen. Könnte sich nicht zu einem echten, tiefgreifenden akuten Ulcus regelmäßig und schnell eine Gastritis gesellen mit katarrhalischen Erscheinungen? Es ist also der genetische Übergang des einen oder der zwei und drei echten Ulcera aus einem gastritischen Zustand durchaus nicht bewiesen. Wir sehen am Duodenum nicht häufig mehr als jene zwei Ulcerationen, die die Röntgenologie als „kissing ulcers" bezeichnet, darin wesentlich verschieden von der Gastritis corrosiva Nauwercks, bei der die entzündete Schleimhaut übersät ist von jenen kleinen Epitheldefekten nicht nur am Antrum, die im Röntgenbilde nie die Nischensymptome des Ulcus duodeni geben.

Auf der anderen Seite treibt BÜCHNER aus der Schule ASCHOFFS die peptische Anschauung in das Extrem, daß ein „besonders wirksamer“ Magensaft, für dessen Existenz nichts spricht, funktionstüchtige, lebendige Magenschleimhaut andauen soll, und daß neben dem peptischen Moment nur noch rein mechanische Komponenten für die Ulcusentstehung notwendig seien, die ASCHOFF schon früher stark in den Vordergrund gerückt hat. Schon der Ulcuskrater wird ja von ASCHOFF nicht als akut entstandener Infarkttrichter angesehen, sondern soll dadurch bedingt sein, daß die Speisen, die sich besonders an der kleinen Kurvatur, der Magenstraße entlang schieben, durch mechanische Irritation an engen und deshalb der Reibung besonders ausgesetzten Stellen, jene typischen Trichter mit dem treppenförmigen Abfall nach der einen Seite und dem überhängenden Rande auf der anderen hervorrufen, gerade dort, wo die Schleimhaut auf der Unterlage fester fixiert ist und eine besondere Formung des Reliefs in Längsfalten besteht.

Diese Vorstellung gründet sich besonders auf die Meinung ASCHOFFS, daß die Trichterachse stets in schräger Richtung pyloruswärts gerichtet sei — ein Befund, den aber eben HAUSER hat widerlegen können.

Ein anderer wesentlicher Pfeiler wurde dieser mechanischen Hypothese genommen, als KATSCH[1] und andere in röntgenologischen Untersuchungen zeigen konnten, daß jene Engen des Magens, Isthmen, in vivo beim stehenden Menschen gar nicht existieren.

Schließlich wird diese Vorstellung auch dem konstitutionell-erblichen Moment der Geschwürsbildung, das durch zahlreiche klinische Beobachtungen von Ulcusfamilien einwandfrei erwiesen ist, in keiner Weise gerecht.

Wenn sich auch ein kleiner Kreis um KONJETZNY der Anschauung verschließt, daß die peptische Verdauung bei der Ulcuskrankheit und auch schon bei der Ulcusentstehung eine wesentliche Rolle spielt — das großartige unfreiwillige chirurgische Experiment des Ulcus jejuni pepticum erweist doch das zur Genüge —, so reicht es als alleinige Ursache für die Ulcusentstehung keinesfalls aus, da die peptische Verdauung gerade dort physiologisch ist, wo die Geschwüre sich finden, also an der Magen-Duodenal-Schleimhaut.

Ist Entzündung Reaktion auf Gewebserstickung (Nekrobiose) und führt gerade sie wieder zur Zirkulationsstörung, so könnte sie als das Primäre dem peptischen Saft den Angriffspunkt bieten, und dennoch braucht nicht aus der Gastritis corrosiva mit multiplen Erosionen das Einzelgeschwür hervorzugehen.

Seit VIRCHOW bleibt noch immer auch der andere Weg vorstellbar, daß plötzlich ein Gefäßbezirk außer Kurs gesetzt wird, und das große ausgestanzte Geschwür scheint sich nicht (nie sah es die Gastroskopie) aus der kleinen Erosion zu entwickeln, eine entzündlich gereizte Schleimhaut ist Wegbereiter für einen

[1] KATSCH: Über die Magenstraße. Verh. d. 33. Kongr. d. Dtsch. Ges. inn. Med. Wiesbaden 1921. — KATSCH u. v. FRIEDRICH: Über die funktionelle Bedeutung der Magenstraße. Mitt. Grenzgeb. Med. u. Chir. Bd. 34, H. 3, 1921. — WESTPHAL: Über die Engen des Magens und ihre Beziehungen zur Chronizität der pept. Ulcera. Mitt. Grenzgeb. Med. u. Chir. Bd. 32, H. 5, 1920.

circumscripten Ernährungsschaden des Gewebes, der nun schnell, peptisch angedaut, zerfällt. Eine Gewebsschädigung muß jedenfalls der peptischen Angriffsmöglichkeit vorausgehen, also ein Schaden in der O_2-Versorgung des Gewebes an circumscripter Stelle.

HAUSERS Argumente für die Infarktnatur des akuten Ulcus scheinen mir keineswegs widerlegt, aber die Störung der Blutversorgung kann sehr wohl auch ohne Infarkt durch einen entzündlichen Ablauf bedingt sein, so daß eine lokalisierte Entzündung nicht selten Vorläufer des Ulcus sein wird, man denke etwa auch an RICKERS Vorstellungen der Durchblutungsstörungen, endlich an andere Arten der Gewebsschädigungen im Sinne von toxischen Epitheldegenerationen, die eine Minderung der Gewebsresistenz darstellen, gefolgt von peptischer Andauung wie entzündlicher Reaktion. Ob auch Hypovitaminosen Gewebsschäden setzen können, die zur Ulcusgenese Beziehung gewinnen, verlohnt sich heute bereits zu fragen, wenn man an die Keratomalacie, andere Haut- und Schleimhautschäden denkt und trophische Neuritiden, die uns als Mangelkrankheiten (an A-, B-, C-Vitamin) bereits geläufig sind — meine Klinik hat diese Fragen aufgenommen.

Hat noch vor 10 oder 20 Jahren bei einem jeden Fall von Magenbeschwerden der Arzt sich als erstes die Frage vorlegen müssen: funktionelle Zustände oder Ulcus, so haben wir in meiner Klinik, gestützt auf den methodischen Fortschritt in der Zwischenzeit, die Entscheidung gebracht, daß Ulcus und Funktionsstörung meist zusammengehörige Erscheinungen sind und keineswegs sich ausschließen, wie man früher meinte.

Keine Krankheit des Magen-Duodenum ist enger mit Funktionsstörungen verknüpft als gerade das Ulcus. Unter diesem Gesichtspunkt steht das Ulcus der pylorischen Region im Vordergrund, das durch Pylorospasmen oder mindestens häufigere Tendenz zum Pylorusschluß recht oft Sekretablauf und Magenentleerung zeitlich hindert.

Der Wendepunkt in der diagnostischen Auffassung ist für mich gekennzeichnet dadurch, daß die früher ganz allgemein gültige These: „Zeichen einer Magenneurose sprechen gegen ein Ulcus“ umgestoßen und von mir ersetzt wurde durch den Grundsatz, daß nachgewiesene Funktionsstörungen gerade den Gedanken an ein Ulcus besonders nahelegen müssen.

Solche Umkehr im diagnostischen Denken und Erkennen war nur dann beweisbar, wenn es mit Hilfe der modernen Röntgenologie schließlich gelang, das Geschwür selbst so häufig sichtbar zu machen.

Erst dadurch konnten jene Krankheitsbilder, die als Funktionsstörungen und Sekretionsneurosen des Magens den klassischen Lehrern der Magenkrankheiten, wie KUSSMAUL, LEUBE, RIEGEL u. a., schon bekannt waren, die auch unser Zeitalter mit den verfeinerten Methoden der Magensaftuntersuchung, etwa durch die Verweilsonde, näher analysiert und in der ersten Röntgenära, als vor dem Fluorescenzschirm nur grobe Motilitätsänderungen erkennbar waren, beobachtet hat, auf ihre häufigste, einheitliche, organische Ursache, das Ulcus, zurückgeführt wurden.

Gerade der Auffindung der Ulcusnische im Röntgenbilde durch Reiche und der Erkennung ihres ungeheueren Wertes als einzigem, direktem Ulcuszeichen durch Faulhaber und Haudek ist es zu danken, daß die Anerkennung von Verbreitung und Symptomatologie der Ulcuskrankheit sich in unserem Sinne durchgesetzt hat und immer mehr die reinen Betriebsstörungen des Magens in den Hintergrund gedrängt wurden. Denn immer von neuem ließ sich bei den meisten hartnäckigen, langjährigen funktionellen Magenbeschwerden das Ulcus als letzte Ursache auffinden, und auch dort, wo früher die Periodizität gegen eine organische Grundlage zu sprechen schien, konnte man als entscheidenden Beweis in röntgenologischen Reihenuntersuchungen oft das periodische Kommen und Gehen der Ulcerationen aufzeigen. Aber nicht selten ist die Periodizität der Beschwerde die aufflackernde und vergehende Begleitgastritis, wie ich mit Knud Faber übereinstimmend betonen muß, und wesentlich über ihn hinausgehend behaupte ich: es reicht das Problem der Perioden in das allgemeine der Änderungen entzündlicher Reaktionen des Gewebes überhaupt (s. Kap. 7).

Hatte man früher gedacht, der röntgenologische Ulcusnachweis sei geradezu das Ulcus chirurgicum, Zeichen eines callösen Ulcus, das nicht mehr zur Ausheilung käme, so brachten gerade die röntgenologischen Beobachtungen an der Ulcusnische den endgültigen Beweis des schnellen Vergehens selbst einer großen morphologischen Läsion, denn selbst in wenigen Wochen schon konnte man auch große Nischen wieder völlig verschwinden sehen.

So objektiv alle Funktionsprüfungen des Magens auch sind, so wenig wir für manche Diagnostik die fraktionierte Ausheberung und die Magensafttitration auch missen mögen, wir kennen kein anderes direktes und so zuverlässiges Ulcuszeichen wie die Nische, die bei der verfeinerten Röntgentechnik, die uns besonders durch die Schleimhautanalyse und die gezielten Momentaufnahmen von H. H. Berg[1] zur Verfügung stehen, beim Ulcus ventriculi eine Sicherheit von 90% und beim Ulcus duodeni sogar von 95% besitzt — nach einer Statistik meiner Klinik aus den letzten 5 Jahren, die selbst, wenn sie etwas optimistisch sein sollte, jedenfalls den Fortschritt in der Diagnose richtig als ganz erheblich feststellt[2].

Man darf den Satz wagen, daß bei negativem Röntgenbefunde, freilich optimale Technik, an der es so vielfach fehlt, vorausgesetzt, der Arzt die klinische Diagnose Geschwürskrankheit noch einmal überdenken und wieder in Zweifel ziehen soll, denn es gibt eine nicht kleine Gruppe von Kranken mit mehr oder weniger typischen ulcusartigen Beschwerden, die kein Ulcus haben. Diese diagnostische Verlegenheit wird nicht geringer, wenn von der „Ulcus-Krankheit" ohne „Ulcus" oder vom „hyperergischen Reizmagen" gesprochen wird; mag

---

[1] Berg, H. H.: Die direkten Röntgensymptome des Ulcus duodeni und ihre klinische Bedeutung. Erg. med. Strahlenforschg Bd. 2, 1926.

[2] Kalk, H.: Ulcus ventriculi, duodeni und jejuni pepticum. Berlin-Wien: Urban & Schwarzenberg 1931.

sein, daß auch hier wie beim Colon eine Reizbeantwortung vorliegt, die nicht Entzündung ist. Bisher ist „Hyperergie" eine Form der allergischen Reaktion, einer Immunitätslage, also wohl etwas ganz anderes.

Zweifellos hat die Gastroskopie ebenfalls einen großen Anteil an dem Verdienst der Erkennung der engen Verknüpfung funktioneller und morphologischer Erscheinungen am Magen. Für die wissenschaftliche Fundierung haben die Arbeiten von Hohlweg, Korbsch, Gutzeit, Teitge u. a. und besonders die Atlanten von Montier, Schindler und Huebner ihre ganz wesentliche Bedeutung. Die Klinik aber wird mit der Röntgenologie in den meisten Fällen nicht nur ebenso weit, sondern wohl auch weiter kommen als die Gastroskopie, denn das Gesichtsfeld des Gastroskopikers umfaßt durchaus nicht den ganzen Magen und mangelhaft gerade die so wichtige Region distal vom Pylorus, also den Bulbus duodeni.

Alle *klinischen Ulcussymptome* stehen an Sicherheit so weit hinter dem Röntgenzeichen, daß sie weniger entscheidend sind als die Analyse der subjektiven Beschwerde des Kranken, die an Wichtigkeit dem Röntgenbefunde nahekommt.

Ich vermeide es, eine eingehendere Schilderung der modernen Röntgendiagnostik des Ulcus zu geben. Ist es doch von mir im Handbuch der inneren Medizin (von Bergmann-Staehelin)[1] geschehen und von meinem Mitarbeiter H. H. Berg ausführlich in seiner Monographie[2] über das Schleimhautrelief des Magens geschildert. Nur an einer Betonung liegt mir hier: was in früherer Zeit überwertet als Spasmus der Muscularis propria gedeutet wurde, hat sich namentlich nach dem Vorgang von Forssell und Åkerlund meist als Schwellung und Quellung der hyperämisierten Schleimhaut herausgestellt. Jener entzündliche ödematöse Wall (Abb. 19) auch um ein kleines Ulcus führt im Profil zur Konkavität proximal und distal von der Nische, ja bildet die Nische erst eigentlich aus (Abb. 22). Eine große Blutung wie ein Aderlaß, der akut zur Abschwellung führt, kann bewirken, daß im Intervall das Ulcus, obwohl es als kleinerer Defekt fortbesteht, dem Röntgenverfahren nicht mehr zugänglich ist. Wenn wir das hier betonen, so gehört es in den Bereich funktioneller Pathologie, die der Anatom ähnlich wie eine Urticaria meist nicht mehr erkennen kann, die selbst am

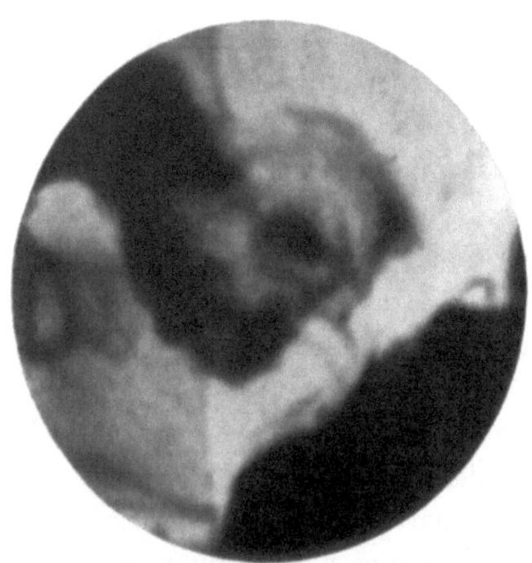

Abb. 19. Ulcus duodeni, en-face-Nische. Schleimhautwall um das Geschwür herum.

[1] v. Bergmann, G.: Ulcus pepticum. Hdb. d. inn. Med. v. Bergmann-Stähelin Bd. III, 1. Berlin: Julius Springer 1926.

[2] Berg, H. H.: Röntgenuntersuchungen am Innenrelief des Verdauungskanals. Leipzig: Thieme 1931.

Resektionspräparat verschwindet. Am Lebenden erscheint der Befund, der richtig gesehen ist, viel gewaltiger und ist Ausdruck des gereizten Gewebsverhaltens. Einige Bilder, welche diese Wulstung im Profil wie en face besonders deutlich zeigen, welche die „radiäre Konvergenz" der geschwollenen Schleimhautfalten demonstrieren (Abb. 20, 21), sollen gerade dieses geschwollene Funktionsverhalten erweisen, das über den Wert kasuistisch-diagnostischer Feststellung weit hinausgreift, während wir uns mit dieser der Tendenz des Buches entsprechend nicht zu beschäftigen haben, selbst wenn die HART-schen Taschen als Pulsionsdivertikel Ausdruck sind einer Dynamik, welche die schwache Duodenalwand ausbuchtet (Abb. 23, 24 u. 25), eine Erklärung, die übrigens vielen Pathologen nicht ausreichend plausibel scheint.

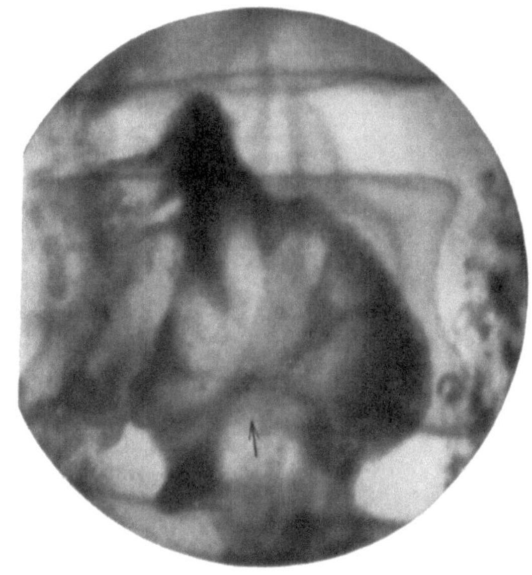

Abb. 20. Ulcus duodeni (↑) radiäre Faltenkonvergenz im Bulbus.

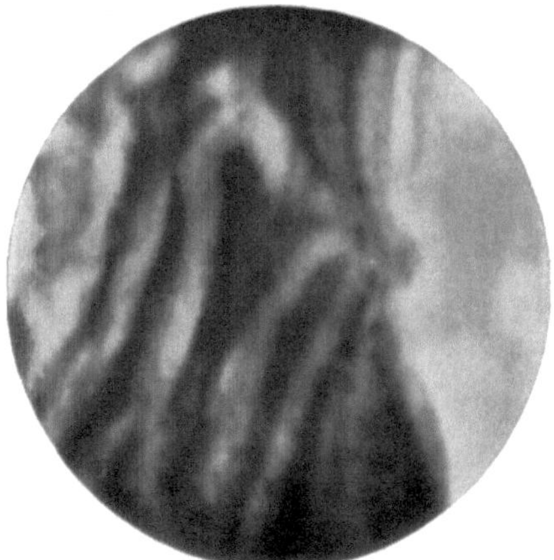

Abb. 21. Ulcus der kleinen Magencurvatur, radiäre Konvergenz der Schleimhautfalten.

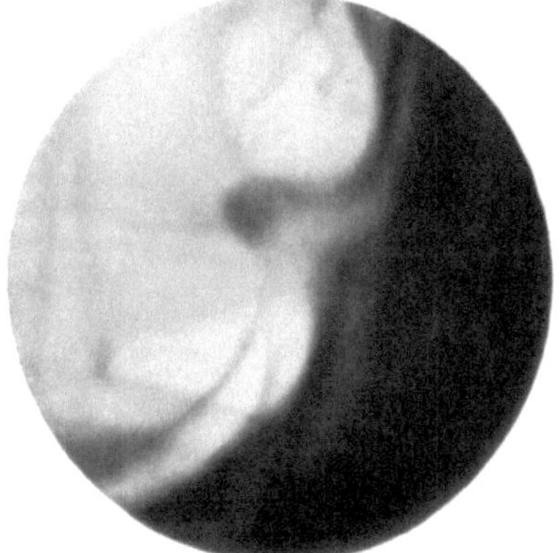

Abb. 22. Nischenulcus der kleinen Magencurvatur. Konkavität im Profil proximal und distal vom Ulcus-„Trichter".

Gesichert ist aber der röntgenologische Ulcusnachweis ganz besonders dadurch, daß die Differentialdiagnose: Ulcus oder Carcinom mit dem Fortschreiten verbesserter Technik immer eindeutiger zu stellen ist und heute auch schon in den Frühfällen carcinomatöser Entartung häufig sichere Entscheidungen zuläßt. KNOTHE hat hierzu wesentlich beigetragen. Da die Unterscheidung, ob Ulcus, ob Carcinom rein klinisch gerade in den Frühstadien häufig völlig unmöglich ist, ja, die klinischen Daten zuweilen geradezu irreführen können und eindeutig auf ein Ulcus hinzuweisen scheinen, auch dort, wo ein beginnendes Carcinom vorliegt, soll an dieser Stelle auf die nur in der Röntgendiagnostik gegebenen Aufschlußmöglichkeit etwas breiter eingegangen werden[1]. Es scheint dies um so angezeigter, als es sich bei den Carcinomen, die im Beginn klassische Ulcussymptome aufweisen können, meist um eine Form von Neubildungen handelt, die im Röntgenbild bislang nur zu häufig mit einem Ulcus verwechselt worden sind. Es sind dies *die schüsselförmigen Carcinome*, die frühzeitig einen Krater machen, der wie eine Nische imponiert. Diese schüsselförmigen Carcinome zählen nach BORRMANN-KONJETZNY zu den häufigen Formen der Magencarcinome. Sie sind pathologisch-anatomisch gekennzeichnet durch einen scharf gegen die gesunde Umgebung abgesetzten, wallartig aufgeworfenen Rand, der auch meist die Begrenzung des eigentlichen Tumors darstellt (Abb. 26 u. 27). Wir haben in den letzten Jahren in der Klinik wie

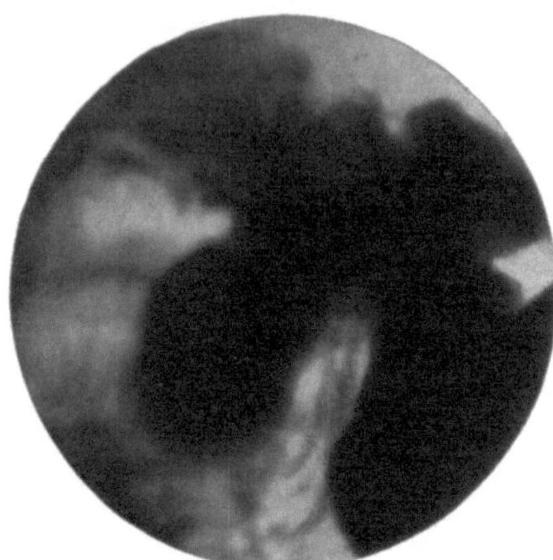

Abb. 23. Doppelulcus duodeni, HARTsche Taschenbildung.

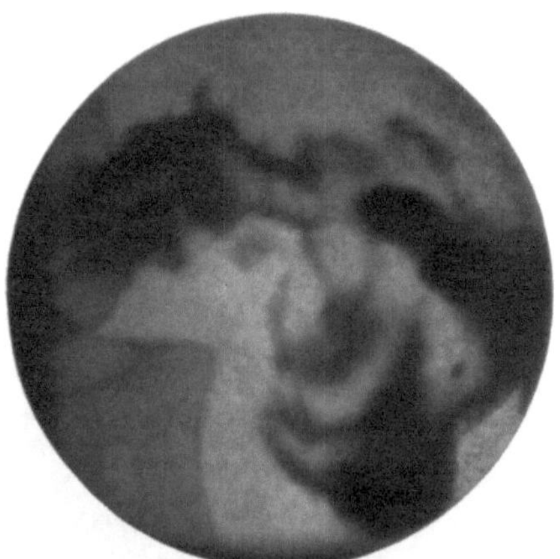

Abb. 24. Doppelulcus duodeni, en-face-Nischen nebeneinander, große Tasche nach unten. (Aufnahme im 1. schrägen Durchmesser.) Vgl. Abb. 25.

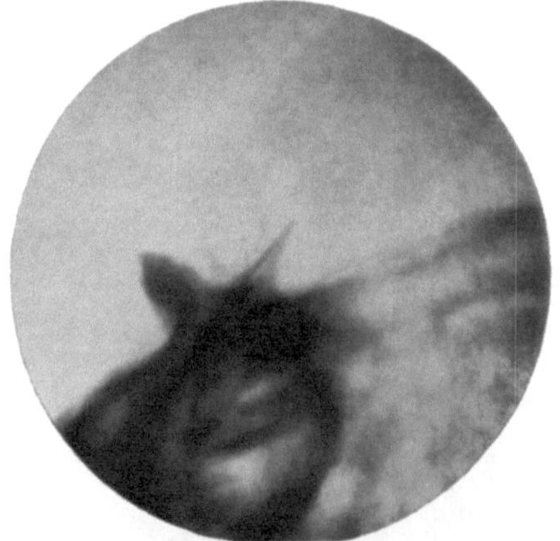

Abb. 25. Doppelulcus duodeni. Tiefer Krater der Vorder- wie Hinterwand. (2. schräger Durchmesser.) Vgl. Abb. 24.

[1] KNOTHE, W.: Die Röntgendiagnostik des Krebses am Magen-Darmkanal. Niedersächs. Röntgenges. Fortschr. Verh. Bd. 43, 1930. — Zur Frühdiagnose des schüsselförmigen Magencarcinoms. Klin. Wschr. 1931, Nr. 11.

Poliklinik über 100 solcher Fälle diagnostisch erfaßt und großenteils am Resektionspräparat studieren können und dabei charakteristische klinische wie röntgenologische Momente herausgearbeitet.

Im Gegensatz zu den diffus wachsenden oder den Schleimhautcarcinomen machen diese Schüsseln, man kann sagen, erfreulicherweise, meist frühzeitig Beschwerden, die den Patienten zum Arzt führen. Diese Beschwerden werden in der Regel als Hungerschmerz, der sich einige Stunden nach dem Essen einstellt, geschildert; lokalisiert werden die Schmerzen in den meisten Fällen in

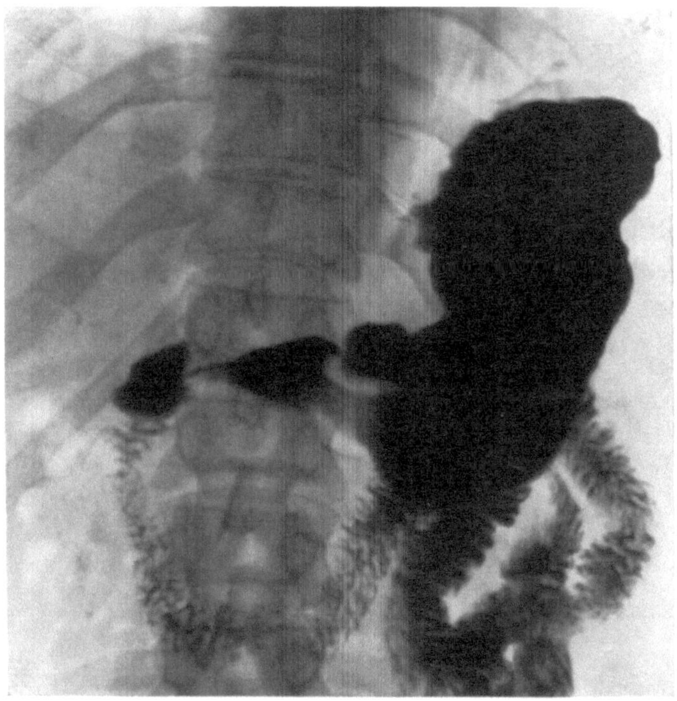

Abb. 26. Schüsselförmiges Magencarcinom (Nische, Ballonreifensymptom).

Oberbauchmitte, oft finden wir Besserung nach Nahrungsaufnahme. Nicht selten besteht ein Widerwille gegen fette Speisen, bei relativer Unabhängigkeit der Beschwerden von anderweitiger Nahrung. In den frühen Stadien dieser Carcinomschüsseln findet sich fast nie eine Gewichtsabnahme, ja es kann bei allgemein roborierender Behandlung zu einem erheblichen Gewichtsanstieg kommen, ein positiver okulter Blutbefund im Stuhl ist geradezu als selten zu bezeichnen, die Blutsenkung ist meist nicht beschleunigt. Weder das rote noch das weiße Blutbild zeigt in der Regel ein Abweichen von der Norm, das Allgemeinbefinden ist bei Frühfällen in keiner Weise gestört. Stuhlunregelmäßigkeiten werden seltener beobachtet als bei der Ulcuskrankheit. Häufig finden wir bei der Schüssel Superacidität mit Sodbrennen und saurem Aufstoßen. Auftreten der Beschwerden um das vierzigste Lebensjahr herum, doch auch früher, scheinen häufig, wir beobachteten einen autoptisch bestätigten Fall bereits im 26. Lebensjahr. Selten haben wir festgestellt, daß die Beschwerden in der Anamnese weiter als 1 Jahr zurückreichten, das spricht gegen eine Wandlung von Ulcus in Carcinom, also für ein primäres Carcinom.

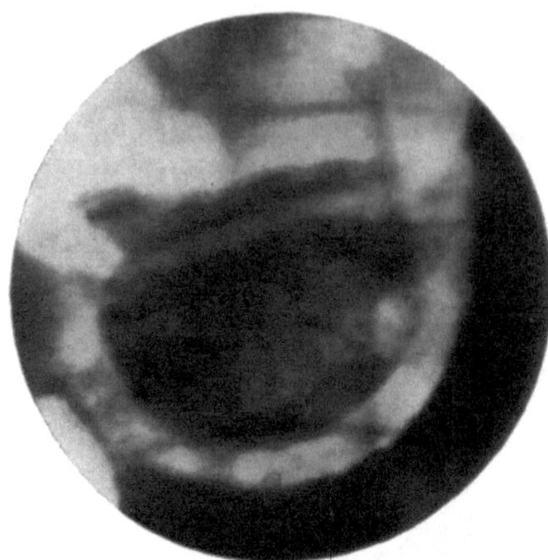

Abb. 27. Schüsselförmiges Magencarcinom, $^1/_2$ Jahr später. „Schwebender" Nischenschatten, Carcinomwall. (Vgl. Abb. 26.)

Die Röntgendiagnose ist gebunden an eine exakte Schleimhautdarstellung. Bei einer Füllung, die die Schleimhautfalten nicht erkennen läßt, verschwinden auch die charakteristischen Zeichen der kleinen Carcinomschüssel, da diese dann im allgemeinen Magenschatten untertaucht und das Profil einen geregelten Peristaltikablauf nicht zu beeinflussen braucht. Die Diagnose eines schüsselförmigen Carcinoms aus dem Reliefbild bedeutet also eine besonders verantwortliche Differentialdiagnose gegenüber dem Ulcus. Die angefügten Schemata mögen zur Erläuterung dienen. Während die Ulcusnische die Magenwandung überragt, schneidet die Carcinomnische im allgemeinen mit der Magenwandung ab, oder sie springt nur unwesentlich vor (Abb. 28a u. b). Die Ulcusnische steht mit ihrer Längsachse meist senkrecht zur Magenachse, die Carcinomnische

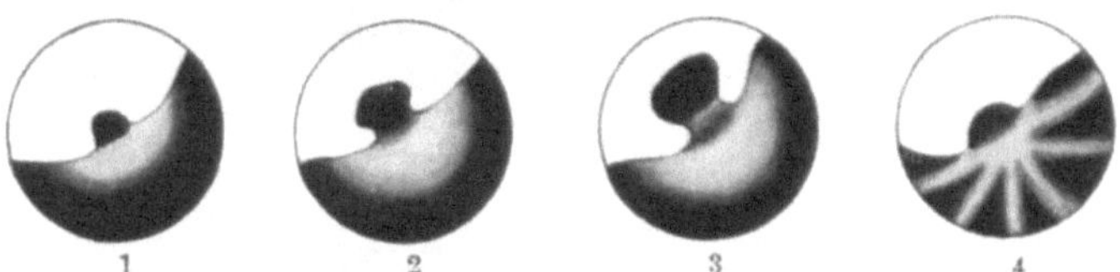

Abb. 28a. Magenulcus, schematisch, 1—3 Nischenformen, der Ringwall verliert sich allmählich in die Umgebung, die Nische ragt aus dem Magenschatten heraus. Bei 4: radiäre Konvergenz der Schleimhautfalten auf das Ulcus zu.

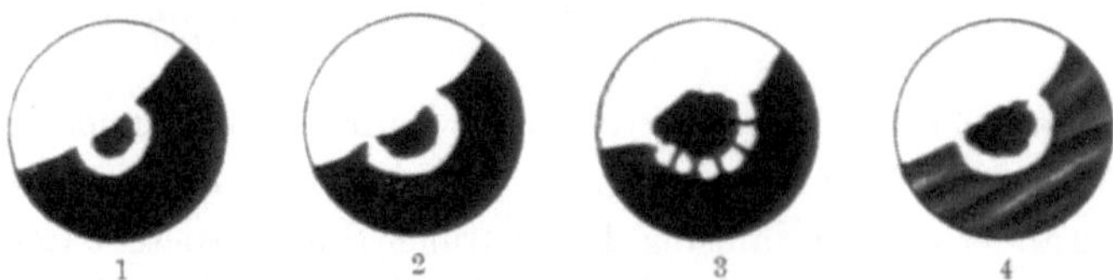

Abb. 28b. Schüsselförmiges Magencarcinom, schematisch. 1—3: die Nische liegt in der Magenwandebene, der Nischenwall ist ballonreifenartig nach außen wie innen scharf begrenzt. Bei 3: Radiäre Streifen, durch Crypten im Wall bedingt. 4: Abbrechen der Schleimhautfalten am Tumorrande.

Abb. 28a u. b. Schematische Darstellung von Magenulcus und schüsselförmigem Carcinom (nach KNOTHE).

ist flacher und verläuft eher parallel. Die Basis der Ulcusnische geht allmählich in den sie umgebenden Schwellungswall über, während die Basis der Carcinomschüssel stets scharf abgesetzt erscheint, so daß der Schatten der Carcinomnische in der Luft zu hängen scheint und sich in den Magenschatten hineindrängt.

Während sich der Schwellungswall des Ulcus (Ringwall, Berg) allmählich in die Schleimhautzeichnung der umgebenden Magenanteile verliert, ist der Wall der Carcinomnische scharf und markant gegen die normale Magenwandung sowohl im Profil wie im Reliefbild abgesetzt. Es resultiert hieraus ein Ballonreifen-artiger, absolut scharfer, sowohl gegen die Schüsselnische wie gegen den gesunden Magen abgesetzter Aufhellungshalbring, der die Carcinomnische aus dem Magenschatten heraushebt. Dieser „Ballonreifeneffekt“ (Knothe) kann unterstützt werden dadurch, daß man bei den unter dosierter Kompression (Berg) vorgenommenen Reliefaufnahmen den Schüsselwall das Kontrastmittel beiseite drängen läßt. Der scharfe Aufhellungshalbkreis entspricht dem Wall des Carcinoms, der aus dem Magenschatten herausgehobene schwebende Schatten stellt den Carcinomkrater dar. Finden wir beim Ulcus radiäre Faltenkonvergenz, so verlieren sich die Falten allmählich in den Schwellungswall des Ulcus, der Ringwall zieht beim Ulcus die Falten förmlich heran. Im Gegensatz dazu vermissen wir bei der Carcinomschüssel die radiäre Faltenkonvergenz stets. Die Magenfalten brechen scharf am Wall des Carcinoms ab, es ist so, als ob das Carcinom die Falten von sich fortschiebt. Durch dieses Fortdrängen ist häufig ein besonders tiefes Einschneiden des Carcinomwalles nach dem Magen hin zu beobachten, durch das der Wall im Bilde um so schärfer herausgehoben wird (im Profilbild ist letzteres die Ursache der von Haudek zuerst beschriebenen Carcinomstufe). Diese Carcinomschüsseln können an allen Stellen des Magens beobachtet werden. Im allgemeinen scheint ihr Lieblingssitz der gleiche wie der der Ulcera ventriculi zu sein. Wir beobachteten die meisten an der kleinen Magenkurvatur und an der Hinterwand bis hoch hinauf an den Fornix, selten sahen wir sie an der Vorderwand und an der großen Magenkurvatur. Die Entstehung aus einem Ulcus simplex scheint uns ganz unwahrscheinlich, — von pathologisch-anatomischer Seite wurde diese Möglichkeit sogar in vielen Fällen strikte abgelehnt, es handelte sich meist um reine Adenocarcinome. In 2 Fällen konnten wir neben dem bestehenden Carcinom Duodenalulcera nachweisen. Nicht selten wurde der Krater im Präparat makroskopisch und von dem Operateur palpatorisch als Ulcus callosum angesprochen. War das „Ballonreifensymptom“ im Röntgenbilde deutlich gewesen, traf die Diagnose Carcinom mikroskopisch in jedem Falle zu.

Das Argument der Verkleinerung der Nische nach einer Ulcuskur läßt sich selbstverständlich für die Carcinomnische differentialdiagnostisch verwenden insofern, als wir bei der Carcinomnische keine Verkleinerungen erwarten dürfen. Finden wir jedoch die oben beschriebenen Schüsselsymptome im Röntgenbild, so lassen wir, ungeachtet der klinischen Symptome und ohne den Versuch einer Ulcuskur, in jedem Falle, um keine wertvolle Zeit zu verlieren, sofort operieren.

Zwei charakteristische Fälle seien hier angefügt.

1. Ein 49jähriger Kaufmann, bis vor 1 Jahr stets gesund, macht starke seelische Erregungen durch und bekommt im Anschluß daran unbestimmte Magenbeschwerden mit

Eßunlust, verliert im Laufe von einigen Monaten wenige Pfunde an Gewicht und geht deswegen zum Arzt. Man fand im Röntgenbilde keine Veränderungen am Magen-Darmkanal, die Säurewerte waren erhöht, weder das Blutbild noch die Senkungsgeschwindigkeit zeigen Abweichungen von der Norm, und man diagnostizierte wie üblich eine Magenneurose. In den Monaten darauf nahm er an Gewicht wieder zu, die Beschwerden wurden geringer, bis sich 14 Tage vor der Vorstellung in unserer Klinik neuerlich heftige Druckbeschwerden im Oberbauch einstellten, die von Sodbrennen und saurem Aufstoßen begleitet waren. Die klinische Untersuchung zeigte auch bei uns außer einer Superacidität nichts Besonderes, die Röntgenuntersuchung wurde mit dem klinischen Hinweis des Verdachtes auf ein Ulcus angeordnet. Das Röntgenbild zeigte eine geringe Verkürzung der kleinen Kurvatur, die Magenfalten schienen breit, daneben bestand eine Supersekretion, die zu einer Schummerung des Reliefbildes führte. Während bei praller Füllung des Magens die Konturen ganz glatt erschienen und ohne weiteres kein Anhalt für eine gröbere Veränderung gegeben war, sahen wir im Reliefbilde eine Abweichung des Faltenverlaufes von der Norm im Angulusbereich. Eine gezielte Momentaufnahme dieser Gegend, die mit leichter Kompression angefertigt wurde, ließ uns jetzt einen typischen Carcinomschüsselschatten mit seinem sowohl nach dem Krater als nach dem gesunden Magen hin scharf abgesetzten Ringwall erkennen. Das Operationspräparat zeigte den Abbruch der gesunden Magenfalten am Carcinomrande. Das Carcinom selber war mit dem Pankreas verlötet, konnte jedoch gelöst werden, mikroskopisch stellte es ein reines Adenocarcinom dar.

2. Vor ungefähr 3 Jahren wurden uns von einem Kollegen Magenaufnahmen gezeigt, die bei einem 38jährigen Friseur gewonnen waren, der wegen eines im Felde durchgemachten Darmkatarrhs eine Militärrente bezog und lediglich auf Antrag des Versorgungsamtes röntgenologisch nachuntersucht wurde, um eine neue Rentenfestsetzung vornehmen zu können. Der Patient klagte nur über eine allgemeine Mattigkeit, hin und wieder saures Aufstoßen und Sodbrennen, Beschwerden, die erst seit einigen Monaten bestehen sollten und den Verdacht auf eine Begehrungsneurose aufkommen ließen. Aus den Aufnahmen war ein gut haselnußgroßer, anscheinend außerhalb des Magens gelegener Schlagschatten zu ersehen, den der Kollege als Dünndarmdivertikel auffaßte und als kuriosen Nebenbefund bewertete. Da uns der Schatten doch mit dem Magen in Zusammenhang zu stehen schien, nahmen wir eine erneute Untersuchung vor und gewannen Filme, die uns zeigten, wie hier präpylorisch auf der kleinen Kurvatur ein Schlagschatten reitet, der ganz scharf aus dem Magen herausgehoben wird. Nach allem, was wir oben ausgeführt haben, mußten wir hier einen klassischen Fall eines schüsselförmigen Carcinoms annehmen und rieten demgemäß zu einer sofortigen Operation, zumal man hier noch von einer Frühoperation sprechen konnte, selbst wenn auch in diesem Falle wieder der ganze klinische Befund strikte gegen ein Carcinom zu sprechen schien. Der Patient befand sich in durchaus gutem Ernährungszustand, auch hier waren die Säurewerte erhöht, das rote wie das weiße Blutbild war nicht verändert, und die Senkung betrug $3^1/_2$ Stunden. Im Stuhl war kein Blut nachweisbar. Bei besserer Vertiefung der Anamnese stellte sich heraus, daß die Säurebeschwerden ungefähr 3 Monate währten, und daß sich seit diesem Zeitpunkt einige Stunden nach dem Essen leichte ziehende Schmerzen im Epigastrium einstellten, die nach Nahrungsaufnahme schwanden. Beeinflussung der Beschwerden durch die Art der Nahrungsmittel wurde nicht beobachtet. Der Patient ließ sich nicht operieren. 5 Monate nach unserer ersten Untersuchung konnten wir ihn erneut vor den Schirm stellen und mußten feststellen, daß der Krater wesentlich gewachsen war. Die klinischen Daten hatten sich in keiner Weise geändert, ja, der Kranke hatte in der Zwischenzeit 7 Pfund zugenommen, von einer Operation wollte er begreiflicherweise gar nichts mehr wissen. Nach 10 Monaten suchte er uns freiwillig auf, da er jetzt einige Pfund an Gewicht abgenommen hatte und sein Allgemeinbefinden gestört war. Klinisch fand sich eine leichte Leukocytose bei normalem roten Blutbild, die Senkung betrug 1 Stunde, Blut war im Stuhlgang nicht nachweisbar, ein Tumor war nicht zu palpieren. Die Röntgenaufnahme zeigte jetzt eine Vergrößerung des Tumors

bis auf Fünfmarkstückgröße. Nach $2^1/_2$ Jahren wurde der Patient mit faustgroßen Drüsenmetastasen in den Achseln und am Halse in die Klinik aufgenommen, der Magen war inzwischen vom Carcinom fast völlig aufgezehrt, das jetzt deutlich palpabel war. Einige Monate später starb der Patient.

So sehr die Unmöglichkeit der Durchführung einer radikalen Therapie in diesem Falle zu bedauern war, so zeigte er uns gerade besonders einleuchtend die Klinik und das röntgenologische Verlaufsbild dieser so oft verkannten besonderen Verlaufsform des Magencarcinoms, dessen Erkennung und Abgrenzung gegen das Ulcus zur Zeit noch ausschließlich Domäne der Röntgendiagnostik ist.

Durch die in den letzten Jahren immer wiederholte stetige Kontrolle des Röntgenverfahrens, dessen Zuverlässigkeit nach der optimalen Entwicklung, die es unter unserer Mitwirkung genommen hat, feststeht, gerade auch durch die häufige Kontrolle des Chirurgen, ist der Beschwerdekomplex des Ulcuskranken in seiner Typik so gesichert, daß besonders dem Praktiker am Krankenbett nichts intensiver geraten werden kann, als alle Sorgfalt auf die Anamnese zu verwenden und weder der Magensaftuntersuchung noch der Prüfung auf okkulte Blutungen allzu entscheidendes Gewicht beizulegen. Kommt er dann nicht weiter, bedarf es optimaler Röntgendiagnostik. Immer wieder erzählen einem Inhaber von Röntgenapparaten, wie oft man am Magen ein Ulcus oder ein Carcinom nicht entdecken könne, sie begnügen sich dabei oft mit der Durchleuchtung oder fertigen schlechte Bilder bei maximal mit Kontrastbrei gefülltem Magen an. Solche Stümper hindern dazu oft durch mangelnde Filtrierung der weichen Strahlen und durch die verursachten Kosten eine optimale Wiederholung der Röntgenuntersuchung: „Das Gewehr schießt, aber der Schütze trifft", sagte H. H. BERG so oft in bezug auf diese Sonntagsjäger der Röntgenologie.

Zweifellos kann die *Blutung*, namentlich die große Blutung, auch einmal zum führenden Symptom werden — aber nur die Minderzahl der Fälle weist sie auf. Sie ist nach meiner Auffassung weniger ein Symptom als eine Komplikation, nicht anders wie bei einem Typhusgeschwür des Ileums Blutung und Perforation Komplikationen sind, und der Nachweis okkulten Blutes in den Faeces hat längst jene differentialdiagnostische Bedeutung gegenüber der „Neurose" verloren, die BOAS einst annahm, für die Carcinomdiagnostik steht es anders. Auch bei der Gastritis selbst ohne Erosion kann es erheblich bluten, nach TEITGE ist das gar kein seltenes Vorkommnis.

Zweifellos kann auch die Analyse der *Sekretionsverhältnisse*, als Funktionsverhalten, besonders mit der Methode der fraktionierten Ausheberung durch die Gewinnung von Aciditätskurven, wie KATSCH und KALK sie an meiner Klinik in größerem Umfang durchgeführt haben[1], wichtige differentialdia-

[1] KATSCH u. KALK: Statik und Kinetik des Magenchemismus. Arch. Verdgskrkh Bd. 32, H. 5/6. — KATSCH: Über den reinen Magensaft und Magenchemismus. Münch. med. Wschr. 1924, H. 38. — KALK: Ergebnisse neuerer funktioneller Untersuchungsmethoden des Magens und Duodenums. Verh. dtsch. Kongr. inn. Med., Wiesbaden 1927. — Magen- und Duodenalgeschwüre. Neue dtsch. Klin. Bd. 6, 1930. — Über die sog. konstante Zusammensetzung des reinen Magensaftes. Klin. Wschr. 1932, Nr. 7.

gnostische Hinweise geben. Aber die Frage bei einer Superacidität, ob nur ein Reizmagen mit abnormem Entleerungsspiel vorliegt, oder eine Gastritis acida, oder ein Ulcus, von dem gerade transitorische Reizzustände ausgehen, die wohl unmittelbar eine gesteigerte Sekretion auslösen, bleibt noch ebenso unentschieden wie die andere prinzipielle Frage, ob sekretorische Übererregbarkeit, stärkeres Ansprechen auf Reize, herabgesetzte Reizschwelle, veränderte Organbereitschaft in demselben Maße wie zentral-nervöse oder humoral-endocrine Einflüsse als veränderte sekretorische Funktion einem Ulcus vorausgehen müssen oder das peptische Entstehungsmoment begünstigen.

Allerdings finden sich die krassesten Änderungen der Aciditätskurve beim Ulcus, und zwar gerade dem Ulcus der kleinen Kurvatur. Während Anacidität beim frischen Ulcus ventriculi eine Seltenheit, beim Ulcus duodeni fast nie vorhanden ist, so kommen subacide Werte bei beiden Formen durchaus, superacide häufig vor, am häufigsten aber normacide Werte. In unserem Material fand Kalk beim Ulcus duodeni Superacidität in 75 %, Normacidität in 25 %, Sub- und Anacidität in 0 %, beim Ulcus ventriculi Superacidität in 29 %, Normacidität in 52 %, Subacidität in 15 %, Anacidität in 4 %. Bei aller Würdigung der Ausheberungsbefunde des Magens sowohl historisch wie nach ihrem methodisch breit ausgebauten Fortschritt der Neuzeit kann ich für die Praxis — nicht für wissenschaftliche Forschungsergebnisse — eine ketzerische Bemerkung nicht unterdrücken: das Resultat der Magenausheberung hat großen Wert, wenn man die Frage aufzuwerfen hat, liegt eine Achylie oder wenigstens eine Subacidität vor? Um das zu sichern, ist auch ein mehrmaliges Aushebern nicht selten indiziert, aber es genügt meist das alte Probefrühstück, noch besser wegen der adäquaten stärkeren Säureweckung eine Probemahlzeit mit Fleisch. Man verfalle dabei nicht in den Fehler, durch die wissenschaftlich so interessanten Beziehungen der Magensaftsekretion zum Histamin eine Achylie nur anzuerkennen, wenn auch auf Histamininjektion keine HCl-Sekretion erfolgt, denn die Achylie ist ein klinischer Funktionsbegriff, also fehlende Sekretion auf den adaequaten Reiz, also die Nahrungsaufnahme.

Welche Bedeutung die Diagnose Achylie, auch Subacidität für die Diagnostik des Magencarcinoms, für die achylischen Diarrhöen, die sekundäre oder parallel gehende Enteritis bei einer Gastritis anacida hat, ist allen geläufig, weniger aber, daß der Mangel an Magensaft zur ausgedehnten Bakterienflora schon im Magen selbst führt und so auch zu ascendierenden Cholecystitiden und Cholangitiden disponiert (s. Kap. 5 u. 6).

Über den Achyliebefund hinaus aber gibt für die praktische Diagnostik der positive Ausheberungsbefund herzlich wenig: Nie wird man bei Normacidität, nicht einmal Subacidität das Ulcus ausschließen, erst recht nicht die Gastritis, und hohe Säurewerte mögen wohl die Annahme einer Gastritis mit oder ohne Ulcus stützen, entscheidend wichtig sind sie höchstens für das Ulcus jejuni pepticum. Ist man also durch die typische Beschwerde und einen einwandsfreien Röntgenbefund der Diagnose Ulcus oder Gastritis sicher, kann man das Aushebern des Magens fast stets diagnostisch völlig entbehren. Man soll sich nicht scheuen, das ruhig auszusprechen, mag sein, daß der Praktiker, der das Röntgen sich, dem Kranken und namentlich der Kasse ersparen will, eher geneigt sein wird, wenigstens Titrationswerte zu erhalten, er muß aber damit rechnen, daß sie in der Mehrzahl der Fälle ihm keine Entscheidung bringen werden, außerhalb des Befundes der Achylie.

Ich glaube, ich darf es wagen, das zu sagen, weil meine Klinik sich besonders ausgiebig mit den Problemen der Salzsäuresekretion forschend beschäftigt hat. Das war nicht etwa alles vergebens. Aber nachdem gesicherte Ergebnisse gewonnen sind, folgt für die Praxis daraus, wie oft die Aciditätsbestimmungen völlig entbehrlich sind.

Vom *Erbrechen* findet sich bei fast allen Autoren die Aussage, daß es in zwei Dritteln der Ulcusfälle vorkommt. Ich halte das für ganz falsch, also diagnostisch sehr irreleitend. Sehen wir von jenem Erbrechen ab, das die Folge wirklich großer Retentionen im Magen bei Pylorusstenose und allenfalls auch hochgradiger Sanduhrstenose ist, so gilt für die große Mehrzahl der Fälle der Satz, daß ein Erbrechen namentlich bei leerem Magen weit mehr für eine Gallenblasenaffektion spricht. In dem Sinne weist das Gallebrechen, also ein Würgen bei offenem Pylorus mit duodenalem Rückfluß, mehr auf die Gallenwege hin, natürlich in ganz anderem Sinne, als der Laie es meint, wenn er durch die erbrochene Galle in seiner Aufmerksamkeit auf die Gallenblase gelenkt wird.

Ganz das gleiche gilt von der Nausea mit Ausnahme wieder der Fälle, bei denen ein überfüllter Magen das Bedürfnis nach Entleerung oralwärts sucht.

Der Ulcuskranke leidet meist nicht an Übelkeit und entsprechend der häufigen Supersekretion eher an Heißhunger als an Appetitlosigkeit, eher an vermehrter Lust zu vielem und häufigem Essen, weil das seine Schmerzen lindert bei Ulcus duodeni, als an Ekel vor der Nahrungsaufnahme, es sei denn, daß eine akute, oft alkoholische Gastritis vorliegt, etwa mit dem Nomitus matutinus.

Darum gehört auch das Brechen nicht mehr in die Reihe der häufigen Symptome des Ulcus, sondern es ist mit den gegebenen Einschränkungen geradezu als ein Symptom zu bezeichnen, das häufiger gegen als für Ulcus spricht.

Charakteristisch dagegen — und hier befinden wir uns nun ganz auf dem Gebiet der subjektiven Beschwerde des Kranken, also der Anamnese als Ausdruck der Funktionsstörung — ist das *Kommen und Gehen der Schmerzen.* Es findet sich beim Ulcus des Magenkörpers wie beim Ulcus der pylorischen Region. Die Periodizität, d. h. lange schmerzfreie Intervalle, ohne daß therapeutisch irgend etwas geschehen ist, ist das reguläre Verhalten des Ulcus. Die Franzosen sprechen geradezu von „ulcères à crises tabiformes", und in der Tat wechseln ganz wie bei gastrischen Krisen die Zeiten heftigster Beschwerden und Krankheitszeiten ohne subjektive Erscheinungen. Noch wissen wir nicht sicher, ob Umstimmungen im vegetativen System allein, ob frisch aufflackernde gastritische Erscheinungen Ursache der Schmerzperioden sind. Die jahreszeitliche Abhängigkeit, vielleicht im Vorfrühling auch mit der vitaminarmen Kost des

Winters zusammenhängend, und die psychisch emotionelle Beeinflußbarkeit sind ärztlich-klinisch gesichert, der Herbstgipfel ist aber durch Vitamin-Mangel nicht zu erklären. In vegetativer Umstimmung und wechselnder Entzündungsbereitschaft sollte man nichts Wesensverschiedenes sehen, sie gehören biologisch zusammen (siehe Kapitel 7).

Wichtigster Punkt der *Anamnese* ist deshalb gerade biologisch die *Schmerzanalyse.*

Der Spätschmerz sollte präzis vom Hungerschmerz, namentlich dem nächtlichen, getrennt werden. Meist entwickelt sich der Schmerz nicht ganz plötzlich und tritt am häufigsten 2, 3 oder 4 Stunden nach der Mahlzeit auf. Im Gegensatz zur Gallenkolik, die oft in Sekunden schon auf der Höhe angelangt ist, geht dem Magenschmerz meist ein Unbehagen voraus. Kann der Patient mit schwerer Gallenkolik kaum ruhig liegen und wirft er sich hin und her, so ist der Ulcuskranke bei seinen Schmerzattacken meist bewegungsarm, ruhig und fühlt sich noch am besten, wenn er ausgestreckt und still liegen kann.

Suchen wir nach der Erklärung des Spätschmerzes, so glaube ich, daß er zu den Zeiten eintritt, wo die Motilitätsleistung des Magens am höchsten ist. Hält man daran fest, daß gerade pathologische Tonuszustände der glatten Muskulatur Magenschmerzen auslösen, vorwiegend Dehnungen, so muß neben dem krampfenden Pylorus ein pathologisches Verhalten im Canalis egestorius oder im Duodenum schmerzauslösend sein, und für beide peptischen Teile des Verdauungsrohres kommt Kontraktion wie Dehnung in Frage. Daß diese pathologischen Zustände im tonischen und peristaltischen Verhalten der Magenmuskulatur auch beim Achyliker mit Gastritis oft ausgelöst werden, sollte für die Deutung des Spätschmerzes mehr beachtet werden. Es ist nicht unglücklich, den Spätschmerz, KATSCH und WESTPHAL folgend, als „Magenentleerungsschmerz“ zu bezeichnen, wenn auch nicht immer der Magen noch mit Speisenentleerung, wohl aber dann wohl noch mit Sekretentleerung zu tun hat.

Der Auffassung, als wenn die Säure selbst Schmerzen veranlasse, muß entgegengetreten werden. Es erscheint mir allzu naiv, zu glauben, die Dinge lägen hier ebenso, als wenn Haut oder Mundschleimhaut von einer sauren Flüssigkeit geätzt werden. So ist die Sensibilität der Organe, die vom visceralen Nervensystem vermittelt wird, nicht organisiert. Doch soll nicht in Abrede gestellt werden, daß auch vom Ulcus selbst Schmerzempfindungen ausgehen, die wahrscheinlich durch das Bestehen einer Begleitgastritis und Perigastritis zu erklären sind, besonders typisch als Sagittalschmerz in den Rücken hinein bei Ulcuspenetration ins Pankreas.

Der Hungerschmerz, der 4—6 Stunden, auch noch später, nach dem Essen auftritt und ganz besonders nachts häufig ist, charakterisiert weiter das „pylorische Syndrom“. Bei ihm beseitigt meist Nachessen prompt die Beschwerden. Es ist kein Zweifel, daß nur in einigen Fällen eine gewaltige Sukkorrhöe den Schmerzzustand auslöst, spülen sich doch manche Patienten, durch jahrzehntelange Erfahrung belehrt, häufig nachts ihren Magen aus, wobei manchmal mehrere

Liter sauren Magensaftes herausbefördert werden. Da auch dann Nahrungsaufnahme schmerzstillend wirkt, ist es wohl weniger die Neutralisation, als die Umstellung der motorischen Funktion, die auf Nahrungsaufnahme erfolgt, auch in den weit zahlreicheren Fällen, bei denen ein Sekretparoxysmus fehlt.

Der Frühschmerz, der oft sofort nach der Nahrungsaufnahme oder $^1/_2$ bis 1 Stunde danach eintritt, scheint unmittelbar tonisch weniger durch Spasmen als durch Dehnung der glatten Muskulatur bedingt zu sein. Er ist charakteristisch für das Ulcus des Magenkörpers, und wenn auch er nur in Perioden auftritt, so kann er doch so regelmäßig und so heftig werden, daß der Kranke sich vor jeder Mahlzeit fürchtet und dann doch einmal hochgradig mager wird.

Wurde Typik und Analyse der Anamnese erst gesichert durch den röntgenologischen Ulcusnachweis, so haben wir auch in bezug auf die *Prognose* und den allgemeinen Krankheitsverlauf erst durch die Röntgenkontrolle die tatsächlichen Verhältnisse kennengelernt.

Wenn auch das Kommen und Gehen der Beschwerden gar nicht immer identisch ist mit dem Werden und Vergehen des Ulcus, so sollte sich der Arzt das Bild der Ulcuskrankheit doch gerade unter dem Miterleben dieses Werdens und Vergehens lebendiger als bisher vergegenwärtigen. Oft haben die einzelnen Ulcera tatsächlich nur eine kurze Dauer und führen in der Zeit, die gut zur klinischen Erfahrung paßt, d. h. in wenigen Wochen, zur Vernarbung, also zur Heilung.

Dafür aber haben wir gelernt, daß viel häufiger, als wir es früher annahmen, die Ulcera in der Mehrzahl zu zweien oder dreien vorkommen, und so wird es oft zutreffen, daß die wiederkehrende Beschwerde nach einer Beschwerdefreiheit von Wochen und Monaten die Entstehung einer neuen akuten Ulceration bedeutet. Es haben ja nun auch die pathologischen Anatomen längst die zahlreichen Narben ausgeheilter Ulcerationen im Magen und Duodenum aufgefunden und anerkannt.

Mit der Tatsache der multiplen und rezidivierenden Ulcera und dem Fortbestehen der Ulcerationen in Latenz scheint zwar die Berechtigung gegeben zu sein, von einer Ulcuskrankheit zu sprechen, in der das einzelne Ulcus nur die jeweilige Manifestation darstellt, die Prägung von Morawitz „Ulcuskrankheit ohne Ulcus“ erscheint mir dagegen doch nicht zweckmäßig. Gerade weil ich am Umschwung der Auffassung zugunsten des Ulcus und der Ulcuskrankheit stark beteiligt bin, liegt mir daran, zu betonen, daß zwar am Magen ohne Ulcus auch sekretorische, motorische und sensorische Störungen selbst intensiver Art und gar nicht selten vorkommen können, daß aber dieser Symptomenkomplex, selbst wenn er dem des Ulcus fast völlig gleicht, einer anderen Krankheit als der Ulcuskrankheit zuzuordnen ist, von dem sog. „Reizmagen“ wird deshalb jetzt breiter zu handeln sein und seiner Abgrenzung von der „Gastritis“.

Es ist mir nicht mehr zweifelhaft, daß wir in vielen Fällen die Gastritis als das Bindeglied zwischen Ulcus und Funktionsstörung im klinischen Bilde einreihen müssen[1], wie auch immer das pathogenetische Verhältnis vom Ulcus zur Gastritis sich endgültig aufklären mag.

Standen wir bis vor wenigen Jahrzehnten in der Gastritislehre noch unter dem Eindruck jenes gewaltigen diagnostischen Irrtums der französischen Schule um 1800, als BROUSSAIS und BICHAT auf Grund von Sektionsbefunden, die sich aber später als postmortale Veränderungen erwiesen, glaubten, die Gastritis sei die häufigste Magenkrankheit überhaupt, — war die Klinik seither besonders in Deutschland fast ganz davon abgekommen, die Diagnose Gastritis zu stellen, oder auch nur anzuerkennen, und beschränkte sie sich lediglich auf die Feststellung von Sekretions- und Motilitätsstörungen, so hat auch hier, wie bei der Ulcuslehre, der methodische Fortschritt die Wandlung im ärztlichen Denken gebracht[2].

Es wurde das Röntgenverfahren für das Magenproblem die Methode der Wahl für Klinik und Forschung. Seit wir in der Klinik in der Lage sind, das Schleimhautrelief des Magens bis ins feinste Detail hinein zu studieren, können wir an der Tatsache nicht mehr vorbeigehen, wie oft nicht nur als Begleitsymptom eines Ulcus oder einer Superacidität, sondern selbst bei Normacidität deutliche Schwellungszustände an der Magenschleimhaut zu beobachten sind. Die normal gerade oder sanft bogenförmig verlaufenden zarten Falten erscheinen verbreitert bis zur stärksten Wulstung bei fast völligem Verstreichen der Faltentäler. Der Aspect des Magenreliefbildes ist ein völlig veränderter, wir erinnern an das „Ulcusgesicht“ (BERG) des Magens, auch die vermehrte Säure- und Schleimproduktion des Magens beeinflußt die Art der Schattengebung charakteristisch[3].

Eine Statistik, die KNOTHE an dem Material meiner Poliklinik erhoben hat, zeigt, daß die Ulcera des Magens und Duodenum in 57% der Fälle im Röntgenbild derartige nachweisbare Schleimhautveränderungen neben der Nische zeigen. Beim operierten Magen sind es beim Resektionsmagen 64%, nach der G. E. 67% und beim Ulcus jej. pept. 100%. Diese Feststellungen gerade am operierten Magen passen relativ gut zur Häufigkeit der Beschwerde als Wertung des Operationsresultates.

Eines muß aber zur Bewertung des Röntgenbildes gleich kritisch hervorgehoben werden: auch ein negativer Röntgenbefund läßt nie mit Sicherheit eine gastroskopisch oder autoptisch makroskopisch sichtbare Gastritis völlig ausschließen. Das Röntgenbild kann aber auch wieder Schwellungen und Quellungszustände der Schleimhaut mit und ohne Hyperämie sichtbar machen, die kein Pathologe auf dem Sektionstisch von seinem Standpunkt aus als Gastritis bezeichnen darf.

---

[1] v. BERGMANN, G.: Das Gastritisproblem. Dtsch. med. Wschr. 1929, Nr. 42.

[2] KATSCH, G.: Gastritis. Hdb. d. inn. Med. v. BERGMANN-STÄHELIN Bd. III, 1. Berlin: Julius Springer 1926.

[3] BERG, H. H.: Über das Verhalten des Schleimhautreliefs im Magen bei verschiedenen Erkrankungen. 38. Kongr. d. Dtsch. Ges. f. inn. Med. Wiesbaden 1926. — Röntgenuntersuchungen am Innenrelief des Verdauungskanals. Leipzig: Thieme 1931.

Man vergegenwärtige sich dazu etwa die verschiedenen Grade eines Schnupfens: jene wäßrige, mit vasomotorischen Vorgängen zusammenhängende Sekretion aus der Nase bei Kälte, jene Schwellungen, bei denen die Nase verschlossen ist, die starke Schleimsekretion und schließlich den eitrigen Schnupfen. Verschiedene Grade eines gleichen Vorgangs, zuerst nur Funktionsänderung, dann übergehend in Fluxionshyperämie und Ödem, dann in vermehrte Schleimsekretion bis zu jenen Zuständen, wo auch am Leichenmaterial der Pathologe die Schleimhautentzündung mikroskopisch und endlich auch makroskopisch nachweisen kann (Abb. 29, 30 u. 31).

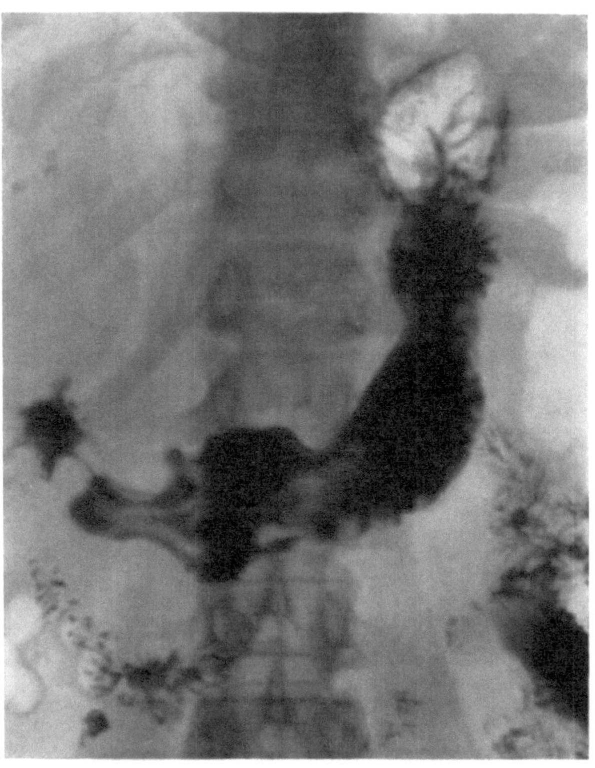

Abb. 29. Gastritis (Faltenhypertrophie).

Die Analogie ist gewiß nur teilweise berechtigt, aber sie genügt doch, um aufzuzeigen, daß makroskopisch-röntgenologische Schleimhautveränderungen nicht gleich gesetzt werden dürfen dem im Grunde pathologisch-anatomischen Begriff einer erweisbaren Gastritis.

Der Gastritisbegriff des Pathologen muß nach der Richtung des mikroskopisch Erweislichen weiter reichen, der röntgenologische Nachweis von Schleimhautveränderungen ist nach der anderen Seite umfassender, da es gelingt, reversible funktionelle Schleimhautveränderungen am Lebenden darzustellen.

Der von Knothe beim Colonbild gebrauchte Ausdruck der „Irritation“ zur Bezeichnung jener anatomisch noch nicht faßbaren, röntgenologisch aber sicher nachweisbaren Reizzustände wird auch für den Magen von Nutzen sein können und zum Beweis dienen, daß die Klinik Abweichungen auch da anerkennen muß, wo die pathologische Anatomie es nicht kann.

Daß das Wort „Irritation“ gewissermaßen als Zwischenglied bei Schleimhautveränderungen und als gereizter Zustand der noch nicht als „Inflammation“, als wirkliche Entzündung bezeichnet werden kann, sprachlich nicht einwandfrei ist, muß auch hier wie beim Colon zugegeben werden, denn Irritation ist der

Reiz, und das, was wir meinen, ist die Reizbeantwortung. Da man aber sogar vom nervösen Reizmagen (SIEBECK) spricht, und WESTPHAL den Begriff des „hyperergischen Reizmagens“ mit verschiedenen Unterteilungen einführen will, wird auch hier sprachlich nicht zwischen Reiz, Reizbarkeit und dem Resultat, nämlich dem gereizten Magen, unterschieden. So meine ich, daß ein begriffliches Mißverständnis durch die sprachliche Unschärfe nicht eintreten kann, und daß

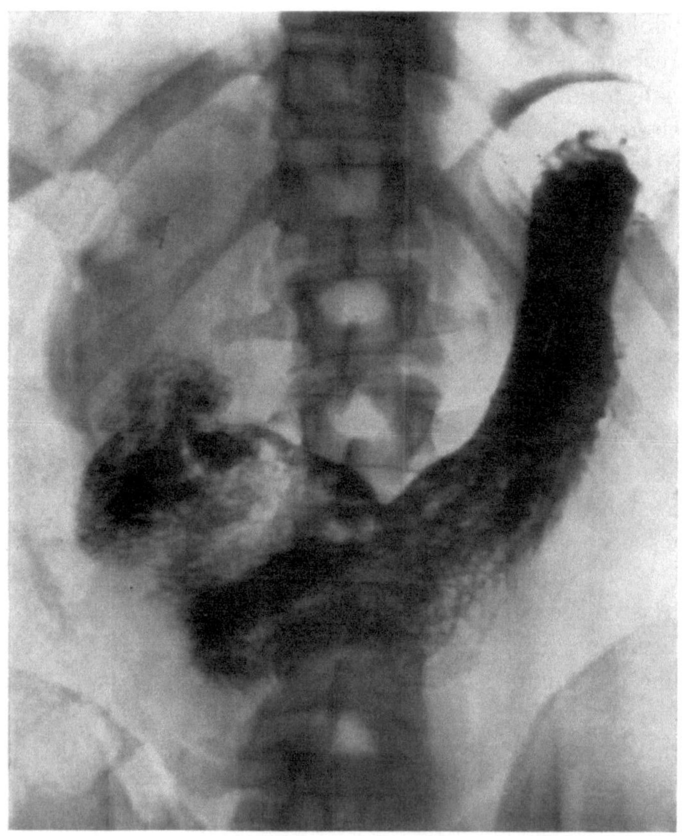

Abb. 30. Gastritis (Etat mamelonné).

wir doch gerade für die besprochenen Schleimhautzustände „die Irritation“ zwischen den Normzustand und den der entzündlichen Reaktion setzen dürfen. Also von Irritation oder Reizmagen dann sprechen wollen, wenn die echte Entzündung, die Gastritis, nicht im Sinne der Anatomen besteht.

Beim Entzündungsbegriff in seiner Bedeutung für die Klinik wird darauf zurückzukommen sein, daß ein „hyperergischer“ Zustand als eine Teilerscheinung des allergischen Geschehens, also der „allergischen Entzündung“, für Imunitätslagen des Gewebes reserviert bleiben muß, die sich entwickeln, wenn eine veränderte Gewebsdisposition durch voraufgehende Sensibilisierung entstanden ist.

Aus diesem Grunde wäre der hyperergische Reizmagen außerhalb des allergischen Geschehens ein nichtglücklicher Ausdruck, und es wird uns in der Klinik nicht leichter gemacht, wenn wir gar noch verschiedene Grade dieses Geschehens mit WESTPHAL unterscheiden sollen. Die Vermehrung der Grenzen, die aus dem Bedürfnis des Ordnens in Kategorien gezogen werden, führt zu einer Zunahme der Grenzstreitigkeiten, während im Verlauf fließende Übergänge

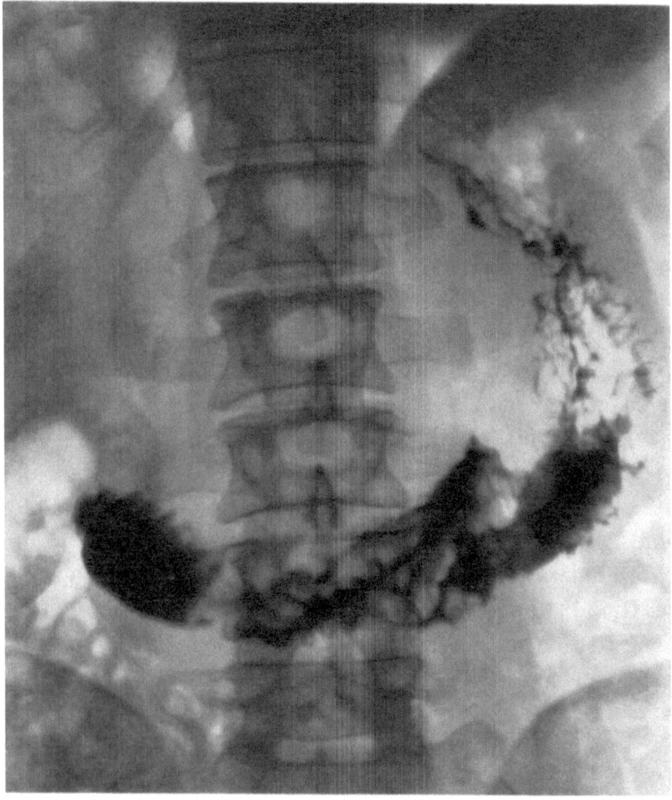

Abb. 31. Schwere Gastritis hypertrophicans pseudopolyposa bei callösem Ulcus der kleinen Kurvatur.

vorhanden sind. Es ist wohl mehr als ein Wortspiel, wenn im Worte des Katarrhs das Fließende sich ausdrückt, wie es zunächst von der Schleimproduktion beim Schnupfen geschildert ist, und man könnte sich fragen, ob Schleimhautkatarrh und Schleimhautentzündung identische Zustände, oder ob der echten, anatomisch nachweisbaren Entzündung katarrhalische Zustände vorausgehen, aber auch hier würde eine scharfe Scheidung zwischen Katarrh und Entzündung uns nichts helfen. Man verwende also den Begriff des Reizmagens oder der Irritation bei solchen Feststellungen, bei denen der Kliniker nicht mit Sicherheit aussagen kann, daß schon das reaktive, entzündliche, mesenchymale oder auch kapillaritische Geschehen vorliegt, und denke gerade bei der Irritation ähnlich wie beim Catarrhus acutissimus des Asthma bronchiale an Zustände neurosekretorischer, vasomotorischer und neuromuskulärer Art, deren Steigerung in das Gebiet echter Entzündung hineinführt. Beim Asthma sind wir gewohnt, diesen akuten Katarrh der Alten jetzt als allergischen Katarrh aufzufassen, Ähnliches gilt beim Dickdarm für die Colica mucosa (membranacea), während am Magen noch jeder Anhalt fehlt, den Zustand der Irritation in das Gebiet der Allergie einzureihen.

Keineswegs darf aber die Anerkennung eines Zustandes als Reizmagen dazu führen, die nervöse Dyspepsie, ebenso wie die Fülle der reinen Organneurosen des Magens in stiller Form, also etwa als „nervöser" Reizmagen, wieder einzuführen. Es bleibt nur so viel richtig, daß wir Menschen mit erheblichen Magenbeschwerden erleben, bei denen das Faltenrelief im Röntgenbilde Schwellungen und Quellungen auffinden läßt, die ähnlich wie in den Tierexperimenten WESTPHALS und seiner Schüler auf Nervenreizung, namentlich pharmakologische hin entstehen und ebenso schnell wieder vergehen können. Nicht jeder solcher vasomotorische Zustand und nicht jedes solches Ödem ist wirkliche Entzündung. Auch die Untersuchung des ausgeheberten Schleims mit der Auszählung der dem Schleim beigemischten zelligen Elemente führt da nicht weiter. Ist es doch gerade beim Magen so, daß schon die gewöhnliche Verdauungsarbeit zu einer Emigration von Zellen führt. Eine Erhöhung der Zellzahl, auf welche WESTPHAL großes Gewicht legt, weist auf ein pathologisches Geschehen hin, aber die Abgrenzung von solchem Reizmagen zur wirklichen Schleimhautentzündung bleibt unbefriedigend, zumal wenn man feststellen muß, daß manche echte Gastritis gerade mit Verminderung der Schleimproduktion einhergeht. WESTPHAL unterscheidet zwei Grade: wenn etwa nur 400—600 Zellen, darunter 60—70% Leukocyten gefunden werden im Kubikzentimeter oder beim schlimmeren Grade über 1000 Zellen mit über 50% Leukocyten.

Man ist in der Klinik fraglos einen großen Schritt weiter gekommen, als man diese Probleme mit der Methodik der Gastroskopie eingehend studiert hat und namentlich den gastroskopischen Befund mit dem Befunde des Schleimhautreliefs im Röntgenbilde verglichen hat (GUTZEIT u. a.). So sieht man mittels des Gastroskops gelegentlich nur vasomotorische Rötungen, fleckenförmig über die Schleimhaut verteilt, neben dazwischenliegenden blasseren Stellen, man sieht weiter die ganze Magenschleimhaut oder Teile von ihr mit dichten Schleimflocken übersät, sieht endlich Schleimhautfalten ödematös gequollen, die schnell wieder zum normalen Zustande zurückkehren, kann beobachten, daß auf Kataplasmen oder andere physikalischen Prozeduren von der Haut her, ja sogar auf die Eisblase hin, die man auf die Bauchdecken legt, eine Fluktionshyperämie der Schleimhaut auftritt, und befindet sich offenbar bei all diesen Feststellungen noch im Gebiete einer irritierten Magenschleimhaut, aber keineswegs einer echten Entzündung.

Auch die Vorstellungen von den wirklich entzündlich schweren Zuständen der Magenschleimhaut sind durch die Gastroskopie erheblich vertieft worden:

Man stellt fest, wie leicht verwundbar diese Schleimhaut ist, wie leicht sie blutet, und muß daraus schließen, daß der Nachweis von okkulten Blutungen in den Faeces auch ohne Ulcus und ohne Erosion gar nichts seltenes ist, ja daß eine intensive Gastritis genügt, um selbst makroskopisch erkennbare Blutungen, ja Blutbrechen und Teerstühle hervorzurufen [TEITGE]. Viel eher wird das noch der Fall sein, wenn man im Zusammenhang mit der Gastritis den Magen übersät sieht mit Erosionen, die keineswgs nur im Antrumgebiet vorkommen. Aus diesen Erosionen, also oberflächlichen Epitheldefekten, ähnlich etwa den Aphthen der Mundschleimhaut, kann es zu ganz erheblichen Blutungen kommen, und dennoch müssen wir diese Erosionen als Teilausdruck der Entzündung scharf und prinzipiell vom Ulcus scheiden. Alle Vortragenden des Deutschen Internistenkongresses im Frühjahr 1935, die ihre gastroskopischen Erfahrungen niederlegten, waren darüber einig, daß sie niemals die Entstehung eines wirklichen Ulcus rotundum aus einer solchen entzündlichen Erosion gesehen haben. Es bleibt also das Bild einer Gastritis erosiva vollkommen getrennt vom gastroskopischen Bilde eines Ulcus, ja nicht einmal gehen vereinzelte Erosionen, die der Gastroskopiker häufig sieht, und die auch große oder okkulte Blutungen hervorrufen können, in ein typisches ausgestanztes Ulcus ventriculi über. Es scheint also so, als wenn die Gastroskopie, die sicher auch heute noch trotz des flexiblen Gastroskops nicht eine Methode für den Praktiker ist, für die pathogenetische Auffassung vom Ulcus als Forschungsmethode mit unmittelbarer Anschauung uns einen wesentlichen Schritt vorwärts gebracht hat, aber auch für vereinzelte Fälle, die mit allen anderen Methoden unklar bleiben, kann die Gastroskopie in der Hand eines wirklich Geübten heute als diagnostische Methode empfohlen werden, wenn zur technischen Übung die richtige Deutung auf Grund ausgedehnter Erfahrung hinzukommt.

Die Gastroskopie hat also bestätigt, daß es eine gereizte Magenschleimhaut gibt, mag dieser Reiz vom Nerven her ausgelöst sein oder eine Reizbeantwortung darstellen durch Stoffe, die vom Blute an die Schleimhaut herantreten, oder endlich durch reizende Substanzen, die unmittelbar von dem Mageninnern her die Schleimhaut treffen. Wirkt sich diese Reizbeantwortung stärker und nachhaltiger aus, so bleibt es nicht bei der vasomotorischen Hyperämie oder bei der ödematösen Schwellung und Quellung, sondern es tritt jene Reaktionsform auf mit Beteiligung der Kapillaren, bei der es zum Plasmaaustritt aus den Kapillaren in das Schleimhautparenchym kommt, also zum ersten Grade der Entzündung, der neuerdings von anatomischer wie klinischer Seite als „seröse" Entzündung bezeichnet wird, die KATSCH auch beim Magen annimmt. Weitere Grade mit dem Durchtritt zelliger Elemente durch die Kapillarwand werden sich beim Magen besonders leicht vollziehen, und Zellinfiltrationen im Gewebe werden sich entwickeln, es kommt zur Beteiligung des epithelialen Parenchyms mit Vacuolisierung des Deckepithels, mit Zelldegeneration, mit fibrinreichen Ausschwitzungen und zur Bildung von entzündlichen Erosionen, kurz: wir sind dann aus dem Gebiet der nur irritierten Magenschleimhaut heraus, und es werden dann mit allen Methoden die Zeichen echter Entzündung offenbar, ob man nun Gelegenheit hat, makroskopisch und mikroskopisch das lebenswarme Präparat zu untersuchen, ob man sich beschränken muß, die Entzündung gastroskopisch zu betrachten oder durch die Zellzählung des ausgeheberten Schleims sich überzeugt, daß man ganz außerhalb der Grenzen der normalen Emigration von Zellen in den Magenschleim hinein ist. Am schwierigsten ist jetzt die Deutung für das Röntgenbild geworden. Hier gewinnen wir auch bei optimaler Technik gelegentlich Befunde, bei denen die Entscheidung unmöglich ist, ob wir noch im Gebiet der sog. Irritation im Sinne der Reizbeantwortung oder im Gebiet echter Inflammation, also wirklicher Entzündung sind. Daß diese Entzündungen wohl stets, wenn wir von der so seltenen Gastritis phlegmonosa absehen, ohne Temperaturerhöhung verlaufen, daß keine Leukocytose im Blute sich einstellt, keine Linksverschiebung im Blutbild der Weißen und keine erhöhte Senkungsgeschwindigkeit, ist wieder ein schwer erklärbares Problem für sich. Meine bisher geäußerte Vorstellung, daß die Entzündungsprodukte vom Magen aus nicht resorbiert werden, schnell in das Magenlumen hinein abfließen, vielleicht dort auch peptisch zerstört werden, ist mir heute nicht mehr eine befriedigende Erklärung, denn wir müssen vom akuten entzündlichen Ödem der Leber, etwa wenn der Icterus implex eine akute, seröse Hepatitis ist, und von der chronischen Entzündung der Leber, der Lebercirrhose, dasselbe aussagen, und auch die akute Nephritis verläuft selten mit Temperaturerhöhung, während die seröse Entzündung der Pleura, mindestens zu Beginn, meist hohe Temperaturen hat, und erheblich erhöhte Senkungsgeschwindigkeit der Roten, ja selbst die Entzündung der Synovia der Gelenke mit serösem Erguß verläuft ja so häufig mit Temperaturerhöhung und vermehrter Senkungsgeschwindigkeit der Erythrocyten. Es werden diese Schwierigkeiten nicht zu vergessen sein, wenn in einem weiteren Kapitel die allgemeine Pathologie der Entzündung vom klinischen Standpunkt aus zu erörtern ist, ja das hier Gesagte ist vorbereitend gedacht für das Entzündungsproblem, mit dem wir uns dort zu beschäftigen haben (Kap. 7).

Nur selbstverständlich ist es, daß auch die Ausheberungsbefunde sich keineswegs immer mit den Röntgenbefunden decken. Durch die Vielheit und Divergenz der funktionellen Symptome, durch Motilität und Sekretion war ja gerade bis zur Röntgenära die Diagnose der Gastritis nahezu unmöglich. So finden sich Normacidität, fehlende Schleimproduktion, dennoch starke Schleimhautschwellung und Wulstung, oder Achylie, bei Obduktionen nachgewiesene Anadenie und meist normales Röntgenbild, Schleimproduktion, selbst mit sehr reichlichen Eiterzellen und keine Schleimhautwulstung, Supersekretion, auch motorischer Reizmagen, fehlender Schleim und normales oder auch stark verändertes Röntgenbild etwa im Antrum. Bei alledem gelegentlich heftigste Beschwerden mit typischen Ulcusschmerzen oder Druck, Völlegefühl, Übelkeit, Brechen „Acidismus“, Anorexie bis zu völliger Freiheit von Beschwerden sowohl bei Achylie wie bei Gastritis acida.

Darum schematisiere man ja nicht. Nicht nur die anatomische Feststellung ist nicht in Deckung zu bringen mit der klinischen, sondern innerhalb der klinischen Symptomatologie ist im Einzelfalle einmal die Schleimproduktion, ein andermal die fehlende oder die vermehrte Sekretion, ein drittes Mal der Röntgenbefund das entscheidend Wichtige, für den Geübten und in der Deutung Erfahrenen vor allem auch die Gastroskopie. Die Befunde können sich kombinieren, es kann aber auch ein einzelner für sich entscheidend sein, aber nicht so, daß jeder Einzelbefund gleichwertig ist, sondern er kann nur bei richtiger Auswertung im Gesamtbild der Klinik die Diagnose stützen.

So gibt es Röntgenbefunde, die restlos die Diagnose schwerer Schleimhautveränderungen zulassen werden, aber auch solche, die nur die Annahme nahelegen. Ähnlich kann eine Aciditätskurve vom Klettertypus zwar auf eine Antrumgastritis hinweisen, aber der Klettertypus kommt auch ohne im Röntgenbild nachweisbare Gastritis beim pylorischen Ulcus vor.

Die Prüfung des sekretorischen Verhaltens wird gerade, weil sie den Röntgenbefund von einer anderen Seite ergänzt, ihre Wichtigkeit nicht ganz verlieren. Wenn auch jene allzu weitgehenden funktionellen Schlüsse aus der Frühzeit der Magenausheberung die Erkenntnis der pathologischen Zusammenhänge fast mehr gehemmt als gefördert haben, so nahm schließlich doch die Neubelebung der Gastritislehre von Ausheberungsbefunden ihren Ausgang. Boas wies Ende der achtziger Jahre an ausgeheberten Schleimhautstückchen gastritische Veränderungen histologisch nach, und Knud Faber setzte sich energisch für die Achylie als klaren Befund einer Gruppe chronischer Gastritis ein.

Zweifellos kann schon als Ausdruck einer seelischen Depression oder reflektorisch von Vorgängen im Peritoneum, entfernt vom Magen, ein vorübergehender Magensaftstreik vorhanden sein. Aber die Erkenntnis, daß eine länger bestehende Achylie fast stets auch eine chronisch atrophierende Gastritis bedeutet, wobei allerdings die Aufhebung der Saftsekretion den anatomischen Veränderungen vorangehen kann, bricht sich doch mehr und mehr Bahn, das gilt nicht nur für die Biermer-Anämie.

Ein Fortschritt der Neuzeit ist die Feststellung, daß auf Histamininjektion noch Salzsäuresekretion eintritt, wenn sie auf die üblichen Ingestenreize nicht mehr erfolgt. Hier sind zwei von Kalk in dieser Richtung an meiner Klinik beobachtete Fälle lehrreich[1], bei denen nach Salzsäureverätzung des Magens (Suicidversuch) zunächst der Histaminreiz noch Salzsäure ergab, während auf den Alkoholprobetrunk keine Sekretion mehr erfolgte, später auch eine auf Histamin refraktäre Phase durchlaufen wurde und dann offenbar mit einer Regeneration der Fundusdrüsen die Histaminprüfung wieder positiv ausfiel, zuletzt erst auch die normalen Nahrungsreize vom Magen aus Sekretion herbeiführten. Es ist also wohl das Versagen des stärksten Sekretionsreizes beweisend für schwere Störung der Fundusdrüsen, absolut irreparabel ist trotzdem selbst dieser Zustand nicht,

[1] Kalk: Zur Frage der Existenz einer histaminähnlichen Substanz beim Zustandekommen des Dermographismus. Klin. Wschr. 1929, H. 2.

wenn er auch in der Regel auf eine Anadenie hinweist, die nicht mehr zur Reparation führt.

Die Feststellung KALKS, daß auf intensive Hautreize (Bürsten der Haut bis zur Rötung und Quaddelbildung) Salzsäuresekretion eintritt[1], ist wesentlich. Es erklärt sich im Zusammenhang mit den Annahmen von LEWIS durch jene histaminartigen Körper, die bei Dermographismus und bei urticariellen Bildungen in der Haut entstehen.

Entscheidend wird die Aciditätskurve für die Diagnose aber ebensowenig sein können wie der Schleimbefund, wenn auch eine abundante Schleimsekretion einmal im positiven Sinne angeführt werden kann.

Die Franzosen LOEPER und MARSHALL haben die Leukocytenmenge im Ausgeheberten studiert, an meiner Klinik hat sich KAUFFMANN mit dieser Frage beschäftigt und insbesondere bei dem Studium der Gastritis als „zweite Krankheit" häufig im Anschluß an hochfieberhafte Allgemeinerkrankungen, so Anginen, nach denen Magensymptome sich einstellten, reichlich Eiterkörperchen im Nüchternschleim nachgewiesen[2].

Jedenfalls aber ist schon heute der alte Zweifel an der Gastritis acida definitiv beseitigt, nachdem wir an Ulcuspatienten jetzt Fälle genug erleben und röntgenologisch sichern können, wo keineswegs die acide Gastritis nur primärer Zustand ist, der relativ bald in die zweite Phase der anaciden Gastritis übergeht, sondern wir finden beim Ulcus jetzt meistenteils Fälle, die ihr ganzes Leben hindurch, Dezennien lang, immer wieder mit Superaciditätsschüben erkranken.

Weist uns der Klettertyp der Aciditätskurve auch auf die motorische Komponente hin im Sinne des duodenalen Rückflusses von alkalischem Saft, dem eine neue saure Sekretionsproduktion des Magens folgt, so beruhen doch oft andere Formen hoher Sekretionswerte mehr auf der Retention großer Sekretmengen, weil der Pylorus in der Zeiteinheit weniger hindurchläßt. Auch die Hypertrophie des Antrums und des Pylorus sind Beweis, daß der Reizmagen sich nicht nur in der Sekretion, sondern in veränderter Motilität auswirkt (RÖSSLE).

Müssen wir nun zwei Gastritisformen auf Grund dieser klinischen Funktionsveränderungen prinzipiell scheiden: die chronische rezidivierende Gastritis acida etwa als hypertrophierende Gastritis, von der chronischen anaciden mit Schleimhautverödung endenden Gastritis?

Ich glaube, es wäre verkehrt, dies mit einem scharfen Trennungsstrich zu tun. Gerade KONJETZNYS anatomische Befunde geben uns auch für die innere Klinik wichtige Hinweise für das fließende Geschehen und Übereinandergreifen dieser Veränderungen.

Antrumgastritis, die besonders häufig als Begleiterscheinung des Duodenalulcus auftritt, oft schon makroskopisch erkennbar, läßt die Fundusdrüsen, welche die Salzsäuresekretion besorgen, unbehelligt, während eine diffuse Gastritis jene Drüsenschläuche mit ergreift.

[1] S. Anmerkung auf S. 91.

[2] KAUFFMANN: Magenkatarrh. Neue dtsch. Klin. Bd. 7, 1930.

Das rein lokalistische Einteilungsprinzip wäre aber bedenklich, weil wir wissen, daß nach breiter distaler Magenresektion die Fundusdrüsen in der Regel nicht mehr sezernieren, da sie des Sekretins vom Antrum und Duodenum her bedürfen. So hat also die Verödung des Antrums gerade wie seine Entfernung durch Resektion in der Regel auch Achylie zur Folge.

Wie schwierig schon für den Anatomen die Einteilung der Gastritisformen ist, dafür spricht die Prägung der „atrophierenden Gastritis hypertrophicans". Auch das weist darauf hin, daß die Einteilung atrophierend identisch mit anacid, hypertrophierend identisch mit acid eine Fehlordnung wäre.

Der Röntgenologe z. B. wird, wie wir sahen, wieder nach ganz anderen Gesichtspunkten ordnen müssen, und neben dem irritierten Reizmagen spricht er von der Gastritis granulosa und der Gastritis pseudopolyposa. Und es darf nicht verschwiegen werden, daß das Röntgenbild gerade bei der Perniciosa, bei der man der Anadenie sicher sein kann, gar nicht sehr häufig verschmälerte Schleimhautfalten zur Darstellung bringt.

Die interne Klinik ist also höchstens imstande, solche Gliederungen vorzunehmen durch die Gastroskopie, die sich mit den anatomisch makroskopischen Befunden, jedoch weniger mit den histologisch mikroskopischen in Deckung bringen lassen. Nicht der pathologisch-anatomische Befund des Pathologen oder Chirurgen wird vom Kliniker bei der Diagnose Gastritis meist zugrunde gelegt werden können, sondern höchstens jene oft schwer zu deutenden Veränderungen, die das Röntgenverfahren erkennen läßt.

Aber wir werden zugeben müssen, daß eine sog. „Magenverstimmung", Magendruck, Appetitlosigkeit, Übelkeit, Zustände von Aufstoßen und schlechtem Geschmack im Munde, selbst die belegte Zunge auch dann von einem Gastritisschub herrühren können, wenn Normacidität, normales Röntgenbild und ein normaler übriger Befund erhoben ist. Gerade hier, wo das sonst führende unspezifische Symptom entzündlicher Erkrankungen, das Fieber, fehlt, wird der Arzt oft genug das Hauptgewicht doch wieder auf die Beschwerde legen müssen.

Die Schwierigkeiten, die die Anamnese der Unterscheidung von Gastritis und Ulcus bietet, sind schon genannt. Sie sind darum noch fast unlösbar, weil eben heute immer wahrscheinlicher wird, daß viel von den Ulcusbeschwerden gerade durch Gastritisschübe bedingt ist. So sicher es den Zustand einer reinen, groben Gastritis und eines reinen Ulcus gibt, mindestens ebenso häufig werden beide gleichzeitig vorliegen und dabei die Gastritis vorwiegend an der Beschwerde beteiligt sein.

Zur Ätiologie der Gastritis seien die exogenen Noxen wohl anerkannt, nicht nur für Laugen- und Säureverätzung, sondern auch von den Speisen her. Aber man macht es sich zu leicht, etwa alten französischen Anschauungen folgend, zu meinen: wie sollte die Gastritis nicht entstehen, da der Kulturmensch täglich seinen Magen überlädt, große Bissen, zu heiße und zu kalte Speisen genießt?

Schon beim Alkohol taucht die Frage auf, ob nicht erst *nach* der Resorption, also vom Blutwege aus, die Schleimhautschädigung oft einsetzt. Wies doch

Stoerck auf den Beginn der Gastritis in tieferen Schleimhautschichten hin und betonte dazu die Schädigung durch veränderte Resorptionsverhältnisse durch die Magenschleimhaut hindurch.

Von größerer ätiologischer Bedeutung scheint mir *die hämatogene Gastritis* zu sein, wie sie Knud Faber mit als erster erkannt hat, und wie sie bei uns Fr. Kauffmann auf breiter Grundlage experimentell erforscht hat[1].

Sie ist uns nach Infektionskrankheiten, etwa Dysenterie, Colitis, aber auch bei Cholecystitis, Ikterus u. a., ganz geläufig und wird schon lange weniger durch bakterielle Invasion der Magenschleimhaut als durch toxische aus körpereigenem Gewebszerfall stammende Stoffe gedeutet. Auch ich halte, wie Katsch, diese Ausscheidungsgastritis für die wichtigste.

Kauffmann bestrahlte Hunde, die auf der Rückenhaut rasiert waren, mit Höhensonne und untersuchte dann in bestimmten Abständen die Organe der Tiere. Da fanden sich am Magen feintropfige Verfettungen und andere degenerative Veränderungen am Drüsen-, Grübchen- und Oberflächenepithel. Besonders die Epithelzellen der obersten Drüsenabschnitte boten reichliche Fettablagerungen, zugleich waren einzelne Epithelien aus ihrem Zellverbande gelockert und abgestoßen, so daß kleine Epitheldefekte, die oft nur wenige Zellen betrafen, auftraten — wie es Orth in ganz anderem Zusammenhange als „fettige Usur" beschrieben hat. Von hier fanden sich dann alle Übergänge über das Bild eines beginnenden herdförmigen serösen Katarrhs bis zur schwersten, ebenfalls herdförmigen, erosiven Gastritis, wobei sich auch die Muscularis mucosae und das Unterschleimhautbindegewebe an der oft reichlichen leukocytären Infiltration beteiligten. Es fand sich in den frühesten Stadien nur ein eiweißreiches Exsudat in den Maschen des Bindegewebes. In den fixierten Präparaten sind in den schon erweiterten Capillarlumina nur hier und da neutrophile Leukocyten zu erkennen, während ein zellig-fibrinöses Exsudat schon deutlich die Oberfläche bedeckt. Später steigert sich die ödematöse Durchtränkung und Auflockerung des Bindegewebes wesentlich, und es erscheinen reichlich Leukocyten in und zwischen den degenerierten Epithelzellen. Das sollen die beiden histologischen Bilder aus der Arbeit Kauffmanns veranschaulichen (Abb. 32 u. 33).

Diese Befunde unserer Klinik stellen das Vorhandensein und die klinische Bedeutung einer echten hämatogenen Gastritis völlig außer Zweifel. Betont sei namentlich für jene hämatogene experimentelle Gastritis von Kauffmann der Beginn als Epithelialschaden an der Oberfläche des Magens, wie sie aus seinen zahlreichen histologischen Befunden einwandfrei hervorgeht. Ist dieser Schaden peptischer Verdauung ausgesetzt und führt er andererseits zur mesenchymalen entzündlichen Reaktion, so scheint es mir möglich, die Verbindung herzustellen zwischen jenen so entgegengesetzten, in der Gegenwart herrschenden Ulcustheorien, der Gastritistheorie von Konjetzny und der peptischen Ätzgastritis von Büchner. Nie wird ein gesundes Gewebe des Magens, der ja ständig vom

[1] Kauffmann, Fr.: Experimentelles zur Gastritisfrage. Dtsch. med. Wschr. 1929, Nr. 42/43.

sauren Saft benetzt ist, peptischer Verdauung unterliegen. Ganz anders ein geschädigtes Parenchym mit entzündlicher Reaktion, hier muß die peptische Ver-

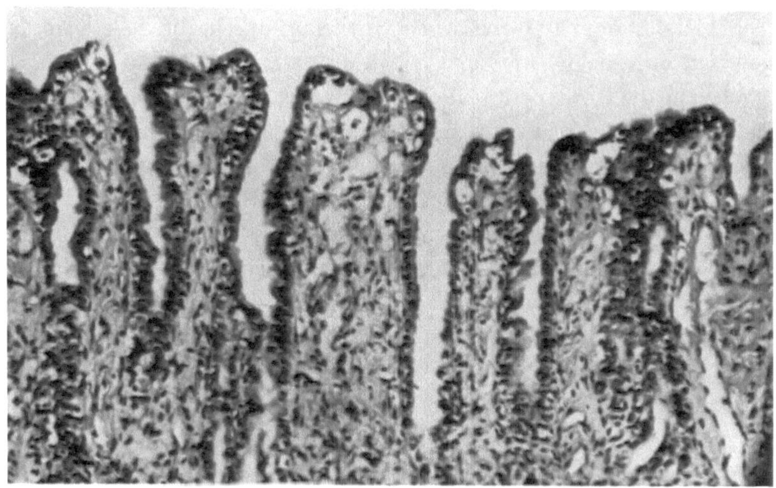

Abb. 32. Experimentelle Gastritis beim Hunde nach Höhensonnenbestrahlung. Magenschleimhaut aus dem Antrumgebiet. Abplattung und Vacuolisierung des Oberflächen- und Grübchenepithels. Erweiterung der Capillaren (KAUFFMANN).

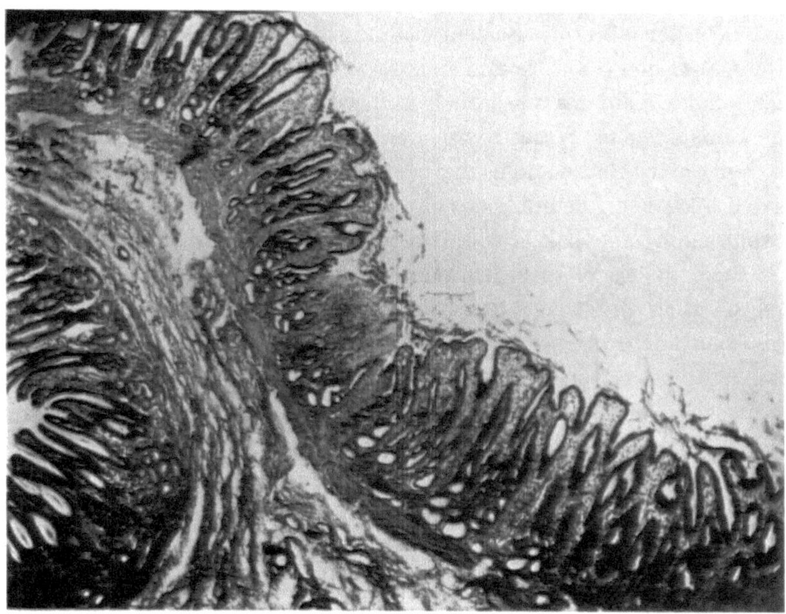

Abb. 33. Experimentelle Gastritis beim Hunde nach Höhensonnenbestrahlung. Schleimhaut aus der Antrumregion. Typische hämorrhagische Erosion (KAUFFMANN).

dauung eingreifen können und kann sehr wohl mindestens zur Erosion führen. Die akute Perforation eines großen Ulcus, ohne daß je Beschwerden vorausgingen, ebenso die Blutung aus heiterem Himmel scheinen mir klinisch darauf hinzuweisen, daß auch der nicht entzündliche Gewebsschaden der Ulcusgenese zu Recht angenommen werden kann, daß also Durchblutungsschädigung eines umgrenzten Schleimhautbezirkes schnell, ebenso schnell wie ein genossenes Stückchen Fleisch, der hydrolytischen Spaltung durch die Salzsäure fermentativ peptisch unterliegt.

Uns scheinen die Tierexperimente, die von KAUFFMANN auch mit einem trypsinartig wirkenden Pflanzenferment, dem Papajotin, zu gleichem Ergebnis führten, eine gute Analogie zur klinischen Erfahrung, daß nach einer hochfieberhaften Angina wie nach einer ausgedehnten Insolation der Haut oft etwa 10—12 Tage später, der Zeit reaktiven Geschehens, akute Magenbeschwerden mit Übelkeit und Erbrechen sich einstellen, ja wir haben mehrmals nach einem übertriebenen Sich-Aussetzen der Besonnung im Freibade oder auch bei künstlicher Höhensonne eine Ulcusblutung erlebt oder das Aufflackern einer typischen akuten Gastritis, nicht selten rezidivierend. Wer meiner Auffassung von der Entzündung und Entzündungsbereitschaft folgt (siehe Kap. 7), wird diese Analogie, die durch jene Experimente gestützt ist, verstehen, und wird die Noxen in Eiweißabbauprodukten, wie dem Histamin, Cholin, der Adenylsäure, dem Allylamin usw. suchen, als den chemischen Agentien der „Zersetzung".

Die so oft in der gastritisch veränderten Schleimhaut gefundenen Bakterien haben sich allem Anschein nach meist erst sekundär dort angesiedelt und sind höchstens für die Fortentwicklung des entzündlichen Prozesses von Bedeutung, auch den SOOR-Befund ASKANAZYS beim Ulcus möchte ich als sekundär und deshalb nicht als wesentlich auffassen.

Auf hämatogenem Wege toxisch entstanden, müssen wir uns auch jene Gruppe von Gastritiden denken, die bei der Urämie, bei der Enteritis anaphylaktica und auch beim Pemphigus vulgaris, dem nach unseren heutigen Kenntnissen wohl kaum eine bakterielle Ätiologie zukommt, auftreten und selbstverständlich auch die nach ausgedehnten auch protrahiert verlaufenden Hautverbrennungen. Hier wirken jene toxischen chemischen Substanzen, die sicher beim sterilen Zerfall körpereigener Gewebe, z. B. in den verbrühten Hautpartien, in den Pemphigusblasen, bei der Pankreasautodigestion usw. entstehen. FR. KAUFFMANNS Versuche scheinen mir hierfür beweisende Analogien zu sein, und mit ihm können wir annehmen, daß jene noch nicht näher zu definierenden, aber wahrscheinlich dem Pepton, Histamin, Allylamin oder auch Tyrosin nahestehenden chemischen Körper von der Blutbahn her die Oberflächenepithelien schädigen und reaktiv die kleinsten Epitheldefekte als entzündliche mesenchymale Reaktionen auslösen, am Magen wie an anderen Parenchymen, etwa der Leber, dem Pankreas, den Nieren. EPPINGER hat das am Tier für Histamin nachgeprüft und bestätigt (1932).

Dabei mag auch eine Ausscheidung dieser toxisch wirkenden Stoffe im Bereich der Pylorusdrüsen in das Magenlumen hinein, die schon BOURGET als „Eliminationsgastritis" beschrieben hat, eine Rolle spielen, die aber wohl nichts prinzipiell ganz anderes ist.

Damit greift das Gastritisproblem weit über den Rahmen der Pathogenese einer Organkrankheit auch im funktionellen Sinne hinaus und reiht sich ein in jene Fragenkette nach den entzündlichen Gewebsreaktionen überhaupt, auf die ich im Kap. 7 näher eingehen werde.

Die Gastritis, die als entzündliche Komponente zu den erörterten Problemen enge Beziehung hat, ist ebenso wesentliches Moment der Beschwerden sehr vieler Kranker mit operiertem Magen, sie ist die häufigste *Nachkrankheit des operierten Magens.* In diesem Krankheitsbilde, das PRIBRAM schlagwortartig als „Gastroenterostomie als Krankheit" bezeichnet hat und das im wesentlichen in Erscheinungen von Druck- und Schmerzgefühl im Oberbauch, Völlegefühl, Aufstoßen und Erbrechen besteht, finden sich alle Symptome der Magenschleimhautentzündung wieder. Öffnet man einen solchen Magen oder betrachtet man ihn durch das Gastroskop, das hier dem Röntgenverfahren weit überlegen ist, schon weil es auch die natürliche Farbe erkennen läßt, so sieht man die Schleimhaut gerötet und geschwollen, die Falten zu dicken Wülsten aufgetrieben, so daß schon durch diese Schwellungen die Anastomosenöffnung fast verschlossen werden kann. Der Typ der Gastritis hypertrophicans ist dabei aber auch im Röntgenbild unverkennbar.

Die Gastroenterostomie, mit der man früher einmal 85—95% aller Geschwürskranken heilen zu können glaubte, hat sich durch ihre Nachkrankheiten als die unsicherste Operationsmethode in bezug auf den Dauererfolg erwiesen. Noch nicht einmal die neueren Statistiken, die von etwa 50% Dauererfolg sprechen, werden den wirklichen Verhältnissen gerecht, die der Chirurg ja schon darum nur teilweise übersehen kann, weil der ungeheilte Patient nicht zu ihm zurückkehrt, sondern viel eher den Internisten aufsuchen wird. Wenn v. HABERER meint, daß die Resultate der Gastroenterostomie mit zunehmender zeitlicher Entfernung immer schlechter werden, so deckt sich das ungefähr mit der Erfahrung meiner Klinik, die KALK dahin präzisiert hat[1], daß mehr als die Hälfte aller Geschwürskranken, die vom Chirurgen mit Gastroenterostomie behandelt werden, krank bleiben. Einem beträchtlichen Teil davon geht es nicht nur genau so schlecht wie vor der Operation, sondern noch schlechter, eben durch die Gastritis, und erst recht, wenn ein Ulcus jejuni pepticum entsteht.

Bei der Gastroenterostomie bleibt ja der normale Verlauf der Magensekretion erhalten. Es kommt durch die Anastomose zwar zu einem Rückfluß von alkalischem Duodenalsaft, aber eine wesentliche Herabsetzung der Acidität des Mageninhalts tritt dadurch nicht ein, eher wohl eine Steigerung der Säuresekretion durch diesen Rückfluß, der wiederum ein ursächliches Moment für die Gastritis abgeben kann.

Diejenigen Fälle, bei denen dann das Ulcus ausheilt, behalten so ihre Gastritis, die selten in eine Gastritis atrophicans übergeht, sie behalten oft alle Beschwerden.

Auf der anderen Seite stehen jene 7—10% von Gastroenterostomierten,

[1] KALK: Von den Folgen der häufigsten Bauchoperationen. Jahreskurse ärztl. Fortbildg. März 1927. München: Lehmann. — Magen- und Duodenalgeschwür. Neue dtsch. Klin. Bd. 6, 1930.

die zwar nicht eine entzündliche Nachkrankheit bekommen müssen, dafür aber das Ulcus jejuni pepticum als Folge des gerade für das Jejunum unphysiologischen Auftretens von nicht neutralisiertem saurem Magensaft.

Darum — und das leitet zur *Therapie* über — geben wir vor der Gastroenterostomie prinzipiell der großen Resektion den Vorzug, bei der allerdings der Pylorus völlig entfernt werden muß, wenn überhaupt operiert wird. Der Heilerfolg hängt weitgehend von der Ausdehnung der Resektion ab, denn nur die völlige Wegnahme des ganzen Gebietes der pylorischen Drüsen, von denen die Steuerung der eigentlichen salzsäureliefernden Fläche des Magens, der Corpus- und Funduspartie, ausgeht, gewährleistet die nötige Säureherabsetzung.

Obgleich die größte Resektion eher nach der Methode von Billroth II möglich ist, halten wir aus verdauungsphysiologischen Gründen das Verfahren Billroth I für zweckmäßiger, denn hier ist wohl wegen der Duodenalpassage der Speisen und der dadurch besseren Ausnutzung der Pankreas-Leber-Sekrete die Ausnutzung der Nahrung besser, also die End- zu Endvereinigung.

Kalk[1] hat in einem Schema die Vor- und Nachteile der Gastroenterostomie und der Resektion gegenübergestellt, das ich seiner Übersichtlichkeit wegen — unwesentlich ergänzt — hier wiedergebe.

Gastroenterostomie.

Vorteil:

I. Einfache, weniger gefährliche Operationsmethode.
II. Erhaltenbleiben der Magenverdauung, wenn auch in eingeschränktem Maße.

Nachteil:

I. Ganz unsichere Beeinflussung der Aciditätswerte.
II. Starke Gastritis häufig.
III. Zurücklassung des Geschwürs im Magen.

Demgemäß:

a) Unsicherheit der Ausheilung, häufig Fortbestehen der Beschwerde oder Recidive.
b) Blutungsgefahr.
c) Gefahr der Perforation.
d) Gefahr der malignen Degeneration.
e) Gefahr des Zurücklassens eines verkannten Carcinoms.

Resektion.

Vorteil:

I. Sichere Herabsetzung der Säurewerte bei genügender Ausdehnung.
II. Geringere Gastritis, beim Billroth I geringer als beim Billroth II.
III. Entfernung des Ulcus.
IV. Entfernung der vorwiegend entzündlich veränderten Antrumpartie.
V. Entfernung eines etwa vorhandenen Carcinoms.

Nachteil:

I. Großer und technisch schwieriger, manchmal undurchführbarer Eingriff, am schwersten beim Billroth I.
II. Sturzentleerung, bei Billroth I später gemildert, ja meist ganz verschwindend.
III. Vernichtung der peptischen Magenverdauung, die aber das peptische Ulcusrecidiv fast ausschließt, während die Achylie nie ständiger Behandlung bedarf.

[1] Kalk: Magen- und Duodenalgeschwür. Neue dtsch. Klin. Bd. 6, 1930.

Wann muß und wann darf operiert werden? Bei der Gastritis erkenne ich eine Operationsindikation überhaupt nicht an und auch beim Ulcus als absolute Indikation nur die eine: bei Perforationsgefahr oder bei der Perforation selbst, meist auch bei der gedeckten Perforation.

Nicht scharf genug kann betont werden, daß die große frische Blutung nicht nur keine Indikation, sondern eher Kontraindikation gegen einen operativen Eingriff darstellt. Die Verblutungsgefahr bei Ulcusblutung ist — ganz seltene Ausnahmefälle, von denen ich 5 in den letzten 9 Jahren erlebte — sehr gering und auf alle Fälle weit geringer als die Gefahr einer Operation am ausgebluteten Organismus, große und wiederholte Bluttransfusionen haben die Gefahr herabgesetzt, ja lassen im Notfall die Operation jetzt als möglich erscheinen.

In jedem Fall eines nachgewiesenen Ulcus, auch dann, wenn mit Sicherheit anzunehmen ist, daß das Geschwür schon lange besteht und die Beschwerden hartnäckig sind, selbst bei Pylorusstenose soll erst der Versuch einer strengen, klinischen Kur unternommen werden, ehe zur Operation geraten wird. Denn nur aus der Tatsache des Versagens der inneren Therapie, des Fortbestehens erheblicher Beschwerden, muß die relative Indikation für den chirurgischen Eingriff vor allem hervorgehen, zumal dekompensierte Pylorusstenosen oft schnell in Kompensation, also normale Entleerungszeit, zurückgehen, selbst bei krasser Deformierung des Bulbus.

Ich stelle also für die *Indikation zum chirurgischen Eingriff* die rezidivierende Beschwerde durchaus in den Vordergrund und werde sehr stark beeinflußt dabei von der Persönlichkeit des Kranken und seiner Lebensaufgabe; es gibt Naturen, die nicht dauernd sich Diätbeschränkungen auferlegen, nicht immer wieder von neuem zu strengeren oder weniger strengen Kuren bereit sind, und es gibt genug Lebenslagen, die eine häufige Behandlung zur Unmöglichkeit machen. Man kann also nicht vom Grade der Beschwerde allein zur Indikation kommen.

Außer diesem ganz individuellen Maßstab menschlichen Einfühlungsvermögens von seiten des Arztes wird selbstverständlich der objektive Befund, in erster Linie der Röntgenbefund, mitzusprechen haben. Dennoch staunt man oft, daß eine fadenförmige Stenose am Duodenum, wie sie im Röntgenbilde erscheint, nicht immer zu Speiseretention führt, ja nach wenigen Wochen wieder eine breite Bahn im Röntgenbilde darstellbar wird, ödematöse Schwellungen gehen so hochgradig zurück, daß man das Röntgenbild nicht gleichsetzen soll mit einem anatomisch irreversiblen, etwa narbigen Vorgang. Wohl aber gilt das von der sog. schneckenförmigen Einrollung der großen Kurvatur oder von der Aufbrauchung des Bulbus, ja der ganzen Pars horizontalis superior des Duodenum. Aber selbst bei dieser sieht manchmal nach Monaten das Bild so viel günstiger aus, daß es uns belehrt, wie auch hier neben Narbenschrumpfung entzündlich infiltrative Prozesse der Rückbildung fähig sind. Die Tiefe des Ulcus, die callöse Natur sind dennoch oft so sicher festzustellen, daß wir wirklich nicht selten dann vom Ulcus chirurgicum sprechen müssen, also wissen, daß hier eine radikale Besserung internistisch nicht mehr erfolgen wird. Es bleibt interessant, wie Erbmomente bis in alle Einzelheiten der Lokalisation hier herrschend sein können. H. H. BERG hat mich mit Recht einmal gewarnt, bei einem Ulcus duodeni der Vorderwand den Kranken nach Lugano zur Kur zu schicken, als letzten therapeutischen Versuch vor dem Rat zum Eingriff, mit der Begründung, daß der Vater des Kranken im gleichen Alter an einer Ulcusperforation gestorben sei. In Lugano kam es zur Perforation, der Patient konnte noch gerade von SAUERBRUCH gerettet werden. Ich besitze in meiner Sammlung die Bilder von Ulcera duodeni bei Großvater, Vater und Sohn, in jeder folgenden Generation früher auftretend. KALK[1] hat an zahlreichen Fällen erwiesen, daß die hereditäre Belastung offenbar sehr oft zum früheren Ausbruch des Leidens führt. Es ist klar, daß wiederholte große Blutungen ebenso wie die Intensität der Schmerzen die Indikation zum Eingriff beeinflussen, und dennoch muß ich rückschauend betonen, daß ich mit der Indikation zur Operation immer zurückhaltender geworden bin, einmal weil die Gastroenterostomie so oft keine bessere Situation schafft wie vor dem Eingriff, und selbst Chirurgen, die der großen Resektion den Vorzug geben, gerade bei schwerer Deformierung des Duodenum Bedenken haben, es so weit frei zu präparieren, daß die Operation technisch möglich wird, besonders aber sind starke Beziehungen zum Pankreas auch oft genug ein absolutes technisches Hindernis zum radikalen Eingriff. So ist v. HABERER völlig davon abgekommen, große Resektionen durchzuführen unter Belassung des Ulcus, wenn dieses technisch nicht zu entfernen ist. In dem Sinne kommt für ihn die „Resektion zur Ausschaltung“ als „palliative Magenresektionen“ nicht in Betracht. Wir meinen (KALK), daß wenn der Pylorus mit entfernt wird, doch auch dieser Eingriff zur Beseitigung der peptischen Wirkung konsequent wäre. Unter diesem Gesichtspunkt wird eine schwerste Bulbusdeformierung und gerade die Duodenalverkürzung oft Kontraindikation oder wenigstens Hemmung zum Entschluß bedeuten, sich für die Operation einzusetzen, weil mit Wahrscheinlichkeit der Chirurg dann doch nur die Gastroenterostomie ausführt, keinesfalls die Resektion vornehmen darf, wenn er nicht wenigstens den Pylorus mit entfernen kann. Immer bleibt die krasse Diskrepanz zwischen der Größe des gewaltigen Eingriffs der großen Resektion bestehen und der Kleinheit der kranken Stelle für die ein halbes oder fast das ganze Organ zum Opfer gebracht wird. Das ist sicher der Hauptgrund, weshalb die Chirurgie der Gegenwart keine einheitliche Stellung zu gewinnen vermag, und seit so vielen Jahren die Einstellung bei den verschiedenen Chirurgen, ja beim selben Chirurgen, schwankt als Bevorzugung der großen Resektion oder der Gastroenterostomie. Ich sehe auf weite Sicht nur die Lösung, daß ein frühes Erkennen des Ulcus jene Fälle mit schweren irreversiblen anatomischen Schäden immer seltener macht, ähnlich wie die gewaltigen Magendilatationen mit Stauungsinsuffizienz durch Pylorusstenose uns immer seltener zu Gesicht kommen. Die Hoffnung liegt in der Richtung sowohl verbesserter Frühdiagnostik, die im Grunde bereits erfüllt sein könnte,

[1] KALK: Das Ulcus der Jugendlichen. Z. klin. Med. Bd. 108, H. 1—3, 1928.

wenn optimale Röntgendiagnostik jedem Arzt zur Verfügung stände, und in prinzipieller Änderung der Therapie, die über ihr jetziges bescheidenes Niveau, der Schonung des Magens, endlich hinauskommen muß.

So uneinheitlich und wenig zielstrebig die innere Therapie auch ist, an Erfolgen, auch bei Behandlung alten Stils, ist kein Mangel. Ist es doch geradezu eine Ausnahme, daß bei konsequenter Behandlung nicht in wenigen Tagen die Schmerzen verschwinden und Rückfälle von Beschwerden sich so oft sofort beseitigen lassen[1].

Es entspricht nicht der Tendenz dieses Buches, hier eine ausführliche Darstellung dessen zu geben, was mit mehr oder weniger Berechtigung Inhalt der internen Ulcus- und Gastritistherapie ist. Ich kann aber auch um so mehr darauf verzichten, da ich dazu im Handbuch der inneren Medizin (Bd. III) Stellung genommen habe und dort auch meine Indikationen für leichte, mittelstrenge und strenge Ulcuskuren besprochen habe. Kalk ist in seiner Monographie über das Magen- und Duodenalgeschwür[2] ebenfalls in der für die Praxis notwendigen Breite auf die Therapie eingegangen.

Hier liegt mir nur daran, subjektiv die Linie aufzuzeigen, die eine moderne funktionelle Magentherapie einhalten soll, und zu kritisieren, was mir gegen deren Sinn zu verstoßen scheint:

Man hält das Fleisch für den wichtigsten Säureanreger, verbietet es ganz und gibt gleichzeitig Bouillon, so daß die Fleischsalze nicht fehlen, die gerade die Säurewecker sind. Man geht ins andere Extrem und gibt reichlich Fleisch zur Bindung der Salzsäure als Acidalbumin, und es geht auch. Man legt Menschen viele Wochen ins Bett, entzieht sie dem Beruf und Verdienst und entdeckt in Zeiten wirtschaftlicher Not, in der sich niemand einen langen Krankenhausaufenthalt leisten kann, daß auch ambulante Kuren sehr oft nützen. Kranke erzählen, daß die Kost der Feldküche sie beschwerdefrei machte. Seit sie strenge Diät halten, leiden sie wieder. Ein Arzt behandelt mit Stachelbeerkompott und Sauerkraut und ist von seinen Erfolgen begeistert. Man sollte ihm dennoch nicht folgen. Aber auch nicht jenen namhaften Forschern, die die Sonde in das Duodenum einlegen, um dem Magen völlige Ruhe zu lassen, ohne dabei in Betracht zu ziehen, daß diese Duodenalernährung stärkste Sekretionen im Magen auslöst, der dann von reinem, also besonders saurem Sekret berieselt wird.

Vielleicht wird eine nicht mehr ferne Zeit, die die bisher so gern, aber leider oft kritiklos geübte Reiztherapie zu einer sicheren antiphlogistischen Umstimmungstherapie auszubauen gelernt hat und die die Indikation und Dosierung des jeweils nötigen Reizes methodisch zu bestimmen weiß, auch die Behandlung der Ulcuskrankheit von Grund auf wandeln. Die Erfolge der Bluttransfusion und der Serumanaphylaxie bei der Colitis gravis und bei allergischen Krankheiten lassen diese Hoffnung berechtigt erscheinen. Immer mehr wird es gewiß,

---

[1] v. Bergmann, G.: Ulcus pepticum. Hdb. d. inn. Med. von v. Bergmann-Stähelin, Bd. III, 1. Berlin: Julius Springer.

[2] Kalk: Magen- und Duodenalgeschwür. Neue dtsch. Klin. Bd. 6, 1930.

daß die Entzündung durch Änderung der Entzündungsbereitschaft und Entzündungslage des Organismus bekämpft werden muß. Entzündungslage und allergischer Zustand sind nahe verwandte biologische Verhaltungsweisen einer Immunitätslage.

Vorläufig aber muß sich mindestens der Praktiker noch mit den alten üblichen Heilmitteln begnügen. Von ihnen sind noch immer die physikalischen Methoden der intensiven feuchten Wärme, ferner Ruhe und Diät die besten. Aber man soll auch damit nicht wahllos verfahren und sich nicht an Schemata starr halten, die meist bequemer für den Arzt als für den Patienten sind.

Oft wird das Eingehen auf das, was dem Kranken bekommt, was Beschwerden verursacht und was nicht, gerade bei der Auswahl der Diät rationeller sein als die theoretische Ableitung einer Kostform, bei der man etwa jeden einzelnen Nahrungsbestandteil in möglichst reiner Form mit fraktionierter Ausheberung in seiner Aciditätskurve analysiert hat. Die Bekömmlichkeit der einzelnen Vorschriften wird oft vom Kranken besser beurteilt werden können als vom Arzt.

Darum wird man meist mit Diätregeln auskommen, die im wesentlichen das Verbotene hervorheben.

Dort, wo eine strenge Kur, die meist nur klinisch durchgeführt werden kann, indiziert ist, bei hartnäckigen Beschwerden und nachgewiesenem großen Ulcus halten auch wir uns an ein Schema, besonders unter dem Gesichtspunkt, auch in den strengsten ersten 8 Tagen so viel Calorien als möglich zuzuführen[1]. An Kalks Schema habe ich auszusetzen, daß es die Vitamine nicht beachtet und für die Praxis zu starr ist. Die bekannten ältesten Schemata nach Leube, Lenhartz treten hier auch heute noch, kritisch modifiziert, in ihr Recht. Nur gegen die Sippy-Kur habe ich schwere Bedenken wegen ihrer großen Alkalimengen[2].

Wenn auch individualisiert werden soll, so sollte das Artistentum in der Diätetik aber endlich aus dem ärztlichen Handeln verbannt werden. Die Diätetik hat eine wissenschaftlich rationelle und eine empirische Basis. Letztere mag sie in der Zubereitung der Kost zum „Kunsthandwerk", nicht zum Kunstgewerbe machen. Aber die Künstelei, die zur „Angstdiät", beim Kranken führt, sollte verschwinden, jüngst hieß es, eine Hollywood-Diät sei die neueste Ulcuskur, si non e vero . . .

Es liegt mir auch daran, einige therapeutische Vorurteile zu geißeln, denen man immer wieder begegnet.

Weißes Fleisch ist nicht leichter als schwarzes oder rotes. Ein Lendenfilet, ein Roastbeef oder Tournedos kann sehr zart sein, zarter als ein altes Suppenhuhn. Wenn dunkles Fleisch mehr Extraktivstoffe hat, so geht uns das vielleicht bei der Gicht (?) oder der Urämie etwas an, bei den Verdauungskrankheiten aber schon gar nichts.

---

[1] Kalk: Magen- und Duodenalgeschwür. Neue dtsch. Klin. Bd. 6, 1930.

[2] Kalk: Was ist Sippykur? Z. ärztl. Fortbildg 1930, Nr. 13.

Beim Braten wird das Fleisch zarter als bei der Koagulation des Kochens. Es gibt Fälle genug, wo die Verwendung von wenig Fett beim Braten gar nichts schadet, ja beim Ulcus ist reichlich leicht verdauliches Fett indiziert, ja von WESTPHAL ein Löffel guten Öls vor Tisch mit Recht empfohlen, auch als Bremser der HCl-Sekretion.

Zarter Schinken und zartes Fleisch wird meist besser vertragen als manche Kohlehydratbreie.

Auch gekochtes Obst in großen Mengen führt zum Durchfall bei Gesunden. Wo wirklich Schonkost für den Magen-Darmkanal angestrebt wird, etwa nach Operationen, liebe ich es nicht.

Nichts wird schlechter chymifiziert als rohes Obst und Salat. Beim Achyliker soll man es beschränken und aber doch die Vitaminarmut der Kost fürchten, die leicht mit verdünntem Apfelsinensaft, geschabten Äpfeln, geschabten rohen Karotten, Tomatensaft vermieden werden kann (Vitamin C und A s. Kapitel 8).

Reine Milch macht grobe Caseinklumpen. Die dänischen Kliniker geben deshalb für Ulcuskuren gerne Milch, in die Zwiebackstücke eingebrockt sind, das ist sicher besser.

Ein Ulcus duodeni macht weniger Beschwerden bei reichlicher, zweckmäßiger Kost als bei Hungerkuren.

Die Scheidung in leicht- und schwerverdauliche Fette ist nicht chemisch-wissenschaftlich durchführbar, praktisch aber ist es ein großer Unterschied, ob flüssige Butter ein heißes Stück Toast imbibiert, ehe die wäßrigen Verdauungssäfte das Brot durchtränken können, oder ob auf dem kalten Toast die kalte Butter den Augenblick freiläßt zur Aufsaugung des wäßrigen Verdauungssaftes — physiko-chemische Überlegungen sind also schon eher angebracht.

Kohlehydratbreie und isotonische Zuckerlösungen regen die Salzsäuresekretion am wenigsten an und sind auch Schonkost für Pankreas- und Gallenblase, erst recht für die Leber, bei der sie ja in Verbindung mit Insulin in kleinen Dosen geradezu ein Heilmittel darstellen.

Zur physikalischen Therapie — wiederum nur der Verdauungskrankheiten — ist zu sagen, daß Kataplasmen nicht nur während sie aufliegen, sondern auch in der Zwischenzeit als Dauerhyperämie der Haut und tiefen Muskelschichten wirken sollten. Das setzt Hyperämie des Segmentes, also auch der Viscera auf reflektorisch-vasomotorischem Wege. Die feuchten Kataplasmen sollen also so heiß aufgelegt werden, daß es bis zu Verbrennungen ersten Grades — natürlich nicht zu Blasenbildung — kommt.

Die Diathermie und Kurzwellen erreichen kaum dasselbe. Will man nur für so kurze Zeit die Organe um kaum einen Grad wärmer bekommen, so vermag das heiße Suppe beinahe besser.

Vom Elektrisieren der Viscera gerate die sarkastische Kritik des einstigen Breslauer Klinikers KARST nie in Vergessenheit: vom Hausarzt gefragt, wie lange er noch weiter elektrisieren dürfe, antwortete KARST: „nun höchstens bis zu 500 M.“ Dieser beißende Witz besagt genug. Nie habe ich die Elektrode für die Behandlung einer Verdauungskrankheit in die Hand nehmen lassen, und das suggestive Motiv scheint mir zum Fortbestand der Elektrotherapie für die Bauchorgane durchsichtige Ausrede. Wir warten aber auf den Tag, wo genau abgestimmte elektrische Ströme elektiv ein einzelnes Organ oder sein Nervennetz bis in das zelluläre Geschehen hinein beeinflussen können; eine berechtigte Hoffnung (Chronaxie).

In der medikamentösen Therapie scheint es mir ein Nonsens, differente und indifferente Stoffe in ein Schachtelpulver zu mischen, z. B. Belladonna-Präparate, auf deren Maximaldosen man achten muß, mit Alkalien, die in größter Quantität vertragen werden. Will ich eine Atropinwirkung, so habe ich exakt zu dosieren bis zur Trockenheit im Halse und zur Akkommodationsstörung am Auge. Das kann nicht mit Schachtelpulvern präzis erfolgen.

Natron reizt den Magen — Ätzgastritis. Es neutralisiert nur die sezernierte Säure und veranlaßt oft einen stärkeren sekretorischen Nachschub. Man kann also damit nicht nur keine Säurebeschwerden auf die Dauer bekämpfen, sondern reizt noch zur Superacidität. Magnesiumperhydrol und angeblich auch Bismoterran tun das nicht.

Die Sippy-Kur mit ihren reichlichen Alkaligaben scheint mir auch deshalb unzweckmäßig. Sie ist durch ihre Erfolge nicht zu stützen, da ihre Fürsprecher zu statistisch ungünstigeren Ergebnissen kamen als die längst bekannten Ergebnisse bei den altbewährten Ulcuskuren.

Der Mißbrauch großer Alkalimengen, vor dem bei der Gastritis wie beim Ulcus zu warnen ist, wird hier sogar einleuchtender, wenn man weiß, daß Natron und andere Alkalien die entzündete Magenschleimhaut schädigen. Mucinpräparate und Pectinstoffe, wie der geschabte Apfel sie schon enthält, bewähren sich in letzter Zeit außerordentlich, auch Tannin 0,25 alle 2—3 Stunden oder Mucin als Tabletten oder Pulver.

Morphium und Morphinderivate machen bei vielen Menschen auch schmerzhafte Antrum- und Pylorospasmen selbst bei sehr kleinen Dosen; mancher Magenschmerz war beseitigt, als Codein endlich weggelassen wurde, sie scheinen mir für die Ulcusbehandlung absolut kontraindiziert, so wichtig und in ihrer pharmakologischen Wirkung rationell sie für die große Gallenkolik sind.

In der Zukunft wird die Ulcustherapie die Begleitgastritis wesentlich mehr zu beachten haben.

Spielt die Schleimhautentzündung als acide Gastritis eine wichtige Rolle nach Infektionskrankheiten (Tonsillarinfekte, Colitis, Cholecystitis, Autointoxikationen), so wird die primäre Krankheit als auslösendes Agens mehr angegangen werden müssen als jene Schäden ex ingestis, die sicher bisher überwertet wurden.

Was sonst bei Schleimhautentzündungen therapeutisch gut und nützlich ist, bewährt sich auch bei der Gastritis.

Die alte Argentumbehandlung erfährt stärkere Unterstützung, wenn man sie in 1—2 promill. Lösung per os verabreicht und nicht nur zu Spülungen verwendet. Kamillargen erwies sich uns in der Klinik deshalb als zweckmäßig und brauchbar (FR. KAUFFMANN[1]).

Adrenalin per os ist zu empfehlen, zumal es vom Verdauungskanal her, wie wir von der Ruhrbehandlung wissen, keine Kreislauf- und andere Allgemeinwirkungen setzt; wir geben es meist nur bei Blutungsneigung.

Überwertender Optimismus ist aber auch in der Gastritistherapie für den nicht gegeben, der histologisch die Magenwand studiert hat. Oft genug werden die chronischen Veränderungen irreversibel sein, aber auch dann noch wird es darauf ankommen, die darauf gesetzten gastritischen Schübe zu dämpfen oder zu beseitigen.

Die Erkennung des funktionellen Schadens, der noch reversibel ist, die Frühdiagnostik und Erfassung aller larvierten und latenten Formen bleibt auch hier wichtigstes Ziel zukünftiger Therapie. Unsere Hoffnung, die eingangs betont wurde, daß die Therapie von Ulcus und Gastritis sich über eine Hautbehandlung der Schleimhaut erhebt, hat nicht nur jene theoretischen Vorstellungen von der entzündlichen Gewebsdisposition zur Grundlage. Wir kennen wenigstens für die Beschwerde die günstige Wirkung des großen Aderlasses, wenn er als spontane große Blutung auftritt, wir sahen erstaunliche Umstimmungen hartnäckiger Beschwerden schon nach der ersten Novoprotinspritze. Larostidin wird zur Zeit sehr geliebt, von vielen Ärzten, ich warte skeptisch ab. Ich höre, daß die Chinesen seit Hunderten von Jahren durch Kneifen sich große Suggilate also Hämatome an den Oberschenkeln erzeugen, also Heilmittel gegen Magenbeschwerden. Auch Eigenblut wurde wie große Bluttransfusionen empfohlen. Hier liegen Anfänge zu einer humoralen Therapie der Zukunft, die ein enormer Fortschritt werden kann gegenüber all jenen Methoden der Schonung, die bisher nicht übertroffen sind durch eine Duodenaldauerernährung, eine Alkaliüberschwemmung der SIPPY-Kur und welche modernen therapeutischen Empfehlungen immer, die buchstäblich alle an der Oberfläche des Mageninneren bleiben. Noch scheint mir am wertvollsten die Hyperämie als Heilmittel (BIER), die wir mit unseren Kataplasmen erzeugen und von der SCHWIEGK in meiner Klinik mit der REINschen Thermostromuhr erweisen konnte, daß sie wirklich zu stärkerer arterieller Durchströmung der Eingeweide führt, eine aktive Hyperämie, sicher nicht infolge der Durchwärmung, sondern infolge der Hyperämisierung des Segmentes, ein vasomotorisch reflektorischer Vorgang, wie ihn schon NEUMANN angenommen hatte.

Blutungen, gerade immer rezidivierende, sollten Anlaß sein, die Diät zu kritisieren. Ich habe Fälle erlebt, bei denen sowohl die Auflockerung des leicht blutenden Zahnfleisches, als die hämorrhagische Diathese einen latenten Skorbut bewies, weil die Dosis minima der Ascorbinsäure (Vitamin C) durch die strenge Diät offenbar nicht gegeben war. Wenn Vitamin A, aus dem Carotin stammend, wirklich antiphlogistisch wirkt, dürfte auch dieses nicht

---

[1] KAUFFMANN: Kamillargentherapie der Gastritis. Dtsch. med. Wschr. 1932, Nr. 7.

vergessen werden, und auch auf den B-Komplex hatten wir schon hingewiesen (s. Kapitel 8).

So verheißt die Zukunft viel, möge die Gegenwart eines beherzigen, was für alle internistische Therapie gilt: Ehrlichkeit, Schlichtheit, Sachlichkeit, Zielstrebigkeit, glühendes Interesse, mit Kritik das Nützliche für den Kranken annehmen, woher es auch komme. — Nur ein Teil der Ärzte kann das hören, denn die andere Gruppe, die Polypragmatiker, sind aus verschiedensten Gründen taub.

Die alte ärztliche Erfahrung von *Beziehungen des Magens zum Zwerchfell*hochstand bis zu Herzbeschwerden, die selbst den Charakter typischer Angina pectoris annehmen können, hat Roemheld dazu geführt, vom „*gastrocardialen Symptomkomplex*" zu sprechen, womit die Beziehung Magen—Herz, nicht etwa Magen—Cardia des Oesophagus gemeint ist, und vielleicht hat sich diese Diagnose, weil bequem, zu sehr eingebürgert. Ein reichlich mit Luft gefülltes Magengewölbe macht keineswegs regelmäßig Herzbeschwerden, und das hierdurch quergestellte Herz ist in seiner Leistung oft gar nicht beeinträchtigt. Kritisch ist es, zu betonen, daß krankhafte Gasbildungen im Magen viel zu häufig angenommen werden. Sie kommen eigentlich nur vor bei hochgradiger Pylorusstenose, wenn der Mageninhalt lange stagniert und Hefe im Magen wirklich zu Gärungen mit CO_2-Entwicklung führt, weit seltener kann so auch Grubengas, Methan, entstehen. Das, was wir meist als Gas im Magen sehen und was physiologisch als Magenblase ja immer vorhanden ist, ist verschluckte Luft, die gelegentlich in sehr großen Mengen sich dort ansammelt, weil unbewußt mit dem Essen viel Luft verschluckt wird, es kann zum dramatischen Zustand der psychogenen Aërophagie kommen, bei welchem die Luft als Rülpsen mit großem Geräusch entleert wird und immer wieder von neuem Luft geschluckt wird. Umgekehrt ist das Fehlen jeder Luftblase im Fornix ein ernstes Zeichen, das auf eine Insuffizienz der Cardia hinweist. Gar nicht so selten besteht dann ein kleines Carcinom der Cardia, das mit seiner schrumpfenden Infiltration die Cardia ständig offen läßt, ganz analog, wie wir eine Pylorusinsuffizienz kennen durch einen Skirrhus am Pylorus, der keineswegs immer eine Pylorusstenose, sondern eben jenes Gegenteil, die Pylorusinsuffizienz hervorruft.

Es ist aber kein Zweifel, daß meist ohne die Aërophagie wir einen gastrocardialen Symptomenkomplex ärztlich feststellen und das andererseits auch große verschluckte Luftmengen im Fornix vorhanden sind mit Zwerchfellhochstand und Querstellung des Herzens, ohne daß es zu irgendwelchen Beschwerden kommt, ähnlich wie ja auch die Kaskadenbildung im Fornix manchmal schwere Beschwerden hervorruft, ein andermal wieder ein Röntgenbefund ist, den man überraschend erhebt, ohne daß subjektive Beschwerden überhaupt bestehen.

Eine Vertiefung hat das Problem aber nach einer anderen Richtung erfahren: Wenn ähnliche Beschwerden von Druck, Völlegefühl, Erbrechen, ja selbst Blutbrechen mit stürmischen Erscheinungen, auch Temperaturerhöhungen einwandfrei zurückzuführen sind auf einen großen Bruch neben dem Hiatus oesophageus, bei dem ein großer Teil des Magens oder Teile des Colons wirklich oberhalb des Zwerchfells liegen, und bei denen jene alarmierenden Symptome vorkommen, wenn es zur Einklemmung des Bruches kommt und in dem über dem Zwerchfell liegenden Teil des Magens eine schwerste Einklemmungsgastritis entsteht, der Bruchsack fixiert ist und sich nicht reponieren kann. Solche großen „paraoesophagealen" Hernien sind zahlreich operativ angegangen worden. Wenn jene Zeichen der Einklemmung bestehen, ist dringende Indikation zum Eingriff gegeben. ÅKERLUND schilderte schon vor einigen Jahren 24 operativ geheilte Fälle mit echtem Bruchsack, bei denen zum Teil der Oesophagus in den Bruchsack einmündete, und bestreitet, daß man diese Form des echten Hiatusbruches als „paraoesophageale" Hernien bezeichnen darf, wie SAUERBRUCH und seine Mitarbeiter (CHAUL und ADAM) es wollen, die keine andere Art der Hiatushernien anerkennen als diese paraoesophagealen. Ich habe selbst bei SAUERBRUCH Operationen gesehen mit dem Befund, daß in der Tat der Oesophagus seinen normalen Weg durch den Hiatus des Zwerchfells nahm und neben dem Oesophagus durch den erweiterten Schlitz des Zwerchfells ein großer Teil des Magens eventriert ist, also im Thoraxraum liegt. Besteht keine Einklemmung — manchmal ist der Hiatus für 4 Finger durchgängig, wie ÅKERLUND es schildert — so ist der Bruch leicht spontan reponibel, und wir haben uns selbst überzeugen können, daß die Anlegung eines Pneumothorax genügt, um den Magen, auch die Colonteile, wieder unter das Zwerchfell herunterzudrücken, auch bei ganz großen Brüchen freilich nur ein vorübergehender Erfolg. ANDERS, der sich mit BAHRMANN mit dem Gesamtproblem jener Hiatushernien beschäftigt hat, bestreitet, daß ein echter Bruchsack besteht. Das paßt zu ÅKERLUNDS Auffassung, der es, wie gesagt, nicht anerkennt, daß man diese großen Hernien sämtlich als paraoesophageale bezeichnet. Er denkt auch für sie an eine axiale Verschiebung der oberen Magenteile durch den Zwerchfellschlitz, so daß oft der Oesophagus gar nicht mehr durch das Zwerchfell geht, sondern direkt, auch weit über dem Zwerchfell in diese falschen Hiatusbrüche einmündet.

Es sind also die großen, oft chirurgisch angegangenen Krankheitszustände der Eventratio diaphragmatica, und der großen Zwerchfellbrüche, bei denen oft der ganze Magen in den Brustraum verlagert erscheint, wie jene großen Hiatushernien, bei denen der halbe Magen in den Brustraum gerückt ist, lange bekannt. SAUERBRUCH bespricht sie in seinem führenden Werk der Thorax-Chirurgie eingehend. Erst durch die Arbeiten von ÅKERLUND, OEHNELL und KEY, wie durch voraufgegangene Mitteilungen von BARSONY und HERRNHEISER wurde auch die Häufigkeit kleinerer Hiatushernien angenommen. So konnte mein langjähriger Mitarbeiter H. H. BERG Ende 1930 über etwa 60 Fälle berichten[1], bei denen die Hernie ihm erwiesen schien, hinzu fügte er Fälle einer „Insuffizienz des Hiatus oesophageus", bei der nach BERG die über das Zwerchfell hinaufgeschlüpften Fornixpartien des

[1] BERG, H. H.: Über das klinische und röntgenologische Bild der Hiatusbrüche und der Divertikel des Magen-Darmkanals. Verh. Ges. Verdgskrkh. Leipzig: Thieme 1930.

Magens wieder zurückschlüpfen, ohne daß es zu einer epiphrenalen Fixation komme (Abb. 34 und 35).

Es sei ausdrücklich betont, daß man zu dem Begriff der Hiatushernien auch alle jene Fälle rechnen könnte, die nur als passagerer Zustand eine Hiatusinsuffizienz zeigen, auch jene Fälle, bei denen im Röntgenbilde lediglich ein Höhertreten der normalerweise subphrenisch gelegenen Anteile des Oesophagus respektive der Cardia zu beobachten ist.

Es soll hier nur kurz auf die Darstellungstechnik eingegangen werden, die anderenorts breit dargestellt ist[1]. Wir untersuchen am liegenden Patienten, am besten in Rückenlage, und beobachten während der Durchleuchtung sorgfältig den Schluckakt, am besten mit einer mitteldicken Paste. Irgendwelche Atem- oder Preßmanöver vermeiden wir prinzipiell, um eine Zwerchfellsperre zu verhindern, die man bei tiefer Inspiration oder beim Pressen (HITZENBERGER und REICH) mit Regelmäßigkeit beobachten kann, und die bei einer kugeligen Ausweitung des Oesophagus oberhalb des Zwerchfells im Röntgenbilde eine Hernie vortäuschen muß.

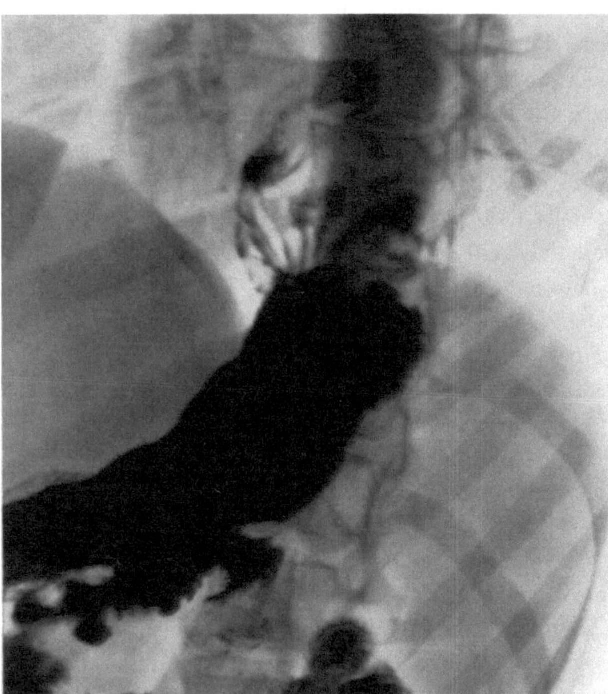

Abb. 34 Apfelgroße „Hiatushernie“. Angina-pectoris-Beschwerde (Magenfalten im Bruch).

Sehen wir nach glatter Passage durch die oberen Oesophagusabschnitte eine birnenförmige Ausweitung oberhalb des Zwerchfells, die, unabhängig vom Stand der Respiration entstanden, allmählich ein Ausschütten in breiter Straße in die an den Hiatus herangezogenen oberen Magenanteile zeigt, können wir im Hiatus oder in der Ausweitung selber breite Falten vom Kaliber der Magenfalten nachweisen, vermissen wir dabei den Winkel der anatomischen Cardia, so scheint es berechtigt, eine Hiatushernie oder -insuffizienz anzunehmen.

Zur Feststellung der Hiatushernie also gehören verschiedene differentialdiagnostische Kriterien, die erst in ihrer Gesamtbeurteilung maßgeblich sind

[1] KNOTHE, W.: Die „Hiatushernien“ vom Standpunkt des Röntgenologen. Dtsch. med. Wschr. 1932, Nr. 16.

und an die präzise Beobachtung der Funktion in der Durchleuchtung gebunden sind. Der Zustand bei den freien Hernien ist stets ein vorübergehender. Doch auch bei den fixierten Hernien kann das Bild stets wechseln. Ein kollabierter Magenanteil kann, wenn das Faltenrelief nicht zu übersehen ist, vom Oesophagus schwer zu unterscheiden sein, wir müssen in jedem Falle bestrebt sein, zum mindesten in der Zwerchfellzwinge selber die Falten zu beobachten und werden aus dem Verhalten des oberen Magenabschnittes, an dem wir stets bei bestehenden Hernien eine gewisse Zugwirkung differenzieren können, Rückschlüsse kritisch ziehen dürfen.

Daß echte Einklemmungen vorkommen, selbst mit großen Blutungen, wie aus den oesophagealen Varicen des Lebercirrhotikers, ist selten, aber gesichert. Häufig dagegen beobachten wir durch Stauung eine lokalisierte Gastritis, die selbst zu subfebrilen Erscheinungen führen kann. Wenn auch in der Mehrzahl der Fälle diese wohl mechanische Fornixgastritis nicht im Mittelpunkt des Krankheitsbildes zu stehen braucht, ist doch zu beachten, daß der heraufgeschlüpfte Magenanteil mit seinen Fundusdrüsen sezernierend einen abgeschlossenen Teich von Salzsäure über dem Zwerchfell bildet, so daß auffallend kleine Mengen von Alkalien in solchen Fällen das „Sodbrennen“ zum Verschwinden bringen.

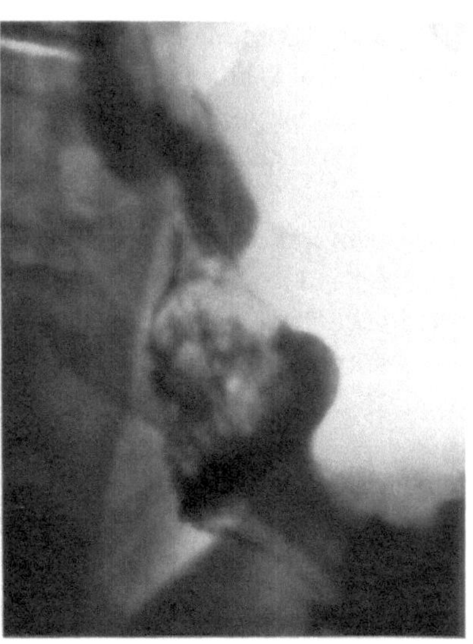

Abb. 35. „Hiatushernie“ mit gestörter Reliefzeichnung.

Es ist ein allgemeiner klinischer Grundsatz, den wohl niemand so scharf als Prinzip stets herausgearbeitet hat wie ich, daß im Vergleich zu den großen krassen Krankheitsbildern diejenigen geringen Grades fast immer weit häufiger sein müssen, „larviert“, „latent“, und deshalb später erkannt, schwerer nachzuweisen, aber praktisch wegen der Häufigkeit der Frühdiagnostik und Frühbehandlung die ungleich wichtigere Gruppe, die sich im Bewußtsein der Klinik mit einer Latenzzeit von mindestens 1—2 Jahren, also sehr langsam, durchsetzt. Das galt von den larvierten Cholecystopathien, vom Ulcus duodeni, von der Gastritis, von den leichteren Pankreaserkrankungen, der Blutdruckkrankheit, den Basedowoiden, allen anderen „Formes frustes“ endokriner Erkrankungen, so auch von Fettsucht und Magersucht, selbst solchen Psychoneurosen, die als reine Organneurosen gingen, und vielen anderen ungeprägten Diagnosen.

Es scheint mir also logisch, mag man nun der einen oder anderen Auffassung folgen, daß, wenn große reponible und irreponible, ja eingeklemmte Hernien oder Pseudohernien vorkommen, noch häufiger kleine Pseudobrüche vorhanden sein müßten und auch nur schwache Stellen, gewissermaßen Erweiterungen der

Bruchpforte, wie es bei den übrigen Brüchen als Bruchanlage bezeichnet wird. Um diese letztere geht eine Meinungsverschiedenheit. Die geringsten Grade sind von vielen Autoren, namentlich aber von H. H. Berg, als „Hiatusinsuffizienzen" bezeichnet worden, und was er, wie mein früherer Mitarbeiter Knothe an Bildmaterial röntgenologisch gebracht hat, scheint mir auch jetzt noch zum Teil zu erweisen, daß solche axialen Verschiebungen des Oesophagus in der Tat vorkommen und daß das, was man gelegentlich oberhalb des Oesophagus als kugelige Bildung sieht, nach dem Faltenrelief beurteilt, wirkliche Schleimhautfalten des Magens sind und nicht die Längsfalten des Oesophagus. Chaoul und Adam aus Sauerbruchs Klinik bezweifeln, daß sich diese Unterscheidung aus dem Bild des Faltenreliefs vornehmen läßt, und meinen, daß wir immer nur den unteren Oesophagus dargestellt hätten, den man stets als kugeliges Gebilde während des Schluckaktes im Liegen durch Pressen gewinnen kann, was wir methodisch bewußt unterließen.

Für gewöhnlich, also normaliter, ist der Oesophagus in der Tat im Hiatus des Zwerchfells so fixiert, daß auch bei Zerrungen, etwa bei Operationen oder Sektionen, nur eine Verschieblichkeit von 1—2 cm möglich ist. Bei alten Leuten, entsprechend der Erschlaffung des Bindegewebes ist sie gelegentlich etwas größer, wie Schatzky in der Klinik Morawitz erweisen konnte. Die Anatomen Anders und Bahrmann, die, angeregt von der klinischen Debatte sich eingehend mit jenen Beziehungen Oesophagus und Zwerchfellschlitz beschäftigt haben, unterscheiden eine „Cardia superior diaphragmatica", welche einen Verschlußmechanismus in Höhe des Hiatus darstellt, und eine „Cardia inferior anatomica", die einen mehr caudal gelegenen Ventilverschluß zwischen Magen und dem von ihnen sogenannten Antrum cardiacum des Oesophagus darstellen würde. Dort, an jener tiefer gelegenen Cardia, wäre die scharfe Grenze zwischen der Oesophagusschleimhaut, also dem Plattenepithel und der Magenschleimhaut. Sie demonstrierten mit besonderer Sektionstechnik, daß in der Tat, namentlich bei alten Menschen, eine über dem Zwerchfell befindliche Glocke sich herausbilden kann, die dem entspräche, was im Röntgenbilde darstellbar ist und wobei auch die Cardia superior kranialwärts rückt, so daß auch die Schleimhautgrenze oberhalb des Zwerchfells, also die Cardia anatomica, heraufrücken kann. Es wäre das der anatomische Nachweis, der Berg recht gibt, wenn er bei der Hiatusinsuffizienz Magenschleimhaut oberhalb des Oesophagus aus dem Reliefbilde diagnostizieren will.

Auch Sauerbruch und seine Mitarbeiter erkennen an, daß die Speiseröhre und der cardianahe Magenabschnitt durch Zug des Oesophagus nach oben verschoben werden kann, es gehen aber, nach diesen Autoren, die peritonealen und pleuralen Umschlagsfalten mit, es wird die Zwerchfell-Oesophagusmuskulatur mit hochgehoben, dann liegt dieser Teil, wie Sauerbruch sich ausdrückt, zwar oberhalb der Kuppel des Zwerchfells, aber nach wie vor innerhalb der Zwerchfell-Oesophagusmuskulatur. Die Kraft des Zuges des Oesophagus in der Längsrichtung, deren Effekt ich einmal als „Traktions-Luxation" bezeichnet habe, genüge offenbar nicht, um die anatomische Verbindung zwischen Zwerchfell und Speiseröhre zu lösen und den Magen in den Thorax frei hineinzuziehen, es wird nur durch einen solchen Zug der Muskelkegel etwas hochgezogen, in welchem der Magen in diesen Trichter hinaufrückt. ANDERS betont, daß ein Muskelkegel dort gar nicht besteht, sondern eine von ihm genau beschriebene, bindegewebige Membran, welche die „*epiphrenale Glocke*", wie ANDERS sie nennt, umgibt.

Ist das Leiden als mechanisches, geradezu „betriebstechnisches" aufzufassen, das ich seiner Häufigkeit nach bestimmt überwertet habe, so bleibt die Frage offen, warum das Kontrastmittel so oft längere Zeit nicht abfließt, mag es im unteren Oesophagus sitzen oder im epiphrenal hinaufgezogenen Magen, ein Problem, das ich selbst nicht für das kardinale vom Standpunkt der Klinik aus ansehe, denn andere Röntgenologen (CHAOUL-ADAM) glauben, daß meist der Röntgenbefund eine kugelige Weitung des unteren, epiphrenalen Oesophagusabschnittes sei, man könnte das ein „Antrum Oesophagi" nennen. Stets erscheint gerade auch bei breiter Kommunikation zwischen Magen und der epiphrenalen Kugel an der Partie der Zwinge der Röntgenschatten heller, offenbar frontal abgeplattet. Sieht man sich die Zwerchfellszwinge topographisch an der Leiche an, so schlingt sich der Oesophagus um den linken Schenkel der Zwinge zum Magen herüber, wobei die vertikale Richtung des Oesophagus im Brustraum und des Magens im Bauchraum bajonettartig gegeneinander verschoben sind. Es ist sehr leicht vorstellbar, auch ohne einen Krampf der Hiatusmuskulatur anzunehmen, daß dort der Pfeiler des linken Hiatusschenkels, um den sich der Oesophagus herumschlägt, abplattend auf den Oesophagus einwirkt oder auf diejenige Magenpartie, die eben im Hiatus liegt, so daß ein Zustand einer relativen Stenose entsteht, namentlich im Liegen. Daß sie sich verstärken kann durch viele Faktoren der Umgebung, Verlagerung und Verkürzung des Oesophagus, Verlagerung des Magens, Größe des linken Leberlappens, Vorspringen der Wirbelsäule und andere mechanische Momente, darauf hat RÖSSLE mich noch hingewiesen.

Wir haben beim Hunde, was mein früherer Mitarbeiter KUCKUCK vorher schon am Kaninchen nachweisen konnte, gesehen, daß ein geringer faradischer Reiz am Halsvagus genügt, den Magen schlagartig bei fühlbarer heftiger Längskontraktion des Oesophagus hinaufzureißen. Ist der Reiz kräftig genug oder besteht er häufig oder über lange Zeit, so könnte der Magen über das Zwerchfell hinausgezerrt werden. Wir hätten so einen experimentellen Mechanismus zur Entstehung einer „Hiatushernie". Daß eine Schwäche oder Weite der Zwerchfellzwinge oder eine Lockerung des bindegewebigen Anteiles als disponierendes Moment hinzukommen muß, dafür sprechen die Publikationen von SCHATZKY, der im Alter eine erstaunlich große Häufung der „Hiatushernien" findet, nicht stets mit Beschwerden verbunden.

Mir selbst ist es also bei diesen Phänomenen als Kliniker nicht so wichtig, ob jene Kugel oberhalb des Zwerchfells der unterste Abschnitt des Oesophagus ist, oder ein über das Zwerchfell hinaufgerutschter Magenanteil, sondern ich lasse nach ärztlichem Grundsatz mich vom Beschwerdekomplex des Kranken führen und habe deshalb vom „*epiphrenalen Syndrom*“ gesprochen. Dies ist ebensowenig regelmäßig vorhanden, ja sicher ist oft ein solcher Röntgenbefund eine zufällige, nicht erwartete Feststellung, besonders bei alten Leuten, wie etwa die Magenkaskade oder die besonders große Luftblase des Fornix unterhalb des Zwerchfelles, die auch nicht regelmäßig Beschwerden auslösen. Aber daß von dieser Stelle aus, mag es Oesophagus oder Magen sein, oft erhebliche Beschwerden ausgehen können, daran habe ich keinen Zweifel, und das bleibt mir vom ärztlichen Gesichtspunkt aus das Wichtigste, weshalb wir in meiner Klinik versucht haben, hierfür eine klare experimentelle Grundlage zu schaffen.

Wie oft begegnen wir in der Anamnese eines Magenkranken dem Schmerz im epigastrischen Winkel, der „Cardialgie“, die früher geradezu als Bezeichnung des Magenschmerzes galt. Der Kranke schildert seinen Schmerz genau in der Mittellinie hinter dem Schwertfortsatz oder etwas seitlich links davon, ein Schmerz, der, wenn er als Krampf kommt, die Atmung hemmt und bis hinauf zum Hals ziehen kann. Mancher Kranke beschreibt sogar ähnlich jener „boule“, dem bekannten hysterischen Stigma am Hals, das Gefühl einer Kugel, die hinter dem Schwertfortsatz sitzt und zerrt. Oft beschreibt der Gallenblasenkranke zwei schmerzhafte Magenkrämpfe, der eine sitzt genau in der Gegend der Gallenblase, der andere ist jener mediane Schmerz. Man hat wohl gesagt, dort sitzt das Ganglion coeliacum, das sei druckempfindlich, ja der Chirurg Brüning hat behauptet, die meisten Oberbauchbeschwerden würden in die Medianlinie lokalisiert, weil dort die Nervennetze die Reize den median gelegenen Ganglienzellen als den Nervenknoten zuführten. Mancher Kranke sagt mehr, als daß er jenen Medianschmerz der epigastrischen Gegend empfindet. Wohl ist auch hier der Beginn derselbe, aber er ist bald gefolgt von Herzschmerz oder beklemmendem Druck, von der Ausstrahlung links in den Rücken oder bis hinauf in die linke Schulter, in den Arm, bis zu den Fingerspitzen hinab unter Bevorzugung des Nervus ulnaris, genau wie wir es bei der Angina pectoris kennen. Es sind das Schmerzen, die man als „Herzneuralgie“ bezeichnen sollte, weil offenbar von dorther die zentripetalen Impulse erfolgen, die irradiierend auf dem Wege der sympathischen Fasern die entsprechenden Segmente des Rückenmarks irritieren, so daß die Schmerzperzeption als jener Gürtel in der Höhe des Herzens erfolgt, oft nur überschwellig hyperalgetisch empfunden in der Gegend der „maximal points“ von Head links neben der Wirbelsäule oder in jener Ausstrahlung, die die Literatur auch als „Angina pectoris minor“ kennt. Kein Zweifel, daß es sich hier sehr oft um echte Formen der Angina pectoris ambulatoria handelt, oder um Herzschmerzen während der Verdauungsarbeit mit ihrer Blutverschiebung zuungunsten der Herzmuskelblutversorgung (s. Kap. 12).

Wer klinisch beobachtet und zur Anamnese das übrige klinische Bild fügt, ist oft beim schweren gastrokardialen Symptomenkomplex nicht imstande, ihn von der echten Stenokardie zu sondern. Er wird die Todesangst, das Vernichtungsgefühl, die livide Blässe, den Kollaps mit kleinem frequenten Puls gelegentlich erleben auch bei solchen Kranken, die zuerst nur vom medianen epigastrischen Schmerz sprechen, von jenem Kugelgefühl oder dem Krampf, der ihnen selbst am Zwerchfell zu sitzen scheint und ihnen die freie Atmung benimmt. Auch wenn dieser Auftakt vorliegt, können wir nach der Stenokardie sogar subfebrile Temperaturen erleben, andere eindeutige Zeichen des Herzinfarktes, wie epistenokardiale Geräusche oder das Auftreten endokardialer; und die Myomalacie des Herzens kann mit Ruptur der Herzwand oder Bildung eines Aneurysmas der Herzwand verlaufen, im günstigen Falle mit einer vernarbenden Herzschwiele enden. Auch das Elektrokardiogramm kann sichere Zeichen einer ausgedehnten Herzmuskelläsion aufweisen. Sind diese schwersten Fälle in der Minderheit, so zeigt doch die Reihe klinischer Beobachtungen, daß eine Grenzscheide sich nicht errichten läßt zwischen jenem meist so harmlosen Zustand des gastro-kardialen Symptomenkomplexes und jener ernstesten Komplikation, die über die mangelnde Coronardurchblutung bis zum ischämischen Herzinfarkt führt.

Endlich erinnern wir an Reflexbeziehungen, die nicht in unmittelbarer Gegend des Mageneinganges liegen, die die ärztliche Klinik alter Zeit als „vertigo e stomacho laeso" kannte, an den Magenschwindel, aber auch an Zustände von Schweißausbruch, Ohnmachtsanwandlungen bis zur echten Ohnmacht hin, Kollapsen, ja auch Anfällen von Durchfall, verbunden mit Schwächezuständen; auch diese möchten wir in Zusammenhang bringen mit der Zwerchfellgegend in jenen Fällen, wo die Selbstbeobachtung des Kranken es feststellt, also der Kranke uns unzweideutig sagt, der ganze Zustand begänne mit einem Druck oder Schmerz median in der Region der Kardia und sei dann häufig von jenen Erscheinungen gefolgt.

Erinnern wir uns, daß beide Nervi vagi durch den Hiatus oesophageus des Zwerchfells laufen, der linke vorn, der rechte hinten, so wäre ohne weiteres zu verstehen, daß ein Druck oder eine Zerrung, die hier erfolgen würde, Reflexwirkungen auslöst, die vor allem vagische aber auch sympathische Reflexphänomene veranlassen können. Denn in beiden Vagi verlaufen nicht nur zentrifugale Fasern, die etwa die Darmperistaltik anregen können, sondern auch zentripetale, die nicht viel anders wie sensible Nerven sich verhalten, nur daß der adäquate Reiz ein anderer ist, wie bei den sensiblen Fasern der Haut, der zu ihrer Erregung führt. Endlich sind den Vagusstämmen auch sympathische Fasern beigemischt. Ich glaube nicht, daß man bezweifeln muß, daß ein Druck auf den Nervenstamm Erregung auslöst, vor allem sind aber receptorische Felder im Grenzgebiet Oesophagus-Magen anzunehmen, wenn es möglich ist, von dort her Reflexe auszulösen.

Dietrich und Schwiegk haben das experimentell in meiner Klinik beweisen können[1]: Führten sie am Hunde durch den Magen hindurch einen kleinen Gummiballon in die Kardia ein, so daß der Ballon im Hiatus oesophageus lag, und blähten sie diesen Ballon auf, so konnten sie mit der Thermostromuhr Reins den Nachweis führen, daß eine erhebliche Verminderung der Coronardurch-

[1] v. Bergmann, G.: Das „epiphrenale Syndrom", seine Beziehung zur Angina pectoris und zum Kardiospasmus. Dtsch. med. Wschr. 1932, Nr. 16.

blutung bis auf zwei Drittel erfolgte, die nach Entspannung des Ballons sofort wieder auf die Norm schnellte. KRAYER und REIN haben gezeigt, daß am intakten Tier die Coronarien ständig in einer tonischen Kontraktion gehalten werden, die vom Vagus her tonisiert wird. Die Steuerung ist normalerweise einreguliert auf die Herzleistung, also das Minutenvolumen. Mehrleistung wird von Weitung der Coronargefäße zu stärkerer Blutversorgung beantwortet, Herabsetzung der Herzleistung von stärkerer Tonisierung. Auf der Grundlage dieser entscheidenden Feststellungen zeigen die Versuche von DIETRICH und SCHWIEGK, daß ein Druck auf die Schleimhaut in der Gegend der Zwerchfellklemme einen Vagusreflex auslöst, der zur Coronarverengerung führt und damit zur ungenügenden Durchblutung des Herzens. Andere Gefäße, wie etwa die Mesenterialgefäße oder die Carotis, deren Durchströmung gleichzeitig gemessen wurden, nehmen an diesem Reflex nicht teil, auch läuft er unabhängig vom Blutdruckverhalten. Der Reflex kann durch große Atropindosen wie durch Vagusdurchschneidung im Experiment aufgehoben werden (Abb. 36, 37 und 38).

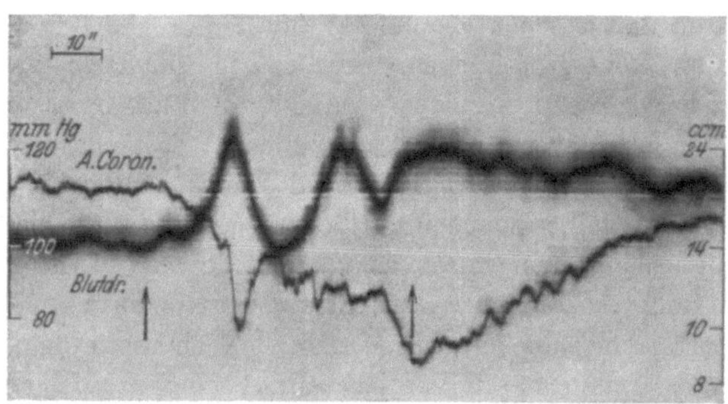

Abb. 36. Hund, 16 kg, Chloralosenarkose, Durchblutung der Arteria coronaria dextra, registriert mit der REINschen Stromuhr, und mittlerer Blutdruck in der Arteria brachialis. Beim ersten Pfeil wird der im Hiatus oesophageus innerhalb des Oesophagus liegende Ballon aufgeblasen, beim zweiten die Luft wieder abgelassen. Während des Aufblasens starke Abnahme der Coronardurchblutung. Am linken Rand Blutdruckeichkurve in Millimeter Hg. Am rechten Rand Eichkurve der Coronardurchströmung im Kubikzentimeter pro Minute.

Setzt man die Angina pectoris in unmittelbaren Zusammenhang mit ungenügender Blutversorgung des Herzmuskels durch die Coronargefäße, im Sinne einer mangelnden O_2-Versorgung von Herzmuskelteilen (Anoxie), also einer Erstickung (s. Kap. 12), so ist durch diesen Modellversuch bewiesen, daß eine Reizung der Vagi in der Hiatusgegend Reflexe hervorrufen kann, welche die Angina pectoris und den gastrokardialen Symptomenkomplex erklären können. Per analogiam wagen wir die Behauptung, daß auch die anderen beschriebenen Phänomene solche durch den Vagus vermittelte Reflexphänomene sind, mögen sie sich am Labyrinth als Schwindel äußern, am Vasomotorius als Kollaps oder Ohnmacht, an der vagischen Darminnervation als Durchfall oder in Anfällen von Bradykardie und Tachykardie, in Zuständen, die der Kranke gern als Herzschwäche bezeichnet.

Es braucht wohl nicht betont zu werden, daß ich in diesem Mechanismus nur *eine* häufige Auslösungsart sehe für solche Vagusreflexe von einer bestimmten Stelle aus und daß neben dieser auch andere eine Rolle spielen. Ebensowenig bedarf es der Betonung, daß hierbei nicht die „Vagotonie“ eine heimliche Auferstehung feiert.

Auf Grund dieser Experimente muß man jedenfalls einen Schluß ziehen, daß im Grenzgebiet von Oesophagus und Magen receptorische Felder vorhanden sind, von denen aus kurze Nervenbahnen zu den beiden Vagusstämmen gelangen müssen, die ja unmittelbar vor und hinter dem Oesophagus liegen, und die zentripetal leitend eine Verengerung der Corornargefäße auslösen können, oder durch ihren Reiz veranlassen, daß die Coronargefäße sich nicht in dem Maße weiten, wie es die Herzleistung erfordert. Es kann also unmittelbar von jener Gegend aus Herzbeklemmung, ja Herzschmerz im Sinne einer mangelhaften Versorgung des Herzmuskels mit Blut, also jener Zustand der Anoxie des Herzmuskels ausgelöst werden, die das Wesen der echten Angina pectoris ist, wie in einem späteren Kapitel ausführlich dargelegt wird. Ob das manchmal geschieht, weil jenes „Antrum oesophagi" sich stärker aufbäumt als letzter Ausdruck des Schluckaktes, wie es im Röntgenbild beim liegenden Kranken durch die Oesophaguspaste recht häufig nachweisbar ist, oder nur hierfür das Hinaufschlüpfen eines Magenteils im Sinne der Hiatusinsuffizienz von H. H. Berg oder einer Art Pseudohernie des Hiatus notwendig ist, darüber divergieren die Meinungen. Daß unsererseits jener Zustand zu häufig angenommen worden ist, darüber habe ich keine Zweifel mehr, obwohl wir am horizontal liegenden Kranken, also nicht in Beckenhochlagerung, untersucht haben, obwohl wir nicht den Atem anhalten ließen, also nicht das Zwerchfell fixierten, und keinen Druck auf den Oberbauch ausgeübt haben. Wenn man diese Manöver alle ausführt, wie es Nachprüfer getan haben, dann trifft es wohl zu, daß fast immer als Ausdruck einer letzten Phase

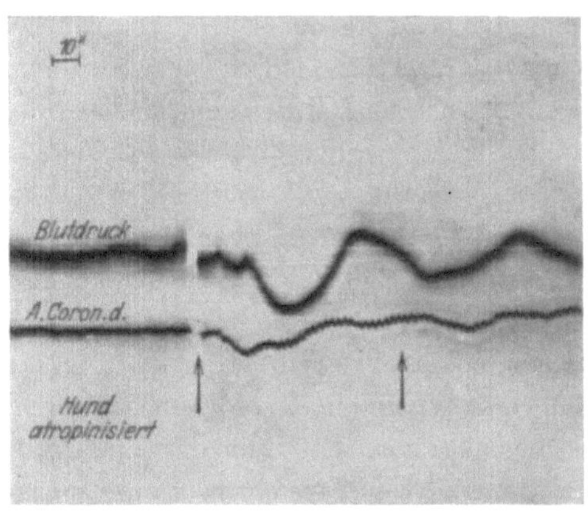

Abb. 37. Derselbe Versuch wie in der vorigen Abbildung nach Injektion von 4 mg Atropin intravenös. Keine Änderung der Coronardurchblutung.

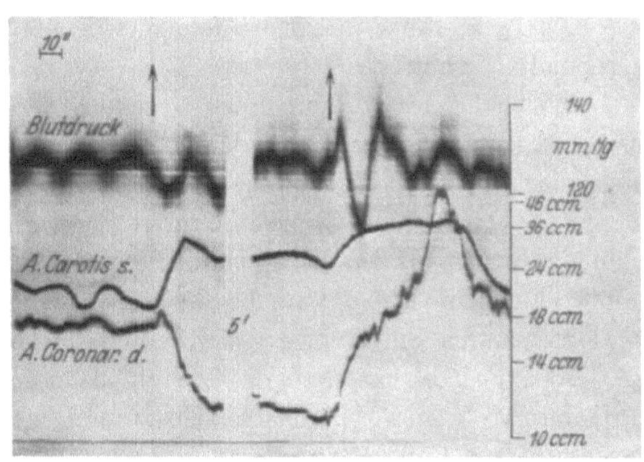

Abb. 38. Hund, 18 kg. Chloralosenarkose. Blutdruck, Durchblutung der Arteria carotis dextra und Art. coronaria dextra. Aufblasen und Entspannung des Ballons wie in der vorigen Abbildung. Der Ballon bleibt hier 6 Min. lang aufgeblasen. (Pause der Registrierung von 5 Min.) Nach dem Erschlaffen des Ballons überschießender Anstieg der Coronardurchblutung, entgegengesetztes Verhalten der Carotisdurchblutung.

des Schluckaktes diese kugelige, sehr schnell vorübergehende Bildung im unteren Oesophagus zur Anschauung auf dem Röntgenbild zu bringen ist. Ein solcher Zustand dürfte als physiologischer keine Beschwerde auslösen. Wenn aber unter strenger Vermeidung dieser Manöver längere Zeit die Röntgenpaste dort verbleibt oder auch beim stehenden Kranken deutlich wird, so ist es mir noch immer wahrscheinlich, daß hier Hiatusinsuffizienzen oder selbst „Pseudo-Hiatushernien", die also keine echten Hernien sind, nachweisbar werden, die erstens, wenn auch nicht obligat, Beschwerden hervorrufen können, und die zweitens auch anatomisch dasjenige wären, was eigentlich gefordert werden muß, nämlich, daß es nicht im Kapitel auch der falschen Brüche nur Riesenbrüche mit dem Eintritt großer Eingeweideteile gibt, sondern auch kleine „Brüche" oder selbst nur weite Bruchpforten, durch die bei besonderer Lagerung ein Eingeweideteil eintritt, um leicht wieder reponibel zu sein. Hier klafft eine Lücke des Übergangs zwischen normalem Verhalten und hochgradigem, schwerem anatomischem Befund, und daß diese, bei gemeinsamem Studium der pathologischen Anatomen, wie ANDERS es vorgenommen hat, und bei einer Zusammenarbeit zwischen Internisten, Röntgenspezialisten und Chirurgen gefunden werden muß, ist logisch. Die Arbeiten von ÅKERLUND, ÖHNELL und KEY haben diese Zusammenarbeit eingeleitet. ÅKERLUND läßt noch heute die paraoesophageale Hernie nicht gelten und hat das mit besonderem Nachdruck publiziert als sein „letztes Wort in der Debatte". Er faßt die große Hernie, die sich sogar inkarzerieren kann, nur als den krassesten Fall auf jener kleinen Hiatushernien und endlich der Hiatusinsuffizienzen, mit denen sich auch H. H. BERG in seiner Monographie über das Innenrelief des Verdauungskanals beschäftigt hat.

Ein eingehendes Studium dieser Gegend ist weiter erforderlich, um zur definitiven Klarheit zu kommen, gerade auch weil die Funktion der Cardia überhaupt immer noch recht unklar ist. Die Cardia ist nicht eine Irisblende wie der Sphincter pylori. Darauf hat vor vielen Jahren schon FLEINER hingewiesen. Der Verschlußmechanismus, der für gewöhnlich besteht, wie man bei der Oesophagoskopie sehen kann, ist wohl nur bedingt an der oberen Cardia durch den schrägen Durchtritt durch die Zwinge des Zwerchfellhiatus. Wie eigentlich die Partie des Oesophagus, die unterhalb des Zwerchfells in den Magen eintritt, verschlossen wird, darüber wissen wir nichts, selbst wenn wir beim Cardiospasmus sie im Gegensatz zum Cardiacarcinom wie einen spitzen Kegel enden sehen. Solange dieser Verschluß, also der sogenannte Magenmund, uns in der Funktion nicht klar ist, bleibt auch der Cardiospasmus schwer verständlich. Wenn man ihn mechanisch durch Dilatatorien sprengt, wäre es möglich, daß ein Schenkel des Hiatus mechanisch eingerissen wird, denn im Hiatus muß das Dilatatorium von STARK sitzen, wenn der unblutige Eingriff gelingen soll. Die Frage ist voll berechtigt, ob das Primäre nicht die sogenannte „idiopathische Oesophagusdilatation" ist, die den Oesophagus längt und dadurch sekundär die Klemme als Abknickung an der Cardia hervorruft. Jedenfalls sind idiopathische Dilatationen uns auch an anderen Organen in den letzten Jahren geläufiger geworden. Wir kennen sie beim Ureter, in der Schwangerschaft, Stöckel hält sie für ein wesentlich bedingendes Moment der häufigen Schwangerschaftspyelitis. Wir kennen sie weiter beim Choledochus, bei dem die alte Auffassung, durchgehende Steine weiteten den Gallengang, wie man einen Handschuhfinger weitet, sicher falsch ist. Für diese drei Zustände, also am Oesophagus, am Ureter und am Choledochus muß ein verändertes neuromuskuläres Verhalten bei diesen „idiopathischen Dilatationen" angenommen werden; wie und warum es zustande kommt, ist gegenwärtig noch völlig unklar. Ich komme von der Vorstellung nicht los, daß der sogenannte Cardiospasmus die Folge solcher idiopathischen Oesophagusdilatation sein könnte.

Voraussetzung, um klinisch forschend weiterzukommen, scheint es mir einerseits, jede markante, subjektive Beschwerde eines Kranken wichtig zu nehmen und katamnestisch jede entsprechende Angabe aus seiner Vergangenheit. Nichts rate ich ja so zu kultuvieren, gerade auch für die Ärzteschaft, die außerhalb klinischer Institute zu wirken hat, wie die Anamnese unter der heuristisch so fruchtbar gewordenen Annahme, daß Beschwerden einen realen Grund haben, der so oft einer Betriebsstörung entspricht.

Andererseits soll man sich dabei schonungslos vergegenwärtigen, was wir *nicht* wissen, denn darin liegt gerade jene Voraussetzung, um Wege zu künftigem Verstehen zu finden oder zu bahnen. Das gilt gerade von jenen Beziehungen Zwerchfell und Herz und vom Zwerchfellschlitz und der untersten Speiseröhre, das gilt vom Kaskadenmagen und dem Cardiospasmus mit Oesophagusdilatation.

Hier ist auf engem Raum weniger Kubikzentimeter ein Grenzgebiet, das noch ganz anders, also gründlicher aufgeklärt werden muß als bisher, hier steht, wie wir sahen, noch Meinung gegen Meinung, zum Teil aber, wie etwa beim Kaskadenmagen und beim Cardiospasmus, werden tatsächliche Feststellungen hingenommen, ohne daß wir ihre Veranlassung klar verstehen, sie können nur auf dem Gebiet der funktionellen Pathologie liegen, also bleibt es Aufgabe der Klinik, hier Klarheit zu schaffen.

Literatur.

Åkerlund, Ake: Die anatomische Grundlage des Röntgenbildes der sogenannten „erworbenen Hiatusbrüche". Acta radiol. Bd. XIV, Nr. 82, 1933.

Åkerlund, Öhvell u. Key: Acta radiol. (Stockh.) Bd. 6, H. 1/6.

Anders, H. E., u. Bahrmann, E.: Über die sogenannten Hiatushernien des Zwerchfells im höheren Alter und ihre Genese. Z. klin. Med., Bd. 122, S. 736, 1932.

Berg, H. H.: Über die verborgenen Brüche und die Insuffizienz des Hiatus oesophageus. Röntgenpraxis, 3. Jg., H. 10, 1931.

Boas: Diagnostik und Therapie der Magenkrankheiten. Leipzig 1925.

Faber, Knud: Die Krankheiten des Magens und Darmes. Berlin: Julius Springer 1924.

Katsch, Gerhard: Gastritis serosa und Gastritis mucosa. Klin. Wschr. 1935, Nr. 44.

Konjetzny: Die entzündliche Grundlage der typischen Geschwürsbildung im Magen und Duodenum. Erg. inn. Med. 1930, 37.

Lubarsch: Die Gastritis. Hdb. d. spez. path. Anatomie u. Histologie von Henke-Lubarsch, Bd. 4.

BÁLINT: Ulcusproblem und Säurebasengleichgewicht. Berlin: Karger 1927.
BÜCHNER: Die Pathogenese der peptischen Veränderungen. Jena: Fischer 1931.
FABER, KNUD: Die Krankheiten des Magens und Darmes. Berlin: Julius Springer 1924.
FORSELL, GÖSTA: Die Röntgenologie des Magens und Darmes. Berlin: Gerhartz 1922.
GUTZEIT: Die Gastroskopie im Rahmen der klinischen Magendiagnostik. Berlin: Julius Springer 1929.
HAUSER: Peptische Schädigungen des Magens und des Darmes, in HENKE-LUBARSCH: Hdb. d. spez.-path. Anatomie u. Histologie Bd. 4, T. 1. Berlin: Julius Springer 1926.
KONJETZNY: Die Entzündungen des Magens. Ebenda Bd. 4, T. 2.
— Die entzündliche Grundlage der typischen Geschwürsbildung im Magen und Duodenum. Erg. inn. Med. 1930, 37.
RÖSSLE: Das runde Geschwür des Magens und Zwölffingerdarms als zweite Krankheit. Mitt. Grenzgeb. Med. u. Chir. Bd. 25, 1913.
— Die Pylorushypertrophie des Erwachsenen. Schweiz. med. Wschr. 1935, Nr. 8, S. 174.
WESTPHAL, KARL: Reizmagen und peptische Ulcera. Zbl. Chir. 1934, Nr. 7, und Z. klin. Med. 124, S. 537, 1933.
WESTPHAL u. KUCKUCK, WERNER: Reizmagen und peptische Ulcera, ihre Ätiologie und Therapie. Dtsch. med. Wschr. 1934, Nr. 27, 28, 30.

Kapitel 4.

Pankreas und distales Duodenum.

Die experimentelle Pankreasnekrose. — Die fermentative Pankreasautodigestion und die bakterielle Pankreatitis. — Die leichten akuten Pankreasbeschwerden. — Der Linksschmerz und die klinische Symptomatologie. — Duodenale Pankreasdiagnostik. — Die Therapie, insbesondere der leichten Pankreatitis. — Funktionelle Beziehungen zwischen Pankreas und Gallenwegen. — Das Divertikel an der Papilla Vateri. — Duodenitis mit Allgemeinstörungen.

Aus voller Gesundheit und ungewöhnlicher Leistungskraft heraus kam es bei einem unserer größten Chirurgen zu Anfällen von starkem Meteorismus mit Obstipation, die dem Kranken selbst als Attacken einer Darmstenose imponieren. Er lokalisiert das Passagehindernis in das absteigende Colon, dorthin nach links herüber strahlen dumpfe Schmerzen bei Auftreibung des Leibes, aber auch bis in das Gebiet des linken Ischiadicus oder gürtelförmig bis links hinten vom Oberbauch her in den Rücken hinein. Monatelange Pausen zwischen den Anfällen. Zunächst keine Temperaturerhöhung. Der 69jährige ist überzeugt, daß ein Carcinom des Deszendenz vorliegt und wählt sich eine Diät, die besonders fettreich ist, namentlich durch Sahne, unter der Vorstellung, so die Kotpassage zu erleichtern. Aber gerade unter diesen Sahnemahlzeiten häufen sich die Anfälle, vergehen nicht mehr schnell, sondern hinterlassen oft tagelang kollapsartige, schwere, allgemeine toxische Krankheitserscheinungen. Endlich resultiert ein ganz schweres Krankheitsbild mit einem Subikterus; geradezu ein ileusartiger Zustand, ein Anus praeter am Coecum wird angelegt, und da dieser nicht funktioniert, noch linkerseits ein zweiter tags darauf, denn immer werden die Empfindungen ganz auf die linke Seite lokalisiert. Der Kranke stirbt in der Überzeugung, am mechanischen Ileus durch ein zirkuläres, nicht tastbares Carcinom zugrunde zu gehen, während er früher das Krankheitsbild als Strikturfolgen nach einer 30 Jahre voraufgehenden Kriegsdysenterie auffassen wollte. Die Sektion zeigt sofort bei ikterischem peritonealem Exsudat zahlreiche Fettgewebsnekrosen, weit in der Bauchhöhle zerstreut. Am dichtesten in der Umgebung des Pankreas. Im Ductus Wirsungianus findet sich ein weicher Pankreasstein. Die Gallenblase ist frei, und nirgends wird ein Carcinom gefunden. Erst epikritisch wird den behandelnden Ärzten klar, daß kein mechanischer, sondern ein paralytischer Ileus bestand, als Ausdruck der pankreatogenen sterilen Peritonitis, und daß die zahlreichen Anfälle des letzten Lebensjahres durchgehend leichtere und heftigere Pankreasattacken waren.

Seither ist das Symptom der Schmerzirradiation nach links bei Pankreasaffektionen mir durch dieses erschütternde Erlebnis führendes Symptom geblieben; aber auch der Schaden durch besonders fettreiche Kost blieb mir deshalb besonders geläufig. Demonstrierte mir doch Jahre zuvor GULEKE, als er mich zu seinen experimentellen Pankreaserkrankungen am Hunde zuzog, wie strotzend gefüllt durch die Tätigkeit des Pankreasparenchyms und die Durchblutung die Bauchspeicheldrüse auf der Höhe der Verdauung sei bei gefüllten Chylusgefäßen der Bauchhöhle, wie blaß und kollabiert das Pankreas erschien beim Hunde, der lange Zeit nüchtern gehalten ist[1]. Seither weiß ich, daß die beste Therapie bei Pankreasattacken der absolute Nahrungsentzug ist, und daß Kohlehydrate noch am wenigsten schaden, während die Fettmahlzeit, welche starke Steapsinproduktion auslöst, und die Eiweißmahlzeit jene des Trypsins bezüglich die der Profermente bewirkt.

Kaum eine Krankheit läßt sich mit so vollkommener Analogie im Tierexperiment auslösen wie die akute Pankreasnekrose, die wir mit CHIARI am besten als „Pankreasautodigestion" bezeichnen. Zwischen jenen tierexperimentellen Arbeiten, die GULEKE mit mir durchführte, 1905—1910, und den Feststellungen von KATSCH 1925[2], daß weit häufiger als die großen Attacken die geringen akuten Pankreaserkrankungen sind, deren alarmierendes diagnostisch führendes Signal *der Linksschmerz* ist, liegt die ärztliche Erfahrung jenes oben geschilderten, am Lebenden nicht diagnostizierten Krankheitsfalles, und später jener andere, der beim Kapitel der Gallenwegserkrankungen später geschildert wird (s. dort). Beide sind für mich vom Standpunkt der inneren Lebensgeschichte stärkste affektbetonte Eindrücke und wurden mir deshalb zur klinischen Bestätigung jener großen tierexperimentellen Versuchsreihen, und andererseits waren sie Vorläufer dessen, was KATSCH später gefunden hat, während ich selbst nur ganz kurz vorher jenes Linkssymptom angedeutet habe[3].

Während andere Autoren (besonders POLYA) bakterienhaltige Galle in den Hauptpankreasgang beim Hunde spritzten und namentlich bei nachfolgender Unterbindung häufiger auch schwere Pankreasnekrosen erzielten, fand GULEKE, daß auch mit steriler Galle, namentlich aber mit dem Einbringen von Öl in den Pankreasgang die experimentelle, akute Pankreasnekrose zu erzeugen war. Auf sterilem Wege aber nur dann, wenn das Experiment auf der Höhe der Verdauungstätigkeit der Drüse vorgenommen wurde, während die Erscheinungen weit leichter verliefen und die Tiere nicht zugrunde gingen, wenn nach 24stündigem Fasten der gleiche Eingriff, Ölinjektion mit folgender Gangunterbindung, vorgenommen wurde. Die große Abhängigkeit vom Funktionszustand der sekretorischen Drüse war damit von GULEKE erwiesen. Bei unseren Laparotomien war stets

---

[1] v. BERGMANN u. GULEKE: Zur Theorie der Pankreasvergiftung. Münch. med. Wschr. 1910, Nr. 32. — v. BERGMANN: Die Todesursache bei akuten Pankreaserkrankungen. Z. exper. Path. u. Ther. Bd. 3.

[2] KATSCH: Die Diagnose der leichten Pankreatitis. Klin. Wschr. 1925, 7.

[3] v. BERGMANN, G.: Neuere Gesichtspunkte bei der Gallenblasenkrankheit. Jahreskurse ärztl. Fortbildg 1922, H. 3.

jener krasse Unterschied zu demonstrieren, auf der Höhe der Verdauung ein Pankreas geradezu strotzend erigiert und stark rosarot durchblutet, beim nüchternen Tier jenes kollabierte, gelbweiße, platte Organ. Erzielte man die schwere akute Pankreasautodigestion, so ergab die Sektion sterile krasse Peritonitis mit ausgedehnten Fettgewebsnekrosen, oft nicht nur auf das Fettgewebe der Bauchhöhle beschränkt, sondern auch im Fettgewebe des Mediastinum und an anderen Stellen erweisbar. Ganz analoge Vorgänge waren zu reproduzieren beim Hunde wie beim Kaninchen, wenn man einem Tiere mit allen sterilen Kautelen das Pankreas entnahm und es in einigen Stücken frei in die Bauchhöhle eines zweiten Tieres implantierte. Auch hierbei war es am wirksamsten, wenn man das Pankreas auf der Höhe der Verdauung dem ersten Tiere entnahm. Dieselben Befunde eitriger, nekrotisierender Peritonitis, die geradezu geometrisch sich dort abzeichnet, wo die zugrunde gehenden Pankreasstücke lagen, wiesen unmittelbar darauf hin, daß es die aktivierten tryptischen und steaptischen Fermente waren, die das umgebene Gewebe zur Nekrose bringen. Dabei auch hier, so oft es genau untersucht wurde, ein absolut steriler abakterieller Vorgang. Wir deuteten es uns als unmittelbare Fermentintoxikation. Zumal, als es mir gelang, durch Vorbehandlung mit käuflichen Trypsinpräparaten per injectionem die Versuchstiere so vorzubehandeln, daß ein experimenteller Eingriff, der sonst mit Sicherheit zur tödlichen Pankreasautodigestion führte, mehrmals überstanden wurde. Dennoch mache ich mir heute den Einwand, daß durch den schweren akuten Gewebszerfall bestimmt eine ganze Reihe von schwer toxischen Eiweißzerfallsprodukten in den Kreislauf gelangt sind, und glaube nicht mehr, daß eine reine Trypsinvergiftung und eine spezifische Immunisierung gegen Trypsin vorgelegen hat. Sehr wohl vertrüge sich aber mit den Anschauungen der Gegenwart, daß durch die wiederholten Injektionen von pulverisierter Pankreassubstanz, denn das waren jene Trypsinpräparate von Grübler, zunächst eine Resistenzerhöhung gegen die Autotoxikose des körpereigenen Eiweißzerfalls erzielt worden war. Ähnlich wie wir gegen allergische Reaktionen heutzutage unspezifisch desensibilisieren können, etwa mit Peptoninjektionen. Hier scheint mir ein beachtenswerter Weg ähnliche Versuche, die dem Stande unseres jetzigen Wissens besser angepaßt sind, wieder aufzunehmen, vielleicht auch für andere Organparenchyme, denn Degeneration der Zelle steht nach Rössle dem Vorgang der Autodigestion nicht fern. Ich denke an halbvergessene Vorstellungen Ascolis von den Nephrolysinen, Hepatolysinen usw. — aber durchaus gerade auch an unspezifische Noxen. Auf Grund der Annahme einer Doppelvergiftung durch Pankreasfermente und durch Produkte des Zellzerfalls, hat W. Berger (Graz) den Vorschlag gemacht, Versuche mit aktiver Immunisierung von Blutspendern zu organisieren oder wenigstens Spender zu verwenden, die große Gewebszertrümmerungen überstanden haben.

Wie so oft ist die Bezeichnung für jenes experimentelle und klinische Geschehen, die sich eingebürgert hat, die am wenigsten sinngemäße. Wird es wohl möglich sein, das Wort „Pankreatits“ nur auf Fälle von eitriger Entzündung, einzelne und multiple Abscesse zu beschränken und die „Pankreasautodigestion“, wie sie Chiari benannt hat, oder auch die „akute Pankreasnekrose“ als den sonst weit bezeichnenderen Ausdruck zur allgemeinen Geltung zu bringen? Die sogenannte „akute Pankreasapoplexie“ wird heute wohl auch von den Anatomen nur als eine Folge nekrotisierender Vorgänge angesehen. Damit soll nicht bestritten werden, daß auch von den Gefäßen her, sei es embolisch, sei es auf der Basis von Arteriosklerose und namentlich der komplizierten Störungen der terminalen Blutversorgung im Sinne Rickers die autodigestive Reaktion ausgelöst werden kann. Ich möchte aber neben jenem Weg noch auf den humoralen hinweisen: Stoffe des Zerfalls, auf dem Blutwege zum Pankreas gelangend, werden den degenerativen Schaden wie den entzündlichen Zustand, ebenso wie die zahlreichen Hämorrhagien als Folge von toxischen Störungen des Parenchyms auslösen können. Auch an allen anderen Organen entstehen ja gelegentlich Parenchymschäden, gefolgt von Entzündung als Folge eines anderwärts im Organismus sich vollziehenden Eiweißzerfalls (Fr. Kauffmann), autodigestiv werden dann auch die Gefäße arrodiert, weshalb eine pathogenetische Zweigliederung in akute Pankreasnekrose mit oder ohne Blutung uns ebensowenig wie die scharfe Abgrenzung zur Gangrän wesentlich erscheinen kann. Es handelt sich um morphologisch zwar differente Bilder, aber klinisch doch meist um ein einheitliches autodigestives Geschehen verschiedener Grade, mit dadurch bedingten entsprechenden Auswirkungen, mag das Unglück auch auf verschiedenen Wegen geschritten sein, hämatogen epithelial-toxisch oder auch neural-vasomotorisch das Gewebe schädigend und endlich, wohl der häufigste Weg, canaliculär durch die Sekretgänge ascendierend ins Parenchym hinein so oft von den Gallenwegen her.

Wie uns im allgemeinen bei den Infektionen und der Entzündung die wechselnde Gewebsdisposition und Infektionsbereitschaft noch zu sehr vernachlässigt scheint, so wird auch im Einzelfalle am Beispiel der diffusen Erkrankungen der Bauchspeicheldrüse das Problem in den Hintergrund treten, ob eine bakterielle Invasion das Primäre oder Wesentliche war.

Einerseits können die Bakterien ähnlich wie Galle oder Enterokinase aktivierend wirken oder die leukocytäre Einwanderung, andererseits kann aber auch nach anfänglicher steriler Entstehung der Autodigestion die bakterielle Beschickung sekundär hinzukommen.

Jedenfalls steht fest — als tierexperimentelles wie als klinisches Ergebnis —, daß auch schwerste foudroyante Pankreasschäden bis zum Ende steril verlaufen können. Das bakterielle Moment ist also nicht notwendige Bedingung des Geschehens. Es ist entweder der Zeit nach sekundär oder selbst, wenn der Prozeß mit der Infizierung der Gänge beginnt, dem Wesen nach von ähnlicher Bedeutung, wie die Galle, die Enterokinase und die leukocytären Stoffe, indem die Bakterien zunächst nur Fermentaktivatoren sind. Willstätter wies nach, daß die Aktivierung der Profermente auch in der Drüse selbst vonstatten gehen kann.

Die fermentative Autodigestion ist das wesentliche Geschehen. Sie gehört als der zentrale Vorgang in den Vordergrund der gestörten Funktion, mag sie aus noch so vielen Anlässen zustande kommen, und die Verschleppung von Pankreasstoffen, die einerseits (als aktivierte Fermente) auf dem Lymphwege oder in unmittelbarem Kontakt die Fettgewebsnekrosen erzeugen und andererseits das Bild der deletären Autointoxikation hervorrufen, als Folge dieser Autodigestion. Gestützt ist diese Auffassung gerade durch das sterile Einbringen von Pankreasstücken anderer Hunde in die Bauchhöhle des Versuchstieres, wobei eben das analoge Geschehen eintrat.

So haben wir 1910 schon den Gang der Autodigestion folgendermaßen dargestellt: vom autolytisch zerfallenden Pankreas aus entsteht eine tödliche Vergiftung, sowohl bei den Fällen von akuter Pankreasnekrose des Menschen wie in experimentell erzeugten Fällen, sei es, daß die Autolyse sich in situ oder in einem frei in die Bauchhöhle eingebrachten Pankreas von entsprechender Größe vollzieht. Es ist aber wohl nicht das proteolytische Ferment Trypsin selbst, welches die Vergiftung bewirkt, ebensowenig das fettspaltende Ferment Steapsin. Mit der oben entwickelten veränderten Vorstellung des Mechanismus der Trypsinwirkung ist auch ausgesprochen, was ich a priori bereits erwartet hatte, daß eine passive Immunität im Sinne einer Serumtherapie erfolglos ist. So wenig wie man eine akute Morphiumvergiftung durch das Serum eines Morphinisten beeinflussen kann, mag seine Giftfestigkeit noch so groß sein, werden wir auch kein antitoxisches Serum gewinnen können, um es bei entstandener akuter Pankreasnekrose mit Erfolg anzuwenden. Könnten wir Patienten Wochen, ehe das Drama einsetzt, mit sog. Trypsinpräparaten, vielleicht auch anderen Eiweißabbauprodukten vorbehandeln, so wäre wohl ein milderer Ablauf zu erzielen. Dieser Konditionalsatz scheint mir keine Utopie und berührt das zentrale Problem der pathologischen Abläufe in den Geweben, den Organen überhaupt.

Zwar setzen unleugbar gelegentlich gerade die schwersten Pankreasattacken ohne alle Vorboten ein, man erfährt auch nicht regelmäßig, daß irgendwelche Gallenblasenerkrankungen vorangegangen sind, aber die Zahl derjenigen Fälle, bei denen wiederholt leichtere Pankreasattacken vorausgingen, ist doch groß und wird immer größer werden, je fleißiger wir uns anamnestisch bemühen und je feinere Symptome wir diagnostisch sicher verwerten können. Hat die Forschung früher neben dem großen akuten Pankreasanfall nur noch die „chronische Pankreatitis“ gelten lassen, so kann schon heute die Tatsache als feststehend gelten, daß, und zwar in weit überragender, ungeahnter Häufigkeit, auch ganz leichte akute Attacken vorkommen. Diese können ebensowenig als „chronische Fälle“ hingestellt, wie dem akuten großen Anfall zugerechnet werden, schon allein aus therapeutischen, prophylaktischen und prognostischen Gründen.

Für den akuten, ganz schweren Anfall ist man nicht bei Gulekes Standpunkt geblieben, daß die sofortige Operation gefordert wird, trotzdem kann nicht einmal immer die Feststellung deutlich erhöhter Diastasewerte im Harn abgewartet werden. Man entschließt sich heute schwerer zum Eingriff und beschränkt ihn allenfalls auf das akute peritoneale schwerste Krankheitsbild, bei dem nicht selten an eine Perforation gedacht wird. Man kann dann fraglos gelegentlich durch den Eingriff nützen, indem man wie bei der akuten Peritonitis spült, eine Gegenöffnung anlegt und selbst durch Spaltung der Pankreaskapsel und Anlegen von Tampons an die schwerst veränderte Drüse die toxischen Produkte sich aufsaugen läßt und nach außen abzuleiten sucht. Dennoch mehren sich die Stimmen der Chirurgen, die dann, wenn diffuse Peritonitis nicht vorzuliegen scheint, sich auch bei der schweren Autodigestion des Pankreas abwartend verhalten, weil sie meinen, damit eher bessere Resultate zu haben. Für die leichteren akuten Attacken, die wir erst in ihrer großen Häufigkeit seit 1925 erkannt haben, namentlich durch die Arbeiten meines damaligen Mitarbeiters KATSCH[1], ist die Indikation zum Eingriff nicht gegeben, auch wenn die Diastasewerte im Harn noch so hoch sind und andere Zeichen der Fermententgleisung im Harn und Blute bestehen, hier scheint mir ein mindestens dreitägiges absolutes Hungern, ähnlich wie bei der akuten Nephritis, aber nicht ein Dursten, geboten und später dann eine Diät, die vor allem fettfrei, sehr eiweißarm, aber eher kohlehydratreich ist; tritt Glykosurie auf, wird man mit Insulin behandeln und die Kost calorisch noch lange knapp bei strenger Bettruhe bemessen. Plötzliche Verschlimmerungen können freilich auch dann eintreten, die die Prognose ernst gestalten.

Hat fast überall in der Nosologie die klassische Medizin des vorigen Jahrhunderts die großen Krankheitsbilder klar erkannt und in ihrer Symptomatologie herausgearbeitet, so ist es moderner Klinik gelungen, jene Darstellungen aus ihrer Starre zu befreien und die Erkenntnis ihrer geringeren Erscheinungen in den latenten und larvierten Frühformen durch ärztlich und klinisch vertieftes Schauen zu erschließen. So ist die Symptomatologie und die Möglichkeit des klinischen Erkennens auch der leichten akuten Pankreaserkrankungen vom Erfassen des jähen Geschehens her bei der akuten Autodigestion eine Leistung dieser unserer klinischen Richtung[2].

Den Anatomen und auch den Chirurgen sind zwar seit langem als Nebenbefunde, etwa bei Operationen wegen Gallensteinen Fettnekrosen im Pankreasgewebe bekannt oder das diffuse Pankreasödem, das besonders ZOEPFEL beschrieben hat, und auch andere Veränderungen, die als Residuen abgelaufener, in Heilung begriffener leichter akuter Anfälle angesehen werden konnten. Dabei mag GULEKE recht haben, wenn er einschränkend darauf hinweist, daß man auch bei Eröffnung der Bauchhöhle oft genug kritisch sich enthalten muß, die Aussage einer Verhärtung oder Schwellung des Pankreas mit Sicherheit zu machen. Trotz dieser Einschränkung ist an solchen und ähnlichen Befunden, die meist gerade als zufällige Nebenbefunde erhoben werden, nicht zu zweifeln. Viele Chirurgen haben uns jetzt die Häufigkeit leichter akuter Pankreaserkrankungen als Sekundärschäden zugegeben, namentlich seit meinem Referat vor dem Chirurgenkongreß 1927.

---

[1] KATSCH: Zur Klinik der Pankreaserkrankungen. Verh. Ges. Verdgskrkh., 4. Tg. 1924. — Vom Pankreas. Jahreskurse ärztl. Fortbildg, März 1925.

[2] v. BERGMANN: Intern. Korreferat z. Chirurgie d. Pankreas. Arch. klin. Chir. Bd. 148. Kongr.-Ber. 1927.

Was wußte die Klinik vorher darüber? Man vermutete zwar eine Pankreasbeteiligung bei chronischen Gallenwegserkrankungen, hatte Verdacht darauf bei Fettleibigen, bei Alkoholikern und bei Schlemmern, hatte aber keine Möglichkeit an der Hand, einen solchen Schaden nun auch mit Sicherheit nachzuweisen — es sei denn eben durch die Operation. Von der akuten Pankreasnekrose war der heftige Bauchschmerz bekannt, die Schmerzphänomene der leichteren Pankreatitiden schienen aber in keiner Weise charakteristisch zu sein. So meinte OSER, daß sich die Pankreasschmerzen „durch nichts von atypischen Gallenkoliken oder Gastralgien unterscheiden" und etwa auch ADOLF SCHMIDT, „sie haben nichts Charakteristisches, sie könnten ebensogut von einem Ulcus duodeni oder von Cholelithiasis abhängen".

Erst seit KATSCH die *Schmerzirradiation des Pankreas* als ein wirklich charakteristisches Symptom kennen gelehrt hat, erst seitdem ist es möglich geworden, für die Klinik ein fast neues Krankheitsbild — den leichten akuten Pankreasanfall — aufzudecken neben der Vertiefung der Symptomatologie auch der schon bekannten Krankheitsbilder.

Es sind Schmerzen, die sich nicht nur in der subjektiven Klage dokumentieren: eine Ausstrahlung nach links, ein Gürtelgefühl in der linken Körperhälfte, Schmerzen, die bis zur linken Schulter hinaufziehen können, Schmerzen, die bis zum Unterbauch reichen, an Sigmoiditis denken lassen oder an ein Carcinom des Colon descendens oder des S-Romanum, bei Obstipation, Flatulenz und scheinbaren Stenosenerscheinungen, Schmerzen, die in den Ischiadicus ziehen oder überhaupt in das linke Bein, oder auch Schmerzen, die nur im Rücken neben der Wirbelsäule empfunden werden, dem achten bis zehnten Dorsalsegment entsprechend, also in der Gegend des letzten Brust- und ersten Lendenwirbels, ähnlich einer Nierenkolik, nicht selten auch wie diese nach vorn ausstrahlend, scheinbar dem Ureter entlang, auch bis zur Inguinalgegend immer linksseitig.

Diese Schmerzen aber lassen sich objektivieren. Die klassischen HEADschen Zonen in streng segmentaler Anordnung werden nachweisbar mit der ganzen Gesetzmäßigkeit jener viscero-sensorischen Beziehung, die wir als Hyperalgesie und Hyperästhesie mit dosierten Wärmereizen so prüfen können, daß jede Suggestion bei dieser Sensibilitätsprüfung in Wegfall kommt (KAUFFMANN[1]) (siehe Kap. 14). Auch in der Tiefe der Muskulatur besteht veränderte Sensibilität. Durch paravertebrale Anästhesie, wie ich sie allgemein als Konsequenz der Zonenlehre inauguriert habe (LAEWEN und v. GAZA haben sie später therapeutisch auszuwerten versucht), sind diese diagnostischen Phänomene vorübergehend zu beseitigen. Ein Geschwür des Magenkörpers zeigt kaum je so klassisch diese Sensibilitätsphänomene, und auch beim Nierenschmerz wird man einen voll ausgesprochenen Gürtel meist vermissen. Darum legen wir auf dieses Schmerzphänomen der linken Seite das allergrößte Gewicht. Es ist buchstäblich „führend", so daß wir allein dadurch schon

---

[1] KAUFFMANN, FR.: Über die Latenzzeit der Schmerzempfindung im Bereich hyperalgetischer Zone bei Anwendung von Wärmereizen. Münch. med. Wschr. 1921, Nr. 37.

berechtigt sind, auch ohne Andeutung von Kollaps und ohne die großen dramatischen Erscheinungen des akuten Anfalls an Pankreasstörungen zu denken, wenn solche Linkszeichen sich finden.

Auch früher wurde ab und an von aufmerksamen Beobachtern der Linksschmerz bei der Pankreatitis beschrieben. Aber er galt nicht als typisch. MINNICH hat 1894 von einem in ganz ausgesprochener Weise nach links vom Epigastrium ausstrahlenden Schmerz gesprochen, ORTNER ebenso von einer Ausbreitung fächerförmig nach der linken Bauchseite bis zur Gegend der Crista ilei hin. Das waren aber einzelne kasuistische Erhebungen, wie auch die Feststellungen von Ischiassymptomen oder Lumbago, die meist erst retrospektiv als

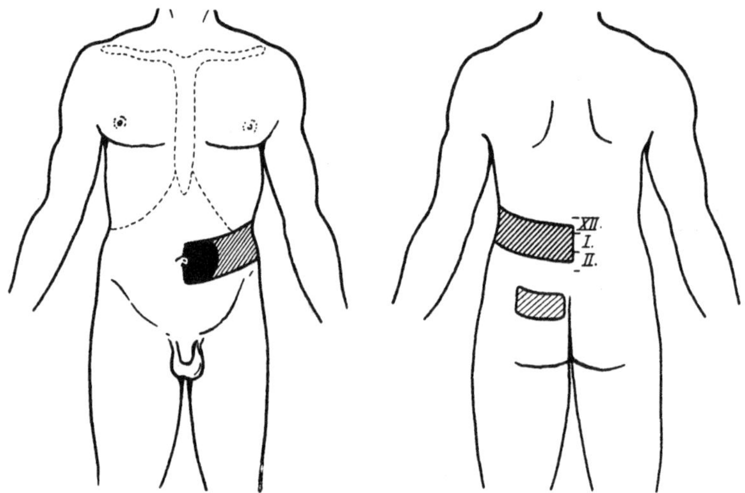

Abb. 39. Klopfzonen bei chronischer Pankreatitis (KALK). Beschwerden seit 5 Monaten. Starke, 2 Stunden nach dem Essen auftretende Schmerzen im Oberbauch, die nach links unter den Rippenbogen ziehen. Diastase im Urin vermehrt. Zeitweise Fettstühle, geringe Hyperästhesie.

Pankreaszeichen erkannt wurden. JENCKEL hat einen solchen Fall beschrieben, auch GULEKE einen Kranken mit derartigen Klagen später an akuter Pankreasnekrose operiert.

Es ist möglicherweise die enge Beziehung zum Ganglion solare, die hier die ganz besonders ausgesprochenen Irradiierungen im Sympathicusverlauf in die Rückenmarkssegmente und die entsprechenden Projektionen in die Haut und die Muskelschichten, auch in das Peritoneum parietale hervorruft, deren veränderte Sensibilität durch die Klopfzonen, die KALK vornehmlich herausgearbeitet hat[1], nachweisbar ist (Abb. 39).

Es war wahrscheinlich ein Irrtum — zum Teil erklärlich durch die häufige Vergesellschaftung von Gallenblasen- und Pankreaserkrankung, wenn HEAD die

---

[1] KALK: Probleme und Ergebnisse der Gallenwegsdiagnostik. Z. klin. Med. Bd. 109, H. 1/2, 1928.

linksseitige Zone, die auch er kannte, der Cholecystitis zuordnete. Und es war zweifellos ein Fehlschluß, wenn er gerade ausgehend von diesen Beobachtungen die Lehre von der Kontralateralität der Zonen bei Erkrankungen innerer Organe aufstellte. Es kommen wohl sicher auch kontralaterale Ausstrahlungen vor, aber sie sind nicht die Regel und nicht gesetzmäßig. Und gerade im Oberbauch haben sie eben meist besondere Bedeutung und weisen gerade dann, wenn sie gekreuzt zu dem klinisch verdächtigen Organe auftreten, auch auf die Organe der anderen Seite — mögen sie nur vom Grundleiden mitaffiziert sein oder selbständig erkrankt. Wenn auch NAUNYN in seiner „Klinik der Cholelithiasis" betont, daß die Gallenkolik an sich häufig nach links irradiiert, so wagen wir jetzt auch für seine Fälle noch epikritisch zu vermuten, daß es sich wie so häufig um begleitende leichtere akute Pankreaskomplikationen gehandelt hat.

Dabei ist selbstverständlich vieles differential-diagnostisch zu überlegen: auch Entzündungszustände im Omentum, Ulcus, Perigastritis, der „Grimmdarm" kann einmal ähnliche Schmerzbilder hervorrufen, bei allen Graden der Colitis, bei Diverticulitis, die Nephrolithiasis, der Milzinfarkt mit Perisplenitis, ein Colontumor usw., aber ein ganz großes Kontingent typischer segmentaler Linksschmerzen stellen eben doch die leichteren akuten Pankreasstörungen dar. Der Pankreasschmerz ist meist eigentümlich „folternd", was schon CLAESSEN 1842 bei einem Falle bemerkte und oft von einem Vernichtungs- und Angstgefühl begleitet. Beides fehlt im wesentlichen beim Ulcusschmerz (ohne Ulcusperforation), der auch selten in dem Maße wie das Pankreas zu Ausstrahlungen neigt. Schwierig wird die Differentialdiagnose dann, wenn es sich um ein in das Pankreas hinein penetrierendes Ulcus handelt, denn hier kommt es zum Pankreasschmerz, oft zum Sagittalschmerz (Kap. 3). Auch sonst kann die Differentialdiagnose gegen das Ulcus, des Magen- und Zwölffingerdarms, schwierig werden. Ist für diese gerade die Verstärkung des Schmerzes einige Zeit nach der Nahrungsaufnahme charakteristisch, so kann das Pankreas ganz analog auf die Leistungssteigerung in der Verdauungszeit mit Verstärkung des Schmerzsymptoms reagieren. Das ergibt sich schon aus jenen Versuchen, welche die Autodigestion als abhängig vom Verdauungszustande der Drüse erwiesen, die dann prall gespannt ist.

Hängen diese Erscheinungen aber unmittelbar mit der Funktion und dem Funktionszustand der Organe zusammen, so wird es möglich sein, hier durch spezifische Funktionsprüfungen mit organspezifischen Reizen, die aus Anamnese, Analyse des Beschwerdekomplexes und dem Körperstatus gewonnene Vermutungsdiagnose zu überprüfen und zu sichern. Aber dazu, daß überhaupt erst der Verdacht aufsteigt und eine Pankreaserkrankung in Erwägung gezogen wird, wird neben der oft uncharakteristischen spontanen Beschwerde, die Erhebung ausgesprochener Zonen immer mehr beitragen, wie von hier aus, also unmittelbar vom Krankenbett her, die Aufdeckung jener akuten leichten Pankreasstörungen überhaupt erst gelungen ist, noch ohne daß anderes, wesentliches, diagnostisches Rüstzeug zur Verfügung stand. Und deshalb werden wir auch dort, wo die jetzt gebräuchlichen Funktionsproben zur Verfügung stehen, selbst dann die Diagnose wagen dürfen, wenn bei typischer Beschwerde auch diese Proben ab und an versagen. Die akute leichte Pankreatitis ist ja wohl als eine lokalisierte Parenchymstörung, als kleinste partielle Autodigestion, aufzufassen, vielleicht sogar nur als seröse entzündliche Schwellung mit schmerzhafter Kapselspannung, ohne daß stets die Funktionsfähigkeit als Ganzes gestört zu sein braucht.

So versagt in diesen, den Internisten angehenden Fällen, auch meist die Palpation. Ist schon ein Pankreastumor zu tasten, so kann man auch bei akuten Pankreasstörungen aber nur ausnahmsweise den Pankreaskopf als harte Resistenz oder das ganze Pankreas als quer sich nach links hinüberziehenden wurstförmigen Tumor abgrenzen. Oft hindert schon neben der anatomisch recht unzugänglichen tiefen Lage des Organs der begleitende hartnäckige Meteorismus, mehr noch die reflektorische, unwillkürliche Muskelspannung (viscero-motorischer Reflex) die Palpation.

Fettstühle, typische Pankreasstühle, werden ebenso nur in den leicht zu erkennenden schwereren Fällen zu erwarten sein, wie auch eine Glykosurie. Nur wenn es zu einer völligen Funktionsstörung gekommen ist, werden die sog. Butterstühle, deren Fettgehalt häufig schon mit bloßem Auge an dem gerinnenden Fettbelag zu erkennen ist, auftreten, können aber auch in diesen Fällen nicht selten fehlen. Nur dann wird man auch im Mikroskop Ausnutzungsinsuffizienzen auffinden können als unverdaute Muskelfasern mit erhaltener Querstreifung und etwa noch Stärkekörner. Aber es genügt einerseits schon, wie sich klinisch und auch experimentell durch partielle Resektionen beweisen läßt, eine ganz geringe Fermentmenge, um eine normale fermentative Spaltung aufrechtzuerhalten, andererseits vermag das vicariierende Eintreten des Magendarmtraktes und seiner Drüsen auch schwere Funktionsstörungen der äußeren Pankreassekretion zu ersetzen (kompensierte Pankreashypofunktion nach Hartmann). Dennoch sollte man aber bei jeder Neigung zu chronischen Durchfällen auch an eine Insuffizienz des Pankreas denken, meist aus der Kategorie chronischer Pankreasschäden.

Die Glykosurie schließlich ist ein seltenes Symptom diffuser akuter Parenchymschädigung. Der tubuläre und der insuläre Teil des Pankreas scheinen in ihrer Funktion weitgehend unabhängig von einander zu sein, was ja auch umgekehrt bei der meist erhaltenen und normal funktionierenden äußeren Pankreassekretion beim Diabetes mellitus zu erkennen ist. Aber wo eine Glykosurie auftritt, wird sie ein führendes Symptom sein.

Ein diagnostisch sehr wichtiges Zeichen ist die „*Fermententgleisung*“ — ein prägnantes Wort, aber noch kein biologisch klarer Begriff. Wir verstehen darunter die Erhöhung des physiologischen Diastasespiegels in Blut und Harn und das Neuauftreten von atoxylresistenter Pankreaslipase im Serum. Ihr Zustandekommen ist vorstellbar durch Stauung im Gangsystem mit Auseinanderweichen der Kittstellen wie auch durch Parenchymschäden mit Aufhebung der retrograden Impermeabilität und einseitiger Sekretionsrichtung der Drüsenzellmembran auf Grund toxischer oder infektiöser Ursachen. So findet sich eine Erhöhung der Blut- und Harndiastase bei manchen Infektionskrankheiten, auch nach Narkosen und Operationen als Ausdruck toxischer oder mechanischer Parenchymschädigung. Es beobachteten KATSCH und BICKERT unmittelbar nach einer Operation, bei der das Pankreas mechanisch gedrückt worden war, sowie nach Röntgenbestrahlung der Pankreasgegend eine starke Amylasurie.

Im allgemeinen erscheint die Diastasevermehrung schon bei leichteren Störungen, aber fast regelmäßig bei akuten schweren Nekrosen. Sie tritt früher auf als die atoxylresistente Lipase, verschwindet jedoch sehr bald. KATSCH fordert daher mit Recht Serienuntersuchungen und Untersuchung an Schmerztagen. Die Lipase ist hierbei länger nachweisbar, diagnostisch spezifischer und wird wohl nur bei anatomisch verändertem Pankreas gefunden.

Die Fermententgleisung ist kein Maß der Schwere des Organschadens und kein Zeichen der Art der Erkrankung. Ihre diagnostische Bedeutung entspricht, wie HARTMANN es vielleicht richtig bezeichnet hat, dem Symptom: Albuminurie. Die positiven Reaktionen, namentlich die ganz hohen Diastasewerte von 1000 und mehr können entscheidend differentiell diagnostisch sein, dennoch können sie einmal fehlen, das gilt erst recht für leichtere Pankreaserkrankungen akuter Art, ja bei chronischen Pankreaserkrankungen, der Pankreassklerose, ist das Resultat meist ein negatives.

Einen wesentlichen Fortschritt bedeutet die *duodenale Pankreasdiagnostik*. Weniger dadurch, daß es mit der Duodenalsonde gelingt, Pankreassekret unmittelbar zu gewinnen, als dadurch, daß auf diesem Wege eine isolierte Funktionsprüfung möglich geworden ist. Der nicht häufige Verschluß des Pankreasganges und der absolute Funktionsstreik der Drüse lassen sich natürlich durch Fehlen des tryptischen Sekretes im abgezogenen Duodenalsaft erkennen. Aber selbst schwerere Pankreasstörungen brauchen ja diesen Verschluß nicht aufzuweisen, sei es, daß der Nebengang bei Steinverschluß des Ductus Wirsungianus offen bleibt oder auch sonst pathologische Prozesse einhergehen, ohne daß eine Sperre der äußeren Sekretion besteht. An meiner Klinik hat 1922 KATSCH den Gedanken des Ätherreizes gehabt und mit v. FRIEDRICH klinisch die Methode des Sekretionsreizes des Pankreas durch duodenale Injektion von 2 ccm reinem Narkoseäther ausgearbeitet[1], die sich seither wohl eingebürgert hat. Schon CLAUDE BERNARD hatte den Äther als mächtigstes Reizmittel für das Pankreas in Tierversuchen kennen gelehrt. Die Klinik ist sich heute wohl einig, daß, wenn auf den Ätherreiz nicht ein reicher Saftstrom von Bauchspeichel (20—80 ccm in 10 Minuten) in das Duodenum einsetzt, ein grober Pankreasschaden vorliegt. Dennoch scheint mir manchmal schon für kleine Schäden weisend, wenn auf den Ätherreiz hin die typische Schmerzattacke einsetzt.

[1] KATSCH: Bauchspeichelfluß auf Ätherreiz, ein Verfahren, zugleich ein Beitrag über Pankreasfunktion bei gastrischer Achylie. Klin. Wschr. 1922, Nr. 3. — Zur duodenalen Pankreasdiagnostik. Ebenda 1930, Nr. 39.

Die gesunde Bauchspeicheldrüse verträgt diesen Reiz meist ohne Schmerzen, d. h. sie kann ihre Funktion augenblicklich den veränderten Anforderungen anpassen. Bei der kranken, auch nur leicht geschädigten Drüse hat dieses Vermögen gelitten, ist doch die Pankreaskapsel reich an spinalen sensiblen Nerven. Ich möchte glauben, daß hier der Schmerz als Ausdruck von Spannung der erigierten Drüse auftritt. So scheint mir von allen Proben eben gerade für die Frühformen und leichten Pankreaserkrankungen der Ätherschmerz nicht gleichgültig, aber keineswegs pathognomonisch zu sein, besonders wichtig, wenn

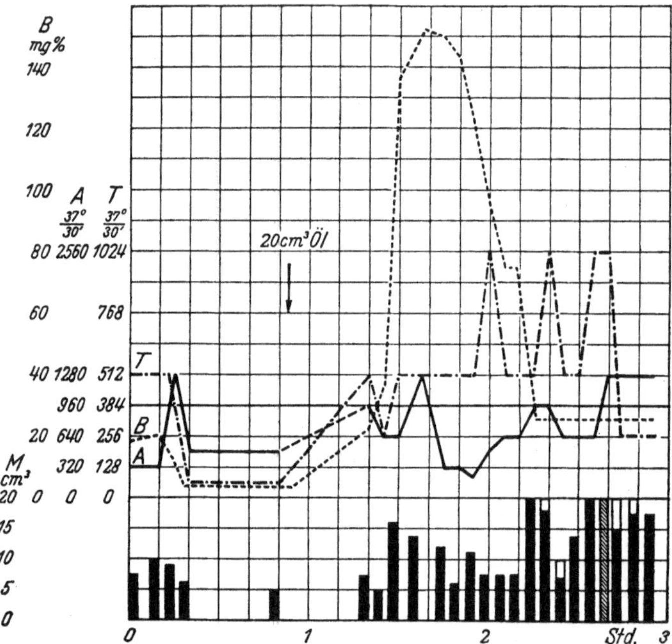

Abb. 40. Normalkurve. Zeichenschrift: ——— Amylase, Einheiten (37°/30'); —·—·— Trypsin, Einheit (37°/30'); - - - - Bilirubin, mg %; Menge des Duodenalinhaltes in Kubikzentimetern: schwarze Stäbe = alkalischer Duodenalinhalt, schraffierte Stäbe = neutraler oder leicht angesäuerter Duodenalinhalt, weiße Stäbe = saurer Duodenalinhalt bzw. reiner Magensaft. (Nach W. BERGER, J. HARTMANN u. H. LEUBNER.)

er die Ausstrahlung nach links zeigt, völlig eindeutig ist er jedoch auch dann nicht, denn er kommt auch gelegentlich bei Gesunden vor.

In den letzten Jahren haben BERGER und HARTMANN sich bemüht, mit Hilfe der Duodenalsondierung die funktionelle Pankreasdiagnostik weiter auszubauen. Es hat sich dabei gezeigt, daß eine genügend kurzfristige, alle 5—10 Minuten vorgenommene Fraktionierung des durch die Sonde gewonnenen Duodenalinhaltes und die Untersuchung der einzelnen Fraktionen auf ihre Fermentwirksamkeit, sowie eine durch mehrere Stunden ausgedehnte Untersuchung es ermöglicht, eine große Anzahl von Fehlerquellen auszuschließen.

Es konnten so Fermentkurven erhalten werden, die nicht wie die Stichprobenuntersuchungen statische, sondern dynamische Verhältnisse der Funktion wiedergeben. Die erhaltenen Kurven zeigten eine weitgehende Reproduzierbarkeit an ein und derselben Person und eine gute Vergleichbarkeit bei verschiedenen untersuchten, gesunden und kranken Menschen. Daß die durch die Methodik gewonnenen Fermentkurven einen guten Einblick in die Funktion der äußeren Pankreassekretion ermöglichen, läßt sich aus den hier wiedergegebenen „Sekretionsbildern" ersehen, von denen das erste (Abb. 40) einer normalen, das zweite (Abb. 41) einer gesteigerten und das dritte (Abb. 42) einer verminderten äußeren Pankreassekretion entspricht.

Die beschriebenen Hypofunktionskurven konnten ermittelt werden sowohl bei den akut, recidivierenden Pankreatitiden (kleinen Autodigestionen) wie als Folge großer Pankreasnekrosen. Fast immer handelt es sich dabei in der Pathogenese, unserer modernen Auffassung entsprechend, um Folgen von Erkrankungen des biliären Systems (Cholelithiasis, Cholangitis, Cholecystitis und Dykinesie der Gallenwege).

Der Vorteil dieser duodenalen Fermentdiagnostik liegt auch darin, daß sie erlaubt, schwerere und leichtere Funktionshemmungen zu erkennen, wenn die bisher geübten Ausnutzungsproben nach Probekost, auf Grund des vicariierenden Eintretens des Magendarmtraktes versagen (kompensierte Hypofunktion nach J. Hartmann).

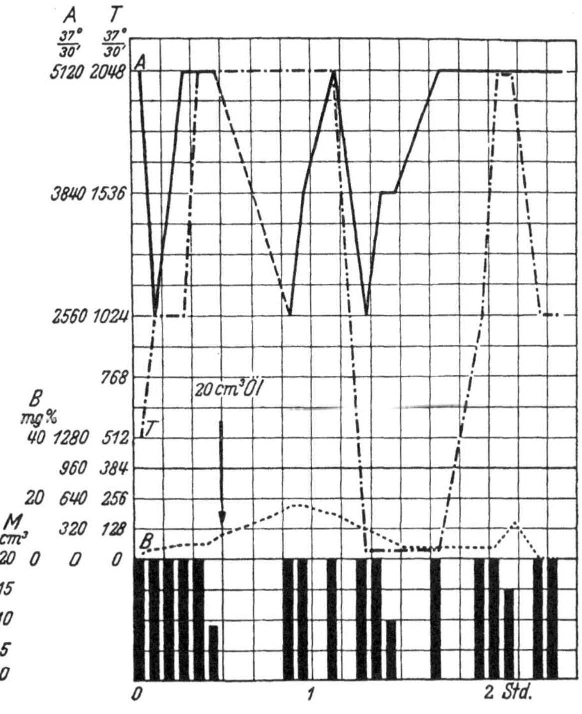

Abb. 41. Hyperfunktionskurve.

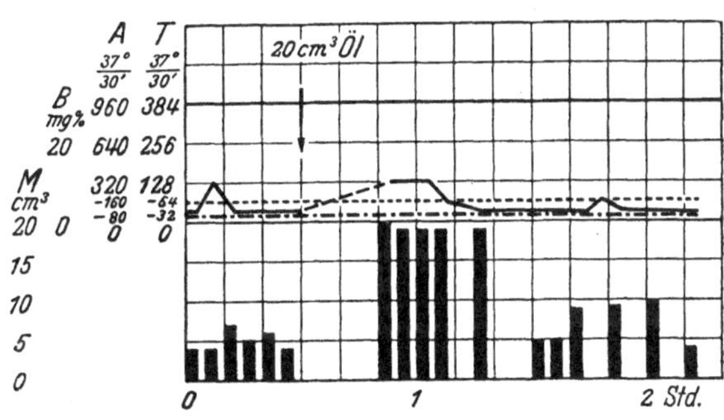

Abb. 42. Hypofunktionskurve.

Neu sind die durch die Methode vermittelten Erkenntnisse zur Hyperfunktion der äußeren Pankreassekretion. Einer Hyperfunktion entsprechende „Reizkurven" konnten bei manchen Ulcuskranken und im Verlauf des Icterus simplex erhoben werden. Außerdem aber und nicht weniger bedeutsam finden sie sich im Verlaufe leichterer und schwerer akuter Pankretitiden und ausgesprochener Pankreasnekrosen, auch hier fast immer im Gefolge von Gallenwegserkrankungen. Sie müssen in bestimmten Fällen als ein Zeichen organischer Erkrankung des Pankreas aufgefaßt werden und gewinnen damit große Bedeutung in der Diagnostik.

In der Norm soll nach Berger und Hartmann bei gesunden Menschen die Amylase sowohl auf den Reiz der Sondeneinführung hin wie nach intraduodenalen Gaben von 20 ccm Olivenöl in ein oder mehreren Fraktionen des Duodenalinhaltes die Werte von 960 Einheiten erreichen und überschreiten. Für das Trypsin muß gefordert werden, daß eine Fermentwirksamkeit, die 512 Einheiten entspricht, erreicht wird. — Niedere Fermentkurven (wie Abb. 42) bei normalen Duodenalinhaltsmengen, die in 1 Stunde nach Öl 80—150 ccm betragen müssen, sprechen für eine mehr oder minder schwere Funktionshemmung. Je niederer die Fermentsekretion ist und je geringer die alkalischen (bzw. neutralen) Duodenalinhaltsmengen gefunden werden, desto ausgesprochener ist die Unterfunktion und desto wahrscheinlicher ist diese ein Ausdruck organischer Erkrankung des Pankreas. Bei abnormer Steigerung der Sekretion findet man „Reizwerte", vor allem erkennbar im Amylaseanstieg bis zu 5120 und 10240 Einheiten. Naturgemäß sind die Grenzen des „normalen" keine absolut scharfen. Die „Grenzwerte" werden in der folgenden Übersicht zusammengefaßt. Es ist selbstverständlich, daß die angegebenen Werte nur als Richtzahlen verwendet werden können. Der Vorzug der Methode liegt gerade darin, daß die Beurteilung nicht auf einzelnen Werten basiert, sondern daß das gesamte Kurvenbild (Fermentsekretionsbild) verwertet wird. J. Hartmann[1] konnte an meiner

	Spontansekrektion		Sondenreizeffekt		Ölreizeffekt		Alkalischer (neutr.) Duodenalinhalt in 1 Stunde nach Ölgabe
	Amylase	Trypsin	Amylase	Trypsin	Amylase	Trypsin	
Übernormale Fermentwerte (Reizwerte)	1280	2048	10240	2048	5120	4096	etwa 180—400
Grenzwerte	960	1024	3840	1024—2048	3840	2048	
Norm	320—640	256	1280	512	1280	1024	etwa 80—150
Grenzwerte	320	128	960	256	960	512	
Unternormale Fermentwerte	160	64	640	128	640	128	etwa 30—50

Klinik auch bei Diabetikern mit Hilfe der beschriebenen duodenalen Fermentdiagnostik solche Reizkurven, also eine Hyperfunktion, in anderen Fällen schwerste Hypofunktion der äußeren Pankreassekretion nachweisen. Die darauf-

[1] Hartmann, J.: Zur Physiologie und Pathologie der Pankreasfunktion. 1936.

hin erfolgte genauere Befragung des Kranken deckte dann regelmäßig rechtsseitige Oberbauchbeschwerden leichten Grades auf, die nach ihrer Art als Gallenblasenerkrankung gedeutet werden mußten.

Ähnlich wie es für die fraktionierte Magenausheberung betont wurde und im folgenden ganz besonders für die Gallenblasendiagnostik kritisch zu unterstreichen ist, soll man sich darüber klar sein, daß für all diese Arten der Subtildiagnostik mittels der Magen- oder Duodenalsonde eine wirkliche Indikation gegeben sein muß. Sie ist keine Methodik für die Praxis draußen und ist auch im Krankenhaus und in der akademischen Klinik keineswegs regelmäßig anzuwenden. Es scheint mir nötig, das nachdrücklich hier zu sagen, weil die Neigung zu einer Pseudoexaktheit gerade den unerfahrenen Mitarbeiter solcher Institute erfaßt, er überwertet so leicht, was ihm quantitativ wirklich durch jene Proben gegeben wird, die doch große Fehlerquellen besitzen. Indikationen sind gegeben, wenn die Frage zum chirurgischen Eingriff auftaucht und ohne die Heranziehung jener subtilen Diagnostik nicht genügend gesichert scheint, oder wenn ein ganz unklares Krankheitsbild einer besseren Stütze für eine konsequente Therapie bedarf. Dann finden wir ohne Frage Kranke, bei denen es von Wert ist für Behandlung und Prognose zu wissen, daß das Pankreas in seiner äußeren Sekretion normal funktioniert, oder daß eine Überfunktion im Sinne eines Reizzustandes im Pankreas selbst oder im Duodenum besteht oder endlich, daß eine ausgesprochene Unterfunktion (Pankreasachylie) vorhanden ist. Aber es scheint mir, da die eben entwickelte Methodik besondere Erfahrung und Kritik eines darauf Eingearbeiteten erfordert, daß sie nur Verwendung finden sollte, wenn über eine solche geübte Hilfskraft wirklich verfügt wird, anderenfalls resultiert nur eine Diskreditierung der Methode und ein Fehlurteil in bezug auf das wesentliche der Erkrankung.

Was liegt jenen leichten akuten Attacken zugrunde, die noch gar nicht genügend in ihrer Häufigkeit gewürdigt werden im Vergleich zur Seltenheit der schweren akuten Autodigestion?

Die pathologische Anatomie gibt in dieser Hinsicht naturgemäß nur wenig. Sie stellt, wie wir schon gesehen haben, allenfalls die Folgen als zufällige akzidentelle Befunde oft erst Jahre oder Jahrzehnte später als Pankreassklerosen oder Residuen von Fettgewebsnekrosen fest. Fraglos, daß die sog. chronische Pankreatitis, daß die Pankreassklerose als Residuum schwererer und leichterer Attacken resultieren kann, ich erinnere nur an Koertes Fall, bei dem nach Jahren ein diabetisches Koma als Spätfolge einer akuten Pankreasattacke eintrat. Die Beziehungen von Zuckerhaushalt und Pankreatitis sind, wie schon gesagt, recht lockere. Dennoch kann sowohl Hyperglykämie wie im akuten Anfall auch einmal Hypoglykämie bis zum hypoglykämischen Shock resultieren, und Banting und Best haben bei ihren klassischen Insulinexperimenten ja auch ursprünglich die Tatsache benutzt, daß Abdrosselung der äußeren Sekretion des Pankreas zu einer Hyperfunktion des endokrinen Apparates, ja zur Hypertrophie der Langerhansschen Inseln führen kann. Es ist eben jeder Grad von Pankreasstörung,der die äußere Sekretion mitbetrifft, denkbar, ohne daß der Kohlehydratstoffwechsel irgendwie ergriffen wird. Ja, trotz der Insulinära sollte man sich nicht verleiten lassen, jede Glykosurie und auch nicht jeden echten Diabetes für einen Pankreasdiabetes zu erklären. Für die Genese des Pankreasdiabetes aber spielt die Häufigkeit der leichten Pankreasattacken sicher als Primum movens eine größere Rolle, als noch heute angenommen wird. KATSCH hat das durch seinen Schüler WOEHRMANN an einer umfangreichen Statistik aufzeigen lassen, der Beweis, daß jeder Diabetes erbbedingt ist, steht durchaus noch aus, ja die Beziehung Gallenblasenerkrankung, sekundäre Pankreatitis, folgende Pankreassklerose mit Diabetes spricht für einen erworbenen Diabetes, so wenig bestritten wird, daß die Erblichkeit eine häufige ist. HARTMANN hat dies, wie schon erwähnt, auch mit Hilfe der duodenalen Fermentdiagnostik wahrscheinlich gemacht. Der von ihm geführte Nachweis des Auftretens sekretorischer Reiz- und schwerer Hemmungserscheinungen gerade auch beim jugendlichen Diabetiker und der zugleich erhobene Befund sehr häufig vorangegangener oder noch vorhandener Cholecystopathien bei den betreffenden Kranken spricht in Übereinstimmung mit KATSCHS Auffassung dafür, daß der Diabetes oft eine erworbene Krankheit ist, gerade wie der experimentelle Pankreasdiabetes des Hundes.

Ich bin auch der Meinung, daß so manche Perigastritis und Periduodenitis, manche Residuen von Entzündung in der Bursa omentalis historische Dokumente sind eines abgelaufenen Geschehens im Pankreas, das auf die Nachbarschaft als „Perivisceritis“ peritoneal übergriff, analog den foudroyanten Peritonitiden, die uns bei den schweren Anfällen so geläufig sind. So liegt die Formulierung nahe, daß dieselben Zustände, die wir bei der akuten schweren Pankreasautodigestion kennen, nur in abgeschwächtem Maße für die so häufigen leichteren Attacken gelten, und daß für die Schwere des Bildes gerade wie im Experiment auch der Funktionszustand der Drüse verantwortlich ist im Moment, in dem die Auslösung — SCHMIEDEN spricht von der „Explosion“ — eintritt. Wer gerade eine reichliche Fettmahlzeit genossen hat, ja wer große Quantitäten von Sahne als paradoxe Diätverordnung zu sich nahm, ist momentan disponierter zur schweren Attacke als der Hungernde, weil seine Drüse sekretstrotzend gefüllt ist. Wenn gelegentlich — KATSCH wies darauf hin — die einfache Eröffnung der Bauchhöhle auch ohne Eingriff beim Pankreasparenchymschaden scheinbar gute Erfolge erzielt, ist es da nicht einfach die Nahrungsabstinenz und damit die funktionelle Schonung der Drüse, die den günstigen Verlauf zeitigt? Wir empfehlen also auch bei leichten Attacken absolute Karenz von 3mal 24 Stunden und dann noch für ein paar Tage eine ausschließliche Kohlehydratdiät. Ja, wer schwere Pankreasanfälle durchgemacht hat, dem sollten größere Mengen von Fetten, namentlich schwer emulgierbare und größere Fleischmengen dauernd verboten werden. Ich glaube, wenn die Menschen mit Fettbauch zu Pankreasanfällen disponiert scheinen, daß beides, Fettsucht wie Pankreasattacke, auf eine abnorme Eßlust zurückzuführen sind, und ein anderer Kausalnexus vielleicht gar nicht besteht.

Ein ganz großes Kontingent nicht nur der schweren akuten Pankreasnekrosen, sondern gerade bei leichteren Pankreasattacken mit dem diagnostisch führenden Linksschmerz, stellen die Kranken mit Cholecystopathie. Nicht nur bei Steinerkrankungen und Entzündungsfolgen, sondern auch bei den Dyskinesien der großen Gallenwege, bei denen es meist nicht auf mechanischer Grundlage, sondern durch neuromuskuläre Veränderungen zur „idiopathischen" Dilatation des Choledochus, analog der „idiopathischen Oesophagusdilatation mit Cardiospasmus" kommen kann. So können leicht je nach der Lage des Choledochus und des Ductus Wirsungianus zueinander Zustände resultieren, die die Galle und das Trypsin hin und her schieben, ohne daß der Weg ins Duodenum bei jeder Mahlzeit richtig gefunden wird. Gewiß reicht der normale Sekretionsdruck zu dieser pathologischen Injektion in den Pankreasgang nicht aus, aber bei den „Dyskinesien" liegen andere Funktionsverhältnisse vor. Wir glauben, — KALK hat das besonders herausgearbeitet[1] —, daß die Gallenblase nicht nur Kondensationsapparat für die Lebergalle ist, sondern ein Druckventil darstellt. Was aus dem Choledochus nicht heraus kann, sammelt sich rücksteigend im Reservoir, im Notventil der Gallenblase. Ist bei den Dyskinesien gerade diese Druckregulierung gestört, so kann es hier geradeso wie nach der Exstirpation der Gallenblase zu einem vicariierenden Einspringen der großen Gallenwege als Reservoir kommen. Dadurch steigt bei der längeren Stagnation auch die Disposition zur Infektion der Gallenwege ebensosehr wie zur Invasion von infizierter Galle weit in die Pankreasgänge hinein. So hat auch KALK mit Recht hervorgehoben[2], daß die Beschwerderezidive nach Gallenblasenexstirpationen, die ja durchaus nicht klein an Zahl sind, häufig den Charakter der Linksirradiation, zum Teil auch mit noch anderen Pankreassymptomen kombiniert, zeigen. Zweifellos sind häufiger als Steinrezidive oder zurückgelassene Steine im Choledochus und auch als die „Adhäsionsbeschwerden" die Ursache solcher Rezidive sekundäre Pankreasaffektionen. Umgekehrt kann, wie WESTPHAL experimentell gezeigt hat, auch in die Leber- und Gallenwege rückgestauter Pankreassaft kommen, diese in den verschiedensten Intensitäten schädigen und alle Grade eines Leberparenchymschadens bis zur Nekrose hin erzeugen, so daß Bilder selbst wie bei der akuten gelben Leberatrophie und der Cirrhose in der Leber entstehen können, in der Gallenblasenwand bis zur Gangrän, während im Choledochus gelegentlich nur die Funktion der Elastica aufgehoben wird. WESTPHAL hat es geradezu so ausgedrückt, daß eine funktionelle Pathologie zwischen den großen Pankreasgängen und den großen Gallengängen wie eine Einheit aufgestellt werden kann, bei der ein Circulus vitiosus einmal zur Schädigung der Leber- und Gallenwege, das andere Mal zur autodigestiven Schädigung des Pankreas führt. Daß auch Kontraktionen, welche die distalen Partien der Pankreasgänge sperren, der Drüse schaden, demonstrierte WESTPHAL jüngst. Die Dyskinesie, die Betriebsstörung, geht also oft den chemischen Schäden, den

[1] KALK: Probleme und Ergebnisse der Gallenwegsdiagnostik. Z. klin. Med. Bd. 109, H. 1/2, 1928.

[2] KALK: Von den Folgen der häufigsten Bauchoperationen. Jkurse ärztl. Fortbildg 1927.

Fermentschäden, voraus, und das letzte Glied in der Kette erst ist das anatomisch Faßbare, weshalb bei Pankreasschmerzen allein der Chirurg oft nichts finden würde, wenn er aufmachte — kaum ein anatomisches Substrat.

Erst in neuerer Zeit haben von seiten der Chirurgen STOCKER und von dem pathologischen Anatomen HAMPERL auf diese sehr große Bedeutung der Dyskinesien der Gallenwege im Sinne WESTPHALS für das Zustandekommen der akuten Pankreasnekrosen hingewiesen, das gilt nach meiner Auffassung auch für die leichteren Attacken. Die entgegengesetzte Richtung eines primären Pankreasschadens und einer sekundären Gallenwegs- oder Leberschädigung, die experimentell von WESTPHAL erwiesen wurde, wird mir klinisch immer wahrscheinlicher. Ich sah jüngst einen Kranken, der eine schwere akute Pankreasattacke durchgemacht hatte, noch typische kaum zu stillende pankreatogene Diarrhoen besitzt, mit sehr schlechter Ausnutzung der Fette, trotzdem er sehr reichlich Pankreaspräparate erhält. Die Krankheit, die mit intensiven Rückenschmerzen links einsetzte, die später nach vorn zogen und vorübergehend zu einer hämorrhagischen Diathese führten mit einem großen Hämatom in die linke Nierenkapsel, hat jetzt zum Mittelpunkt eine ausgesprochene cholangitische Cirrhose mit sehr großer harter Leber und häufigen hochfierberhaften cholangitischen Schüben bei gleichzeitiger Milzvergrößerung. Hier ist offenbar der Pankreasschaden das Primäre, die Affektion der Leber mit ihrer Wandlung zur cholangitischen Cirrhose die Folge einer solchen kanalikulären Ausbreitung von den Pankreasgängen in die Gallengänge der Leber hinein. In weniger krasser Form wird dieser Zusammenhang nicht ganz selten klinisch erlebt.

Zweifellos kann die *Mitbeteiligung des Pankreas bei Cholecystopathien* nicht nur auf dem direkten Wege durch die geschilderte Sekretrückstauung zustande kommen, sondern, wie eingangs betont, auch auf dem Blut- und Lymphwege. Die Pankreatitis gerade in ihren leichten Formen ist auch wahrscheinlich ein allerdings seltenes Begleitgeschehen bei akuten Infektionskrankheiten. Auch hier zeigt sich wieder die biologische Verwandtschaft der Speicheldrüsen, also Parotis und Pankreas in der relativ häufigen Komplikation der Parotitis epidemica mit solchen leichteren Pankreasschäden, bei denen als Ausdruck akut entzündlicher Veränderungen neben dem typischen Schmerzsyndrom und Fettstühlen auch manchmal ein wurstförmiger Pankreastumor palpabel wird. KATSCH hat Pankreatitis nach Bang-Infektion beschrieben.

Im Verlauf septischer Prozesse kann es natürlich auch leicht zu Pankreasabscessen kommen, wie es bei der Syphilis indurative oder gummöse Prozesse auch in der Bauchspeicheldrüse ganz selten einmal geben kann, die zur Ursache größerer oder kleinerer Attacken werden. Pankreassteine sind recht selten und kommen für die Auslösung der kleinen Pankreatitiden überhaupt selten in Frage, da sie wohl häufiger infolge von größeren entzündlichen Prozessen auftreten, zum Verschluß des Hauptganges und damit zur Schädigung eines größeren Bezirkes führen und das große Bild der akuten Pankreasnekrose auslösen.

Jene Gruppe von Attacken, die ebenfalls akut auftreten, aber in ihrem Syndrom von vornherein leicht erscheinen, ja bisher meist gar nicht als solche erkannt wurden und unter ganz anderer diagnostischer Flagge gingen, jene lokalen circumscripten singulären oder multiplen Parenchymschäden, bieten dem Chirurgen gar keine Angriffsfläche. Dennoch nützt auch ihm die Kenntnis und Aufstellung dieser neuen Krankheitsgruppe von so großer Häufigkeit. Er wird diagnostisch Vorteil daraus ziehen können, wenn er, wie bei der Appendicitis, sich sagen darf, meist sind schon leichtere Anfälle vorausgegangen, und er muß nach diesen fragen. Er wird sich auch, um künftige Komplikationen zu vermeiden, bei den operierten Fällen die interne, diätetische Prophylaxe zu eigen machen.

Denn die Therapie der kleinen Attacken wird, wie gesagt, eine diätetische sein und damit wiederum im Sinne unserer alten Versuche mit GULEKE eine Prophylaxe gegen neue Anfälle darstellen. Daß die überstandene erste Attacke selbst vielleicht eine Resistenzerhöhung gegen neue Anfälle schafft, daß durch Vorbehandlung mit Trypsin und Pankreasstoffen eine schwere, drohende Attacke dementsprechend gemildert werden könnte, ist theoretisch erreichbar, aber noch können wir Hyper- und positive Anergie nicht planmäßig erzielen.

Die entzündlich erkrankte Bauchspeicheldrüse soll möglichst dauernd sekretarm bleiben. Ist nach den ersten 2—3mal 24 Stunden eine völlige Nahrungskarenz nicht mehr durchzuführen, so muß eine möglichst geringe Leistung der Bauchspeicheldrüse für die fermentative Spaltung der Nahrungsstoffe erwirkt werden zur funktionellen Ruhigstellung des Organs. Darum sollte Fett völlig ferngehalten werden, was um so leichter ist, als die Pankreaskranken meist eine Abneigung dagegen haben. Auch später beschränkt man sich am besten unter den Fetten auf kalte Butter. Am wenigsten Drüsenarbeit verlangen leichte Kohlehydratspeisen aus Mondamin, Maizena und Reis mit Fruchtsäften, geröstetes Weizenbrot und zarte Gemüse. Fleisch soll fettarm sein und fettarm zubereitet werden bei quantitativer Beschränkung. Auch nach den Hungertagen soll die Kost noch unzureichend bleiben und erst langsam vollwertig werden.

Die Substitutionstherapie für die Pankreasfermente hat zu beachten, daß die Salzsäure des Magens Pankreaspräparate oft zerstört, es scheint das aber bei den modernen Präparaten nicht der Fall zu sein, die gegen Säureangriffe in verschiedener Weise geschützt sind. Meist wird in der Praxis unterdosiert, bedarf man wirklich eines Ersatzes der äußeren Pankreassekretion, sind etwa 12 Tabletten Pankreon (Rhenania) pro Tag sicher nicht zuviel. Weiter nennen wir: Intestinol (HENNING), Pancreas Dispert (KRAUSE-Medico), Festal (Bayer). Theoretisch läßt sich eine Wirkung der Therapie mit Pankreaspräparaten außer durch den „direkten Ersatz“ fehlender Fermente mit einer dadurch erzielbaren Besserung der Nahrungsausnutzung auch noch vorstellen durch eine „direktstimulierende“ Wirkung solcher Präparate auf die natürliche sekretorische Funktion der Drüse. Dafür spricht die klinische Erfahrung.

HARTMANN konnte zeigen, daß mit Hilfe großer Dosen eines Fermentpräparates (Pankreon-Rhenania) therapeutische Wirkungen zu erzielen waren, die über den „Ersatz“ der fehlenden Fermente hinausgehend, zu einer nachweisbaren Funktionssteigerung der Bauchspeicheldrüse führten.

Der Internist wird selten leichtere Pankreasparenchymschäden isoliert zu behandeln haben. Die sog. Pankreatitis, die wohl auch besser mit „Pankreopathie“ zu bezeichnen wäre, weil für leichte Fälle Obduktionsbefunde fast fehlen, also das Entzündliche und Degenerative nicht geschieden werden kann, ist in den meisten Fällen Sekundärerkrankung nach infektiösen Cholecystopathien oder bei einem Ulcus meist an der Hinterwand des Duodenum, das in entzündliche Beziehung zum Pankreas getreten ist, es braucht dabei nicht gleich eine tiefe Penetrationshöhle vorhanden zu sein. Ernsthaft ist aber nochmals zu betonen, daß jene Schäden nicht nur per continuitatem erwachsen oder gar sich nur kanaliculär quasi „dyskinetisch“ fortsetzen. Ist uns der hämatogene Schaden als degenerativer, gefolgt von mesenchymaler Entzündung geläufig, gerade durch Kauffmann für die Schleimhaut des Magenparenchyms, dann für die Leber, auch für die Niere und den Dickdarm, so werden wir auch hämatogene Pankreopathien bei körpereigenem Eiweißzerfall anerkennen als eine häufige Fernwirkung humoraler Art. Sie sind dem Chirurgen in schwerer Form als postoperative Pankreasnekrosen geläufig und auch dort nicht nur mechanisch durch unmittelbare Pankreasläsion, oder auch nicht allein auf embolischem Wege erklärbar. Wenn wir wissen, daß auch die postoperativen Schäden zu einem nicht unerheblichen Teil Eiweißzerfalls-Toxikosen sind, so ist uns Analoges beim Infekt, bei Verbrennungen, schwereren Insolationen, traumatischen Gewebszertrümmerungen und anderen Autotoxikosen durchaus geläufig. Endlich fragt es sich auch hier wieder, ob nur jene großen toxischen Dosen von Stoffen, die ähnlich dem Histamin, Acetylcholin, dem Adenosin und Allylamin wirken, jene Parenchymschäden hervorrufen, oder ob allergische Überempfindlichkeitszustände nicht auch hier manchmal bestehen, gerade wie in Rössles führenden Experimenten, so daß wiederholte Schäden durch kleine Dosen von Eiweißzerfallsprodukten — etwa gehäufte Infekte — eine hyperergische Lage hervorrufen könnten, eine Hyperergie, bei der ein Organ mehr oder weniger elektiv in die degenerativ entzündliche Reaktionsform gerät als Folge seiner Sensibilisierung.

Das Duodenaldivertikel an der Papilla Vateri. Dort wo der Choledochus durch den Pankreaskopf hindurch verlaufend schräg durch die Muskelschichten des Duodenum in der Papilla Vateri mündet, ist, offenbar präformiert, eine schwache Stelle der Darmwand. So wird der Lieblingssitz von Pulsionsdivertikeln gerade an diesem Punkt des Duodenum erklärt. Viele solche Divertikel wurden sicher von Obduzenten wie Chirurgen übersehen, denn wenn entzündliche Wandveränderungen fehlen und das Säckchen leer ist, liegt es schlaff oder gar muskulär kontrahiert bedeutungslos an dieser für das Gangsystem der beiden großen Verdauungsdrüsen doch so wesentlichen Stelle. Erst subtile Röntgendiagnostik hat den Lieblingssitz jenes Duodenaldivertikels erwiesen und nicht selten als überraschenden Erklärungsgrund und als Primum movens für erhebliche Beschwerden und objektiv nachweisbare

Komplikationen[1]. Es ist wahrscheinlich, daß diese erst dann entstehen, wenn auch hier, wie bei den multiplen Divertikeln des Colon, die Abnormität der Divertikulosis in die Krankheit der Divertikulitis übergeht. Dabei scheint uns hier das Divertikel singulär vorkommend weit häufiger als die Vergesellschaftung mit Divertikeln an anderer Stelle des Verdauungsrohres namentlich des Dickdarms und auch des Magens (Abb. 43). Selten kommen an gleicher Stelle auch Traktionsdivertikel vor mit dem gleichen Symptomenkomplex alternierender Gallenwegs- und Pankreaserscheinungen. So sah ich eine Dame, bei der vor vielen Jahren August Bier eine Pankreascyste entfernt hatte und nun ein Divertikel an der üblichen Stelle, also genau an der Papilla Vateri jenen charakteristischen Symptomenkomplex hervorrief, offenbar ein Traktionsdivertikel.

Die entzündlich infiltrierte Divertikelwand und Peridivertikulitis greift auf den Ductus pankreaticus oder Choledochus, auch auf die Endvereinigung beider über, oder das hart entzündlich geschwollene Divertikel übt eine Pelottenwirkung auf die Gänge aus. So entsteht Cholostase, meist nur als partielle Stenose, die nicht zum Ikterus führt, so kommt es zu Stagnationen, Infektion, Steinbildung in den extrahepatischen Gallenwegen, namentlich der Gallenblase, kurz sekundär zu allen Möglichkeiten der Cholecystopathien, der Erkrankungen der extraja intrahepatischen Gallenwege überhaupt, auch mit malariaähnlichen Fieberschüben. Nicht selten aber bleibt es wohl bei den Symptomen der mehr oder weniger reinen Dyskinesien der extrahepatischen Gallenwege, Gallenblasentenesmen, entsprechend Koliken, ohne klaren Gallenblasenbefund, bis endlich das Divertikel als zureichende Erklärung erwiesen wird.

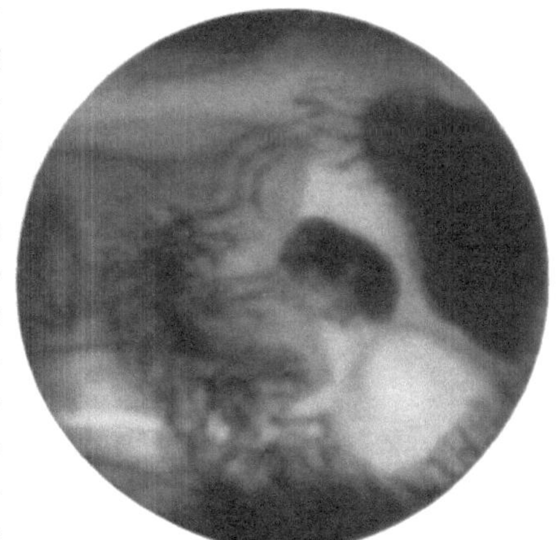

Abb. 43. Duodenaldivertikel, typische Lokalisation in der Papillengegend.

Genau das gleiche gilt vom Pankreasgang: Jener diagnostisch so entscheidende Linksschmerz bis zu echten Pankreaskoliken, hohen Diastasewerten im Harn, allen Zeichen, daß das Pankreas mehr oder weniger schwer affiziert ist. Auch das Wechselspiel, bald die Gallengangsstagnation, dann wieder die Stagnation im Pankreasgang ist mir mehrmals von Kranken so unzweideutig geschildert worden, daß der Röntgenbefund des Divertikels nur die Sicherung der schon zuvor gestellten Diagnose bedeutete. Das Krankheitsbild ist den Ärzten nicht genügend geläufig. Es stellt uns vor eine oft undankbare therapeutische Aufgabe: Vor der Exstirpation des Divertikels kann nur gewarnt werden, Stenosen der Ausführungsgänge sind die gefährliche

[1] Berg, H. H.: Über das klinische und röntgenologische Bild der Hiatusbrüche und Divertikel des Magen-Darmkanals. Verh. Ges. Verdgskrkh. Leipzig: Thieme 1930.

Folge, eher müßte an die Transplantation des Choledochus in einen distalen Duodenalabschnitt gedacht werden, ein Vorschlag, den mir KIRSCHNER einmal machte, oder — wenn nur Gallengangskomplikationen vorliegen — an die Cholecysto-Duodenostomie.

Wichtig ist, daß neben beiden typischen Komplikationen und ihrer Kombination Beschwerdekomplexe auftreten, die als epigastrische Angina pectoris gedeutet werden, ja ein reflektorisches Übergreifen im Schmerzanfall bis zur vagischen Coronarverengerung ist dabei nicht auszuschließen.

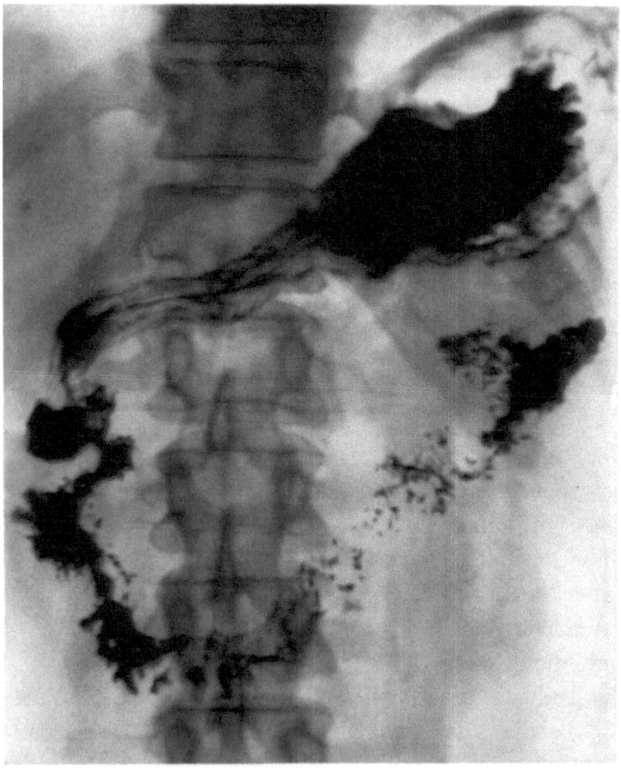

Abb. 44. Carcinom des Pankreas. Verdrängung des Magens, das Duodenum läuft in weitem Bogen um das vergrößerte Pankreas herum.

Daß selbst ein Stein im Ductus Wirsungianus, ein Carcinom der Papilla Vateri röntgenologisch erkannt werden kann, auch die Formen des Duodenalverlaufs, wenn ein größerer Tumor des Kopfes oder eine Pankreascyste das Hufeisen des Duodenums gewaltig weitet, ist, wenn ein regelmäßiger Nachweis gelingt, bei diesen Leiden sehr wichtig (Abb. 44).

Es wäre an der Zeit, vom Duodenum mehr zu wissen als das, was Beschwerdekomplex, Befunde und Therapie vom Ulcus duodeni bekanntgemacht haben und wenn wir jenen Anfangsteil des Duodenum, in welchem meist noch saure Reaktion herrscht, leistungsmäßig, also im Sinn der funktionellen Pathologie, noch zum Magen rechnen, so ist es gerade die Häufigkeit des Ulcus duodeni und die Vergleichbarkeit mit dem zugehörigen Ulcus pepticum des Magens, die dazu führt, den Bulbus so sehr zu beachten. In diesem Bulbus spielt sich aber auch als Begleitduodenitis ähnliches an entzündlichen Vorgängen ab, wie bei der Begleitgastritis des Magengeschwürs, und ein Studium des Reliefbildes ergibt auch hier oft den sog. Intervallbefund, d. h. den Nachweis von Schleimhautentzündung, ohne daß ein Ulcus sich finden läßt. Sicher ist es manchmal doch, gerade durch die Schwellung und Verschiebung der Schleimhautfalten verborgen, vorhanden. Fraglos wird aber doch häufiger die Bulbus-Duodenitis fortbestehen in Perioden, wo das Ulcus verheilt ist. Auch hier kann man ganz analog wie beim Magen wohl auch das Kommen und Gehen der Beschwerde oft mehr auf die Duodenitis, offenbar rezidivierend die Beschwerden des pylorischen Syndroms hervorruft, beziehen, als auf das Ulcus selbst. Endlich kommen in diesem peptischen Teil des Verdauungsrohrs gerade wie beim Magen auch Erosionen vor, die eher entzündlicher Genese wie peptischer Genese sein werden, also von mir nicht als Vorläufer des Ulcus aufgefaßt werden, da wir ja nicht glauben, in Übereinstimmung mit den Gastroskopikern, daß aus der Erosion sich das echte Ulcus entwickelt. Das alles gehört also eigentlich in das Kapitel der Magenkrankheiten, nicht vom Standpunkt der Anatomie aus, aber vom Standpunkt des gestörten Betriebes, und auch hier würden wir vor dem Zwischenglied des gereizten Bulbus stehen, also des Reizbulbus, und Analoges, zum Teil Skeptisches zu sagen haben, wie beim „Reizmagen", nur fällt hier die Aufklärung durch die Gastroskopie weg.

Wenn jetzt aber im Anschluß an Pankreaserkrankungen vom übrigen Duodenum, also jenseits vom Bulbus die Rede ist, so deshalb, weil in der Pars vertikalis die Ausführungsgänge der beiden großen Verdauungsdrüsen einmünden, die der Leber und des Pankreas, und weil manches, was sich jenseits des Bulbus am Duodenum finden läßt, nun doch Krankheitsformen sind, die gar nichts mehr mit dem Magen und seiner peptischen Funktion zu tun haben, weit eher mit der spezifischen Aufgabe des oberen Dünndarms, der durch die Aufschließung der Fette mittels der großen Oberflächenaktivität der Gallensäuren, vor allem aber durch die Pankreasfermente mit der Aufschließung aller drei großen Kategorien der Nahrungsmittel, Eiweiß, Kohlehydrate und Fette zu tun hat. Liefert der Magen seine Salzsäure in normaler Menge, so ist im alkalischen Darmsaft des Duodenum die Bakterienflora fast fehlend, besteht andererseits Magenachylie, so sind schon hier reichlich Colibazillen und Enterokokken zu finden und die große Aufspaltung des durch den Magen nicht chemisch vorbereiteten Speisebreis muß dort eine gestörte werden. Der Anfang zu den gastrogenen Diarrhöen und zur sekundären Enteritis ist dort gegeben. Das hängt sicher nicht nur vom Bakterienreichtum und der Art der Bakterien ab, die ja gelegentlich auch vom Blutwege her die Leber passieren, im Reservoir der Gallenblase sich gewaltig vermehren wie die Bakterien der Typhus- und Paratyphusgruppe, sondern es werden die Störungen, die zur Duodenitis und Jejunitis führen, durch den abweichenden Chemismus bedingt, der sich dann besonders kraß entwickelt, wenn nicht nur die vorbereitende peptische Verdauung im Magen fehlt, sondern die Unterfunktion der Bauchspeicheldrüse oder gar ein vollkommener Mangel an Pankreasfermenten hier zu schweren chemischen Störungen in der Aufspaltung der Nahrungsmittel führt.

C. W. Lohmann hat an meiner Klinik den Versuch gemacht, im Faltenrelief des Duodenum sichere Zeichen einer Entzündung der Duodenalschleimhaut zu finden. Seine Befunde passen gut zu denen anderer, speziell amerikanischer Autoren, so daß man heute nicht selten in der Lage ist, eine solche Duodenitis mit Sicherheit zu erkennen. Man kommt aber auch hier ganz analog wie beim Colon an weniger intensive Veränderung des Faltenreliefs, wie KNOTHE sie beim Colon im Gegensatz zur Inflammation als Irritation bezeichnet hat, womit, wie wir oben ausführten, nicht der Reiz, sondern die Reizbeantwortung, die noch nicht deutliche Entzündung ist, also wohl ein neurosekretorischer und neuromotorischer Erregungszustand gemeint ist und was hier vom Duodenum gilt, wird sich auf das gesamte Dünndarmgebiet projezieren lassen. Für beide Zustände sowohl des gereizten, wie des entzündeten Dünndarms reicht es nicht aus, nur an das bakterielle Moment zu denken, wie wir es etwa am einseitigsten und krassesten bei den Erbsbreistühlen des Typhuskranken kennen. Es bliebe pathogenetisch auch zu eng, jene Zustände nur als Folge ex ingestis zu erklären, in dem die mangelhafte fermentative Aufspaltung, übrigens in einem O_2 freien Milieu, also einem anaerobischen die Reizzustände bis zur Entzündung setzt. Ganz analog wie wir bei der Gastritis Noxen annehmen mußten, die auf dem Blutwege die Magenschleimhaut treffen, also entzündliche Reaktionen des Magenparenchyms auslösen, wird auch am Duodenum und übrigen Dünndarm ein solcher hämatogener Schaden bei Infektionskrankheiten und anderen Toxikosen als häufig anzunehmen sein und endlich kann selbst eine Durchblutungsstörung bei der Dekompensation des Kreislaufs nicht nur eine Stauungsgastritis, auch eine Stauungsduodenitis und Jejunitis hervorrufen, oft mit Stauungsmeteorismus.

Offenbar sind Anfänge vorhanden, die dazu führen werden, der Duodenitis das Recht eines selbständigen Krankheitsbildes einzuräumen, wobei es gar nicht zu Durchfällen zu kommen braucht, wenn die distalen Dünndarmabschnitte und das Colon nicht mit ergriffen sind, wobei aber Beschwerdekomplexe resultieren, die manchmal dem Ulcus duodeni, manchmal atypischen Gallenblasenbeschwerden ähnlich sind, häufiger aber sich nur äußern als ein diffuses Druckgefühl im Oberbauch mit Geräuschen als Ausdruck vermehrter Peristaltik, vor allem aber, worauf PORGES besonders hingewiesen hat, mit einem starken Gefühl von Abgeschlagenheit und Müdigkeit, die manchen Kranken sehr angreift und ihm nicht nur den Appetit nimmt, sondern ihn wirklich ernsthaft krank erscheinen läßt. Es wäre einseitig, hier nur an Vitaminmangel infolge von Zerstörung im Darm oder ungenügender Resorption zu denken, jedenfalls muß aber bei längerem Fortbestehen einer duodenalen Resorptionsstörung sich dies auch als Avitaminose auswirken (s. Kapitel 8).

Wir sind noch nicht so weit, präzis aussagen zu können, ob gestörte chemische Abläufe bei solcher Duodenitis, die sich also doch häufig als Folge einer Pankreasinsuffizienz entwickeln, hier jene ausgesprochenen subjektiven Krankheitserscheinungen hervorrufen, aber es ist Aufgabe des sorgfältig beobachtenden Arztes bei diesen lokalisierten Beschwerden, wenn sie mit jenen Allgemeinzuständen verbunden sind, nicht nur die Pankreasfunktion zu prüfen, eine Aufgabe, die für den Praktiker doch kaum durchführbar ist, sondern an die Möglichkeit zu denken, daß solche isolierte Duodenitis mit und ohne Durchfall eine aufklärende Diagnose werden kann und einer wirklichen Behandlung bedarf. Wir beobachten sie nicht selten sowohl nach großen Magenresektionen, hier könnte die resultierende Magenachylie das Primäre, die Duodenitis das Sekundäre sein, wir beobachteten sie aber auch manchmal gerade beim Menschen, dem die Gallenblase entfernt ist. Wenn man sich vergegenwärtigt, welche enorme Leistung vor allem im Duodenum, auch Jejunum durch die hydrolytische Spaltung der Eiweißkörper in Polypeptide und Peptone notwendig ist bis zu den Aminosäuren herab, von welcher Bedeutung weiter die Aufspaltung der Stärke und der Disaccharide des Rohrzuckers sind, und wie kompliziert endlich die Emulsion und Aufspaltung der Fette verläuft, so ist schon das, was an der inneren Oberfläche jener oberen Dünndarmpartien zu geschehen hat, eine enorme Leistung. Nimmt man hinzu, daß durch die Enterokinase nicht nur die Profermente aktiviert werden, daß weiter das Acetylcholin in der Darmwand die allergrößte Bedeutung hat, und daß endlich der Aufbau der resorbierten, zertrümmerten organischen Nahrung sich zum Teil wie bei den Eiweißkörpern in der Darmwand selbst vollzieht — so versteht man, daß eine entzündliche Veränderung der Duodenalwand in all diesen Funktionen, auch in der der Resorption von Wasser und anorganischen Salzen, tiefgreifende Störungen humural veranlassen muß, und daß deshalb mit Nachdruck zu fordern ist, daß sich die Klinik noch mehr als mit der Gastritis, gerade mit der Duodenitis und der Jejunitis zu befassen hat. Die erheblichen Allgemeinbeschwerden der Kranken, die offenbar doch sehr oft mit der Duodenitis verknüpft sind, weisen auf solche humuralen Störungen hin, die eine funktionelle Pathologie des Duodenum klinisch erbringen müssen. Da dieses Buch gerne auch von ersten Versuchen berichtet, klinische Bilder zu schaffen, selbst wenn die Anfänge, also das Wissen der Gegenwart in dieser Richtung noch ein sehr mangelhaftes ist, glaube ich doch, daß das Studium jener Duodenitis im Zusammenhang mit der Leistung der Pankreasfermente betont als ein Gebiet gekennzeichnet werden muß, auf dem wir unbedingt weiter zu kommen haben, um manche diffusen, aber doch sehr erheblichen Klagen von Patienten zu begreifen. Daß in dieser Vertiefung die Grundlage einer Therapie sich bilden wird, ist selbstverständlich, und es ist noch nicht befriedigend, wenn durch sehr reichliche Zufuhr von Pankreaspräparaten, gegebenenfalls auch von Salzsäure, durch Kataplasmen und durch Schonkost wir solche Duodenitis behandeln. Sind die chemischen Störungen einmal aufgeklärt, die als Folgen der Duodenitis oder richtiger gesagt als Folgen der Leistungsstörung im Lumen des Duodenum und in seiner Darmwand anzusehen sind, so wird eine sinnvolle Therapie tiefer zu schürfen haben, ähnlich wie wir es für das Ulcus anstreben um nicht nur eine entzündete Schleimhaut von der Oberfläche her zu behandeln.

Es tut sich also ein neues Krankheitsbild, mindestens ein Syndrom auf, von dem wir hoffen, daß es manche, bis dahin unklare sog. Dyspepsie besser verständlich machen wird, und da das Duodenum nicht verstanden werden kann ohne die Pankreasfermente und die Gallensäuren, die dorthin gelangen, um die Dünndarmleistung der Spaltung der Nahrungsmittel zu vollziehen, scheint es mir gerechtfertigt, wenn diese Duodenitis, wie sie distal vom Bulbus das ganze Duodenum ergreifen kann, als ein klinisches Problem aufgezeigt wird, das noch nicht präzis erfaßt worden ist. Es wäre vom Duodenum an Einzelkrankheiten noch mehr aufzuzählen, wie jener arteriomesenteriale Darmverschluß, wie bestimmte Knickungen und Abwinkelungen, die zu partiellen Stenosen führen können, wie ganz seltene Tumoren, etwa Sarkome, das schlage man in den Handbüchern nach. Ein Werk, das zur Anregung bestimmt ist und lückenlose Darstellung überall unterläßt, hat das Ziel, auch ungelöste Probleme herauszustellen, damit man ihrer Lösung näher kommt. Es ist mir wichtig, daß C. W. Lohmann[1] in dieser Richtung einen guten Schritt nach vorwärts getan hat, indem durch ein ausgedehntes Bildmaterial zunächst erst einmal festgelegt wurde, wann man von einem irritierten Zustand des Duodenum und wann von der isolierten Duodenitis auf Grund der Röntgenreliefbilder des Zwölffingerdarms sprechen kann, wann endlich von der Duodenitis als Teilerkrankung eines weiteren pathologischen Geschehens.

[1] Lohmann C. W.: Der obere Dünndarm im Röntgenbilde, ein Beitrag zur Frage der Duodenitis. 1936.

Literatur.

Berger, W., J. Hartmann und H. Leubner: Die Methode der kurzfristig fraktionierten Duodenalsondierung. Wien. Arch. f. inn. Med. Bd. 28, 1936; desgl. Klin. Wo. Nr. 14, 1935.

Guleke u. Gross: Die Erkrankungen des Pankreas. Berlin: Julius Springer 1924.

Hamperl, H.: Zur pathologischen Anatomie der Bauchspeicheldrüse. Wien. Kiln. Wo. 1933, Nr. 51.

Hartmann, J.: Die funktionelle Pankreasdiagnostik. Verh. d. Dt. Ges. f. inn. Med. Wiesbaden 47. Kongreß Wiesbaden 1935.

— Die duodenale Fermentdiagnostik und ihre Bedeutung für die Diagnose der chronischen Pankreopathie. Vortrag 9. Alpl. Ärztetag. Baden, NÖ. Wien: Julius Springer 1933.

Katsch: Die Erkrankungen des Pankreas. Lehrb. d. inn. Med. Berlin: Julius Springer 1931.

Kapitel 5.

Extrahepatische Gallenwege.

Begriff der Cholecystopathie. — Die Geschehenskreise der Dyskinesie, Dyscholie, Cholecystitis und Cholelithiasis. — Die Motorik der extrahepatischen Gallenwege. — Subtildiagnostik. — Die Therapie der Cholecystopathien.

Einen Arzt trifft aus voller Gesundheit plötzlich, wie ein Blitz aus heiterem Himmel, eines Abends während einer fetten Mahlzeit ein schwerer Schmerzanfall diffus im Oberbauch. Innerhalb von wenigen Minuten ist die Kolik auf der Höhe, Übelkeit, Erbrechen setzt ein, danach Erleichterung. In kurzer Zeit ist alles vorbei. Der nächste Tag findet den Patienten wieder an der Arbeit.

Monate vergehen bis zur Wiederholung ähnlicher Anfälle. Ein Glas sehr kalten Bieres an einem heißen Hochsommertag als Abschiedstrunk auf dem Münchner Bahnhof, und die typische Kolik des Ventilsteins, der sich erfolglos in den Gallenblasenhals drängt, begleitet den Heimreisenden nur eine Viertelstunde.

Oder bei einer Taufe werden die Gäste mit einem Glas eiskalten Sekt, der in den leeren Magen geschüttet wird, begrüßt. Jenem Arzt als dem Paten bleibt während der folgenden Taufe kein Ausweg, als schnell den Täufling auf die Kniee des zunächstsitzenden Großvaters zu schieben, denn wieder setzt jäh die Kolik mit Erbrechen ein.

Anfälle nach längeren Bahnfahrten, Anfälle nach Autotouren auf den durch die rückströmenden Etappenwagen zerstörten Fahrwegen, nach dem Tanzen auf einem Sommerfest der Studenten beim nächtlichen Heimwege auf der Landstraße, oder nach einem Fall bei Glatteis im steilen Abstieg der schlechten Kleinstadtstraßen mit ihrem Kopfpflaster wiederholen sich.

Aber nun, einmal nach vielen Jahren, kommt ein erheblicher Temperaturanstieg, ein schwerer Kollapszustand und ein Schmerz, der horizontal bis weit nach links herüberzieht. Kein Ikterus, aber nach einigen Tagen ein tastbarer Tumor am Pankreaskopf, so daß ein Chirurg an die Möglichkeit des Carcinoms denkt.

Langsam nur gehen die peritoneal-toxischen Erscheinungen zurück, noch einmal wird aber alles gut.

Einige Wochen später ist eine erneute große Attacke da, wieder mit der Linksirradiation und von einem kleinen pleuritischen Exsudat linkerseits gefolgt, — serös, wie die Probepunktion ergibt.

Aus dem rein mechanischen Steinleiden des Cholesterinsolitärs also wurde die entzündliche Attacke, bei der offenbar infektiöses Material in den Pankreasgang hinübergeraten ist und dort zur Pankreatitis geführt hat — ja eine infektiöse Durchwanderung durch die Lymphstomata des Zwerchfells hat die konkomitierende Pleuritis hervorgerufen, die freilich meist rechts entsteht, hier vielleicht durch die Pankreasbeziehungen nach links hinübergeleitet ist. Die Entfernung der Gallenblase ergibt das erwartete Bild, entzündliche Wandveränderungen nicht schwerer Art, da à froid operiert wurde, der haselnußgroße Cholesterinsolitär ist von einigen Schichten Pigmentkalk umgeben — wohl jede Schicht Dokument eines der entzündlichen Anfälle.

Neben jenen großen Attacken waren vor der Operation nicht selten quasi Prodrome in Form leichtester Anfälle feststellbar. Der Kranke konnte als Arzt durch leichtes Reiben in der Gallenblasengegend bei erschlafften Bauchdecken — er war inzwischen wesentlich abgemagert — fühlen, wie der Hohlmuskel der Gallenblase sich anspannte und die Gallenblase deutlich tastbar wurde, ganz analog wie ein erschlaffter Uterus fest wird unter dem CREDÉschen Handgriff.

Dieses unmittelbare Erleben, mit der Erfahrung der tonischen Muskelsteifung der Gallenblase, die sich in ihren Wehen ähnlich verhält wie die Gebärmutter, war mir Anlaß, meinen Mitarbeiter WESTPHAL später aufzufordern, das neuromuskuläre Spiel der Gallenwege in Übertragung des lange zuvor beim Studium der Colonfunktion übernommenen Begriffes der „Dyskinesie" systematisch, experimentell und klinisch zu studieren[1]. Beobachteten wir doch immer wieder an typischen Fällen die Überschneidungen der rein mechanischen Cholelithiasis mit der infektiösen Cholecystitis und mit den tenesmusartigen Zuständen des Hohlmuskels, ja manchmal mit der Sekundärinfektion von den Gallenwegen in den Pankreasgang hinein, die zur Pankreasaffektion führte. Waren doch auch gerade die Linksschmerzen von jenem anderen Kranken her, von dem am Eingang des Pankreaskapitels berichtet ist, mir durch persönlichste Erlebnisinhalte besonders fixiert und sind deshalb 1922 von mir kurz in einem Artikel als diagnostisches Kriterium erwähnt[2].

So erscheint mir der an sich nicht außergewöhnliche aber plastisch-didaktische Krankheitsfall durch seinen Entwicklungsgang als richtungweisend für einen Begriff, der die verschiedenen Zustandsformen als der weiteste umfassen soll — den Begriff der „Cholecystopathie", wie ich ihn, ASCHOFFS Nomenklatur folgend, gebildet habe[3].

---

[1] WESTPHAL: Die Motilität der Gallenwege und ihre Beziehungen zur Pathologie. Verh. d. 34. Kongr. d. dtsch. Ges. f. inn. Med. Wiesbaden 1922. — Muskelfunktion, Nervensystem und Pathologie der Gallenwege. Klin. und experim. Unters. Z. klin. Med. Bd. 96, H. 1—3, 1923.

[2] v. BERGMANN, G.: Neuere Gesichtspunkte bei der Gallenblasenkrankheit. Jkurse ärztl. Fortbildg 1922, H. 3.

[3] v. BERGMANN, G.: Die Cholecystopathien. Ref. a. d. Naturforscher- u. Ärztevers. 1926. Dtsch. med. Wschr. 1926, Nr. 42/43. — Krankheiten der Leber und Gallenwege. Lehrbuch d. inn. Med. Berlin: Julius Springer 1936.

Als *Cholecystopathie* fasse ich also unter dem Gesichtspunkt funktioneller Pathologie sämtliche Erkrankungen der extrahepatischen Gallenwege mit der Gallenblase als Mittelpunkt zusammen. Das ist nicht Mangel an Bekenntniswillen und nicht Verzicht auf klare und differentielle Diagnostik, wie man wohl gemeint hat, sondern es entspringt einerseits der Einsicht in die Grenzen biologischer Ordnungsmöglichkeiten und andererseits dem Wissen um das Fließende der großen Krankheitsbilder. Das ist mein Standpunkt für die Berechtigung einer allgemeinen Nosologie. Dem Einzelfall gegenüber handeln auch wir unter dem Gesichtspunkt der speziellen Nosologie so, daß wir jede Einzelheit bei einer Cholecystopathie zu ermitteln suchen und also festzustellen haben, welche Rolle Stein, Entzündung, Stauung als Dyskinesie und die Dyscholie als verändertes Lebersekret spielen. Präzise Diagnostik wird also um nichts geschmälert — wie KREHL zu befürchten scheint, der seinen Angriff allerdings gegen den Ausdruck Appendikopathie richtet, eine Prägung, die wohl niemand gewählt hat.

Alle die Gallenwege betreffenden pathologischen Abläufe in der Wechselwirkung ihrer funktionellen und organischen Beziehungen zueinander sind durch diese übergeordnete Begriffssetzung einheitlicher zu erfassen. Dem wirklichen fließenden Krankheitsgeschehen wird eine solche Betrachtungsweise mehr gerecht, als wenn man glaubt, die Erkrankungen der Gallenwege scharf trennen zu können in vier abgeschlossene Einheiten: Cholelithiasis, Cholecystitis, dyskinetische Stauungsgallenblase und Dyscholie. Ein solches Einteilungsprinzip ist viel zu starr und systematisierend scharf abgegrenzt, zu statisch, als daß es das lebendig-dynamische Geschehen wiedergeben könnte, ganz besonders hier, wo schon die ältere klassische Schule die mannigfachen Überschneidungen der nur scheinbar selbständigen Erscheinungen erkannt hat. Wieder muß die allgemeine Nosologie die spezielle systematische, die in Kategorien der Ordnung zwängen will, ergänzen, sie vom ausschließlichen Zwang der Systematik in der Klinik lösen.

Ist mit dem Begriff der Cholecystopathien eine funktionelle Gruppe geschaffen, so lassen sich auch hier noch nicht immer gegen die Hepatopathien — und namentlich die Cholangitis — Grenzen ziehen. Wenn im Werden eines Krankheitszustandes aus einer Cholelithiasis eine Cholecystitis, daraus eine Stauungsgallenblase sich entwickelt, diese zu einer ascendierenden intrahepatischen Cholangitis führt und endlich eine cholangitische Cirrhose entsteht, so ist auch das nur ein fließendes — funktionell verständliches — Krankheitsgeschehen ohne eine von außen kommende, neu hereingebrochene, zufällige Komplikation.

Der bewegliche neuere Begriff der Cholecystopathie muß den der Cholelithiasis wegen der früheren Überwertung *einer* Gallenwegserkrankung verdrängen und damit das klinische Denken von der Einseitigkeit einer Ausschließlichkeit der „Klinik der Cholelithiasis" befreien. So wesentlich innerhalb des weiteren Begriffs die Steinbildung, die Steinauswirkungen sind für Auslösung von Beschwerden und Krankheitsbildern, die zentrale Stellung der Gallensteinkrankheit ist im Gesamtvorgang des gestörten Geschehens der extrahepatischen Gallenwegserkrankungen durch Untersuchungen gerade meiner Klinik erschüttert. Wie notwendig es ist, hier für diese Gesamtanschauung zu werben, sieht man, wenn ein internationaler Kongreß der „Lithiase biliaire" noch 1932 tagte, und vor kurzem der deutsche Internistenkongreß zu einem Hauptthema wählte: „Die Infektion der steinfreien Gallenwege" — als wenn eine solche wesentlich anders verliefe mit oder ohne Steine.

Kann man mit ASCHOFF drei Faktoren der Entstehung der Gallensteine unterscheiden: Stauung, Infektion, Stoffwechselstörung — statische, entzündliche, dyskrasische —, so führt auch diese Trennung nicht zu einer natürlichen Gliederung, denn die verschiedenen Steine verdanken nicht etwa je einer Kondition ihre Entstehung, sondern alle drei Konditionen werden sehr oft zusammenwirkend maßgebend sein zur Steinentstehung. Auch hier wie beim Krankheitsgeschehen der Cholecystitis, Cholelithiasis, dyskinetischen Stauungsgallenblase und Dyscholie handelt es sich nicht um eindimensionale, richtungsgebundene Kausalzusammenhänge, sondern erst die Vielfältigkeit funktioneller Wechselbeziehungen, bei denen Ursache und Folge schwer zu entwirren ist, bedingt die Erscheinungsform des klinischen Pathos.

So soll künftig der Arzt — darum kämpfe ich —, wenn ihm am Krankenbett die Fülle der subjektiven und objektiven Erscheinungen begegnet, die die Leiden der Gallenblase hervorrufen, ganz von selbst die Hauptfrage des Patienten, ob er Gallensteine habe oder nicht, oft zurückstellen, wie den Versuch einer differentiellen Diagnose, ob allein eine Entzündung oder allein eine Cholelithiasis vorliege. Das Überschneiden der Symptome und der Geschehnisse ist ihm in der Praxis so gewiß, daß er stets weniger nach Krankheitsbildern als nach Geschehenskreisen suchen wird, um Anhaltspunkte nicht nur für die Diagnose, sondern mehr noch für Therapie und Prognose zu gewinnen.

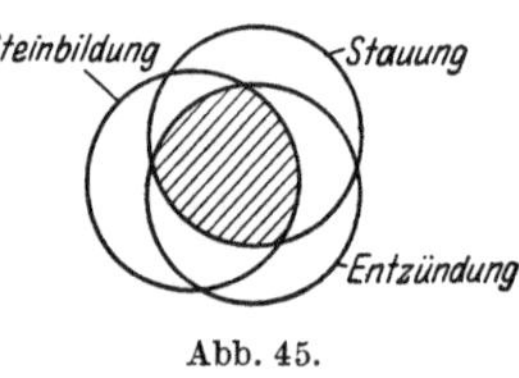

Abb. 45.

Zu solchem praktisch-ärztlichen Zwecke kann man dann den Bezirk der Cholecystopathien unterteilen in Kreise diagnostischer Erwägungen, die, im Gegensatz zu den statischen Krankheitsbildern einer morphologischen Pathologie, funktionell-dynamische Krankheitsabläufe und Beziehungen erfassen[1].

Bedient man sich des Schemas der sich überschneidenden drei Kreise, das VOLHARD für seine Einteilung der Nierenkrankheiten gebraucht hat, und das sich auch zur Veranschaulichung dieses Verhaltens der Cholecystopathien eignet, dann kann man lebendiger gliedern (Abb. 45).

Je ein Kreis stellt die Entzündung, die Steinbildung und die Stauung dar, als vierter Kreis ist die Veränderung (chemisch wie physiko-chemisch) der Lebergalle wichtig, man denke nicht nur an den krassen Fall einer Pleiocholie bei hämolytischem Ikterus, vor allem an das veränderte Cholesterin-Verhalten, wie STROEBE

[1] v. BERGMANN, G.: Die Cholecystopathien. Dtsch. med. Wschr. 1926, Nr. 42/43.

es studiert hat (s. Kap. 6). Die reinen Formen sind selten, also etwa die völlig außerhalb jeder Überschneidung liegenden Kreisanteile. Es gibt zweifellos schwerste Cholecystitiden bis zum Empyem auch ohne Steine, es gibt sicher Steinbildung, steril und vielleicht selbst ohne jedes Stauungsmoment, und es gibt fraglos auch funktionell-anatomisch, aber auch klinisch sichergestellte Stauungsgallenblasen ohne Steine und ohne Entzündung — wenn auch beides droht und dabei leicht entstehen kann. Gerade diese „reinen" Formen sind also Ausnahmezustände. Die verschiedensten Kombinationen der Geschehnisse sind dagegen das Übliche, sie entsprechen den Überschneidungen der Kreise. Steine entstehen häufig genug auf der Grundlage der Entzündung und beides, Entzündung wie Stein, kann einen Reizzustand, eine „Dyskinesie", eine Reizblase zur Folge haben. Oder die Dyskinesie, etwa in der Gravidität, mit ihrer vegetativ-endokrinen Umstimmung, wird in der gestauten Blase eine sterile Steinentstehung befördern, wenn die Cholesterindyskrasie („Dyscholie") der Gravidität hinzukommt. Ein andermal schließlich wird eine konstitutionelle Dyskinesie durch die Stagnation die Infizierung begünstigen, während reziprok wiederum die Cholecystitis der Dyskinesie Vorschub leistet.

Pathogenetisch versagt scharfe Grenzsetzung, weil sie gewaltsam wäre, nämlich künstlich ordnend, statt lebendig erkennend. Die Überschneidungen der Geschehenskreise sind auch etwas ganz anderes als Kombinationen von verschiedenen Krankheiten: nicht Summation, sondern eng miteinander zusammenhängende funktionell-pathologische Verhaltungsweisen.

„Reine Fälle" von Cholelithiasis, Cholecystitis oder Dyskinesie mit Stauungsgallenblase und Dyscholie entsprechen also mehr einem schematischen Ordnungsbedürfnis als dem tatsächlichen Geschehen. Die Kombinationen sind nicht „zufällig", sondern in ihrer Notwendigkeit und ihrer Häufigkeit schon aus der Pathogenese heraus verständlich, wenn man das Kommen und Gehen der Symptome betrachtet. Der Stein kann völlig reizlos im Reservoir liegen, die Entzündung vorübergehen, um oft dauernd zu verschwinden, und erst recht die reine Dyskinesie, ohne jeden Befund vergehen. Alle drei aber werden wieder aufflackern und bedingen einen Circulus vitiosus von Verschlimmerungen, wenn auch nur an einer Stelle die Ruhelage gestört wird, etwa ein fieberhafter Allgemeininfekt die Krankheitslage des Gesamtorganismus ändert, als einen veränderten Zustand mit geänderter Reaktionslage. Die Kenntnis der Remissionen, der Reaktivierungen, aber auch der Spontanheilungen der Cholecystopathien ist nosologisch fast wichtiger als die exakte pathogenetische Zurückführung auf eine der drei oder vier Ursachen.

Was die „Klinik der Cholelithiasis", aber mit ihr auch die meisten therapeutischen Glaubensfanatiker verkannt haben: *die meisten Cholecystopathien heilen spontan*, der Steinbefund der Obduzenten ist dann Nebenbefund einer Sektion, die Krankheit bestand schon lange nicht mehr, für Mitteleuropa kommen auf 1000 Sektionen 100—150 Gallensteinfälle (Aschoff), also sehr viele „Gallensteinträger".

Schrader aus der chirurgischen Klinik von Stich in Göttingen hat sich mit der steinlosen Stauungsgallenblase beschäftigt. Er glaubt für die Erklärung der Koliken nicht an die Dyskinesie der Gallenwege, sondern meint, die Koliken seien durch Narben in der Schleimhaut ausgelöst. Wenn diese Narben zu Koliken führen sollen, so bleibt als Erklärung doch wieder die Dyskinesie, entsprechend Vorstellungen von Schmieden, der ja von einer Cholepathia spastica als einem Teil der Dyskinesie spricht, indem er unsere Anschauungen voll anerkennt. Sicher kann daneben auch ein entzündliches Ödem schmerzend in der Gallenblasenwand spielen, wie Eppinger jüngst die akute seröse Entzündung der Gallenblasenwand beschrieben hat. Auch absteigende Lymphangitiden kommen nach Schrader in Betracht. Ich meine aber nicht, daß diese Vorstellungen Schraders unsere ursprüngliche Lehre irgendwie entkräften und betone nochmals, daß die reinen motorischen Störungen selten sind, daß sie viel häufiger der Ausdruck entzündlicher Reizzustände sind oder ausgelöst durch den Fremdkörper des Gallensteins, der zur Kontraktion führt.

Freilich bin auch ich nicht dafür, daß man am Krankenbett die Unterteilungen der verschiedenen Funktionsstörungen der Gallenblase mit den zugehörigen extrahepatischen Gallenwegen zu weit treibt. Ich kann da nicht mehr mit gewissen Unterscheidungen, die Westphal mit seinen Schülern vorgenommen hat, übereinstimmen, ebenso wenig wie mit jenen schon erwähnten schematischen Aufteilungen von Kalk.

Westphal möchte den Ausdruck Cholecystopathie durch den der Cholangiopathie ersetzen. Es ist richtig, wenn er zur Gallenblase zugehörig, die gesamten extrahepatischen Gallenwege rechnet, von denen der Hohlmuskel auch für die neuromotorische Funktion nur ein Teil ist. Sein Begriff ist mir aber zu weit, denn unter Cholangien verstehen wir auch die intrahepatischen Gallenwege, und deshalb scheint mir diese neue Prägung irreleitend, während ich von Anfang an betont habe, daß gerade zu der Betrachtung der Dyskinesien, also der neuromotorischen Störungen die beiden Sphincterapparate am Gallenblasenhals und am duodenalen Ende des Choledochus gehören. Ich ändere also nichts am Ausdruck und nichts am Begrifflichen, was ausgedrückt werden soll ist das gesamte extrahepathische Gallenwegssystem, in dem nur die Gallenblase als wichtigster Anteil erscheint, und deshalb namengebend ist.

Die Dyskinesien gehören oft an den Anfang klinischer Pathogenese, weil sie reine „Betriebsstörungen" sein können, die sich erst sekundär anatomisch dokumentieren. Wie die reinen Betriebsstörungen überall, stellen sie jene Stufe des Übergangs von gesund zu krank dar, auf der zwar eine Funktionsänderung, die noch reversibel ist, schon eingetreten ist, bei der der morphologisch-pathologische Umbau aber noch fehlt. Keine anatomische Organkrankheit, sind sie der morphologischen Forschung fast völlig entgangen und finden auch jetzt oft ihre Deutung erst im Zusammenhang mit der Betrachtung der Gesamtsituation des Organismus als neuromuskuläre Regulations- und Betriebsstörung, die Chirurgen haben sie erst anzuerkennen, wenn andere Konditionen hinzukommen, da ist SCHRADER aus der Göttinger chirurgischen Klinik ganz recht zu geben. Überhörte ein rationalistisches Zeitalter der Medizin die Angaben des Kranken, daß im Zusammenhang mit Erregungen, Ärger, Schreck, Verstimmung Gallenblasenbeschwerden auftreten, so ist gerade der Nachweis eines neuromuskulären Apparates, der die Funktion der extrahepatischen Gallenwege beherrscht, die Feststellung, die den Angaben der Kranken, sofern sie mit Kritik gewürdigt werden, unbedingt recht gibt.

So uralt die Vorstellung der Stagnation der Galle, also der Stauung in den Gallenwegen, ist, FERNELL hebt sie 1554 hervor und MATTIOLI spricht in galenischen Gedankengängen von der „Stockung der Säfte", GLISSON behauptet 1654 die Kontraktilität der Gallenblase, noch bevor HALLER um das Jahr 1700 Muskeln in den Gallengängen entdeckt hatte —, so lehrten doch erst die tierexperimentellen und klinischen Studien WESTPHALS[1], die hervorragende Bedeutung der Funktion jenes neuromuskulären Apparates der Gallenwege kennen. Gegenüber JOHN BERG, der bereits Dysfunktionen, wie die Mucostase und die Cholostase, herausgearbeitet hatte, gegenüber ASCHOFF, SCHMIEDEN und ROHDE, die bei der Stauungsgallenblase im wesentlichen an mechanische Betriebsstörung — Knickungen und Torquierungen des Cysticushalses („Schwanenhals") — dachten, hat WESTPHAL die reine Dyskinesie erwiesen und gezeigt, daß die äußeren Bedingungen eines Druckes auf die Gallenwege gering zu achten und das neuromuskuläre Spiel des Hohlmuskels der Gallenblase mit den zugeordneten Sphincteren als das Wichtigste anzusehen ist.

Nicht der Sphincter Oddi, der irisartig wie der Pylorusring das ganze System abschließt, ist der einzige Schließmuskel. An der Papilla Vateri ist vielmehr ein breiterer Schließmechanismus analog dem Antrum des Magens angelegt. Das normale Entleerungsspiel vollzieht sich durch Tonuszunahme der Blase und Tonusnachlaß des Schließapparates im „Collum-Cysticus-Sphincter" (LÜTKENS) und dem Sphincter Choledochi. Die neuromuskuläre Innervation muß vagisch innerviert die Sphincteren öffnen, wenn der Hohlmuskel sich tonisch zusammenzieht. Aber stärkere Vagusreize lassen eine Sphincterensperre eintreten, gegen die sich dann die Gallenblase unter vermehrter Spannung vergeblich kontrahiert, wobei wie bei der Harnblase Tenesmen entstehen können. Auf Sympathicusreiz erschlafft der Hohlmuskel, und die mangelnde Kontraktion kann im Gegensatz zu der mit Muskelhypertrophie einhergehenden „hypertonischen Stauungsgallenblase" zur „atonischen Stauungsgallenblase" (ASCHOFF) mit Muskelatrophie führen. Diese neuromuskulären Momente können also maßgebend sein für Dyskinesien der extrahepatischen Gallenwege. Sie sind reine Funktionsstörungen dann, wenn der Entleerungsreiz übersteigert einsetzt, z. B. nach einer reichlichen Fettmahlzeit, sie sind aber auch oft das Resultat eines Organs, das sich in einem gewissen Reizzustand, etwa dem der Entzündung, befindet.

---

[1] WESTPHAL, K.: Muskelfunktion, Nervensystem und Pathologie der Gallenwege. Klin. u. exp. Unters. Z. klin. Med. Bd. 96, H. 1/3, 1923.

Der motorische extrahepatische Gallenwegsapparat ist kein System, das aus einer Ruhelage gelegentlich erst durch einen Reiz zur Funktion gebracht wird. Er befindet sich vielmehr ständig in einem funktionellen Tonus, es wechselt nur die Stärke des Reizes oder die Stärke der Ansprechbarkeit. Periodisch tropft dauernd etwas Lebergalle auf dem Wege über Hepaticus und Choledochus in das Duodenum hinein. Aber der Hauptteil der Lebergalle begibt sich in die Gallenblase und wird dort durch Rückresorption, im wesentlichen von Wasser, eingedickt. Die Gallenblase ist nicht nur „Reservoir", sondern „Kondensationsapparat", eine Vorstellung, an der mir besonders liegt.

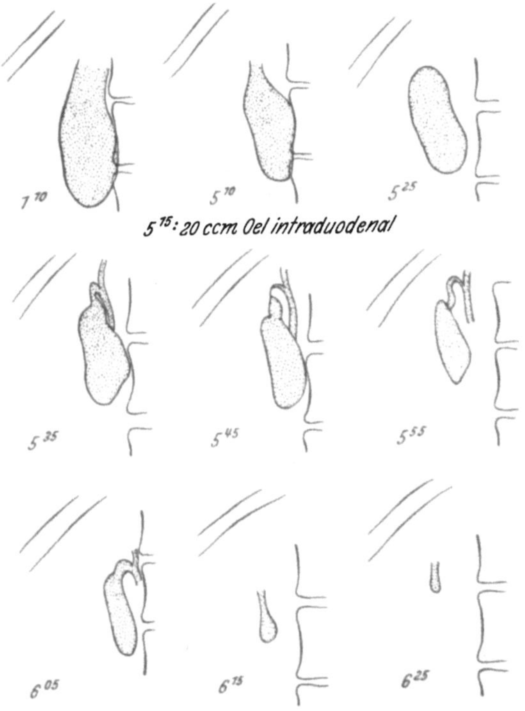

Abb. 46. Wechselnder Tonuszustand der Gallenblase unter cholokinetischer Einwirkung (Öl, Eigelb, Mayonnaise, Pepton vom Darmkanal aus oder Pituitrin auf dem Blutwege). (Nach SCHÖNDUBE.)

Es kann heute als endgültig erwiesen angesehen werden, und dieser Beweis ist von uns zuerst geführt, — neben WESTPHAL sind hier KALK und SCHÖNDUBE[1] zu nennen, — daß die Gallenblase ihren Inhalt über den Weg des Cysticus, Choledochus in das Duodenum aktiv entleert. Die entgegengesetzten Ansichten, daß sich die Gallenblase wohl über Hepaticus und Cysticus füllt, die Galle aber dann nur resorbiert über ihre Blut- und Lymphgefäße in die Leber zurückkehre, darf als endgültig widerlegt gelten. Unsere Tierexperimente und cholecystographischen Beobachtungen am Menschen haben besonderen Anteil an der Klärung dieser Verhältnisse. Seit wir mit der Duodenalsonde durch den Hypophysineffekt von KALK und SCHÖNDUBE die schwarzbraune oder dunkelgrüne Blasengalle gewinnen können, nachdem zuvor goldgelbe Lebergalle geflossen ist, läßt sich das längere oder kürzere Verweilen des Lebersekretes in der Gallenblase und die Ejaculation in das Duodenum unter den verschiedensten physiologischen Bedingungen am Menschen als endokrine Steuerung verfolgen, ähnlich wie durch die vorher geübten Entleerungsmethoden durch Pepton, Fett oder Glaubersalzlösungen, praktisch am besten durch Öl oder eine Fettemulsion.

Die Gallenblase ist nicht das „Grab" der Galle, wie es zuletzt BLOND be-

[1] KALK u. SCHÖNDUBE: Über die Funktion der Gallenblase. Z. exper. Med. Bd. 53, H. 3/4, 1926.

sonders eifrig behauptet hat, sondern fraglos wird sie dort aufgehoben und kondensiert, um auf den Nahrungsreiz hin für die Dünndarmverdauung der Fette mit ihren Gallensäuren in größeren konzentrierteren Mengen zur Verfügung zu stehen. Das beweisen unsere Cholecystographien am Menschen, bei denen sich der Weg der kontrastgebenden Blasengalle während der Entleerung der Blase im Röntgenbild genau verfolgen ließ. Die Cholecystographie belehrte aber auch, daß hier keineswegs nur ein passives Ausmelken der Gallenblase durch die Darmperistaltik sich vollzieht, denn unter dem Gallenblasendruck steigt das Röntgenkontrastmittel selbst über die Verzweigung der Hepatici hinauf, ja man kann die tonischen Kontraktionen der Gallenblase nach mechanischer Reibung durch die Bauchdecken hindurch tasten und die Wehen des gespannten Hohlmuskels, etwa beim Schluß durch einen Ventilstein, fühlen, wie wir es oben beschrieben. Eine getreue Reproduktion einer Bilderserie, die SCHÖNDUBE[1] zuerst röntgenologisch gewonnen hat, mag den Vorgang veranschaulichen (Abb. 46).

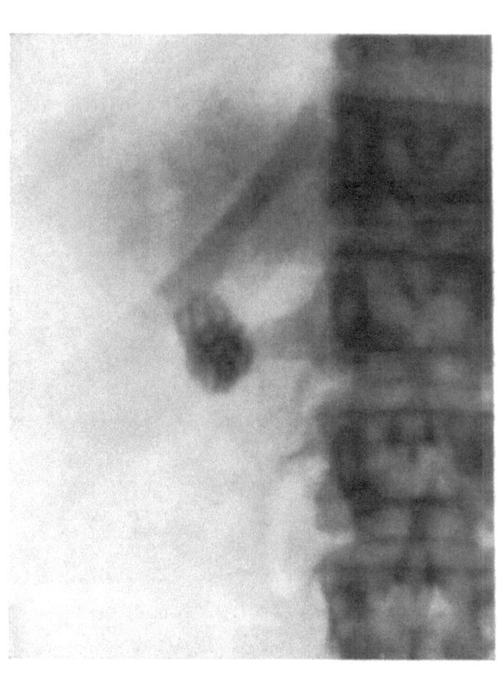

Abb. 47. Wie eine Traube zusammenliegende Herde von Gallensteinen, wie bei Erschlaffung des Blasentonus auf Sympathicus-Reizung (Adrenalin).

Im gleichen Sinne spricht doch wahrhaftig schon die jedem Laien seit jeher geläufige Tatsache, daß Steine aus der Gallenblase ausgetrieben werden. Meint man da auch, die Darmperistaltik sauge sie heraus? Kaum kann man verstehen, daß es notwendig war, diesen Entleerungsmechanismus der Blasengalle erst zu beweisen. Dennoch war es nötig, ja es wurde noch bestritten, nachdem es erwiesen war. Wie schön die Steinwanderung auf ihrem Weg über den Cysticus in den Choledochus sich röntgenologisch beobachten läßt, zeige eine Serie von Bildern, die wie auf einem Filmstreifen die „Geburt“ des Steines und die „Wehen“ der Gallenblase zeigt (Abb. 47 u. 48).

Zuletzt hat GASSMANN[2] an meiner Klinik den zeitlich und quantitativ verschiedenen Bilirubinanstieg im Serum studiert, wenn er bei der Herstellung eines mechanischen Ikterus durch Choledochusverschluß die Gallenblase entfernte oder zurückließ.

---

[1] SCHÖNDUBE: Röntgenologische Beiträge zum Entleerungsmechanismus der Gallenblase. Fortschr. Röntgenstr. Bd. 36, H. 3.

[2] GASSMANN: Gallenblase und experimenteller mechanischer Ikterus. Klin. Wschr. 1931, Nr. 32.

Es wurde in 3 Serien bei 15 Hunden das Verhalten des Bilirubins im Blute untersucht. Bei der ersten Serie wurde der Choledochus unterbunden, bei der zweiten gleichzeitig die Gallenblase entfernt und bei der dritten einige Zeit nach der Choledochusunterbindung die Gallenblase exstirpiert. Aus den Kurven der Bilirubinwerte ergab sich deutlich, daß bei Entfernung der Gallenblase nach Choledochusunterbindung der Serumbilirubinspiegel viel schneller und wesentlich höher ansteigt. Dadurch dürfte von neuem klar bewiesen sein, daß der Gallenblase beim Choledochusverschluß eine erheblich regulierende Bedeutung zukommt. Darüber hinaus zeigte sich aber auch, daß bei den Hunden ohne Gallenblase der Bilirubinspiegel gleichmäßig anstieg, während sich dort, wo nur der Choledochus unterbunden, die Gallenblase aber noch vorhanden war, nach einer gewissen Zeit von 4—6 Tagen ein neues Gleichgewicht zwischen Aufnahme von Gallenfarbstoff ins Blut und Abgabe ins Gewebe und in den Urin eingestellt hatte. Auch das beweist die regulierende Funktion der Gallenblase.

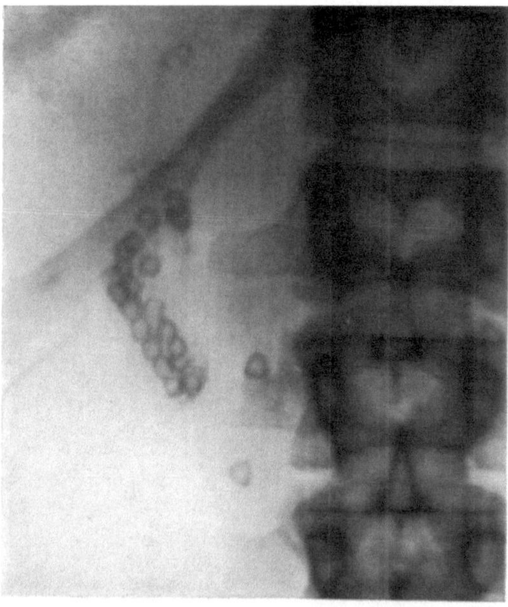

Abb. 48. Derselbe Fall nach einer Kolik. (Zwei Steine sind in den Choledochus vorgetrieben.) Durch starken Vagusreiz sind die Steine in Reihen geordnet aufmarschiert.

Die Gallenblase ist ein druckentlastendes Ventil. Ist der Sphincter Choledochi tonisch geschlossen, so entweicht das Lebersekret in das Reservoir, und durch die Wasserresorption haben 10- und 20mal mehr der festen Leberprodukte in der Galle Platz, als dem Volumen nach von der großen Verdauungsdrüse der Leber ausgeschieden werden. Gerade darum ist der einfache vorübergehende Choledochusverschluß nicht sofort von einem Stauungsikterus gefolgt. Fehlt aber das Entlastungsventil, so tritt der cholostatische Ikterus weit früher auf. Dieser Mechanismus wirft auch für die Chirurgie ein beachtenswertes Problem auf, denn mit der Cholecystektomie sind beide Funktionen, die der Kondensation und die der Druckentlastung, beeinträchtigt. Wohl tritt oft, aber nicht regelmäßig, ein Ersatz ein durch Weitung des Choledochus zu einem Reservoir, dessen Schleimhaut auch Fähigkeiten der Wasserrückresorption besitzt. Aber quantitativ ist der Effekt wohl stets weit geringer, und oft genug wird die vikariierende Funktion auch ganz ausbleiben.

Nebenbei zeigt sich auch hier, wie abwegig es ist, die Gallenblase als rudimentäres Organ anzusehen, wenn sie auch manchen Säugern fehlt. Das Schwein besitzt sie und neigt zur Gallensteinbildung, ebenso besteht sie bei Kaninchen, Rind und Reh, während das Pferd, die Ratte und die Taube sie nicht hat. Ein Anhalt für eine Rückentwicklung ist phylogenetisch jedenfalls daraus nicht abzuleiten. Wie kann man auch, wenn man das feine Ineinandergreifen erkennt, an eine rudimentäre Funktion denken? Die Vielheit der Wege im Organisierten ist kein Grund, einen der ganz bewundernswert angelegten als einen Holzweg zu erklären.

Durch die Beobachtungen von WESTPHAL, KALK und SCHÖNDUBE, denen jetzt wohl allgemein zugestimmt wird, kann also die Meinung, daß die Entleerung vorwiegend rein passiv durch inspiratorische, abdominelle Druckschwankungen, durch Elastizität der Gallenblasenwand, durch Druck der Nachbarorgane oder durch Saugwirkung vom Duodenum aus erfolge, als völlig widerlegt angesehen werden. Zu dem schon genannten Beweismaterial treten noch besonders KALKS Versuche an der isolierten Meerschweinchengallenblase, deren Drucksteigerungen auf Hypophysin, Pilocarpin und Öl durch ein eingelegtes Steigrohr graphisch registriert werden konnten[1]. Vielleicht noch eindrucksvoller sind in dieser Beziehung die mit Hilfe des Laparoskops am Menschen bei geschlossener Bauchhöhle von KALK gemachten Beobachtungen der Gallenblasenkontraktionen[2]. PRIBRAM hat dasselbe bei der operativ eröffneten Bauchhöhle beobachtet und beschrieben.

Entgegen jenen Bedenken, daß die dunkle Galle, die etwa nach dem Hypophysinreiz gewonnen wird, wirklich Blasengalle ist, hebe ich von den KALKschen Versuchen noch zwei weitere Reihen hervor. Wenn nach der Injektion eines Farbstoffes, der durch die Leber ausgeschieden wird, diese Ausscheidung — kontrolliert mit der Duodenalsonde — schon lange beendet war, aber nach Hypophysinreiz wieder eine stark farbstoffhaltige, jetzt dunkle Galle gewonnen wurde oder wenn der Sedimentbefund des Gallenblaseninhaltes bei einer Cholecystektomie völlig übereinstimmte mit dem der dunklen Galle, die durch die Duodenalsonde erhalten war, dann können Zweifel an der Herkunft dieser dunklen Galle wohl nicht bestehen. Alle diese vorwiegend in unserer Klinik gewonnenen Entscheidungen sind vor kurzem nicht die Selbstverständlichkeit gewesen, als die sie schon heute gelten. Ihre Bedeutung scheint mir auch jetzt noch nicht voll gewürdigt: der Hypophysinreflex von KALK und SCHÖNDUBE weist den Weg zum Studium der Hypophyse als physiologischem, hormonalem Regulator der Gallenwege, er muß eingeordnet werden in die allgemeine regulatorische Funktion des Hirnanhangs sowohl beim Puerperium und der Menstruation wie etwa bei der Magersucht (s. Kap. 8). Selbst HORSTERS, wenn auch verspätet, hat das jetzt entdeckt, obwohl gerade dieser die Rolle der Gallenblasenentleerung früher als eine passive ansah.

---

[1] WESTPHAL: Über Physiologie, Pathologie und Therapie der Bewegungsvorgänge der extrahepatischen Gallenwege. Klin. Wschr. 1924, H. 25. — KALK u. SCHÖNDUBE: Beitrag zur Motilität der Gallenwege. Ebenda 1925, H. 47. — KALK: Probleme und Ergebnisse der Gallenwegsdiagnostik. Z. klin. Med. Bd. 109, H. 1/2, 1928.

[2] KALK: Erfahrungen mit der Laparoskopie. Z. klin. Med. Bd. 111, H. 3/4, 1929.

Der Kondensationsapparat der Gallenblase wandelt das Lebersekret, übrigens nicht nur im Sinne einer Wasser- und Salzentziehung: Inspissatio, die Blasengalle erfährt auch sonst quantitative Wandlungen in der Zusammensetzung ihrer einzelnen Bestandteile durch Anreicheruung von Bilirubin, Gallensäuren und Cholesterin. Dabei sind für die Emulgierung der Fette im Dünndarm vor allem die Gallensäuren wesentlich. Sie werden auf den plötzlich kommenden Reiz vom Darm her sofort zur Verfügung gestellt. Ist jenes Reiz- und Regulationssystem des vegetativen Apparates aber gestört, so kommt es zur Betriebsstörung der Gallenwege. Bei starken Vaguserregungen schließt sich, wie WESTPHAL im Tierexperiment gezeigt hat, der Choledochussphincter, und die Gallenblase spannt sich tonisch vergeblich zur Entleerung an. Bei Sympathicuserregung erschlafft der Hohlmuskel, die Sphincteren bleiben geschlossen. Auf Vaguslähmung durch Atropin läßt der Hohlmuskeltonus nach, größere Mengen von Galle sammeln sich an, die Sphincteren zeigen vermehrten Kontraktionstonus, bis die überfüllte dilatierte Gallenblase die Sperre durchbricht und eine spontane größere Entleerung, besonders eingedickter Blasengalle, erfolgt.

Diese vegetativ-biologischen Vorgänge beim Entleerungsmechanismus scheinen mir für das Problem der Stauungsgallenblase wichtiger als alle mechanischen und anatomischen Beobachtungen. Die hypertrophische und die atrophische Gallenblase der pathologischen Anatomie ist auch zu erweisen für die klinische Pathologie. Das zeigt uns Tag für Tag das Röntgenbild. Auch hier ist ähnlich wie bei der Hypertrophie des linken Herzventrikels der veränderte Anspannungszustand für die glatte Muskulatur offenbar Wachstumsreiz — Analogien zur Harnblase, etwa der hypertrophischen Balkenblase des Prostatikers, und zur Pylorushypertrophie liegen nahe.

So werden wir schmerzhafte Dehnungszustände nicht nur als akutes entzündliches Ödem der Wand („seröse Entzündung", EPPINGER), gerade auch Tenesmen der Gallenblase anerkennen können und verstehen daraus vielleicht auch manche Pseudogallensteinkolik, etwa bei der Pleiocholie des hämolytischen Ikterus, die durch Gallenblasenexstirpation, trotz fehlender Steinbefunde, dauernd beseitigt werden kann, wie ein Einzelfall mich belehrte. Wir verstehen manchen harmlosen Schmerzanfall, wenn der Auslösungsreiz zur Gallenblasenentleerung übersteigert ist nach einer fettreichen, besonders „schweren" Mahlzeit und begreifen andererseits, daß Gesamtsituationen beim Affekt in solchen „Dyskinesien" ihren Ausdruck finden. Bewußt vermeiden wir hierfür den Terminus „Neurose". Aber, daß etwa ein Ventilstein bei einer gesteigerten neuromuskulären visceralen Gesamtsituation in den Gallenblasenhals vorgeschoben wird und so in der Tat nach einem Ärger auch eine schwere wirkliche Steinkolik einsetzt, ist durch unsere Feststellungen verständlich geworden.

Die Diagnose der „reinen" Dyskinesie soll mit größter Zurückhaltung gestellt werden. Sind die Anfälle erheblicher, wird oft durch einen Stein oder eine Entzündung die größere Reizbarkeit, also das neuromuskuläre Verhalten, zu erklären sein als sekundäre Dyskinesie.

Ist aber ohne jeden Anhalt für einen Stein im Röntgenbild, ohne jedes klinische Zeichen einer bestehenden Entzündung lediglich der Ausfall der Funktionsproben gestört, so wird man bei deutlich lokalisierten Schmerzen in der Gallenblasengegend die Diagnose der reinen Dyskinesie im Sinne einer Stauungsgallenblase doch wagen dürfen, ja, nach einer sehr fetten Mahlzeit scheint mir eine einzelne Kolik als reine Betriebsstörung sehr wohl denkbar und unschuldig.

Solche Auffassung von der Stauung wird mehr den wirklichen funktionell-pathologischen Verhältnissen gerecht als die alte, daß der Rockbund oder das Korsett, daß bei der Gravidität der wachsende Fetus oder daß ein Fettbauch die extrahepatischen Gallenwege komprimieren sollen. Die Gallenwege liegen viel zu tief neben der Wirbelsäule, als daß solche Gründe für die Stauungsgallenblase aufrechtzuerhalten wären. Selbst das Duodenum oder ein unveränderter Pankreaskopf können kaum eine Pelottenwirkung entfalten, ganz anders natürlich ein Carcinom des Pankreaskopfes oder die hochgradige Schwellung dort bei einer Pankreatitis und einem Duodenaldivertikel mit entzündlicher Schwellung.

Die reine Dyskinesie bleibt aber selten. Begegnet sie uns klinisch, so wird sich häufig im weiteren Verlauf herausstellen, daß zur Zeit der Beschwerde sich aus der bloßen Stauung bereits andere Folgeerscheinungen entwickelt hatten. Im System einer Pathogenese aber bleibt die Stauung als Initialzustand wichtig, als kombiniert mit anderen Geschehenskreisen der Cholecystopathie sehr häufig, und ein wesentlicher Faktor der Förderung des Fortschreitens einer pathologischen Situation auch im Sinne der Erklärung mancher Beschwerde. Als obligates Vorstadium wird sie auch von uns nicht gedacht.

Die Cholelithiasis, einst als Mittelpunkt der Gallenblasenerkrankungen gewertet, hat diese zentrale Stellung zu verlieren. Treibt man geradezu seit MECKEL VON HEMSBACH „Mikrogeologie", richtiger Mineralogie der Gallensteine, um aus dem Stein und dem Steinschliff die Geschichte des Gallensteinleidens zu lesen, so ist es doch sicher, daß der Stein als fester, buchstäblich greifbarer Befund die Sicherheit des Krankseins weit früher ergab, als etwa die Annahme entzündlicher Affektionen ohne Steinbefund oder gar unsere Dyskinesien.

Die ältere Vorstellung, daß zur Steinbildung jene zwei Voraussetzungen gegeben sein müssen, die Stauung und der „lithogene Katarrh" von BERNHARD NAUNYN, hat sich nicht so aufrechterhalten lassen, daß er für jede Steinbildung zutrifft. Auch können wir in voller Übereinstimmung mit ASCHOFF nicht der Vorstellung beipflichten, die vom Chirurgen ROVSING entwickelt wurde, daß der Beginn der Steinbildung regelmäßig intrahepatisch sei, durch Bildung kleiner Bilirubinpigmentsteine, die als Zentren für ein Anwachsen der Steine in die Gallenblase kämen, so daß dort die Steinbildung nur durch sekundäre Apposition sich vollziehe. Wir wissen heute vielmehr (ASCHOFF-BACMEISTER), daß der nichtentzündliche Cholesterinstein meist als Cholesterinsolitär entsteht auf der Basis einer „Dyscholie". Das Cholesterin stammt nicht, wie NAUNYN meinte, aus den

Lipoidtröpfchen der epithelialen Schleimhautdesquamation in der Gallenblase, sondern aus den Cholesterinen der Lebergalle in Beziehung zum Blutcholesterin und dem Lipoidstoffwechsel überhaupt. Nicht allein die quantitativen Vermehrungen des Cholesterins, sondern die chemischen — auch nur stereomeren — Variationen bestimmter Sterine (WINDAUS) sind maßgebend für die Ausfällung im kolloidalen Milieu der Galle, und noch wesentlicher als das chemische Verhalten quantitativer und qualitativer Art sind die physikochemischen Bedingungen der „Scheinlösungen", die in der Gallenblase wechselnd entstehen, abhängig nur zum Teil von der verschiedenen Konzentration und qualitativen Zusammensetzung, die das Lebersekret durch die Kondensation in der Gallenblase erfährt. So stört veränderte Gallenzusammensetzung, veränderte Menge der einzelnen Gallenblasenbestandteile zueinander — nicht etwa nur die einfache Eindickung im Sinne der Rückresorption von Wasser — allein schon die Stabilität des kolloidalen Systems und ermöglicht auch eine primär sterile Steinentstehung. Vermehrte Tätigkeit der schleimsezernierenden Gallengangsepithelien, die nicht immer auf Entzündung beruhen muß, Auftreten von koagulablen Eiweißkörpern bei vorübergehender Leberschädigung, Ausflockungen von kolloidalen Substanzen, Veränderung der Gallensäuresekretion, Abweichung von der Cholesterinausscheidung, so die Verminderung in den späteren Monaten der Gravidität und die mächtige Steigerung post partum, können jedes für sich, oder in verschiedener Kombination lithogen wirken. Sekundär wird aber meist zum sterilen Stein die Infektion als Cholecystitis hinzutreten, wobei gerade der Fremdkörper als Reiz wirkt, der die Entzündung aufrechterhält, auch oft die Motorik ändert.

So haben die Chirurgen auch bald nach dem Erscheinen von BERNHARD NAUNYNS „Klinik der Cholelithiasis" darauf hingewiesen, daß der große Gallensteinanfall vorwiegend entzündlicher Natur sei, während die Pathologen den häufigen Gallensteinbefund ohne jede darauf hinweisende andere Erkrankung gerade hervorgehoben haben. Beide Beobachtungen sind richtig, bleiben aber nur dann unüberbrückbar, wenn man sich auf die großen Krankheitsbilder beschränkt.

Der Arzt, der dem Kranken gegenübersteht, muß aus dem nur scheinbar Atypischen das Typische herausfinden und aus der oft uncharakteristischen Schilderung seines Kranken auch die latenten und larvierten Cholecystopathien erkennen. Dann aber wird ihn die Erfahrung lehren, daß latente Gallenblasenzustände weit häufiger sind als der große klassische Typus einer Gallensteinkolik, und immer seltener werden die Fälle werden, bei denen der Obduzent erst „zufällig" die Gallensteine entdeckt. Wegen jener Häufigkeit der „Gallensteinträger", die nach dem 40. Lebensjahr 10 % aller Männer und 40 % aller Frauen — nach den Sektionen beurteilt — ausmacht, sollte man stets prüfen, ob in irgendwelchen Lebensepochen nicht doch jene Gallensteinträger Leidende waren, mögen sie auch nur geringe dyspeptische Beschwerden gehabt haben. Daß dem so ist, beweisen viele unzweifelhafte Steinbefunde im Röntgenbild bei „Dyspepsie", „Darmgrippe", „Magenkatarrh", „Magensenkung" usw., d. h. bei Fehldiagnosen.

Dann ist aber auch der zweite Schluß berechtigt, daß ein ungeheures Kontingent der Menschen mit Gallensteinen zur spontanen Heilung kommt (Abb. 49). Nicht nur Remissionen, sondern auch Dauerheilungen müssen bei der Gallensteinkrankheit, wie auch bei der reinen Cholecystitis nach dieser zwingenden Überlegung enorm häufig sein, aus dem Patienten wurde der gesunde Steinträger.

Man kann weiter die Schilderung der Cholelithiasis nicht von der der Cholecystitis abgrenzen, sind sie doch meist gleichzeitig vorhanden, und in der Beschwerde gibt auch die reine Gallenblasenentzündung ohne Steine oft ein völlig identisches Bild.

Die Cholecystitis, kann als foudroyantes schweres Krankheitsbild akut auftreten. Schwer, sowohl nach dem Inhalt der Gallenblase beurteilt, putride bakterielle Zersetzung, jauchig stinkend oder reiner Eiter (Empyem) bis hinab zu den milderen Formen seröser Exsudation (Hydrops) oder endlich einer Galle, in der lediglich, wie in einer Reagenzglaskultur in Rindergalle, Bakterien sich in Reinkultur mehren, etwa beim Typhusbazillenträger Bakterien der Typhus- oder Paratyphusgruppe auch ganz ohne entzündliche Reizerscheinungen. Mein Mitarbeiter STROEBE[1] hat gelegentlich der großen Typhusepidemie in Hannover im Herbst 1926 die Häufigkeit der Bakteriocholie und Cholecystitis durch typhöse Erkrankungen von neuem unter Beweis gestellt. Bei Normaciden ist das obere Duodenum und der Choledochus oft steril, bei Achylie finden sich dort, wie schon im Magen, fast immer Colibakterien.

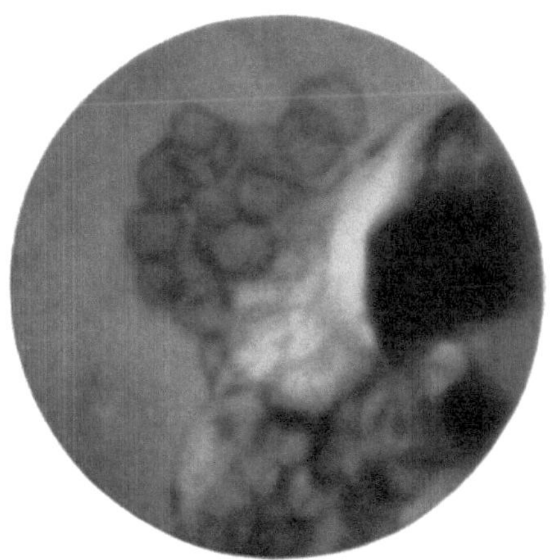

Abb. 49. Gallensteine, neben dem absteigenden Duodenum gelegen (Zufallsbefund).

Achten wir auf die Gallenblasenwand, so finden wir häufig, aber nicht regelmäßig, parallel mit jenen Inhaltsveränderungen alle Grade vom leichtesten Schleimhautkatarrh — dem „Stockschnupfen“ der Gallenblase, weiter der serösen Entzündung der ganzen Wand — bis zur Gangrän unter Beteiligung aller Schichten, auch der Serosa als Pericholecystitis, auch mit Lokalperitonitis aller Grade, übergreifend in die Nachbarschaft bis zu Abscessen der Leber, nahe dem Gallenblasenbett, gedeckte und freie Perforationen, weiter ascendierend alle Grade der Cholangitis bis zur Cholangiolitis oder bis zur diffusen und herdförmigen epithelialen Leber-Degeneration mit Nekrosen, multiplen oder singulären Absceßbildungen, endlich Übergänge zur cholangitischen und cholangiolitischen Cirrhose, während vom Stein her, wenn er den Choledochus verschließt, die cholostatische Cirrhose zur Entwicklung kommen kann.

[1] STROEBE: Bakteriocholie und Cholecystitis bei typhösen Erkrankungen. Z. klin. Med. Bd. 110, H. 6, 1929.

Man überwerte nicht die Häufigkeit der ascendierenden Infektion vom Darme her, wenn auch fraglos die Bakterien der Coligruppe, auch Enterokokken und Streptokokken von dort eindringen, ja sich beim Gesunden als Schmarotzer in den untersten Partien des Choledochus finden können, so daß das Moment der Stauung schon genügt, um ihr Eindringen in die Gallenblase und die intrahepatischen Gallenwege zu veranlassen. Bei Achylia gastrica unterwerte man andererseits nicht die Neigung zur ascendierenden Cholangitis, weil die desinfizierende bactericide HCl im Magen fehlt — zur Therapie und Prophylaxe ist das wichtig. Auch die Lamblia intestinalis, ein Protozoon, wird nicht selten, wie auch WESTPHAL bestätigen konnte, als Entzündungserreger dort gefunden. Selbst Askariden können hierher vordringen.

Ebenso häufig, vielleicht sogar sehr viel häufiger, wird die Infektion hämatogen, unmittelbar in die Gallenblasenwand selbst hinein erfolgen. Ja, dort schlummern auch schon beim Gesunden gar nicht selten intramural Bakteriennester von früheren „Anfällen“ her, die häufig nur durch eine Allgemeinreaktion des Organismus unspezifisch reaktiviert werden, weniger eine Virulenzsteigerung erfahren, als daß das beherbergende Gewebe mit sensibilisierter Entzündungsbereitschaft reagiert. Wichtiger als das bakterielle Moment ist also das Gewebsverhalten der Gallenblasenwand und die Reaktionslage des Gesamtorganismus. Nach einer Streptokokkenangina, einer „focal infection“, nach einer Pneumonie, einer Pyelitis oder auch bei einer sterilen Fieberreaktion, wie etwa einer ausgedehnten Hautverbrennung oder einer indikationslosen Reizkörpertherapie — der Unsitte unserer Zeit —, kann die latente oder chronisch inaktiv obsolete Entzündung wieder aufflackern. Es sind wohl vorwiegend chemische Agenzien, die körpereigenen Eiweißzerfallsprodukte, die auch beim Infektfieber Schädigungen hervorrufen, besonders dort, wo eine Sensibilisierung in Form der Entzündungsbereitschaft von früher her besteht. Wir glauben also nicht, wie ROSENOW in Rochester, daß organotrope Bakterien das Wesentliche sind, daß ein Streptokokkenstamm eines Zahngranuloms sich beim Kranken und selbst experimentell auf den Hund übertragen, immer nur wieder etwa an die Gallenblase, diese infizierend, wendet. Hier muß ein großartiges Beispiel einer autistischen Täuschung vorliegen, wie auch viele Forscher Amerikas glauben.

Wie sehr die Gallenblase als „locus minoris resistentiae“ gelten kann, wenn sie schon früher einmal erkrankt war, mögen einige Krankengeschichten meiner Klinik zeigen[1].

Eine Patientin erkrankt seit vielen Jahren alle 3—4 Monate an einer fieberhaften Angina. Seit 2 Jahren klagt sie über typische Gallenblasenbeschwerden. Die Gallenblase ist deutlich vergrößert und schmerzhaft. Der untere Leberrand überragt um 2 Querfinger den Rippenbogen, subfebrile Temperaturen. Unter üblicher Behandlung klingen die Beschwerden nach 10 Tagen fast vollkommen ab. Da kommt es zu einer hochfieberhaften Angina, 3 Tage später erneut eine Gallenkolik. Nach Abklingen der akuten Angina sollen

[1] KUGELMANN: Die Bedeutung der Entzündung für die Erkrankung der Gallenwege zugleich ein Beitrag zur Frage der Frühoperation. Dtsch. med. Wschr. 1928, H. 36.

die Tonsillen entfernt werden. Dies gelang dem Operateur nicht vollkommen, von der linken Tonsille mußte er einen kleinen Teil stehen lassen. Die Patientin blieb 3 Wochen beschwerdefrei, dann wieder Halsbeschwerden, Oberbauchbeschwerden und hohe Temperaturen. Nach dem Abklingen wird auch der Rest der linken Tonsille entfernt, seither — und es sind inzwischen Jahre vergangen — ist die Patientin gesund.

Oder, bei einem Kranken mit rechtsseitiger Stirnhöhleneiterung kommt es immer dann zu dem Aufflackern seiner Cholecystitis, wenn ihm auch die Stirnhöhle erneute Beschwerden macht und dort rezidivierende Entzündungen spielen.

So ist weniger die bakterielle Entzündung, als die entzündliche Gewebsreaktion, mit der restierenden entzündlichen (allergischen) Gewebsdisposition, maßgebend für das pathogenetische Geschehen, und oft genug spielen koordinierte Vorgänge an der Magenschleimhaut, wie am Pankreasparenchym, vor allem aber auch an der Leber, sowohl im Sinne der Hepatose wie der Hepatitis meist miteinander kombiniert als „latente Hepatopathie" eine Rolle.

Hier soll ausdrücklich auf jene allgemeinen Ausführungen verwiesen werden, die im Kap. 7 über die Entzündung und die Entzündungslagen gemacht werden.

Wir sehen in der gegenseitigen Beeinflussung von Dyscholie, Stauung und Entzündung die Genese des Gallensteinleidens und sind uns bewußt, daß ohne entzündliche Reaktion der Stein als Fremdkörper ganz ohne Kranksein durch Dezennien beharren kann, wenn er sich auch niemals im Gegensatz zum Glauben der Laien und der Behauptung der Kurpfuscher auflöst. Ein Zerfall von Steinen kommt vor, denn größere Bruchstücke werden als Mittelpunkt neuer Steine manchmal gefunden, für eine Therapie ist dieser seltene Befund keine Anregung. Gerade der gesunde, weit häufiger der gesund gewordene Steinträger belehrt uns, daß das entzündliche Moment primär („lithogen") noch häufiger als sekundärer „Katarrh" von großer Wichtigkeit ist. Und darum gewinnen neben der großen unverkennbaren cholecystitischen Attacke die numerisch häufigeren zahlreichen leichten larvierten Cholecystitiden so sehr an klinischer Bedeutung. Sie, die mit ihren geringen und oft atypischen Symptomen als latente und larvierte Cholecystopathien noch immer ein großes Feld der Fehldiagnosen ausmachen und weil sie so häufig nicht beachtet werden, der Anfang sind eines langen Krankheitsgeschehens, nicht selten bis zur cholangitischen Cirrhose hin — also bis ins Gebiet der diffusen irreversiblen Hepatopathien.

In der Symptomatologie der latenten und larvierten Cholecystopathien stehen oft gerade bei den larvierten leichtesten Formen scheinbare oder wirkliche Magenbeschwerden im Vordergrund. Bei langdauernder Cholecystopathie ist eine Achylia gastrica, auch refraktär gegen Histamin, nicht selten, während bei weniger langer Dauer die subjektiven und objektiven Zeichen eines Reizmagens übergehend in eine superacide Gastritis gefunden werden. Dabei kann man nicht sagen, daß etwa die Kombination Ulcus und Cholecystopathie häufiger sei als es der Wahrscheinlichkeit bei diesen zwei sehr häufigen Krankheiten entspricht. Die „Magenkrämpfe" der Gallenblasenkranken sind nicht immer subjektive Fehldeutungen des Kranken, sondern objektiv richtige Beobachtungen: denn die Cholecystopathie kann selbst einen Pylorospasmus auslösen und hat noch unklare Beziehungen zur Magenkaskade, den häufigen so wichtigen Sektionsbefund einer Pylorushypertrophie hat Rössle erhoben, aber keineswegs nur bei Gallenblasenerkrankungen — wohl als Ausdruck häufigeren und festeren Pylorusschlusses überhaupt (Vagustonus) bei Gastritis, Cirrhosen usw. Meist werden im Gegensatz zum Ulcus-Leiden schwer emulgierbare Fette gar nicht vertragen, schon die Sahne zum Kaffee oder Tee macht Beschwerden — so oft meint der Kranke irrtümlich, er vertrüge den Kaffee nicht, der ihm aber dann „schwarz“ oft bekommt.

Andere Klagen beziehen sich auf den Darm. Diarrhoische Zustände als Folge der Achylie (gastrogene Diarrhöen mit und ohne sekundärer Enteritis) sind so gelegentlich indirekte Ausdrucksform einer Cholecystopathie. Aber auch hartnäckige Obstipationen, nicht nur veranlaßt durch den peritonealen Reiz der Pericholecystitis im Sinne einer Bremsung der Darmperistaltik, sondern offenbar auch rein reflektorisch, ähnlich wie die Peristaltikbremsung bei der Nierenkolik, sind häufig. Colonspasmen, sog. Darmgärungen, Gasbildung im Darm sind dann verbreitete Fehldiagnosen, sei es nur aus Verlegenheit, sei es, wenn reflektorische Peristaltikabweichungen oder Magensekretsänderungen wirklich Sekundärerscheinungen im Verdauungskanal ausgelöst haben. Als primäres Leiden aufgefaßt, führen sie zur Verkennung des Wesentlichsten. Am wichtigsten scheinen mir von diesen Wirkungen in die Ferne (auf dem Nervenwege vermittelt) die Motilitätsstörungen am Magen, nicht nur jene Pylorospasmen, sondern eine Neigung zum Aufstoßen, dem ein unbemerktes Luftschlucken vorausgeht — nicht etwa Gasentstehung im Magen selbst. Diese Beschwerden können sich so in den Vordergrund drängen, daß das Bild der Aerophagie entsteht, oder es kommt zum Hochkommen von Speisen, vor allem aber unter Steigerung der Nausea zum Erbrechen selbst, meist ein Erbrechen bei leerem Magen, auch gerade offenem Pylorus, so daß Duodenalinhalt, also galliges Erbrechen erscheint.

Ich übergehe alle typischen Zeichen und weise auch bei den Schmerzsensationen nur auf die schwierige differentiell-diagnostische Aufgabe hin: Es kann wirklich zu einem „pylorischen Syndrom“ kommen mit Spätschmerz, Hungerschmerz und Periodizität, und doch besteht bei normalem Bulbusbild nichts von einer Ulcuserweisbarkeit, nicht einmal entzündliche Schwellung der Duodenalschleimhaut im Röntgenbilde, aber oft leichtes Fieber. Charakteristisch werden die Sensationen oft erst, wenn sie gürtelförmig um die rechte Seite bis zum Rücken ausstrahlen oder durch den Phrenicus oder jene zentripetale Fasern des Vagus in die rechte Schulter, den Arm, den Ellenbogen bis in die Fingerspitzen der rechten Hand ziehen.

Sicher besteht die Gefahr, daß gegenwärtig eine Überwertung der larvierten Gallenblasenerkrankungen, auch eine Überspitzung der Subtildiagnostik durch Kontrastfüllung der Gallenblase und Duodenalsondierungen zu häufig jetzt die Diagnose irgendeiner verkappten Cholecystopathie stellen läßt.

Man denke bei solchen atypischen Erscheinungen im Oberbauch der Frau immer auch ganz konsequent an gynäkologische Affektionen und wird meine Erfahrung teilen, wie häufig nach einer Adnexoperation, einer Myomoperation oder auch nur Plastiken der Gynäkologen mit besseren Lagerungsverhältnissen des Uterus, die angeblichen Gallenblasenbeschwerden, ja selbst erhebliche Gallenkoliken verschwinden können. Es ist eigentümlich, daß selbst die schlechte Bekömmlichkeit fetter Mahlzeiten, die so oft die Gallenstörungen bei solchen Frauen auslösten, nach der Heilung durch den Gynäkologen, übrigens auch bei konservativer Behandlung, verschwanden, so daß ich mich frage, ob es sich wirklich nur um Fehldiagnosen handelt oder ob nicht engere Reflexbeziehungen, ja sogar humorale Beziehungen zwischen Gallenblase und Uterus gegeben sind, für letztere Annahme wäre die Tatsache eine Stütze, daß Pituitrin beide Hohlmuskel, Gallenblase und Uterus, zur Kontraktion bringt. Wird der Reizzustand in einem Gebiet therapeutisch beseitigt, also vom Gynäkologen, hört vielleicht auch die bedingte Ansprechbarkeit, einer Resonanz vergleichbar, des anderen Organs auf, denn ich habe sogar gesehen, daß Gallensteine ganz einwandfrei im Röntgenbild vorhanden waren und doch nach einer gynäkologischen Heilung keine Steinkoliken mehr auftraten.

So geläufig uns allen die diagnostischen Schwierigkeiten Appendix oder Affektion der rechten Adnexe sind, auch die Beziehung Appendix und Gallenblase kann erhebliche Schwierigkeiten bereiten, nicht nur wenn die Appendix hochgeschlagen ist oder gar mit der Gallenblase verklebte, sondern wenn sie an normaler Stelle sitzend ähnliche neuroreflektorische Beziehungen zur Gallenblase gewinnt.

Wenn der Beschwerdekomplex also auch an Appendicitis, an Adnexaffektionen, an den Dickdarm, namentlich das Ascendens, an ein Leiden der Nierengegend, etwa eine Pyelitis, erinnert, dann kann manche anamnestische Angabe aus lange zurückliegender Zeit entscheidend sein. Auch ein Subikterus kann eine vorher ungewisse Situation erst entscheidend klären. Nie vergesse man aber, daß die Angabe gelblichen Aussehens des Laien oft nichts ist wie Blässe, bei der das braungelbliche Pigment der weißen Rasse deutlicher hervortritt, z. B. bei einer Anämie oder schlechterer Durchblutung der Gesichtshaut. Auffälliger Wechsel in der Farbe der Faeces ist wichtig, die „Poussées hépathiques" der Franzosen werden bei uns, wie mir scheint, unterwertet, denn Wechsel im Zufluß der Kondensgalle, wie er bei den Dyskinesien häufig ist, wird sich zwar nicht als Ikterus, aber bisweilen doch schon in den Faeces dokumentieren, ja es kann eine totale Gallensperre 12 Stunden bis zu 3 Tagen ohne manifesten Ikterus verlaufen, hier wird Decholin auch zum Diagnostikum speziell für den Nachweis von Gallengangstenosen, bei denen der reichlichere Gallenfluß Schmerzen erzeugt. Auch beim nicht eindeutigen Symptom starker Schwankungen der Faecesfarben wird man oft mit bestem Erfolg gegen diffuse Klagen (Kopfdruck, Unfrische, Dyspepsie) Decholin empfehlen, wirksamer als Karlsbader Mühlbrunnen etwa, der schon lange in solchen Fällen üblich ist.

Von größter Bedeutung gerade für die larvierten Formen, ist die Objektivierung der Schmerzangaben und Schmerzirradiation durch die hyperästhetischen und hyperalgetischen Zonen im Sinne des viscero-sensorischen Reflexes von LANGE und HEAD (Kap. 14, Abb. 50). Im Sinne solcher Irradiation gibt es einen „Vertigo e vesica fellea laesa“, einen Schwindel bei Cholecystopathien als viscero-sensorischen Reflex noch häufiger vorkommend als der „Vertige stomachal“. Ja, es ist sicher, daß auch Brechen und Nausea beim Gallenpatienten weit häufiger nicht peritoneales Symptom ist und auch nicht unmittelbare Irradiation als Axonreflex, sondern, wie jene Störungen der Hautsensibilität und des Labyrinthes über die Medulla oblongata laufen, indem afferente Impulse durch zentripetale sensible Fasern im Vagus verlaufend vom vegetativen Oblongatakern des Vagus umgesetzt werden, zum benachbarten sog. Brechzentrum und von dort in die Erregung zentrifugaler Fasern des Magenvagus. Selbst der keineswegs regelmäßige Zusammenhang zwischen echter Migräne und Cholecystopathie, den die französische medizinische Schule wohl überschätzt, wäre durch solche afferenten Impulse erklärbar, muß aber eher noch, wohl als vasomotorische Reaktion, eine humorale Deutung erfahren, wohl als allergisches Gefäßverhalten.

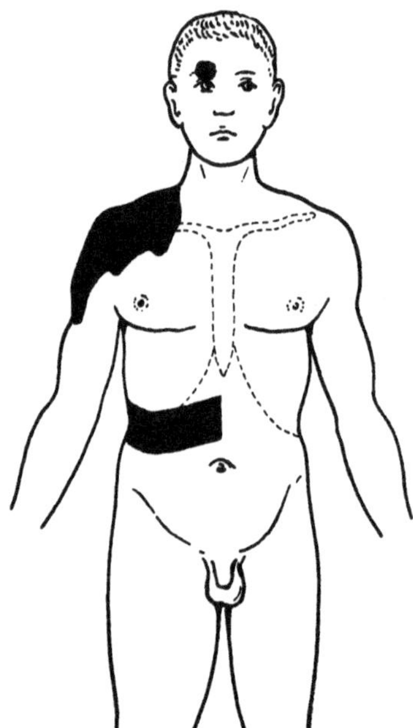

Abb. 50. Typische hyperalgetische Zonen kurz nach einem Gallensteinanfall. Operation; Zwei Steine.

Die *Subtildiagnostik des Oberbauchs* liefert die wichtigsten objektiven Anhaltspunkte. Beim Hypophysinreflex, geprüft mit der Duodenalsonde, wie ihn KALK und SCHÖNDUBE gefunden haben, kommt es beim gesunden Menschen zu einer zweiphasischen Reaktion. In der ersten sympathicotropen, atonischen Phase stockt zunächst der Gallenfluß, und erst nach 20 bis 25 Minuten erscheint in der parasympathicotropen (vagischen) Phase die dunkelbraune bis schwarzgrüne Kondensgalle aus der Blase, die namentlich, wenn durch das Doppelsondenverfahren von KALK[1] Beimengungen von Magenduodenalsaft, getrennt abgesaugt, vermieden werden, fast denselben hohen Bilirubinreichtum colorimetrisch zeigt, wie der konzentrierte Blaseninhalt, der dem Chirurgen und Obduzenten so gut bekannt ist. Als positiver Pituitrinversuch oder Ölprobe gelten 100 mg% Bilirubin und mehr. Pathologisch sehen wir Steigerungen der Konzentration bis zum 90- ja bis zum 300fachen, wir sind dann vollberechtigt, die Diagnose einer Stagnation zu stellen, einer reinen Dyskinesie aber nur dann, wenn sich weder klinisch, wie im Röntgenbild noch in der Cholecystographie eine weitgehendere Veränderung zeigt.

Wichtiger aber ist natürlich der negative Pituitrinversuch, bei dem es nicht zur Absonderung von dunkler Blasengalle kommt. Hier ist mit Hilfe der übrigen

[1] KALK: Probleme und Ergebnisse der Gallenwegsdiagnostik. Z. klin. Med. Bd. 109, H. 1/2, 1928.

Funktionsprüfungen zu entscheiden, ob ein mechanisches oder ein funktionelles Hindernis vorliegt. Bei wechselnden Befunden denke man an einen Ventilstein, aber vergesse auch nicht, daß auf der Höhe des Icterus simplex keine Blasengalle zu erhalten ist, weil die ausbleibende Lebergalle das Reservoir nicht füllt, ja auch eine ausgesprochene Cirrhose liefert oft nur eine helle „dyscholische" Galle, als Ausdruck eines veränderten Leberproduktes, das offenbar in der Gallenblase keine Eindickung erfahren kann, aus physiko-chemischen Gründen.

Die wichtigste Ergänzung zur Duodenalprüfung stellt die Cholecystographie dar. Mit der neuesten peroralen Anwendung des Tetrajodphenolphthaleins in mehrfach verzettelten Dosen (SANDSTRÖM) erzielt man völlig ausreichende Bilder und da die intravenöse Injektion, fraglos gelegentlich zu unangenehmen Kollapszuständen — Phenolvergiftung — führt, so daß jedenfalls eine Wiederholung innerhalb weniger Wochen streng zu vermeiden ist, ja bei nachweislich Leberkranken sollte überhaupt nicht cholecystographiert werden. Es wäre Zeit, daß eine harmlosere hepatotrope „Schiene" als Phenolphthalein zur Kontrastfüllung gefunden würde. Oft genug reicht die Cholecystographie schon aus, um eine wesentliche Aussage zu machen und läßt uns die lästigere Duodenalsondierung ersparen. Jedoch verlaufen beide Resultate durchaus nicht immer parallel. Es gibt Fälle, bei denen die Kontrastfüllung gelingt, während die Entleerung mangelhaft bleibt. Am sichersten werden die objektiven Resultate sein, wenn beide Proben negativ ausfallen. Dann kann man oft sicher sein, daß ein Cysticusverschluß besteht.

Der verschiedene Ausfall beider Proben erklärt sich durch die verschiedenen Bedingungen ihres Zustandekommens und läßt darum nicht den Schluß auf die Unzuverlässigkeit der einen oder anderen zu. Stellen wir mit KALK[1] die Vorbedingungen für den positiven Ausfall der beiden Proben zusammen, so ergibt sich, daß bei der einen ein Hauptfaktor die Durchlässigkeit der Leber für das Kontrastmittel, bei der andern aber die genügende Kontraktionsfähigkeit der Gallenblase ist.

So läßt auch der verschiedene Ausfall der Proben noch ins einzelne gehende differentiell-diagnostische Schlüsse zu. KALK hat sie stärker schematisiert, als es mir auf Grund eigener Erfahrung zulässig scheint.

Wenn die Cholecystographie positiv ausfällt, so ist über Lage und Größe der Gallenblase, die Schattendichte und wenn man, wie jetzt üblich, vor den Röntgenschirm einen Kontraktionsreiz mit Eigelb setzt, auch über das Entleerungstempo eine Aussage möglich, und es läßt sich zeigen, daß nicht eine jede Gestaltsveränderung eine Funktionsstörung bedingen muß[2]. Die „Ptose" der Gallenblase darf nicht aufkommen als Erklärung für Beschwerden. Ist es doch schon fast hoffnungslos geworden, die Magenptose als Krankheitsdiagnose auszumerzen (s. Kap. 3). Wenn sie gefunden wird, hat die Gallenblase eher eine beschleunigte Entleerungszeit und ist ebensowenig eine Krankheit wie die Gastro-

---

[1] Siehe Anmerkung 1 auf Seite 164.

[2] v. BERGMANN, G., u. STROEBE, F.: Krankheiten der Leber und Gallenwege. Lehrbuch der inneren Medizin. 3. Aufl. Berlin: Julius Springer 1936.

oder Koloptose, sie mag eine Konstitutionseigentümlichkeit des Körperbaus sein, eine Klinik der Cholecystoptose gibt es nicht vom Standpunkt der funktionellen Pathologie aus.

Als drittes diagnostisches Hilfsmittel in der Subtildiagnostik des Oberbauchs beginnt sich die *Laparoskopie*[1] einen Platz in der Klinik zu erobern. Mag sie für die Differentialdiagnose der Cholecystopathien nur von geringerer Bedeutung sein, so kann sie wesentlich doch bei den Hepatopathien und bei der differentiellen Diagnose unklarer Oberbauchbeschwerden nützen und mindestens eine Probelaparotomie oder eine vergebliche Operation ersparen. Das Verfahren, wie es KALK an meiner Klinik ausgebaut hat, hat sich außerordentlich bewährt und belästigt den Kranken kaum.

Zur Therapie der Cholecystopathien beschränke ich mich auf Thesen:

Über die Frühoperation ist die internistische Frühbehandlung zu stellen.

Wann aktive Therapie, wann Ruhigstellung irritierter Wege, wann Drainage, wann Entzündungsheilung am Platze ist, läßt sich nicht generell, meist aber individuell festlegen, auch nach den Temperaturkurven kann ich mich im Gegensatz zu FINSTERER nicht eindeutig richten. Aber fast nie darf die Lithiasis leitender Gesichtspunkt der Therapie sein, es darf nicht etwa heißen „ubi calculus, ibi evacua". Das lehrt der gesunde Steinträger und haben die klassischen Kenner der Cholelithiasis schon gepredigt. Auch eine Cholecystitis heilt meist auf konsequente innere Therapie und heilt nicht selten auch spontan.

Als Prophylaxe hätte die Therapie das Ziel der Verhinderung der Stagnation, der Entzündung und der Steinentstehung. Unter dem entwickelten Wissen von den zusammenwirkenden Konditionen ist für den jüngsten Begriff, den der Dyscholie, noch keine andere vorbeugende Maßnahme zu sehen als etwa Fettarmut der Kost und Verhinderung rapider Einschmelzung des eigenen Körperfettes — sieht man doch nicht selten nach Entfettungskuren die Entwicklung eines Cholesterinsolitärs, ähnlich wie nach der Gravidität, bei der ja Hypercholesterinämie und vermehrte Cholesterinausscheidung der Leber erst im Puerperium erwiesen sind, auch Decholin als zuverlässiger biologisch klar erfaßbarer Steigerer der Lebersekretion unter Verdünnung der Galle sei hier wieder genannt, das ausgezeichnete Mittel bei „hepatischen Dyspepsien", besser oft als jene Heilquellen von Karlsbad, Mergentheim, Neuenahr und Vichy.

Zur Stauung muß betont werden, daß häufige Mahlzeiten auch häufigere Entleerung der Gallenblase zur Folge haben und daß hierbei die Peptone und Fette einen energischen Entleerungsreiz des Gallengangsystems setzen. Eine sehr eiweißarme und fettarme Kost wird eher zur Stagnation im extrahepatischen System führen. Man hört nicht selten die Behauptung, daß als leicht verdauliches Fett gerade in Karlsbad die ausgezeichnete Butter reichlich genossen bei Beschränkung der anderen, schweren Fette „cholekinetisch" günstig wirkt, analog den Ölkuren.

[1] KALK: Erfahrungen mit der Laparoskopie. Z. klin. Med. Bd. 111, H. 3/4, 1929. — Laparaskopie. Z. Krk.hauswes. 1935, H. 5.

Die Prophylaxe der entzündlichen Aktivierung läge in der Beseitigung anderer Entzündungsherde (Tonsillen, Nebenhöhlen, Zähne, Nierenbecken usw.) und in Allgemeinbehandlungen, insbesondere solche, die Erkältungskrankheiten entgegenwirken (klimatische, physikalische Abhärtung, antiphlogistische Umstimmungen); wichtiger, wenn wir zielbewußt die entzündliche Reaktionslage des Organismus bekämpfen können, was uns als Möglichkeit vorschwebt.

Zur Prophylaxe der Steinkolik nenne ich: die Vermeidung mechanischer Erschütterungen, Vermeidung von langen Bahnfahrten, Autofahren auf schlechten Straßen, steiles Bergabgehen, alle Stöße, die dabei Zwerchfell und Leber mit adhärenter Gallenblase erfahren, weiter Kältereflexe (Eisgetränke), schwer emulgierbare Fette und Imbibition von heißem Fett, auch Butter, in die Speisen hinein (Krepel, Pommes frites, fette Pfannkuchen, Panniertes usw.) — endlich Emotionen.

In der medikamentösen Therapie läßt sich gliedern: 1. Cholokinetica, d. h. Mittel, die den extrahepatischen Gallengangsmechanismus in Bewegung setzen, 2. Choleretica (das Wort ist von Brugsch glücklich dem „Diureticum" nachgebildet), das sind die Mittel, die die Lebersekretion anregen, 3. Antispasmodica, welche den erhöhten Tonus, namentlich der Sphincteren, auch des Hohlmuskels herabsetzen, 4. Antineuralgica, die die Beschwerden lindern, und 5. Antiphlogistica, die sich gegen die Bakterien, mehr noch gegen die Gewebsentzündung unspezifisch wenden. Eine Tabelle soll eine unvollständige Übersicht geben des leider viel zu Vielen, das in diesen Richtungen auf den Markt geworfen wird.

Choleretica	Cholekinetica (Cholagoga)	Antispasmodica	Antineuralgica	Antiphlogistica u. Desinficientia
Mineralwässer (Bittersalz, Glaubersalz)		Atropin Eumydrin Bellafolin Papaverin Scopolamin Derivate der Barbitursäure (Veronal, Somnifer) setzen die zentrale Erregbarkeit herab, also nicht nur gegen Erbrechen verwendbar Belladenal (Bellafolin + Barbitursäure)	Opiate[1] (Morphin, Pantopon, Dilaudid) Codein Paracodin Gelonida antineuralgica, Cibalgin, Togal usw.	Chinin (Solvochin) Choleval (gallensaures Silber) 1% und 2% (intravenös) Solganal 0,01 per os 1—3mal tgl. Urotropin (40% intravenös) Hexal Salicylsäure Cylotropin (Salicyl + Urotropin) Saliformin. Rivanoletten
Fel tauri Gallensäuren Decholin (gallensaures Salz oder 20proz. Gallensäurelösung) Bilival (Gallensäure + Lecithin) Felamin (gallensaures Urotropin) Temoebilin (Curcuma) „Nigraphen" (Rettichsaft) Cholotonon (Leberpräparate)	Öle Fette Pepton Pituitrin (Hypophysin) Podophyllin Chologen (Podophyllin + Ol. Ment. pip. + Kalomel) Menthol Cholaktol (Ol. Menth. pip.) Calomel			
Atophan Ikterosan Leukotropin (Urotropin + Atophan)	zu vermeiden, weil gelegentlich leberschädigend			

[1] Schon bei Compretten, Suppositorien sehr zurückhaltend, und nur bei schwersten Koliken als Injektion, dann allerdings nicht unter 2 ctg für den Erwachsenen.

Zur Kritik ist zu sagen, daß das Atophan, also auch die Kombinationen mit Atophan (Ikterosan, Leukotropin) kontraindiziert sind, nicht nur, weil sie keineswegs regelmäßig choleretisch wirken, sondern namentlich bei empfindlichem Organ epitheliale Leberschäden hervorrufen können, besonders bei längerem Gebrauch, so daß man selbst beim echten Gichtiker nach 3—4 Tagen stets mindestens ebenso lange Pausen einhalten sollte, — für diesen sind die Atophanpräparate ja oft unentbehrlich. Die Derivate der Cholsäure, wie etwa die Dehydrocholsäure, als bestes das Decholin, sind das wirksamste, chemisch reine Choleretícum. SCHWIEGK[1] erwies mit der Thermostromuhr, daß starke Leberdurchblutung nach Decholin einsetzt, offenbar als Ausdruck der erhöhten choleretischen Lebertätigkeit (Abb. 51). Quecksilberpräparate sind wohl nicht

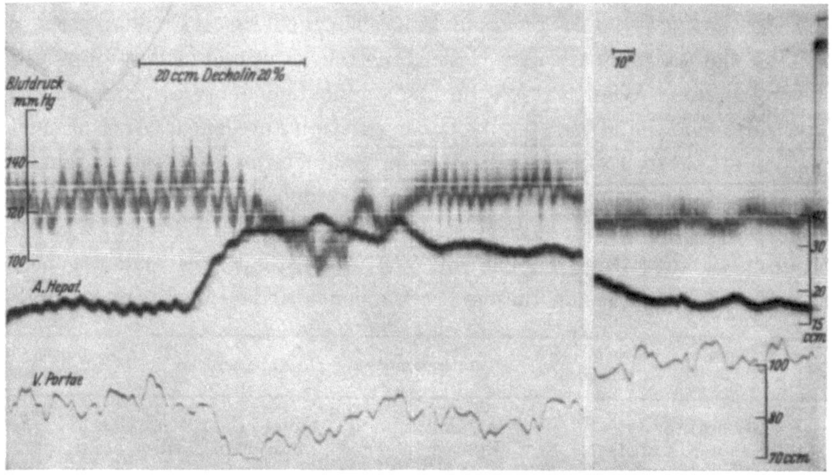

Abb. 51. Zunahme der Durchblutung der Leberarterie des Hundes nach intravenöser Injektion von 20 ccm Decholin. Die obere Kurve zeigt den Blutdruck, die beiden unteren die Durchblutung der Arteria hepatica und der Pfortader, registriert mit der REINschen Stromuhr. Ansteigen der Kurve bedeutet Zunahme, Absinken Abnahme der Durchblutung. Eichkurven der Durchblutung am rechten Rand.

nur als Anreger der Darmperistaltik, sondern als Desinfizientien und Wasserentzieher der Leber wirksam. Auf dieser Basis beruhen die empirisch oft sehr wirksamen Chologenkuren, die im wesentlichen wohl als Kalomel wirken. Das Atropin und seine Verwandten beseitigen zwar nicht den Sphinctertonus, führen aber zur Erschlaffung des Hohlmuskels der Gallenblase und sind schmerzlindernd durch den detonisierenden Einfluß auf die Muskulatur. Jeder Arzt wird aus der großen Reihe von Mitteln bevorzugte Präparate sich wählen. Ich glaube vom Bilival, Cholactol, vor allem dem Decholin Gutes gesehen zu haben und liebe diese Mittel etwa während einer häuslichen Karlsbader Kur ebenso, wie ich regelmäßig außerdem 3mal am Tage je ein halbes Milligramm Atropin nehmen lasse. Ist das entzündliche Moment wesentlich, so verwende ich gern Aspirin, Urotropin,

[1] SCHWIEGK, H.: Untersuchungen über die Leberdurchblutung und den Pfortaderkreislauf. Arch. f. exper. Path. Bd. 168, H. 5/6, 1932.

Chinin oder Pyramidon per os und bei höherem Fieber Choleval intravenös, ja auch bei langen subfebrilen Zuständen, bei denen hohe Temperaturanstiege post injectionem uns manchmal ein Zeichen cholangitischer Komplikation scheinen. Freilich kein eindeutiges, ist doch so oft eine Hepatopathie mitzubehandeln, meist als intrahepatische Cholangitis (siehe Kap. 6). Choleval wirkt geradezu zauberhaft bei intrahepatischer Cholangitis.

Von den *physikalischen Heilmethoden* halte ich an der sehr günstigen Wirkung systematischen Kataplasmierens fest und trete für sehr energische Anwendung ein, die als feuchte Hitze weit intensivere hyperämisierende Wirkung hat als trockene Hitze. Ob man da der Volksmedizin folgend Leinsamen nimmt, der als fettreich die Hitze länger bewahrt —, Kartoffelbreiumschläge oder Moorpackungen wählt oder eine in feuchte Handtücher eingewickelte Gummiwärmflasche, oder das elektrische Heizkissen über der feuchten Kompresse (dazwischen BILLROTH-Battist), ist nicht wesentlich. Aber 2mal täglich je 1—2 Stunden soll durch 4—6 Wochen, auch bei leichteren Cholecystopathien, kataplasmiert werden mit dem festen Ziel, daß dichte rote Flecken entstehen, die später sich braun pigmentieren, man soll also eine Entzündung 1. Grades setzen. In dieser altbewährten Therapie sei man fanatisch. Sie ist meist besser als die moderne Neigung, mit Diathermie oder Kurzwellen zu behandeln, weil die Hyperämie in der Tiefe um viele Stunden die Kataplasmaanwendung überdauert, so daß schließlich 24 Stunden pro Tag das Heilmittel wirkend ist — die Diathermie überdauert offenbar nicht lange die Applikationszeit —, die Rötung der Haut scheint mir neuroreflektorisch wirkendes Mittel zur Hyperämisierung der Tiefe („Hyperämie als Heilmittel“), also „Segment-Hyperämie“, wie sich am Hund ganz analog der Decholinwirkung beweisen läßt (s. Abb. 51).

In der *Diät* halte man sich nicht sklavisch an ein strenges Schema, sondern variiere individuell nach der Verträglichkeit für den Kranken. Der Kranke, der ja jahrelang eine gewisse Diät durchführen muß, soll sich nicht aller Genüsse beraubt fühlen, sondern wissen, daß er nur das ihm wirklich Nachteilige meiden muß.

Gerade bei den leichten Cholecystopathien, die so oft ausgelöst sind von entzündlichen und allergischen Umstimmungen des Gesamtorganismus, ist es wichtig, therapeutische Maßnahmen außerhalb der Gallenblase zur Anwendung zu bringen. Allgemeine Entzündungsbekämpfung, auch wirklich indizierte Tonsillektomie, gelegentlich eine vorsichtige Desensibilisierung etwa unspezifisch mit Pepton intracutan, werden hier wichtig.

Bei der großen Gallenkolik kommt man um Morphium oder seine Derivate nicht herum, dann gebe man dem Erwachsenen aber auch nie unter 2—3 cg Morphin und berechne die anderen Drogen (Pantopon, Paracodin, Laudanon usw.) nach analoger Dosis. Ein Heroismus des Kranken soll hier nicht gefordert werden. Morphin wirkt auch unmittelbar beruhigend auf die Gallenwege, also nicht nur als corticaler Beseitiger des Schmerzes. Man vergesse aber nicht, daß Morphin kein Schlafmittel ist und wähle, wenn Schlaf mangelt, am besten daneben noch ein Präparat der Barbitursäurereihe, die übrigens als Narkoticum der großen Stammganglien ein cerebraler Dämpfer für viele viscerale Disharmonien ist, wie schon die Wirksamkeit bei Seekrankheit beweist. Die zur Zeit sehr strenge Bekämpfung der Rauschmittelsucht verdächtigt so manche Kranken, die mit Recht große Morphiumdosen verlangen, weil sie es vor gehäuften schweren Koliken nicht aushalten. Subtildiagnostik gibt ihnen doch oft Recht, zumal wenn an schmerzfreien Tagen keine Spritze verlangt wird: Der Pseudomorphinismus ist oft mit der Cholecystektomie mit einem Schlage beseitigt.

Die *Indikation zu aktivem internistischem Vorgehen* soll kritisch präzis gestellt werden. Der Röntgenbeweis, daß ein Stein unzweifelhaft vorliegt, ist niemals an sich Indikation zum Versuch einer Steinabtreibung. Sie verbietet sich nicht nur, wenn der Stein so groß ist, daß ein Abgang per vias naturales nicht in Frage kommt, sondern gerade auch, wenn eine ganze Herde von Steinen nachgewiesen ist. Die aktive Therapie würde dort nur zu häufigen Koliken führen und die Aussicht, daß schließlich ein Stein im Choledochus sitzen bleibt, erheblich vermehren. Jene kritiklose Steinabtreiberei durch Medikamente, die in ihren Kombinationen als kinetisch wirksamstes Pituitrin enthalten, verurteile ich völlig.

Eine absolute Indikation zur Aktivität ist nach meiner Auffassung nur dann gegeben, wenn eine sog. Steinincarceration vorliegt, die nicht immer mit absolutem Ikterus, ja nicht selten völlig anikterisch verläuft, wenn etwa Galle neben dem facettierten Stein ablaufen kann. Hier soll man in der Regel nicht länger als höchstens drei Wochen warten bis zur operativen Entfernung, aber diese Gnadenfrist darf nicht wie früher expectativ verstreichen, sondern kann fruchtbar werden durch den therapeutischen Erfolg des Steinabganges, wie ALLARD zuerst gezeigt hat. Es gelingt in der Tat heute viel häufiger durch die internistische aktive Abtreibung des Choledochussteins, der gar nicht immer so fest eingeklemmt ist, wie das Wort „Incarceration" zu besagen scheint, die nicht ungefährliche Operation zu vermeiden. Man gebe als rationellstes Choleretieum während der ganzen Wartezeit Decholin, mindestens 3mal am Tage, es vermehrt erheblich den Gallenfluß, und schalte nun eine Reihe von Abtreibungskuren ein, immer mit Pausen von 1—3 Tagen. Ich gebe gleichzeitig $^1/_2$—$^3/_4$ mg Scopolamin zur Öffnung des Choledochussphincters und 1—2 ccm Pituitrin zur aktiven Kontraktion der Gallenblase. Eine halbe Stunde später, wenn also diese Medikamente auf der Höhe der Wirkung sind, große Mengen von Glaubersalz (Magnesiumsulfat 200—500 ccm einer 20—40 proz. Lösung körperwarm). Das geht bei leerem Magen des Morgens nüchtern, auch ohne Duodenalsonde, bei Beckenhochlagerung und rechter Seitenlage, damit die warme Flüssigkeit schnell den Pylorus passiert. Eine Viertel-Stunde später gebe man womöglich noch 1—2 Eßlöffel Olivenöl, ebenfalls als Cholekinetikum. Atropin und seine Derivate sind als entspannend für die Muskulatur des Hohlmuskels hierbei kontraindiziert. Kommt es zu einer Kolik, soll man diese tunlichst sich auswirken lassen, unerträgliche Schmerzen dürfen aber durch Morphium und seine Derivate gemildert werden, denn diese beeinflussen die aktive Motorik weit weniger als Atropin. Bei diesen Kuren bediene man sich konsequent diagnostisch des Stuhlsiebes, um den Beweis für den erfolgreichen Anfall zu führen.

Für die Cholecystopathien bei steinfreiem Choledochus sind wir noch immer nicht so weit, eine klare Indikation zu gewinnen, wie weit aktiv vorgegangen werden soll, wie weit gerade Entspannung, Ruhigstellung, Beseitigung des Reizzustandes, der meist entzündlich ist, anzustreben ist. Die alte Erfahrung der Kurorte spricht für eine Kombination beider, eigentlich sich entgegenstehender Behandlungsprinzipien. Die Wässer von Karlsbad, Mergentheim, Neuenahr, Vichy und Montecatini sind alle mildere Cholekinetica, Butter und Öl wirken in ähnlichem Sinne, die Kataplasmen und Moorpackungen sind antiphlogistisch gedacht und die beliebtesten Mittel, wie etwa Decholin, Choleflavin, Bilival, Cholaktol, die seltener in den Kurorten, bei häuslichen Kuren meist hinzugefügt werden, sind choleretisch und meist auch antiphlogistisch.

Das Ideal wäre nicht der Kompromiß, der wohl oft darauf beruht, daß eine Subtildiagnostik nicht vorgenommen ist, so daß man wohl nur von der Kolik auf Steine, von der Temperatur auf Entzündung geschlossen hat. Wissen wir genau Bescheid und haben die Diagnose auf rein mechanische, nicht entzündliche Anfälle etwa eines großen Solitärs mit Koliken durch Ventilverschluß gestellt, dann ist Atropin und Körperruhe bei häufiger Rechtslagerung die Behandlung der Wahl: Wir streben an, daß der Stein in den Fundus zurückfällt und dort nicht reizt. Liegt der Fall einer steinfreien Gallenblase vor mit entzündeter Wand, entzündlichem Inhalt und der Befürchtung ascendierender intrahepatischer cholangitischer Komplikationen, wünscht sich die innere Klinik ähnliches wie eine Drainage mit antiphlogistischer Behandlung. Entsprechend kann auch hier eine aktivere Therapie mit Mineralwässern, Decholin, Ölkuren, heißesten Kataplasmen und antiphlogistischen Medikamenten das einzig Rationelle sein.

Zwischen diesen beiden Extremen liegt praktisch die Mehrzahl der Fälle und so erklärt sich das bewährte Verhalten einer Kombination milder Aktivität im Sinn von Cholerese und Cholokinese mit Maßregeln, die entzündungswidrig sind und die Reizbarkeit der Gallenblase herabsetzen wie die Belladonnapräparate. So bleibt vorläufig die häufigste Kur in Anstalten wie zu Hause 1—2 Becher Karlsbader Mühlbrunn oder entsprechende heiße Mineralwässer, Kataplasmen 2—4 Stunden pro Tag, Atropin 3mal $^1/_2$ mg pro die und dazu jedesmal noch ein oder mehrere Mittel, die nach Lage des Falles mehr choleretisch, cholekinetisch oder antiphlogistisch ausgesucht sind. Es ist bekannt, wie oft z. B. in Karlsbad erst die Beschwerden zunehmen im Sinn erhöhter Motilität, dann erst die Besserung eintritt. Man weiß, daß auch diese milde Aktivität manchmal zu absoluter operativer Indikation führt, aber die Mehrzahl der Fälle werden doch wesentlich gebessert oder beschwerdefrei, denn der Heilerfolg interner Therapie wie auch von Spontanheilungen ist, wie oben betont, bewiesen durch die Fülle der sog. Steinträger, welche als Zufallsbefunde beim Röntgen oder als unerwartete Nebenbefunde bei der Obduktion sich finden. Die veränderte, weniger verpflichtende Umwelt ist nicht der unwesentlichste Grund der Kurorterfolge.

Die *Indikation zur Operation* muß von der Tatsache der ungeheuren Häufigkeit gesunder Steinträger ausgehen und darf deshalb die Parole der Frühoperation nicht aufrechterhalten, so berechtigt sie für die Appendicitis ist. Je mehr die Häufigkeit larvierter Fälle anerkannt wird, bei denen der Chirurg gar nicht ans Operieren, oft nicht einmal an die Gallenblase denken würde, auch nicht Finsterer, wird auch unter den Chirurgen diese Meinung durchdringen müssen. Dennoch soll neben der absoluten Indikation schwerster akuter Entzündungen mit Perforationsgefahr und Schüttelfrösten das Indikationsgebiet zur Cholecystektomie nicht eng bemessen werden: Versagen mehrmaliger Kuren, bestehen entzündlich fieberhafte Komplikationen, oder auch nur dauernde internistisch nicht zu beseitigende Belästigungen selbst ohne jede größere Kolik, dann sollte nicht verschleppt werden bis irreparable Veränderungen intrahepatisch entstehen, und vor allem soll man dann den Kranken nicht das 50. Jahr überschreiten lassen. Ich kann nicht dafür eintreten, daß die Anzeige zur Operation vorwiegend von der Funktionstüchtigkeit der Gallenblase, also von mechanisch-dynamischen Gesichtspunkten abhängig gemacht wird. Sicher sind sie mit in die Überlegung einzureihen, weil das Druckventil der Gallenblase, wenn es noch funktioniert, nützlich ist und Leber wie Gallenwege schützt. Seine Entfernung ist nicht selten Grund für jene entzündlichen Komplikationen in den beiden großen Verdauungsdrüsen, andererseits ist aber der Dauerverschluß des Cysticus, sogar mit einer riesigen ausgeschalteten Gallenblase (Hydrops auch mit Steinen), oft eine Naturheilung, die dauernd zu Beschwerdefreiheit führt und sich sehr selten später entzündet, gibt also keine Indikation zum Eingriff. Umgekehrt kann die sehr funktionstüchtige, mit einer großen Steinherde gefüllte Gallenblase Dutzende von Steinpassagen auch mit Ikterus zur Folge haben und sollte gerade deshalb, wenn der Zustand nicht bald zur Ruhe kommt, entfernt werden, als Prophylaxe gegen den gefährlichen Zustand des Choledochusverschlusses. Erst recht, wenn ein Choledochusverschluß durch aktive innere Therapie beseitigt wurde und weitere Steine aber zeigen, daß neue kritische Situationen drohen. Es können einzelne Koliken, selbst heftigste, wenn das Intervall ganz frei ist von Beschwerden, lange abwartend behandelt werden, gerade auch ohne innere aktive Therapie. Weit eher besteht die relative Indikation, wenn auch im Intervall der großen Kolik Beschwerden bleiben, subfebrile Temperaturen anzeigen, daß der Zustand nicht zur Ruhe kommt. Schon ständige Übelkeit, Appetitlosigkeit und allgemeine Mattigkeit kann Indikation sein. Es ist nicht erschöpfend, nur etwa die soziale Indikation noch hinzuzufügen. Denn Menschen stellen sich auch charakterlich ganz verschieden zu dauernden Diätbeschränkungen, häufigen Kuren und Kurortbesuchen, geraten in eine Angstdiät bis zu schwerer Unterernährung und leiden seelisch übertrieben unter der Angsterwartung des Anfalls. Es kommt also nicht nur darauf an, welche Anforderungen das Leben an den chronisch Kranken stellt als soziale Forderung, sondern wie der Kranke seine Plage erlebnismäßig verarbeitet. Dies psychische

Moment ist für die Indikation sehr wesentlich und erfordert den Arzt als verstehenden, sich einfühlenden Menschen.

Ich wäre noch viel leichter geneigt zum operativen Eingriff, wenn zweierlei nicht im Wege stände: Einmal die jüngste Phase mancher Chirurgen, wieder nur die Steine zu entfernen und die Gallenblase zu belassen, ein trauriger, vom Standpunkt der funktionellen Pathologie falsch verstandener Rückschlag in die Zeiten vor der Cholecystektomie; es wäre zu beklagen, wenn die Lehre der nützlichen Funktion der Gallenblase als Kondensationsapparat und Druckventil zu diesem Fehlschluß bei einer großen Zahl von Chirurgen führte, übrigens scheint man davon wieder abzukommen.

Die Begrenzung der Indikation erklärt sich aber vor allem aus dem zweiten Hemmnis zur Cholecystektomie: Groß ist die Anzahl der *Beschwerderezidive*. Ihre differentielle Diagnostik sei hier skizziert. Erstens kommt in Betracht, aber nicht als häufigstes, ein Steinrezidiv im Choledochus, oft entstanden aus kleineren Steinen oder Detritus, die der Operateur nicht fand oder die inzwischen von der Leber her in den Choledochus gelangt sind. Maximale aktive innere Therapie sollte dann indiziert sein, ehe eine zweite Operation beschlossen wird, meist freilich ist die Diagnose nicht zu sichern. Am Choledochus spielen ferner Narbenstenosen eine noch erheblich unterschätzte Rolle als Folge von Eingriffen am Gallengang (Narbenschrumpfung, die oft erst spät sich einstellt), man kann sie diagnostizieren an der Periodizität, der Abhängigkeit von besonders choleretisch wirkenden Mahlzeiten, dem Auftreten von Urobilin und Urobilinogen in und nach der Kolik, oft akuter Leberschwellung, typisch ist es, wenn auf intensive Cholerese diese Stenosenkoliken auftreten, ein Ikterus braucht nicht dabei zu sein, der ja einer Sperre von 1—3 mal 24 Stunden bedarf, denn unter der Kolik wird anscheinend die gestaute Galle doch meist wieder hindurchgedrückt weniger von der Muskelaktion der extrahepatischen Gallenwege, als durch die Spannung in der Leber, richtiger durch ihre Kapselspannung. Diese Zustände können, wenn sie nicht hochgradig sind, wieder verschwinden, sonst aber schließlich doch die Indikation zum zweiten, recht ernsten Eingriff geben, man kann Decholin hierbei als Diagnostikum verwenden.

Weiter kommt in Frage komplizierende Cholangitis und Pankreatitis, die entsprechend zu behandeln ist, dankbarer die erstere, meist recht undankbar die Pankreaskomplikation (s. Kap. 4). Gar nicht selten ist als harmloseste Form des scheinbaren Rezidivs der Gallenkolik der Pylorospasmus, zum Teil wohl Folge der Achylie, durch regelmäßige Salzsäuregaben in wirklich großen Dosen meist prompt zu beseitigen. Man beginne bei Rezidivbeschwerden mit dem objektiven Nachweis des Sekretionsverhaltens des Magens. Endlich kann auch acide Gastritis, ein entstandenes oder fortbestehendes übersehenes Ulcus, selbst eine Appendicitis das Rezidiv vortäuschen, und wesentlich scheint mir die Betonung, daß es dasjenige am seltensten ist, was die meisten Chirurgen in einem gedanklichen Kurzschluß annehmen, falls der Kranke mit einem Beschwerderezidiv sie überhaupt wieder aufsucht, die „Adhäsionen“. Zwar sind sie immer postoperativ da, aber Beschwerden machen sie recht selten, es sei denn, daß grobe Stenosen, gerade des Choledochus, durch sie wirklich mechanisch bedingt sind.

So überlege man sich ernst und auf Grund subtilster Untersuchung die zweite Operation nach Cholecystektomie. Sie wird seltener nötig sein, die Rezidive werden seltener vorkommen, wenn der erste Eingriff nicht zu spät und unter jenen Indikationen nur ausgeführt wurde, die hier besprochen sind, weil auf diesem Gebiete die funktionelle Pathologie besonders einleuchtend Führer ist zu rationeller funktioneller Therapie. Noch aber werden die Beschwerderezidive mehr oder weniger schweren Grades, wenn man nicht nur die Koliken gelten läßt, von internistischer Seite bis zu 40% der Operierten geschätzt. Das allein verbietet die Frühoperation. Die Zahl wird geringer werden, wenn der funktionelle Gedanke sich beim Praktiker, beim Internisten und beim Chirurgen lebendiger durchgesetzt hat.

„Es gibt kein Grenzgebiet zwischen Chirurgie und Medizin, es gibt nur ein gemeinsames Gebiet ärztlichen Könnens" (Ernst von Bergmann).

Literatur.

Aschoff: Über Orthologie und Pathologie der extrahepatischen Gallenwege. Arch. klin. Chir. 126. — Verh. dtsch. Ges. Chir. 1923.

— Die Gallensteine. Beih. med. Klin. 1931.

— Die Erkrankungen der steinfreien Gallenwege. Verh. dtsch. Kongr. inn. Med. Wiesbaden 1932.

Lütkens: Aufbau und Funktion der extrahepatischen Gallenwege. Leipzig: Vogel 1926.

Schmieden u. Niessen: Die Erkrankungen der steinfreien extrahepatischen Gallenwege. Verh. dtsch. Ges. inn. Med. Wiesbaden 1932.

Westphal, Gleichmann u. Manen: Gallenwegefunktion und Gallensteinleiden. Julius Springer, Berlin 1931.

Kapitel 6.

Leber

Begriff der Hepatopathie. — Die fließenden Übergänge zwischen den einzelnen Formen. — Der Icterus simplex als Ausdruck quantitativen Verhaltens diffusen Leberschadens. — Die Cholangitis. — Primäre und sekundäre Cirrhosen. — Die Fettleber. — Akuter Leberzusammenbruch. — Der Zustand der epithelialen Leberzelle. — Die Funktionsproben der Leber. — Latente und larvierte Hepatopathien. — Die dankbare Therapie der Hepatopathien auch gerade der Lebercirrhosen.

Zwei Kollegen liegen als Patienten fast gleichzeitig zur Beobachtung in meiner Klinik. Bei beiden tritt nach einer hochfieberhaften Streptokokkenangina ein deutlicher Ikterus auf, ohne daß es zu Entfärbung der Faeces kommt, bei beiden eine Glykosurie und Hyperglykämie, ja bei dem einen von ihnen werden auch im Blut vermehrte Ketonkörper gefunden, jedoch nicht im Harn. Alle Erscheinungen von seiten der Leber verschwinden nach einiger Zeit, auch die diabetische Stoffwechsellage ist bald vorüber. Als der eine Kollege ein Jahr später wieder eine Streptokokkenangina mit hohem Fieber durchmacht, kommt es nicht zum Ikterus, wohl aber wieder zur transitorischen Glykosurie, diesmal ohne Hyperglykämie.

Ich glaube nicht, daß man von solcher veränderten Kohlehydratstoffwechsellage ohne weiteres auf das Pankreas oder einen Insulinmangel schließen muß: Die Reaktion auf den Infekt hat Stätten des Kohlehydratumsatzes (Leber, Skelettmuskulatur) in eine Glykogenverarmung gebracht, der Fettstoffwechsel wurde mobilisiert (Ketonämie), und die Lebercapillaren, wie das epitheliale Parenchym hatten toxisch-infectiös Schaden gelitten.

Nach einer Cholelithiasis, welche bei der Operation die so häufige Mitaffektion der Leber gar nicht verriet, kam es in einem anderen Fall zum Wunderysipel, das sich weitgreifend, kaum eine Stelle der Haut verschonend, hinzog, gefolgt von einer schnell ausheilenden, stark hämorrhagischen Nephritis; ein Jahr darauf waren Leber und Milz erheblich groß und hart, eine hypertrophische offenbar biliäre Lebercirrhose war unverkennbar, die nach Jahren klinisch fast völlig zurückgegangen scheint.

Zweimal habe ich nach einem Erysipel bei Cirrhotikern, die zuvor keine Zeichen hepatischer Dekompensation boten, schnelle Übergänge in Coma hepaticum bis zum tödlichen Ende verfolgt.

Biliäre Pneumonien, also echte Lobärpneumonien mit Ikterus, sind uns wie ein Ikterus bei Erysipel auch bei anderen hochfieberhaften Infekten, vor allem bei Sepsis, ganz geläufig, — gerade bei dieser weiß die Klinik sehr wohl, daß plötzlich der Übergang des Ikterus in die akute oder subakute gelbe Leberatrophie vor sich gehen kann. Andererseits haben wir seit der Einführung der Insulintherapie in kleinen Dosen gelernt, daß auch Heilungen der subakuten gelben Leberatrophie nicht mehr so selten sind wie früher. Nicht immer aber wird der Kranke dann wieder völlig gesund, oft bleibt eine volle restitutio ad integrum der Leber aus, herdförmige, atrophische Inseln, Ausgänge degenerativer Zustände verbleiben, und eine sekundäre, auch herdförmige Cirrhose gibt dem Obduzenten Kunde vom einstigen autolytischen Leberzerfall.

Die feineren Leberfunktionsprüfungen zeigen, daß nach einem Icterus simplex, auch wenn die Gelbsucht schon lange abgeklungen ist, noch viele Wochen, selbst Jahre, ein nachweislicher Schaden fortbesteht, der schließlich zur echten Cirrhose schnell oder nach Jahrzehnten führen kann. Häufen sich cholecystitische Zustände, und kommt es dabei oft zur ascendierenden Cholangitis, dann ist der Weg zur cholangitischen Cirrhose gebahnt, und trifft den Cholangitiker noch zusätzlich ein hämatogener Leberschaden, etwa durch gehäufte Infekte, so entwickelt sich von beiden Wegen her nicht selten die Cirrhose also hämatogen wie cholangiogen auch in rapidem Verlauf.

Der zwar schiefe, aber praktisch brauchbare Begriff der „*Präcirrhose*“ ist uns in den letzten Jahren geläufiger geworden. Wie oft wird es erlebt, daß plötzlich erst die zirkulatorische portale Dekompensation des Cirrhotikers in Form des Meteorismus oder des Ascites nach einer infektiösen Erkrankung zum Vorschein kommt, während vorher vage Beschwerden auch schmerzhaft gewordene, sich weitende Bruchpforten nicht genügten, selbst eine so grobe anatomische Krankheit am Lebenden erkennen zu lassen. Man denke bei solchen Klagen über Inguinalbrüche, auch nur bei schmerzenden Bruchpforten, daran, daß der erhöhte intraabdominelle Druck bei portaler Dekompensation sie mechanisch erzeugen kann; ein operativer Eingriff wird dann meist nutzlos sein, die Besserung portaler Stauung wäre das therapeutische Ziel. Auch der Ausdruck „präcirrhotischer Milztumor“ wird besser jetzt nur aufgefaßt als jene klinische Erfahrung, daß die vergrößerte Milz tastbar wird, ehe an der Leber etwas Grobes festzustellen ist oder die portale Stauung die Cirrhose verrät. Nur für die klinische Symptomatik also wird der krankhafte Zustand des einen Organs vor dem anderen erkennbar, deshalb „Präcirrhose“ gesprochen.

Gilt das latente Kranksein demnach auch noch für Stadien, in denen der Anatom bereits schwere Organveränderungen finden würde, so ist die Domäne der latenten Lebererkrankungen offenbar im ganzen weit größer. Es handelt sich um einen häufigen Zustand, der sicher nur selten sekundär zur Cirrhose führt, in der Mehrzahl der Fälle aber wieder zurückgeht, also reversibel wie eine Lobärpneumonie verschwindet oder wie eine akute hämorrhagische Glomerulonephritis, die, wenn sie früh erkannt und mit zielsicherer Schonung der Organfunktion behandelt wird, zur Heilung fast regelmäßig kommt, ohne anatomische Residuen zu hinterlassen. Aber doch können bei jenen latenten Hepatopathien, wenn sie ausheilen, offenbar recht lange Zeiten vergehen bis zur restitutio ad integrum.

Diese absichtlich herausgegriffenen klinischen Eindrücke sollen wieder besonders das eine betonen: wir sind geneigt, immer auch dort nach Kategorien zu ordnen, wo wir fließende, lebendige Übergänge sehen sollten. Die allgemeine Nosologie aber verlangt, aus der Pathologie der Funktion heraus, auch überall dort das Schauen eines Zusammenwirkens, wo fast gegensätzlich die spezielle Nosologie, als systematisch ordnende, noch immer mit dem Anspruch eines künstlichen Trennens von Einzelkrankheiten auftreten muß. Beide Betrachtungsarten sind für den Arzt nötig, auch wenn ein Kliniker, wie KREHL, gewarnt hat, meine Anschauungsform des Gleitenden zu lehren, denn der Arzt wird reifer urteilen und handeln, wenn er über die Systematik das gestaltende Leben stellt.

Wir stellen uns immer mehr auf das Lebendige als das Fließende, sich Wandelnde ein, auf das sich wiederholende Kommen und Gehen auch in der Funktionsstörung — mit oder ohne anatomisch nachweisbares Substrat —, und sind genötigt, bei den Leberkrankheiten wie bei den Erkrankungen der extrahepatischen Gallenwege eine Synopsis vorzunehmen, die selbst die diffusen Lebererkrankungen und die herdförmigen oft als ein analoges Geschehen anerkennt.

In diesem Sinne handeln wir von den „*Hepatopathien*", schon weil die Scheidung in entzündliche und nichtentzündliche Erkrankung — Hepatitis und Hepatose — am Krankenbett so oft versagt[1]. Zieht doch die degenerative Erkrankung des epithelialen Parenchyms die Reaktion des mesenchymalen nach sich, aber häufiger verläuft die Genese umgekehrt. Auch das Einteilungsprinzip in diffuse und herdförmige, in akute, subakute und chronische Hepatopathien oder in solche mit spezifischer und unspezifischer Ätiologie ist kein natürliches. Einmal leitet uns in solchem System die pathologische Anatomie, etwa wenn wir bei der Einteilung der Cirrhosen vom Endzustand wie vom letzten Bild eines Filmstreifens ausgehen — während zum anderen das Tempo (akut-chronisch) zur Einteilungsgrundlage genommen wird. Für die nur ordnende Beschreibung steht die Berechtigung solches Einteilungsprinzips außer Frage, pathogenetisch und klinisch aber haben Krankheitsbilder in ihrer lebendigen Entwicklung nicht diese scharfen Grenzen. Die Überwertung und die dadurch verursachte Hegemonie eines Symptoms hat gerade bei den Hepatopathien den Blick für die natürlichen Zusammenhänge getrübt.

Wie die „Klinik der Cholelithiasis" einer funktionellen Pathologie der Gallenblase so lange im Wege stand, als das Interesse der Forschung vor-

[1] v. BERGMANN, G. u. F. STROEBE: Krankheiten der Leber und Gallenwege. Lehrb. d. inn. Med. Berlin: Julius Springer 3. Auflage 1936. — Neuere Gesichtspunkte über Lebererkrankungen vom internen Standpunkte. Verh. Ges. Verdgskrkh. Leipzig: Thieme 1929.

wiegend den Stein und die Probleme seiner Entstehung zu erfassen suchte, so war der „*Ikterus*" — „das Gelbsein" — zu lange und zu sehr Mittelpunkt für die Auffassung von vielen Leberkrankheiten.

In der Möglichkeit, die Leberkrankheiten und insbesondere jene große Gruppe latenter Leberschäden zu erfassen, sind wir zur Zeit noch nicht annähernd so weit gekommen wie etwa in der Klinik der Nierenkrankheiten. Wenn VOLHARD in der engen Arbeitsgemeinschaft mit dem Pathologen FAHR diese einst so erfolgreich klinisch gliedern konnte, so liegt das auch an den wesentlichen Unterschieden in der Möglichkeit, etwas über die Niere oder die Leber zu erfahren: Bei den Nierenerkrankungen stand schon sehr früh die Untersuchung des Exkretes auch als Ausdruck für die Funktion zur Verfügung, und das Verfolgen der Blutdrucksteigerung, soweit es Nierensymptom ist, folgte dann nach. Bei den Lebererkrankungen steht die Fülle der meist recht unbefriedigenden Funktionsproben in krassem umgekehrtem Verhältnis zu dem, was sie uns über die Organleistung aussagen. Darum haben wir uns zu lange führen lassen von einer Farbe — gelb — als einem Einzelsymptom, und sind dabei in die Versuchung geraten, den Ikterus wie eine Krankheit zu werten, oder richtiger unter den verschiedenen Krankheiten mit Ikterus eine große Gruppe abzusondern, die einer klassischen systematisierenden Epoche sogar „einfach" erschien und darum noch heute als Icterus „simplex" figuriert. Ist das nicht im Grunde genau so, als wenn wir Kreislaufkrankheiten gruppieren wollten nach der Cyanose und den Kreislauf für suffizient halten würden, wenn der Kranke nicht blau ist? Es ist eine Deduktion schon der Logik, welche durch objektive Feststellung bestätigt wird, wenn wir behaupten, daß vor dem Gelbwerden die Leber schon verändert sein muß und nach dem Verschwinden der Gelbsucht die Leber für kürzere, ja auch für sehr lange Zeit oder gar dauernd nicht in den alten Gesundheitszustand zurückkehrt.

Durch HIJMANS VAN DEN BERGH haben wir im quantitativen Bilirubinnachweis im Serum die Möglichkeit, einen „latenten Ikterus" zu erkennen, wenn weder Haut noch Skleren und Gaumen Gelbfärbung zeigen. Die Einteilung — wenn wir sie vom Bilirubin her vornehmen — in *manifest-ikterische, latent-ikterische und anikterische Hepatopathien* ist einfache logische Folgerung. Keineswegs muß das Krankheitsgeschehen im Einzelfall alle Stadien nacheinander durchlaufen. Es sind Gruppen vorhanden, die dauernd über das latent Ikterische nicht hinauskommen und solche, die stets im Anikterischen bleiben, andererseits kann jede dieser Verhaltungsweisen in die andere übergehen. So aufgefaßt ist Ikterus nicht nur Farbe und Symptom, sondern zumindest ein quantitatives Verhalten, wobei ich noch das Problem, ob der Begriff der Parapedese in der Leberzelle in neuer Form wieder zu seinem Recht kommen kann, wie RÖSSLE meint, völlig beiseite lasse, auch das, wo die Orte der Bilirubinentstehung und -speicherung sind und ob im Gallengangsystem, auch ohne Obstruktion der Gallenwege, Gallengangszerreißungen vorkommen.

Gerade beim *Icterus simplex*, als der fast immer ausheilenden „Krankheit“ — wobei uns auch der logische Fehler bewußt werden muß, von einem „geheilten“ Ikterus zu sprechen, statt von einer verschwundenen Färbung — läßt uns die pathologische Anatomie fast ganz im Stich. Das ist ein weiterer Grund, weshalb ich vorgeschlagen habe, sich in der Klinik zunächst auf den weitesten Begriff der „Hepatopathie“ einzustellen. Zweifellos wird in ihm Vieles und offenbar ganz Verschiedenes zusammengefaßt: macht doch RÖSSLE z. B. auf das Vorkommen des akuten entzündlichen Ödems der Leber aufmerksam als seröse Hepatitis, das den Leberbau sehr weitgehend destruieren kann, und betont HETÉNYI eine akute Hepatitis auch als Sekundärkrankheit. Wenn sich zwar anatomisch das epitheliale und das mesenchymale Parenchym scheiden läßt, so ist andererseits ganz ohne Zweifel in jenem System von epithelialen Leberzellbalken mit zugehörigen Gallenkapillaren und mesenchymalen KUPFFERschen Sternzellen, das RÖSSLE als „Hepaton“ bezeichnet hat, eine funktionelle Einheit gegeben. Die normale Funktion des gesamten Organs erwächst aus der ungestörten Zusammenarbeit des voneinander abhängigen epithelialen und mesenchymalen Parenchyms, bei vielen Erkrankungen ist nosologisch eine Trennung der einzelnen Zellsysteme am Krankenbett kaum möglich. Stets liegt Mitbeteiligung oder Rückwirkung der einen auf die andere Gewebsgruppe vor. Kann schon der Pathologe am Schlußbilde oft nicht entscheiden, welcher Prozeß der führende war, so vermag es die Klinik noch weniger.

Es ist namentlich EPPINGERS klinisches Verdienst, wenn er beim Icterus simplex die Aufmerksamkeit auf die diffuse Erkrankung der Leber selbst konzentriert hat, mit seiner Vorstellung der „Destruktion des Leberparenchyms“. Anatomische Begriffe wie jene der Desmolyse (RÖSSLE) mögen hier Verwandtes bezeichnen. Wir sind jetzt befreit von der Überwertung, das Primäre in entzündlichen Vorgängen der extrahepatischen Gallenwege zu sehen, als wenn regelmäßig katarrhalische Zustände von Schleimhautschwellung, etwa die Gastroduodenitis, sich ascendierend in die Leber fortsetzten oder gar der Schleimpfropf der Papilla Vateri VIRCHOWS — ein postmortaler Befund — den Icterus simplex entstehen ließ als einen Obstruktionsikterus durch entzündlichen, katarrhalischen Verschluß der großen Gallenwege. Ich glaube, erst meine Klinik hat den Grundgedanken EPPINGERS in seiner Richtigkeit beweisen können durch jene keineswegs regelmäßigen Befunde von vermehrter β-Oxybuttersäure im Blut bei Icterus simplex, die sich beim Verschluß der großen Gallenwege gerade nicht oder erst dann finden, wenn nicht mehr nur mechanischer, sondern ein destruktiver Ikterus besteht. Damit haben wir[1] gezeigt, daß in der Beziehung zwischen den Kohlehydratvorräten und dem Fettstoffwechsel tiefgreifende Wandlungen einsetzen, die Analogien haben zur Ketonämie des schweren Diabetikers, wenn dieser durch schwere Verwertbarkeit seiner Glykogenreserven den Fettabbau stärker in Anspruch nehmen muß. Ich möchte zurückhaltend sein

[1] SEELIG: Zur Intermediärpathologie der Leber. Dtsch. med. Wschr. 1929, H. 7 und Z. klin. Med. Bd. 110, H. 2, 1930.

mit Behauptungen, was sich anatomisch beim Icterus simplex diffus in der Leber vollzieht, ja, ob das Problem der Ketonmänie nicht noch mehr mit dem pathologischen Glykogenzerfall der Muskulatur zusammenhängt. Es ist wahrscheinlich, daß es nichts Einheitliches ist, daß neben dem akuten entzündlichen Ödem desmolytische Vorgänge, wohl auch Gallengangszerreißungen und zelluläre Reaktionen sich vollziehen, die nicht einmal sämtlich anatomisch-histologisch erkennbar zu sein brauchen (wie Quellungen, physiko-chemische Wandlungen, Elektrolytverschiebungen usw.). Keinesfalls schließe ich mich der Auffassung an, welche durch die alte Bezeichnung Icterus „catarrhalis“ suggeriert wird und versucht, das Geschehen von den extrahepatischen Wegen nun lediglich auf die intrahepatischen Wege als „Katarrh“ zu verlegen. Ich meine damit vor allem UMBERS frühere Auffassung, die er später (1932) sehr gemildert hat, welche die Lehre der „Cholangie“ von BERNHARD NAUNYN so fortführen wollte, daß der Icterus catarrhalis etwa regelmäßig von einem ascendierenden Prozeß in den Gallenwegen ausgehen soll, die in ihren feinsten Endverzweigungen bekanntlich nur noch Lücken zwischen den epithelialen Leberzellen sind und keine eigene Gallengangsauskleidung mehr besitzen. Man sollte deshalb die Bezeichnung des Icterus catarrhalis streichen und, wenn man schon den „Icterus simplex“ wie eine Krankheitsbezeichnung weiter verwendet, sich klarmachen, daß diese ikterische Hepatopathie zur größeren Gruppe jener Hepatopathien gehört, die fließende und jähe Übergänge finden können zur Leberatrophie, zur Fettleber und zur Cirrhose, während sie meist nicht dorthin führen, sondern auf Grund jener hochgradigen Reparations- und Regenerationsfähigkeit der Leber klinisch, auch anatomisch, zur vollen Heilung gelangen, seltener in Restzustände geraten, ähnlich etwa dem sogenannten zweiten Stadium der Nephritis nach VOLHARDS Einteilung, aus dem nicht die Nephrocirrhose und also für unser Problem nicht die sekundäre Hepatocirrhose hervorgehen muß, aber doch manchmal hervorgehen kann.

Im Icterus simplex ist freilich eine Gruppe enthalten, die als *Cholangitis* (Cholangie, wie UMBER es will) sicher anzusprechen ist und bei febrilen, gerade auch subfebrilen Fällen in Schüben verläuft mit wechselnden Ikterusintensitäten, enorm schwankender Lebervergrößerung bei empfindlichem Organ, oft auch einer vergrößerten Infektionsmilz, manchmal positiven Bakterienbefunden bei Duodenalsondierung, Zeichen im Blute für die infektiöse Natur (Leukocytose, Linksverschiebung, Senkungsgeschwindigkeit usw.[1]). Im Einzelfall sind wir also oft in der Lage, zur Diagnose der Cholangitis zu kommen. Ob wir von ihr die „Cholangie“ wirklich abtrennen sollen, darüber läßt sich streiten, erst recht ob die „Cholangitis lenta“ eine klinische Abgrenzung ist oder eine bakteriologische, wenn die grüne Variation des Streptococcus (viridans) gefunden wird, prognostisch hat sie jedenfalls nichts mit der Tragik der Endocarditis lenta zu tun.

Auch zwischen der Cholangitis und der *cholangitischen Cirrhose* gibt es keine scharfe klinische Grenzsetzung. In kleinsten Schüben aus einfachen cholangiti-

[1] v. BERGMANN, G.: Zur Cholangie und ihrer Behandlung. Ther. Gegenw. 1932, H. 4.

schen, cholangiolitischen und cholostatischen Anfängen beginnend, kann latent und larviert dieses Leberleiden bis zu den schwersten Bildern führen. Die reine kurzfristige Gallenstauung wird noch am unschädlichsten sein, kommt aber sekundär der funktionelle Ausfall atrophisch gewordener Leberepithelien hinzu oder ein aufsteigender Infekt, dann wird sich manchmal sehr schnell eine Gallenstauungscirrhose als irreparabler Prozeß entwickeln. Es gibt aber Cholangitiden, die selbst Jahre hindurch subfebril verlaufen, oft in wechselnder Intensität, ohne daß klinisch eine Cirrhose deutlich wird. Sie sind praktisch besonders wichtig, weil die anikterischen subfebrilen Formen so oft gar nicht an die Leber oder Gallenblase denken lassen. Dann wieder kann die Cirrhose bei cholangitischen Prozessen sich ohne jede Cholostase rapid ausbilden, offenbar wird unmittelbar toxisch das Leberepithel ergriffen.

Wie schwer es ist, einen infektiösen von einem nichtinfektiösen Icterus simplex abzugrenzen, darüber belehrte mich, ähnlich wie ein epidemisches Auftreten von Ikterus bei Kiel beobachtet wurde, eine Ikterus-Endemie in einer Polizeikaserne von Frankfurt a. Main, die ich durch Jahre hindurch immer wieder feststellen konnte, so daß wir in 7 Jahren etwa 120 Schutzpolizeimannschaften mit diesem Icterus endemicus in der Klinik studiert haben.

Manche dieser Fälle dokumentierten sich deutlich als Infektionskrankheit, andere unterschieden sich in nichts von einem gewöhnlichen Ikterus. Ähnliches gilt, wenn, sporadisch etwa von zwei Nachbarskindern, die miteinander gespielt haben, das eine kurze Zeit nach dem anderen an Gelbsucht erkrankt, von mir beobachtete Fälle, bei denen einmal ein krasser Ikterus da ist, andere mit Subikterus und endlich aus demselben Hause stammend, etwa jener Kaserne, nur ein latenter, im Serum erkennbarer Ikterus mit erhöhtem Bilirubinspiegel zu finden war. Auch für solche Fälle des Icterus infectiosus, der sporadisch und endemisch oder epidemisch auftritt, ist es aber gerade keineswegs erwiesen, daß die völlig unbekannte Noxe ihren Eintritt durch die Gallenwege, die Gallengangscapillaren oder die epithelialen Gallengangslücken genommen hat, und nicht vom Blutwege aus. Diese Erkrankungen haben mit dem echten Morbus Weil, der auch von Cirrhose gefolgt sein kann, gar nichts zu tun, auch sah ich wohl nie dabei eine Nierenbeteiligung.

Vom *Ikterus als Sekundärkrankheit* bei Allgemeininfektionen, etwa der „biliösen" Pneumonie, dem Erysipel, der Sepsis, ist es wohl selbstverständlich, daß der Schaden auf hämatogenem Wege herankommt durch den portalen Blutstrom, mehr noch die Arteria hepatica. Das hat KAUFFMANN und sein Mitarbeiter KNITTEL in meiner Klinik bei der Eiweißzerfallsintoxikation nach intensiven Hautbestrahlungen oder Papajotininjektionen, einem trypsinartig wirkenden Pflanzenferment, für den Hund gezeigt[1], wo es zu histologischen Veränderungen der Leber, zentraler Läppchenverfettung, manchmal selbst zentraler Läppchennekrose kam, in einigen Fällen war gar kein oder sehr wenig

[1] KNITTEL: Veränderungen der Leber- und Gallenblase als Folgen toxischen Eiweißzerfalls. Inaug.-Diss. Berlin 1929.

Glykogen, in wenigen anderen trotz reichlicher Verfettung noch ein leidlicher Glykogengehalt der Leberzellen nachweisbar. Man ist versucht, also nicht von den Gallenwegen her, sondern gerade hämatogen das Leberparenchym zu beachten und dort die Degeneration der epithelialen Leberzelle, ähnlich wie bei der Leberatrophie, in den Vordergrund zu stellen, auch das ist keineswegs erwiesen, jedenfalls wäre es eine unberechtigte Einseitigkeit, allein quasi als epitheliale Selbstverdauung die Leberschäden erklären zu wollen, häufiger sind es sicher mesenchymale, entzündliche Reaktionen.

Beim akuten Leberzusammenbruch kennen wir seit FRERICHS zwar die autolytische Massenentstehung von Aminosäuren durch jenen Befund von Leucin und Tyrosin im Harn, stärker als bei der Phosphorleber des Tierexperiments, aber gerade die Ketonämie ist dabei kein häufiger Laboratoriumsbefund, wie es STROEBE in meiner Klinik verfolgt hat.

Müssen wir uns, namentlich RÖSSLE folgend, bei den *Cirrhosen* dahin wieder umstellen, daß wir die Reaktion des mesenchymalen Parenchyms, also des Bindegewebes, und der KUPFFERschen Sternzellen als das Wichtigste beachten, zusammen mit dem Capillarschaden, also echte entzündliche Reaktionen als regelmäßiges Gewebsverhalten für alle Cirrhosen anerkennen, neben dem die Degeneration der epithelialen Leberzelle zwar auch eine Rolle spielt, aber nicht wie KRETZ einst meinte, die obligat primäre, so sollte man auch für jene Hepatopathien, die uns hier vorwiegend beschäftigen, das mesenchymale Gewebsverhalten noch mehr in Betracht ziehen wie das epitheliale.

Die große epitheliale Regenerationsfähigkeit der Leber läßt vicariierend neue Leberzellen entstehen, aber dadurch wird die Struktur atypisch und auch das gegenüber der Norm vergrößerte Organ bietet den Pfortaderverzweigungen oft Widerstand, es kommt zur portalen Dekompensation, die Milz wird durch Parallelvorgänge groß, und das Bild der manifesten Lebercirrhose tritt dann in Erscheinung.

Ob die Leber hierbei zunächst hypertrophisch erscheint und dauernd hypertrophisch bleibt, ob sie sekundär atrophisch wird, wie LAENNEC es für das Typische hielt, als er das „hypertrophische“ und „atrophische“ Stadium beschrieb, oder von Anfang an als atrophische Cirrhose imponiert, ist für die Klinik kein wesentliches Unterscheidungsmerkmal mehr. Die alte Lehre, parenchymatöse und interstitielle Leberentzündung mit der Reihenfolge: erst Zugrundegehen des Parenchyms, dann Bindegewebsentwicklung in den Lücken und interstitielle Entzündung an Stelle des Verlorengegangenen, besteht nicht mehr zu Recht. RÖSSLE faßt jede Cirrhose als Ausdruck chronisch entzündlichen Geschehens auf, als reaktives sekundäres Verhalten auf einen zerstörenden Primärvorgang (Noxe) hin, der einem Verdauungsvorgang nahesteht.

Für die Ätiologie spielt die Lues auch dann eine Rolle, wenn vom Gesichtspunkt des Pathologen von spezifischen luetischen Veränderungen, etwa Lebergummen oder luetischem Granulationsgewebe gar keine Rede sein kann. Erst gewisse Leberfunktionsproben haben uns gezeigt, wie häufig bei Syphilitikern, die einmal einen ikterischen oder anikterischen Leberschaden durchgemacht haben, eine latente chronische Hepatopathie besteht (STROEBE[1]), die im Sinne des Anatomen dann doch ein unspezifischer Leberschaden ist. Während solche und ähnliche leichtere Schäden zum Stillstand kommen oder sich hochgradig zurückbilden, können namentlich, wenn neue Schäden gehäuft die Leber treffen (Alkohol, Chloroform, Äther, Avertin, bakterio- und autotoxische Schäden bei Infekten, allergische Überempfindlichkeitsreaktionen und andere noch unbekannte Noxen), die hepatitischen Prozesse sich kumulieren, die hepatotischen zu ausgedehntem Zugrundegehen von epithelialen Leberzellen führen, ja selbst zu Zellnekrosen, besonders im Zentrum der Leberacini, gefolgt von hepatitischen Reaktionen.

Zwischen den Anfangsstadien diffuser Hepatopathien, die sich anatomisch noch nicht manifestieren und den Endstadien, bei denen der Anatom eher als der Kliniker Gruppen bilden kann, steht oft die sog. *Fettleber* — nicht fettige „Degeneration" der Leberepithelzelle, trübe Schwellung, Lipoidinfiltration bis zur Nekrobiose, sondern zunächst Fettmast wohl immer mit Glykogenverarmung. Gerade beim Alkoholiker geht die Fettleber der Cirrhose voraus und auch für den Diabetiker ist das typisch, meist aber bleibt es bei der Fettleber. Es scheint wirklich an der Zeit, daß eine Klinik der Fettleber entsteht, die noch fast völlig fehlt.

Daß es neben den „sekundären" Cirrhosen im eben entwickelten Sinne häufiger primäre gibt, scheint empirisch nicht zweifelhaft. Jedenfalls ist so viel klinisch sicher, daß die Cirrhose im Einzelfall meist primäres Leiden scheint, vielleicht aber manchmal nur, weil voraufgegangene Prozesse symptomlos, jedenfalls aber ohne Beschwerden verliefen. Eine ätiologische Einteilung nach toxischen Momenten, nicht nur Lues, Alkohol, Infekt usw. kann nur systematisch berechtigt sein, bleibt unter dem Gesichtspunkt des Funktionellen aber undurchführbar, da sich die Ätiologien kombinieren, und auch eine cholangitische, cholangiolitische und cholostatische Cirrhose im Sinne RÖSSLEs ist im Einzelfalle für die Klinik nicht immer streng von den Folgen hämatogener Angriffe auf die Leber zu scheiden. Die von den Gallenwegen her ausgehenden Cirrhosen und die durch toxische Schädigungen auf dem Blutwege entstandenen bleiben häufig genug klinisch nicht unterscheidbar, da sich auch hier frühzeitig die Angriffe beider Wegsysteme kombinieren können. Denken wir mehr daran, daß die Galle, das Produkt der epithelialen Leberzellen, sich zunächst in einer Lücke zwischen zwei Zellen sammelt und erst distal dieses Lückensystem mit Endothelien als den feinsten Gallengangscapillaren, Cholangioli, ausgekleidet ist. Dort, wo die ersten Lücken zu Gängen werden, ist nach ASCHOFF die „Achillesferse" für das Eindringen des Infektes. Eine Noxe, die bis in diese letzten Verzweigungen hinaufdringt, muß unmittelbar die epitheliale Leberzelle schädigen, es wird ein ganz analoger Epithelschaden entstehen, auch wenn vom Blutwege her die Epithelzelle getroffen wird,

[1] STROEBE: Ketonämie bei Leberschädigungen. Z. klin. Med. Bd. 118, 1931.

sei es von den Capillaren der Vena portarum, sei es von denen der Arteria hepatica her.

Der epitheliale Leberschaden kann sich also von allen drei Wegen einleiten, und deshalb darf man die initiale diffuse Hepatopathie etwa beim sog. Icterus „simplex" nicht ohne weiteres als Folge einer „Cholangie" oder Cholangiolitis ansehen. Was vom initialen Leberschaden gilt, gilt ebenso vom terminalen, chronischen, also von den Hepatocirrhosen. Mag auch hier die spezielle Nosologie mit Recht die von den intrahepatischen Gallenwegen ausgehenden Cirrhosen von den hämatogenen trennen, es bleibt doch ein breites Grenzgebiet, auf dem entweder der Weg zum Schaden nicht zu ermitteln ist, oder doch mindestens sich nicht aussagen läßt, ob Hepatitis oder Hepatose das Primäre in der Entwicklung war. Es ist kein Zweifel, daß die Schädigungen um so wahrscheinlicher zur Cirrhose führen, wenn sie aus beiden Richtungen kommen — hämatogen und ascendierend durch die Gallenwege. Als Beckmann mit Alkohol beim Tier Cirrhosen erzeugen wollte, wie es so Vielen nicht gelungen ist, kam er erst zu positiven Resultaten, als er zufällig Hunde verwandte, bei denen er zuvor in hiervon unabhängigen Versuchsreihen bakterielle Infektionen der Gallenwege gesetzt hatte. Für den Cholangitiker sind also Alkoholabusus, lange Narkosen, ein Erysipel oder auch eine Streptokokkenangina von besonderer Gefahr.

Ein paar kasuistische Beispiele sollen erweisen, worauf ich hinaus will:

Trotz mangelnder Koliken (lediglich Beschwerden von Druck im Oberbauch mit Erbrechen nach fetten Mahlzeiten und bestehender Achylie) klärt sich ein Verdacht auf Magencarcinom röntgendiagnostisch als Cholelithiasis auf, ohne Temperaturerhöhung. Es kommt zur Cholecystektomie, 3 große Steine in der entzündeten Blase. Die Leber ist makroskopisch nicht verändert, die Milz nicht vergrößert. Ein schweres Wunderysipel schließt sich an, das über den ganzen Körper wandert, auch zu einer kurzdauernden krassen hämorrhagischen Nephritis führt. Erysipel und Nephritis heilen völlig ab, während des schweren Erysipels bestand Subikterus der Skleren.

1 Jahr später sehe ich den Kranken wieder, enorm große, ganz harte Leber, Milzschwellung, nichts von portaler Stauung, hypertrophische Cirrhose, wieder Spuren von Ikterus, das ist jetzt etwa 12 Jahre her, der Kranke ist in verantwortlichem Amt und praktisch gesund.

Es scheint mir hier das Wesentliche der Streptokokkeninfekt zu sein, der eine schnell ablaufende Nephritis, aber einen nicht mehr ablaufenden hepatitischen Prozeß gesetzt hat, den die Klinik kaum als biliäre Cirrhose, eher als gewöhnliche Cirrhose buchen würde, das voraufgehende Gallensteinleiden hatte bereits vor dem Erysipel ascendierend offenbar einen latenten Leberschaden verursacht.

Im Jahre 1923 lassen wir in Frankfurt einen Patienten wegen Ulcus duodeni operieren, der seit 1921 am Magen litt. Dabei fällt eine granulierte Beschaffenheit der Leberoberfläche auf. Eine spätere Untersuchung 1923 gibt keine Störung der Leberfunktion, auch nicht vermehrtes Urobilin im Harn. Erst 1924 wird Urobilin gefunden, positive Galaktose-Lävuloseproben. Im Jahre 1926 kommt es zur Magenresektion, vorher war eine Gastroenterostomie und Cholecystektomie ausgeführt. Wieder dasselbe Bild einer Lebercirrhose, nun die Milz vergrößert. Erst im weiteren Verlauf Schwellung der epigastrischen Venen, auch jetzt noch kein Ascites, aber im Frühjahr 1929 reichlich Urobilin und Urobilinogen im Harn, Galaktoseprobe positiv.

Dies also ein Beispiel für die latente Entwicklung einer Cirrhose, die schon vor 6 Jahren anatomisch unzweifelhaft bestand, aber erst viel später Leberfunktionsstörungen nachweisen ließ, zur selben Zeit, wo man auch klinisch an der Härte der Leber, der großen Milz und den epigastrischen Venen die Diagnose stellen konnte. Ein Beispiel, wie kraß die Funktionsproben der Leber versagen können.

Zwei andere Fälle verdeutlichen die Beziehung vom Infekt auch als große Autointoxikation mit Leberzusammenbruch.

Ich sehe beide **Kranke** in schwer septischem Zustande, beim einen ein großer peritonsillärer Absceß, Schüttelfröste, Jugularisunterbindung. Er wird gelb, ist soporös, die Leber ist eben palpabel. Nach Insulintraubenzucker kommt der ganze Prozeß zur Heilung.

Beim anderen schließt sich der septische Prozeß an eine Phlegmone des Armes an. Die Leberdämpfung wird kleiner, und bei der Sektion findet sich eine akute gelbe Leberatrophie, besonders ausgesprochen im linken Leberlappen.

Enge pathogenetische Zusammenhänge bestehen also zwischen dem Icterus simplex (catarrhalis), dem Icterus infectiosus — womit hier nicht die Krankheit von Weil gemeint ist, sondern jene oben geschilderten ansteckenden Formen von Ikterus —, weiter der Cholangitis, speziell der Cholangiolitis, der Fettleber, den Lebercirrhosen — hämatogen und cholangiogen — und der akuten bzw. subakuten Leberatrophie. Selbst die herdförmigen Cirrhosen, die herdförmigen Lebernekrosen und Atrophien stehen diesen Entwicklungsreihen nicht fern. Ist aber die Berechtigung, ja das Vorkommen dieser Wandlungsmöglichkeit anerkannt, dann wird mein Schema eine leichtverständliche Darstellung des bisher Geschilderten geben und die scheinbar getrennt bestehenden starren Krankheitsbilder in ihrem funktionellen Wandel aufzeigen.

Diffuse (und herdförmige) Lebererkrankungen
mesenchymal und epithelial beginnend (entzündlich und degenerativ)
manifest ikterische ⇄ latent ikteriche ⇄ anikterische

Hepatopathien

↓

akute, subakute Leberatrophie ⇄ *Cirrhosen*, (hämatogene, biliäre) als entzündliche Reaktionsformen, in Schüben verlaufend
Fettleber (bei Glykogenmangel) → *Cirrhosen*
Cholangitis, Cholangiolitis → *Cirrhosen*

Die Pfeilrichtungen zeigen die Wechselbeziehungen, die möglich sind, fakultativ, aber nicht obligat.

Das schwerste und eindruckvollste Krankheitsbild bleibt *die akute Leberatrophie* mit Ikterus, schnellem autolytischen Einschmelzen des Organes, in wenigen Tagen zum Tode führend. Es ist das Bild einer großen Autointoxikation, mag durch äußere Vergiftung, etwa durch Phosphor, den Knollenblätterschwamm oder auch durch Chloroform, Salvarsan u. a. m. der degenerative Zerfall der Selbstverdauung ausgelöst sein, oder mit unbekannter Ätiologie etwa durch einen körpereigenen Eiweißzerfall, wie etwa bei den schwersten Schwangerschaftstoxikosen.

Im Coma hepaticum geht der Mensch „hepatargisch" zugrunde. Die Bezeichnung als „Intoxikation" ist nur konventionelle Zusammenfassung. Man sei sich auch hier der ungeheuer großen Zahl von Partiarfunktionen der Leber bewußt. Viele einzelne wären imstande, schwere Störungen im Allgemeinbefinden hervorzurufen. Die Leber hat eine bedeutende entgiftende Funktion, deren Ausfall allein schon zur Intoxikation führen müßte. Man denke an Paarungen von aromatischen Substanzen mit Glykuronsäuren, die als Entgiftungen anzusehen sind. Auch eine Fülle von Eiweißabbauprodukten, wenn sie nicht mehr zum Endprodukt des Harnstoffes gebracht werden können, müssen giftig wirken, weiter „das putride Gift" (Ernst v. Bergmann und Schmiedeberg), jüngst von Eppinger unter den biogenen Aminen (Allylamin) gesucht. Man sollte aber noch mehr an Abbauprodukte der Fette, ungesättigte und namentlich, weil die doppelte Bindung fehlt, schwerer abzubauende gesättigte Fettsäuren denken, wenn die Dosis, die portal direkt zur Leber strömt, die physiologische Grenze weit übersteigt.

Die herabgesetzte Leistung der Intermediärfunktion des Eiweißabbaus erscheint aber ein ganz wesentliches Moment im Bilde der hepatischen Autointoxikation: Ammoniak wird nicht mehr in demselben Umfange wie in der Norm zur Harnstoffsynthese verwendet, Aminosäuren bleiben beim Eiweißabbau zurück, weil auch sie nicht der Weiterwandlung bis zum Harnstoff unterliegen. Das gilt nicht nur für Leucin und Tyrosin, sondern es überschwemmen wohl viele cyklische Komplexe das Blut und die Gewebe. Man denke an die Derivate des Histidins, auch an Cholin und Histamin. Kauffmann und Engel[1] haben bei Leberkranken eine spontane Vermehrung der Imidazolkörperausscheidung — nach Belastung mit Histidin und seinen chemischen Verwandten — gefunden. Es muß vorläufig unentschieden bleiben, ob damit etwa eine neuartige Störung im Eiweißstoffwechsel aufgedeckt ist, in dem Sinne, daß die kranke Leber mehr oder weniger die Fähigkeit der Ringspaltung eingebüßt hat. Ptomaine wie Cadaverin, Putrescein, „Sepsin", also jenes „putride Gift", usw., Peptide, auch Albumosen treten vermehrt im Harn auf.

Die „glykogenoprive" Intoxikation von Fischler erfaßt einen anderen Teil des hepatargischen Vorganges. An dieser Störung ist nicht nur der überstürzte autolytische Eiweißabbau beteiligt: auch die Fähigkeit, dem Organismus Traubenzucker aus den verarmten Glykogenreserven der Leber zur Verfügung zu stellen, hat gelitten, die Wandlung aller organischen Nahrungsstoffe, Eiweiß, Kohlehydrate und Fette, ist nicht nur dissimilatorisch überstürzt (wobei die enge Koppelung des Kohlehydrat- zum Fettstoffwechsel zu beachten ist), sondern auch assimilatorisch gestört.

---

[1] Kauffmann u. Engel: Über Imidazolderivate im Harn Leberkranker. Z. klin. Med. Bd. 114, H. 4/5, 1930.

Stroebe[1] hat im Anschluß an seine früheren Untersuchungen über die Verminderung der Cholesterinester zu Beginn eines hepatozellulären Ikterus jetzt alle Fettstoffe im Serum und ihre Gliederung untersucht. Die gesamten Fettsubstanzen sind bei mechanischem Ikterus stets erhöht, sie können auch beim Icterus simplex stark ansteigen, bei der Lebercirrhose sind sie niedrig. In diesem Gesamtlipoidkomplex findet sich bei allen Lebererkrankungen eine absolute oder relative Lecithinvermehrung, ein Absinken der Cholesterinfettsäureesterfraktion und ein Ansteigen des freien Cholesterins, während das Neutralfett sich wechselnd verhält. Wie aus seinen Untersuchungen hervorgeht, unterscheidet sich die Gliederung des Gesamtlipoidkomplexes von den bisherigen Beobachtungen bei Hypertension, Hunger, anstrengender Arbeit oder Schwangerschaft grundsätzlich dadurch, daß hier das normale Verteilungsverhältnis des Lipoidgefüges gestört ist, und es sich bei einer Hyperlipoidämie nicht um eine einfache Zunahme unter Wahrung des prozentualen Mengenverhältnisses der einzelnen Glieder handelt. Die Untersuchungen lassen auf eine Störung im Fettab- und -aufbau schließen, an der die Leber wesentlich beteiligt sein wird. Die nur in einem klinischen Laboratorium durchführbaren Analysen bilden einen Beitrag zur Störung des intermediären Stoffwechsels bei Lebererkrankungen, verringern aber die häufigen differentialdiagnostischen Schwierigkeiten bei den verschiedenen Ikterusarten leider nicht. Nur in prognostischer Hinsicht sind sie praktisch verwertbar, wofür die leichter ausführbare Bestimmung des Gesamtcholesterins und der Cholesterinester genügt. Im Verlaufe einer ikterischen Hepatopathie zeigt ein weiteres Absinken des veresterten Cholesterins ein sicheres Fortschreiten eines destruktiven Leberprozesses an. Nur in dieser Beziehung kann für die praktische Diagnostik dem großen Wert einer Cholesterinanalyse zugestimmt werden. Es lassen sich übrigens Störungen der Leberfunktion auch lange nach „klinischer Heilung" einer akuten ikterischen Hepatopathie durch Bestimmung der Blutfettstoffe nachweisen, sie könnten also die Behauptung einer latenten Hepatopathie stützen, wie etwa eine dauernde Urobilinurie oder eine positive Bilirubinbelastungsprobe.

Völlig unverständlich bleibt mir aber die so häufige Bestimmung des Cholesterinspiegels im Blute für die Praxis, die offenbar viel verbreiteter in romanischen Ländern ist. Sie scheint mir dem Arzt kaum etwas Reales auszusagen, dagegen den Kranken zu verängstigen. Damit meine ich keineswegs die Fülle wertvoller Laboratoriumsarbeiten, auch durch die Bestimmung von Cholesterin und Cholesterinestern bei Kranken, aber die schon technisch ganz mangelhaften Analysen, die allen möglichen Kranken in diagnostischen Luxuslaboratorien mitgegeben werden.

Endlich muß das Auftreten körpereigener Abbausubstanzen in ihrer quantitativen Änderung als Zuviel nicht nur als Eiweißzerfallstoxikose, auch als

[1] Stroebe, F.: Ketonämie bei Leberschädigungen. Z. klin. Med., Bd. 118, H. 5/6, 1931. — Zur Cholesterinämie bei Lebercirrhose und hepatozellulärem Ikterus. Klin. Wsch. 1932, Nr. 15.

Störung im Säurebasengleichgewicht die stärksten Forderungen an die Ausregulierung stellen, man denke etwa an die Fettsäuren. Wenn auch in meiner Klinik P. BIELSCHOWSKY[1] bei mechanischem Ikterus und sog. Icterus simplex trotz Vermehrung der Ketonkörper keine Störung des Säurebasengleichgewichtes nachgewiesen hat, so fand er doch gerade in dem einzigen untersuchten Falle von akuter gelber Leberatrophie eine erhebliche Hypokapnie mit echter Acidose. Es versagt schließlich auch das Pufferungsvermögen, wenn der Organismus von jenen körperfremden Substanzen überschwemmt wird, etwa durch die sauren Ketonkörper beim Fettabbau, durch die Milchsäureanhäufungen beim Zuckerabbau. Wie wenig sagt dabei der Blutspiegel über den noch kaum erforschbaren Chemismus der einzelnen Gewebe und gerade deren physikochemisches Verhalten.

Es hat sich also ergeben, daß wir ein ungemein komplexes Geschehen beim Leberzusammenbruch vor uns haben, das mit dem Wort „Cholämie“ nicht dem Umsturz aller intermediären Stoffumsetzungen gerecht wird und daß das Wort „Intoxikation“ zu einfach wie auf eine vermehrte Giftdosis hinweist.

Auch ein „Mangel des notwendigen Geschehens“ ist Schaden, so mag der Ausdruck der „Untätigkeit“ des Werks, also der „Hepatargie“, des hepatargischen Zustandes, wohl der glücklichste sein neben dem der „akuten Leberinsuffizienz“, oder dem besseren der „Leberdekompensation“, weil er die Pathologie der Funktion deutlich betont.

Das Kardinalproblem dieses immerhin relativ seltenen akuten oder subakuten deletären Verlaufs liegt in der Frage, warum die verringerte Widerstandsfähigkeit der epithelialen Leberzelle in diesen Fällen?

Das scheint mit dem Glykogenhaushalt sehr eng verknüpft. Mag auch der Glykogenreichtum nicht selbst der Schutz der Leberzelle sein und die Glykogenarmut die schlechte Widerstandskraft zwar dokumentieren, aber nicht selbst verursachen, so ist ein gewisser Glykogengehalt der Leberzelle doch der Ausdruck eines normalgesunden Verhaltens, einer „biologischen Resistenz“.

Wie bei der Frage der Entzündung uns die erhöhte Entzündungsbereitschaft eines Gewebes als sensibilisiertes Verhalten wichtiger als der Entzündungsreiz geworden ist, so scheint uns auch der „Zustand“ der epithelialen Leberzelle oft maßgebender für die Verlaufsart des Krankheitsprozesses in vielen Fällen zu sein, als die Dosis und die Kombination der Noxen, die die Leber vom Blutwege oder von den feinsten Gallenwegen her an ihrem Epithel treffen.

Der beste Schutz gegen den subakuten Leberzusammenbruch sind die kleinen Insulindosen bei reichlicher Zufuhr von Kohlehydraten. Man sei in der Ermahnung zu reichlicher Kohlehydratzufuhr bei der Insulintherapie jedoch pedantisch gewissenhaft.

Der Ausbau der *Leberfunktionsproben* hat unser Wissen um die intermediären Abläufe und die funktionellen Zusammenhänge des Leberstoffwechsels leider

[1] BIELSCHOWSKI, P.: Untersuchungen über das Säurebasengleichgewicht und die Ketonkörper im Blut bei Ikterus. Z. klin. Med. Bd. 114, H. 4/5, 1930.

nur bescheiden gefördert. Funktionsproben sind aber auch nur isolierte Prüfungen von Teilfunktionen eines Organs und werden schwer letzte Schlüsse auf die physiologische und pathologische Gesamtfunktion zulassen, am allerwenigsten bei der Leber, die einerseits mehr als die meisten übrigen Organe an chemischen Funktionen teilhat und von so vielen biologischen Regulationen gesteuert wird, und die andererseits auch nicht wie die Niere an leicht zu gewinnendem Excret ihre Funktion erkennen läßt. Ob aus dem Resultat einzelner Funktionsprüfungen sich einst ein verbesserter Schluß auf den biologischen Zustand des Organs ziehen lassen wird, ist mir nicht wahrscheinlicher geworden.

Die Bilirubinbelastungsprobe, wie sie auf meine Veranlassung ausgearbeitet worden ist, nimmt unter den chromodiagnostischen Proben eine besondere Stellung ein. Es scheint mir doch ein großer Unterschied, ob man einen körperfremden Farbstoff, etwa eine Phenolphthaleïnverbindung, dem Blute einverleibt und seine Ausscheidung verfolgt, oder ob man reines Bilirubin wählt, das als physiologisch adäquat für die Leberelimination angesehen werden kann. Freilich sind auch dieser Probe gegenüber wichtige Einwendungen möglich: es kann der reticuloendotheliale Apparat Bilirubin speichern, wie es im Ikterus geschieht, und es wird ähnlich wie bei der direkten und indirekten Bilirubinprobe nach HIJMANS V. D. BERGH auch von den kolloidalen Serumstrukturen abhängen, wie schnell oder langsam Bilirubin ausgeschieden wird. Aber STROEBE[1] hat an Tieren, die im reticuloendothelialen Apparat blockiert waren, zeigen können, daß die Speicherung von Bilirubin dort nur von geringfügiger Bedeutung sein kann und jedenfalls den Ausfall der Funktionsprobe bei sonst gesunder Leber nicht stört. Das gleiche konnte er kürzlich auch am Menschen nachweisen, bei einem Kranken, bei dem anderwärts zur Behandlung seines inoperablen Carcinoms eine Isaminblauinjektion vorgenommen worden war. Der Wert meiner Bilirubinbelastungsprobe ist neuerdings auch durch japanische Arbeiten bestätigt.

Es handelt sich bei der Bilirubinbelastungsprobe nach meiner Meinung keineswegs um eine ideale Methode, mag sie sich auch in der Klinik diagnostisch bewähren, wie es von verschiedenen Seiten (STAUB, JEZLER, LEPEHNE u. a.) betont wird. Ihr Wert liegt vielmehr trotz aller Fehlerquellen darin, daß sie der Leber eine physiologisch-adäquate Aufgabe stellt und den Zuckerbelastungsproben eher überlegen ist. Sie wird immer zu ergänzen sein durch den Nachweis des Urobilins und Urobilinogens im Harn. Aber in einzelnen Fällen scheint sie mir in der Tat auch da auf Störungen einer Partialfunktion der Leber hinzuweisen, wo die Harnproben diesen Hinweis noch nicht geben.

STROEBE konnte in Übereinstimmung mit älteren Versuchen von VOSSIUS und von BOUCKAERT und APPELMANN nachweisen, daß beim Gallenfistelhund nach der Injektion von Bilirubin die Bilirubinelimination durch die Galle innerhalb der ersten Stunden mächtig ansteigt, ja, soweit eine Berechnung zulässig

[1] STROEBE: Die experimentellen Grundlagen der Bilirubinbelastungsprobe und ihr Anwendungsgebiet beim Menschen. Z. klin. Med. Bd. 120, H. 1/2, 1932.

ist, kommt vielleicht die gesamte Bilirubinmenge in dieser Zeit bereits wieder zum Vorschein. Wenn sich bei zwei Patienten mit Choledochusfistel nicht in gleichem Maße das Bilirubin wieder finden läßt, so spricht das in keiner Weise gegen den Wert der Probe, sondern zeigt nur, daß die Choledochusfistel angelegt wurde, nachdem bereits eine diffuse Leberschädigung entstanden war. In der Norm aber findet man ein Absinken des Serumbilirubins zum Ausgangswert innerhalb von längstens 3 Stunden.

Wir haben bereits an einem großen Material gezeigt, daß bei der Lebercirrhose die Bilirubinelimination so gut wie ausnahmslos verzögert ist. In den letzten Jahren hat sich unser Material erheblich erweitert, ich habe aber nur wenige Fälle, bei denen klinisch Lebercirrhose diagnostiziert wurde — es ist nur einer durch Obduktion verifiziert —, die keine verzögerte Bilirubinausscheidung aufwiesen.

Unter unserem Cholecystitismaterial stellten KALK und BINSWANGER[1] 14 Fälle fest mit zum Teil hochgradig verzögerter Bilirubinausscheidung.

Bei diesen Fällen ist es wichtig, darauf hinzuweisen, daß die Probe auch dann pathologisch ausfiel, wenn Koliken und Fieber schon längere Zeit zurücklagen und lediglich nur noch eine vergrößerte Leber, manchmal subfebrile Temperaturen — ohne sonstige Zeichen eines aktiven Prozesses — vorhanden waren.

Am wichtigsten gerade für den Begriff der latenten Hepatopathie aber sind mir EILBOTTS Befunde beim *Alkoholrausch*[2]. Fiel doch nach einem akuten schweren Rausch die Probe stets positiv aus, um schon wenige Tage darauf wieder ein negatives Resultat zu geben, während bei chronischem Alkoholismus auch in Fällen, die keine, wohl noch keine Zeichen der Lebercirrhose geboten haben, häufig die Bilirubinelimination dauernd verzögert blieb. Einige Kurven aus der einschlägigen Arbeit werden die Größe der Unterschiede veranschaulichen (Abb. 32).

Ähnliche Befunde hat BOSHAUER aus der GULEKEschen Klinik in Jena bei Kranken, die cholecystektomiert werden sollten, erhoben, bei denen zum Teil bald nach der Narkose die Elimination noch schlechter wurde, um einige Zeit später sich wieder zu bessern, so daß die Annahme eines Narkoseschadens der schon vorher geschwächten Leber nahegelegt wurde.

Diesen Resultaten reihen sich gut Befunde an, die KALK, BINSWANGER und STROEBE nach Ablauf eines Ikterus simplex erhoben haben: solange der Bilirubinspiegel hoch ist und Bilirubin im Urin ausgeschieden wird, kommt die Probe zwar nicht in Betracht, klingt der Ikterus aber ab, so ergibt sich, daß meist eine überschießende Bilirubinausscheidung statthat.

Ich möchte, nachdem ich selbst genügend auf Fehlerquellen und Einwendungen hingewiesen habe, in all diesen durch meine Probe gewonnenen Be-

---

[1] KALK: Klinische Unters. über die Frage des latenten Leberschadens. Dtsch. med. Wschr. 1932, Nr. 28.

[2] v. BERGMANN, G.: Zur funktionellen Pathologie der Leber, insbesondere der Alkoholätiologie der Cirrhose. Klin. Wschr. 1927, Nr. 17.

funden einen Beweis dafür sehen, daß oft genug nach Icterus simplex ebenso restitutio ad integrum eintritt, wie beim akuten und chronischen Alkoholschaden oder bei Gallenblasenerkrankungen unter Mitbeteiligung der Leber. Kann es bei allen drei Erkrankungsformen auf Grund der großen Regenerationsfähigkeit der Leber auch zu einer Heilung der Funktion kommen, so bleibt doch eine beträchtliche Gruppe zurück, bei der auch noch nach Jahren sich oft kleine Abweichungen von der Norm erweisen lassen. Wie leicht allgemeine Infektionen bakteriotoxisch, noch mehr autotoxisch die Leber schädigen, wissen wir von den biliären Pneumonien und der Häufigkeit des Ikterus bei Sepsis oder Erysipel. Auch hier ließ sich unter 7 Erysipelfällen, die nichts von Ikterus zeigten, viermal eine verzögerte Bilirubinelimination nachweisen, bei 5 Scharlachfällen auch viermal und bei 4 Grippepneumonien dreimal. Nach Wochen war dieser pathologische Befund wieder geschwunden (STROEBE[1]).

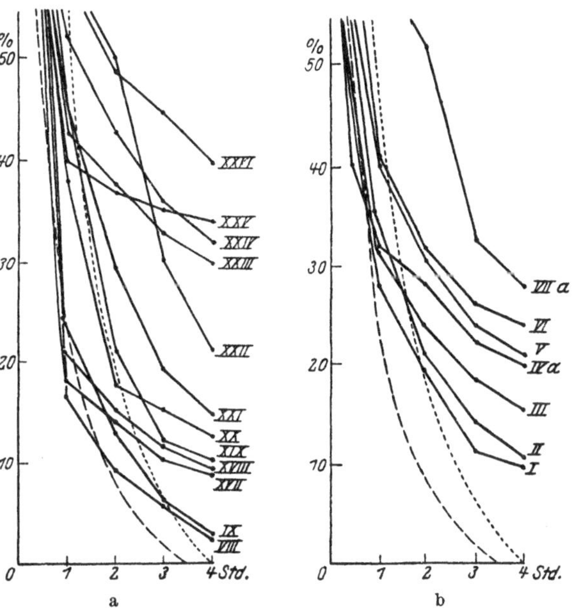

Abb. 52. Verlauf der Bilirubinbelastungskurven, a bei chronischem Alkoholismus, b im bzw. nach akutem Rausch. Auf der Abszisse ist der prozentuale Zuwachs des Serumbilirubins nach intravenöser Injektion von 0,05 g Bilirubin (HOMBURG) eingetragen, auf der Ordinate die Zeit in Stunde. Die ---- und ······· Kurven stellen die normale Schwankungsbreite der Probe bei Lebergesunden dar. Die übrigen Kurven zeigen die Verzögerung der Bilirubineliminierung a bei 10 Fällen von chronischem Alkoholismus und b bei 5 Fällen von akutem Alkoholabusus.

Auch unspezifische Allgemeinreaktionen führen zu einer positiven Bilirubinbelastungsprobe. STROEBE fand nach Milchinjektion im Fieberstadium viermal eine positive Probe unter 5 Fällen, die vorher normale Reaktion boten. Wichtig erscheint mir in diesem Zusammenhang für den Menschen, daß es ja gelingt, durch Sensibilisierung mit wiederholten Eiweißinjektionen Kaninchen in einen Überempfindlichkeitszustand zu versetzen, bei dem dann weitere kleine Eiweißdosen zu Leberschädigungen führen (hyperergische Allergie).

Endlich ist es von Bedeutung, daß unter 18 Basedowkranken sich bei 14 eine positive Bilirubinbelastungsprobe aufzeigen ließ, freilich meist schwächeren Grades. Wir wissen, daß die Schilddrüsenstoffe eine Verarmung der Leber an Glykogen erzeugen, zu eigentlichen Cirrhosen scheint aber der Basedow

[1] STROEBE s. b. H. VOGT: Leberschädigung bei Infektionskrankheiten. Inaug.-Diss. Berlin 1932.

durchaus nicht besonders disponiert, wohl aber gibt es nach RÖSSLE einen charakteristischen Leberschaden beim Morbus Basedow.

Einen wichtigen Hinweis hat uns die Bilirubinprobe auch beim Parkinsonismus gegeben, bei dem sie wie STROEBE mit SIEDHOFF[1] gezeigt hat, in der Mehrzahl der Fälle positiv ausfällt. Es scheinen also nicht nur beim echten Morbus WILSON, sondern auch bei den postencephalitischen Parkinsonismen, bei der echten Paralysis agitans und bei der cerebral-arteriosklerotischen Muskelstarre Beziehungen zur Leber zu bestehen. Angaben der Literatur, nach denen auch beim echten WILSON die Cirrhose der Mittelhirnerkrankung vorausgeht, legen es nahe, den Kausalnexus so anzusehen, daß das Primäre die Leberkrankheit, das Sekundäre die Mittelhirnerkrankung ist. Zeigen doch die großen Stammganglien gewisse chemische Aviditäten, die das übrige zentrale Nervensystem nicht in dem gleichen Maße besitzt. Die Pharmakologie kennt das von der elektiven Wirkung jener Schlafmittel her, die Derivate der Barbitursäure sind.

Die *Zuckerbelastungsproben* mit *Galaktose* und ganz besonders mit *Lävulose* sind weitgehend zur Prüfung der Leberfunktion und auch zur Ergänzung der Bilirubinprobe herangezogen worden. Eine Fülle von Arbeiten von vielen Stätten liegen vor, und auch wir haben uns eingehend mit ihnen beschäftigt. Die Motilität des Magens und Resorptionsstörungen, wie Beschleunigungen der Resorption, können die Eindeutigkeit der Resultate sehr stören. Durch experimentelle Veränderungen am Magen-Darmkanal ist es aber nicht gelungen, Blutzuckerkurven hervorzurufen, die sowohl hoch ansteigen als auch verzögert abfallen. Wenn schließlich STROEBE[2] in Paralleluntersuchungen mit peroraler Lävulosebelastung und Bilirubinbelastung bei Kranken, die früher einmal einen Icterus durchgemacht hatten, fast durchweg übereinstimmend pathologische Ausschläge erhielt, die auch nahezu parallel gehen mit den Urobilin- und Urobilinogenbefunden im Harn, so zeigt auch das, daß ein gültiger Schluß auf einen Leberschaden durch Funktionsschäden immer noch zulässig ist.

Wählt man besondere Bedingungen der Ernährung beim Leberkranken, so sind erhöhte Acetonkörperwerte im Blute bei Leberkranken auch dann nachweisbar, wenn sie sich spontan noch nicht finden. Wir[3] setzten die Kranken 2 Tage auf eine reine Eiweiß-Fett-Diät, es zeigte sich gerade bei Leberkranken, daß die Acetonkörperwerte höher anstiegen, während sie bei Lebergesunden normal blieben. Das paßt gut zu jener Beobachtung von BANG aus der PETRÉNschen Klinik in Lund, daß dort bei einer Ikterusepidemie von den 34 Erkrankten 28 Diabetiker waren, die nach PETRÉN mit einer reinen Fett-Eiweiß-Diät, oder wenigstens sehr streng kohlehydratarm ernährt wurden. Die glykogenarme Leber

---

[1] SIEDHOFF: Über Störungen der Leberfunktion bei Erkrankungen des Mittelhirns Z. klin. Med. Bd. 118, H. 3/4, 1931.

[2] STROEBE: Zur Klinik und Stoffwechselpathologie der latenten Hepatopathien. Z. klin. Med. Bd. 119, H. 5/6, 1932.

[3] KUGELMANN: Unters. zur Fettsucht als Problem intermed. Stoffwechselstörung. Z. klin. Med. Bd. 115, 1931.

war offenbar anfälliger für den Infekt. Wir konnten andererseits beobachten, daß bei 2 Diabetikern, die einen Icterus simplex bekamen, die diabetische Stoffwechsellage während des Ikterus sich wesentlich verschlechterte.

Hohe Werte der Acetonkörper im Blut finden sich auch bei schweren Infekten mit Subikterus, dann bei ausgesprochen dekompensierten Lebercirrhosen und bei Schwangerschaftstoxikosen[1] (BOCK und BOKELMANN). Auch beim Ödem der Eklamptischen ist die Erhöhung der Ketonkörper bekannt, und die Parallele zum acetonämischen Erbrechen der Kinder, bei denen die Anatomie jüngst ausgesprochene Leberverfettung gefunden hat, liegt auf der Hand. Beim akuten Leberzusammenbruch können ebenfalls die Acetonkörper erhöht sein.

Darin liegt eine Analogie zwischen hepatischem Koma und diabetischem Koma. Ja, die Frage ist vollauf berechtigt, ob die plötzliche Wandlung eines mittelschweren Diabetes, ja eines leichten Diabetes, etwa bei einem Infekt, in eine schwere Diabetesform bis zum Ausbruch des Komas nicht auf die Entstehung eines diffusen Leberschadens, einer Hepatopathie im weitesten Sinne des Wortes, neben dem Muskelschaden, zurückzuführen ist. Bekannt ist die Lebervergrößerung der meisten Diabetiker, ich glaube, sie sollte nicht immer nur als Fettleber, weil die Glykogenreserven fehlen, aufgefaßt werden, sondern Anlaß sein, die enge Zusammengehörigkeit des Pankreas-Leberapparates zu beachten für die Intermediärabläufe. Wenn auch hepatisches und diabetisches Koma keineswegs identisch sind, ihre Ähnlichkeit auch im chemischen Geschehen ist doch mehr als eine äußerliche.

Es gelingt bei Phosphorvergiftung des Kaninchens, wie STROEBE[2] zeigen konnte, der Nachweis der Acetonkörpervermehrung im Blute. Es liegt nahe, das Auftreten der Acetonkörper gerade wie beim schweren Diabetes auch für die anderen Leberschäden auf das Versagen des Kohlehydratstoffwechsels zu beziehen. Eine Glykogenverarmung der Leber aber muß nicht regelmäßig angenommen werden, wenn nur die Fettumsetzungen steigen. Es erscheint angebracht, in der Beurteilung der Ketonkörpervermehrung als Zeichen einer geschädigten Leberfunktion eine erhebliche Skepsis walten zu lassen. Untersuchungen von BRENTANO, auf die im Kap. 9 näher eingegangen werden soll, könnten veranlassen, die bisher allgemein übliche Deutung einer weitgehenden Revision zu unterziehen.

Die Urobilinkörper im Harn schließlich sind ein zuverlässigerer Indikator für den Leberschaden als das Auftreten der Acetonkörper — zudem weit einfacher nachweisbar. Schon im Hunger tritt bei Abnahme des Leberglykogens Urobilin vermehrt im Harn auf, Ketonurie und Urobilinurie gehen häufig parallel, oder die Urobilinurie tritt noch früher in die Erscheinung, so beim Fieber und beim schweren Diabetes, während sie im Koma zurücktritt. Nach ISAAC ist das Urobilin dann nicht mehr für die Niere passierbar. Das paßt zur Auffassung

[1] v. BERGMANN, G.: Leber und Gestation. Referat. Arch. Gynäk. Bd. 161, S. 191.

[2] STROEBE: Zur Klinik und Stoffwechselpathologie der latenten Hepatopathien. Z. klin. Med. Bd. 119, H. 5/6, 1932.

von ROGER, der auch die antitoxischen Fähigkeiten der Leber vom Reichtum an Leberglykogen abhängig macht. Gerade wegen der Feinheit der Ausschläge der Urobilinausscheidung ist die Bedeutung ihres Nachweises für die Klinik aber eingeschränkt, um so mehr, seit durch die eingehenden Untersuchungen von BANG erwiesen ist, daß die Grenze zwischen normaler und pathologischer Urobilinurie durchaus nicht scharf ist, und daß andererseits bei schweren pathologischen Veränderungen die Urobilinurie völlig ausbleiben kann. Es spricht also, wenn wir nur die Frage der latenten Hepatopathie betrachten, ein negativer Ausfall der Urobilinprobe noch nicht unbedingt gegen einen Leberschaden, während ein positiver die Annahme stützt. In Verbindung mit anderen Funktionsproben wird auch dieser Test dort von Bedeutung sein, wo es darauf ankommt, klinisch-praktisch die Diagnose einer latenten Hepatopathie oder überhaupt allgemein ihr Vorhandensein zu erweisen.

Viele noch angegebene Versuche subtiler Proben der Leberleistung, noch in der vorigen Auflage angeführt, bringe ich nicht mehr, weil wir damit weit über das hinausgehen, was der Arzt leisten soll und leisten kann. Dem Einzelfall gegenüber besteht die Forderung der möglichst präzisen Eingliederung des Zustandsbildes innerhalb der Klinik in ein Kategoriensystem, bei dem man freilich stets die „Dürftigkeit der Beziehungen zwischen klinischer und pathologisch-anatomischer Beobachtung“ — so sagte RÖSSLE — mit Recht gerade bei den Lebererkrankungen empfinden wird, aber gerade der Einzelfall lehrt uns nicht im „Zustand“ eines augenblicklichen Zeitpunktes, sondern in seinem „Verlauf“, daß er die Kategorie der Krankheitseinheit nicht achtet und sozusagen von der einen in die andere Krankheit übergehen kann.

Die latenten und larvierten Hepatopathien werden also in der Praxis nicht durch die subtilen und noch keineswegs befriedigenden Laboratoriumsmethoden aufgedeckt werden können. Deren Anwendung sollte nur der Stütze des Vorhandenseins der Frühformen der Lebererkrankung, ihrer weiten Verbreitung und der durch sie gesetzten Gefährdung des noch scheinbar Gesunden dienen. Der praktische Arzt kann durch diese Befunde nur überzeugend hingewiesen werden, auf eine neue und weitverbreitete Gruppe von Leberschäden zu achten, und er wird mit den ihm zur Verfügung stehenden Mitteln nun versuchen müssen, sie auch ohne jene Proben zu erkennen. Die auf Urobilinkörper im Harn wird wohl vorerst die einzige Probe sein, die er heranzieht, mag sie auch oft zu fein sein, weil bei jeder intensiveren Allgemeinkrankheit die Leber mit angegriffen wird. Seine beste Hilfe ist hier wie überall die verfeinerte Kunst der Anamnese und der geschulte Blick auch für die geringsten Symptome[1].

Die *Beschwerde* steht für die larvierten Leberkrankheiten im Vordergrund, und leider ist sie weit weniger markant wie jene des pylorischen Syndroms von SOUPAULT. Nach dem alten Grundsatz: man diagnostiziert nur, woran man denkt, hat es für den Praktiker die größte Bedeutung, sich stets die

[1] v. BERGMANN: Zur Klinik der Leberkrankheiten. Dtsch. med. Wschr. 1931, Nr. 47.

Klagen zu vergegenwärtigen, die ihm recht geläufig sind von Kranken, ehe die Gelbsucht ausbricht. Es sind einmal dyspeptische Beschwerden in allen Graden, von der Appetitlosigkeit, dem „pappigen Geschmack im Munde", Übelkeit und Aufstoßen bis zum Erbrechen und der völligen Inappetenz. Es sind wohl quasi toxische Allgemeinsymptome, das Unbehagen, die Nervosität, Depression, der Kopfdruck und Kopfschmerz, das Gefühl der Unfrische, Unlust, Schläfrigkeit, allgemeinen Mattigkeit und Zerschlagenheit. Gewiß sind das atypische Symptome, die im englischen Sprachgebrauch des Volksmunds gemeint werden: „I am leverished". Sie können ähnlich jeden chronischen Infekt, oft die Gastritis, oft die Enterokolitis begleiten. Aber wenn ein Kranker sie vorbringt, bei dem ein Ikterus Wochen oder auch Jahre zurückliegt, oder ein solcher, der ohne je einen Ikterus gehabt zu haben, wiederholt von Schäden getroffen wurde, von denen wir wissen, daß sie die Leber angreifen, werden auch diese diffusen Klagen zum Syndrom subjektiver Art, das uns zur objektiven Diagnose einer Hepatopathie oft mit Sicherheit, häufiger mit mehr oder weniger großer Wahrscheinlichkeit hinführt. Dann werden schon kleine reale Befunde von wichtigerer Bedeutung, so wenn die Leber auch erst in linker Seitenlage bei tiefer Inspiration deutlich verhärtet rechts unterm Rippenbogen in der Axillarlinie erscheint oder sich Urobilin und Urobilinogen im Harn ständig finden.

Neben der Beschwerde erscheint uns als Wichtigstes alles das aus der Anamnese herauszufinden, was die Leber im Laufe des Lebens schädigend getroffen haben kann. Nicht, daß jedesmal der Schaden ein irreversibles, anatomisches Pathos gesetzt hat, aber doch kann ein verändertes Gewebsverhalten zurückgeblieben sein, das die optimale Funktionsbreite beschränkt.

Für den Praktiker heißt das: man frage bei Verdacht auf eine latente Hepatopathie nach jedem schwereren Infekt, selbst in weiter Vergangenheit, aber auch nach therapeutischen Serumspritzen oder nach den so beliebten unspezifischen Reizkörperinjektionen, die der Leber schaden können, durch Sensibilisierung („Hyperergie"), man frage nach ausgedehnten Hautbestrahlungen, sie alle können persistierende Funktionsschäden an beiden Leberparenchymen gesetzt haben. Man frage weiter nach Intoxikationen, wobei ich besonders auch an Narkosegifte denke. Die seltenen Einzelerlebnisse von Todesfällen nach Avertinnarkose Tage nach der Operation oder von akuter gelber Leberatrophie, als Chloroform noch das Mittel der Wahl für die Allgemeinnarkose war, sind Hinweise, daß diese Mittel in kleinerer Dosis und auch der für harmlos geltende Äther in größeren Dosen, doch nicht für die Leber ganz gleichgültig sind. Die Kombination febriler Zustände, besonders Eiterungen, die häufige narkotische Eingriffe erfordert haben, mögen bei manchen erste Disposition zu Hepatopathien, selbst zu Cirrhosen, setzen, wie es mir mehrmals anamnestisch wahrscheinlich wurde, z. B. bei Osteomyelitis oder Knochensplittereiterungen mit zahlreichen operativen Eingriffen. Für die Medikation des Internisten sei nicht nur an die latenten Arsenschäden der Leber durch Salvarsan gedacht, die ja im Salvarsanikterus manifest werden können, sondern auch an Synthalinschäden und solche durch Atophan. So wenig man daran denken wird, das Salvarsan deshalb auszumerzen, braucht man auch nicht auf das Atophan zu verzichten, wenn man es nicht zu lange gibt und häufige Pausen einschaltet. Für jede Leberbehandlung aber ist jedes Atophanpräparat zu verwerfen. Die toxischen Empfindlichkeiten der Leber weisen zweifellos auf Momente persönlicher Disposition und der Erbkonstitution hin, jeder kennt Ikterusfamilien und kennt Kranke, die auch mehrmals einen Icterus simplex durchgemacht haben. So sah ich nach ganz erlaubten Atophandosen schnell einen Icterus simplex auftreten bei einer Dame mit chronischer Arthritis, die von fünf Mitgliedern ihrer nächsten Verwandten mir von ein- oder mehrmaligem Ikterus berichtete.

Das Wichtigste bleibt daher die Eruierung eines einmal überstandenen Ikterus. Dieses sichere Symptom eines Leberschadens selbst in weit zurückreichender Zeit sollte niemals ohne Grund als harmlos hingenommen werden — und muß bei der Diagnose, oft auch bei der einzuschlagenden Therapie Berücksichtigung finden.

Einen auch nur auf latente Hepatopathien verdächtigen Kranken werden wir von vornherein und auf lange Sicht kohlehydratreich und relativ eiweißarm ernähren. Wir werden ihm Alkohol verbieten, ihn vor Infekten und toxischen Schäden soweit als möglich behüten und auch etwa eine Narkose, besonders mit Avertin, wenn sie aus irgendwelchen Gründen nur relativ indiziert scheint, besser vermeiden.

Wenn wir wissen, daß selbst der akute Rausch einen kurzen vorübergehenden Leberschaden setzt, ist es dann nicht auch verkehrt, wenn wir bei Infektionskrankheiten, etwa Sepsis, Grippe und Erysipel, unsere Kranken unter große Alkoholdosen setzen? Sollte man nicht gerade in jenen Zeiten und auch noch Wochen danach einen Stoff vermeiden, mit dem man zum mindesten weitere Leberschädigungen setzen kann. Man denke deshalb an jene obenerwähnten Experimente BECKMANNS der kombinierten cholangitischen und alkoholischen Leberschädigung.

Wenn wir durch GRAVES gelernt haben, auch dem Hochfieberhaften reichlich Nahrung zu geben, dann sollten wir Sorge tragen, daß gerade die Kohlehydrate in den Vordergrund der Fieberernährung gestellt werden, nicht nur als Eiweißsparer im Stoffwechsel, sondern weil die glykogenreiche Leberzelle offenbar den febrilen Infektschädigungen besser gewachsen ist, als die glykogenverarmte.

Liegt doch von der Lehre der glykopriven Intoxikation bis zur Traubenzuckerinsulintherapie ein Entwicklungsgang, der zu praktischen Triumphen geführt hat, sogar gegenüber dem subakuten Leberzusammenbruch, mir scheint sie nicht weniger wichtig für die nicht rapide verlaufenden diffusen Hepatopathien verschiedenster Art, bei denen so oft der Versuch dieser Behandlung sehr dankbar wird; am wenigsten beim Icterus simplex selbst, bei dem wir sie nur anwenden, wenn ernstere Erscheinungen, etwa Schläfrigkeit und Benommenheit, auftreten, also Übergänge zur Autodigestion drohen.

Wir üben diese Therapie nach der Empfehlung von P. F. RICHTER und UMBER und injizieren 2mal täglich 5—10 Einheiten Insulin subcutan, nachdem eine halbe Stunde vorher eine reichliche Menge eines traubenzuckerhaltigen Nährstoffes (z. B. 25—30 g Maizena-Nährzucker „Dextropur") peroral als Limonade, in Tee oder Kaffee gegeben wurde. Die Kohlehydratzufuhr darf nicht zu gering bemessen sein. Denn unter allen Umständen muß das Auftreten einer Hypoglykämie verhindert werden, weshalb auch intensive körperliche Leistung zu vermeiden ist, bei sportlicher Überanstrengung zum Beispiel. Zur Vermeidung eines gesteigerten Kohlehydratverbrauchs in der Muskulatur ist auch bei leichteren Fällen oft Bettruhe angezeigt. Ja, es muß die Durchführung einer Insulintraubenzuckerkur bei Kranken mit Hepatopathien nach Möglichkeit in Bettruhe erfolgen.

Schon häufen sich in der Literatur und mehr noch in der Praxis Erfahrungen, daß eine so segensreiche Maßnahme wie die Insulintraubenzuckertherapie darum Schaden gestiftet hat, weil der Arzt sich auf die Insulininjektion beschränkte und die Dosierung ohne genügende Ermahnung, und ohne Hinweis auf die Wichtigkeit die Zuckerzufuhr dem Gutdünken des Kranken überließ. Es ist schlimm, wenn durch zu große Insulindosen die Hypoglykämie zur Glykogenverarmung der Leber führt. Man gehe über die kleinen Dosen von 5—10 Einheiten 2mal täglich nicht hinaus.

Die Kohlehydrate sind nach MACLEODS plastischem Ausdruck „der Betriebsstoff des Lebens", sie stehen den oxydativen Prozessen unmittelbarer zur Verfügung als die anderen organischen Nahrungsstoffe und sind die idealen dynamischen Energiespender besonders für den schnell fordernden Muskel. Nichts zeigt die Angreifbarkeit der Leber deutlicher als ihre Glykogenverarmung, das spielt bei der Ätiologie der Cirrhose für den hungernden, wandernden Schnapstrinker die entscheidende Rolle, beim Hungern des hochfiebernden Kranken wie beim Diabetiker, der die Vorräte schwerer fixieren kann. Für jeden Leberschaden stehen Kohlehydrate als Zucker und Mehl im Vordergrunde prophylaktischer und Heilbehandlung, deren Fixation an die Leber wird durch größere Insulindosen ebenso ernst gefährdet wie durch kleine Insulindosen gefördert, wie von meiner Klinik[1] auf Grund von nicht richtig behandelten Fällen mit Nachdruck betont wurde. Allein durch Insulin und Zuckertherapie ist subakuter Leberzusammenbruch aufzuhalten und zu heilen, sind Übergänge von leichteren Intoxikationsschäden, infektiösen wie nichtinfektiösen zu schwereren zu vermeiden, Cholangitiden günstig zu beeinflussen.

Auf die Maßnahmen zur Anregung der Cholerese, wie sie durch glaubersalzhaltige Wässer, Salze der Kurorte und durch perorale Verabreichung von gallensauren Salzen (Decholin) geschieht, gehe ich hier nicht näher ein, sie sind bei den Cholecystopathien ausführlicher geschildert.

Wenn vor einem operativen Eingriff und auch nach demselben zu lange gehungert wird, so scheint mir das bei unserer heutigen Kenntnis von den Leber-

[1] KUGELMANN: Die Gefahren der Insulinüberdosierung in der Therapie der Leberkrankheiten. Dtsch. med. Wschr. 1932, Nr. 17.

schäden recht bedenklich. Gerade übrigens auch bei Cholecystopathien, die oft mit latenten Störungen innerhalb der Leber kombiniert sind. Reichliche Zuckergaben am Vorabend der Operation, evtl. per Klysma oder intravenös können gewiß den chirurgischen Eingriff nicht stören, und oft genug wird man auch nach der Operation nicht nur solche Traubenzuckerklystiere und -infusionen machen können, sondern so früh wie möglich Kohlehydrate wenigstens als Zuckerlösung per os zuführen. Ganz besonders sollte das gelten, wenn lange Narkosen, speziell solche mit Avertin notwendig waren, die die Leber nicht unberührt lassen. Aber nicht die Noxen allein, auch der momentane Zustand des Erfolgsorgans und Gesamtorganismus sind maßgebend für den resultierenden Leberschaden [1].

Auch längere Kohlehydratkarenz (Hunger und einseitige Diätkuren wie reine Eiweißfettkost, etwa beim Diabetiker), dann Thyreotoxikosen, die, wie Thyroxin im Experiment, zur Glykogenverarmung führen, schließlich auch eine diabetische Stoffwechsellage mit glykogenarmer Fettleber, endlich allergische Leberzustände sind Situationen, in denen wir mit der Anfälligkeit des Leberapparates rechnen müssen, das muß hier wiederholt werden.

Zwar ist die Reparationsfähigkeit der Leber enorm, aber es ist kein Zweifel mehr, daß latente Lebercirrhosen vorhanden sein müssen, ehe die grobe Dekompensation der Pfortaderstauung da ist, und für das geschädigte Organ werden auch geringere Noxen schon überschwellig sein.

Das synoptische Schauen bei den diffusen Hepatopathien — und ähnliches gilt auch von vielen herdförmigen analogen Erkrankungen — führt nicht nur zur Forderung durch die Anerkennung der latenten und larvierten leichteren Formen, Frühdiagnostik und damit erfolgreichere Therapie zu treiben, sondern lehrt, daß im Gegensatz zu jener Epoche, in der die systematische allein nach Einzelkrankheiten gliedernde Nosologie gewissermaßen kategorial herrschte, und zugehörig der Pessimismus in der Therapie gegenüber den großen klassischen Krankheitsbildern — wir wieder Optimisten oft sein dürfen.

Es bleibt aus dieser Epoche richtig, daß eine schwere Cirrhose mit hochgradiger Dekompensation des portalen Kreislaufs über kurz oder lang verloren ist. Lebensverlängernd kann man aber oft auch hier noch wirken und selbst die TALMA-Operation kann einmal nützen. Aber sonst sind wir jetzt so weit, daß selbst der Leberzusammenbruch des Cirrhotikers, noch mehr derjenige bei subacuter gelber Leberatrophie meist therapeutisch aufgehalten werden kann, daß selbst erhebliche Cirrhosen nicht nur zum Stillstand kommen, sondern recht häufig weitgehend rückbildungsfähig sind, daß die Fettleber erst recht heilbar ist, falls das primäre Leiden (etwa eine Phthisis progressa) es nicht hindert, und daß endlich jene Gruppe von diffusen leichteren Hepatopathien, die ikterisch und anikterisch verlaufen, ebenso wie die Cholangitis geradezu eine gute Prognose haben, die man bisher nur als regulären Verlauf des sog. Icterus simplex gekannt hatte.

---

[1] v. BERGMANN, G.: Therapeutische Folgerungen aus der Lehre der diffusen Hepatopathien. Ther. Gegenw. 1929, Nr. 12.

Ein nur empirisch zu stützender therapeutischer Rat ist die Anwendung von Leberpräparaten per os, dazu angeregt von einem jungen Kollegen durch den Erfolg bei seiner Mutter (cholangitische Cirrhose), wende ich sie seit Jahren sehr häufig an. Mögen sie spezifisch oder unspezifisch nützen, an ihrem günstigen Einfluß, besonders bei Cirrhosen jeder Art, habe ich keine Zweifel mehr, das geht mit Cholotonon genau so gut wie mit anderen Leberpulvern; vielleicht ist es der Vitaminreichtum der Leber, namentlich am B_1 und dem B_2-Komplex, der das Rätsel des Erfolges löst, dann wäre das beste, Campolon zu spritzen (s. Kap. 8).

Endlich konnten wir zeigen, daß Decholin gefolgt ist von deutlich vermehrter Durchblutung der Leber von seiten der Arteria hepatica (Tierexperimente von SCHWIEGK mit der Methodik der REINschen Thermostromuhr). Es ist das die Folge der erwiesenen starken „Cholerese", die schon durch die Medikation mit Fel tauri (Rindergalle) seit alters bekannt ist, bei der eine wasserreiche verdünnte, aber vermehrte Gallenmenge fließt. Nicht anders ist das zu verstehen, als daß ein arbeitendes Organ regulativ stärker durchblutet wird als ein ruhendes.

Es wird auszuarbeiten sein, wann diese Mehrleistung der Leber erwünscht ist gegenüber ihrer Schonung. Ich glaube, daß aktive Hyperämie, also bessere Versorgung mit arteriellem Blute, nie schaden kann, ebenso sei hinzugefügt, daß auch die alten Kataplasmen zu einer dauernden den ganzen Tag anhaltenden erhöhten Durchblutung führen, von beiden Strömen her, der Vena portarum und der Arteria hepatica, wie mit der Thermostromuhr von uns exakt erweisbar gezeigt wurde[1]. So werden auch die Glaubersalzwässer nützen, auch durch die Anregung der Darmperistaltik, und schließlich werden die entzündlich-febrilen Prozesse mit den Mitteln zu bekämpfen sein, die als Antiphlogistica bei den Cholecystopathien aufgeführt wurden (siehe dort).

Die Behandlung der Hepatopathien ist zu einem dankbaren Gebiet geworden, mir scheint ganz besonders durch die Lehre der fließenden Übergänge im Krankheitsgeschehen, die auch zurückgehen können. Gelenkt vom Gedanken der Pathologie der Funktion und dieser prinzipiellen allgemein-nosologischen Einstellung gerade meiner klinischen Richtung wird das Wissen fruchtbar vom Glykogenreichtum der Leber als dem Ausdruck des Zellverhaltens des epithelialen Leberparenchyms, wohl nicht so, daß das Glykogen selbst schützt — aber, daß es Ausdruck einer Zellgesundheit ist, also einer günstigen Funktionslage, während wir das mesenchymale Parenchym wohl auch zu lenken vermögen.

Die Prognose selbst der ausgesprochenen Cirrhose, wenn nicht bereits schwere Dekompensation des portalen Kreislaufes besteht, hat sich, das sei gerade zum Schluß des Kapitels betont, weil es einen der größten Erfolge der Therapie umschließt, weitaus günstiger gestaltet als früher. Verbietet man konsequent jeglichen Alkohol, auch wenn die Cirrhose nicht beim Säufer entstanden zu sein scheint, gibt man Leberpräparate, wie schon gesagt, und verordnet

---

[1] SCHWIEGK, H.: Untersuchungen über die Leberdurchblutung und den Pfortaderkreislauf. Arch. f. exper. Path. Bd. 168, H. 5/6, 1932.

endlich durch lange Monate Solganal in kleinen Dosen per os — es genügt vollkommen 0,01 pro Tag —, um auf den mesenchymalen entzündlichen Prozeß einzuwirken (so wenigstens deutet man sich die Schwermetallwirkung des Goldes bei diesem Medikament), so habe ich eine große Reihe von Verlaufsformen gesehen, wie sie mir früher völlig unbekannt waren.

Ein Kranker, der Anfang 1934 zu mir kommt, hat schon seinen Meteorismus, die Milz ist deutlich zu tasten, die Leber groß und hart mit plumpem Rand. Als mich vor kurzem eine Lebensversicherung um Auskunft bittet, kann ich bei dem Manne, der viele Glas Bier täglich und noch mehr Schnäpse trank, nur abraten, ihn aufzunehmen. Er sucht mich daraufhin wieder auf, hat keinen Tropfen Alkohol mehr getrunken, Solganal und Leberpräparate fast dauernd genommen, der Meteorismus besteht nicht mehr, die Milz ist nicht zu fühlen, und die Leber von normaler Größe ist kaum mehr als etwas härter erkennbar, ungleich weicher als damals. Ich habe jetzt kein Bedenken mehr, daß die Versicherung ihn aufnimmt. Neben diesem typischen Fall könnte ich von einer großen Reihe von Kranken berichten mit Schüben von Ikterus mit und ohne Fieber, quälendem Hautjucken, die Symptome sind verschwunden, die Leber ist meist noch etwas größer und verhärtet zu tasten, aber der Zustand durch Jahre ganz stationär geblieben. Ich zweifle nicht, daß der Pathologe noch anatomisch etwas finden würde, aber praktisch gesprochen dürfen eine große Reihe von Kranken sich als geheilt ansehen, und die Lehre, daß die Cirrhose fortschreitend weitergehen muß, die bisher galt, ist nicht mehr zu halten. Ein großer therapeutischer Erfolg der wissenschaftlichen Medizin unserer Tage.

Klinische Beispiele, gleichsam die „gute“, weil lehrreiche, klinische „Anekdote“ möge das illustrieren:

Da führt ein ständiger Druck in der Gallenblasengegend mit häufigen subfebrilen Temperaturen zur Diagnose einer so hartnäckigen Cholecystitis, daß, wenn auch keine Steine nachweisbar waren, ein ausgezeichneter Mergentheimer Arzt mir den Kranken zuschickt, ob nicht die Operation indiziert sei, und ich schließe mich, weil die Beschwerden seit Jahren bestehen und keine Kur genutzt hatte, der Meinung an. Der Chirurg findet eine klassische Lebercirrhose, offenbar mit cholangitischen Schüben, aber ohne Erkrankung der Gallenblase, er kann nur die Bauchhöhle wieder schließen, aber ein strenges Alkoholverbot, eine Behandlung der Cholangitis mit Choleval intravenös, so daß das Fieber für immer fortbleibt und eine systematische, monatelange Behandlung mit Solganal und Leberpräparaten bewirkt, daß nie mehr Ikterus, der immer nur gering war, auftritt, daß die Schmerzhaftigkeit im Oberbauch aufhört, die Leber ist noch als mäßig vergrößert und verhärtet zu tasten, zur portalen Dekompensation ist es nicht gekommen und das Allgemeinbefinden wird ausgezeichnet. Seit meiner Fehldiagnose sind an die sechs Jahre verstrichen und ich sah den Kranken, der fast alljährlich Mergentheim aufsucht, auch jetzt wieder in bestem Befinden. Ein so langer Stillstand schien uns früher undenkbar.

Bei einer Dame will der Karlsbader Arzt durchaus die Entfernung des im Röntgenbilde deutlich nachweisbaren kirschkerngroßen Solitärs; da dieser aber offenbar jetzt reizlos in der Gallenblase sitzt, könnten weder die wiederholten erheblichen Ikterusschübe mit und ohne Temperaturen, verbunden mit quälendem Hautjucken durch die Steinentfernung beseitigt werden, die Indikation zum Eingriff fehlt also, es wird auf meinen Rat hin nicht operiert, wohl aber wird ganz analog wie bei jenem ersten Fall die Cirrhose, die hier sicher eine cholangitische ist, systematisch behandelt, aber keine Rücksicht darauf genommen, daß der erste Anfang wohl von der Cholelithiasis ausging, denn längst besteht in den intrahepathischen Gallengängen der Prozeß, der zur chronischen Hepatitis, also der Cirrhose, geführt hat. Wieder erlebe ich das gleiche günstige Resultat, erst noch ein paar cholangitische Ikterusschübe, dann bleiben sie aus, die Leber bleibt hart und die Milz groß, aber seit Jahren hat die Kranke nicht zu klagen.

Subfebrile Temperaturen bestehen bei einer anderen Kranken seit vielen Monaten, Enterokokken werden mit der Duodenalsonde gewonnen, eine Autovakzination nützt nichts, mit Choleval kommt man bei ihr nicht weiter, auch nicht mit Leberpräparaten, nur Solganal hilft offenbar; erst in Dosen von 0,3 pro Tag, später nur 2—3 Centigramm täglich monatelang, das Jucken verliert sich, der geringe gelbe Farbton der Haut, die Anämie hört auf und die Kranke, die jetzt nahe an 70 ist, ist wieder imstande, ihrem Manne weitgehend in einem Forscherberuf zu helfen, der mit erheblichen körperlichen Strapazen in subtropischem Klima verbunden ist.

So könnte ich weiter berichten, nicht nur von solchen Cirrhotikern mit dem repetierenden Ikterus, großer, harter Leber und Milz, ja deutlichem Meteorismus als frühem Zeichen der portalen Dekompensation, auf das kein geringerer wie der Schwabe ROBERT MAIER in Heilbronn, der praktische Arzt, der „das Gesetz von der Erhaltung der Energie“ in einer, wie er später meinte, manischen Phase gefunden hat und der offenbar, da jenes Frühsymptom des Meteorismus bei Cirrhose von ihm stammt, zeigt, daß er auch ein scharfer ärztlicher Beobachter war. „Erst der Wind, dann der Regen“, sagte ein französischer Kliniker, indem er betonte, daß man bei jedem Meteorismus auch an die portale Stauung der Cirrhose denken solle, und daß ihr dann meist der Ascites folgt. Heute können wir oft genug sehen, daß der Meteorismus wieder verschwindet, indem die Cirrhose sich bessert, und selbst wenn der Ascites da ist, gibt es Formen der Cirrhose, bei denen er mehrere Jahre besteht, ohne daß es zur ausgesprochenen Dekompensation der Leberfunktion kommt. Ich kenne einen Herrn, dessen Lebenswerk kulturell für Deutschland von höchstem Wert ist; daß er es fortsetzen kann zu unserem Ruhm, dankt er nur dem, daß nicht vorschnell punktiert worden ist, und obwohl krank, okjektiv und subjektiv, blieb die so wertvolle Kraft seiner großen Leistung noch erhalten.

Auch günstige Verlaufsformen bei seltenen diffusen Leberschäden sind uns geläufig geworden, so wenn nach einer Weilschen Krankheit, die im akuten Stadium hoch fieberte, ihre schwere hämorrhagische Nephritis und ihren krassen Ikterus hatte, alles andere vergeht, aber eine riesige Leber verbleibt ohne Milzvergrößerung, die nicht anders gedeutet werden kann als eine gewaltige hypertrophische Cirrhose, als schnelle Folge der diffusen Hepatitis bei merkwürdig gutem Allgemeinzustand. Bei einem Kranken begann das Ganze mit einer schweren akuten Pankreatitis und Glykosurie, noch jetzt ist die Fettausnutzung im Darm eine sehr schlechte, aber offenbar ist ascendierend sekundär die Leber toxisch befallen worden von den Pankreaswegen in die Gallenwege bis in die Leber hinein, eine mächtige harte, cirrhotische Leber ist zu tasten. Die Temperaturen, welche $1^1/_2$ Jahre bestanden, sind verschwunden, die Pankreasdurchfälle, die nicht einmal auf Opiumtinktur stehen wollten, hörten nach ganz großen Dosen Tannismut auf, während 12 Tabletten Pankreon pro Tag nicht diesen Erfolg gebracht hatten, aber entscheidend ging es erst mit dem Patienten aufwärts und die hochgradige Anämie besserte sich zusehends, als wir ihn mit der Injektion der hochwirksamen Vitamine A, B und C behandelten. Die schlechte Fettausnutzung und die Durchfälle hatten offenbar zu einer endogenen Hypovitaminose geführt — spricht man doch heute schon von „europäischen Formen der Sprue“ bei chronischen Durchfallskrankheiten und gerade bei Pankreasinsuffizienz. Die Vitamine werden vom Darm nicht aufgenommen oder von der Leber Provitamine (Carotin) nicht gespalten. Der Kranke ist jetzt endlich, nachdem er fast zwei Jahre im Bett verbracht hatte, imstande, spazieren zu gehen, hat erheblich zugenommen, fiebert nie mehr und der große Erfolg, mag er auch kein endgültiger sein, ist ganz frappant, erst seit jener zusätzlichen Vitaminbehandlung.

Ich möchte noch ein junges Mädchen erwähnen, das im 6. Lebensjahr ihre erste große Magenblutung bekam, in langen Abständen wiederholten sich sehr bedrohliche Magenblutungen, auch noch in diesem Jahre, und stets wurde von vielen Ärzten ein stilles, also nicht schmerzendes Ulcus des Magen-Duodenum angenommen, obwohl das Röntgenbild kein Ulcus ergab und wir erst nach Varizen im Oesophagus und im Gewölbe des Magens (Fornix) durch das Röntgenverfahren suchten und sie auch ausgedehnt fanden, als die Feststellung der sehr großen harten Milz zum Gedanken führte, daß ein Verschluß der Milzvene durch eine septische Thrombose in der Kindheit entstanden war und nun die Ausbildung von Kollateralen zu jenen Varixbildungen geführt hatte, die in diesem Falle also nichts mit Lebercirrhose zu tun haben, aber doch aus analogen Gründen die großen Blutungen bedingt hatten. Es ist zu hoffen, daß die geglückte Exstirpation der Milz die Varizen allmählich zurückgehen läßt, aber noch kann das nicht mit Bestimmtheit ausgesagt werden.

Zum Schluß noch ein abschreckendes Beispiel, es zeigt die besondere Entstehung einer subakuten Leberatrophie: eine jüngere Frau bekommt nach einer größeren Fettmahlzeit offenbar einen gewöhnlichen Ikterus, der Heilpraktiker empfiehlt, Blattläuse zu essen, deren schädliche Wirkung zum mindesten nicht bekannt ist. Der Arzt, entrüstet über diese Therapie, gibt große Insulindosen, zweimal 30 Einheiten pro Tag, dazu noch das Lebergift Atophan, und nun setzt bei der appetitlosen, sicher nicht ausreichend sich ernährenden Kranken der Umschwung ein in Benommenheit zum hepathischen Coma, und es erfolgt der Tod an der akuten gelben Leberatrophie. Auch an diesem erschütternden Verlauf sollen wir das Positive einer Therapie lernen.

Möge zum großen therapeutischen Erfolge wissenschaftlicher Medizin bei den Lebererkrankungen bald die Prophylaxe sich fügen, indem man namentlich die Schädigung der Leber, ich vermute sie namentlich in zu großen Mengen von Spaltprodukten der Fette, diätetisch vermeidet, denn sie scheinen mir, die Angaben der Kranken sagen das, die häufigste Ursache des Icterus „simplex“.

Literatur.

ASCHOFF: Die Erkrankungen der steinfreien Gallenwege. Verh. dtsch. Ges. inn. Med. Wiesbaden 1932.

EPPINGER: Ikterus. Neue dtsch. Klin. Bd. 5, 1930.

RÖSSLE: Entzündungen der Leber, in Hdb. d. spez. pathol. Anatomie u. Histologie von HENKE-LUBARSCH Bd. V, 1. Berlin: Julius Springer 1930. — Über die Leber bei der Basedowschen Krankheit. Kropfkongreß 1933 in Bern, bei Hans Huber, Bern.

ROSENTHAL: Krankheiten der Leber und der Gallenwege. Berlin: Julius Springer 1934.

UMBER: Leber, im Hdb. d. inneren Med. v. BERGMANN-STAEHELIN Bd. III, 2. Berlin: Julius Springer 1926.

— Erkrankungen der steinfreien Gallenwege und ihre Folgen. Verh. dtsch. Ges. inn. Med. Wiesbaden 1932.

Kapitel 7.

Entzündung als pathogenetisches und therapeutisches Problem.

Die Bedeutung des Entzündungsproblems für die innere Medizin. — Allergische Entzündung. — Pathergie. — Bakteriologie und Entzündung. — Der Stoffwechsel der Entzündung im abgeschlossenen Entzündungsraum. — Die abakterielle Entzündung als Folge toxischen Eiweißzerfalls. — Die celluläre Reaktion der entzündlichen Cantharidenblase. — Die Reizkörpertherapie. — Chininbehandlung der Lobärpneumonie. — Die Goldbehandlung der Arthritis. — Die allergischen Krankheiten, ein Teil allergisch-hyperergischer Zustände in der Klinik.

August Bier kritisiert die innere Medizin scharf, wenn er ihr vorwirft, einen wie geringen Raum die Entzündung als ein Problem allgemeiner klinischer Pathologie noch vor kurzem in ihr einnahm, so daß etwa in dem grundlegenden Werk von Krehl der „pathologischen Physiologie" früher nur eine Seite der Entzündung gewidmet war, während die allgemeine Chirurgie durch die großen entzündlichen Vorgänge etwa im Unterhautzellgewebe, den Phlegmonen, dem Wundverlauf und auch der Heilung durch Entzündung von jeher auf die fundamentalen Fragen des entzündlichen, reaktiven Geschehens des Organismus hingewiesen wurde. Wie sehr für Biers Richtung jenes entzündliche Moment bis zum „Heilfieber" hin und bis zum Wiederaufleben ältester entzündlicher Heilmethoden mit dem Brenneisen, den Schröpfköpfen, der Erzeugung von Abscessen, also auch die therapeutische Tat neben dem Interesse für das pathogenetische Problem begeisternd und dadurch fruchtbar gewirkt hat, ist genügend bekannt.

Man muß Bier, so scheint es mir, im Vorwurf der Vernachlässigung einer einheitlichen Zusammenfassung des entzündlichen Geschehens vollkommen recht geben, aber hinzufügen, daß die Wandlung auch im Gebiete der inneren Medizin sich doch bereits vollzogen hat, man studiert nicht mehr wie früher allein die Entzündung des einzelnen Organs, wie es bis dahin in der Klinik geschah, und sucht nach dem Gemeinsamen bei Arthritis, Gastritis, Colitis, Hepatitis, Myocarditis usw. Wir erwidern ihm, daß weit über die Lehre der spezifischen Infektionskrankheiten, erst recht über die von den spezifischen Eitererregern hinaus, das Problem der allgemeinen Pathologie der Entzündung, wie es aus der Cellularpathologie hervorging, die Klinik befruchtet hat. Einst war für Rudolf Virchow auch der degenerative Vorgang an der Parenchymzelle

„Entzündung", heute gilt den meisten Pathologen nur die „mesenchymale Reaktion" als Entzündungsvorgang im engeren Sinne und durchaus nicht nur etwa als die Antwort auf primäre degenerative epitheliale Prozesse, denn oft ist die mesenchymale Reaktion die unmittelbare Folge von Noxen, die direkt das Mensenchym treffen, vor allem solchen, die eine Capillarschädigung erzeugen. Beginnt doch für den Histologen der entzündliche Vorgang meist mit der Capillaritis und der Durchwanderung von Plasma und cellulären Elementen aus der Blutbahn in die mesenchymalen Lücken. Was folgt, ist oft mit einer Autolyse als einem Verdauungsvorgang verglichen worden, die schwersten Zustände sind nekrobiotischer Art, und neben toxischen Substanzen spielt die Gewebserstickung durch mangelnde O_2-Versorgung von der Blutbahn her eine entscheidende Rolle beim zerstörenden Geschehen, auf das oft erst die Reaktion als der entzündliche Prozeß folgt. Fraglos also wird heute noch vieles unter einem unscharfen, vielseitigen Entzündungsbegriff zusammengehalten, aber höben wir schon heute das Einigende auf, würde Verwirrung statt Klärung das Resultat sein und dennoch fragt man sich manchmal, ob die scharfe Trennung des Degenerativen beim epithelialen Parenchym (Nephrose, Hepatose) vom entzündlichen des mesenchymalen Parenchyms theoretisch berechtigt ist, zumal die Trennung praktisch oft versagt, selbst für den Anatomen, erst recht für den Kliniker. Sieht er doch Degenerationen und Entzündungen oft nebeneinander, sieht er gelegentlich die Degeneration als das Primäre, die entzündliche Reaktion als das Sekundäre, und ist vielleicht am häufigsten das erste, die entzündliche Reaktion — übrigens schon die Folge eines Schadens — und doch das Degenerative erst Folgezustand des reaktiv Entzündlichen.

So reicht alles Geschehen an den Schleimhäuten, man denke an Respirations- und Verdauungstrakt, die ja auch aus epithelialem Parenchym und Interstitium bestehen, also Mesenchym, wie das Geschehen am epithelialen und mesenchymalen Parenchym etwa der Niere oder der Leber entzündlich, aber auch degenerativ in jeden Problemkreis hinein. Für die Krankheiten, die wir so gern noch in der speziellen Nosologie topographisch als Organkrankheit bezeichnen, die Krankheiten des Magens, wie des Colon, der großen Parenchyme der Verdauungsdrüsen, der Leber und des Pankreas, weiter der Niere, der Haut wie der Endothelhöhlen — Pleura, Peritoneum, Pericard, Endocard, Synovia der Gelenke, Meningen —, endlich auch der Skelettmuskeln, nicht zuletzt des Herzmuskels, vor allem aber für die Erkrankungen der Arterien, Venen, Arteriolen, besonders aber der Capillaren als der einzigen Gefäße, welche der Gewebsernährung unmittelbar dienen — für sie alle werden die cellulären Vorgänge, die also über den reticulo-endothelialen Abwehrapparat weit hinausgehen, zu großen gemeinsamen Reaktionsäußerungen, die sich auch außerhalb des Morphologischen in biologisch unsichtbaren Strukturänderungen der Zelle und des Gewebes sowie im humoralen Verhalten äußern.

„Während die Entzündungen mit cellulären Infiltrationen bis zu eitriger Einschmelzung an allen Geweben wohlbekannt sind, etwa bei den Pneumonien, den Nephritiden, ist die Kenntnis von den zellfreien exsudativen Entzündungen nur für die Oberfläche der serösen Häute und der Schleimhäute verbreitet", so beginnt RÖSSLE seine Mitteilung vor der Deutschen Pathologischen Gesellschaft im Frühjahr 1934. In der Tat ist uns eine seröse Pleuritis wie andere seröse Entzündungen in den Höhlen, weiter die Arthritis, also die serösen Exsudationen im Gegensatz zu den Transudaten eines der geläufigsten, man könnte fast sagen im Unterricht propädeutischen Krankheitsbilder. Die Zellarmut aber, der Eiweißreichtum der serösen Entzündung hat vor Jahren beim extrarenalen Ödem der Nephrosen EPPINGER dazu geführt, von einer Analogie zur „Albuminurie in die Gewebe" hinein zu sprechen, während RÖSSLE selbst das Problem der serösen Hepatitis als Erklärung für einen Teil der Erkrankungen an Ikterus als akutes entzündliches Ödem nicht losgelassen hat und vor allem, etwa analog dem Auftreten von Schwarten nach einem Pleuraexsudat, für ihn die Frage entstand, ob nicht die Lebercirrhose, die für ihn ja chronische Hepatitis ist, sich nicht oft weit schneller, als man gewöhnlich annimmt, aus der serösen Hepatitis entwickelt. Während also Entzündungen an den Organparenchymen mit Zellemigration aus den Capillaren uns ganz geläufig sind, steht doch erst seit dem Vorjahre das Problem *„seröser Entzündung" der Organparenchyme,* durchaus nicht nur der Leber und Gallenblase, auch der Nieren, des Pankreas, des gesamten Verdauungsrohres und, vielleicht biologisch am interessantesten in seinen Folgen, das der Entzündung der inkretorischen Apparate jetzt im Vordergrund des Interesses. Viele Einzelheiten waren freilich bekannt, wenn man etwa im Röntgenbild und bei der Gastroskopie die entzündliche Schwellung, das Ödem der Gastritis beschrieb, oder wenn das entzündliche Ödem der akuten Nephritis in der Niere selbst sogar zu chirurgischem Handeln der Dekapsulation der Niere, wenn Anurie eintrat, geführt hat. Wir wußten immer von nichteitrigen serösen Exsudationen, welche das Blutplasma aus den Capillaren in die Gewebe treiben, und dennoch ist diese „seröse Entzündung" bisher nicht einheitlich als entzündlicher Capillarschaden gesehen worden. EPPINGER, der sich im Anschluß an jene Aufstellung des Begriffs von der serösen Entzündung RÖSSLES mit der Ursache solcher Entzündungsvorgänge an den Parenchymen beschäftigt, bringt das Bild der akuten Nahrungsmittelvergiftung, die wir bisher zu einseitig durch Paratyphusbazillen hervorgerufen sahen, in Beziehung zu jenem akuten Geschehen im schwerem Kollaps bei Fleisch- und Wurstvergiftung. Es sinkt nach ihm die Blutmenge auf die Hälfte, da es aber zu einer erheblichen entsprechenden Bluteindickung kommt, kann hier nicht das Wesentliche der periphere Vasomotorenkollaps sein, der uns im Kreislaufkapitel beschäftigen wird, sondern unter dem Einfluß der unbekannten Gifte tritt Plasma als seröse Exsudation in zahlreiche Gewebe aus. Da er im Experiment mit Eiter und anderen fauligen Substanzen dieselbe Form bedrohlicher Vergiftung als Kollaps erzielt hat, im Zusammenhang mit jener capillären entzündlichen Exsudation, erinnert er mit Recht an jene alten Arbeiten ERNST VON BERGMANNS aus dessen Dorpater Zeit, bei denen dieser zusammen mit SCHMIEDEBERG nach dem „Sepsin" gesucht hat. EPPINGER meint in seiner jüngsten Monographie über die seröse Entzündung im Allylamin ein solches Gift gefunden zu haben, weil es ihm gelang, durch Einspritzungen mit diesem Stoff die serösen Entzündungen in der Leber, in der Gallenblasenwand, im Pankreas, der Niere, ja auch an der Mitralklappe entzündliche Veränderungen hervorzurufen. Er brauchte aber in seinen Experimenten sehr erhebliche Dosen beim Tier, während er im Eiter bei septischen Zuständen Allylamin nur in ganz geringen Spuren nachweisen konnte. Weil der flüchtige Leser seines Werks meinen könnte, Allylamin sei nun endlich die isolierte schädigende Noxe, die sich spontan findet und im Experiment denselben Schaden hervorruft, muß auf den gewaltigen Unterschied in der Dosierung nachdrücklich hingewiesen werden, denn EPPINGER selbst meint ja auch nur, daß man unter den sehr vielen Substanzen, die als Noxen mesenchymale Reaktionen erzeugen, in Zukunft auch an solche biogenen Amine denken kann. Wir erinnern uns, daß er, KAUFFMANN folgend, früher mit Histamin Organschädigungen hervorrief. Ja, KAUFFMANN betont schon in seiner Gastritisarbeit, daß auch an der Leber und an der Niere ähnliche Schädigungen von ihm bei seinen Versuchstieren unter denselben Bedingungen gleichzeitig festgestellt worden sind. Das, was also neu zu unseren Vorstellungen hinzugekommen ist, ist weniger der degenerative Schaden der Epithelzelle, des Parenchyms, noch die mesenchymale entzündliche Reaktion an sich, sondern, daß nun die *seröse Exsudation als Capillarschaden* in den Vordergrund der Entzündung rückt, ja daß RÖSSLE glaubt, daß, wenn solche serösen Exsudationen sich nicht zurückbilden zu einer Restutito ad integrum, Fibrillen auftreten nicht als Produkte von Zellen, also der Fibroblasten, sondern daß interstitielle fibröse Fasern sich im serösen Exsudat bilden, die zur Sklerose im Organ führen, ein extracelluläres Geschehen, wie es für VIRCHOW noch unfaßbar, ja untragbar gewesen wäre. In bezug auf die so wichtige schon lange bekannte „multiple Blutdrüsensklerose" (FALTA), die zu einer Reihe von Krankheitsbildern als endokrinen Ausfällen führen, drückt RÖSSLE sich noch sehr vorsichtig aus, ob diese Sklerosen aus seröser Enztündung hervorgehen. Für die Lebercirrhose aber — mag ein sogenannter Icterus simplex voraufgegangen sein oder nicht — nimmt er diese Genese über die seröse Hepatitis eigentlich mit Sicherheit an, und Analogien zu den sekundären Schrumpfnieren, denen die akute Nephritis ja voraufgeht, liegen auf der Hand. Wichtiger noch für uns, daß auch den leichteren Pankreaserkrankungen, auf die ich klinisch mit besonderem Nachdruck wegen ihrer Häufigkeit hingewiesen habe, und die sich im Krankheitsbild doch sehr vom großen Drama der akuten Pankreasautodigestion unterscheiden, eine seröse Pankreatitis voraufgegangen sein wird, aus der sich manchmal die mehr oder weniger ausgesprochene Pankreassklerose entwickelt, bei der ein Diabetes auftreten kann. EPPINGER bringt auch Beispiele einer solchen akuten serösen Entzündung der Gallenblasenwand, die sehr wohl das Bild einer Gallenkolik ganz ohne Steine hervorrufen kann.

Für alle diese Zustände seröser Entzündung können Bakterien, richtiger Bakterientoxine, in Betracht kommen, aber was für unsere Auffassung wichtiger ist, daß körpereigene Zerfallsprodukte, die beim Infekt entstehen, aber auch ohne Infekt, wie etwa am Beispiel der Hautentzündung durch Insolation gezeigt ist, sind es die Produkte eines intermediären Zerfalls, die sich so auswirken können. Ja wir müssen heute fragen, ob es sich immer um Eiweißzerfallsprodukte handelt, oder ob nicht im Abbau der Fette, man dachte früher an ungesättigte Fettsäuren, jetzt wieder mehr an gesättigte Fettsäuren, Stoffe in einer schädlichen Quantität entstehen können, so daß etwa eine seröse Hepatitis als Icterus simplex hervorgerufen wird. Es brauchen das also nicht einmal körperfremde Stoffe zu sein, wie etwa bei den Stoffen, an die man früher unter dem Begriff des Sepsins gedacht hatte. RÖSSLE sagt: „Bei der serösen Entzündung befinden wir uns vor einem Grenzfall der Entzündung, unter Umständen mit so abgeschwächten Entzündungszeichen, besonders im histologischen Bilde, daß man gewiß über die Zugehörigkeit dieses oder jenes Vorkommnisses zu den entzündlichen Leiden verschiedener Meinung sein kann.“ So könnte bei der multiplen Blutdrüsensklerose primär eine langsame toxische Atrophie der Parenchymzellen degenerativ entstehen und durch diese Entlastung eine Bindegewebsvermehrung sich einstellen, dann wäre der Beginn nicht einmal aus schwachen Entzündungen für die Blutdrüse abzuleiten, er wäre degenerativ wie bei den seltenen reinen „Nephrosen“. An der Leber dagegen, der Niere, dem Pankreas liegen schon Befunde vor, ehe die Bindegewebsentwicklung einsetzt, die das Bestehen einer serösen Exsudation als Ausdruck der Capillaritis außer Zweifel stellen, und auch für den Herzmuskel hat das Gültigkeit. EPPINGER denkt endlich noch daran, daß auch an so lebenswichtigen Stellen wie der Medulla oblongata und anderen Hirnpartien die seröse Entzündung Anlaß sein kann zum schwersten Kollaps und zum Tode. Chemisch faßbare Gifte lädieren die Capillarmembran, das Exsudat tritt in die pericapillären Räume, und wenn man imstande wäre, die Capillaren zu dichten, könnte mit einem Schlage der akute, so gefährliche Zustand, wie der einer Nahrungsmittelvergiftung, behoben sein. Es scheint EPPINGER so, daß das Pyramidon, das auch wir nach den Untersuchungen von Frau WINTERNITZ-KORAŃYI, die von KAUFFMANN veranlaßt wurden, als hervorragende antiphlogistische Substanz am Studium der Cantharidenblase erwiesen haben, ein Mittel gegen diese erhöhte Kapillardurchlässigkeit ist. Es gerbe gewissermaßen die Capillarwand und wäre — EPPINGER gibt Dosen von 3 und 4 g pro Tag — indiziert als Mittel gerade gegen die seröse Entzündung, nicht zuletzt auch durch seine zentralen Angriffspunkte am Gehirn, auf die der Pharmakologe PICK hingewiesen hat. Unsere Nachprüfungen haben bisher nicht ergeben, daß solche hohe Dosen, die oft nicht gut vertragen werden, mehr leisten als etwa 1 g Pyramidon pro Tag in Einzeldosen von 0,1. In dieser milderen Form schätze ich das Pyramidon sehr, nicht nur wenn ich antipyretisch, sondern wirklich antiphlogistisch vorgehen will, ob dabei die Capillarwand osmotisch verändert wird, ja ob das der Haupteffekt der Pyramidonwirkung überhaupt ist, scheint mir zweifelhaft, wir haben später vom Pyramidon und Chinineffekt bei der entzündlichen Cantharidenblase zu sprechen.

Ist Entzündung ein reaktives Geschehen als eine Antwort auf viele Noxen, so überschneidet sich unser Problem auch in der Lehre vom Antigen und Antikörper, also mit Vorgängen der Immunität, dem reaktiven Geschehen im Organismus beim Infekt, aber durchaus auch mit unspezifischen Reaktionen.

Seit ROBERT KOCH im Tuberkulin das spezifische Heilmittel finden wollte, seit EMIL VON BEHRING den Begriff der „Überempfindlichkeit" bei seinen Versuchen der Rinderimmunisierung gegen Perlsucht prägte, ging von der Immunitätsforschung eine Lehre aus, die durch v. PIRQUET in seiner Lehre von der „Allergie" einen Höhepunkt erreichte. Er war es, der anknüpfte an die therapeutische Großtat JENNERS, die Schutzpockenimpfung, und der an der Haut als Testorgan verfolgte, wie sich die Immunitätslage dort wandelt im Verlauf der Vaccination: Impft man an auf einanderfolgenden Tagen, so erreichen die späteren Impfstellen zur selben Zeit wie die ersten den Höhepunkt entzündlicher Reaktion, bis die Haut gefeit ist und die Impfblatter sich an ihr nicht mehr erzeugen läßt, und die Pocken als Allgemeinkrankheit entstehen nicht mehr. Die durch die Impfung veränderte biologische Struktur der Haut wird durch nichts anderes kenntlich als dadurch, daß jene Reaktion für Jahre hinaus nicht mehr entsteht, der Schutz gegen die Pockenerkrankung ist gegeben.

Über das Spezifische des Schutzes gegen die Blattern hinaus wurde die Haut zum Test nicht nur so spezifischer Reaktionen wie für die Tuberkulindiagnostik, die übrigens praktisch für die Klinik des Erwachsenen ihre diagnostische Bedeutung fast völlig eingebüßt hat. Die unspezifischen allergischen Reaktionen sind uns fast noch wichtiger geworden als jene spezifischen Tests, mit denen wir die „Allergene", etwa beim Asthma bronchiale, so oft vergeblich aufzufinden suchen. Es ist ein Gradmesser gefunden für die „Entzündungsbereitschaft des Gesamtorganismus", für ihre Veränderlichkeit z. B. während eines Infektionsgeschehens und, oft unabhängig davon, für die „lokale entzündliche Gewebsdisposition". Erst durch v. PIRQUET — auch SCHICK wäre zu nennen — hat die experimentelle Pathologie den Gedanken der „inneren Entzündungsbedingungen" in den Mittelpunkt ihrer Untersuchungen gezogen, er ist zu einem Kernproblem der funktionellen Pathologie geworden. Wir danken modernen Pathologen, vor allem RÖSSLE, den Begriff der „allergischen Entzündung". Mag vorher VIRCHOW die „Verhütung der Reizbereitschaft" schon als wichtiger denn die Fernhaltung der Reize bezeichnet haben, mag auch später das Verhalten des Organismus bei parenteraler Eiweißinjektion weiter studiert worden sein, die wirklich entscheidenden Versuche sind diejenigen RÖSSLES über „die Beziehungen zwischen Morphologie und Immunität", bei denen er Kaninchen durch Vorbehandlung mit Hühnerblut in ein anderes celluläres Reaktionsverhalten — also morphologisch erkennbare Veränderungen — versetzen konnte. Er konnte zeigen, daß bei Meerschweinchen auf den gleichen entzündungserregenden Reiz, je nach der Vorbehandlung des Tieres, bald überwiegend neutrophile Leukocyten, bald zahlreiche eosinophile Zellen, bald Zellen vom Typus der Lymphocyten in ungewöhnlich großen Mengen im akuten Entzündungsgebiet erscheinen. Auf Grund dieser Feststellung prägte RÖSSLE den Begriff der „*allergischen Entzündung*“ und kam zu der wichtigen Schlußfolgerung, daß „das formale Geschehen eines akuten Entzündungsgebietes eins der feinsten Symptome der eingetretenen Allergie auch bei deren schwachen Graden sei“.

Von der spezifischen Immunität ausgehend, in jener Epoche, in welcher die Bakteriologie geradezu im Vordergrund der Klinik, nicht zum wenigsten auch beim Entzündungsproblem, zu stehen schien, und in der viele Krankheiten zu ausschließlich betrachtet wurden nach den Verhaltungsweisen des Angreifers, etwa der Virulenz der Bakterien in einem fast indifferent scheinenden Organismus, hat sich jetzt der Blick gewandt auf den wechselnden Zustand des Angegriffenen, also des Kranken, und sieht in dessen Verhalten und in dessen Funktionsabläufen mit vollem Recht ein sehr viel Wesentlicheres des Krankheitsgeschehens.

„Funktionelle Pathologie“ treiben bedeutet, wie RÖSSLE sich ausgedrückt hat, unterscheiden lernen zwischen nützlichen und schädlichen Reaktionen des Körpers. RÖSSLE weist auf eine Sprachverwirrung hin, die, wie er meint, in eine Begriffsverwirrung auszuarten droht, er definiert die Allergie als eine klinisch oder anatomisch erweisbare Änderung der Reaktionsfähigkeit auf die wiederholte Einführung ein und derselben körperfremden Stoffart. Nach DÖRR ist nur diese erworbene vorhandene Reaktionsfähigkeit durch den Ausdruck Allergie ausgedrückt, aber nicht die Reaktion selbst, ich glaube, daß diese latente Allergie gerade auch für den Arzt wesentlich ist und nicht nur ihre Auslösung. Nennt man nun den Zustand oder die Reaktionsweise, die für den normalen Menschen gesundhaft ist, Normergie, so ist es logisch, der Überempfindlichkeit eine Unempfindlichkeit gegenüberzustellen, wie es ja auch geschieht, der „Hyperergie“ die „Anergie“ oder wenigstens eine „Hypergie“. Damit wäre das Versagen von Reaktionen auf ein Allergen gemeint und auch das Versagen der humoralen, geweblichen und cellulären Abwehrreaktionen gegen ein Gift oder einen Parasiten, so führt ungefähr RÖSSLE aus. Man kann da nicht Anergie mit Immunität gleichsetzen, es gibt freilich angeborene erbkonstitutionelle Anergien, so die physiologische Anergie der jüngsten Lebensalter und die artbedingte Anergie als primäre oder natürliche Immunität. Uns interessieren mehr erworbene Anergien, bei denen RÖSSLE scheidet in eine 1. erworbene Immunität (scheinbare Anergie), „Desensibilisierung“, 2. eine antianaphylaktische Anergie und endlich 3. eine Erschöpfungsanergie. Man hat aber damit die Vorgänge bei der Immunität keineswegs ausreichend gekennzeichnet, denn Anergie kann wie Hyperergie immer nur eine symptomatische oder beschreibende Bedeutung haben. Wir beschreiben also Reaktionen im immunbiologischen Verhalten des Gesamtorganismus, aber es kommt auf die Gesamtheit der Reaktionen an, deshalb können auch nicht einzelne Zellen hyperergisch oder anergisch sich verhalten. „Hyperergie“ haben wir also nicht bloß in der klassischen hyperergischen Entzündung des sensibilisierten Tieres beim Arthusphänomen oder bei den Idiosynkrasien des Menschen und in den Reaktionen der Schockorgane, wir müssen sie, so sagt RÖSSLE, ebenso als freilich unmerkliche nicht zu klinischer Erscheinung gelangende

Unterlage der Abwehrvorgänge bei der Immunität gewissermaßen als ‚kleine Zündungen' im Vergleich zu den großen Bränden der Anaphylaxien voraussetzen. Womit gesagt wäre, daß erworbene spezifische Immunität auf einer vollkommeneren und klinisch (pathologisch) nicht in Erscheinung tretenden Form von Überempfindlichkeit beruht. Diese Auffassung, daß die allergische Überempfindlichkeit eine ins Pathologische verzerrte Unterempfindlichkeit ist und sich in krankhaft gesteigerten hyperergischen Immunitätsreaktionen äußert, berührt auch das Verstehen vom Wesen der Krankheit. Krankheit ist nicht, wie VIRCHOW und RIBBERT sie noch deuteten, immer eine Minderung der Lebensäußerung, sondern zum mindesten in ihrer uns hier angehenden Form gesteigertes, übertriebenes und selbst da noch vielfach zweckmäßiges Lebensgeschehen."

„Anergie ist ebensowenig wie Hyperergie mehr als ein Ausdruck der Allergie, gemessen an den Symptomen bei dem Zusammentreffen von Allergen (Anaphylaktogen) und Organismus. Anergie ist jedenfalls weit entfernt, sich mit Immunität zu decken, indem erworbene Immunität gleichbedeutend mit höchster und zweckmäßigster Bereitschaft zur Auseinandersetzung mit dem wiederkehrenden Antigen (Allergen) ist." Daß diese Definition RÖSSLES uns Klinikern erhebliche Schwierigkeiten macht und die Aufteilung in positive und negative Anergie, d. h. in eine schützende Immunität und andererseits im Versagen aller Abwehrkräfte unterteilt wurde, etwa wie gut und böse, muß hier gesagt werden, denn es ist in die Denkform der Klinik von heute eingedrungen und hat Bestechendes. Die negative Anergie wäre also für den Arzt manchmal gleichbedeutend mit Mangel an Abwehr, wie wir sie bei einer Sepsis mit infauster Prognose erleben und entsprechendem Ausbleiben der sonst bei Infektionen üblichen cellulären Reaktionen im Blutbild, indem sich Leukopenie einstellt oder gar die schwere Sorge hervorrufende Agranulocytose (WERNER SCHULTZ), oder wie wir sie als vorübergehende negative Anergie erleben nach Masern, gegenüber der Tuberkulinprobe beim Kinde, uns ein Symptom dafür, daß gerade in dieser anergischen Phase eine Tuberkulose zur Ausbreitung kommen kann. Auch RÖSSLE erkennt an, daß partielle Anergien bei den Nekrosen der Agranulocytose und anderer schwerere Blutkrankheiten vorausgesetzt werden dürfen. So spricht er auch von einer Streptokokkenanergie bei einer Kranken, bei der eine völlige Erschöpfung der antibakteriellen Abwehrkräfte entstand. Es kann so an den Gefäßen zu Nekrosen kommen, die weniger als toxische als vielmehr als *asphyktische* aufzufassen sind, also als *Erstickungsäußerungen*.

Daß wir die Anergie bei einer wohlgelungenen Schutzpockenimpfung völlig anders aufzufassen haben und sich dafür der Begriff der positiven Anergie eingebürgert hat im Sinne eines Gefeitseins vor der Krankheit, ist im klinischen Denken zu tief eingewurzelt, als daß sich hier, wie mir scheint, ein anderer Sprachgebrauch einbürgern ließe. So können wir den akuten Gelenkrheumatismus als eine hyperergische Reaktion ansehen, den anaphylaktischen Schock als eine ohne voraufgehende Injektionen nicht vorkommende Injektionskrankheit. Ohne finale Betrachtungsweise kommen wir also bei den Begriffen der Allergie und

Anergie offenbar nicht aus, die Allergie umfaßt, so drückt es Rössle aus, die Hyperergie und die Anergie; die Hyperergie ihrerseits die Anaphylaxie, die Idiosynkrasien und die Immunität.

Weil es zweckmäßig schien für die Gesamtheit der krankhaften Erscheinungen, welche durch die veränderte Reaktionsweise hervorgerufen sind, einen Sammelbegriff zu prägen und nach dem oben Ausgeführten die Allergie nicht ausreicht als Wort, hat Rössle die Bezeichnung der „*Pathergie*" vorgeschlagen. Diese umfaßt sowohl die spezifische wie die unspezifische veränderte Reaktionsart, es würde damit der Ausdruck der Allergie auf die spezifische Reaktion zurückgedrängt werden, sie setzt ein spezifisches Allergen voraus.

In der Tat wird der Begriff „Allergie" von den verschiedenen Autoren leider nicht einheitlich gefaßt. Kaemmerer, der sich viel mit den allergischen Krankheiten beschäftigt hat, definiert: „Allergie ist eine teils angeborene, teils erworbene spezifische Reaktivität gegen bestimmte für den normalen Organismus (in der in Frage kommenden Quantität) harmlose, im übrigen sehr verschiedenartige Stoffe (Allergene). Diese Reaktivität ist durch den ganz, teilweise oder rudimentär ausgebildeten allergischen Symptonenkomplex gekennzeichnet". Für ihn ist es also nicht unbedingt wie für Rössle eine veränderte erworbene Imunitätslage, er spricht von einer angeborenen Allergie, die sich schon beim Säugling etwa auf Eiereiweiß mit Erbrechen, Durchfall, Urtikaria, Asthma, Eosinophilie äußern kann. Auch kommt es vor, daß ein lange genommenes Medikament wie Aspirin plötzlich Juckreiz und Erythem hervorruft und Jahre später nicht mehr. So ist die Disposition für ihn eine Grundbedingung, die oft eine vererbte ist, aber auch sicher erworben werden kann, also das, was wir in der Praxis Idiosynkrasie nennen, was oft so schon bei der ersten Berührung mit dem spezifischen Allergen sich geltend macht. Es kann sich auch um einen Übergang durch planzentare Überwanderung handeln, gelegentlich wird sie durch die Milch auch einer Amme übertragen.

Ob uns Klinikern praktisch damit gedient ist, daß eine scharfe Scheidung durch die Nomenklatur vorgenommen wird zwischen spezifischem und unspezifischem reaktivem Geschehen, darüber kann man, meine ich, im Zweifel sein. Sind wir überzeugt, daß das Asthma spasmodicum bronchiale eine allergische Krankheit ist, so wissen wir doch, daß wir nur bei einer Minorität der Kranken ein spezifisches Allergen finden, welche jene Allergie als Empfindlichkeitslage offenbar geschaffen hat, und wenn die Majorität der Asthmakranken nicht einmal eine spezifische Überempfindlichkeit gegen eine Gruppe von Allergenen beim Testen an der Haut zeigt, so kann man sehr wohl zur Meinung kommen, daß eine *spezifische* Überempfindlichkeit überhaupt sehr oft nicht vorliegt. Sollen wir dann in Zukunft das allergische Asthma vom pathergischen trennen, wobei der Trenungsstrich auch noch von unserem diagnostischen Fleiß bezüglich der Anzahl der geprüften Teste mit abhängig ist? Heubner hat vorgeschlagen, die Tatsache, daß der Organismus sich unter bestimmten Vorbedingungen, wie z. B. Hunger, in bezug auf das Verhalten zu Arzneistoffen anders verhält, mit dem

Wort „Allobiose" auszudrücken als ein verändertes Leben unter anderen inneren Bedingungen. Ich gebe RÖSSLE sicher recht, daß ihm ein Name angebracht scheint, der entsprechend unserem heutigen Bedürfnis nach funktioneller Einstellung die krankhafte Energetik der abgeänderten Reaktionen mehr hervorhebt, und dies wäre, ich zitiere ihn wieder wörtlich, im Anklang an die „Allergie" der übergeordnete Ausdruck der „Pathergie". In diesen weiteren Begriff läßt sich dann auch der von MORO und KELLER der „Parallergie" einordnen, wenn z. B. die Haut vor einer Schutzpockenimpfung keine positive Tuberkulinreaktion bot, nach ihr auf Tuberkulin reagiert, wenn auch nur vorübergehend. Hier stehen wir wieder vor dem Bedürfnis, unspezifische Reaktion anzuerkennen, richtiger vielleicht, nach diesem Beispiel festzustellen, daß in bezug auf die Tuberkulinreaktion ihr Ausbleiben oder ihr Eintritt die an sich spezifische Schutzpockenimpfung in Beziehung auf das Tuberkulin unspezifisch ist. Vor kurzem beobachteten wir in der Klinik, daß eine Frau eine völlig negative Tuberkulinreaktion bot, zwei Wochen nach der Einleitung einer unspezifischen percutanen Reiztherapie trat an der alten Teststelle ohne neue Tuberkulininjektion eine sehr starke Reaktion auf, sicher ist hier ein hyperergischer Zustand durch die Peptonbehandlung gegen Tuberkulin geschaffen, soll man ihn auch mit MORO als Parallergie bezeichnen oder zufrieden sein, ihn in den weitesten Begriff der RÖSSLEschen Pathergie einzuordnen? Eine Begriffsklarheit hat hier für viele Phänomene die größte Bedeutung, wir denken an die Encephalitis nach der Kuhpockenimpfung, die RÖSSLE auch anführt. Die unspezifischen Sensibilisierungen gehen über gesteigerte entzündliche Reaktionen wesentlich hinaus. Als Kliniker kann ich es nur begrüßen, wenn RÖSSLE zu den Sensibilisierungen der Erfolgsorgane auch das Verhalten der Gefäßwände vasomotorisch rechnet, ja das Verhalten der glatten Muskulatur, und mir darin ausdrücklich recht gibt. Dann wäre die Entzündungsbereitschaft und die allergische *Entzündung* von RÖSSLE, die von BORST keineswegs in der Form bezweifelt wird, wie es TANNHAUSER meint, nur ein Teilgebiet der Allergie. Wenn er, dessen Richtung eine streng chemische sein möchte, in seiner Kritik die allergische Entzündung völlig ablehnt, so begibt er sich der Möglichkeit, gerade als Kliniker das reaktiv Lebendige zu schauen, offenbar weil es chemisch noch nicht faßbar, also chemisch nicht zu beschreiben ist. Hier scheiden sich wohl klinische Arten des Denkens. Ja wenn uns später in diesem Kapitel selbst epidemiologische Probleme beschäftigen müssen, etwa die Beeinflussung des Ausbruchs und des Ganges von Seuchen durch meteorologische Umstimmung, so sei doch hier nicht verschwiegen, daß unabhängig von eigenen Anschauungen RÖSSLE in seinem Vortrag über Allergie und Pathergie, wenn auch nur in einer Fußnote, darauf hinweist, daß selbst diese Umstimmungen durch die Umwelt in das Gebiet der Pathergie einzureihen sind.

Bakterien und Bakterientoxine können den Organismus so verändern, daß nun erst wiederholte Einspritzungen von Adrenalin im Experiment zu Gangrän auf Grund von Thrombosen führen. Der Verlauf einer Grippe kann von ähnlichen Vorbedingungen abhängen, die Thrombangitis obliterans kann als die Reaktion einer unspezifischen Überempfindlichkeit aufgefaßt werden, so auch die Scharlachnephritis. Da wir besonders auch um eine Vorstellung kämpfen, nämlich daß aus der gestörten Funktion Zustände hervorgehen können, die auch dem Anatomen einwandfrei zugänglich werden, so ist es mir hier sehr wichtig festzustellen, daß nicht nur die Hypertrophien der Bronchialmuskulatur beim Asthma als Folge eines allergischen Verhaltens anerkannt werden, sondern die Pylorushypertrophie des Erwachsenen, deren Häufigkeit Rössle erst festgestellt hat, von ihm zurückgeführt wird auf eine Vermehrung der Leistung der Antrummuskulatur. Er stellt sich vor, daß reflektorische Krämpfe auf dem Nervenwege ausgelöst werden ganz überwiegend durch Erkrankungen der Gallenwege und Magenkatarrhe, hier wäre eine erworbene abgeänderte Reaktion, wie Rössle sich ausdrückt, schon ganz dem Nervensystem unterstellt, als Pathergie wäre auch dieses zu bezeichnen nach seiner Meinung. Für Rössle ist die Scheidung zwischen einer abgeänderten Reaktion, die man als Entzündung bezeichnet, als krankhaft gesteigerte und abgeänderte Funktion des gefäßführenden Mesenchyms und ein Krampf der glatten Muskulatur als Ausdruck einer veränderten Innervation der autonom gesteuerten Muskulatur nichts so völlig Auseinanderliegendes. Wie sehr diese Auffassung zu dem paßt, was meine Mitarbeiter und ich schon lange als veränderte Reaktion an den glattmuskeligen Hohlorganen des Verdauungsrohres studiert haben, von der „Dyskinesie“ des Colon ausgehend, um es dann zu übertragen auf die hyperthrophische Stauungsgallenblase und jene Veränderungen mit und ohne Ulcus bei der Gastritis, ist bekannt. Ich freue mich, daß Rössle auf die engen Beziehungen hinweist, die ich zwischen allergischen Erscheinungen und „nervösen Betriebsstörungen“ gesehen habe, ausgehend von dem Wunsch, den Begriff des „Nervösen“, als verwaschen und so oft den Arzt irreleitend durch Vorstellungen von der gestörten Funktion zu ersetzen.

Von der Lehre ausgehend der spezifischen Immunität und von den spezifischen Antikörpern gegen spezifische Antigene lernte die Klinik verstehen, daß der unspezifische Reiz pathogenetisch, ja selbst therapeutisch bedeutungsvoll ist, erfolgreich für Behandlung freilich nur in Verbindung mit einer kritischen Indikationsstellung.

Der Gedanke der Reizkörpertherapie stammt von Bier, er gewann Verbreitung, als Rudolf Schmidt zeigte, daß statt mit Tuberkulin auch mit Milchinjektionen eine „Proteinkörpertherapie“ unspezifischer Art möglich sei, und die Gegenwart, mehr noch die Zukunft, hat zur Aufgabe, die Strategie der Bekämpfung sehr vieler Krankheiten so auszuarbeiten, daß wir wissen, wann ein Reizen, wann ein Dämpfen des Entzündungsvorganges indiziert ist, also phlogistische oder antiphlogistische Therapie. Fast ist es schon Zeit, die Frage aufzuwerfen, welche Erkrankungen eine Lenkung des entzündlichen Vorganges durch den Arzt nicht erfordern, ob man also den Glauben an jene „Physis“ als der Heilkraft der Natur so überzeugt wie August Bier hinnehmen muß, daß Fieber nur als Heilfieber gilt, Entzündung schlechthin als Heilvorgang und auch der Eiter nur als „Pus bonum et laudabile“ anzusehen ist. Man möchte wenigstens die Tumoren außerhalb dieses Problemkreises stellen, aber selbst für das Carcinom werden wir ähnlich wie die Alten die Frage aufs neue zu streifen haben, ob nicht ein eintretender reaktiver entzündlicher Vorgang die Krebszelle schädigen, den Krebs bekämpfen könnte, hat doch gerade auch PIRQUET in der letzten Arbeit seines Lebens die malignen Tumoren als Ausdruck der „Allergie des Lebensalters“ bezeichnet, freilich den Allergiebegriff dadurch so erweitert, daß er verschwommen, ja undefinierbar wird.

Die Lehre vom funktionellen Krankheitsgeschehen hat auf diesem weiten Gebiete eine ganz neue Möglichkeit des Schauens gezeitigt. Das alles ist auch Pathologie der Funktion, mag sie zum Nutzen oder Schaden von Gewebsteilen oder vom Gesamtorganismus verlaufen. Die Vorstellung von der Pathogenese und vom pathologischen Ablauf der Entzündung verbindet sich aufs engste mit dem Problem, ob jene Abläufe, wenn sie beeinflußt werden können, beeinflußt werden sollen.

Voraufgehende Kapitel haben uns bei der Colitis gravis, bei der Gastritis, auch der Begleitgastritis des Ulcus, bei der Cholecystitis oder der Cholangitis schon Hinweise gegeben. Hier möchte ich von der allgemeinen Nosologie in der Klinik ausgehen und nur das bringen, was wir als unsere Ergebnisse und Anschauungen zu jenem Problem beitragen können.

Es ist wohl einzusehen, wenn ich glaube, daß hier ein Neuland des Verstehens und des Heilbehandelns sich auftut, noch aber möchten wir uns zurückhalten, es zu praktischen Konsequenzen allzu eilig umzuwerten, weil ich den Schaden nur zu oft sehe, der z. B. durch kritiklose schematische Reizkörpertherapie bewirkt wird. Wie mancher obsolete, praktisch geheilte tuberkulöse Prozeß gerade an der Lunge wird so noch heute zum Aufflackern gebracht, wie manche akute Krankheit, etwa Erysipel oder Angina, nimmt einen schwereren progredienten Verlauf durch die noch relativ harmlosen Omnadinspritzen, ohne die leider so viele Ärzte in therapeutischer Geschäftigkeit nicht glauben auskommen zu können. So könnte auch die Dämpfung, das antiphlogistische Prinzip, vor dem nicht so unbedingt zu warnen ist, wie BIER es leidenschaftlich getan hat, dann freilich zum Schaden werden, wenn es indikationslos zur Auswirkung käme. Es gilt, herauszuarbeiten, wann wir desensibilisieren, wann wir positiv anergisches Verhalten erzeugen sollen und wann die Hyperergie, die phlogistische Förderung, die richtige Behandlungsstrategie ist.

Aber eines wird schon jetzt einleuchten, daß die Erfahrungen der experimentellen Pathologie über die inneren Bedingungen der Entzündung und gerade von der allergischen Entzündung, wie sie experimentell vor allem von RÖSSLE, dann von den Pathologen KLINGE, A. DIETRICH und GERLACH erschlossen sind, in Zukunft den breitesten Raum im klinischen Denken und Handeln einnehmen müssen. Hier stehen wir im Mittelpunkt des Gedankenkreises, der uns und somit dieses Buch beherrscht. Daß wir den Chemismus dieses Geschehens noch nicht fassen können, ist wie gesagt kein Grund, die Phänomene als beobachtete Realitäten zu leugnen. Die Chemie versagt methodisch fast noch ganz auf dem Gesamtgebiet der Immunitätslehre, denn eine Chemie etwa der Schutzpockenimpfung oder der Tetanusprophylaxe existiert ja auch nicht; dennoch sind es gesicherte Tatsachen.

Das Zeitalter der bakteriologischen Ära, in dem man die Entstehungsbedingungen entzündlicher Prozesse durch den Nachweis spezifischer Bakterien hinlänglich geklärt zu haben glaubte, mußte erst zu einem relativen Abschluß kommen, und die Lehre von der Variabilität der Mikroorganismen zunächst begriffen werden. Weiter wurde endlich eingesehen, daß Krankheitserreger und befallener Organismus eine neue Einheit bilden: der Kranke ist nicht nur der passive Nährboden des bakteriellen Angriffs. Aus dem wechselvollen Synergismus Aktion-Reaktion erst resultiert das Bild, das als Infektionskrankheit in Erscheinung tritt, es wird nicht vom Infektionserreger allein bestimmt. Nur kurz soll auf die entscheidenden Arbeiten des Pathologen DIETRICH, Tübingen, hingewiesen werden, die experimentell diese Beziehungen einwandfrei erwiesen, etwa wenn ein und derselbe Streptokokkenstamm bei dem einen Menschen ein schweres Erysipel erzeugt, bei dem anderen kaum eine lokale Reaktion; oder wenn die Versuche, durch intravenöse Injektion verschiedener Bakterienarten eine Endokarditis beim Tier zu erzeugen, so lange fehlschlugen, bis man dazu überging, mit abgetöteten Bakterien oder Eiweißkörpern vorzubehandeln. Erst dann sah man nach der Injektion virulenter Bakterien regelmäßig endokarditische Klappenveränderungen am Tier auftreten, während sonst die Keime nicht an den Herzklappen zum Haften gebracht werden konnten.

Solche Beobachtungen sind zwanglos auch auf die Verhältnisse beim Menschen zu übertragen. Ich erinnere nur an jenen heroischen Selbstversuch von PETTENKOFER, der zum Beweis dafür, daß die von KOCH entdeckten Vibrionen nicht die Erreger der Cholera sein könnten, den Inhalt eines Reagensglases voll Reizkulturen trank — und gesund blieb. Zwar war damit die KOCHsche Entdeckung nicht widerlegt, aber doch die Bedeutung der Empfänglichkeit des Organismus erwiesen — der Versuch hat ein Todesopfer in dem jungen Mitarbeiter PETTENKOFERS gefordert, der gleichfalls die Kulturen zu sich genommen hatte. Ganz allgemein wissen wir, daß jeder Mensch auf seinen Schleimhäuten ständig Mikroorganismen beherbergt, die dauernd oder vorübergehend Zustandsformen aufweisen, die wir nach unseren heutigen Methoden (Tierpathogenität, chemotherapeutische Empfindlichkeit, Verhalten gegen verschiedene Nährböden) als mehr oder weniger avirulent charakterisieren müssen, so selbst den Streptococcus viridans als harmlosen Saprophyten, eine Standortsvariation. Und trotzdem erkrankt an diesen ubiquitären Keimen, mit denen wir gleichsam in Symbiose leben, ein gewisser Prozentsatz von Menschen, dieser aber auch nur unter bestimmten Bedingungen, meist erst nach Schädigungen, die die Widerstandskraft herabsetzen. Ich denke auch an das Beispiel der Typhusschutzimpfung, durch die die Typhuskrankheit beim schon Infizierten vorzeitig zum Ausbruch gebracht werden und einen schwereren Verlauf nehmen kann. Dabei ist die Wechselbeziehung so eng, daß zwar auch der Krankheitserreger in der Lage ist, die Reaktionslage des Organismus zu beeinflussen, vor allem aber umgekehrt auch die Körperbeschaffenheit Eigenschaften des Erregers ändern kann. Hierfür ist die Sepsis lenta bzw. der Streptococcus viridans ein treffendes Beispiel. Entsteht doch der grün wachsende Streptokokkus als sog. Standortsvariation aus jedem beliebigen Streptokokkenstamm im hochresistenten Organismus.

Was für das pathogenetische Denken im akuten einzelnen Infekt noch relativ neu sein mag, ist der Klinik schon ganz geläufig in der Lehre von den Seuchen und den chronischen Infekten. Seit K. E. Ranke wissen wir, daß der produktive oder exsudative Charakter der Lungentuberkulose nicht so sehr abhängig ist von der Virulenz der Erreger oder der Häufigkeit und Massigkeit der Infektion, sondern von der Reaktionsfähigkeit des Organismus bzw. des lokalen Lungengewebes. Das gleiche ist bei der Lues für die Beeinflussung der Entwicklung der Spirochäten durch Änderung der Disposition des Gesamtorganismus beschrieben worden.

Wie sehr wir uns hüten müssen, in der Klinik rein bakteriologisch zu denken, dafür eine sehr markante Anekdote: Vor vielen Jahren beichtete mir ein Bakteriologe, er habe den Wunsch gehabt, in einer Form aus dem Leben zu gehen, durch die sein Selbstmord niemandem und gerade auch seiner Frau nicht bekannt werden könnte. Er hat sich eine große Menge von Reinkulturen lebender Tuberkelbazillen intravenös eingespritzt, sofortiger schwerer Schüttelfrost, nach ein paar Tagen war er wieder völlig gesund. Also ein ganz anderes Verhalten wie jene so unglücklichen Vorgänge in Lübeck, bei denen es sich um Säuglinge handelte und, keineswegs ist gesagt, daß jeder Erwachsene dieses Experiment so günstig vertrüge. Bald darauf kam derselbe Bakteriologe mit Reinkulturen von Typhusbazillen zum selben Ergebnis. Durch nichts ist mir anschaulicher geworden, wie wesentlich die gerade herrschende Verfassung des Individuums ist, und daß wir uns immer von der Vorstellung fernhalten müssen, zur Infektionskrankheit gehöre nichts wie die Beschickung mit dem Erreger. Füge ich noch hinzu, daß meine sehr ausführliche Aussprache mit jenem Kollegen die Motive zur Vernichtung seines Lebens völlig beseitigte, so will ich damit nur ein Streiflicht werfen auf jenen schönen Teil der ärztlichen Mission, der außerhalb des naturwissenschaftlichen Helfens liegt, mit dem jener Bakteriologe sich nicht zu beschäftigen hatte, der keine Praxis ausübte.

Wir sehen also auch hierin wiederum einen Beweis für die Notwendigkeit der funktionellen Betrachtungsweise, denn zweifellos bedeutet die veränderte Bereitschaft zu dieser oder jener Reaktionsweise ganz allgemein eine Änderung der biologischen „Struktur", ohne daß morphologisch etwas nachweisbar sein muß und chemisch noch nichts erweisbar ist, wohl nur aus methodischer Insuffizienz der Gegenwart. Es ist das gleiche, wenn etwa nach einer Schutzpockenimpfung ein spezifischer Gewebsschutz fortbesteht, den aber keine andere Methode aufzuzeigen in der Lage ist als das funktionelle Verhalten etwa des Hautorgans bei der erfolglosen Revaccination.

Immer mehr erwies sich aber nicht nur von der Seite der Immunitätslehre her, wo es zuerst v. PIRQUET gezeigt hatte, sondern auch von der morphologischen Forschung her, daß Angehen und Ablauf einer bakteriellen Infektion abhängig ist von dem Zustand des infizierten Organismus. „Nein, die Reaktion der Gewebe hängt nicht wesentlich von äußeren Einflüssen ab, sondern sie hängt vielmehr wesentlich ab von der inneren Einrichtung der Teile. Die äußeren Einflüsse machen dabei nichts, als daß sie dieser inneren Einrichtung den Anstoß zur Tätigkeit erteilen", hatte RUDOLF VIRCHOW in seiner Abhandlung über „Krankheitswesen und Krankheitsursachen" geschrieben, den Gang der weiteren Entzündungsforschung vorausnehmend.

Ist die Entzündung nicht einfache Reizbeantwortung, hervorgerufen von dem exogenen Infekt, so ist die Frage nach ihrer Bedeutung für den Gesamtorganismus notwendig. Hierüber kann nicht allein die deskriptive Anatomie Auskunft geben, sondern nur die funktionelle Pathologie, die den Entzündungsablauf in seinen verschiedenen Teilvorgängen und auch den „*Stoffwechsel der Entzündung*" beobachtet.

KEMPNER hat an meiner Klinik unter Anwendung und Modifizierung der exakten Methodik von OTTO WARBURG am Test der entzündlichen Cantharidenblase, der ihm durch KAUFFMANNS Versuche besonders geläufig geworden war, den Stoffwechsel im *abgeschlossenen* Entzündungsraum in seinen chemischen Vorgängen studiert. Es ergab sich, daß die dort ablaufenden Vorgänge relativ unabhängig sind von den Vorgängen im Gesamtorganismus, freilich erst nachdem ein Abschluß relativ eingetreten ist, also ein Entzündungsraum sich demarkiert. Das Folgende gilt also kaum von einer fortschreitenden Entzündung purulenter oder seröser Art. Jetzt wissen wir, daß dort, wo durch fehlende Blutzufuhr — wie im Blasenraum — Sauerstoffabschluß entsteht, eine Säuerung des Gewebes bis zum nekrotischen Zerfall eintritt, die feineren Einzelheiten der Stoffwechselvorgänge im entzündlichen Reizexsudat sind uns aber doch erst durch diese Untersuchungen zugänglich geworden, und ich stehe nicht an, die Befunde als ein Modell jeder *abgeschlossenen* Entzündung im Körper zu betrachten. Untersucht man, wie KEMPNER und PESCHEL[1] es getan haben, die Entzündungsflüssigkeit auf ihren Gehalt an Zucker, Milchsäure, Bicarbonat und Sauerstoffgehalt in periodischen Zeitabständen, z. B. 20, 40 und 60 Stunden nach Auflegen des Cantharidenpflasters, also erst spät, so daß ein relativer Abschluß gegen die Umgebung eingetreten ist, dann ergeben sich etwa folgende Befunde.

Der Zuckergehalt sinkt stetig ab und erreicht nach 60—93 Stunden Werte von nur noch 6—15 mg%. Es kommt zu einer Zuckerverarmung, bei der wahrscheinlich die Zellen aufhören, Zucker zu oxydieren oder zu spalten. Dabei ist nach längerer Einwirkung der Entzündung auch ein vermehrter Zuckergehalt bei künstlicher Steigerung des Blutzuckers durch Zuckerzufuhr nicht mehr nach-

[1] KEMPNER u. PESCHEL: Stoffwechsel der Entzündung. Z. klin. Med. Bd. 114, H. 4/5 1930.

weisbar, ein Zustrom des Zuckers aus dem normalen Kreislauf ins entzündliche, abgeschlossene Gewebe besteht nicht mehr. Die Entzündung ist abgeriegelt.

Gleichzeitig sinkt mit fortschreitender Entzündung der Bicarbonatgehalt des Exsudats weit unter den des Serums, der Milchsäuregehalt hingegen nimmt bis zu ungefähr 60 Stunden zu, bleibt dann relativ konstant und kann Maximalwerte von 125 mg% erreichen.

Die Sauerstoffsättigung der Flüssigkeit sinkt in der gleichen Zeit stetig ab, schon nach 20stündiger Entzündungsdauer kommt es zu Sauerstoffdrucken von 70 mm Hg, ja nach 55—75 Stunden fand sich sogar ein Minimalwert von 6 mm Hg im Vergleich zu 96—140 mm Hg Sauerstoffdruck in der nichtentzündlichen Körperflüssigkeit (siehe Tabelle).

Tabelle 1.

	Normales Serum	Entzündungsflüssigkeit
Sauerstoffdruck	117 mm Hg	6 mm Hg
Zuckergehalt	100 mg %	6 mg %
Milchsäuregehalt	10 mg %	125 mg %
Bicarbonatgehalt	$25 \cdot 10^{-3}$ molar	$8{,}9 \cdot 10^{-3}$ molar
p_H	7,48	6,29

Offenbar sind es die Exsudatzellen selbst, die diese Veränderung in der Beschaffenheit der Entzündungsflüssigkeit durch ihren Lebensbedarf auslösen, um schließlich aber, ebenso wie etwaige Bakterien, an ihrem eigenen Stoffumsatz zugrunde zu gehen. Denn die entzündlichen Zellen haben eine große Atmung und aerobe Glykolyse, größer als die Blutleukocyten oder gar leukämische Leukocyten, die überhaupt nicht aerob glykolysieren (Peschel[1]). Im Durchschnitt veratmet 1 mg Blasenleukocyten (Trockensubstanz) in 1 Stunde 22,8 ccm O_2 und bildet ungefähr 0,07 mg Milchsäure. Dabei ist aber in Betracht zu ziehen, daß es sich bei den Blasenleukocyten nicht um einen normalen stationären Stoffwechsel, sondern um einen Schädigungsstoffwechsel entsprechend der Verschlechterung der Lebensbedingungen durch die Veränderungen im Exsudat handelt, und daß die Zellen selbst zum großen Teil bereits „gealterte" und geschädigte Zellen sind.

Dies erinnert an jene epochale Entdeckung von Pasteur bei der Gärung, in der es auch der besondere Zellstoffwechsel, hier der der Hefe, ist, der aus dem Zucker den Alkohol erzeugt, an dem bei zunehmender Entstehung die Hefezelle zugrunde geht. Ich zitiere aus der Kempnerschen Arbeit die analoge Darstellung des Entzündungsablaufs:

„Auf irgendeinen Reiz hin kommt es zu einer Exsudation und Einwanderung weißer Blutzellen. Die chemische Zusammensetzung der exsudierten Flüssigkeit bei der Exsudation ist die gleiche wie die des Serums. Sind einmal Exsudat und entzündliche Zellen vorhanden, so beginnt innerhalb des entzündlichen Bereiches ein eigenes, vom normalen Gewebe getrenntes Leben, in dessen Mittelpunkt der Stoffwechsel der entzündlichen Zellen steht ... Die Geschwindigkeit der entzündlichen Reaktionen ist abhängig von der vorhandenen Menge der entzündlichen Zellen. Die entzündlichen Zellen haben einen Oxydations- und Spaltungsstoffwechsel und verursachen durch diesen Stoffwechsel eine Säuerung des entzünd-

[1] Peschel: Stoffwechsel leukämischer Leukocyten. Klin. Wschr. 1930, Nr. 23.

lichen Gewebes und eine Verarmung des Entzündungsraumes an Sauerstoff und Energie liefernder Substanz (Zucker). Säurebildung und Mangel an Energie liefernder Substanz führen zu Schädigung oder Zerstörung des entzündeten Gewebes, zu Quellung, Degeneration und Nekrose.

Die Reaktionen der Entzündung wirken aber nicht nur zerstörend auf die entzündeten Körperzellen, sondern auch auf die körperfremden Zellen, durch die überhaupt die meisten Entzündungsprozesse bedingt sind, auf die Bakterien ... Ist die Entzündung vorgeschritten, d. h. ist im Entzündungsraum der Zucker verbraucht und der Sauerstoffzustrom minimal, so können die Bakterien weder glykolysieren noch Zucker veratmen, und es ist möglich ..., daß sogar eine totale Anaerobiose eintritt."

Natürlich sind solche vom Gesamtorganismus relativ unabhängigen Stoffwechselvorgänge nur dann im Entzündungsraum denkbar, wenn er bereits abgeschlossen und relativ isoliert ist, das sei nochmals ausdrücklich betont. Die pathologische Morphologie erweist aber durch den Entzündungswall mit Rundzelleninfiltration und die Gefäßveränderungen in der Randzone diese relative Abgeschlossenheit. Jeder Furunkel, aus dem sich der Pfropf nekrotischen Gewebes abstößt, jede Acnepustel bis zum Absceß hin zeigt diese besonderen Vorgänge im demarkierten Entzündungsraum. Wenn etwa eine lokale Entzündung, z. B. eine Acnepustel histologisch die kleinzellige entzündliche Infiltration zeigt, die sich wie eine Schale um das zerfallende Gewebe legt, so herrscht innerhalb des abgeschlossenen Entzündungsraumes jener Stoffwechsel, der unter Aufbrauch des Zuckers Säuerung hervorruft, die schließlich die entzündlichen Exsudatzellen wie gleichzeitig das Gewebe an ihrem eigenen Produkt, der Milchsäure, nekrobiotisch zugrunde gehen läßt, so daß es sich demarkiert und abstößt, der eitrige Pfropf nach außen durchbricht und die „reparative" Phase nach der „defensiven" die Ausheilung herbeiführt. Wir erkennen an diesem Beispiel, bei dem ein kleiner Gewebsteil geopfert wird, um das größere Ganze zu erhalten (Rössle), Lokalvorgänge, die regulierend eingreifen und wollen es nicht vermeiden, von einem finalen, sinnvollen Geschehen zu sprechen, das uns vom Standpunkt der Gesamterhaltung des Organismus nötig, ja zweckmäßig erscheint. Versagen die lokalen Abwehrkräfte, wird die Demarkierung durchbrochen wie bei einer fortschreitenden Phlegmone, dann sehen wir einen Vorgang bis zum Untergang des Organismus. Wird dagegen der Entzündungsraum frühzeitig und schnell abgeriegelt, so tritt oft nicht einmal Fieber und Blutleukocytose ein. Ich erinnere etwa an manche Fälle von abgeriegeltem Leber- oder Hirnabsceß, wobei Allgemeinreaktionen (Fieber, Leukocytose usw.) häufig fehlen. Oft freilich kommt es gerade erst durch den Abschluß zum einschmelzenden Entzündungsvorgang, etwa wenn eine entzündete Gallenblase ihren Inhalt durch den verschlossenen Cysticus nicht entleeren kann, Empyem, Gangrän der Wand, Perforation können die Folgen sein.

Andererseits läßt sich vielleicht auch das Rätsel, warum eine Gastritis, selbst eine eitrige, so gut wie immer fieberlos verläuft, so lösen, daß hier eben die Entzündungsprodukte nach der Oberfläche des Magens hin freien Abfluß haben — etwa zu vergleichen dem Abfall des Fiebers, wenn der Chirurg einen Absceß geöffnet hat, Einwendungen sind oben schon gebracht.

Das Fieber aber und jene Allgemeinreaktionen im Blutbilde, die wir an der Leukocytenzahl wie an der prozentischen Verschiebung („Linksverschiebung“) der weißen Blutkörperchen verfolgen, ebenso an der Senkungsgeschwindigkeit der Erythrocyten oder den Flockungsreaktionen in Plasma und Serum und irgendwelchen anderen unspezifischen Reaktionen, zeigen nur an, daß der Abschluß im Entzündungsraum kein vollkommener ist.

Diese Untersuchungen eröffnen noch nach einer ganz anderen Richtung hin Ausblicke und gestatten eine Verknüpfung der beiden wesentlichsten Grundformen pathologischer Abläufe, von denen die eine die Entzündung, die andere die Zelldegeneration bis zum quasi spezifischen *Carcinomstoffwechsel* hin darstellt.

Wir kennen aus den grundlegenden Arbeiten Otto Warburgs den besonderen Stoffwechsel der Carcinomzelle, die ohne Sauerstoffzufuhr leben kann und ihre Energiequellen aus dem Zucker bezieht, den sie zur Milchsäure spaltet. Im Blutplasma findet sie ausgezeichnete Lebensbedingungen, in der Entzündungsflüssigkeit dagegen müßten sie ihr völlig fehlen, denn diese ist ja so zusammengesetzt, daß die Carcinomzelle bald keinen Zucker zur Glykolyse mehr findet. Schon bei einer Abnahme der Zuckerkonzentration auf 20 mg% sinkt, wie Warburg gezeigt hat, die Milchsäurebildung auf die Hälfte, und dieser Zuckergehalt wird im Entzündungsraum noch unterschritten. Träte also der Stoffwechsel der demarkierten Entzündung als Reaktion auf den Reiz der Carcinomzelle ein, so müßte das Carcinom zugrunde gehen. Sollte es sich vielleicht gerade deshalb vermehren und entwickeln können, weil die entzündliche absperrende Umgebungsreaktion ausbleibt oder nicht in genügender Weise erfolgt, mit der sonst sich der Organismus schützt? Ist der krebskranke Organismus entzündlich anergisch? Oder sollte gar eine künstlich gesetzte lokale entzündliche Reaktion imstande sein, das Carcinomgewebe zu vernichten? Ist es therapeutische Aufgabe, den krebskranken Organismus wieder entzündlich hyperergisch umzustimmen?

Es hat einmal Fehleisen, ausgehend von kasuistischen Beobachtungen, in ähnlichem Sinne versucht, Cancroide durch künstlich gesetzte Erysipele zum Heilen zu bringen und hat neben vielen Versagern über einige eindrucksvolle und sicherlich nicht zufällige Erfolge berichtet. Ebenso kennt wohl jeder erfahrene Kliniker einzelne Fälle, wo sichere Carcinome durch interkurrente Entzündungsvorgänge zur Ausheilung gekommen scheinen.

Mag auch ein systematischer therapeutischer Ausbau solcher Beobachtungen unmöglich sein, da vielleicht gerade dort der Carcinomstoffwechsel eintritt, wo der Körper zu einem aktiven Entzündungsstoffwechsel nicht mehr fähig ist, so läßt sich in vitro doch die Gegensätzlichkeit der Stoffwechselvorgänge beider Reaktionen und die Aufhebung des Carcinomstoffwechsels, d. h. die Abtötung der Ca-Zelle durch den Entzündungsstoffwechsel deutlich zeigen. Es sind Versuche, die unter Kempners Leitung Ruth Lohmann an meiner Klinik angestellt hat[1], die

[1] Lohmann, R.: Krebsstoffwechsel und Entzündung. Klin. Wschr. 1931, Nr. 39.

beweisen, daß Schnitte von malignen Tumoren der Ratte und von menschlichem Carcinomgewebe im entzündlichen Exsudat rasch zugrunde gehen, einfach deshalb, weil der spezifische Stoffwechsel der Carcinomzelle in diesem Milieu, wie die exakt ermittelten Werte für Zucker, Bicarbonat, Sauerstoff und den am p_H gemessenen Säuregrad zeigen, nicht mehr aufrechterhalten werden kann.

Es gewinnt die Entzündung weiter immer mehr Beziehung zu den großen Aufbau- und Abbauvorgängen im Organismus.

Es braucht der Kliniker kaum auszuführen, daß in der Praxis mehr noch wie an der Haut die Entzündung an der Schleimhaut von praktischer Wichtigkeit ist, wie ja auch allergische Krankheiten, wie das Asthma bronchiale und der Heuschnupfen in alter Zeit als „Catarrhus acutissimus" bezeichnet wurden, oder wenn man einsieht, daß auch die spezifische Schleimsekretion bei der Colica membranacea oder mucosa Analogien zum Asthma hat, ohne daß man den Vorgang als Colitis bezeichnet. Als allergische Reaktionen sind uns aber Asthma, Heuschnupfen oder jene Dickdarmzustände mit den Abgängen der Schleimmembranen, auch die „Enteritis anaphylactica" SCHITTENHELMS, jetzt etwas ganz Geläufiges, in naher Beziehung zu den anaphylaktischen Phänomenen des Tierexperimentes. Ja, man kann die Anaphylaxie des Experimentes und die Allergie begrifflich nicht mehr trennen (DOERR). Es gab schon lange eine Auffassung von WEINTRAUD, nach der die Polyarthritis rheumatica acuta in Analogie gesetzt wurde zu jenen akut entzündlichen Gelenkschwellungen, die wir als Teilphänomene der Serumkrankheit kennen. Hier wie dort akut allergische Entzündung der Synovia. Ebenso sind wir wohl auch berechtigt, die abakterielle Reaktion am Endokard, vielleicht auch die Rheumatismusknötchen ASCHOFFS im Myokard und ähnliche Herde an vielen Körperstellen als allergische Reaktion, ohne einen spezifischen Rheumatismuserreger anzusehen; auch die entzündlichen Herde im Gehirn bei der Chorea minor, bei der neuerdings auch an eine Avitaminose (B_1, B_2) gedacht wird, da sie durch Zufuhr der Mangelstoffe heilen soll (siehe Kap. 8). Wir können der Logik nicht folgen, daß gleiche Gewebsreaktion einen „Erreger" voraussetzt, wie GRÄFF meint. Weiter sind als allergische Phänomene deutbar die Hauterscheinungen der Purpura rheumatica und des Erythema nodosum und als solche Reaktionen der Überempfindlichkeit aufzufassen — im Zusammenhang mit der veränderten Reaktionslage des reticulo-endothelialen Apparates, wenn er, wie bei der Serumkrankheit etwa durch artfremdes Eiweiß, sensibilisiert ist, selbst wenn ASCHOFFS Schüler GRÄFF recht hätte, daß diesen Erscheinungen doch ein spezifischer Erreger zugehört, wofür der Beweis fehlt, die Gleichartigkeit des Morphologischen wird an der Gleichheit des reaktiven Geschehens liegen und nicht am „Erreger".

Wir sahen oben, daß die veränderte Resistenz des Organismus erst dem Erreger die Bereitschaft zur Krankheitsentstehung schafft. Für die chronische Arthritis sind unspezifische allergische Zustände durch KLINGE experimentell erwiesen. Nach Vorbehandlung mit parenteralen Eiweißinjektionen gab er Kaninchen Injektionen vom gleichen Eiweiß in die Gelenke. Es entstand dann bei diesen eine Arthritis, während sie bei den nicht vorbehandelten Tieren ausblieb.

Aber natürlich nicht nur im vorbereiteten Organismus haben körpereigene Zellzerfallsprodukte gewebsschädigende und entzündungserregende Wirkung. Die Untersuchungen meines langjährigen Mitarbeiters FRIEDRICH KAUFFMANN über *die abakterielle Entzündung*[1] haben gezeigt, daß dies auch für den normergischen Zustand Gültigkeit hat. Als er bei Hunden an der rasierten Haut durch Quarzlampenbestrahlung Hautentzündungen, wie bei Insolation erzeugt hatte, konnte er 10 bis 14 Tage später Veränderungen als degenerative Zustände an den Oberflächen- und Grübchenepithelien des Magens beobachten, die gefolgt waren von mesenchymalen, echt entzündlichen Reaktionen mit Capillarbeteiligung, Exsudation und Auswanderung von weißen Blutkörperchen, wie es im Magenkapitel (Kapitel 3) dargestellt ist. Bei denselben Tieren traten aber zugleich auch Veränderungen an der Leber auf, sowohl am epithelialen Parenchym, also an der Leberzelle selbst, wie Entzündungsreaktionen am mesenchymalen Parenchym. Zu demselben Resultat kam KAUFFMANN auch nach subcutaner Injektion von einem pflanzlichen eiweißspaltenden Ferment, dem Papajotin, das dem Trypsin nahesteht. In beiden Fällen, bei der Dermatitis durch Quarzlampe wie bei jener proteolytischen Fermentinjektion kommt es zu einem Zerfall körpereigener Zellen. Stoffe, die etwa dem Histamin und Cholin nahestehen, überschwemmen den Organismus. Diese sind zwar nicht artfremd, aber in solcher Form und Menge doch körper- oder blutfremd. Eine wie gewaltige Umwälzung sich dabei im Organismus vollzieht, ist auch an Störungen im Säure-Basen-Gleichgewicht und an Temperaturerhöhungen erkennbar. Wesentlich ist, daß es im Gefolge von solchen abakteriellen Autointoxikationen zu diffusen Parenchymschäden kommen kann und zu entzündlichen mesenchymalen Reaktionen.

Wir sehen Analogien zu spontanen klinischen Geschehnissen, die KAUFFMANNS Experimente uns nun verständlicher machen. Sie müssen hier wiederholt werden, obwohl sie im Magenkapitel (Kap. 3) für das Verständnis der hämatogenen Gastritis schon geschildert wurden. So bei den ausgedehnten Hautverbrennungen, wie sie uns mitunter bei Unfällen, aber schon durch unvorsichtige, überdosierte Besonnung der Haut begegnen, gastritische Erscheinungen, mitunter sogar schweren Grades auftretend, auch die Tatsache der Ulcera duodeni nach schweren, ausgedehnten Hautverbrennungen, die man sich früher so gar nicht erklären konnte, gehört hierher. Man weiß, daß rotblonde Menschen besonders empfindlich sind gegen Besonnung, viel leichter einen Gletscherbrand bekommen, wenn die ultraviolette Strahlung, die am stärksten auf den reflektierenden Schneeflächen des Hochgebirges ist, solche Konstitutionen trifft. Deshalb ist ja überhaupt wegen der reflektierenden Schneefläche die Wirkung der Ultra-

[1] KAUFFMANN, FR.: Experimentelles zur Gastritisfrage. Dtsch. med. Wschr. 42/43, 1929. — Entzündung der Verdauungsorgane als pathogenetisches Problem. Verh. Ges. Verdgskrkh. X. Tg. Leipzig: Thieme 1930. — Toxischer Eiweißzerfall, Entzündung und Allergie. Z. ärztl. Fortbild. 1935, Nr. 2.

violettbestrahlung im Winter weit stärker, richtig dosiert zum Nutzen der Menschen, überdosiert zum Schaden. Jeder Arzt in Lungenheilstätten, etwa in Davos und Arosa, weiß das und schützt besonders Neuankömmlinge vor unmittelbarer Besonnung, namentlich wenn Neigung zur Hämoptoë besteht, bei der die Tuberkulose einen exsudativen Charakter hat. Wir sehen wieder, daß man von der Reaktionslage des Organismus als von einer Form der gesamten Krankheitslage und von einer örtlichen Gewebsdisposition auszugehen hat und stehen wieder vor dem Problem, wann man mit Vorsicht so reizen darf, daß natürliche Heilbestrebungen unterstützt werden, wann man umgekehrt zum Bösen reizt und eine gesteigerte Reaktionslage eine Überempfindlichkeit vermehrt, falls sie unerwünscht ist. Das ist nicht einfach eine Dosisfrage, weil die gleiche Dosis bei der überempfindlichen Haut, also den hellblonden Menschen stärker wirkt als bei den Dunkelblonden. Schon der normergische Zustand ist also erbkonstitutionell verschieden. In weit höherem Maße gilt das von dem pathergischen Zustand eines kranken Menschen. Die Dosis, die bei produktiver Lungentuberkulose, also der eigentlichen Knötchensucht im Höhenklima und speziell bei der Bestrahlung mit ultravioletten Strahlen sich günstig auswirkt und noch günstiger bei proliferierenden, zur Schrumpfung neigenden bindegewebigen Prozessen, die gleiche Dosis kann zum Verhängnis werden bei den exsudativen Phthisen, also mit entzündlichem Charakter, mit Neigung zu Einschmelzung und zu Blutungen. Auch hier entscheidet wieder nicht allein die Gewebsdisposition der Lunge, sondern die gesamte Körperverfassung des Menschen, sowohl seine Erbkonstitution, die sich natürlich nicht nur durch die Haarfarbe und die zarte helle Haut dokumentiert, aber auch die exogen veränderlichen Faktoren, die man als Disposition im Gegensatz zur Konstitution zusammenfaßt und die wir etwa im Puerperium, oder nach Masern als besonders geneigt kennen, Schübe der Tuberkulose zu veranlassen, und zwar nicht nur pneumonisch exsudative tuberkulöse Manifestationen, wie etwa das Frühinfiltrat von Raedeker und Assmann, sondern auch Streuungen in andere Lappen oder in die andere Lunge, die als wirkliche Tuberkelknötchen aufschießen oder eine Pleuritis setzen. Auch nach einer Grippe, nach einer fieberhaften Angina ist der Kranke in einer so veränderten erworbenen Verfassung, und sicher können wir ihn auch durch übereifrige Therapie, also gerade durch Reizkörperspritzen, in solche veränderte, ungünstige Krankheitslage hineinbringen. Was uns hier bei der Tuberkulose ganz geläufig ist, die Rolle der Erbkonstitution und der erworbenen Verfassung, also exogene und endogene Momente, das sollte man sich auch für alle anderen Krankheitszustände vergegenwärtigen und daraus lernen, daß nie die Dosis einer physikalischen Maßnahme, wie etwa die des Höhenklimas oder der künstlichen Höhensonne, ebensowenig hydrotherapeutische Prozeduren verschiedenster Art die gleiche Dosis für jeden Menschen erfordert, ja daß, auch für denselben Menschen zu verschiedenen Zeiten, die günstige und die zu große Dosis ganz verschiedene Mengen sind, je nachdem, in welcher Phase er sich befindet, etwa im Anschluß an eine Krankheit, im Anschluß an eine einseitige Kostform, im Zusammenhang mit einer körperlichen Überarbeitung, ja wie wir glauben, selbst im Zusammenhang mit verschiedenartigen emotionellen, subjektiv von ihm als psychisch erfaßten Situationen.

Wir sind noch weit entfernt, hier wirklich zuverlässig dosieren zu können, die Wissenschaft kann nur prinzipiell auf die Gefahren aufmerksam machen, und allein die Erfahrung des nachdenkenden Arztes kann leiten und die Gefährlichkeit eines Eingriffs verringern. Vor allem aber sollte sie den Arzt dahin führen, da immer ein Risiko bleibt, nur dann zu handeln, speziell mit seiner zu sehr geliebten Reizkörpertherapie, wenn wirklich eine Indiktion besteht, unter Wahrung des alten Gesichtspunktes des Primum non nocere.

Auch das Höhenklima also, das wir nicht so einseitig sehen dürfen, als wenn es nur durch seine ultravioletten Strahlen wirkte, auch eine ganze Reihe von anderen physikalisch-therapeutischen Maßnahmen, wie etwa die Röntgenbestrahlung, die auch zum Eiweißzerfall führt, können ähnlich wie Reizkörper, die man injiziert, aufgefaßt werden. Was beim eigenen Körperzerfall als blutfremd oder in vermehrter Menge im Blut auftritt, wie Histamin, Allylamin, eine Fülle anderer Eiweißspaltprodukte und wahrscheinlich auch Spaltprodukte des Fettstoffwechsels, werden oft genug zu Schädlingen für den Organismus, so wenn wir nicht selten bei Infektionskrankheiten degenerative und entzündliche Veränderungen an der Magenschleimhaut oder der Schleimhaut der Gallenblase und des Dickdarms, ja in der Leber feststellen. Auch diese erscheinen uns jetzt als parallel geschaltete Vorgänge, als Schädigungen und biologische Reaktionen auf den körpereigenen Eiweißzerfall, der bei jedem Infekt eine so entscheidende Rolle spielt. Wir werden die Bakterien und Bakterientoxine nicht mehr als die einzigen Schädlinge beschuldigen, wie man es bisher fast ausschließlich tat, — so etwa nicht in den häufigen Fällen von postinfektiöser Gastritis, die ein gutes Beispiel einer „zweiten Krankheit“ darstellt.

Bei einem Japaner sahen wir eine schwere akute Gastritis, klinisch wie im Röntgenbilde kraß ausgesprochen, die 14 Tage nach einer kurz dauernden hochgradigen Streptokokkenangina aufgetreten war. Das Sediment des Magensaftes, nüchtern gewonnen, enthielt massenhaft Leukocyten. Dagegen fehlten völlig jene Streptokokken, die primär die Angina ausgelöst hatten. Hier scheint uns der Magen hämatogen durch blutfremde in erster Linie wohl körpereigene Substanzen affiziert, nicht etwa sind die Streptokokken metastatisch in die Blutgefäße des Magens und seine Capillaren verschleppt worden.

Die akute Glomerulonephritis als zweite Krankheit nach einem Scharlach mit seiner Streptokokkenangina ist uns ganz geläufig, die Zeit, die zwischen dem Scharlach und der Nephritis liegt, ist meist eine längere (12—22 Tage). Auch hier werden wir nicht allein die problematischen Streptokokkentoxine beschuldigen.

Beim Scharlach ist zu beachten, daß neben den Forschern, die das spezifische Virus suchen, auch kritische Autoren existieren, die in den Erscheinungen des Scharlachs selbst, speziell im Exanthem, nur eine allergische Reaktion sehen, die zur Streptokokkenangina des Scharlachs die Beziehung einer Überempfindlichkeitsreaktion hat, — ja es gibt unter diesen sogar solche (GYÖRGI), die an ein spezifisches Scharlachvirus überhaupt nicht mehr glauben trotz der Infektiosität des Scharlachs, die dieser Auffassung doch sehr stark im Wege steht.

Wichtig ist auch, daß eine entzündliche Reaktion im befallenen Gewebe eine erhöhte oder herabgesetzte Disposition hinterläßt, die wir makroskopisch und mikroskopisch im Intervall gar nicht immer erkennen können. Man spricht von lokaler Allergie, früher vom Locus minoris resistentiae. Die Haut, die Schleimhaut, ja auch das epitheliale Parenchym innerer Organe, ebenso wie das mesenchymale verbleiben in einer allgemeinen oder lokal veränderten Krankheitslage: eine Haut, die mit abgeschwächter Pockenlymphe die entzündliche Reaktion an irgendeiner Stelle durchgemacht hat, verhält sich bei späterem Impfen überall „positiv-anergisch", die entzündliche Reaktion bleibt bei späteren neuen Provokationen aus oder verläuft anders. Das gilt weit über das Gebiet der Pocken hinaus, z. B. für die Tuberkulose (percutane Tuberkulinimpfung), aber auch für viele andere allergische entzündliche Zustände. Wie oft sehen wir noch jetzt rezidivierende Colitiden mit allen Zeichen echter Entzündung der Dickdarmschleimhaut, aber negativem Befunde, was Ruhrbacillen anlangt, bei Männern, die im Kriege eine echte bacilläre Ruhr durchgemacht haben. Dem Kliniker sind die Erysipeloide der Haut ohne Streptokokkenbefund geläufig bei Menschen, die ein oder mehrmals ein echtes Streptokokkenerysipel an derselben Stelle überstanden haben. So tritt bei einem meiner früheren Mitarbeiter, der vor 15 Jahren einmal ein echtes Streptokokkenerysipel am Unterschenkel durchgemacht hat, ein „Erysipeloid" bei der geringsten Allgemeinstörung, einer Erkältung, einer Gastroenteritis u. ä. immer wieder von neuem auf, ohne daß je wieder Streptokokken nachgewiesen werden konnten, also eine hyperergische Reaktionslage der Haut, dabei oft mit hohem Fieber.

In meiner Vorlesung bringe ich gern zwei Beispiele von einer solchen latent fortbestehenden Überempfindlichkeitsreaktion der Haut:

Eine Krankenschwester bekam auf Sublimat stets ein so lästiges Erythem der Hände und Unterarme, daß sie ihre Hände anders desinfizieren mußte. 15 Jahre vergehen, sie ist längst nicht mehr Krankenschwester, kommt in schwere soziale Bedrängnis, macht einen Suicidversuch durch Verschlucken einer Sublimatpastille — und das Erythem tritt an beiden Unterarmen auf, genau bis zur Grenze, bis zu der sie früher sich die Unterarme zu desinfizieren pflegte.

Bei einem jungen Mann ging der Entfernung des großen Zehennagels ein Jodanstrich voraus, der eine ungewöhnlich starke entzündliche Reaktion der Haut am Fuß zur Folge hatte — als er nach sehr vielen Jahren wegen Altersarteriosklerose Jodtinktur innerlich bekommt, tritt nur an dieser Stelle wieder ein Ekzem auf.

Die Neigungen zu Lobärpneumonien immer wieder im selben Lungenlappen sind dem Arzte ganz geläufig. Ebenso die Tatsache, daß eine Cholecystitis, die zur Ruhe kam, wieder aufwacht nach einer Tonsillitis. Und doch können in der Gallenblase Colibakterien gefunden werden, während an der Tonsille in diesem

Falle die Erreger als Streptokokken erwiesen sind. Das sind „unspezifische Herdreaktionen“ mit Aktivierung der Entzündung im sensibilisierten Gewebe, die wohl zu der Parallergielehre von MORO und KELLER passen. Diese Beziehung von Allergie und Entzündung wird schließlich auch deutlich an einem Fall von Asthma bronchiale und Cholecystitis, bei dem nur dann Asthmaanfälle auftraten, wenn die chronische Gallenblasenentzündung akut aufgeflackert war.

Über *die veränderte Reaktionslage* bei und nach dem Infekt hat FRIEDRICH KAUFFMANN ausgedehnte Versuche am Test der entzündlichen Cantharidenblase angestellt[1]. Legt man ein in der Dosierung vollkommen gleichmäßig wirkendes Cantharidenpflaster auf die gesunde Haut eines Patienten und untersucht nach einer ganz bestimmten Zeit (optimal erwiesen sich KAUFFMANN 22 Stunden) die Zellen, die man aus dem Blaseninhalt gewinnt, so finden sich in weitgehender Unabhängigkeit vom Blutbilde ganz verschiedene Verhältniszahlen zwischen den gewöhnlichen polymorphkernigen Leukocyten, eosinophilen Leukocyten und anderen Elementen, die den Lymphocyten ähnlich sehen, zum Teil aber wohl von bestimmten Elementen der Gefäßwand (Adventitiazellen) und diesen gleichwertigen Zellformen des Bindegewebes abzuleiten sind, der „Lymphohistiozyten“. Dieser harmlose Test kann an Kranken täglich vorgenommen werden und zeigt uns dann an lokalen, morphologischen Befunden, daß etwa nach einer Pneumonie, einer Angina, einer hochfieberhaften Pyelitis u. a. die Reaktionslage noch Wochen gegenüber der normalen Reaktion verändert ist. Wir dürfen daraus schließen, daß die sog. „Rekonvaleszenz“ mehr ist als nur Erholungsphase eines von der Krankheit angegriffenen Organismus, da uns das veränderte celluläre Geschehen auf einen (unspezifischen) Entzündungsreiz hin das veränderte reaktive Verhalten aufdeckt. Auch bei physiologischen Vorgängen wie der Menstruation und der Gravidität sind die Reaktionsformen der Entzündungsblase schon verändert.

Ist beim klinisch Gesunden das entzündliche Zellbild im Reizexsudat in der Hauptsache aus neutrophilen Leukocyten zusammengesetzt, neben denen sich ungranulierte basophile Elemente zu $1^1/_2$—8% und 0—$3^1/_4$% eosinophile Zellen finden, und ist es in diesen Grenzen beim einzelnen Individuum hinlänglich konstant, so macht es im Verlauf einer Infektionskrankheit hinsichtlich Zahl und Art der Zellen charakteristische Veränderungen durch, die zwar keineswegs krankheitsspezifisch sind, die aber doch die veränderten inneren Entzündungsbedingungen in Abhängigkeit von der jeweiligen Krankheitslage fast gesetzmäßig erkennen lassen. Da die Veränderlichkeit des entzündlichen Zellbildes im Verlaufe des Krankheitsgeschehens einer Angina, Bronchopneumonie, Pleuritis, Pyelitis, Cholecystitis, Parametritis, Polyarthritis rheumatica, Arthritis gonorrhoica, Enteritis, aber auch bei nichtinfektiösen Erkrankungen

---

[1] KAUFFMANN, FR.: Entzündung und Körperverfassung. (Zur Diagnostik unspez. allergischer [immunbiologischer] Zustandsänderungen.) Klin. Wschr. 1928, Nr. 28, S. 1309. — Die örtlich-entzündliche Reaktionsform als Ausdruck allergischer Zustände. 1. u. 2. Krankheitsforsch Bd. 2, S. 372, 448, 1926; Bd. 3, S. 263, 1926.

wie bei Basedow, der perniziösen Anämie oder der Leukämie grundsätzlich der gleiche ist, sei aus den KAUFFMANNschen Arbeiten die Beschreibung des Ablaufs bei einer croupösen Pneumonie als Beispiel hier ausführlich wiedergegeben:

In der Zeit vor der Krise ist die entzündliche Reaktionsfähigkeit der Haut dem Cantharidin gegenüber herabgesetzt. Besonders liegen die cellulären Vorgänge bei allen vor der Krise erzeugten Reaktionen danieder: die Reizexsudate sind ungewöhnlich arm an Zellelementen. Unter den vorhandenen Zellen werden lymphohistiocytäre Elemente meist völlig vermißt, ebenso eosinophile Zellen, so daß das entzündliche Zellbild so gut wie ausschließlich aus neutrophilen Leukocyten besteht. Aber auch die durch diese Zellart repräsentierten emigrativen Vorgänge treten um so mehr zurück, je schwerer das Krankheitsbild ist. Schließlich kann es bei ungünstiger Krankheitslage, der Vernichtung des Organismus vorausgehend, zu einem Zustand „negativer" Anergie kommen; unter dem Pflaster fehlt nicht nur Blasenbildung, sondern auch jegliche Andeutung einer entzündlichen Reaktion. Im übrigen können die resultierenden Reizexsudate durch ungewöhnlichen Reichtum an Fibrin ausgezeichnet sein. Es ist bemerkenswert, daß eben zu jener Zeit, in der am Krankheitsmittelpunkt, dem Lungenlappen, die Ausschwitzung großer Fibrinmassen zu den charakteristischen Symptomen gehört, Faserstoff auch an der „gesunden" Haut und, ohne daß hier der spezifische Erreger vorhanden wäre, in so gewaltigen Mengen in das Reizexsudat ausgeschwitzt werden kann, daß er, schon innerhalb der Blase zu einem dichten Maschenwerk gerinnend, dem Blaseninhalt plastische Beschaffenheit verleiht. Aus solchen fibrinösen Reizexsudaten lassen sich nur mit Mühe einzelne Tropfen Flüssigkeit zur weiteren Untersuchung (Zelldifferenzierung) exprimieren. Meist allerdings ist der Fibrinreichtum nicht so gewaltig. Die flüssigen Exsudatsbestandteile zeigen in der Regel serofibrinöse Beschaffenheit, wobei sich Gerinnungserscheinungen erst nach der Entnahme des Reizexsudats im U-Röhrchen einstellen. ...

Die Lösung der Pneumonie stellt sich bekanntlich bald vor, bald erst nach der Temperaturkrise ein. Jedenfalls steht sie zur Krise in keiner festen zeitlichen Beziehung. Die Lösung des Fibrins im Reizexsudat der Haut dagegen fiel in allen Fällen zeitlich mit der kritischen Entfieberung zusammen. Neben vielen anderen stempelt also auch diese Beobachtung unsere örtliche Reizentzündung zu einem Ausdruck des allgemeinen Krankheitsgeschehens, denn „die Krise der Pneumonie ist eine Krise des Fiebers" — wir würden heute sagen, der Allgemeinkrankheit — „und keineswegs immer der entzündlichen Lungenveränderung" (R. VIRCHOW). Sie weist ferner auf eine gewisse Unabhängigkeit der Allgemeinkrankheit vom lokalen Lungenprozeß und umgekehrt hin, sowie darauf, daß unsere Cutanprobe in ihren verschiedenen Ergebnissen keineswegs als das Spiegelbild der am Krankheitsmittelpunkt sich abspielenden Vorgänge angesehen werden darf (Abb. 53).

Nach der Krise beginnt eine bunte Kette einander ablösender Reaktionsweisen, deren Glieder im Einzelfall um so schneller aufeinanderfolgen, je rascher die Heilungsvorgänge am Krankheitsmittelpunkt, also der Lunge, und je rascher besonders die allgemeine Reparation vonstatten geht. Zunächst steigert sich die entzündliche Reaktionsfähigkeit und besonders die Intensität der cellulären Vorgänge von Tag zu Tag. Der Zellreichtum der immer wieder neu erzeugten Reizexsudate wird größer, der Blaseninhalt erscheint daher getrübt. Gerinnendes Fibrin fehlt meist schon nach wenigen Tagen völlig, so daß an Stelle fibrinöser oder serofibrinöser eitrige Reizexsudate resultieren. Bald früher, bald später wird mit fortschreitender Besserung des Gesamtbefindens eine Phase der Rekonvalescenz erreicht, in der unser Entzündungsreiz mit cellulären Vorgängen beantwortet wird, die quantitativ weit über das Normalmaß bzw. den individuellen Grundwert hinausgehen. Fanden sich z. B. am letzten Tage vor der Krise 900 Zellen in 1 ccm Reizexsudat, so betrug deren Zahl am 6. Tage nach der Krise 34 200, also eine Steigerung um fast das 38fache. Angesichts derartig zellreicher Reaktionen gewinnt man jetzt den Eindruck höchster Intensivierung und Beschleunigung der örtlichen Reizentzündung; meist kommt es gleichzeitig als Folge ungewöhnlich starker Gewebsschädigung zu oberflächlicher Geschwürsbildung. Dies Stadium, in dem die Haut wohl als Auswirkung gehobener Resistenz vorübergehend überempfindlich geworden ist gegenüber unserem unspezifischen Gift, stellte sich unter 15 Pneumonien frühestens am 6. Tage nach der Krise ein und hielt 2—6 Tage lang an.

Schreitet die „Rekonvaleszenz“ weiter fort, so werden die Reizexsudate wieder zellärmer, bis schließlich, nun also bereits zum zweiten Male innerhalb unserer Kette fortlaufender Reaktionsänderungen, wiederum Exsudate von serofibrinöser Beschaffenheit resultieren. Diese Phase abnehmender Entzündungsfähigkeit erreicht ihren Höhepunkt in einem Stadium örtlicher Unempfindlichkeit, das frühestens am 17. Tage nach der Krise begann und bis zu 11 Tagen anhielt. Da die Gesamtlage des Organismus zu diesem Zeitpunkt ohne Zweifel günstig ist, ist diese örtliche Reaktionslosigkeit im Gegensatz zu jener des Fieberstadiums als „positive“ Anergie zu werten.

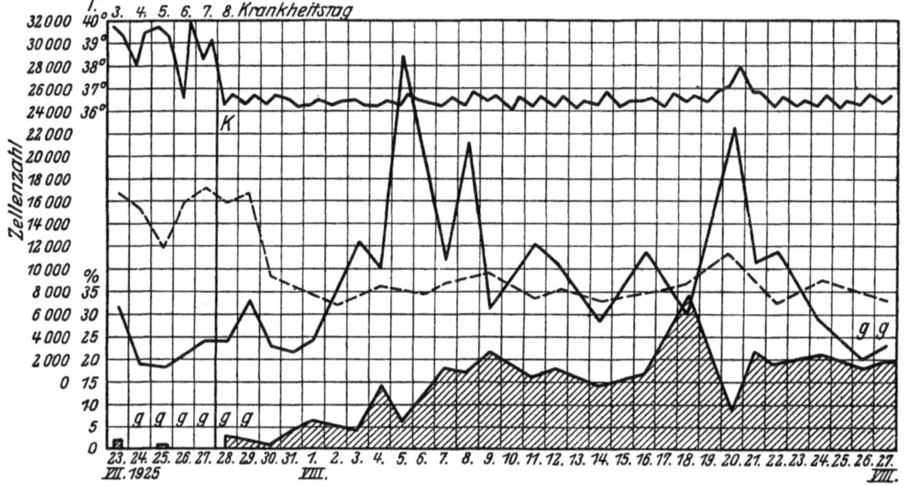

Abb. 53. Croupöse Pneumonie. Oben: Fieberkurve; gestrichelte Kurve: Leukocytenzahl im Blut; ausgezogene Kurve: Zellgehalt der entzündlichen Reizexsudate; schraffierte Fläche unten: prozentuale Mengen an ungranulierten basophilen (lymphohistiocytären) Elementen. K = Krise; g = serofibrinöse Beschaffenheit der flüssigen Exsudatbestandteile.

Im Anschluß an diese Periode der Allgemeinkrankheit nimmt die Reizempfindlichkeit der Haut wieder zu; zunächst resultieren noch einmal Reizexsudate serofibrinöser Beschaffenheit, bis schließlich ein Zustand eitriger Reaktionsart, d. h. also der Reaktionsweise Gesunder, erreicht und damit die Kette der verschiedenen Allergiephasen beendet ist.

Da, wie gesagt, die fortlaufende Veränderlichkeit der örtlich-entzündlichen Reaktionsweise: negative Anergie, fibrinöse Entzündung, serofibrinöse Entzündung, eitrige Entzündung, serofibrinöse Entzündung, positive Anergie, wieder serofibrinöse Entzündung und wieder eitrige Entzündung im Verlauf verschiedenartiger Krankheiten immer wieder in grundsätzlich gleicher Art anzutreffen ist, also gleiche Reaktionsweisen immer wieder gleichen Krankheitslagen zugeordnet erscheinen, so ergab sich die Möglichkeit, die Beziehungen der jeweiligen örtlich entzündlichen Reaktionsform zur herrschenden Krankheitslage in Form einer Kurve schematisch darzustellen, die KAUFFMANN entsprechend der voraufgehenden Abbildung, das Resultat generalisierend, entworfen hat. (Abb. 54.)

Vom Höhepunkt der Krankheit bis zur Heilung im biologischen Sinn werden die einzelnen Abschnitte dieser Kurve aus dem Bereich der ungünstigen durch den der günstigen Gesamtlage (Rekonvaleszenz), deren Dauer dem Zustand veränderter Reaktionsfähigkeit entspricht, von links nach rechts durchlaufen, bis die Normergie des gesunden Organismus gegenüber dem gewählten Test erreicht ist.

Für die Klinik bleiben außer solchen morphologischen Merkmalen der wechselnden immunbiologischen Verhältnisse auch humorale Zeichen bestehen.

So haben wir uns eine Zeitlang mit gewissen Flockungsreaktionen im Serum durch bestimmte Aussalzungsmethoden beschäftigt, indem wir die Labilitätsprobe nach GERLOCZY brauchbar fanden, gerade bei der Phthise, um ein Signal zu erhalten, daß die Krankheitslage zum Ungünstigen verschoben sei, noch ehe Temperaturerhöhung oder Gewichtsabfall etwas verrieten. Man kann mit solcher Methode auf eine Streuung oder auf ein Frühinfiltrat aufmerksam gemacht werden. Es sind noch eine Reihe von anderen solchen unspezifischen Labilitätsreaktionen der Bluteiweißkörper angegeben, die, kritisch angewandt, etwas über die augenblickliche Krankheitslage aussagen. Keine dieser Methoden hat sich aber in die Klinik einbürgern lassen, wohl weil sie so fein sind, daß sie auch auf physiologische Schwankungen, wie etwa die Menstruation, schon Ausschläge geben.

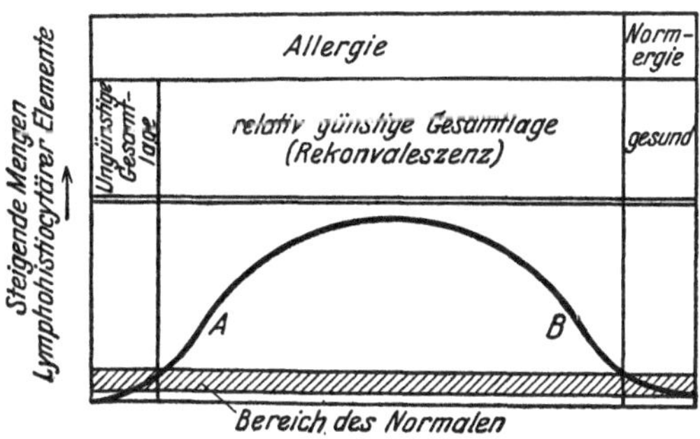

Abb. 54. Schematische Kurve über die Beziehungen der jeweiligen örtlich-entzündlichen Reaktionsform (beurteilt nach dem prozentualen Gehalt des Reizexsudates an lymphohistiocytären Zellen) zur herrschenden Krankheitslage. Der horizontale schraffierte Bezirk entspricht der Reaktionsform klinisch Gesunder.

Den brauchbarsten Text besitzt die Klinik in der Senkungsgeschwindigkeit, mag sie nach LINZENMEYER oder physikalisch richtiger nach WESTERGREEN angestellt werden, die auf der kolloidalen Blutbeschaffenheit — auf der Suspensionsstabilität der geformten Blutbestandteile bzw. Plasmaeiweißkörper — beruht. Auch SCHILLINGS unspezifische Probe, „Guttadiaphot" kann herangezogen werden, um einen veränderten Zustand beim Menschen zu bemerken. Der jüngere Arzt sei aber gewarnt, wenn er glaubt, seine noch dürftige ärztliche Erfahrung durch eine Fülle solcher gar exakt scheinender Laboratoriumsresultate ersetzen zu können. Die Fülle der Zettel, die bei manchen Konsilien überwertend uns vorgelegt wird, steht oft im Gegensatz zur schlichten ärztlichen Beobachtung und Prognose.

Daß das celluläre reaktive Geschehen in der Cantharidenblase durch Chinin (Solvochin) wie durch Pyramidon gedämpft wird, wie Frau WINTERNITZ-KORANYI[1] bei KAUFFMANN an meiner Klinik gefunden hat (Abb. 55), ist, wie oben ausgeführt, nicht nur von großer theoretischer, sondern von praktischer Wichtigkeit geworden.

[1] WINTERNITZ-KORANYI: Entzündungshemmung durch Pyramidon. Dtsch. med. Wschr. 1930, Nr. 42.

Vom Chinin war das den Pharmakologen ja schon seit langem bekannt. Während hier die entzündungshemmende Wirkung auf die Cantharidenblase in völliger Übereinstimmung mit allen übrigen pharmakologischen Prüfungen steht, scheint aber der Mechanismus der Pyramidonwirkung im Tierexperiment und am Menschen verschieden zu sein. Wenigstens haben LIPSCHITZ und OSTERROTH an der Kaninchenhaut mit Pyramidon keinen entzündungshemmenden Effekt feststellen können. Dagegen werden klinisch-empirisch die Ergebnisse vollauf bestätigt, haben wir doch in zahlreichen Fällen chronischer Infektion, so bei der Polyarthritis rheumatica und bei der Endokarditis sehr günstige Wirkungen von dieser Pyramidondosierung gesehen. In demselben Sinne spricht ja auch die von KREHL empfohlene Behandlung des Typhus mit kleinen, verzettelten Pyramidondosen (10×0,1).

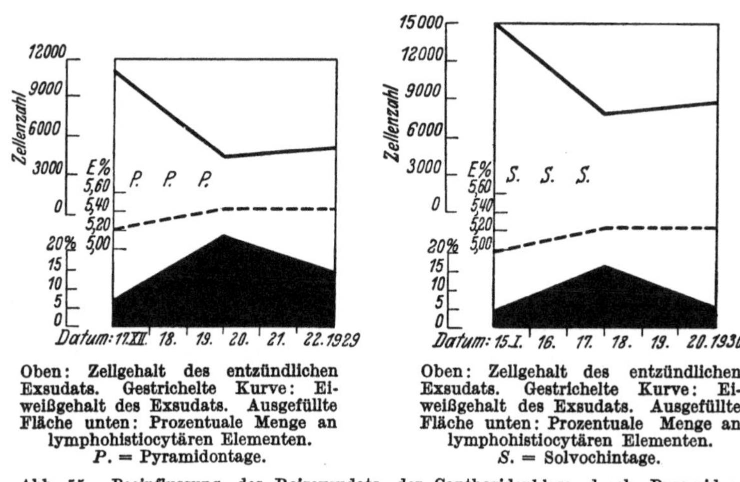

Oben: Zellgehalt des entzündlichen Exsudats. Gestrichelte Kurve: Eiweißgehalt des Exsudats. Ausgefüllte Fläche unten: Prozentuale Menge an lymphohistiocytären Elementen. *P.* = Pyramidontage.

Oben: Zellgehalt des entzündlichen Exsudats. Gestrichelte Kurve: Eiweißgehalt des Exsudats. Ausgefüllte Fläche unten: Prozentuale Menge an lymphohistiocytären Elementen. *S.* = Solvochintage.

Abb. 55. Beeinflussung des Reizexsudats der Cantharidenblase durch Pyramidon und Chinin (Solvochin).

Es ist mit Nachdruck auszusprechen und sei darum hier noch einmal gesagt, daß die phlogistische unspezifische Reizkörpertherapie im Gegensatz zur antiphlogistischen Therapie viel zu sehr indikationslose Mode geworden ist und in ihrer wahllosen Anwendung nur allzuoft Schaden anrichtet. Denn es sollte klar sein, daß sie meist dann schädigend wirken muß, wenn der entzündliche Prozeß schon an sich sehr lebhaft ist. So droht leicht Gefahr, daß man etwa beim Erysipel durch Omnadin geradezu die Weiterwanderung veranlaßt oder auch ruhende etwa tuberkulöse Prozesse unspezifisch wieder aktiviert. Ohne die große Bedeutung der Reizkörpertherapie verkennen zu wollen — niemand wird die therapeutische Großtat WAGNER-JAUREGGS, die Fieberheilung der Paralyse, übersehen können —, meine ich doch, es fehlt uns noch fast überall in der Klinik das Wissen darüber, wann ein Fieber „Heilfieber" ist, und es tut zuerst not, die Indikationen zu finden, wann wir entzündliche Reaktionen anfachen sollen und wann dämpfen. Trotz größter empirischer Erfahrungen, etwa bei der Behandlung der chronischen Arthritis mit Schwefelinjektionen, ist hier noch immer mehr Gefahr und Ungewißheit als bei der Entzündungsdämpfung.

Ein Erysipel, nach einer Ohrmeißelung entstehend, verschonte kaum eine Stelle des Körpers und lief vom Scheitel bis zur Sohle; ich hatte es bei der Kollegenfrau nicht durchsetzen können, daß ganz ohne aktive Therapie behandelt wurde, sondern mehrmals mußten Reizkörper gegeben werden, die Haut wurde künstlich offenbar in eine Überempfindlichkeitslage versetzt.

Ich habe so manche Angina konsultativ gesehen, bei der ich mich über die Ausdehnung und Größe der regionären Drüsenschwellungen wunderte, ihr entsprach im Blutbild der Typus der lymphocytären lange anhaltenden Reaktion (auch eine Monocyten-Angina von W. Schultz). Ich mußte mir die Frage vorlegen, ob diese Infektionszustände nicht schneller und glimpflicher verlaufen wären, wenn die wohlmeinende Polypragmasie einer Reizkörperbehandlung unterlassen worden wäre, denn nur allzu häufig waren Injektionen von Omnadin, Ophthalmosan und ähnliche Mittel als Proteinkörpertherapie gegeben.

Wieviele obsolete, praktisch geheilte Tuberkulosen sind durch ähnliche Behandlungen zum Aufflackern gebracht; hier wird exogen — iatrogen — dasselbe bewirkt, was eine Grippe oder, uns noch geläufiger in der „negativ anergischen Phase", Masern oder Gravidität auslösen, die eine Phthise zum Aufflackern bringen, wobei die negativ gewordene Pirquetsche Reaktion an der Haut anzeigt, daß der Kranke in einen Zustand verminderter Resistenz geraten ist, in eine ungeschützte Krankheitslage.

Wie wenig ähnliche Gedankengänge noch verstanden sind, wird deutlich, wenn ein bedeutender Kliniker etwa sagt: was fangen wir mit dem Moment der Erkältung durch nasse Füße, der Abkühlung der Haut als Ursache etwa für eine Lobärpneumonie an, wo doch der Pneumococcus als Erreger bekannt ist? Wir aber sagen: die Pneumokokken sind als Saprophyten in der Mundhöhle und den Luftwegen unendlich häufig da, bereit zu „Krankheitserregern" zu werden, wenn die Resistenz des Organismus sich verändert hat und dafür genügt schon, was an vasomotorischen Reaktionen sich bei jenen Abkühlungsvorgängen vollzieht.

Wieder sehen wir, daß eine einseitige bakteriologische Auffassung schon bei der Individualmedizin zu einer Unmöglichkeit wird, hier in der Tat muß die Erfahrung uns leiten, mit dem, was jeder Mensch geradezu an sich selbst beobachtet. Er weiß, daß starke Abkühlung und Durchnässung, insbesondere nasse kalte Füße zu Schnupfen, zu Schleimhautentzündungen aller Respirationswege, zur Bronchitis, ja selbst auch zur echten lobären Lungenentzündung, erst recht zur Bronchopneumonie führen kann. So ist es kein Wunder, daß erst mit dem Nachlassen der bakteriologisch dominierenden Denkungsart gegen diese Richtung im letzten Jahrzehnt wissenschaftliche Untersuchungen über die Wärmeregulation des Menschen unter dem Gesichtspunkt der Erkältungsbereitschaft unternommen wurden.

Die Bedingung der Erkältung muß etwas zu tun haben mit den wärmeregulatorischen Maßregeln des Warmblüters, und wenn wir, obwohl unbekannt, den Bereich der physikalischen Wärmeregulation dank wechselnder Bekleidung und der Beheizung unserer Räume sogar weiter ziehen können als das behaarte

Säugetier, so geht durch das Stubenhocken, durch überheizte Räume, namentlich der Zentralheizung, und alle möglichen Formen des Verpimpelns gegenüber klimatischen Faktoren das verloren, was man „Abhärtung“ nennt, wie wir umgekehrt immer wieder erleben, daß, wer auf Abhärtung trainiert, ungleich weniger von Erkältungskrankheiten befallen ist. Es fiel im Weltkrieg auf, wie sehr die Erkältungskrankheiten nach dem ersten Winter abgenommen haben, und dasselbe berichten die Veterinärmediziner von den Pferden, sobald man diese nicht mehr in geschützte Stallungen unterbringen konnte. Wenn am Ende des Weltkrieges die Grippe als erschütternde Pandemie auftrat, so gehört sie nicht in die gewöhnlichen Erkältungskrankheiten hinein, die ja keinen pandemisch-epidemischen Charakter tragen, wohl aber von Witterungseinflüssen offenbar in hohem Maße in ihrem Auftreten abhängig sind. Es wird daran erinnert, daß wir uns im ersten Stadium einer Klimatologie befinden im Sinne des Studiums, welche meteorlogischen Einflüsse auf Gesundheit und Krankheit und deren Entstehung ausgeübt werden, worüber sich der deutsche Kongreß für Innere Medizin im Frühjahr 1935 ausgesprochen hat. Es muß ferner ein Training der Wärmeregulation geben und damit auch der Blutversorgung der Haut und der Schleimhäute. Ein solcher Trainingszustand müßte auf der Haut und im Körperinneren durch exakte Thermometrie feststellbar sein. Wir danken es Herrn Prof. WESTPHAL von der Technischen Hochschule Charlottenburg, daß er uns in den Stand gesetzt hat, durch drei Thermometer besonderer Konstruktion solche präzise Temperaturmessungen vorzunehmen. Die Anfänge solcher Feststellungen sind soeben von meinem Mitarbeiter BARTELS gewonnen, aber wir sind noch zu recht wenig befriedigenden Ergebnissen gekommen. Was wir anstreben, ist eine zielbewußt eingesetzte individuell dosierbare Therapie und Prophylaxe durch physikalische Prozeduren mit strenger Indikationsstellung, bei der man weiß, was man treibt und warum, also ein Gebiet so erschließt, wie es die medikamentöse Therapie durch die wissenschaftliche Pharmakologie in Verbindung mit der akademischen Klinik erfolgreich getan hat.

Daß heute noch die ärztliche Empirie weit überlegen ist mit ihren Heilerfolgen und ihrer Prophylaxe als „natürliche Heilweisen“, bleibt völlig unbestritten, aber der Physiologe REIN hat fraglos recht, wenn er eine neue Heilkunde wünscht, daß auch für die physikalische Therapie die wissenschaftliche Fundierung hinzugefügt wird, eine methodisch harte Aufgabe, die nur langsam zum Erfolg führen kann, aber deshalb doch als Forderung zäher wissenschaftlicher Forscherarbeit besteht, weil ähnlich wie durch die Erschaffung der Pharmakologie in dem Maß, wie sich Methoden finden und Köpfe, das Anwendungsgebiet einer noch primitiven physikalischen Therapie erfolgreicher und zielsicherer sich ausgestalten muß.

Ein gewisser Fortschritt schien gegeben, als HÄBERLIN in Wyk auf Föhr die Hamburger Großstadtkinder vor und nach mehrwöchigem Nordseeaufenthalt untersuchte in ihrer Reaktionsform gegenüber einer Abkühlung des täglichen kurzen Vollbades in der See. KRAUEL fand dort, daß bei den Neulingen die Hauttemperaturen nach dem Bad höher liegen als bei Abgehärteten, kalte Hände und Füße wären also hier der Ausdruck besserer Einsparung von Wärme im Körperinneren. Dennoch tritt nach längerer Zeit unter dem Einfluß der Wind-, Wetter- und Wasserkur mit zunehmendem Capillartraining eine gleichmäßigere Durchblutung für die Extremitäten wieder ein, Hände und Füße werden wieder warm. Es verlohnt also, das Wechselspiel zwischen Kern- und Hauttemperatur zu verfolgen, die Dekompensation der Wärmeregulation zu studieren. Noch sind die Ansichten geteilt (FLEIDERER). Anderwärts ist festgestellt, daß bei föhnartigem Wetter die Hauttemperaturen eine grundsätzlich andere Reaktionsform gegenüber einer Wärmeentziehung annehmen. Von seiten der Naturheilkunde sagt BRAUCHLE, daß nicht die Behandlung der chronischen Entzündungen der oberen Luftwege, sondern vielmehr die Beseitigung der chronischen Fußkälte anzustreben wäre. Wenn beides aber nur Symptome sind einer schlecht gesteuerten Wärmeregulation, wäre der Angriffspunkt der Therapie, die Dekompensation jener Regulation zu beseitigen, Luftwege wie Füße kämen in den Normzustand zurück.

Auch für eine Reihe von Darmkatarrhen als Durchfallskrankheiten gilt es sicher ähnlich wie für den Blasenkatarrh, daß sie durch Abkühlung zustande kommen, zum Teil von der Haut aus, etwa durch Sitzen auf kaltem Stein bei heißer Jahreszeit, zum Teil auch durch eiskalte Getränke, wenn man diese nicht gewohnt ist, darauf trainiert wie die Angehörigen der Vereinigten Staaten von Amerika. Es scheint sicher, daß die Sommerdiarrhoen durchaus nicht immer durch verdorbene Nahrungsmittel bei heißem Wetter zustande kommen. LOTZE hat mit THADDEA in allerletzter Zeit auf meine Veranlassung studiert, daß Reizerscheinungen des Darmes bei weißen Mäusen mit Schlundsondenfütterung von Eiswasser zustande kommen, es fand sich in den Faeces ein Bacterium coli, das auf der Blauplatte statt gelb blau wuchs, das kein Indol mehr bildete, das nicht mehr Gas zu bilden vermochte und das auch sonst manches Atypische aufwies, also eine echte Variation erfahren hatte.

Wir dürfen also nicht in den entgegengesetzten Fehler wie den der Vergangenheit verfallen, indem früher von vielen Klinikern nur der Krankheitserreger beachtet und mit allen möglichen Methoden auf seine Virulenz und seine Kultureigenschaften geprüft wurde, so daß wir uns nunmehr etwa nur noch mit der Disposition des Menschen beschäftigen. Es besteht eine enge Wechselbeziehung zwischen den Bakterien, mögen wir sie als Saprophyten bereits in uns beherbergen, oder mögen sie von außen in den empfänglichen Organismus gelangen. Daß der erkrankende Mensch aber nicht nur empfänglich, in irgendeiner Form disponiert ist, sondern daß er *Standortsvariationen der Bakterien* hervorbringt und so den Saprophyten zum veränderten Keim wandelt, ist sicher nur eine der Tatsachen, durch welche wir im Verstehen vorwärts kommen. Ein älterer verabschiedeter Offizier, der freiwillig einen Gaskurs mitmachte, bekam nach einer die Luftwege und den Verdauungskanal nur irritierenden Einatmung, die von allen anderen Kursteilnehmern schnell überwunden war, eine tödliche akuteste Gastroenteritis wie eine Paratyphusvergiftung. Sicher hatte er schon vorher keinen gut ausregulierten Kreislauf und war Arteriosklerotiker, in seinen Faeces wurde der Enterokokkus Breslau in Reinkultur gefunden, ein bakteriologischer Befund, der bei den Faeces des Gesunden niemals vorkommt. Diese Beobachtung LOTZES paßt zu jener Auffassung, die von uns fordert, daß wir beide Gegner im Kampfe, den Organismus und den sog. „Erreger" nicht getrennt studieren, sondern in ihrer Wirkungsart aufeinander[1].

Als ich, noch vor dem Weltkrieg, die bekannte Häufigkeit der Kombination von Scharlach und Diphtherie beim Kinde sah, war mir klar, daß hier keine zufällige Kombination vorliegen könne. Pseudodiphtheriebacillen beherbergt eine große Zahl von Menschen in der Mundrachenhöhle, ja auch echte Diphtheriebacillen sind nichts allzu Seltenes, wenn einmal fleißig Abstriche bei Gesunden gemacht werden. Die Pseudodiphtheriebacillen tragen ihren Namen davon, daß sie morphologisch und kulturell identisch sind mit den Löffler-Bazillen, aber keine Pathogenität zeigen. Sollte nicht, so habe ich mich schon damals gefragt, freilich noch immer keinen Beweis erbringen können, die Scharlachangina mit ihrer düsterroten Schwellung ein besonderer Nährboden sein, der die Wandlung zu echten Diphtheriebacillen zuwege bringt, so daß nun auf der entzündeten Tonsille die typischen Beläge entstehen und die Diphtherietoxinproduktion einsetzt. LOTZE berichtet weiter über zwei Kanalarbeiter, die, den „Miasmen" in der Grube ausgesetzt, an akuter Enterocolitis erkrankten, auch hier ist es naheliegend, Bedingungen anzunehmen, die nicht vorschnell rein bakteriologisch erklärt werden sollten. Es ist aus dem Tierexperiment bekannt, daß gewöhnliche Streptokokkenarten im Organismus des hochresistenten Wirtes zum Streptokokkus viridans abgewandelt werden können, und daß bei wiederholter Vorbehandlung mit artfremdem Eiweiß eine bakterielle Endokarditis am Tier zustande kommt, die ohne solche Vorbehandlung nicht gelingt.

Die ausgedehnte Typhusepidemie in Hannover des Jahres 1926 hätte sich kaum vollzogen, wenn nicht jene sogenannte „Wasserkrankheit" — eine Gastroenteritis durch Verunreinigung des Trinkwassers — eine Bevölkerung geschaffen hätte, die nun in eine erhöhte Krankheitsbereitschaft versetzt war. Es wirkt merkwürdig veraltet, wenn man damals suchte, wer am Ufer der Leine oberhalb Hannovers die Typhusbacillen in den Strom abgesetzt haben mag, da doch jede Großstadt vereinzelte Fälle von Typhus und genug Typhusbacillenträger beherbergt. Es muß also eine Populationsdisposition gewesen sein. Sie ist nichts Mystisches, auch kein uneingeschränktes Zurückgreifen auf die alten PETTENKOFERschen Theorien vom Stande des Grundwassers, sondern auch eine vorher durchgemachte Erkrankung kann die Durchseuchungsresistenz einer Bevölkerung verändern; das kann man gerade von jenen Erfahrungen aus Hannover lernen, die mein jetziger Oberarzt STROEBE dort besonders studieren konnte; im verunreinigten Trinkwasser sind ja auch damals keine Bakterien der Typhusgruppe gefunden worden.

---

[1] LOTZE, HARALD: Probleme der Epidemiologie. Habilitationsschr. 1934. Z. Hyg. Bd. 116, H. 5.

Auffallend war auch in Hannover, daß sich oft bei den Erkrankten nicht der Typhusbacillus fand, sondern der SCHOTTMÜLLERsche Paratyphusbacillus B.

Ich habe schon in meiner Assistentenzeit von meinem damaligen Mitassistenten JÜRGENS gelernt, daß es vom Standpunkt der Klinik aus nur *einen* Typhus abdominalis gibt, und daß bei dieser Krankheit häufiger der EBERT-GAFFKY- als der SCHOTTMÜLLER-Bacillus gefunden wird, ein klinisches Krankheitsbild aber des Paratyphus im Gegensatz zum Typhus aufzustellen, ist völlig unmöglich. Für sporadisch auftretende Fälle mag es zutreffen, daß die Infektion mit Paratyphusbacillen meist leichter verläuft. Sobald es sich um Epidemien handelt, wird diese Unterscheidung völlig unberechtigt, man kennt leichte Epidemien mit Typhusbacillen und schwere mit dem Paratyphusbacillus B oder auch, wie in Mazedonien im Kriege, Epidemien mit dem Paratyphusbacillus A. Auch bei diesen Epidemien findet man, gerade wie in Hannover, nicht selten eine Minorität von Kranken, die eines der naheverwandten Bakterien beherbergen. Auch hier denken wir, wie in den oben gebrachten Beispielen, an Variationen im Körperinneren, ja es ist heute keine Ketzerei mehr, zu glauben, daß das gewöhnliche Bacterium coli, das wir alle beherbergen, sich in einen virulenten echten Typhusbacillus wandeln kann. Man nennt das irrtümlich Mutation, was ganz falsch ist (s. Kap. 15), es sind Variationen in veränderter Umwelt. Was wir in Gärten an Variationen und Spielarten höherer Pflanzen erleben, ist morphologisch viel gewaltiger, inwiefern dieser Vergleich hinkt, ist mir selbstverständlich klar, dennoch ist er nach dem Wesentlichen beurteilt berechtigt.

JÜRGENS ist nicht müde geworden, trotzdem er ein Schüler von ROBERT KOCH war, gerade in seiner Darstellung der Typhusepidemien immer wieder darauf hinzuweisen, wieviel wir beim Aufflackern und Verschwinden einer lokalisierten Typhusepidemie nicht verstehen, und daß die Erklärung der Bakteriologen und der beamteten Kreisärzte nicht zureichend ist, er hat das besonders vor dem Kriege an der Döberitzer Typhusepidemie der Armee studiert und auch dort wieder die alte Tatsache bestätigt gefunden, daß nach dem Aufflackern einer solchen in der Regel 6 Wochen später die Zugänge an Neuerkrankten spärlicher werden, die Epidemie erlischt spontan, das war auch so, als nicht die jetzt üblichen hygienischen Maßregeln ergriffen wurden. Man kam aber nicht weiter, als daß man kritisch immer wieder zu betonen hatte, was beim Auftreten einer Seuche und namentlich bei den großen Seuchenzügen unverständlich blieb. Eine zureichende Erklärung konnte auch in der Grundwassertheorie PETTENKOFERS nicht gefunden werden. Die triumphalen Entdeckungen eines ROBERT KOCH und LOUIS PASTEUR haben den Blick von dem, was die Wissenschaft nicht erklären konnte, so völlig abgelenkt, daß es fast von allen Hygienikern und den meisten Klinikern geleugnet wurde, wieviel wir beim Auftreten der Volksseuchen nicht begreifen, Virulenzänderungen, Bacillenträger und vieles andere erschienen nicht etwa als Notbehelfe, die nicht zur Erklärung ausreichten, sondern befriedigten das Kausalitätsbedürfnis. LOTZE hat in jüngster Zeit mit großer Leidenschaft darauf hingewiesen, wie eigentlich nur ein Schüler PETTENKOFERS, WOL-

TERS in Hamburg, am Unverständlichen der Seuchenzüge und der Seuchenentstehungen festgehalten hat, und da er nicht müde wurde es zu betonen, sich ständigen Anfeindungen aussetzen mußte, so daß er kaum mehr in der Lage war, für seine Publikationen in der Fachliteratur Aufnahme zu finden.

Wer die Pandemie der Grippe, also der Influenza vera, im Jahre 1918 grausend erlebt hat, die so schauerlich verlief, daß kurze Zeit manche geradezu an eine Lungenpest glaubten, wer dabei erschüttert wurde sowohl von der ungeheuren Ansteckungsfähigkeit wie von jenen Fällen, die mit und ohne Bronchopneumonie unter schwerem Vasomotorenkollaps jeder Kreislaufbehandlung trotzten und vom ersten Moment an verloren waren, und dann wieder gesehen hat, wie auch die meisten Schwestern und Ärzte, die noch so sehr sich der Ansteckung exponierten, völlig verschont blieben, andere wieder leichteste scheinbar nur Erkältungskrankheiten während der Pflege durchmachten, endlich, daß gerade sehr kräftige, gut ernährte Individuen besonders schwer erkrankten, die asthenischen, körperlich schwächlichen viel häufiger durchkamen, dann wieder Grippen auftraten von nur eintägiger Dauer mit hohem Fieber und dann jede Gefahr vorüber war, der sollte niemals vergessen, daß hier durch die Bakterien und deren Virulenz weder der Verlauf des Einzelfalles noch gar jener Seuchenzug zu erklären war, der in Europa in Spanien begann, im Sommer und Herbst 1918 über die Westfront ganz Deutschland befiel und über hunderttausend Todesopfer für Deutschland zu denen des Krieges hinzugefügt hat. Die gleiche Schwere trat auf in Ländern, die nicht unter der Hungerblockade gelitten hatten, z. B. in der Schweiz und in Schweden. Es ist auch nicht unwichtig, daß die Lobärpneumonien zur selben Zeit sich häuften. Schon im Sommer 1918 wurde klar, daß keineswegs der sogenannte Influenzabacillus von PFEIFFER der Erreger sein konnte, denn er fand sich höchstens bei 30% der Kranken, dagegen waren stets im Auswurf Streptokokken und Pneumokokken zu finden, die lehmwasserartigen Empyeme der Grippekranken enthielten regelmäßig Streptokokken. Als PFEIFFER 1892 bei der vorletzten Influenzaepidemie seinen Bacillus beschrieb, war die Seuche schon im Abklingen begriffen, und sollte wirklich ein einheitlicher Erreger für die Grippe bestehen, so ist es keinesfalls der PFEIFFER-Bacillus, er ist entweder noch unbekannt, oder es sind die Streptokokken, das Problem läge dann ähnlich wie für den Scharlach.

Aber hier liegt nicht das Hauptproblem überhaupt, sondern es liegt in der Frage, wie kommt es, daß ein gewaltiger Prozentsatz einer Population plötzlich für eine Seuche empfänglich wird und diese Empfänglichkeit am selben Ort fast gesetzmäßig schon nach 6 Wochen aufhört? Ich habe das damals für die Sommerpandemie voraussagend publiziert und konnte, als im Herbst mit noch größerer Mortalität die Grippe wieder auftrat, aber nun von zahlreichen Einzelherden aufflackernd, nicht mehr als geographischer Seuchenzug, für jene schrecklichere Epidemie mit Recht es wieder voraussagen, sie blieb in jedem Stadt- oder Landkreis, wo sie aufflackerte, nicht länger als sechs Wochen auf der Höhe.

Durch die Betonung, was wir nicht wissen, eine der fruchtbarsten Pflichten für den forschenden Menschen, ist immerhin jetzt ein Fortschritt erreicht, der im Frühjahr 1935 auf dem Deutschen Kongreß für innere Medizin nachdrücklich bekannt wurde, daß zwei Experimentalreihen von LOTZE vorliegen, die wenigstens einiges erklären. In Versuchen am Kleintier, vorwiegend Meerschweinchen, auch Kaninchen, konnte nachgewiesen werden, daß das Auftreten der experimentellen Maul- und Klauenseuche obligat abhängig ist von der Bodenexposition, kamen die Tiere nicht mit dem Boden in Berührung, entstand die Erkrankung nicht, obwohl alle die Substanzen, die die Krankheit übertragen, den Versuchstieren an den Plantarflächen der Extremitäten eingeimpft worden waren; es konnte weiter gezeigt werden, daß ein gewisser Grad von Wärme und Feuchtigkeit, sowie chemische Reizeinwirkungen notwendig sind in einer gewissen Konzentration, damit die infektiöse Seuche zustande kommt, die künstlichen Düngermittel und die Fäkalien spielen also bestimmt nicht nur als Träger eines Erregers eine Rolle, ja es konnte mit Sicherheit ausgeschlossen werden, daß es sich bei der Bodenwirkung um eine direkte Wirkung von Bakterien handelt. Als begünstigende Momente müssen für diese Seuche Epitheldefekte der Mundschleimhaut angesehen werden, die durch bestimmte Grassorten hervorgerufen werden, und Epitheldefekte und starke Macerationen der Klauenhaut. Es scheint fast, als wenn das Virus der Maul- und Klauenseuche nicht corpusculärer, sondern fermentativer Natur sei. Schon PETTENKOFER hat darauf hingewiesen, daß es Bodenarten gibt, die das Entstehen einer Seuche begünstigen, wie auch solche, die das Auftreten einer Seuche hintanzuhalten scheinen, saure Wiesen fördern die Seuche, und die Säuerung des Bodens ist wiederum abhängig von der Bodendurchfeuchtung. Zweitens konnte LOTZE nachweisen, daß auch Einwirkungen von Bodengasen, vor allen Dingen Ammoniak, also ein düngerreicher Boden, das Entstehen der Seuche begünstigen, so daß das Gas auch ohne Berührung des Bodens durch das Tier nach vollzogener Infektion es erkranken läßt.

Der Umschwung in unseren Anschauungen über die Seuchenentstehung bahnt sich aber noch auf ganz anderem Wege an. Endlich hat die Klinik Interesse bekommen für die klimatischen Einwirkungen auf den Menschen. Wurde das schon am einfachsten Beispiele, dem Schutz vor Erkältungskrankheiten durch Abhärtung erwiesen, so bleibt es das große Verdienst DE RUDDERS, daß er den Begriff des Stenosenwetters für die menschliche Pathologie geprägt hat.

Es ist kein Zweifel, daß der Larynxcroup bei der Diphtherie sich häuft, wenn eine Reihe von meteorologischen Einflüssen zusammenkommen, es geht ferner, wie JACOBS gezeigt hat (1935), eine starke Senkung der Sterbekurve einher mit einer Senkung des Geburteneintrittes, ein Zusammenhang mit der Temperaturkurve und einer vorangegangenen Senkung des Luftdruckes ist zu erweisen. Die Wetterfronten sind bisher am besten studiert, so fand DE RUDDER in München Croup-Häufungen bei Einbruch von Warmluft, aber ebenso, wenn eine Kaltfront einsetzt. JACOBS stellte fest, daß das Eklampsievorkommen in Übereinstimmung mit dem Wehenbeginn und der Geburtenfrequenz, ebenso die

Sterbefrequenz in einer strengen Abhängigkeit steht vom Auftreten der Kaltfront. Aus dem RÖSSLEschen Institut hat ORTMANN eine starke Abhängigkeit der Sterbeziffer von den Unstetigkeitsschichten der Atmosphäre erwiesen, die Höhepunkte der Sterblichkeit fallen zusammen mit den sogenannten Fronttagen, also dem Tage, an denen eine Kalt- oder Warmfront über Berlin zog, wobei Unterschiede zwischen Sommer und Winter zu finden sind. Wir stehen hier in den ersten Anfängen eines Forschungsgebietes, dessen Wichtigkeit von der akademischen Medizin erkannt ist, wurde doch auch darüber im Frühjahr 1935 referiert und diskutiert. Aus jenen Referaten ging hervor, daß wir nicht so naiv sein dürfen, von schönem und schlechtem Wetter zu sprechen, um davon das Auftreten biologischer Reaktionen des Menschen etwa abhängig zu denken. Im Sommer 1918, als die Grippepandemie ausbrach, war herrliches Wetter, es ist sicher, daß Lufttemperatur, Luftfeuchtigkeit, Barometerstand, Luftbewegung noch lange nicht als diejenigen Faktoren ausreichen, welche als Umwelt die Lebewesen und gerade den Menschen beeinflussen. Es wurde betont, daß auch Vorgänge in der Stratosphäre nicht gleichgültig sind, die wir methodisch noch kaum zu fassen vermögen. Immer wird es dabei bleiben, daß die Disposition des Einzelnen nach seiner augenblicklichen Verfassung und nach seiner Erbkonstitution maßgebend ist für das Zustandekommen und die Prognose der Seuchenerkrankung, die ihn etwa befällt. Aber daß endlich im Sinne der Lehre von PETTENKOFER und WOLTERS die Erreger bei den Epidemien und wohl auch bei sporadischen Fällen epidemischer Erkrankungen nicht mehr das einzig Interessierende sind, dafür beginnt sich ein Tatsachenmaterial zu formen. Es schien mir berechtigt, hier darauf kurz einzugehen, weil mir stets die Einseitigkeit einer behördlich gemaßregelten Bakteriologie zuwider gewesen ist, und weil die Grippepandemie noch anders als die Scharlach-Diphtherie mich überzeugte, daß hier ein großer Komplex von Umweltsfaktoren nicht nur unbekannt war, sondern, weil er unbekannt war, es so dargestellt wurde, daß es nicht existiere. Die Experimente LOTZES, der jetzt an meiner Klinik ist, wie das aktuelle Problem einer medizinischen Klimatologie, die sicher auch für manche Heilwirkungen von Kurorten Bedeutung haben wird, denn es gibt ein Mikroklima, d. h. Besonderheiten in geographisch enger Begrenzung, sind Grund genug, auch diese ungeheuer wichtigen Probleme, nämlich die Seuchenprobleme, unter dem Gesichtspunkt der Pathologie der Funktion zu sehen. Ist doch der Mensch nur scheinbar eine Konstante, in Wahrheit ständig sich wandelnd unter den Einflüssen seiner Umwelt, diese Umwelt reicht weit über die Aufnahmefähigkeit seiner Sinnesorgane hinaus, je mehr hierfür reale Befunde beigebracht werden, um so besser werden wir Krankheit und Krankheitsbereitschaft und dabei auch das Kommen und Gehen der großen Geißeln der Menschheit, der Volksseuchen, verstehen.

Daß die entzündliche Reaktionslage und damit auch die Krankheitsbehandlung von diätetischen Faktoren abhängig ist, darauf wird im folgenden Kapitel noch zurückzukommen sein, wenn reichliche Zufuhr von gewissen Vitaminen, namentlich Vitamin A und B_2, vor Erkältungskrankheiten schützen soll und wohl auch schon der entstandene entzündliche Ablauf günstig beeinflußt werden kann.

Es ist bekannt, wie zunächst rein vom Empirischen ausgehend, die kochsalzarme Diät von GERSON gegen Migräne empfohlen wurde, also wohl gegen einen vasomotorischen Zustand, der, so oft man mit Migränekranken zu tun hat, immer wieder an ein allergisches Geschehen erinnert, es ist weiter bekannt, wie die Verwendung jener salzarmen Diät von SAUERBRUCH aufgegriffen wurde und sich heute die Diät nach SAUERBRUCH und HERMANNSDORFFER als eine Diätvorschrift namentlich für die Tuberkulosebehandlung eingebürgert hat. Die Erfolge beim Lupus sind von allen Seiten zugegeben, bei der Lungentuberkulose sind sie noch recht umstritten. Ob hier wirklich das Wesentliche die saure Kost ist, oder die Kochsalzarmut, der Gemüsereichtum oder zahlreiche Mineralsalze, das alles ist noch recht unklar. Es bleibt die Schwierigkeit, daß man das humorale Gleichgewicht kaum diätetisch beeinflussen kann, gibt es doch ein Säurebasengleichgewicht, das sehr fein einreguliert ist, eine Isoionie und eine Isotonie in bezug auf die gelösten Molen im Blute und noch mannigfache andere Konstanten, an denen der Organismus wenigstens im Blute starr festhält, im Gewebe und insbesondere in der Haut mag das anders sein. Auch die lokalen Beeinflussungen an Wunden, wie sie besonders VON GAZA durchgeführt hat, gehören hierher, und man müßte für jede einzelne diätetische oder andere Verordnung wissen, nicht nur grob empirisch, was phlogistisch, was antiphlogistisch wirken kann, und wie sonst die Reaktionslage verändert wird, z. B. durch Lebertran. CZERNY behandelt seine exsudative Diathese der Kinder mit kohlehydratarmer Kost.

Ich habe deshalb MARKEES[1] von meiner Klinik veranlaßt, den Einfluß kochsalzarmer Ernährung auf die Entzündung an irgendeinem Test zu studieren, denn fast alle Autoren bestätigen empirisch eine Dämpfung der Entzündung durch kochsalzarme Kost, während experimentelle Unterlagen fast ganz fehlen. Wir haben wieder die entzündliche Cantharidenblase gewählt, als dem Modellversuch, mit dem KAUFFMANN so wichtige Ergebnisse erzielt hat. Das Auszählen der Zellen war aber methodisch hierfür nicht zu brauchen, wohl aber ließ sich der Blasenzucker, also der Zucker in der Cantharidenblase, bestimmen, und mit dem Blutzucker vergleichen. Bei salzloser Kost steigt der Blasenzucker deutlich an, die Differenz zwischen Blutzucker und Blasenzucker nimmt ab, die entzündliche Reaktion verringert sich, während bei Vergrößerung der Differenz eine Zunahme der Entzündung eintritt. Es scheint mir damit zum erstenmal experimentell quantitativ die empirische Überzeugung der entzündungswidrigen Wirkung kochsalzarmer Kost wenigstens für die Haut als Tatsache bewiesen zu sein, wobei wir nicht entschieden haben, auf welchen Wegen sich das vollzieht, ob nun etwa das Calcium überwiegt, dessen entzündungshemmende Wirkung ja bekannt ist. Jedenfalls kann man, freilich nur bei sehr krasser Kochsalzbeschränkung, eine Umstimmung hervorrufen, die die Entzündungsbereitschaft im menschlichen

[1] MARKEES, SILVIO: Einfluß kochsalzarmer Ernährung auf die Entzündung. Klin. Wschr. 1935, Nr. 8.

Organismus verringert. Damit ist wenigstens ein Bruchteil jener Diätvorschriften von SAUERBRUCH-HERMANNSDORFFER durch eine experimentelle Analogie am Menschen aus dem Bereich der einfachen Empirie in eine reproduzierbare, biologisch nachweisbare, Form des Verhaltens gebracht.

Dazu nur noch ein kasuistischer Beitrag, den KALK veröffentlicht hat: Ein riesiges Röntgenulcus, entstanden durch die Untersuchungen vieler Kliniken bei einem Demonstrationspatienten, eiterte ständig gewaltig. Der Kranke bekam ein Oesophaguscarcinom und geriet in völlige Inanition. Nun reinigte sich das Ulcus, das 15 Jahre eiternd bestanden hatte, und heilte in 8 Tagen völlig aus. Der Patient hatte eine Hungeracidose, seine Alkalireserve hatte stark abgenommen, der Urin war stark sauer. KALK[1] erinnert an jene Beobachtung SAUERBRUCHS bei einer Kranken mit paranephritischem Absceß und jauchigem Empyem, der durch Hunger und saure Kost acidotisch wurde und sich schnell besserte. Dem steht allerdings entgegen, daß die diabetische Acidose mit schlechter Wundheilung und erhöhter Infektionsbereitschaft verknüpft ist und ebenso, daß bei Schrumpfnierenkranken mit Dekompensation der Nierenleistung die Neigung zu Entzündungen, Perikarditis und Lungengangrän uns geläufig sind, obwohl auch bei ihnen das p_H eher nach der sauren Seite verschoben ist.

Wenn ich die Eigenblutbehandlung und besonders auch die von BIER so hochgeschätzte Tierbluteinspritzung übergehe, so, weil mir, wie wohl fast allen Internisten die Erfahrung auf diesem Gebiete fehlt. BIER selbst setzt diese Therapie in Parallele mit der Transfusion, bei der er sicher recht hat, daß es sich am wenigstens um Blutersatz handelt, fraglos wirkt oft die Transfusion blutstillend, BIER meint durch die Zersetzung und die das Gefäß zusammenziehenden Reize der Zersetzungsprodukte; es spielen wohl sicher auch ganz andere Stoffe mit, wie die Proteinkörper, so daß man nach BIER die Wirkung nicht in die Reizkörpertherapie durch Eiweißstoffe einreihen darf. BIER hat zuerst 1905 die Eigenbluteinspritzungen bei Knochenbrüchen erfolgreich durchgeführt, aber schon seit 1901 die Tierbluteinspritzungen empfohlen und die Erfahrung gemacht, daß der stärkste Reiz von Schweineblut ausgeübt wird. Wir haben bei der Behandlung der Basedowschen Krankheit über diese Tierbluteinspritzungen sehr skeptisch geschrieben, aber keinesfalls darf diese Art der Behandlung außerhalb der Basedowschen Krankheit unbeachtet bleiben, denn sie ruft nach BIER wesentliche, ja gewaltige Umstimmungen hervor, die sicher ganz anderer Art sind, wie die des Aderlasses. Kann man bei diesem doch einiges wissenschaftlich präzis aussagen, so ist man für die Fremdbluteinspritzung auf die Form der Erfahrung allein angewiesen, die durch autistisches Denken stets der Gefahr unterliegt, daß man sich täuscht. Hoffen wir, daß wenigstens Anhaltspunkte gefunden werden, wie die Wirkung sich vollzieht.

Einer ähnlichen Schwierigkeit begegnen wir, wenn wir die günstigen Effekte einer Eigenbluteinspritzung, über die ja so viele berichtet haben und die vom

[1] KALK, H.: Ein Beitrag zum Zusammenhang zwischen Wundheilung und Säurebasengleichgewicht. Klin. Wschr. 1929, Nr. 23.

Kranken oft subjektiv selbst für Depressionen als günstig empfunden werden, vergleichen mit den großen Suggilaten, wie sie etwa nach Traumen entstehen. Ein Chirurg schreibt mir auf Grund meiner ersten Auflage, in welcher ich die Meinung vertreten habe, es müsse eine Reizkörpertherapie sein, die zu hyperergischen, auch zu hypergischen Reaktionen führe, ähnlich wie die Peptontherapie unter Einfluß eines Resorptionsfiebers nach einer Operation: Wenn eine Krankheit nach Extravasation von Blut in die Gewebe unter Zersetzung des Blutes anders verliefe, ähnlich wie die Chinesen die Ulcusbehandlung treiben, indem sie durch Kneifen der Oberschenkel Hämatome unter der Haut erzeugen, warum man eigentlich in der Unfallchirurgie solche veränderten Wirkungen nicht beobachte? Denn doch träten so oft zahlreiche Hämatome auf und spätere Krankheiten, auch Operationen verliefen in keiner Weise anders als ohne diese Eigenblutzersetzung in den Geweben. Hier besteht ein Widerspruch, den ich ebensowenig aufzuklären vermag wie der Kollege, dem ich nur danken kann, daß er mich auf diese Schwierigkeit aufmerksam gemacht hat. Zum wissenschaftlichen Verstehen gehört eben doch, daß man die Bedingungen kennt mit den Veränderungen, die sie setzen und damit erst eine Indikation für ein therapeutisches Vorgehen gewinnt, mindestens so, daß man weiß, ob man wirkt, und wenn es der Fall ist, ob man günstig oder ungünstig einwirkt. Ehe man aus dieser Phase der Unsicherheit nicht hinaus ist, kann sich Bier nicht beklagen, daß mit der Vorstellung der „Zersetzung" so wenig für die verschiedenen Arten der Allergie anzufangen ist und sich deshalb diese so ganz unklaren und unberechenbaren Methoden der Therapie nicht einbürgern.

Ähnliches gilt auch von den Hungerkuren, die mit ältesten religiösen Fastengeboten bis in die Medizin der Gegenwart hineinreichen, wie groß ihre Erfolge bei der akuten Nephritis sind, wie günstig sie eine diabetische Stoffwechsellage beeinflussen können, darüber ist kein Zweifel, aber wenn sie auf anderen Gebieten wirken, so ist auch über das, abgesehen von subjektiver Erfahrung, die dem Glauben nähersteht als dem Wissen, noch wenig zu sagen. Darin liegt nicht eine Ablehnung, wie jene Erfahrung an dem Patienten mit dem ausgedehnten Ulcus zeigt, aber ich wüßte nicht zu sagen, wann solche Hungerkuren außerhalb der erwähnten Indikationen wirklich mit Erfolg anzuwenden sind.

Ich möchte bei entzündlichen Erkrankungen der Luftwege, weniger bei Bronchitiden, Bronchopneumonien (Grippe), aber ausnahmslos bei der croupösen Pneumonie, auch einer erst sekundär konfluierenden, das *Chinin* nicht mehr missen, seit an meiner Frankfurter Klinik die Wirksamkeit der parenteralen Behandlung gerade mit basischem Chinin auf großer Basis bei der Lobärpneumonie als Verbesserung der alten Aufrechtschen Pneumoniebehandlung erwiesen hat[1]. Seit wir systematisch frühzeitig jede croupöse Pneumonie mit Solvochin, das intramuskulär anzuwenden und bei der Injektion kaum schmerzhaft ist, behandeln, ist in unserem Material nicht nur die Letalität wesentlich

[1] Cahn-Bronner, C.: Chinin bei Erkrankungen der entzündlichen Luftwege. Ther. Gegenw. 1925. — 10 Jahre Chinintherapie der croupösen Pneumonie. Ebenda 1927, H. 3.

gesunken, sondern wir haben uns auch immer wieder davon überzeugen können, daß die Krankheitsdauer an sich, wenn nur frühzeitig genug behandelt wurde, eine wesentliche Abkürzung erfuhr. Wie schnell die Entfieberung, die sonst gewöhnlich zwischen dem 7. und 8. Tag zu erwarten ist, bei Chinin eintritt, mag eine Zusammenstellung veranschaulichen.

Tabelle 1.

Behandlungsbeginn	Zahl der Fälle	Entfieberung bei Chininbehandlung innerhalb				Innerhalb 4 Tagen entfieberte Kontrollfälle	Entfieberung bei Chininbehandlung innerhalb 5 Tagen	Innerhalb 5 Tagen entfieberte Kontrollfälle	Entfieberung erst nach 6 und mehr Tagen bei	
		1 Tag	2 Tagen	3 Tagen	4 Tagen				Chininbehandlung	Kontrollfällen
1. Tag	53	17=32%	25=47%	35=66%	43=81%	5,4%	47=89%	16,4%	6=11%	83,6%
2. „	66		8=12%	25=38%	35=53%		43=65%		23=35%	
3. „	56			10=18%	21=37,5%		33=59%		23=41%	
4. „	29				8=27,5%		12=41%		17=59%	
5. „	20						5=25%		15=75%	

Tabelle 2.

Behandlungsbeginn am	Durchschnittliche Fieberdauer bei		
	Chininbehandlung		Kontrollfällen
1. Tag	2,9 Tage	4,3 Tage	8,1 Tage
2. „	4,6 „		
3. „	5,3 „		
4. „	6,3 „		

Es ist wichtig, daß es sich bei der Entfieberung tatsächlich nicht um eine einfache antifebrile Wirkung des Chinins handelt — eine solche kommt bei Injektion von 0,5 g Chinin, das in einer Ampulle Solvochin enthalten ist, bei anderen fieberhaften Zuständen meist gar nicht oder nur vorübergehend zum Ausdruck. Es handelt sich vielmehr um eine echte Coupierung. Darum vertrete ich mit Nachdruck den Standpunkt, eine solche Abortivbehandlung der Pneumonie zu versuchen und noch vor Ausbildung aller typischen Krankheitssymptome, möglichst schon beim ersten Schüttelfrost Chinin zu verabreichen. Auch bei der Pneumonie besteht die Gefahr des Vasomotorenkollapses infolge von Bakteriengiften und körpereigener Eiweißzerfallsprodukte und diesem kann begegnet werden, wenn der Reaktionsablauf der Krankheit so wesentlich verkürzt wird. In der Tat hat jeder, der nur einige Erfahrungen mit der Chinintherapie gemacht hat, ein wesentliches Absinken der Sterblichkeit bei der Pneumonie beobachten können. Die Chininbehandlung steht in keiner Weise der spezifischen Serumbehandlung der Pneumonie nach. So großzügig jene Behandlung nach der jeweiligen Art der Pneumokokkenstämme im Rockefellerinstitut studiert wurde, die unspezifische Behandlung führt statistisch eher zu besseren Resultaten. Nach wie vor halte ich die intramuskuläre Frühbehandlung mit Chinin bei der Lobärpneumonie für die Therapie der Wahl, die nun auch bei der deutschen

Tabelle 3.
Herabsetzung der Sterblichkeit durch Chininbehandlung.
(Eigene und aus der Literatur gesammelte Fälle.)

Autor	Kontroll-fälle	Chinin-fälle	Mortalität	
			Kontroll-fälle	Chinin-fälle
Aufrecht und Petzold .	1361	330	17,1%	8 %
Cahn-Bronner.	341	318	20,5%	5 %
John	300	200	35 %	16,4%
Nicolaysen	237	95	17,7%	9,4%
Berger	36	33	18 %	11 %
Gesamtzahl	2275	997	20%	9,6%

Wehrmacht regelmäßig durchgeführt wird. Ein Fortschritt ist zu verzeichnen, seit Calcium-Chinin Präparate gegeben werden, weil Calcium offenbar dichtend auf Capillaren und Lungenendothelien einwirkt und in diesem Sinne das antiphlogistische Moment unterstützt. Mein früherer Assistent Schöndube hat sich für diese kombinierte Calcium-Chinin-Therapie sehr eingesetzt und ebenso wie Nissen, der an meiner Klinik die Chinintherapie bei Pneumonie schätzen gelernt hat, ist nun auch beim Standortlazarett Berlin jene kombinierte Behandlung eingeführt, die sich als Frühbehandlung außerordentlich bewährt hat.

Uns belehrt das prinzipiell: nicht die Bakterien sind die einzige Zielscheibe der Therapie, die Chemotherapie wende sich auch dem kranken Makroorganismus zu, an dem sie ganz anderes zu leisten hat als ein antiseptisches Sterilisieren, weshalb auch Optochin und Eukupin, die im Reagenzglase wie bei allgemeiner Sepsis des Versuchstieres ganz den Idealen der Ehrlich-Morgenrothschen Chemotherapie entsprechen und dort Pneumokokken abtöten, für die Pneumonie des Menschen aber entschieden weniger leisten als das einfache Chinin und dabei weit gefährlicher sind — nicht nur für den Opticus. Solche Einwirkungen auf den Makroorganismus müssen z. B. auch angenommen werden bei der bekannten Beeinflußbarkeit tuberkulöser Drüsen durch Röntgenstrahlen. Denn wie Ruth Lohmann[1] an meiner Klinik in manometrischen Versuchen kürzlich exakt nachweisen konnte, wird weder der Stoffwechsel noch das Wachstum der Tuberkelbacillen durch Röntgenstrahlen beeinflußt. Die heilende Wirkung der Röntgenstrahlen beruht also nicht auf einer direkten Änderung der vitalen Reaktion der Tuberkelbacillen selber, sondern auf einer mittelbaren Wirkung, nämlich über die Abwehrkräfte des Gesamtorganismus.

Cahn-Bronner konnte den Nachweis führen, daß bei der intramuskulären Applikation ein höherer Chininspiegel im Blute resultiert, wie bei der oralen, nach der das Chinin in die Leber gelangt und offenbar gleich erheblich abgebaut wird. Es findet außerdem eine besondere Anreicherung in der Lunge selbst statt, so

[1] Lohmann, R.: Manometrische Untersuchungen über Stoffwechsel und Wachstum von Bakterien unter dem Einfluß von ultraviolettem Licht und unter den Bedingungen der Entzündung. Klin. Wschr. 1934, Nr. 31, S. 1112—1116.

daß dort wahrscheinlich der entzündliche Ablauf im Gewebe direkt beeinflußt wird. Damit erscheint diese Therapie unter einem ganz anderen Gesichtspunkte als dem der Bekämpfung oder Abtötung von Bakterien, d. h. sie ist prinzipiell völlig verschieden sowohl von der Serumtherapie der Pneumonie, wie von der mit den MORGENROTHschen organischen Chininderivaten.

Immer wieder wird übrigens Solvochin und Transpulmin in der Praxis verwechselt, letzteres Präparat, das auch in meiner Frankfurter Klinik entstand, ist fraglos ein sehr gutes Mittel für alle Erkrankungen der Luftwege, die mit großen Auswurfmengen verlaufen und beseitigt nicht nur den fötiden Geruch, sondern setzt bei einer intramuskulären Applikation von 1—2 cm die Auswurfmengen in 8—14 Tagen sehr oft nicht nur herab, es hören in dieser Zeit die Sputummengen auch ganz auf, also bei Bronchoblennorrhoe, Bronchiektasen und Lungenabsceß. Bei so langem Gebrauch scheinen mir die kleinen Chininmengen des Transpulmin auch nützlich, während sie für die Coupierung der Pneumonie, die in 1—3 Tagen durchzusetzen ist, gar nicht in Betracht kommen. Die beigegebenen ätherischen Öle sind beim Transpulmin nützlich, werden durch die Exspirationsluft ausgeschieden und endlich wird auch das Hexeton mit seiner Kreislaufswirkung im Transpulmin günstig sein; selbst beim Phthisiker mit der Mischinfektion in seinen Cavernen habe ich oft Gutes gesehen, aber für die Pneumonie kommt nur das Chinin als basisches in den täglichen, relativ großen Mengen von 0,5 g in Betracht, wie es in einer Solvochinampulle enthalten ist. Man sollte sich entschließen, bei jedem Verdacht auf eine akute Pneumonie Solvochin sofort, also schon am ersten Tag, anzuwenden, selbst wenn einmal sich später herausstellt, daß keine Pneumonie vorlag, damit kann kein Schaden angerichtet werden, andererseits ein großer Nutzen, wenn so früh wie möglich die Abortivbehandlung einsetzt. Ich habe einen Fall gesehen, der sofort beim Schüttelfrost Solvochin erhielt, physikalisch entwickelten sich die Zeichen der Pneumonie noch hinterher, aber die allgemeine Krankheitssituation nach dem Beginn mit Schüttelfrost schien sofort geradezu beseitigt, es kommt also alles darauf an, daß diese beste Pneumonietherapie, die wir durch AUFRECHT besitzen, in jener von uns ausgearbeiteten Form, sofort zur Anwendung kommt, die Letalität an Lobärpneumonien könnte damit um die Hälfte gesenkt werden, wenn sich im oben entwickelten Sinne *die Solvochintherapie* fast als *prophylaktische Frühbehandlung* endlich durchsetzte.

Als Umstimmungs- und nicht als Reizkörpertherapie betrachten wir *die Goldbehandlung* des chronischen Infektes, die an meiner Klinik eingehend und mit gutem Erfolge durchgeführt ist. Geht die Wirkung des Chinins im wesentlichen wohl über die Änderung der Reaktionsfähigkeit des Lungengewebes, so wird das Gold wie so viele Schwermetalle ganz allgemein im mesenchymalen Apparat, also dem reticulo-endothelialen System, abgelagert und wirkt dort katalysatorisch (ASCOLI und IZAR, FELDT). Ohne selbst zu reagieren, beeinflußt es wie alle echten Katalysatoren durch die bloße Gegenwart die ablaufenden Reaktionen, wobei meist auch die Menge des Katalysators in keinem wesentlichen Verhältnis zur Größe der ausgelösten Reaktion steht.

Während ich bei den Goldinjektionen wiederholt sehr unangenehme schwerste generalisierte Dermatitis gesehen habe, nicht nur abhängig von der Dosis, sondern von der Individualität des Patienten, bin ich jetzt selbst bei der Medikation per os auf die kleineren Dosen zurückgekommen. Es gibt Solganaldragées zu 0,1 und 0,01, ich verwende nur noch die zu einem Centigramm 1—3 Stück am Tage und sehe eher bessere Wirkungen, mögen sie auch etwas langsamer eintreten. Es kommt dabei niemals zu Nephrosen, wie es bei größeren Dosen, wenn auch selten, vorgekommen ist, wohl aber bei der Arthritis sogar meist erst zu einem geringen Aufflackern der Beschwerde, gerade wie bei allen Prozeduren, die bei der chronischen Arthritis helfen, so etwa bei den Badeprozeduren gerade auch in den entsprechenden Kurorten. Das Indikationsgebiet für Solganal hat sich mir aber sehr erweitert, ich habe es vorhin schon im Kapitel der Lebererkrankungen für die chronische Hepatitis, auch noch für ganz ausgesprochene Cirrhosen und für die Cholangitis empfohlen und bin der Meinung, daß das Anwendungsbereich fast auf alle chronischen entzündlichen Erkrankungen Anwendung finden sollte, wobei der hohe Preis leider noch der breiten Anwendung hinderlich ist. Noch nicht veröffentlichte Untersuchungen von Lotze und Thaddea sprechen dafür, daß gerade die kleinen Golddosen zu einer Umstimmung Veranlassung geben, während die großen Dosen eher schädlich wirken, da eine Blockade des Reticulo-Endothels einzutreten scheint, so daß bei verschiedenen Sepsisformen ausgesprochene Mißerfolge der Goldtherapie zu betonen sind.

Auch durch das Gold wird also nicht der Infektionserreger selbst geschädigt, sondern der Infektionskranke „umgestimmt". Die katalytische Wirkung des Goldes und der Gedanke ihrer therapeutischen Ausnutzbarkeit ist nicht neu. Die Therapie konnte aber so lange nicht einen breiteren Gebrauch davon machen, als dem Präparat noch schwere und unkontrollierbare, giftige Eigenschaften anhafteten. Erst in den letzten Jahren ist es der chemotherapeutischen Forschung gelungen, derartige, für die Praxis brauchbare, relativ ungiftige Verbindungen herzustellen, unter denen wir mit dem von Feldt dargestellten Solganal unsere günstigen klinischen Erfahrungen gesammelt haben.

Als Prototyp des chronischen Infektes haben wir zur Erprobung der Goldtherapie die chronische Arthritis gewählt. Ich möchte aber meinen, nachdem sich erst einmal hier haben Erfolge zeigen lassen, daß die Goldtherapie ganz allgemein in der Behandlung der chronischen Entzündung einen wichtigen Platz sich erobern wird.

Wirkt die Behandlung mit Schwermetallen wohl sicher katalytisch, so ist *die umstimmende Wirkung der Eigenblut- und Fremdblutbehandlung*, der Behandlung mit unspezifischen Seren und mit Pepton in ihrem biologischen Mechanismus wohl auch „umstimmend", aber doch recht unklar.

Seit der Bluttransfusion durch Landsteiner mit der Entdeckung der Blutgruppen die Gefahren des anaphylaktischen Shocks fast ganz genommen sind, ist die Transfusionsbehandlung, nicht so sehr zum Zwecke des Blutersatzes, oder zur Anregung der Blutbildung, als zur Umstimmung des Gesamtorganismus, immer mehr ein wichtiges therapeutisches Hilfsmittel geworden. Noch stehen wir unter dem Eindruck der Heilungs- oder mindestens weitgehenden Besserungsmöglichkeit der Colitis gravis durch die Bluttransfusion. Noch erleben wir es immer wieder als überraschendes kasuistisches Ereignis, wenn es gelingt, durch Blut- oder unspezifische Seruminjektion ein akutes Ekzem, ein Asthma bronchiale, auch eine akute Polyarthritis günstig zu beeinflussen. Was heute aber nur empirische Beobachtung ist, wird in der Zukunft richtunggebend für die klinische Forschung sein müssen, und es ist schon ein erfreulicher Schritt nach dieser Richtung getan, wenn wir ähnliche Erfolge, wie sie durch eine Transfusion von 400 ccm Blut erreicht werden, herbeiführen können durch eine vorsichtige Behandlung mit unspezifischem Serum, oder gar durch intracutane Injektionen von Pepton in kleinsten Mengen.

Geläufig ist namentlich der französischen medizinischen Schule die orale Peptontherapie, die offenbar nur wirkt, wenn das Pepton auf leeren Magen ohne jede andere Nahrung genommen wird, es scheint dann manchmal unspezifisch desensibilisierend zu wirken; wichtig ist, daß der für deutsche Gründlichkeit bisher so verschwommene und deshalb unbefriedigende Begriff des Arthritismus der französischen medizinischen Schule vielleicht Gestalt gewinnt, indem er sich immer mehr nähert dem, was bei uns als allergische Krankheiten im weitesten Sinne des Wortes bezeichnet wird. Denn Asthma, Colica mucosa, allergische Dermatosen, echte Arthritis urica, durchaus aber nicht jede Arthritis anderer Art, gewisse Lebererkrankungen werden in Frankreich in die Diathese des Arthritismus einbezogen.

Seit Jahren behandeln wir durch intracutane Peptoninjektionen in der Form, daß eine sterile 5%ige Wittepeptonlösung in der Dosis von 0,2 ccm eingespritzt wird, es ist interessant zu beobachten, wie mancher Kranke sofort auf die erste Spritze mit einem sehr starken Entzündungshof, oft gleichzeitig mit einer Quaddel reagiert, ich sah das besonders bei Menschen, die früher eine Serumkrankheit gehabt haben, auch bei solchen, die an Nesseln und anderen ausgesprochen allergischen Krankheiten leiden. Verläuft die erste Injektion reaktionslos, pflegen wir schon am nächsten Tag wieder zu injizieren, je nach der Stärke der folgenden Reaktion werden aber auch 2—3 Tage gewartet; man wähle immer wieder andere Hautstellen, etwa an Beinen und Armen, weil sich auch eine lokale Überempfindlichkeit herausstellt, die an weit entfernten Hautstellen nicht eintritt. Es ist interessant zu sehen, daß, wenn eine starke Reaktion erzielt wird, sehr oft die früher injizierten Stellen mit einer Entzündung als Rötung und Schwellung auch mit geringer Schmerzhaftigkeit wieder ansprechen. Meist gelingt es von einem hyperergischen Geschehen, daß sich, wenn es nicht sofort da ist, nach einiger Zeit einstellt, die Haut in ein hypergisches und anergisches Verhalten zu bringen. Dieser reguläre Weg wird unterbrochen, wenn eine interkurrente Krankheit einsetzt, es genügt leichteste Erkältung, ja selbst physiologische Zustände, wie die Menstruation, verändern den Reaktionseffekt. Jedenfalls reagiert die Mehrzahl der so behandelten Kranken schließlich mit einer Anergie, die ich als positive, nach Art einer unspezifischen Immunität ansehen möchte, und die mehr oder weniger lange manchmal nur eine Reihe von Wochen anhält, und sollte es nichts wie eine unspezifische Reizkörpertherapie sein, was hier getrieben wird, ist sie jedenfalls harmloser Art, denn ein Aufflackern irgendeiner latenten Erkrankung, etwa einer Tuberkulose oder irgendwelchen nennenswerten Temperaturerhöhungen haben wir niemals gesehen. Neben vielen Versagern dieser Therapie, die ich seit über fünf Jahren recht ausgedehnt anwende, ist doch über ganz erstaunliche Erfolge zu berichten. So bei einem universellen Exzem, bei dem verschiedene Dermatologen völlig gescheitert waren und eine sehr schnelle Heilung als Dauerheilung aufgetreten ist, so Erfolge, bei vielen Arthritiden, aber auch beim Ulcus eine ähnliche prompte Beschwerdebeseitigung, wie manchmal auch auf Novoprotinspritzen. Bei Urticaria, bei Asthma, bei einer ganzen Reihe von Krankheiten, die nicht einmal erwiesene allergische Erkrankungen sind, kann von auffallenden Erfolgen bei aller Kritik berichtet werden.

Da, wo die therapeutische Wandlung einhergeht mit einer völligen Änderung der Anschauungen über den Entzündungsvorgang überhaupt, wo Gewebsschutz und Allergie immer mehr in den Vordergrund der Beziehung zum entzündlichen Reiz treten, wird also therapeutisches Bemühen mit allergrößter Wahrscheinlichkeit auch dann gerade von Erfolg gekrönt werden, wenn es sich vom Kampf gegen den spezifischen Entzündungserreger weg der unspezifischen Unterstützung der Abwehrvorgänge des Organismus zuwendet. Von hier wird die hippokratische Auffassung des Heilbestrebens der Physis neuen Sinn erhalten (August Bier), aber auch nur dann von wahrem Erfolg gekrönt werden können, wenn die Medizin der Gegenwart sich davor hütet, in allen pathophysiologischen Abläufen des Organismus stets nur Heilbestreben sehen zu wollen und gerade auch mit Hippokrates die Schädigungen und häufigen Fehlleistungen der Physis erkennt.

Fassen wir noch einmal zusammen: wir gingen von Jenner und von v. Pirquet aus, kamen zu den alten Lehren phlogistischer und antiphlogistischer Therapie und stellten die Bakteriologie wie die spezifische Immunitätslehre in den Hintergrund gegenüber den Begriffen des lokalen Gewebsverhaltens und der allgemeinen Krankheitsbereitschaft. Es haben sich zahlenmäßig präzise Werte für die Stoffwechselvorgänge bei der Entzündung im Experiment, ja auch für das Krankenbett, von uns finden lassen — sie werden noch weiter ausgebaut werden müssen —, alte Vorstellungen von der Autointoxikation bei infektiösen wie nichtinfektiösen Erkrankungen sind wieder aufgelebt — die naturwissenschaftlich eingestellte Klinik ist daran, jene Substanzen, die die Körperverfassung beim entzündlichen Geschehen bestimmen, chemisch zu erfassen. Sie wird immer weiter nach den Körpern suchen müssen, die als chemische Noxen beim körpereigenen Eiweißzerfall wirken. Es handelt sich um dieselben Stoffe, die man einst als das „putride Gift“ suchte und im Sepsin gefunden zu haben glaubte (Schmie-

DEBERG, ERNST V. BERGMANN). Mag durch die Aufgaben chemischer Forschung oder Wiedereinführung alter hippokratischer Gedanken die Weite des neu zu erschließenden Gebietes ermessen werden. In der Einzelarbeit, die nur durch exakte biologische Forschung geleistet werden wird, können so undefinierte Begriffe wie die „Zersetzung" uns nicht mehr genügen. Jedes präzise Einzelfaktum, auf das wir in diesem Kapitel hinweisen konnten, mag es chemisches, physiko-chemisches Material liefern, morphologisch celluläres Geschehen erschließen, erscheint uns als mühsame Einzelarbeit nötig, auf welche die Synthese einst aufzubauen ist. Der physikalischen Therapie, ja den natürlichen Heilweisen wird hier ein weites Anwendungsgebiet erstehen, mit klarer Anwendungsmöglichkeit, wenn rein empirische Therapie ergänzt wird durch rationelles Heilen oder Helfen.

Noch ist für die meisten Kliniker der Begriff der *„allergischen Krankheit"* ein relativ eng begrenzter. Er umfaßt etwa Heuschnupfen, Asthma bronchiale, Colica mucosa, bekannte Idiosynkrasien, wie sie namentlich durch bestimmte Nahrungsmittel und Arzneimittel vom Darm her hervorgerufen werden, etwa durch Eiereiweiß, Krebse, Erdbeeren, Sellerie, Antipyrin, Luminal usw., und ihre Auswirkungen auf den Organismus als Urticaria, QUINCKEsches Ödem, Erytheme, verbunden mit Durchfällen, Erbrechen, allgemeinen Kollapserscheinungen bis zu bedrohlichem Charakter. Es scheint uns wichtig, daß oft, aber keineswegs immer, der Nachweis von Störungen irgendwelcher Partiarfunktionen der Leber gelingt, wie sie bei den Hepatopathien kritisch besprochen wurden (s. Kap. 6). FUNCKS (Köln) Vorstellung der nutritiven „dienteralen", an die Leber geknüpften Allergie ist mir aber zu einseitig.

Ein Patient bekam seine Haut- und Asthmaerscheinungen nur im Anschluß an jeden Alkoholexzeß; wir möchten glauben, daß die akute Alkoholgastritis Allergene zur Resorption kommen ließ, die sonst für ihn nicht in genügender Dosis in die Blutbahn gelangten. Ähnlich sah HANSEN Anfälle von Bronchialasthma häufig nur dann ausgelöst, wenn chemische Dämpfe in einer Fabrik die Bronchialschleimhaut geschädigt hatten. Dabei waren diese chemischen Noxen gerade nicht die spezifischen Allergene.

Hier berührt sich das Gebiet mit der „intestinalen Autointoxikation", und es liegt nahe, nach den Stoffen zu suchen, die vom Darm resorbiert der Leber zuströmen und vielleicht dort erst unter besonderen Abbaubedingungen zu endogenen Allergenen werden, wir wiederholen, daß wir gerade auch an Abbauprodukte der Fette denken.

Wir möchten den *endogenen Allergenen* eine weit größere Rolle zuschreiben als jenen, die durch die Luft eine Conjunctivitis auslösen oder inhaliert einen Schnupfen oder ein Asthma bronchiale. Ich zweifle auch, ob die übrigen allergischen Stoffe wirklich von intestinaler Resorption her so oft auf dem Wege durch die Pfortader zur Leber gelangen müssen und nicht vorwiegend intermediär entstehende Stoffe sind. Seit wir durch VON PIRQUET die „Serumkrankheit" kennen und die schweren allergischen Reaktionen selbst mit tödlichem Ausgang bei wiederholten Gaben desselben artfremden Serums, rückt jener allergische Zustand nach Injektionen immer näher an das Anaphylaxieexperiment RICHETS und seine Vertiefung durch ARTHUS (1902—1903) beim Meerschweinchen heran, bei dem die Lungenblähung durch den Vagus vermittelt ist. Sollten nicht auch andere allergische Zustände, als Asthma und Colica mucosa auch bei Fehlen der häufigen Eosinophilie, mit den Erfolgen der Atropin- und intravenösen Calciumtherapie über den parasympathischen Apparat laufen und dennoch nicht einseitig neural zu deuten sein? Immer wird das Humorale dabei nach allen Richtungen hin die wichtigere Berücksichtigung finden müssen, so wie SCHITTENHELM im experimentellen anaphylaktischen Shock mächtige Elektrolytverschiebungen gefunden hat. Statt intestinaler, erscheint mir wichtiger die intermediäre „Autointoxikation" des sensibilisierten Organismus oder Gewebes, das überstürzend den Abbau vollzieht.

Es scheint uns auch außerhalb des Kapitels der spezifischen Infektionskrankheiten das Problem, warum Entzündungen aufflackern und abklingen, mögen Bakterien dabei mitspielen oder nicht, so deutbar. Nicht nur die Cholangitis z. B. verläuft in Schüben, auch die Gastroduodenitis mit und ohne Ulcus flackert auf und geht zurück, heilt und rezidiviert. Das Kommen und Gehen beim entzündlichen Krankheitsgeschehen ist wechselnde Werktätigkeit des Organismus — Allergie? Sollten auch hier Desensibilisierungen möglich sein, so erinnert mich das an jene alten oben erwähnten Feststellungen (s. Kap. 4), bei denen es mir gelang, durch Vorbehandlung mit Pankreaspulvern den sonst immer tödlichen tierexperimentellen Eingriff der akuten Pankreasautodigestion zu verhindern. Was ich vor 25 Jahren für eine spezifische Immunisierung, die Erzeugung von Antitrypsin hielt, kommt mir jetzt unter dieser Lehre wie eine unspezifische Desensibilisierung durch irgendein Organpulver vor, mancher Heilerfolg mit Pulvern aus Magen, Duodenalschleimhaut, Leber und Niere wäre vielleicht auch unspezifisch wie jene Peptonbehandlung per os der Franzosen.

So erscheint uns eine Kardinalaufgabe der Zukunft, nicht nur den Einzelfall einer besondersartigen spezifischen Idiosynkrasie, sondern den so häufigen Fall allergischer oder allergieähnlicher Reaktionen, seien es Entzündungen, seien es Gefäßreaktionen oder solche glattmuskeliger Hohlorgane mit ihrer neuromuskulären mehr oder weniger lokalen Regulationsstörung aus dem Verhalten der Hyperergie in die der positiven Anergie überzuführen. Die Reizkörpertherapie sollte die erste Phase der Reizung oft so gering als möglich gestalten, wenn Aktivierung unerwünscht ist, die zweite der Dämpfung wird zum wichtigen Ziel. Die unspezifische Desensibilisierung weist dafür einen Weg, mehr kann im Rahmen dieser Kapitel noch nicht gesagt werden, denn unsere therapeutischen Beobachtungen sind heute noch nicht für die allgemeine Anwendung umfangreich genug, als daß wir festere Vorschriften geben könnten. Vor allem aber muß die Lehre von der allergischen Entzündung in der Klinik ausgedehnt Eingang finden, es besteht aber die Gefahr, daß nicht die noch sehr notwendige kritische Zurückhaltung geübt wird. Wie vorsichtig äußert sich RÖSSLE in bezug auf das Problem, ob Nephritiden nach Anginen als allergische Reaktionen aufzufassen sind, und dennoch liegt es nahe, in Analogie zum Tierexperiment anzunehmen, daß wiederholte Einschwemmungen von blutfremden Substanzen die Parenchyme in hyperergische und anergische Reaktionslagen versetzen können. Ist das der Fall, so kann auch der Weg nicht mehr allzu weit sein zu dem Ziele, die Art dieser Reaktionslagen zu beeinflussen. Wenn wir bedenken, was alles an sämtlichen Organen zum Entzündungsbegriff gehört, so öffnet sich eine therapeutische Auswirkungsmöglichkeit von ungeahnter Dimension. Ein Gewebe, das eine entzündliche Reaktion durchgemacht hat, bleibt ein verändertes und muß auf den nächsten Entzündungsreiz, mindestens für Wochen hinaus, wenn nicht dauernd, in anderer Form reagieren, sowohl in seinen cellulären Reaktionen, wie in seinem humoralen Verhalten.

Eine Cellularpathologie, richtiger eine Gewebspathologie, entsteht in neuer Form als die funktionelle Pathologie des reaktiven entzündlichen Gewebsgeschehens. Es scheint, als wenn im Gewebe ein wiederholtes Geschehen niemals identisch ist mit dem ersten Geschehen, und es läge nahe, aus diesen schon gefundenen Tatsachen moderner Pathologen für die Klinik hieraus eine allgemeine Ableitung zu finden über die biologische Art jener Reizbeantwortung. Daraus entwickelt sich, nur als ein Teilgebiet, eine unspezifische Immunitätslehre, richtiger gesagt die Lehre unspezifischer wechselnder Reizbeantwortung mit allen Übergängen von hyperergischen zu anergischen Reaktionsweisen. Hier scheint mir eine der größten therapeutischen Hoffnungen für die Klinik der Zukunft zu liegen. Außer diesen größeren Hoffnungen kann aber schon in der Gegenwart gezeigt werden, welche verschiedensten Möglichkeiten in der unspezifischen Therapie der Entzündung sich auswirken. Die abschließende Tabelle weist auf die Reizkörpertherapie hin mit starken und schwachen Reizen, wie auf die Desensibilisierung, sie betont die antiphlogistische Therapie, denn nicht jedes Fieber ist Heilfieber, erinnert im Salicyl an die Therapie der Wahl beim akuten Gelenkrheumatismus in den großen Dosen von STRICKER von 8—12 g pro die, alle 2—3 Tage ein Salicyltag. Sie erinnert weiter im Pyramidon an die Behandlung bei hochfieberhaften, benommenen Typhösen, wie an die Therapie der serösen Entzündungen sowie im Chinin an die Therapie der Wahl bei der croupösen Pneumonie und an Anwendung bei vielen entzündlichen Erkrankungen.

Weiter nennt die Tabelle als mesenchymal wirkend, also in irgendeiner Form, die noch nicht klar ist, die entzündliche Reaktion beeinflussend, das Solganal in kleinen Dosen, von dem schon die Rede war, das bei chronischer Arthritis, aber auch bei der chronischen Hepatitis der Lebercirrhosen oft Wunder wirkt und ein noch viel weiteres Anwendungsgebiet hat. Wir denken weiter daran, was im folgenden Kapitel ausgeführt werden wird, wie das Vitamin A antiphlogistisch wirken soll, oder kochsalzarme Kost und Fastenkuren. Weiter ist die physikalische Therapie nur kurz gekennzeichnet durch den BIERschen Begriff, ja seine therapeutische Tat der „Hyperämie als Heilmittel“. Mag sein, daß wir mit den Gammastrahlen schon wieder in das Gebiet der Reizkörpertherapie kommen, ja, daß auch Bluttransfusionen, Eigenblutinjektionen und die Tierbluttherapie teils zur Reizkörpertherapie, teils gerade ähnlich wie Pepton in die Therapie der Desensibilisierung gehören und der Aderlaß als altes antiphlogistisches Mittel bei Pneumonie, akutem Gelenkrheumatismus und anderen akuten, hochfieberhaften Zuständen ist sicher noch ganz etwas anderes als Mittel zur Entlastung des venösen Anteils des großen Kreislaufs.

Endlich habe ich den Hinweis auf eine Dämpfung der zentralen Schaltstellen durch Barbiturpräparate hinzugefügt, welche Reizzustände bis zu wirklich entzündlichen zu dämpfen vermag, ja ich kenne ohne Frage schon bei gewöhnlichem Schnupfen die prompte Wirkung einer ganz geringen corticalen Dämpfung, also der Hirnrinde durch wenige Opiumtropfen. Sie erscheinen mir besser als die von Bier hier gepriesenen kleinsten Dosen einer Jodtinktur.

Unspezifische Therapie der Entzündung.

Reizkörper, stark:	Schwefel, Pyrifer,
schwach:	Omnadin, Novoprotin, Caseosan, Vaccineurin, Sanarthrit usw.
Desensibilisierung:	Pepton, intracutan.
Medikamente antiphlogistisch:	Salicyl, Pyramidon, Chinin.
Mesenchymal wirkend:	„Solganal“, 0,01 per os.
Diät:	Vitamin A (Vogan), NaCl-arme Kost, Fastenkuren.
Physikalische Therapie:	„Hyperämie als Heilmittel“, Stauung (Go), Packungen (Schlamm, Fango, Sand), Bäder (Schwefel, Radium), Diathermie, Kurzwellen, Höhensonne, γ-Strahlen (Radium, Röntgen).
Empirische (?) Therapie:	Bluttransfusion, Eigenblut, Tierblut, Aderlaß.
Zentrale Schaltstellen, dämpfend:	a) Stammganglien, Zwischenhirn: Barbitursäurepräparate (Luminal usw.), b) Cortex-„Meconium“ 3—5 Tropfen (Antineuralgica).

Diese Liste ist nicht vollständig, aber vielseitig und enthält, der Subjektivität dieses Buches entsprechend das, was sich mir bewährt hat. So halte ich überhaupt die unspezifische Therapie der Entzündungen bis in das Gebiet der spezifischen Infektionskrankheiten hinein für ungleich wirksamer als die spezifische Therapie. Auch ich gebe jedem Diphtheriekranken Antitoxinserum, aber mit Bingel und Reiche möchte ich skeptisch auch das normale Pferdeserum ohne Antitoxin-Einheiten für ein hochwertiges Diphtherieheilmittel halten, was nicht nur bei Diphtherie günstig wirkt.

Wenn ich zum Schluß so *die unspezifische Theorie als wichtigste therapeutische Schlußfolgerung des vielseitigen Kapitels setze*, so deshalb, weil *ein* Gedanke sich durch dieses Entzündungskapitel zieht: Daß uns die Reaktion und die Reaktionslage des Organismus weit mehr zu beschäftigen hat, wie das unendlich viele Spezifische, auf das der Körper mit den wenigen Formen entzündlicher Reaktionen antwortet. Die Tat des Organismus ist so viel häufiger das unspezifische reaktive Geschehen, welches wir heute noch mit dem altehrwürdigen, aber vielleicht nicht mehr einheitlichen Begriffe des entzündlichen Geschehens umfassen, daß für die Pathogenese, und erst recht für den Krankheitsablauf wie für die Prophylaxe durch unspezifische Behandlung der Weisheit letzter Schluß sicher noch nicht gekommen scheint.

Läuft neben oxydativer Verbrennung in jedem Gewebe reduzierender Aufbau, kann in derselben Zelle aerobes und anaerobes Leben sich abspielen, so wird Erstickung (Anoxie), Nekrobiose, Gewebsselbstverdauung und entzündliche Reaktion zu vermeiden, zu lenken, zu erzeugen sein, noch fehlt die präzise Indikation, was jedesmal zu geschehen hat, da liegt das pathogenetische und therapeutische Zukunftsproblem der Entzündung.

Literatur.

Eppinger, H., J. Fallitschek, H. Kaunitz u. H. Popper: Über seröse Entzündung. Klin. Wschr. 1934, Nr. 31 u. 32.

Eppinger, H., H. Kaunitz u. H. Popper: Die seröse Entzündung. Eine Permeabilitäts-Pathologie. Wien: Julius Springer 1935.

Jacobs, Friedrich: Eklampsie und Wetter und Wetter und Wehen. Arch. Gynäk. Bd. 159, H. 2, 1935.

Kollath, W.: Vom Leben ohne Sauerstoff und von der Bedeutung des sauerstoffungesättigten Zustandes des Protoplasmas. Klin. Wschr. 1935, Nr. 51.

Lubarsch, O.: Zur Lehre von den Geschwülsten und Infektionskrankheiten. Wiesbaden 1899.

Rössle, R.: Die geweblichen Äußerungen der Allergie. Wien. klin. Wschr. 1932, Nr. 20/21.

— Referat über Entzündung. Verh. d. Dtsch. path. Ges. 1923. S. 18.

— Die nosologische Stellung des Rheumatismus. Klin. Wschr. 1936, Nr. 23.

— Allergie und Pathergie. Ebenda 1933 I, S. 574.

— Zur Frage der Anergie. Festschr. Zangger 1935, T. 12, S. 580.

Kapitel 8.

Vitamine, Hormone. Die endokrine Magersucht.

Der latente Skorbut als Beispiel der großen Bedeutung der Hypovitaminosen und Avitaminosen auch in der Alltagspraxis. — Kurze Übersicht der Avitaminosen und ihre Beziehung zu den Hormonen. — Die Vielheit der Hormone der Hypophyse. — Die Keimdrüsenhormone. — Die Nebennierenrinde und Vitamin C. — Die endokrine Magersucht.

Ein Arzt in einem Berliner Vorort, ungewöhnlich lebendig interessiert und aktiv, der schon von jeher nicht gerne Gemüse, Salate und Obst aß, opfert sich so für seine Kranken auf bei Tag und Nacht, daß er außer einem gehetzten knappen Frühstück des Morgens kaum vor dem Abend wieder zum Essen kommt. Immerhin ermahnt ihn seine Frau dann doch, eine einigermaßen gemischte Kost zu sich zu nehmen. Nach schwerem Leiden seiner Lebens- und Berufsgefährtin trifft ihn der Schlag ihres Verlustes psychisch besonders schwer, er fühlt sich seit dieser Zeit unfrisch, gealtert und viel von seiner bezwingenden Lebensfrische geht ihm verloren, wie er wenigstens meint. Mit verdoppelter Energie stürzt er sich in die Arbeit, er kommt noch später nach Hause und ißt schnell das herunter, was er mag, ganz vorwiegend Fleisch. Aber es wird nicht besser, er kann sich, wie es ihm erscheint, psychisch von dem Verlust nicht erholen. Als er endlich Ferien nimmt und verreist, knickt er auf einer Treppe mit dem Fuß wie zufällig um und bekommt am Unterschenkel ein großes Hämatom, darunter eine sehr schmerzhafte Stelle, die sich später als eine Fissur der Fibula erweist. Kurze Zeit darauf sind nach einem Bad im See plötzlich die Unterschenkel übersät mit petechialen Blutungen, sie wiederholen sich in Schüben, auch an den Oberschenkeln, andere größere Suggilate treten auf, er fühlt sich sehr matt. Als ich ihn einige Zeit später zuerst sehe, ergibt sich kein Anhalt für eine Bluterkrankung, die Thrombocyten sind nur mäßig herabgesetzt, Blutungs- und Gerinnungszeit sind annähernd normal. Obwohl am Zahnfleisch keine Blutungen oder Auflockerungen vorhanden sind, stützt die Anamnese der mehrjährigen vitaminarmen Ernährung, mit besonderem Mangel an Vitamin C, die Diagnose latenter Skorbut, für die auch Knochenveränderungen und Spontanfrakturen charakteristisch sind. Der Beweis wird ex juvantibus geführt; viel Zitronensaft, andere Fruchtsäfte, frische Gemüse, zum Teil Rohkost bessern bald das Bild. Ein leichterer Rückfall nach Jahren ist wieder auf dieselbe, wenn auch etwas weniger einseitige, aber doch vitaminarme Ernährung zurückzuführen. Inzwischen weiß die Wissenschaft, daß Vitamin C Askorbinsäure ist, und die Abneigung gegen die für ihn wichtigen Nahrungsmittel kann glücklich ergänzt werden, indem er reichlich Cebion erhält. Die alte charakterliche Frische und Unermüdlichkeit, die Unternehmungslust des klassischen Hausarztes kehren wieder zum alten Stande zurück.

Ein anderes Beispiel; Bei einem Studierenden der Medizin, der infolge eines nachgewiesenen Ulcus duodeni immer wieder Bluterbrechen und Blutstühle, also große Blutungen bekam, sah ich, als er in unsere Klinik verlegt wurde, eine Auflockerung des Zahnfleischs. Die Ulcusdiät war so streng gestaltet worden, daß sicher ein Mangel an Vitamin C durch die Ulcusdiät bedingt war. Völlige Umstellung der Diätverordnung und reichliche Zufuhr von Vitamin C ließ die Zahnfleischveränderungen schnell zurückgehen, es kam nie wieder zu Blutungen, und das Ulcus verheilte nach wenigen Wochen.

Diese beiden Beispiele, die wir vermehren könnten[1], zeigen schlagartig, unter welchen Bedingungen wir heute nach Avitaminosen zu suchen haben. Die „Seefahrerkrankheit", die wir zuerst aus den Berichten des 13. Jahrhunderts kennen und deren erste klinische Beschreibung 1534 von ENRICS CORDUS gegeben wurde, also das große Krankheitsbild des Skorbuts, werden wir als Massenkrankheit unter normalen Bedingungen bei uns nicht mehr erleben. Aber auch hier wieder weist uns das große Krankheitsbild diagnostisch den Weg zu den latenten und larvierten Formen der verschiedenen Avitaminosen, die unter ganz unspezifischen Symptomen, wie Anfälligkeit gegen Infektionen, Wachstumstörungen, Abmagerung, Durchfall und anderen Darmstörungen, Müdigkeit, Blässe, Neuralgien, sexueller Indifferenz dem Untersucher als Hypovitaminosen entgehen. Latente Avitaminosen, besser Hypovitaminosen können also oft Jahre lang spielen, ehe alarmierende deutliche Symptome auftreten. Häufig werden sie dann psychisch gedeutet, wie von jenem Hausarzt. Uns ist es ein lehrreiches Beispiel dafür, wie sich biologische Störungen zuerst als charakterliche und stimmungsmäßige dokumentieren, bevor manifeste organische Symptome vorhanden sind. Meine alte Tendenz, soviel wie möglich von den Neurosen im Gebiet der inneren Medizin abzubauen, könnte in dem Satz Ausdruck finden, daß viele Neurosen „Chemosen" seien, wäre nicht dieses Wort von der Ophthalmologie für das Bindehautödem besetzt. Abweichen im psychischen Verhalten ist sicher sehr oft eine solche larvierte Avitaminose, es ist nicht mehr so schwer, dafür den exakten Beweis zu führen.

In den letzten Jahren werden aus den verschiedensten Kliniken immer mehr Fälle bekannt, bei denen die eingehende Anamnese und Untersuchung, unerwarteter Weise, das Vorliegen einer Avitaminose aufdeckte. Dies ist darauf zurückzuführen, daß die Spanne zwischen Dosis optima und Dosis minima bei den Vitaminen nicht eng zu sein scheint, d. h. daß unterhalb der optimalen Dosis nicht gleich deutliche Erscheinungen einer voll ausgebildeten Avitaminose auftreten, sondern daß der Körper imstande ist, auch längere Zeit mit einer unteroptimalen Vitamin-

[1] v. BERGMANN, Ernst: Über latenten Skorbut. Dissert. Berlin 1936.

menge auszukommen, ohne daß bedrohliche Krankheitsbilder auftreten. So verhält sich beim Vitamin A die Dosis optima zur Dosis minima wie 8: 1. Manchmal ist dann erst ex juvantibus aus der Besserung des Allgemeinbefindens, der Stimmung, dem Abklingen chronischer Infektionen usw. die Diagnose der latenten Avitaminose epikritisch zu stellen.

Wir haben in den pflanzlichen Nahrungsmitteln eine ausreichende Mischung aller lebenswichtigen Vitamine, während dies bei den Launen des Appetits und der Verfeinerung der Küche nicht immer beachtet wird. Ferner kann eine reichhaltige gemischte Kost unseren Vitaminbedarf vollständig decken, eine Angstdiät schädlich sein, ebenso ärztliche Vorschriften.

Die Vitaminzufuhr kann also ungenügend werden, wenn die Kost einseitig wird, sei es, daß das relativ teure Gemüse und Obst nicht beschafft werden können, sei es, daß aus Gewohnheitsgründen eine einseitige Fleischkost gewählt wird. Das Beispiel des Medizinstudenten zeigt, daß auch aus therapeutischen Gründen verordnete einseitige Kostformen diese Gefahr in sich tragen, die zu strengen Ulcuskuren enthalten diese Gefahr, namentlich wenn sie viele Wochen oder gar Monate eingehalten werden.

Auch die normale Vitaminzufuhr kann ungenügend werden in Zeiten starken Vitaminverbrauchs, wie dies besonders im Wachstum der Fall ist. Das Kleinkind und der Mensch in den Wachstumsjahren der Pubertätszeit ist z. B. besonders durch den Mangel an Vitamin D gefährdet (Rachitis und Spätrachitis), das in unserer Nahrung nicht im Überschuß vorhanden ist. Dies gilt auch für die anderen Vitamine, wie später weiter ausgeführt werden wird. Auch bei Infekten zeigt der Organismus einen besonderen Vitaminverbrauch. Deshalb erfolgt das Auftreten von manifesten Mangelsymptomen bei fast allen Avitaminosen so oft im Anschluß an Infekte, bei denen die Verarmung an Vitamin C manchmal schon nach wenigen Tagen deutlich ist. Man sollte das bei der Auflockerung des Zahnfleisches in der Nachbehandlung nach schweren Operationen beachten, namentlich wenn postoperativ Temperaturen bestehen, also einerseits erhöhter Vitaminverbrauch vorhanden ist und etwa bei abdominellen Operationen relativ intensives Hungern verlangt wird, also andererseits eine fast vitaminfreie Kost gegeben wird. Ich glaube, es ließe sich manche postoperative Parotitis, mancher Soor und vor allem manche Stomatitis nach Operationen durch entsprechende Vitaminzufuhr verhindern. Ein Beispiel für den Wert der reichlichen Vitaminzufuhr — neben der anderer Stoffe — bei einer chronischen Infektion ist die moderne Behandlung der Tuberkulose nach GERSON-SAUERBRUCH-HERMANNSDÖRFER, wobei die Darreichung von grünem Gemüse und Obst in roher oder leicht gedämpfter Form neben dem Lebertran sicher eine wesentliche Rolle spielt. Das gleiche ist für die Rohkostverordnungen zu sagen, mit denen BIRCHER-BENNER große Erfolge erzielt, denn zu einem Teil wirkt sicher dabei die vitaminreiche Kostform bei ihr günstig ein.

Eine dritte Möglichkeit für das Entstehen eines Vitaminmangels, die meiner Meinung nach für die Klinik unserer Breiten die größte Bedeutung erlangen wird, ist dann gegeben, wenn zwar mit der Nahrung genügend Vitamine zugeführt werden, diese aber infolge von Resorptionsstörungen oder Zerstörung bei einer Änderung des Milieus im Darm nicht zur Wirkung kommen: Bei einer alten Dame, die seit vielen Jahren an Durchfallserscheinungen litt, beobachtete ich zuerst eine auffallende Entkalkung des Skelettes. Mehrere Monate später trat dann plötzlich Nachtblindheit auf. Es war ihr aufgefallen, daß in der Dämmerung der lila Flieder in ihrem Park farblos war, vom Grün der Blätter nicht verschieden. Dieses wichtige Frühsymptom des Vitamin-A-Mangels ließ dann auch die Knochenentkalkung als D-Mangel deuten.

Bei jenem Kranken, der nach einer akuten Pankreatitis eine Cholangitis bekam, die zur Cirrhose führte, besserte sich seine hochfieberhafte Cholangitis unter Cholevalbehandlung und der Kranke wurde fieberfrei. Die schwere Insuffizienz der äußeren Sekretion des Pankreas mit Fettstühlen und Durchfällen blieb aber bestehen. Trotzdem erholte er sich zuerst, nahm an Gewicht zu und konnte wieder kleine Spaziergänge machen. Ziemlich plötzlich änderte sich dann das Bild ohne erkennbare Ursache: es kam zu einem rapiden Gewichtssturz, eine hochgradige Adynamie trat auf, die Haut wurde trocken, rissig und schilferig, an Druckstellen und an den Stellen, die dem Licht ausgesetzt waren, stark pigmentiert. Eine hypochrome Anämie entwickelte sich, es kam zu Ödemen und zu kollapsartigen Kreislaufzuständen. Bei einem solchen Kreislaufkollaps beobachteten wir nun, daß Sympatol den Blutdruck nicht hob, sondern senkte. Diese Art der Reaktion kennt man vom Adrenalin bei der Beriberi. B_1-Vitamin in großen Dosen (Betaxin), das wir daraufhin gaben, hatte einen raschen und deutlichen Einfluß auf den Kreislauf, der Puls wurde langsamer, die Anfälle traten nicht mehr auf, die Ödeme wurden ausgeschwemmt. Als wir dann auch Vitamin A (Vogan), B_2-Komplex (Campolon) und C (Cebion) parenteral, also als Einspritzungen, verabfolgten, verschwand zuerst die rissige schilferige Haut und die neu sich bildende Haut war nicht mehr stärker pigmentiert. Das Gewicht hob sich in kurzer Zeit um mehrere Kilogramm, die Anämie verschwand und schließlich konnte der Kranke wieder Spaziergänge machen. Die Kachexie bei einer Lebercirrhose und Pankreasinsuffizienz, die wir noch vor wenigen Monaten als Schicksal hätten hinnehmen müssen, wird uns heute zum Teil deutbar als Avitaminose, und wir haben vor allem in der parenteralen Verabfolgung der Vitamine eine Möglichkeit der Behandlung, die hoffentlich bald billiger wird[1].

Bei einer großen Zahl von Erkrankungen des Verdauungstraktes, die uns heute in ihrer Genese und in ihrem Verlauf noch keineswegs klar sind, und bei denen wir uns mit Hilfe irgendeiner Diagnose über unser fehlendes Verständnis hinwegtäuschen, spielen solche sekundären Avitaminosen infolge Störungen der Vitaminresorption (fettlösliche Vitamine A, D, E) oder infolge Zerstörung der

---

[1] v. BERGMANN, G.: Zur Therapie mit Hormonen und Vitaminen. Dtsch. med. Wschr. 1936, Nr. 8 u. 9. — Korrelationen im Gebiet der inneren Sekretion. Med. Klin. 1935, Nr. 27.

Vitamine, z. B. Vitamin C bei Veränderung der Dünndarmflora des Achylikers, eine heute in ihrem Ausmaß noch gar nicht abzuschätzende Rolle.

Hansen spricht von der „europäischen Sprue". Sicher können Pankreasinsuffizienzen sich so auswirken, auch eine Duodeno-Jejunitis. Selbst Nebennieren-Rindeninsuffizienzen könnten als Vitamin-C-Mangel von Darmstörungen ausgelöst sein, wie ein Fall mich belehrte, der an chronischen Durchfällen litt und erst nach langer Zeit Pigmentierungen aufwies, Adynamie-Asthenie zeigte, die auf Cebion verschwanden. Es ist also einleuchtend, daß bei Störung der Fettresorption (Ikterus, Choledochusverschluß, Fehlen der Galle im Darm) besonders die Aufnahme der fettlöslichen Vitamine A, D, E leiden muß. Bei diesen Erkrankungen kann z. B. das Vitamin A vollständig aus dem Serum verschwinden. Sicher spielen diese Fragen auch bei den anderen Vitaminen eine bisher noch nicht genügend bekannte Rolle.

Aus diesen Beispielen wird klar, daß Avitaminosen und Hypovitaminosen plötzlich von einer früher nicht geahnten Bedeutung für die Medizin geworden sind. Es ist nicht die Aufgabe dieses Buches, eine vollständige oder systematische Übersicht über die Ergebnisse der modernen Vitaminforschung zu geben. Hierfür sind ausgezeichnete Handbücher und Monographien vorhanden. Es sollen lediglich in bewußter Unvollständigkeit die Erfahrungen der Vitaminforschung gestreift werden, die infolge ihrer Beziehungen zu allgemein biologischen Problemen unser Wissen um die Korrelationen im menschlichen Organismus so außerordentlich erweitert haben, daß sie schon jetzt in meiner Klinik von praktischer Bedeutung für das ärztliche Handeln sind.

Die Vitaminforschung ist das Werk nur einer einzigen Generation: Seit Hopkins 1906 die Notwendigkeit von accessory food factors feststellte, seit Franz Hofmeister von „accessorischen Nährstoffen" sprach, ist durch Zusammenarbeit von Chemikern, Biologen und Klinikern ein Wissensmaterial angehäuft worden, das eine Analogie nur noch auf dem Gebiet der Hormonforschung findet.

Von den 6 Hauptvitaminen A, B_1, B_2-Komplex, C, D, E, deren wichtigste Daten auf der Tabelle dargestellt sind, sind A, B_1, B_2, C, D rein dargestellt und ihrer Konstitutionsformel nach genau bekannt, A, B_2 und C sind bereits synthetisch herstellbar. Im folgenden bedeutet B_2 immer B_2-Komplex und nicht B_2 im engeren Sinne = Lactoflavin. Was es allein schon bedeutet, daß durch die Entdeckung des Vitamins D die Rachitis eine aussterbende Krankheit geworden ist, kann wohl jeder Arzt ermessen. Es ist ein Ruhmesblatt naturwissenschaftlichen Könnens mit einer derartigen Auswirkung für die Medizin, daß Röntgendiagnostik und Röntgentherapie, daß bakteriologische und serologische Triumphe fast verblassen. *Diejenige Medizin also, die sich auf die Naturwissenschaften stützt, steht gerade jetzt mitten in einem wissenschaftlich medizinischen Triumphe, oder richtiger am Anfang, wie die Geschichte der Medizin ihn noch kaum erlebt hat. In solcher Behauptung liegt nichts Polemisches, denn was die ärztliche Mission auch außerhalb der Wissenschaft für Nation und Menschheit bedeutet, ist im einleitenden Kapitel und an allen*

Vitamin	Präparat	Chemie	Hauptsächlichstes Vorkommen	Avitaminosen	Weitere Indikationen
A (fettlöslich)	„Vogan“	$C_{20}H_{30}O$ Konstitution bekannt 1 Mol β-Carotin bildet 2 Mol Vitamin A Synthese von KARRER (1933)	als Provitamin (β-Carotin, schlechter α-, γ-Carotin) und als Vitamin A. Mohrrüben, Tomaten, Milchfett, Gelbei, grüne Gemüse, Lebertran	Hemeralopie, Xerophthalmie, Epithelschäden, Entzündungsneigung, Steinbildung	Steindiathese, Infektionskrankheiten?, Gastritis, Ulcus ventriculi?, Hyperthyreose, Parenteral: Störungen der Fettresorption
B_1 (wasserlöslich)	„Betaxin“ Hefepräparate („Levurinose“, „Cenovic-Extrakt“)	$C_{12}H_{16}N_4OS$ Konstitution bekannt (WINDAUS)	Reiskleie, Hefe, Keimlinge von Gersten und Weizen, Schweinefleisch, Hülsenfrüchte	trockene und ödematöse Beriberi, Neuritis, Herzmuskelschäden, Ernährungsödem (Polyneuritis gallinarum)	Neuritiden (Alkohol, Diabetes, Schwangerschaft), Chorea minor, Strangdegeneration, Exsiccose, Ernährungsödem der Säuglinge
B_2-Komplex (wasserlöslich)	Hefepräparate Leberpräparate („Campolon“)		Hefe, Leber, Fleisch, Eier, Milch	Pellagra, Sprue, Cöliakie, bestimmte Anämien	Erkrankungen des Verdauungstraktes, Leber- und Pankreaserkrankungen, Störungen der Fettresorption
a) B_2 (im engeren Sinn)	„Lactoflavin“ (gelbes Atmungs-Ferment)	$C_{17}H_{20}N_4O_6$ Konstitution bekannt Synthesen von KUHN u. KARRER (1934—1935)			
b) B_6 (Antipellagrafaktor)		Farbstoff			
c) Antianämiefaktor		unbekannt			
C (wasserlöslich)	„Cebion“ „Redoxon“ „Canthan“	$C_6H_8O_6$ Ascorbinsäure Konstitution bekannt Synthese von REICHSTEIN (1933)	Paprikaschoten, Apfelsinen, Citronensaft, Kartoffeln, Nebenniere, Hypophyse	Skorbut, Möller-Barlowsche Krankheit, Sprue, Knochen- und Zahnveränderungen	Infektionskrankheiten, insbesondere Diphtherie (kombiniert mit Pancortex) spezielle Pigmentstörungen, Purpura, anaphylaktischer Schock
D (fettlöslich)	„Vigantol“	$C_{28}H_{44}O$ bestrahltes Ergosterin Konstitution bekannt (WINDAUS)	Lebertran, Gelbei, Butter, Milch, Hefe, bestrahlte Nahrungsmittel	Rachitis, Spätrachitis, Osteomalacie	Infekte im Wachstum, Knochen- und Gelenktuberkulose
E (fettlöslich)	„Vitamin E (Promonta)“	unbekannt	Weizenkeimlinge	Sterilität Hodenatrophie Störungen der Milchsekretion	Habitueller Abort? Sterilität? endogene Magersucht?

möglichen Stellen dieses Buches als meine heiligste Überzeugung zu finden, für die ich kämpfe, seit ich als Arzt lehren und arbeiten durfte. Freuen wir uns als Deutsche, einen wie großen Teil des Weltruhms wir auf diesem Gebiet unbestritten für uns in Anspruch nehmen dürfen, hat doch mit HOFMEISTER, WINDAUS, KUHN, STEPP u. a. die deutsche Medizin einen gewaltigen Anteil an diesen Forschungen, nicht anders steht es um unsere jüngsten unerhörten Verdienste in der Hormonforschung.

Seit am Tier durch Analyse die Symptomatik der einzelnen Avitaminosen festgelegt wurde, trat immer mehr die Frage der allgemein biologischen Bedeutung der Vitamine in den Vordergrund. Hierbei zeigte sich die Tatsache, daß neben den spezifischen Funktionen unspezifische Wirkungen für mehrere oder fast alle Vitamine gemeinsam sind. Diese unspezifischen Funktionen sind von der größten Bedeutung für den Organismus: So sind für das ungestörte Wachstum alle Vitamine notwendig, für die Steigerung der Resistenz gegen Infektionen: A, B_1, B_2, C, D, E, wenn auch dem Vitamin A offenbar hier die größte Bedeutung zukommt, für die normale Funktion des Nervensystems A, B_2, C, D, mit dem Hauptgewicht auf dem Vitamin B_2, zur Anämieverhütung haben A, B_2, C, D Beziehung, zur Erhaltung der Sexualfunktionen A, C, E, wobei E als das hauptsächlichste Antisterilitätsvitamin aufzufassen ist. Dieses Zusammenwirken mehrerer Vitamine ist besonders einleuchtend durch die Arbeiten von KOLLATH dargestellt worden. Durch seine Untersuchungen ist bewiesen worden, daß die Avitaminosen zwar durch das Fehlen *eines* Vitamins in der Nahrung verursacht sind, daß aber dieses Fehlen nur die unspezifische Basis für die Entwicklung der Avitaminosesymptome darstellt, deren spezifische Ausprägung durch das Vorhandensein bzw. Überwiegen anderer Diätfaktoren bedingt ist. *Das Maßgebende für das Zustandekommen einer Avitaminose ist also nicht allein das Fehlen des Vitamins, sondern die Störung der normalen Korrelation der einzelnen Diätfaktoren durch den Vitaminmangel.* So kann das Fehlen eines Vitamins dieselben Symptome hervorrufen wie die übermäßige Zufuhr eines anderen (KÜHNAU). Hierbei spielt auch der Mineralgehalt der Nahrung, die Anwesenheit bzw. das Fehlen der Schwermetallsalze eine ausschlaggebende Rolle. Die Pflanze ist damit nicht nur der Energielieferant für die tierische Zelle, indem sie mit Eiweiß-Kohlehydrat-Fett die Brenn- und Aufbaustoffe des tierischen Protoplasmas liefert, sie gibt ihr auch in den Vitaminen die entwicklungsgeschichtlich ältesten Reizstoffe des Zellstoffwechsels. Die Notwendigkeit dieser Reizstoffe für alle tierische Organismen ist erwiesen. Höchst interessant ist die Tatsache, daß das Bienenvolk durch willkürliche Dosierung des Antisterilitätsvitamins E die Reifung einer Larve zur geschlechtsreifen Königin durchführt, während die anderen weiblichen Arbeitsbienen infolge einer an Vitamin E armen Ernährung geschlechtlich verkümmern (HILL und BURDETT). In dem aus Drüsensekret und Pollensubstanz gemischten königlichen Saft, dem „Royal juice", mit dem die zukünftige Bienenkönigin gefüttert wird, kann das Vitamin E im Rattenversuch nachgewiesen werden. Stirbt die Königin, so wird versucht, durch nachträgliche Fütterung mit Royal juice aus *einer* noch im Larvenzustand befindlichen Arbeitsbiene eine neue Königin zu gewinnen. Auch bei anderen Insekten sind Avitaminosen nachgewiesen.

Sind diese Vitamine für die Pflanze nun ohne Bedeutung? Es ist heute keine Übertreibung mehr, wenn STEPP und KÜHNAU gesagt haben, „die Vitamine sind die Hormone der Pflanzen". Auch bei der Pflanze müssen die Vitamine eine bestimmte Rolle im Stoffwechsel besitzen. Man kennt bei Pflanzen u. a. ein Wachstumshormon, das Auxin, chemisch genau bekannt, das für das Längenwachstum der Pflanze sorgt, und ein zweites, das mehr die Fruchtbarkeit der Pflanze bedingt. Die beste Quelle für die chemische Ausbeute des Auxins ist der menschliche Urin. Es findet sich auch reichlich im schnell wachsenden Carcinomgewebe, wenn auch die Harnausscheidung hierbei zu diagnostischen Zwecken noch nicht verwendbar ist. Als Volksweisheit Ägyptens aus den Zeiten der Pharaonenkultur ist aber bekannt, daß der Harn schwangerer Frauen eine Wachstumssteigerung bei Pflanzen hervorbringt, was als Schwangerschaftsdiagnostikum schon vor Tausenden von Jahren angewandt wurde. Es ist noch nicht klar, welche Stoffe hierfür in Frage kommen, ob nicht vielleicht die Placentarstoffe nach Art des Prolans hierfür maßgebend sind, die ja auch für die Schwangerschaftsreaktion nach ASCHHEIM-ZONDEK verantwortlich zu machen sind.

Die interessantesten Beziehungen ergeben sich in den Korrelationen zwischen pflanzlichen Vitaminen und menschlichen Hormonen. Die Hormone der Rinde der Nebenniere werden durch Vitamin C wirksamer, eigentlich vor oxydativer Zerstörung besser geschützt, ja die Wirksamkeit der Rinde wird klinisch oft erst deutlich, wenn gleichzeitig Vitamin C — Askorbinsäure — gegeben wird. Vitamin C hat hochgradig reduzierende Eigenschaften, schützt also die Rindenprodukte ähnlich wie das so schnell durch Oxydation zerstörbare Markhormon, das Adrenalin, vor oxydativer Zerstörung. Es ist kein Zufall, wenn Vitamin C, das als Nahrung in uns gelangt, wenn wir nicht Feinde von frischen Gemüsen, Salaten und Obst sind, sich gerade in der Nebenniere und speziell der Rinde und in der Hypophyse anhäuft, an beiden Stellen quantitativ so reichlich nachweisbar, wie sonst nirgends im Organismus. Hier wirken Nahrungsstoffe durch eine uns jetzt chemisch bekannte reine Substanz schützend auf „Wirkstoffe", Hormone, ein. Ein bekanntes Symptom bei der Nebenniereninsuffizienz, beim M. Addison, ist das Fehlen der Blutdrucksteigerung nach subcutaner Injektion von Adrenalin. Mein Assistent DIETRICH hat gezeigt, daß dies auf der abnorm schnellen Zerstörung des injizierten Adrenalins in den Geweben beim Addisonkranken beruht. Gibt man zum injizierten Adrenalin Vitamin C hinzu, so verhindert die reduzierende Kraft der Askorbinsäure die schnelle Zerstörung des Adrenalins, und die Blutdrucksteigerung tritt in normaler Weise ein. Als Endprodukt des abnormen Adrenalinstoffwechsels in den Geweben sehen wir die Pigmentierungen des Addisonkranken. Auch die Pigmentierung des Addisonkranken sehen wir also als Folge einer Beschleunigung von Oxydationen an, die aus dem Dioxyphenylalanin das Melanin entstehen lassen (Dopareaktion). Hierhin gehört auch die

Feststellung von MORAWITZ, daß man gewisse abnorme Pigmentbildungen der Haut durch Vitamin C beseitigen kann.

Vitamine können ferner Rohprodukte sein für die Fabrikation von Hormonen durch den Organismus. Nach den Anschauungen von v. EULER und VERZAR ist das Antisterilitätsvitamin E, das besonders reichlich in Weizenkeimlingen gefunden wird, die Vorstufe für das Sexualhormon im Hypophysenvorderlappen. Auch in der Placenta ist Vitamin E in reichlicher Menge vorhanden, wo es ebenfalls als Vorstufe für das in der Schwangerschaft so reichlich ausgeschiedene Prolan dienen könnte.

Es gibt noch viele andere Wechselbeziehungen[1] zwischen Hormonen und Vitaminen. Vitamin A wirkt antagonistisch dem Thyroxin, Vitamin B_1-Mangel macht Unterfunktion der Schilddrüse. Praktisch läßt sich das für die Hyperthyreosen des Menschen noch nicht verwenden. Aber wir erleben staunend, daß zwischen Tierreich und Pflanzenreich bisher unbekannte Beziehungen bestehen, indem gewisse Edelstoffe der Pflanzen, die zum Teil auch Wirkstoffe für die Pflanzen selbst sind, nötigste Wirkstoffe für den Menschen werden, oder Rohprodukte liefern für die Bereitung der Hormone (Vitamin E) oder endlich tierische Wirkstoffe, etwa die der Nebennierenrinde, durch reduzierende Eigenschaften vor zu schneller Zerstörung bewahren (Vitamin C).

Für das Verständnis der Oxydationsvorgänge im Organismus genügt die bilanzmäßige Betrachtung im Sinne von RUBNER, die O_2-Verbrauch, CO_2-Ausscheidung und Calorienbedarf berücksichtigt, also nicht mehr. Es ist notwendig, daß man im Lebendigen nicht nur mit RUBNER das Gesetz der Erhaltung der Energie kennt und immer wieder bestätigt findet, sondern daß auch der zweite Hauptsatz der Energielehre intensiv auch bei biologischen Lebensvorgängen beachtet wird (KOLLATH).

Kommt es doch bei den Lebensvorgängen keineswegs nur auf die Summe der gebildeten Energie an. Wir haben neben der Entwicklung der Wärme, die als ungeordnete Molekularbewegung die wahrscheinlichste der entstehenden Energieformen ist (die auch bei den leblosen Vorgängen der Maschine, wie etwa z. B. der Dampfmaschine, nie ohne Wärmeverlust in die sog. höheren Energieformen umgesetzt werden kann), gerade höhere Energieformen besonders zu beachten. Das ist nicht nur die mechanische Energie, wie sie uns vor allem bei der Leistung des Skelettmuskels oder des Herzens entgegentritt, es ist die elektrische Energie, die für die Aufladung der Grenzmembranen der Zelle eine so große Rolle spielt, die wir übrigens praktisch in der klinischen Diagnostik auch im Elektrokardiogramm als dem Ausdruck des Aktionsstromes, der bei der Herztätigkeit rhythmisch entsteht, verwenden. Es ist nicht zuletzt unter den höheren Energieformen die chemische Energie, die im Grunde den gesamten Intermediärstoffwechsel umschließt, einschließlich des fermentativen Geschehens. Viele Kliniker verfallen immer wieder in den Fehler, nur die Bilanz zu beachten und glauben

[1] v. BERGMANN, G.: Korrelationen im Gebiet der inneren Sekretion. Med. Klin. 1935, Nr. 27.

aus der Einfuhr und Ausfuhr, aus der Bestimmung der calorischen Werte und der Bestimmung des Sauerstoffverbrauchs des Gesamtorganismus unter den verschiedenen Bedingungen von Nüchternheit, Ruhe und nach Nahrungsaufnahme oder nach Muskelarbeit das Wesentliche des Vorganges erfassen zu können, wie es bei der Fettsucht noch in jüngster Zeit wieder einer unserer führenden ältesten Kliniker getan hat. Mit dieser Betrachtung, was herein- und herauskommt, wird niemals erfaßt, was sich alles dazwischen vollzieht, also eben die Fülle der intermediären Abläufe, dort liegt das Wesen des Lebensgeschehens.

Gerade die Möglichkeit, die sog. höheren Energieformen, wie chemische, elektrische oder mechanische Energie, aus der wärmeerzeugenden Oxydationsenergie zu bilden, ist von ausschlaggebender Bedeutung. Für die Gewinnung dieser höheren Energieformen sind komplizierte Apparate vorhanden im Lebendigen, die ganz ähnlich wie ein Elektromotor reversibel funktionieren können, welcher bei Zufuhr von Elektrizität mechanische Energie und bei Zufuhr von mechanischer Energie als Generator den elektrischen Strom erzeugt. In dem tierischen Stoffwechsel, der in seiner Summe als Oxydationsstoffwechsel von energiereichen reduzierten Stoffen zu energieärmeren oxydierten führt, sind solche reversibel funktionierende Systeme eingeschaltet, von denen sowohl oxydiert wie reduziert werden kann. Sie ermöglichen erst die Gewinnung der höheren Energieformen, gerade dadurch ist der tierische Stoffwechsel ausgezeichnet, durch den also aus der Oxydationsenergie nicht nur Wärme, sondern auch mechanische, elektrische und chemische Energie erzeugt werden kann und bei dem auch reduzierende Vorgänge eine ganz große Rolle spielen. Es ist also ganz anders wie bei der Oxydation der gleichen organischen Nahrungsstoffe im Calorimeter, etwa der Berthelotschen Bombe, bei der wohl die gleiche Energiesumme, aber diese nur als Wärme erhalten wird.

Das gesamte Vitamingebiet liegt nach Kollath auf diesem aufbauenden Energiegebiete, also dem Gebiet der „Redoxpotentiale“, soweit es sich um lebenswichtige Vitamine handelt. KOLLATH fand, daß *normale Tauben* eine bestimmte Menge von alkalischem Methylenblau *in einer Stunde* reduzieren, Hungertiere schon in 4—7 Minuten, die Beriberi-Tauben, also durch Mangel an B_1 erkrankte Tiere, brauchten hierfür mehr als 26 Stunden. Das stark positive (REDOX-) Potential bei Beriberi geht einher mit verstärktem Abbau, der sich aber nicht auf die Kohlehydrate erstreckt, diese bleiben unverbrannt, und die kranken Tauben bekommen einen Blutzucker bis über 300 mg%; bei Gaben von Vitamin B_1 wird der Blutzucker wieder normal. Der Kohlehydratstoffwechsel macht also bei Mangel an Vitamin B_1 eine Veränderung durch, ja kohlehydratreiche Kost befördert den Krankheitsausbruch beim Tier. Diese Lehre von den Redoxpotentialen, die wohl in der Biologie, aber noch nicht in der Klinik genügende Beachtung gefunden hat, wird auch für die Vitaminforschung von ausschlaggebender Bedeutung werden, wir hoffen dazu bald einen Beitrag liefern zu können.

Fast alle Vitamine werden bereits von der chemischen Industrie im Reinzustand geliefert. Die wichtigsten Daten sind in der Tabelle zusammengestellt.

Die Aufzählung kann und soll jedoch hier nicht vollständig sein. Es sollen lediglich die Dinge erwähnt werden, die ich aus persönlicher Erfahrung bestätigen kann: In der Karotte, dem Gelbei, der gelben Butter, der Tomate, den grünen Gemüsen nehmen wir den gelben Farbstoff Carotin als ungesättigte Fettsäure auf. Im Organismus, vorwiegend in der Leber, wird das Molekül Carotin durch ein Ferment, die Carotinase, zerschlagen in 2 Moleküle des farblosen Vitamin A (siehe Formel). Zu einer Synthese des Vitamins aus anderem Material ist der

```
CH3   CH3
   \ /
    C            CH3            CH3
   / \            |              |
H2C   C · CH=CH · C=CH · CH=CH · C=CH—CH2OH
 |    ||
H2C   C · CH3
   \ /                 Vitamin A
    C
    H2
```

```
CH3   CH3
   \ /
    C            CH3            CH3
   / \            |              |
H2C   C · CH=CH · C=CH · CH=CH · C=CH · CH=
 |    ||                                              CH3   CH3
H2C   C                                                  \ /
   \ / \              CH3            CH3                  C
    C   CH3            |              |                  / \
    H2             =CH · CH=C · CH=CH—CH=C · CH=CH · C   CH2
                                                     ||   |
                                                     C    CH2
                                                    / \  /
                   β-Carotin                     H3C    C
                                                        H2
```

Körper nicht fähig. Besonders reichlich ist Vitamin A in der Leber und daher auch im Lebertran vorhanden. Durch die in den Darm ausgeschiedenen Gallensäuren wird Carotin in eine wässerige kolloidale Lösung überführt. Fehlt infolge Choledochusverschluß oder Ikterus die Gallensekretion, so leidet auch die Resorption des Carotins, und das Serum wird völlig frei von Vitamin A gefunden. Es ist sehr zu erwägen, ob hierbei nicht Vitamin A parenteral zugeführt werden sollte. Es ist auch gesichert, daß die Wirkung der Carotinase gestört sein kann, so daß die Spaltung des Carotin in 2 Moleküle Vitamin A ausbleibt. Auch bei Leberkrankheiten ohne Ikterus ist Hemeralopie — Nachtblindheit — infolge Störung der Regeneration des Sehpurpurs wegen des A-Vitaminmangels festgestellt. Schon im alten Ägypten war übrigens die Heilwirkung der Leber gegen Nachtblindheit bekannt (Ebers Papyrus, etwa 1000 v. Chr.). F. Kauffmann und W. von Drigalski haben an meiner Klinik ermittelt, daß bei Menschen nur mit der Frauenmilch Vitamin A ausgeschieden wird, im Harn, Kot, Schweiß läßt es sich nicht nachweisen. Der Organismus hält es offenbar zähe fest. Die praktisch wichtigste Wirkung des Vitamin A ist in der Erhaltung der Heilfähigkeit der Epithelien der Haut und der Schleimhäute zu sehen. Damit spielt es nicht nur für die Regeneration und die Wundheilung, sondern vielleicht auch für die Heilung von Erosion und Ulcus des Magenduodenums, endlich aber für die Resistenz gegen Infektionen eine wichtige Rolle. Praktisch gelang uns noch keine verbesserte Ulcustherapie oder Prophylaxe durch Vitamin A, auch nicht für die Gastroduodenitis. Aber ein einwandfreies, positives, klinisches Resultat ist hier noch schwerer zu gewinnen als für die Hyperthyreosen, bei denen sich auch noch nichts Gesichertes aussagen läßt. In einer Eastmann-Kodakfabrik in Rochester wurde eine Gruppe von 186 Arbeitern mit Lebertran ernährt, der die fettlöslichen Vitamine enthält, eine Kontrollgruppe ohne diese, die Vergleiche scheinen kritisch gewählt zu sein. Die Anzahl der Stunden von Arbeitsausfall durch Erkältungskrankheiten betrug in der schlechten Jahreszeit nur die Hälfte bei der sog. „Tran-Gruppe", während im Vorjahr, ehe die Gruppen geschieden waren, die später mit Lebertran ernährten Arbeiter nicht günstiger als die anderen sich verhalten hatten. Es wird noch viel kritischer Beobachtungen bedürfen, ehe man weiß, ob Vitamin A für die Schleimhautentzündungen der Luftwege oder des Magendarmkanals wirklich günstig einwirkt. Es sei hier aber an die guten Erfahrungen erinnert, die aus alter Volksmedizin heraus mit Lebertran bei kindlicher Skrofulose und Tuberkulose erzielt werden. Die „Steindiathese", ein Glaube alter Ärzte, kommt wieder zu Ehren, denn A-Mangel bei Ratten läßt Nieren- und Gallensteine entstehen, eine diätetische Prophylaxe wird rationell.

Von den Vitaminen, die mit B bezeichnet werden und bei denen man bereits an fünf verschiedene Substanzen denkt, erinnern wir uns nur an den B_1-Mangel, der als schwere Volkskrankheit der Beriberi ausgedehnte Bedeutung außerhalb Europas hat, dort wo die Hauptnahrung aus poliertem Reis besteht, und an den Mangel von B_2, die große Erkrankung der Pellagra, die bei einseitiger Maisernährung schon in Oberitalien eine Rolle spielt. Die schweren Schädigungen der Muskulatur und besonders des Herzens sind von WENCKEBACH bei der Beriberi in Holländisch-Indien studiert worden als ödematöse Quellung des Herzmuskels, bis zu seinem völligen Versagen, und schon meint man, daß Rhythmusstörungen des Herzens gelegentlich auch in unseren Breiten durch B_2 günstig beeinflußt werden könnten, und hat auch bei der Chorea minor eine Avitaminose als mitwirkend beschuldigt. Sicher ist durch die berühmten Experimente über die Neuritis gallinarum, daß ein antineuritisches Prinzip in B_1 gegeben ist und in B_2 ein Anämie verhütender Faktor. Der holländische Gefängnisarzt auf Java, EIJKMAN, kannte bei seinen Gefangenen die Beriberi mit ihren schwersten neuritischen Erscheinungen, aber erst 1890 kam ihm in seinem Geflügelhof der Gedanke, daß die Polyneuritis gallinarum durch die Einseitigkeit, seine Hühner und Tauben mit geschältem Reis zu füttern, also als Mangelkrankheit aufzufassen sei. Das ist der Anfang der Lehre von den Avitaminosen, die ihm nun auch erst für seine Kranken klar wurde.

Schon die Wikinger wußten, daß man Zwiebeln essen soll auf hoher See gegen den Scharbok, und schon Ende des 16. Jahrhunderts heilte man den Skorbut mit Citronensaft.

Diese Dinge würden hier, weil sie doch im Vergleich mit monographischen Darstellungen ganz lückenhaft und unvollständig gestreift werden, von mir nicht erwähnt werden, wenn sie nicht Begründung wären des therapeutischen Erfolges bei zwei Kranken, die DIETRICH auf meiner Klinik beobachtet hat. Der eine mit einer cholangitischen Cirrhose nach einer Cholelithiasis bekommt im Winter 1934/35 Parästhesien in beiden Beinen, der Gang wird schwer ataktisch, wir können im März 1935 eine funikuläre Myelitis feststellen, bei einer Anämie vom BIERMER-Typ, Färbeindex von 1,4, Hämoglobin 40% und Achylie. Eine intensive Lebertherapie per os und parenteral blieb ohne jeden Effekt auf Blutbild und funikuläre Erscheinungen. Nach vier Wochen wird Levurinose, ein Hefepräparat, das B_1 und B_2 enthält, per os gegeben, das Hämoglobin steigt auf 90%, der Färbeindex wird unter 1, die organisch neuralen Erscheinungen gehen so zurück, daß der Kranke ohne Schwierigkeiten gehen kann, was vorher schon zur Unmöglichkeit geworden war.

Der andere Kranke kennt seine perniziöse Anämie seit 1932, starkes Kribbelgefühl in Beinen und Armen, Schreibbewegungen unmöglich, sehr schlechtes Gehen, rapide Zunahme der Verschlechterung 2—3 Monate vor der Krankenhausaufnahme, Babinski beiderseits schwach positiv, Patellarreflexe gesteigert, die Bewegungsempfindung rechts stärker als links gestört, Hyperästhesie der ganzen unteren Körperhälfte, Störungen des Temperatursinnes an beiden Füßen, die grobe Kraft in den Beinen vermindert, speziell rechts, bei spastischem Verhalten der Muskulatur ist die Parese rechts stärker als links. Die Anämie ist nicht hochgradig, sie bessert sich schnell nach den bekannten Leber- und Magenpräparaten, aber die Schwäche in den Beinen nimmt zu, der Kranke wird völlig gehunfähig. Erst als Levurinose zweimal täglich 1 Teelöffel der sonstigen Therapie zugefügt wird, bessert sich von Woche zu Woche die Beweglichkeit, das Schwächegefühl läßt völlig nach, schließlich geht der Kranke auch ohne Stock und ist den ganzen Tag außer Bett, die Ataxie ist völlig geschwunden, eine leichte Störung der Lageempfindlichkeit besteht noch, die Reflexe sind normal, nur eine Andeutung von Babinski besteht noch beiderseits. Es ist nichts wie ein taubes Gefühl in den Händen verblieben, der Kranke kann seinem Beruf wieder völlig nachgehen.

In Übereinstimmung mit manchen Angaben der Literatur haben wir das Recht, auf der Basis so deutlicher Einzelerfolge bei allen Neuritiden, auch der alkoholischen, zu versuchen, ob nicht das antineuritische Prinzip oft heilend bei Neuritiden wirkt, selbst wenn der Mangel nur *ein* disponierendes Moment zum Zustandekommen einer Neuritis oder einer Strangläsion ist, wie bei der klassischen kombinierten Systemerkrankung der funikulären Myelose bei der Biermer-Anämie. B_1-Vitamin ist jetzt auch chemisch rein als Betaxin im Handel und kann injiziert werden. B_2 ist als Lactoflavin bereits synthetisch darstellbar, es ist das sogenannte gelbe Atmungs-Ferment. Campolon scheint unter den injizierbaren Leberpräparaten den B_2-Komplex am reichlichsten zu enthalten; sein Anwendungsgebiet dürfte bald eine erhebliche Erweiterung erfahren.

Vitamin C als Substanz war zuerst 1927 von SZENT GYÖRGYI aus Nebennieren dargestellt worden, ohne daß der Vitamincharakter zunächst erkannt wurde. Jetzt ist Vitamin C als Askorbinsäure identifiziert (siehe die Formel)

```
                  H H
                  O O
         H        C=C
      H  O       /   \
      .  .      /     \
  HO—C—C—C            C=O
      .  .  .\        /
      H  H  H \ O  /
```

Askorbinsäure = Vitamin C.

und auch synthetisch billig darstellbar, so daß damit auch eine sozial wichtige Therapie möglich ist. (Cebion Merck, Redoxon Hoffmann la Roche.) Therapeutisch verwendbar ist C, wie aus der Blutungsneigung beim Skorbut verständlich wird, auch bei ganz anderen Formen von hämorrhagischer Diathese und Blutungen. Die gerinnungsfördernde Wirkung des Vitamin C ist auch in vitro beobachtet (KÜHNAU). Über die antiinfektiöse Wirkung (v. EULER) und die Aufhellung der Pigmentationen beim Addison (SCENT-GYÖRGYI) wird weiter unten berichtet werden. Die Haemoglobinuria e frigore tritt nach reichlicher Vitamin-C-Zufuhr beim Kranken nicht auf, ja sie läßt sich in vitro bei Zusatz zum Blute eines solchen Patienten durch Vitamin C hindern, wie LOTZE an unserer Klinik gezeigt hat. Schon diese Tatsachen führen aus dem Gebiet der Mangelkrankheiten völlig hinaus, man führt mit dem Vitamin C einen chemischen Körper dem Organismus zu von enormen reduzierenden Wirkungen, die auch dann eintreten, wenn gar nicht zuvor ein besonderer Mangel herrschte. Mit Recht betont deshalb STEPP, daß nun die Frage aktuell ist, welche Vitamine als Heilmittel aufzufassen sind, bei denen sicher sehr viel größere Mengen gegeben werden müssen. So sah GLEICHMANN an meiner Klinik bei Akne rosacea sehr gute Erfolge nach einer Tomatendiät, bei Zufuhr sehr großer Mengen von rohem Tomatensaft (Vitamin A). Wir kommen bei großen Mengen der reinen Substanz in die Gefahr wie bei jedem hochwirksamen Mittel der Überdosierung mit schädlicher Wirkung, man kann das dann kaum mehr als Hypervitaminose bezeichnen. Gerade Vitamin C wird zu einem Verstärker der Hormonwirkung, insbesondere der Hormone der Nebennierenrinde, aber wahrscheinlich geht diese Wirkung noch sehr viel weiter und es könnte sich günstig auswirken bei infektiösen toxischen Schäden, indem es deren oxydative Wirkung durch seine reduzierenden Kräfte hindert. Es liegt nahe, daß nun andere Stoffe, die gar keine Vitamine sind, aber auch reduzierende Fähigkeiten im Organismus entfalten, ähnliche Wirkstoffe werden, wir denken an Histidin, Glutation und andere Substanzen. Es eröffnen sich große Perspektiven, ein scharf umgrenztes Anwendungsgebiet für den Arzt ist aber heute noch nicht zu geben. Übrigens ein glänzendes Beispiel, wie die forschende Klinik einerseits der Wissenschaft vom Leben, der Physiologie, der sie vieles dankt, Gegengaben[1] zu bieten hat, andererseits die Ergebnisse der Forschung sich beim Tempo der Gegenwart bald genug für die Praxis des Alltages auswirken und dem Arzte größte Möglichkeiten übergeben werden. Das hier Gesagte gilt,

[1] v. BERGMANN, G.: Von einigen Gegengaben der Klinik als Dank an die Physiologie. Klin. Wschr. 1936, Nr. 16.

wie wir später sehen werden, nicht anders von den Hormonen, wie von den Vitaminen.

Wenn ich endlich nochmals, wie schon kürzer im ersten Kapitel, auf das *Vitamin D* zu sprechen komme, so nicht, weil ich hier über therapeutische Anregungen zu berichten hätte, weiß doch die Pädiatrie vom antirachitischen Prinzip schon unendlich vieles, ein gesicherter Besitz der Therapie liegt vor. Das klinische Postulat einer Spätrachitis in der Pubertät, etwa bei jungen Mädchen mit sogenannter schlechter Haltung (hoher Schulter oder Hüfte, Kyphoskoliosen usw.), hat noch keine ausreichende Basis von pathologisch-anatomischer Seite. Wir glauben, daß über die Rachitis des Kleinkindes hinaus der große Triumph gerade der Vitamin D-Forschung geeignet ist, Verständnis zu schaffen zwischen den Vertretern der natürlichen Heilweisen und der wissenschaftlichen Medizin. Wir wissen heute, wie diätetische Therapie und Lebertran, wie natürliche und künstliche Höhensonne, ja jede Behandlung in Licht und Sonne im Fettgewebe bestrahltes Ergosterin entstehen läßt durch ultraviolette Strahlung, und daß deshalb theoretisch die Frage gleichgültig wird, ob wir bei der Rachitis, jener so wichtigen Krankheit vom Standpunkte der Volksgesundheit, mit einem Medikament (Radiostol, Vigantol), mit physikalischer Therapie, also Klimatotherapie oder Ultraviolettstrahlung, mit diätetischen Vorschriften oder mit Freiluftkuren behandeln, und nur praktisch ist zu ermitteln, womit wir für jeden Einzelnen am besten zum Ziele kommen.

Es bleibt in der Geschichte der Forschung für uns Zeitgenossen eines der größten Erlebnisse, wie Hess (New York) Cholesterin im Reagenzglas bestrahlte und dabei der antirachitische Faktor entstand, und der große Kenner der Sterine, Windaus, die Spuren der wirksamen Substanz als Ergosterin am Absorptionsspektrum wiedererkannte. Es bleibt anderseits ein Ruhmesblatt sowohl der Naturheilkunde als der wissenschaftlichen Medizin, wenn Licht, Luft und Sonne, Diät und Rohkost und als Volksmittel Lebertran sich bewährt haben, und daß wir jetzt wissenschaftlich wissen, warum sie wirken.

Es ist mir nicht zweifelhaft, daß Bircher-Benner mit seinen Rohkostverordnungen und der übrigen Behandlungsart große Erfolge hat, und es ist nicht unwichtig, wenn er in der Rohkost etwas wie umgesetzte Lichtenergien sieht. Man denke an das bestrahlte Ergosterin oder an den stärkeren Vitamingehalt in Milch und Butter bei Grünfutterernährung der Kühe. Wenn dabei Ausdrucksformen gewählt werden, wie sie naturwissenschaftlich nicht möglich sind, so umschließen dennoch diese Kuren heute mehr als ein empirisches Vorgehen, seit wir von Vitaminen und ihrem Wirken wissen.

Es sei hier jedoch darauf hingewiesen, daß es auch eine D-Hypervitaminose gibt, und daß man durch zu große Dosen von Vitamin D toxische Nebenerscheinungen bekommen kann, die besonders in Verkalkungen der Gefäße und der inneren Organe bestehen; daher muß vor einer indikationslosen und übermäßigen Dosierung gewarnt werden, während von den anderen Vitaminen beim Menschen Schäden durch Überdosierung kaum zu befürchten sind.

Über das Antisterilitätsvitamin E vermag ich klinisch aus Erfahrung nur auszusagen, daß es bei ein paar magersüchtigen Mädchen gut getan hat, sie nahmen zu, die Regel kam wieder. Soeben wird es von den Promontawerken in den Handel gebracht. Wenn es nach Tierexperimenten sicher ist, daß es auf die Geschlechtsentwicklung des jungen Tieres Einfluß übt, so könnte für die jugendlichen Magersüchtigen entscheidender Einfluß zu gewinnen sein, weiß man doch, daß dieses Vitamin das Rohprodukt ist für den Wirkstoff des Vorderlappens, also des Prolan, das seinerseits die Ovarialfunktion fördert. Daß diese Dinge für den Kranken noch recht unklar sind, darf nicht vergessen werden. Wenn aber die Drüsen ihre Rohprodukte aus dem Pflanzenreich zum Teil beziehen, so kann auch diätetische Therapie der Zukunft wirksam sein für den innersekretorischen Aufbau gerade in den Entwicklungsjahren. Wir sehen Möglichkeiten, daß diätetische Therapie aus der Volkserfahrung und aus der der Heilpraktiker und praktischen Ärzte in eine rationale Fundierung eintritt. Es erweitert sich die korrelative Beziehung des Inkretapparates für uns Ärzte, wenn wir klare chemische Begriffe bekommen, wie höhere Lebewesen aufeinander und wie die Tierwelt einschließlich des Menschen und gerade des kranken Menschen auf die Pflanzen angewiesen ist. Im Vitamin E könnten wir hoffen, die Pubertätsnahrung zu finden bei allen Entwicklungsstörungen im Sinne dieser Unterfunktion.

Soeben berichtet von Euler (1935) von einem neuen Vitamin J, das in Citronen, schwarzen Johannisbeeren und Holunderbeeren enthalten ist und im Tierexperiment das Auftreten von Pneumonien verhindert. Wieweit es beim Menschen Erfolge zeigt, bleibt noch abzuwarten.

Die eben gezeigten engen Zusammenhänge zwischen Vitaminen und Hormonen geben uns den Übergang zu den neuen Forschungsergebnissen aus dem *Gebiet der inneren Sekretion*, die ein weiterer Triumph der jüngsten medizinischen Forschung ist. Der Triumphzug der Entdeckung und Findungen der Hormone wird am besten veranschaulicht gerade im Tempo der Laboratoriumsforschung, wenn man einige Jahreszahlen der Findungen sich an der nachfolgenden Liste

Adrenalin $C_9H_{13}NO_3$	krystallisiert	Takamine 1901
(Brenzkatechinderivat)	synthetisch	Stolz 1904
Thyroxin $C_{15}H_{11}O_4NJ_4$	krystallisiert	Kendall 1914
(Dijodphenylverb. des Dijodtyrosins)	synthetisch	Harrington 1926
Insulin (S-haltige Albumose)	Pankreasexstirpation	Mering-Minkowski 1889
	Darstellung	Banting-Best 1922
	krystallisiert	Abel 1925
Cortin	biol. nachgew.	Hartmann 1928
	krystallisiert	Kendall 1934
Follikulin $C_{18}H_{22}O_2$	biol. nachgew.	Allan-Doisy 1921
(Sterin)	chem. rein aus Harn	Butenandt, Doisy 1931
	chem. rein aus Palmkern	Butenandt 1932
	Strukturformel	Butenandt 1932
	„veredelt“ (Benzoeester)	Schöller 1932

Corpus-luteum-Hormon (Sterin)	biol. nachgew.	CORNER-ALLEN 1929, FRAENKEL 1903
	chem. rein	BUTENANDT 1934
	synthetisch	BUTENANDT u. SCHMIDT 1934
Testikel-Hormon (Sterin)	biol. nachgew.	BERTHOLD 1849
	chem. rein	BUTENANDT 1931
	synthetisch	RUSCICKA 1934

vergegenwärtigt. Ein Ruhmesblatt auch hier gerade für deutsche chemische Forschung und klinische Leistung, seit die innere Sekretion des Pankreas gefunden wurde an der deutschen Universität Straßburg, seit BAUMANN in Freiburg das Jodothyrin entdeckte, bis der große Schüler des genialen WINDAUS, BUTENANDT in Danzig die Hormone der männlichen und weiblichen Keimdrüsen als Abkömmlinge der Sterine in ihrer chemischen Struktur erfaßte und sie synthetisch zur Darstellung brachte. Aus der Tabelle geht auch hervor, welche schnellen Fortschritte auf diesem Gebiete gerade die letzten 5 Jahre auch durch andere Forscher gebracht haben. Die Autorenreihe ist ganz unvollständig, wenn ich nur noch LAQUEUR (Amsterdam), RUSCICKA, ALLAN-DOISY nenne.

Eine zweite Tafel weist auf die fast unheimliche Hegemonie der Hypophyse für die Steuerungen im Organismus hin: Wenn man sich klarmacht, daß in der

Vorderlappen	
1. Wachstumshormon	LONG u. EVANS 1922
2. Gonadotropes Hormon	
a) weibliche Keimdrüse, Follikelreifungs- und Luteinisierungshormon (Prolan)	ASCHHEIM u. ZONDEK 1926
b) männliche Keimdrüse	SMITH 1930
3. Adrenotropes Hormon	SMITH 1920
4. Thyreotropes Hormon	LOEB 1926
5. Pankreotropes Hormon	ANSELMINO u. HOFFMANN 1933
6. Parathyreotropes Hormon	ANSELMINO u. HOFFMANN 1934
7. Melanophorenhormon (kortikotropes Hormon) . .	HOGBEN 1922
8. Laktationshormon (Prolaktin)	RIDDLE 1931
9. Spezielle Stoffwechselhormone	
a) Lipoitrin	RAAB 1926
b) Fettstoffwechselhormon	ANSELMINO u. HOFFMANN 1931
c) Kontrainsuläres Hormon	HOUSSAY 1932
Zwischenlappen	
Intermedin	ZONDEK 1932
Hinterlappen	
1. Erregung der glatten Muskulatur	
a) Uterus (Orastin)	DALE 1906
b) Gefäße (Vasopressin)	OLIVER u. SCHÄFFER 1894
c) Darm, Gallenblase	
2. Antidiuresehormon	V. D. VELDEN 1913

kleinen Drüse des Hirnanhangs der Hypophyse die Literatur von etwa 16 verschiedenen Wirkstoffen berichtet, die in das Blut abgegeben werden können, von denen aber sehr wahrscheinlich viele durch den Stil des Hirnanhangs in den Trichter (Infundibulum) gelangen und von dort unmittelbar zu den regulierenden neuralen Schaltstellen geleitet werden. Schon das formal Anatomische, der am

Trichter hängende Hirnanhang als die so vielseitig wirkende Drüse, weist wieder auf die innige Wechselbeziehung des Humoralen und Neuralen hin, kaum irgendwo so eindeutig wie bei jener Drüse, die fast zu jeder anderen Drüse der inneren Sekretion in wirkender Beziehung steht[1]. Mag auch die Zukunft vom einen oder anderen dieser Wirkstoffe zeigen, daß so manche dieser vermeintlichen chemischen Einzelkörper derselbe Wirkstoff sind, der etwa die Schilddrüse, das Pankreas, die Nebenniere anzukurbeln vermag. Sie sind noch nicht chemisch erfaßt, offenbar weil hier nicht Abkömmlinge der Sterine, sondern die viel komplizierteren Eiweißsubstanzen vorliegen, deren Synthese und Struktur sich in den ersten Anfängen befindet, so daß sie sich nur durch ihren biologischen Einfluß dokumentieren.

Mit den Forschungen BUTENANDTS über die stoffliche Charakterisierung der Keimdrüsenhormone, ihrer Konstitutionsentwicklung und künstlichen Herstellung, hat sich historisch ein Kreis geschlossen, der im Jahre 1849 seinen An-

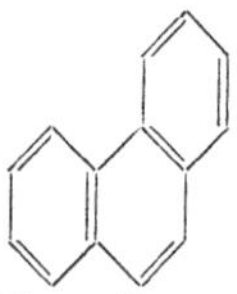

Phenanthren

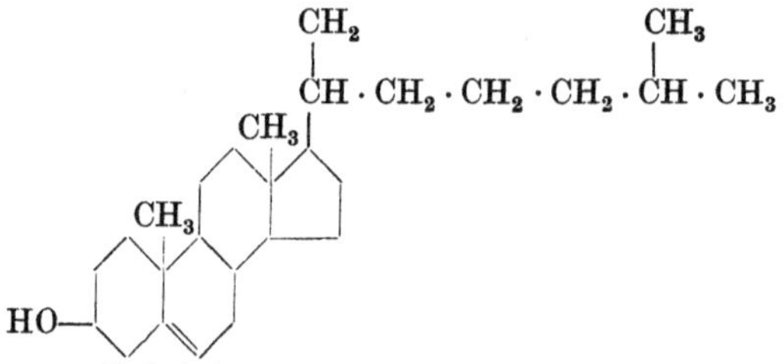

Cholesterin

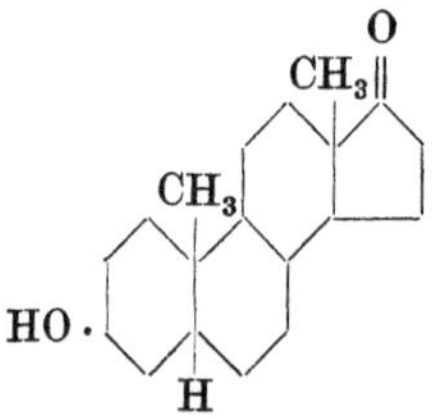

Androsteron (Proviron)

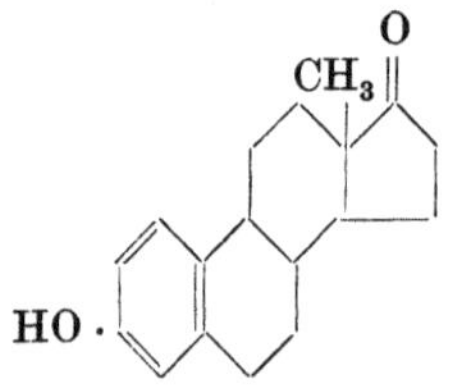

Follikulin (Progynon)

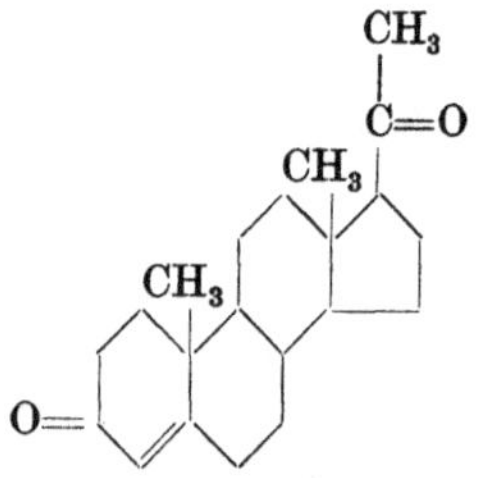

Corpus-luteum-Hormon (Proluton)

fang nahm, als der Göttinger Physiologe BERTHOLD feststellte, daß kastrierte Tiere durch Transplantation der Hoden ihre männlichen Ausfallserscheinungen verlieren, und es ihm gelang, auch durch Hodenextrakte Analoges im Tierexperiment aufzuzeigen und daraus die Schlußfolgerung hervorging, daß von den Testikeln Stoffe erzeugt werden, die, an den Gesamtorganismus abgegeben, diesen maßgeblich beeinflussen. BROWN-SEQUARD hat wesentlich später Ähnliches ermittelt und sich durch seine Selbstversuche mit Hodenextrakten, die er

[1] THADDEA, S., u. A. WALY: Zur Frage der Wirkungsweise und des Angriffspunktes der isolierten Hypophysenhinterlappenhormone auf den Kohlehydratstoffwechsel. Arch. f. exper. Path. Bd. 172, H. 5/6, 1933. — Über den Einfluß des thyreotropen Hormons der Hypophyse auf die Blutbildung. Z. exper. Med. Bd. 94, H. 3, 1934.

als alter Mann nicht müde wurde vorzutragen, zwar für seine Zeitgenossen oft lächerlich gemacht, und doch prägte er den Begriff der „inneren Sekretion". Ein ungeheures Tatsachenmaterial auch ganz außerhalb des Problems der Keimdrüsenhormone hat sich seither erschlossen. Die Forschung ist — deshalb sprach ich vom Kreis — zu ihrem Ausgangspunkt nach einem langen Weg unerhörter Triumphe der Chemie, der Biologie und der Klinik zurückgekehrt. Wir kennen jetzt die chemische Struktur des männlichen und der beiden weiblichen Hormone, es sind alles drei Sterinabkömmlinge, die jetzt sogar teilweise synthetisch und alle rein darstellbar sind. Nicht eine Zufallsentdeckung liegt vor, sondern ein ganz großes Beispiel zielstrebiger Forschung physiologischer Chemiker, denn WINDAUS ging vom Cholesterin aus und sein bedeutender Schüler BUTENANDT führte für die Keimdrüsenhormone die Erkenntnis zum Sieg. Gewiß wäre noch einer nicht kleinen Reihe sehr verdienstvoller Forscher zu gedenken, denen wir jenen unerhörten Siegeszug mit verdanken, dessen Tempo in den letzten Jahren am deutlichsten wird, wenn wir uns überlegen, wie wichtig und umfassend gerade die neuen Errungenschaften der letzten 4—5 Jahre sind.

Ich will mich hier beschränken auf kasuistische ärztlich-klinische Erfahrungen an der Hand von noch wenigen Feststellungen, die nichts sein sollen als eine Anregung zu therapeutischem Handeln, weil sie durch experimentelle Feststellungen und durch unser sonstiges Wissen von den Hormonen gestützt sind. Ein Blick auf die Konstitutionsformeln der Sexualhormone zeigt die erschütternde Tatsache, daß sowohl das männliche (Androsteron) als auch die beiden weiblichen Sexualhormone (Follikulin und Corpus-luteum-Hormon) chemisch so außerordentlich nahe verwandt sind. Alle drei sind, ebenso wie das Cholesterin, Abkömmlinge des Phenanthrens. Androsteron und Follikulin unterscheiden sich nur dadurch, daß Adrosteron um eine Methyl- und eine Alkoholgruppe reicher ist, wogegen das weibliche Hormon 3 Doppelbindungen in einem Benzolring enthält. Diesen Körpern chemisch nahe verwandt sind auch die Gallensäuren, die Körper der Digitalisgruppe und das Vitamin D.

Den Arzt packt wohl das Problem am meisten, ob die Überführungen von den weiblichen zu den männlichen Hormonen, die bei zielbewußten eingreifenden Prozeduren des chemischen Laboratoriums möglich sind, sich auch im Organismus fermentativ vollziehen könnten. So ähnlich in der Strukturformel die zwei weiblichen und die eine männliche Substanz sind (Formel), vergessen wir nicht, daß eine dreifach ungesättigte Verbindung in einem Ring nicht ohne weiteres im lebenden Organismus umzuwandeln ist. Wenn der Hengst große Mengen von Progynon ausscheidet, spricht das eher dafür, daß er mit diesen Substanzen, die beim Cholesterinabbau entstehen mögen, nichts anzufangen vermag, aber wenn wir selbst anatomisch echte Hermaphroditen als Mißbildung kennen, etwa Frauen, die ein Ovarium und einen Testikel besitzen, geraten wir doch in Versuchung, einen Teil der Perversionen uns auch ohne anatomisch nachweisbare Abweichungen doch chemisch bedingt vorzustellen. Man denke an die Gruppe der Intersexuellen. Hier muß zunächst der Phantasie ein starker Zügel der Zurückhaltung auferlegt werden, ehe nicht Beweise sprechen, ja mir scheint es sicher, daß nicht mit jenen drei Substanzen das Problem der Libido deutbar wird, ist doch auch bei Kastrierten das erotische Verlangen keineswegs immer erloschen und oft genug nicht bei der klimakterischen Frau.

Man hüte sich streng, vor allem beim wachsenden Kinde, Wirkstoffe des anderen Geschlechtes anzuwenden, das leuchtet ohne weiteres ein, wenn wir uns erinnern, daß man mit Progynonspritzen bei einem Hahn Hennenfedern zur Entwicklung bringen kann. Keimdrüsenhormone des anderen Geschlechts könnten beim Fetus ja bis zur völlig abgeschlossenen Pubertät schweren Schaden stiften, vielleicht auch noch später, es *sei vor solchen Untersuchungen am Menschen nachdrücklich gewarnt.*

Auch die ärztlich sehr wesentliche Frage, ob Produktionssteigerung eines Sekretes quasi auf psychischem Wege möglich ist, steht noch ganz offen, theoretisch ist sie denkbar, wir werden bei der Schilddrüsenfunktion betonen müssen, daß emotionelle Situationen zu einer vermehrten Ausschüttung, wohl auch Fabrikation führen und als Analogie auf das alte Beispiel Trauer und Träne immer wieder verweisen. So ist es auch nicht unwahrscheinlich, daß emotionelle Dinge in der Sexualsphäre die Produktion der Sekrete und damit der Hormone vermehren, daß die Steigerung von Potenz und dem ganzen Komplex der Erotik von der Erlebnisverarbeitung heraus gesteigert und umgekehrt auch abgestumpft wird, darüber ist vom inneren Erleben heraus gesehen kein Zweifel möglich.

Es ist andererseits die Periodizität in den Sexualfunktionen und Sexualtrieben bei den Vögeln und erst recht beim Säugetier in großen periodischen Schwankungen, den Brunstepochen, organisiert; es liegt nahe anzunehmen, daß in diesen Zeiten die spezifische Hormonproduktion sich quantitativ ganz anders verhält als in der sexuellen neutralen Epoche außerhalb der Brunstzeit. Hier fehlt es noch sehr am chemischen Wissen von seiten der Zoologen. Für den Menschen wird die Frage weit komplizierter liegen, weil nur noch Andeutungen von Brunstepochen vorhanden sind, während der ovarielle Zyklus der Frau ein kurzfristiger ist von 28 Tagen. Erinnern wir uns daran, daß das gonadotrope Hypophysenvorderlappenhormon (Prolan) das übergeordnete Sexualhormon ist, das für die Entwicklung der Keimdrüsen, die Follikelreifung und Corpus-luteum-Bildung notwendig ist. Im Follikel entsteht das Follikulin, das seinerseits Uterus, Scheide, Mammae zur Entwicklung bringt und für die erste Phase des weiblichen Menstruationszyklus (Proliferationsphase der Uterusschleimhaut) notwendig ist. Das Corpus-luteum-Hormon wird im zweiten Teil des Menstruationszyklus wirksam und bereitet die Uterusschleimhaut zur Eiaufnahme vor (Sekretionsphase). Für die normale Menstruation sind also beide Hormone notwendig. Follikelhormon kann jetzt aus Palmkernen und Weidenkätzchen, Corpus-luteum-Hormon aus der Sojabohne dargestellt werden. Für die Beseitigung der klimakterischen Ausfallerscheinungen kommt nur das Follikelhormon in Frage, das durch Dehydrierung und Veresterung in seiner Wirkung wesentlich verstärkt als Progynon B oleosum im Handel ist.

Über die weiblichen Hormone im Anwendungsgebiet auf die Frau ist ja von seiten der Gynäkologen schon sehr viel bekannt, und seit die stark wirksamen Präparate gespritzt werden können, bleibt es ein Markstein in der Entwicklung, daß in WAGNERS Klinik der Charité C. KAUFMANN selbst bei der kastrierten Frau die Menstruation erzielen konnte, es ist hochinteressant, daß die Frau bei ihrem Zyklus von etwa 28 Tagen bleibt, daß also das biologisch präformierte zyklische Geschehen nicht künstlich therapeutisch durchbrochen werden kann, aber um so erstaunlicher, mit welcher Sicherheit geradezu auf den Tag wir bei richtiger Dosierung nach Progynonspritzen und anschließend Prolutonspritzen voraussagen können, wann die Menstruation wieder eintritt. Frauen, die noch nicht deutlich in der Klimax sind, wird man mit 50000 internationalen Benzoateinheiten von Progynon B kaum behandeln dürfen, es kann sonst zu großen Blutungen kommen, höchstens dann, wenn etwa bei der Magersucht endokriner Art völlige Amenorrhoe besteht. Hier habe ich wiederholt, wenn auch nur wenige Male mit gutem Erfolg durch große Dosen nicht nur die Menstruation pünktlich erzielt — das gelingt wohl immer —, aber auch den entscheidenden Umschwung zu Appetit, Körpergewichtszunahme, psychischer Besserung, ja Heilung bekommen.

In Ägypten erfuhr ich, daß die Frauen der Landbevölkerung, die Fellachinnen, gegen Unfruchtbarkeit das Wasser des Nils trinken, wenn er reichlich Nilschlamm führt. Da in gewissen geologischen Formationen, so den Bitumen, aus vergangener Pflanzenwelt ähnliche Stoffe gefunden sind, wie Follikulin, schien es mir möglich, daß ein uralter Volksglaube aus der Epoche der Pharaonen biologisch zu stützen sei. Prof. BUTENANDT selbst hat die große Freundlichkeit gehabt, Nilschlamm, den ich mir schicken ließ, daraufhin zu untersuchen; er teilt mir mit, daß keinerlei Stoffe nachweisbar waren, die den Allan-Doisy-Test an der kastrierten Maus positiv gaben. Man wird wohl schließen dürfen, daß hier nur ein Rest magischer Weltanschauung der Medizin im Volke seit 4000 Jahren weiterlebt: Der Nil, als Gott der Fruchtbarkeit, von dem allein Reichtum und Glück Ägyptens abhängt, mit dem so fruchtbaren Schlamm aus den äthiopischen Quellen des Blauen Nils, die im Mittelpunkt des europäischen Interesses unserer Tage standen, ihm wird auch für die Fruchtbarkeit der Frau mystischer Glaube zugeschrieben. Anders steht es, wenn, wie ich erfahre, abessinische sehr jung verheiratete Mädchen das Nierensekret gravider Frauen trinken, denn damit würden sie sich in der Tat Follikelhormon zuführen, das von der Placenta produziert, reichlich im Harn erscheint. Trotzdem ist auch hier sog. „Signaturmedizin" im Sinne einer Symbolik das Wahrscheinlichere, denn Follikelhormon als Progynon müßte schon in sehr großen Mengen per os genommen werden, um zu wirken, und solche Mengen Harn dürften nicht getrunken werden können.

Für den Internisten sind drei Gruppen therapeutischer Erfahrung durch das Follikelhormon vorläufig wesentlich: 1. bei der Arthritis, namentlich, wenn sie in der Präklimax oder Klimax eintritt. Man nehme die präklimakterische Phase zeitlich nicht zu eng; wenn Abweichungen in bezug auf Rhythmus, zu starke oder zu schwache Menstruation bestehen, der Gynäkologe andere Ursachen ausschließt, kann auch Jahre vor dem Zessieren der Menses die Involution beginnen und gerade in dieser Zeit ein Gelenkprozeß nach einem Infekt dann nicht wie in der Jugend schnell abklingen, sondern nun zum chronischen werden. Ich habe diese veränderte Reaktionslage bei einer Reihe von Kranken erlebt, also bei derselben Patientin früher etwa nach Mandelinfekten kurze Schübe von akuter Arthritis; in der Klimax oder Präklimax will die Arthritis nicht weichen und kann glänzend durch Progynon beeinflußt werden. Solche therapeutischen Erfolge stützen meine Auffassung, daß der Begriff der endokrinen Arthritis nicht für eine kleinere morphologisch zu beschreibende Gruppe von Gelenkveränderungen (Periarthritis destruens) reserviert bleiben sollte, wie UMBER es will, sondern daß die endokrine Situation sehr oft *eine* Bedingung ist zum Zustandekommen auch von primär chronischen Arthritiden, bei denen aber häufig genug als zweites Moment eine infektiöse Ätiologie mitspielt. Das sind dann nicht Kombinationen zweier trennbarer Arthritisformen, sondern eine endokrine Konstellation ist ein disponierendes Moment, eine Infektreaktion ein anderes, eine klimatische ein drittes und nicht zuletzt die Erbkonstitution ein viertes Moment. Es ist ein Fehler, die ätiologische Einteilung der Arthritiden zur Trennung von Gruppen zu benutzen und gar die Therapie davon abhängig zu machen. Hat man erkannt, daß viele ätiologische Momente, darunter selbstverständlich auch unbekannte, mitwirkend sind, das reaktive Geschehen einer Arthritis auszulösen, sie mag auf dem Röntgenbild erscheinen wie immer und sich sonst klinisch als Zustand wie im Verlauf noch so verschieden manifestieren, so erwächst als Folge die Pflicht bei jeder Arthritis, sich zu fragen, ob eine Keimdrüsenunterfunktion mitwirkend sein könnte. Während ich für den Mann darüber von keiner Erfahrung berichten kann, bestehen gar keine Zweifel, daß Arthritiden der Frau, auch solche, die nicht den Typus der Periarthritis destruens haben, günstig durch Progynoninjektionen beeinflußt werden, natürlich besonders im kritischen Alter bei sorgfältiger Indikation. Hier verfügen wir über ein gesichertes Beobachtungsmaterial. Auch an die günstigen Erfolge, die KAUFMANN mit Progynon bei der Behandlung bestimmter Ekzeme und Vaginalulcera der klimakterischen Frauen erzielte, sei hier erinnert.

2. Durchblutungsstörungen der unteren Extremitäten beim weiblichen Geschlecht, insbesondere wieder in Klimax und Präklimax, sollten versuchsweise mit Progynon behandelt werden. Ich verfüge über eine eingehende, ununterbrochene Beobachtung von drei Jahren bei einer Dame, bei der beide Arteriae dorsales pedis sehr schlecht zu fühlen waren, die Füße kalt, blaß, cyanotisch, vor allen Dingen sehr schmerzten, so daß das Gehen stark beeinträchtigt war; ich befürchtete eine Arteriosklerose, selbst auch eine Buergerssche Krankheit (Thrombangitis obliterans). Die Kranke war lange orthopädisch auf Spreiz- und Senkfuß immer wieder mit wechselnden Schuheinlagen und einer Fülle von orthopädischen Stiefeln behandelt worden. Nach erfolgloser Behandlung mit Padutin, Pituitrin, Hydrotherapie, Stauungen, Diathermie, Kurzwellen, Röntgen usw. — unsere Liste unermüdlicher therapeutischer Versuche ist sehr lang — war erst ein ganz deutlicher Erfolg zu erzielen durch Progynon B oleosum zweimal in der Woche je 50000 internationale Benzoateinheiten, während später oft geringere Dosen genügten oder längere Abstände des Injizierens. Das Suggestive kann ausgeschaltet werden, weil die Kranke es sofort merkte, wenn wir ohne ihr

Wissen mit der Dosis herabgingen. Die Pulse am Fußrücken sind jetzt kräftig, die Füße nie mehr kalt, sie kann Stunden fast ohne Schmerzen gehen, aber wir wagten erst jetzt das Mittel abzusetzen. Solche Einzelbeobachtung erhält ein viel größeres Maß von Sicherheit mit der Berechtigung, den therapeutischen Erfolg zu verallgemeinern, wenn wir jetzt erfahren, etwa drei Jahre nach Beginn jener Behandlung, daß MacGath eine Sekale-Gangrän der Schwanzspitze bei der weiblichen Ratte verhindern und heilen kann durch Progynoninjektionen.

3. Auch das psychische Verhalten muß hier wieder angeführt werden, mächtige Erregungen mit typischen sogenannten hysterischen Zügen, Weinerlichkeit, Unzufriedenheit, enorme Schwierigkeiten im ganzen Verhalten der Kranken für den Arzt, sollten dann mit Progynon behandelt werden, wenn Anhaltspunkte für eine ovarielle Unterfunktion bestehen. Dies gilt wieder hauptsächlich von der Klimax, aber auch von Frauen, bei denen in jüngeren Jahren 1 Ovarium oder $1^1/_2$ entfernt wurden. Ich habe mehrmals schlagartig, auch schon am Tage nach der ersten Spritze, eine völlige charakterliche Wandlung mit Euphorie gesehen, ja es kann vorkommen, daß eine Stimmung resultiert, die selbst bei der älteren Frau geradezu an einen Pubertätsrausch der Jugend erinnert.

Man beachte die Frage der Dosis, bei der es jetzt oft zu Mißverständnissen kommt, 50000 internationale Benzoateinheiten sind 250000 internationale Einheiten des freien Hormons. Eine Kranke, die mir versicherte, 50000 Einheiten hätten gar nichts genutzt, war in London so behandelt worden, also offenbar mit internationalen Einheiten. Als sie das Fünffache bekam, entsprechend 50000 Scheringschen Benzoateinheiten, war nach zwei Tagen die große Aufgeregtheit, Unruhe, ja scheinbare Unart der Kranken geschwunden, die nach gynäkologischen Operationen seit Jahr und Tag kaum mehr menstruiert hatte. Es sei nochmals mit Nachdruck betont, daß eine strenge Indikation gestellt werden muß in enger Zusammenarbeit mit dem Frauenarzt, wann und wie lange so große Dosen erlaubt sind, und daß ein genügender objektiver Anhalt streng zu verlangen ist, ehe man Stimmungsschwankungen und Erregungen mit Ausfallserscheinungen der Ovarien in Zusammenhang bringt, aber es sind solche eindrucksvollen Einzelerlebnisse doch stärkste Hinweise auf das, was ich nicht ganz ernst als *Charakterapotheke* bezeichne. Wer kann vorübergehende Charakterwandlungen durch von außen zugeführte chemische Substanzen leugnen — Alkohol, Morphin, Schlafmittel? Wie geläufig ist uns die geistige Stumpfheit beim Myxödem und ihre Beseitigung durch Schilddrüsenmedikation. Es ist also im Prinzip gar nichts Neues, aber für unsere Erfahrung doch vollkommen Neuland, wenn gewaltige seelische Wandlungen durch die Hormone der Keimdrüsen zu beobachten sind; nur ist hier noch mehr Zurückhaltung am Platze, wie sonst bei hochwirksamen Substanzen, die anscheinend nicht immer nur eine kurzwährende Substitutionstherapie sind. Scheint es doch, daß, wenn der Körper in seine Gleichgewichtslage zurückgebracht ist, er oft wieder von sich aus die Einregulierung aufrechterhält; so sind Dauererfolge möglich, auch wenn das Mittel abgesetzt ist. Es war mir typisch, wie bei einer Kranken in der Präklimax nicht nur die Gelenkschmerzen verschwanden, so daß sie tanzen konnte, sondern daß sie dazu schilderte, wie die Lust zu großer Geselligkeit und gerade zum Tanzen wieder in ihr erwacht sei. Ein junger Ornithologe erzählte mir, daß, wenn eine Störchin auf dem Fluge nach Süden eingefangen sei und im Käfig eine Progynoninjektion bekäme, sie unruhig hin und her flattert, und wenn man den Käfig öffnet, den Weg zum Nest zurück nimmt. Offenbar sind die Triebe zur Gründung von Nest und Familie wieder erwacht, ähnlich der Lust zum Tanzen. Ist es nicht dennoch verkehrt, wenn er hinzufügte, „so ein Tier ist also nur eine Reflexmaschine?“ Ich glaube aus der menschlichen Pathologie, gerade im einzigen Seelenleben, das wir durch unsere Schau nach innen, durch Introspektion, erfassen können, besitzen wir ein Reich unmittelbarer Erfahrung, das uns nicht in dieser Form belehrt, in welcher Züge eines überwundenen Materialismus als Weltanschauung noch immer festsitzen, aber der Einfluß unseres seelischen Wesens durch chemische Vorgänge im Inneren des Organismus ist so gesichertes positives Erfahrungsgut wie Fieberdelirien oder ein Alkoholrausch (Kap. 16).

Das männliche Sexualhormon, Androsteron hat Ruscicka 1935 aus Cholesterin dargestellt. Durch Abbau der gesamten Seitenkette im Cholesterin kommt man zum Dehydroandrosteron, das durch Hydrierung in Androsteron zu wandeln ist; durch Dehydrierung müßte man theoretisch zum Follikelhormon gelangen können. Ja das Dehydroandrosteron ist über den Umweg seines Dihydroderivates auch in Testosteron übergeführt worden — in jüngster Zeit ist das gelungen —, von ihm darf man hoffen, auf Grund von Erfahrungen am Tier, daß es etwa 6mal so wirksam ist wie das Androsteron, dosiert am Hahnenkamm, da es aber auch an der Samenblase der kastrierten Ratte sich wirksam erweist, könnte es zu den allgemein tonisierenden Wirkungen des Androsterons („Provirons“) noch Eigenschaften besitzen, die die Potenz steigern. Über dieses Präparat vermag ich noch nicht zu berichten; es liegt auf der Hand, wie kritisch man wegen dieser Wirkungen am Menschen zu prüfen hat, noch dazu bei Stoffen, die anscheinend in dieser Form nicht chemische Körper der inneren Sekretion sind, sondern die natürlichen Produkte in ihrer Wirksamkeit übertreffen, wie es ja auch der Fall ist gegenüber dem Follikelhormon, dem Progynon, wenn man seinen Benzoeester chemisch darstellt, der im „Progynon oleosum B“ eine fünffach gesteigerte Wirksamkeit bei der Frau entfaltet.

Wir haben in meiner Klinik seit über zwei Jahren das männliche Hormon Androsteron oder seinen Benzoesäureester, das jetzt als „*Proviron*“ im Handel ist, gegeben. Ich habe den Eindruck, daß es in der Dosierung, also in der Intensität seiner Wirkung, noch weit hinter dem *Progynon* zurücksteht. Bei den meisten Patienten ließ sich nicht mehr ermitteln, als daß sie sich frischer, tatkräftiger, weniger deprimiert fühlten, daß ein gewisser Druck im Kopf verschwand, kurz, da wir oft Sexualneurastheniker wählten, daß wirklich mit dem Proviron oft, aber keineswegs regelmäßig, eine Wirkung zu erzielen war, die einem echten hochwirksamen Tonikum entspräche, in seiner Wirkung erkennbar mehr durch das, was der Kranke an Selbstbeobachtung schildert, während objektive Maßstäbe noch versagen. Ich halte das subjektive Befinden eines intelligenten Kranken, wenn man vermeidet, ihm zu sagen, was man gibt, oft für einen viel feineren und deshalb früher wahrnehmbaren Test, als irgendwelche zu objektivierenden Feststellungen, so sehr gerade diese erwünscht sind, weil sie Angaben des Kranken erst fundieren. Es läßt sich weiter aussagen, daß bei beginnenden Schwierigkeiten der Harnentleerung bei älteren Männern infolge Prostatahypertrophie wir einige wirkliche Erfolge gesehen haben, die schon in das objektiv Feststellbare hineinreichen, aber unser Beobachtungsmaterial ist hier noch klein.

Drei Einzelbeobachtungen greife ich aber heraus, die mir wichtiger scheinen als diese allgemeinen Eindrücke.

Die *erste Beobachtung betrifft* einen 34jährigen intelligenten Ingenieur, der 1924 nach einer Parotitis wie so oft eine schwere Orchitis einseitig durchgemacht hat mit hohen sepsisartigen Temperaturen, er leidet seit dieser Zeit an heftigsten Kopfschwerzen. Der atrophische Hoden wird auf ärztlichen Rat entfernt natürlich ohne Erfolg für den Kopfschmerz. Es wird im Jahre darauf ein Blutdruckmaximum von 175 mm Hg festgestellt, dieser steigt im Jahre 1932 bis auf 200 mm Hg, wechselnd sind die meist heftigen Kopfbeschwerden, seit diesem Jahre auch Schwindelanfälle und, wie der Kranke ganz zuverlässig sagt, ein Nachlassen des Gedächtnisses bei vermehrter Erregung. Als wir ihn zuerst im Juni 1935 beobachteten, ist der Blutdruckwert 220/135, für eine Nierenerkrankung findet sich kein Anhalt, der Wassermann ist negativ. Da ich bei manchen, namentlich den jugendlichen Hypertonikern manifeste endokrine Störungen gesehen habe, schien es mir sinnvoll, obwohl der nachgebliebene Testikel ganz normal schien, *Provironinjektionen* vornehmen zu lassen. Der Kranke hat im Abstand von einer Woche je 1 Injektion erhalten, im ganzen 18 Spritzen zu je 5 mg „Proviron". Der Blutdruck sank, obwohl der Patient nicht Bettruhe einhielt, sondern nach wenigen Tagen der Beobachtung in der Klinik wieder vollberuflich tätig war, auf 180, dann 170. Ich würde auf dieses Heruntergehen des Blutdrucks wenig geben, wenn nicht andere Zeichen eines Erfolges dagewesen wären. Der Kranke war in den letzten Jahren stärker fett geworden, hat seit der Injektion 25 Pfund abgenommen, sein Schlaf ist jetzt tief und erquickend geworden, das elende Aussehen hat einer frischen Farbe Platz gemacht, auf die ihn seine Freunde angeredet haben, die Kopfbeschwerden sind verschwunden, und er selbst betont mit Begeisterung, wieviel wohler er sich fühle, wieviel besser er körperlichen und seelischen Anstrengungen gewachsen sei; Selbstmordgedanken, die ihn im Zusammenhang mit allerlei Mißgeschick zu Boden gedrückt hätten, seien wie abgeschnitten, er fühle sich so sicher, als wenn er von einer „Zementsäule" gestützt würde; jedes unvorhergesehene Ereignis habe sich früher durch seine Nervosität ins Ungemessene gesteigert, seine geistige Konzentrationsfähigkeit und damit Arbeitslust und Verantwortungsfreudigkeit seien zurückgekehrt.

Es sei betont, daß der Kranke nicht gewußt hat, womit er behandelt wird, um alles Suggestive auszuschalten; man darf wohl beanspruchen, daß man auf den ärztlich menschlichen Eindruck, der so auffallend war, genau soviel Gewicht legt wie auf die Feststellungen der Blutdruckmessung. Wir haben sonst an der Klinik niemals einen Einfluß der Keimdrüsenhormone auf den *Blutdruck* gesehen, auch nicht am weiblichen Geschlecht beim sogenannten klimakterischen Hochdruck. Die Deutung, daß hier eine Substitutionstherapie die Erregung verringert hat und hierdurch erst indirekt der Blutdruck abgesunken ist, ist durchaus naheliegend; über einen Dauererfolg kann nichts ausgesagt werden, da die Behandlung weitergeht. Bei Schlaflosigkeit älterer Männer, bei denen manchmal alle Schlafmittel auch in sehr großer Dosis völlig versagen, erlebte ich ein paarmal schlagartige Erfolge mit Proviron.

Die *zweite auffallende Feststellung* betraf einen 6 jährigen Jungen aus Danzig. Er stammt aus einer Migränefamilie. Er wurde mir zugeschickt wegen des Verdachts eines Hypophysentumors als Erklärung für die Kopfschmerzen, wofür sich nichts ergab und was schon deshalb unwahrscheinlich wurde, weil die Erbkrankheit der Migräne durch 4 Generationen anamnestisch ermittelt werden konnte. Es besteht ein Kryptorchismus; der Junge ist recht fett und ist im letzten Jahre indolent, schläfrig und unfrisch geworden, er war früher ein fröhliches Kind. Er bekam auf meinen Rat zweimal die Woche $^1/_2$ Ampulle Proviron. Ich sah ihn nach $3^1/_2$ Monaten wieder; nicht nur die Mutter erzählt überzeugend von der auffallenden Besserung in seinem seelischen Verhalten, auch ich kann es feststellen, indem er mir Märchen, die ihm vorgelesen waren, mit Lebendigkeit, ja Begeisterung wiedererzählt, ausgelassen lustig ist, also ein völlig verändertes seelisches Verhalten zeigt, während somatisch nichts feststellbar ist. Er ist nicht schlanker geworden, der Descensus der Testikel hat sich nicht vollzogen, aber Migränen sind nicht aufgetreten, während sonst nie so lange Pausen von heftigen Kopfschmerzen mit Erbrechen vorgekommen sind.

Beziehungen zwischen *Migräne* und Hypophyse sind oft vermutet, wohl nie erwiesen, ein solcher kasuistischer Beitrag scheint mir auch für das ungelöste Problem der Migräne nicht gleichgültig bei allen Mängeln einer Einzelbeobachtung. Ich höre jetzt durch einen Arzt, daß nach Aussetzen der Spritzen das alte psychische Verhalten da ist, eine nachhaltige Wirkung ist also nicht erzielt, die Behandlung soll wieder aufgenommen werden.

Interessant ist, daß hier das männliche Hormon die Migräne besserte, wie man es auch verschiedentlich vom Progynon bei der Frau beobachten kann, wenn auch durchaus nur selten.

Somatisch klarer ist eine dritte Beobachtung: Ein 14 jähriger Junge mit typischer Dystrophia adiposogenitalis und hochgradiger Hypoplasie der Hoden, die nicht größer als eine Kaffeebohne sind. Er sei, so berichten die Eltern, in letzter Zeit besonders dick geworden, träge und uninteressiert, bei der Landarbeit hilft weder Schimpfen noch Ohrfeigen durch den Vater, die Mammae sind auch im Drüsenkörper zu stark, bei Fettsucht auch an den Beinen zeigt die Haut die bekannte flächenhafte Cyanose. Der Junge bekommt zweimal in der Woche 1 Ampulle Proviron, im ganzen 15 Ampullen, schon nach der 5. oder 6. Spritze, also nach 25—30 mg Androsteronbenzoat, ist eine charakterliche Belebung zu bemerken, der Junge wird aufgeweckter, klagt nicht mehr bei der Arbeit über Schmerzen in den Beinen wie früher. Jetzt, 2 Monate nach Abschluß der Behandlung, hält die seelische Veränderung an, der Vater sagt, der Junge sei völlig verwandelt, stelle sich gut in der Landwirtschaft an und interessiere sich für seine Arbeit, die Hoden haben sich ganz wesentlich vergrößert, sind jetzt taubeneigroß, für sein Alter ungefähr normal, im Gewicht ist er aber nicht nennenswert heruntergegangen.

Bisher hat wohl nur SCHITTENHELM über das *Proviron* berichtet, wir haben den Kreatinstoffwechsel nicht wie er und sein Schüler BÜHLER verfolgt, weil die Kreatinuntersuchungen meines Mitarbeiters BRENTANO eine ganz andere Auffassung vom Auftreten des Kreatins im Zusammenhang mit einem pathologischen Muskelglykogenzerfall sichern. So erwünscht es wäre, einen Index für Wandlungen im Stoffwechsel bei solchen Behandlungen zu bekommen, wir wissen, daß Kreatin bei Infekten, verschiedensten Vergiftungen, ja allen Zuständen im Harn auftritt, die einen solchen pathologischen Muskelglykogenzerfall erzeugen, daß also Kreatin eine unspezifische Krankheitslage anzeigt, wenn es im Harn auftritt, und deshalb für spezifische Wirkungen der männlichen Keimdrüse uns nicht verwertbar scheint. Wie man durch *Proviron* wirkt, ist noch völlig ungeklärt, eine Vergrößerung der Testikel bezüglich ihres Anwachsens zur Norm aus einfacher Substitution heraus zu erklären, scheint mir nicht möglich, man wird an viel kompliziertere Wege denken müssen, wie etwa Einwirkungen auf das gonadotrope Hormon über den Hypophysenvorderlappen; aber auch da stoßen wir noch auf unüberwindliche Schwierigkeiten der Deutung, da ja von den Ovarialsubstanzen eher eine Bremsung auf das Prolan des Vorderlappens ausgeht, während dieses gerade die Ovarialfunktion ankurbelt.

Wir sind also bei solcher Therapie im Stadium tastender Voruntersuchung; und dennoch dürfen sicher scheinende Erfolge somatischer Art, aber auch nur psychischer, doch als anregend und bestimmte Indikationen entwickelnd nicht verschwiegen werden, möge die Gefahr kritikloser Versucherei ausbleiben.

Von der Hypophyse wird durch das kortikotrope Hormon auch die Nebennierenrinde gesteuert. Das Versagen der Nebennierenrinde ist heute — nicht nur für den selteneren M. Addison — wichtiger geworden als das Versagen des Adrenalin produzierenden Nebennierenmarks. Ausgangspunkt der klinischen Nebennierenforschung war die Tatsache, daß es gelingt, durch Rindenextrakte nebennierenlose Tiere am Leben zu erhalten. Es zeigte sich, daß auch beim M. Addison durch diese Extrakte das Leben verlängert und ein Teil der Krankheitssymptome beseitigt werden konnte. In der Krise einer akuten Verschlechterung wirkt sich beim Addisonkranken die Rindenhormontherapie lebensrettend aus (Pancortex, Cortin, Cortidyn), nicht anders wie die Insulinwirkung beim diabetischen Koma. In klinischen und experimentellen Untersuchungen konnte von THADDEA[1] an meiner Klinik gezeigt werden, daß Nebennierenmangel oder Entfernung beim Tier eine Abnahme des Zuckergehalts im Blut, sowie einen Schwund der Glykogendepots in Leber und quergestreifter Muskulatur bewirkt. Durch Zufuhr der Nebennierenrindenhormone lassen sich die Störungen des Kohlehydrathaushaltes beseitigen, die Tiere bleiben am Leben. Wohl aus ähnlichem Grund der Verarmung an Kohlehydratreserven (Glykogenmangel) erfolgt durch Adrenalin kein wesentlicher Blutzuckeranstieg mehr, die Mobilisierung des Leberglykogens wirkt sich nicht mehr stark aus, Veränderungen, die durch Pancortex reversibel sind, so daß selbst die Kreatinurie, jener Indikator Brentanos, für einen pathologischen Muskel-Glykogen-Zerfall, durch Rindenhormonzufuhr zu beseitigen ist. Der Addisonkranke zeigt ferner in schlechten

---

[1] THADDEA, S.: Über Beziehungen der Nebennierenrinde zu den Keimdrüsen. Z. Geburtsh. Bd. 110, H. 3, 1935. — Nebennierenrinde und Kohlehydratstoffwechsel. Z. exper. Med. Bd. 95, H. 4/5, 1935. — Infekt und Nebennierenrinde. Klin. Wschr. 1935, N. 36. — Moderne Therapie der Addisonschen Krankheit. Med. Klin. 1936, Nr. 2/3. — Nebennierenrindenfunktion unter klinischen und therapeutischen Gesichtspunkten. Dtsch. med. Wschr. 1936, Nr. 28/29.

Phasen Erniedrigung des Kochsalzspiegels im Blute, verbunden mit Erhöhung des Reststickstoffs, die sogenannte Salzmangelurämie; die Rindenhormontherapie übt schnell einen regulierenden Einfluß auf den Kochsalzhaushalt, Stickstoff, die Kochsalzwerte werden wieder normal. Besonders eindrucksvoll sind *Störungen im Vitamin-C-Haushalt* beim Morbus Addison. Während Normalpersonen ständig Vitamin C im Urin ausscheiden, findet man bei Addisonkranken keine Spur von Vitamin C im Harn während der Krise. Nach entsprechender Besserung des Allgemeinzustandes scheiden auch Addisonkranke Vitamin C wieder aus. Belastungsversuche mit Vitamin C haben ergeben, daß der Gesunde einen größeren Teil der zugeführten Menge innerhalb der ersten beiden Stunden ausscheidet, während der schwer Addisonkranke fast die gesamte zugeführte Vitamin-C-Menge retiniert. Die stark reduzierende Askorbinsäure schützt einmal das Rindenhormon vor oxydativem Zerfall und kompensiert den bei Infekten besonders starken Vitamin-C-Verbrauch des Organismus. In einem besonders schweren Fall von M. Addison konnte THADDEA eine erhebliche Acidose feststellen, die Alkalireserve war beträchtlich erniedrigt. Durch Hormonzufuhr ließen sich diese Störungen völlig beheben.

Entsprechend der Acidose werden in der Krise gröbere Störungen im Intermediärstoffwechsel beobachtet. Ein schwerer Fall von M. Addison zeigte stärkste Erhöhung der Gesamtketonkörper auf 29 mg %, die 8 Tage nach Hormonzufuhr auf 8 mg % zurückgingen.

Die Viscosität, die proportional dem Hämoglobingehalt und der Erythrocytenzahl in schweren Fällen von Addisonscher Krankheit erhöht ist, nimmt unter der spezifischen Therapie ab. Diese neuen Erkenntnisse sind sofort mit gutem Erfolg für die Therapie ausgenutzt worden.

Die im Handel befindlichen Rindenpräparate haben den Nachteil, daß sie leider noch sehr teuer sind. Während bei leichten Fällen von M. Addison einige Kubikzentimeter Pancortex pro Woche als Dauerbehandlung genügen, benötigt man während der Krisen 50—100 ccm pro Woche. Entsprechend der Glykogenverarmung, der Kochsalzverarmung, der Acidose, der Bluteindickung wird eine kohlehydrat- und kochsalzreiche Kost mit Zulagen von Natr. bicarbonat und reichlicher Flüssigkeitszufuhr gegeben. Besonders wichtig ist die Verordnung von Vitamin C, in schweren Fällen 50—100 mg per injectionem, sonst 6 Cebiontabletten täglich.

Der Addisonpatient, der durch die Behandlung wesentlich gebessert war (durch Pancortex mit Askorbinsäure [Vitamin C]), bekam einen grippalen Infekt mit Fieber von nur wenigen Tagen. THADDEA war in der Lage, vor und nachher eine große Reihe verschiedener Einzeluntersuchungen vorzunehmen, deren Resultate gut zur Tatsache passen, daß auf Allgemeininfektionen regressive und destruktive Veränderungen besonders leicht die Nebenniere befallen. RUDOLF VIRCHOW erwähnt bereits akute hämorrhagische Entzündungen der Nebennierenrinde bei Infektionskrankheiten, sie sind eingehender in letzter Zeit vom Pathologen A. DIETRICH und seinen Mitarbeitern geschildert als sogenannte Aufsplitterung der Lipoide mit Verkleinerung der Lipoidtropfen, schließlich völliger Lipoidschwund in den Rindenzellen, Vakuolisierung zu wabiger Degeneration führend, endlich Zellzerfall mit Kernauflösung, Hyperämien, Ödemen, Gewebsblutungen bis zu totaler Infarzierung. Solche Befunde sind geläufig für Typhus, Pneumonie, septische Grippen, am häufigsten beim schweren Scharlach und Diphtherie, aber auch für eine ganze Reihe anderer, man kann fast sagen, für fast alle schweren Infektionskrankheiten — sie sind aber keineswegs regelmäßige Befunde. A. Dietrich betont, daß gerade die Nebennierenrinde besonderer Reaktionsort infektiös-toxischer Körperschädigungen sei. Thaddea hat die Hypothese vom Ausfall von Entgiftungen, welche die Rinde vornehmen sollte, in Frage gestellt. Er hat bei Schädigungen durch Diphtherietoxin im Tierexperiment die gleichen Veränderungen im Kohlehydratstoffwechsel gefunden wie beim Nebennierenrindenausfall und konnte sie durch kombinierte Pancortex-Askorbinsäurezufuhr beseitigen. Bei Diphtherietoxinvergiftungen am Tier ist nur die Kombination der Rindenhormone mit Askorbinsäure lebensrettend. Thaddea meint also, daß askorbinsäurehaltige Nebennierenrindenextrakte eine unspezifische allgemeine Erhöhung der Widerstandsfähigkeit des Organismus gegen Schäden verschiedenster Art bewirken. Man kann so nicht nur die deletären Wirkungen von Infekten beim Addisonkranken wirkungsvoll bekämpfen, sondern die Untersuchungen mit Diphtherietoxin weisen über den Morbus Addison hinaus, denn diphtherietoxinvergiftete Tiere zeigen jene von A. Dietrich beschriebenen anatomischen Veränderungen der Nebennierenrinde, die Behandlung mit askorbinsäurehaltigem Pancortex verhindert selbst das Entstehen dieser histologischen Veränderungen der Nebenniere, und die Tiere bleiben am Leben.

Beweiskräftig und eindrucksvoll zugleich sind vor allem die durch histologische Untersuchungen des Herzens bestätigten toxischen Schädigungen des Myokards bei mit Diphtherietoxin gespritzten Tieren mit schweren Elektrokardiogrammveränderungen, die bei gleichzeitiger Hormon-Vitamin-Zufuhr nicht auftreten. Dies gibt uns die Hoffnung, daß wir in Zukunft auch die Myokardschädigungen und Kreislauftodesfälle bei der menschlichen Diphtherie vermindern können.

Die klinischen Erfolge, die wir und andere (Oehme) bei der Behandlung der akuten Infektionskrankheiten mit Pancortex kombiniert mit Askorbinsäure erzielt haben, bestätigen die tierexperimentellen Befunde, wenn wir vorerst auch nur eine relativ geringe Zahl von Kranken auf diese Weise erfolgreich behandelt haben. Auf Grund dieser experimentellen und klinischen Befunde ist es heute sehr wahrscheinlich, daß die Adynamie, Asthenie und Apathie bei so vielen Infektionskrankheiten zu einem gewissen Teil auch Ausdruck eines Versagens der Nebennierenrindenfunktion ist. Wieder ist dann ein seltenes Krankheitsbild wie der Morbus Addison zum Wegweiser geworden für solche klinischen Erscheinungen, der Schwäche und Hinfälligkeit, wie sie zum täglichen Erleben des Arztes gehören. Wieder ist das akademische Interesse für Raritäten durch die Erschließung der wesentlichen Funktionsstörungen bei solcher seltenen

Krankheit Ausgangspunkt dafür, daß die ständigen Aufgaben des Arztes, die so häufigen Klagen vieler Kranken besser erfaßt werden können und im Verstehen ein Anfang und das rationale Fundament zum Helfen gegeben ist.

Auch an dieser Stelle gehört jene Kranke erwähnt, die ich wegen achylischer chronischer gastrogener Colitis vorstellte und da ihre Pigmentierung, ihr niedriger Blutdruck und ihre Adynamie und Asthenie uns als leichter Addison schon verdächtig war, suchte ich einen Zusammenhang zu finden zwischen jenen Addisonzügen einerseits und der Darmstörung andererseits. Diese ist gefunden, wenn man sich hier wieder erinnert, daß gerade die Darmstörung des Achylikers das Vitamin C zerstört, also ein Vitaminmangel entsteht, der die Nebennierenrinde ungünstig beeinflussen muß.

Noch kühner ist die klinische Kombination, daß bei einer Kranken mit Addisonzügen zwar die Kombination Vitamin C und Nebennierenrinde immer glänzend half, sie meinte selbst, sie habe ganz wieder ihre alte Frische, aber nach dem Aussetzen der Medikation war bald wieder der Rückfall vorhanden. Eine Aufnahme der Sella turcica zeigte diese klein, auch sonst sicher verändert und die nun vorgenommene Liquoruntersuchung sprach für Lues. So könnte eine basilare Lues cerebri im Vorderlappen gerade das corticotrope Hormon verringern, die Funktion der Rinde also von der Hypophyse her herabsetzen und eine *hypophysäre Form eines Addison* hervorrufen, bei einer Kranken, bei der nichts für eine Tuberkulose der Nebennieren spricht und die nun auf eine antiluetische Kur hin in bezug auf ihren Addison wesentlich gebessert scheint.

Wo ist da die Kluft zwischen Medizinertum und Arzttum, die Erwin Liek so unüberbrückbar sah? Danken wir es ihm, wenn er temperament- und charaktervoll auf Gefahren hinwies, aber lassen wir uns von Gefahren nicht bange machen, unser Mut ist gerade durch den Erfolg am Kranken gestählt, die Kluft zu überwinden, keineswegs durch den Bau von Notbrücken, sondern durch eine festgefügte Bindung, wenn feststehend auf chemischer wie experimenteller Basis Ergebnisse die Beweise führen und das Bewiesene zur Anregung wird, es zum Nutzen des Kranken unmittelbar anzuwenden. Möchte vieles an therapeutischen Möglichkeiten, weil es noch unerschwinglich ist, so billig werden wie irgend möglich, dieser Appell für das Gemeinwohl an die pharmazeutische Industrie muß nachdrücklich sich vollziehen, gegebenenfalls behördlich vollzogen werden.

Ein weiteres Indikationsgebiet der Nebennierenrindentherapie — die Magersucht — führt uns wieder zurück zum Ausgangspunkt der Hormonbesprechung, zur Hypophyse. Wir haben gesehen, wie eng die Beziehungen des Hypophysenvorderlappens zu den anderen endokrinen Organen sind. Die Entwicklung der meisten dieser Drüsen hängt von der intakten Funktion der Hypophyse ab. Wird die Hypophyse beim jungen Tier exstirpiert, so bleiben Keimdrüsen, Schilddrüse und Nebennierenrinde unentwickelt. Andererseits wirken die Hormone dieser Drüsen ihrerseits teils hemmend, teils fördernd auf die Hypophyse ein. Bei diesen innigen Wechselbeziehungen ist es oft unmöglich, für eine endokrine Erkrankung festzustellen, welche Drüse nun primär erkrankt ist. Der Glaube übrigens, durch die Interferometermethode ein Bild der endokrinen Formel im Blut zu gewinnen, hat sich als Irrtum erwiesen, das muß nachdrücklich ausgesprochen werden, weil es Ärzte gibt, die sich von den Interferometerresultaten noch immer leiten lassen und dadurch zu völlig abwegigen Schlüssen gelangen. Wir haben noch kein besseres diagnostisches Mittel, als aus den großen Avitaminosen und aus den großen Unter- und Überproduktionskrankheiten der endokrinen Drüsen für die kleineren und deshalb verkappten (larvierten) Störungen zu lernen. Wir müssen wissen, daß kaum je monoglanduläre innersekretorische Störungen vorkommen, mag selbst die Krankheit primär von einem einzigen inkretorischen Apparat als Minderleistung oder Hyperfunktion ausgehen.

Das gilt ganz besonders von der Magersucht[1], die oft, aber sicher nicht immer primär von einer Unterfunktion des Vorderlappens ausgeht und bei den Wechselbeziehungen gerade der Vorderlappenhormone zu allen anderen Inkretapparaten sich einstellt, so daß bald ein pluriglanduläres Bild vorhanden ist, wenn es nicht bei septischer Schädigung oder allgemeiner unzweckmäßiger Ernährung oft primär pluriglandulär einsetzt, vielleicht primär als seröse Entzündung mit folgender Blutdrüsensklerose. Es scheint seltener auch primär ovarielle und corticale Fälle als Nebennierenunterfunktion zu geben.

Unser Wissen von der endokrinen Magersucht geht aus von jenen Sektionen älterer, schwer kachektischer Menschen, bei denen der Hamburger Pathologe Simmonds eine Zerstörung der Hypophyse aus verschiedenem Anlaß oder auch diencephale schwere Veränderungen festgestellt hatte. Lange Zeit begnügte sich die Klinik mit dem Wissen von einer sehr seltenen, ausnahmslos tödlichen Erkrankung, die als „Simmondssche Kachexie“ gilt und selten einmal von einem Kliniker zu Lebzeiten des Kranken erkannt worden ist, meist wohl, weil man annahm, daß doch ein okkultes Carzinom Ursache der hochgradigen Kachexie sei.

Unabhängig davon hat die Klinik natürlich sehr häufig mit mageren Individuen zu tun gehabt, und wenn man bei hohen Graden weder eine Phthise noch einen kachektischen Basedow oder sonstige mit Auszehrung verbundene Krankheiten fand, kam dennoch der Gedanke einer endokrinen Störung irgendwelcher Art kaum auf, während mehr psychisch eingestellte Ärzte die völlige Appetitlosigkeit, verbunden mit verschiedenartigen seelischen Störungen in den Vordergrund stellten und so von einer „primären Anorexie“ sprachen oder gar jüngst von einer „Organpsychose“. Nicht selten kam es zu suggestiven therapeutischen Versuchen, ja auch über große Erfolge durch Psychotherapie wird berichtet. Es ist Tatsache, daß es eine rein psychogene Appetitlosigkeit gibt, auch außerhalb echter depressiver Psychosen, die dem Psychiater ganz geläufig sind mit völliger Nahrungsverweigerung, wie ja alle Triebe Perversionen aufweisen können, so daß die psychische Behandlung für solche Kranke angebracht ist und zum Körpergewichtsanstieg, ja auch zur Heilung führt.

Und doch liegt bei einer Vielzahl der Magersüchtigen eine endokrine Genese vor. Dies ist für den Arzt gerade deshalb so belehrend, weil sie ihn auf die psy-

[1] v. Bergmann, G.: Magerkeit und Magersucht. Dtsch. med. Wschr. 1934, Nr. 4/5.

chophysische Einheit des Organismus hinweisen könnte: Fehlt, biologisch gesprochen, nicht nur die Tendenz zum Gewichtansatz, sondern besteht mit erniedrigtem Grundumsatz eine Vita minima, so ist auch der Trieb nach Nahrungsaufnahme aufgehoben oder enorm verringert; jeder Praktiker weiß es, daß ein hochfiebernder Kranker die Nahrung verweigert und wie wenig dabei das Zureden hilft. Wir werden z. B. feststellen müssen, daß es, abgesehen von einer Minderzahl von Fettsüchtigen, die ihre Nahrung sehr beschränken und verzweifelte körperliche Anstrengungen machen, bewußt, um nicht zu fett zu werden, die große Mehrzahl der Fetten sich doch so verhält, daß sie triebhaft muskelträge sind und triebhaft verfressen, beides als Ausdruck einer biologischen pathologischen Situation der fehlenden Einregulierung zur Körpergewichtskonstanz der meisten ausgewachsenen Menschen, zu der also auch unlösbar die Triebe gehören, genau so, wie der Diabetes-insipidus-Kranke seinen Durst stillen will und der Diabetiker Kohlehydrate essen möchte, eine sexuelle endokrine pathologische Frühentwicklung zu erotischen Handlungen führt vor der normalen Zeit. Kurz, unser Charakter, unser Verhalten im Leben und nicht zuletzt unsere Triebe gehören untrennbar zur biologisch gesteuerten Gesamtsituation.

Wer einseitig so eingestellt ist als Forscher, daß er nur bilanzmäßig denkt, der vermag schwer einzusehen, daß man selbst bei erhöhtem Grundumsatz fett sein kann, wie der Typus des fetten Morbus Basedow, daß man bei Beschränkung der Nahrung fett bleiben kann, wie der über seine Fettsucht verzweifelte Mensch, der mit Energie aber ziemlich erfolglos seine lipomatöse Tendenz bekämpfen will, und daß der Kranke mit erniedrigtem Grundumsatz, wenn er als Myxödematöser hypothyreotisch ist, zwar eher fett ist, aber wenn er andere Ausfallserscheinungen oder Unterfunktionen im endokrinen System hat, abmagert bis zu schwerster Kachexie, obwohl er einen erniedrigten Grundumsatz hat, also eigentlich leicht Substanz sparen könnte. Wir regulieren als erwachsene normale Menschen fast alle so, daß wir als Gesunde unser Körpergewicht halten, und die Triebe der Eßlust und des Bewegungsdranges sind Regulatoren, die die Konstanz des Körpergewichts bei den meisten Menschen aufrechterhalten, auch wenn wir nie über die Calorienmenge nachdenken, die bei unseren Mahlzeiten zugeführt, bei unseren Körperbewegungen verbraucht wird. Daß hier *eine Einregulierung besteht, wieder neural von den Zentren und humoral vom endokrinen System her*, das erbgebunden den einen als rundlichen Pykniker erhält, den anderen als schlanken Astheniker, darüber ist kein Zweifel. Es ist endlich notwendig, daß diese, ich möchte fast sagen, propädeutischen Dinge im Energiehaushalt verstanden werden. SIEBECK gibt mir einen guten Vergleich an die Hand im Anschluß an meine Auffassung von der lipomatösen Fettsucht, wenn er mir schreibt: Es ist doch wie beim Ödem; früher hat man gesagt: weil weniger ausgeschieden als zugeführt wird, kommt es zu Ödemen. Jetzt weiß man, daß meist zu wenig ausgeschieden wird, *weil* Ödem entsteht. Die Frage: welches Zuviel an Zufuhr oder Zuwenig an Verbrauch führt zur Fettsucht, entspricht genau der alten jetzt mehr verlassenen Ödemtheorie. — Wenn ich mich gegen Grafe gewandt habe, der einmal in einer Debatte sagte, die Bilanz ist das Primäre, die intermediären Vorgänge das Sekundäre, so weil ich das Umgekehrte für richtig halte, ebenso für die Sucht zum Fettwerden und Fettsein wie für die Magersucht — es sind pathologische zentral gesteuerte Regulierungen auf ein anderes Niveau oder ein andauernder Schwund, weil keine neue biologische Haltung gewonnen wird (s. auch Kap. 9).

Wir stehen wieder ähnlich wie beim Morbus Addison vor der Tatsache, daß erst ein großes erschütterndes anatomisch geklärtes Krankheitsbild mit tödlichem Ausgang, wie die Simmondssche Kachexie, uns die Augen öffnen mußte, damit wir die geringeren, prognostisch zwar oft auch ernsten aber doch meist stationär bleibenden oder heilenden oder zu bessernden Formen erkennen. Diese sehen wir meist nicht bei Kranken in vorgerückten Jahren, sondern in der Präpubertät und der Pubertät. Bei jungen Menschen ist die Magersucht eine relativ häufige Krankheit unter starker Bevorzugung des weiblichen Geschlechtes. Meist besteht dabei Amenorrhoe, aber läßt man sich von der Anamnese, wie man es immer tun soll, auf die biologischen Zusammenhänge hinweisen, so ist es doch wohl ausnahmslos so, daß die Abmagerung mit der untrennbar zugehörigen Appetitlosigkeit einsetzt und erst einige Monate später die Menstruation aufhört, die meist nie sehr stark war, oft schon unregelmäßig, ja ich kenne auch Kranke, bei denen die Magersucht so früh einsetzte, daß es nicht zur Menarche kam. Man ist berechtigt daraus zu schließen, daß das Primäre meist nicht von den Keimdrüsen ausgeht.

Es hat nicht an Klinikern gefehlt, die mit viel Gelehrsamkeit alle Formen von magersüchtigen Menschen aufgezählt haben und so auch zu Kranken gekommen sind, die mit der hier zu beschreibenden endokrinen Form gar nichts zu tun haben, wie der magere Basedowpatient oder lokalisierte Dystrophien und Atrophien am Körper. So findet Thannhauser sieben Formen heraus. Es führt auch nicht weiter im Verstehen des Wesentlichen, wenn Grafe von jener hypophysären Kachexie Simmonds eine zweite nicht zu Kachexie führende hypophysäre Magersucht trennt, dabei eine postpartiale Magersucht besonders anführt. Wieder erfahren wir wie so oft, daß das Bedürfnis, ein System von Kategorien aufzustellen, verwandt mit dem Linnéschen in der systematischen Botanik, Zusammengehöriges trennt, statt für die große Mehrzahl der Kranken das verbindende Gemeinsame klinisch zu sehen, auch wenn nicht alle Symptome voll ausgesprochen sind. Es wiederholt sich im Prinzip das gleiche wie beim Vollbasedow mit seinen Formes frustes, den Basedowoiden und der thyreotischen Konstitution. Nur daß wir alle diese mehr oder weniger hyperthyreotischen Kranken, mögen sie sämtliche Symptome hochgradig und typisch aufzeigen oder nur einzelne stark hervortreten, endlich sämtliche Zeichen nur in geringstem Ausmaße haben, noch viel zu einseitig chemisch und monoglandulär sehen.

Wir wissen zwar jetzt vom thyreotropen Hormon des Vorderlappens der Hypophyse, ja man vermutet noch eine neuralinkretorische Wirkung im Zwischenhirn, und wir wissen von den cerebralen Steuerungen, die die Schilddrüsenfunktion beherrschen, auch hier aber wäre es ein Rückschritt, centrogene Formen des Morbus Basedow von der Mehrzahl der Basedowerkrankungen als Kategorie abtrennen zu wollen. Bei der Magersucht ist vielleicht der Reiz viel größer, zu trennen nach der Unterfunktion der Keimdrüsen[1], der Nebennierenrinde, des Vorderlappens der Hypophyse und irgendwelchen cerebralen neuralen Steuerungsausfällen, etwa als diencephale Magersucht. Täten wir es, die Mehrzahl der uns begegnenden Kranken würde als Mischfälle imponieren, der Wahrheit kommen wir sicher näher, wenn die Erkrankung als pluriglanduläre Unterfunktion, als Korrelationsstörung aufgefaßt wird, bei der durchaus nicht, wie bei jenen schwersten Erkrankungen, die SIMMONDS nach dem Tode studiert hat, die hypophysäre Unterfunktion im Vordergrund stehen muß. Sahen wir oben in jener Liste, daß der Vorderlappen des Hirnanhanges fast zu allen Drüsen der inneren Sekretion Beziehungen hat, so ist es allerdings unvermeidlich, daß eine von hier ausgehende Störung sich am ganzen endokrinen System auswirkt, einmal da, einmal dort stärker.

Steht es nicht ähnlich um den Diabetes des Menschen? Es muß ins ärztliche Bewußtsein dringen, daß der Pankreas-Diabetes des Hundes sich in sehr wesentlichen Äußerungen vom menschlichen Diabetes unterscheidet, vor allem, daß restloser Inselschwund noch bei keinem Diabetiker gefunden wurde. Was der Anatom an den Inseln findet beim Diabetiker, wird je nach den Autoren in etwa 73—83% als abweichend von der Norm beschrieben, aber auch beim Nichtdiabetiker findet man in 20% etwa anatomische Veränderungen des Inselapparates. Das hieße, daß 53—63% der Diabetiker Pankreasveränderungen aufweisen, die den Hypoinsulinismus erklären können. Für die andere große Gruppe bleibt dem Kliniker die Erklärung Unterfunktion ohne genügende anatomische Unterlagen oder die Meinung, daß nicht der Inselapparat allein das Wesen des Diabetes in vielen Fällen erklärt. In viel höherem Maß scheint mir diese Unsicherheit gerade wie für die Fettsucht auch für die Magersucht gegeben, es steht frei, einen intakten Vorderlappen mit Unterfunktion der inneren Sekretion sich zu denken, es steht aber ebenso frei, die Störung pluriglandulär zu sehen, etwa mit Hegemonie des Vorderlappens, verwandt der multiplen Blutdrüsensklerose. Mag hier eine seröse Entzündung, wie RÖSSLE andeutet, voraufgegangen sein, oder die Sklerose Folge einer Degeneration in ausgedehnten Teilen des epithelialen endokrinen Apparates sein. Wir erwähnten schon, daß manchmal eine schwere hochfieberhafte septische Erkrankung vorausgegangen ist, was diesen toxischen Epithelschaden mit oder ohne seröse Entzündung leicht erklären kann und erwähnten ebenso, daß die Häufung der Erkrankung beim jungen Mädchen vielleicht als Folge einer relativen Avitaminose aufzufassen ist, indem gerade jene Drüsen, die in der Pubertät wachsen und sich schnell optimal entwickeln müssen, nicht genügend jene Rohstoffe erhalten, die für die Geschlechtsentwicklung notwendig sind. Hierfür kommen neben dem Antisterilitätsvitamin E noch

[1] STROEBE, F.: Die Bedeutung der hypophysären Magersucht bei Ovarialfunktionsstörungen. Zbl. Gynäk. 1935, Nr. 20.

die Vitamine A und C in Frage. Es sei betont, daß das heredofamiliäre Moment sicher für manche Kranke eine Rolle spielt. Jüngst erfuhr ich, daß beide Schwestern der Mutter eines magersüchtigen jungen Mädchens meiner Praxis die gleiche Krankheit haben, und daß die Mutter mit atypischen Magenklagen und starken psychischen Störungen behaftet ist, bei schwerer Appetitlosigkeit mit starkem, Gewichtsverlust; auch sie ist also verdächtig. Ein junger Mann mit Magersucht, den ich am längsten beobachtet habe, jetzt etwa sechs Jahre, hat nur einen Bruder, dieser eine Dystrophia adiposogenitalis, die Mutter Diabetes und Fettsucht. Vergessen wir nicht psychogene, schwerste Kachexien.

Eine Mutter bringt mir ihre 20jährige Tochter, die bis vor einem Jahr vollkommen gesund und normal entwickelt war. Seitdem leidet sie unter unüberwindlicher Appetitlosigkeit, sie nimmt ca. 24 Pfund an Gewicht ab und fühlt sich matt und elend. Die Menstruation, die bis dahin regelmäßig gewesen war, setzte aus. Das junge Mädchen machte den Eindruck einer Schwerkranken. Der erste Gedanke war, hier liegt eine floride Phthise vor. Eine genaue Untersuchung ergab jedoch keinerlei krankhaften Befund. Wir verordneten Ovarialpräparate in üblichen Dosen (Progynon), damals noch per os. Nach 6 Wochen berichtet die Mutter, daß ein vollkommener Umschwung eingetreten sei. Schon nach 14 Tagen hatte sich allmählich der Appetit wieder eingestellt und 8 Tage später sei die Patientin, der man vorher weder mit Güte noch mit Strenge auch nur wenige Bissen beibringen konnte, nachts heimlich in die Speisekammer gegangen, um ihren Hunger zu stillen. $2^1/_2$ Monate darauf stellt sich mir ein gesundes kräftiges Mädchen vor. Sie hat ihr altes Gewicht wieder erlangt, die Menstruation ist allerdings noch nicht wieder aufgetreten.

Ein anderes Mädchen, 17jährig, verliert ebenfalls im Laufe eines Jahres ihre Menses und magert in dieser Zeit hochgradig ab. Ihre Leistungsfähigkeit in Schule und Haus läßt nach, die früher eifrige und beliebte Schülerin wird gescholten und daheim ständig ermahnt zu essen. Sie fühlt sich derartig unglücklich, daß sie alle Lebenslust verliert und eines Tages den Gashahn öffnet. Sie wird gerettet und zu uns gebracht. Wir finden außer der ovarialen Insuffizienz stetig subfebrile Temperaturen, ohne daß irgendein objektiver Anhalt gefunden werden kann. Der Grundumsatz bei der Patientin ist normal, eher herabgesetzt. Unter Ovarialhormonen und Präphyson nimmt sie langsam an Gewicht zu, bekommt nach 2 Monaten ihre Menstruation wieder und verliert von diesem Tage an ihre Temperaturen. Nach einem Vierteljahr stellt sie sich lebensfroh wie vor der Erkrankung als Abiturientin wieder vor, ihre einzige Beschwerde ist nur, daß ihre Menstruation jetzt alle 3 Wochen eintritt.

Die Speisekammeranekdote wiederholt sich ähnlich noch zweimal bei einem Material von etwa 40 Fällen bei jungen Mädchen.

Einen Fall cerebral ausgelöster endogener Magersucht publizierte KUGELMANN:

Ein 21jähriges Mädchen kommt in erschreckend abgemagertem Zustand zur Beobachtung. Sie erzählt, daß ihre Krankheit als „Grippe“ begonnen habe: ca. 3 Wochen andauerndes Fieber bis 40°, Husten, Schnupfen, dabei unerträgliche Kopfschmerzen, Übelkeit, Brechreiz, eintägige Anurie. Seither hat sie anfallsweise große Mengen wasserklaren Urins, den sie halbstündlich bis stündlich entleeren muß. Diese Anfälle von „Urina spastica“ dauerten meist 1—3 Tage und konnten von uns durch Pituitrin sofort kupiert werden. Seit dieser Erkrankung hat sie ständig an Gewicht verloren; sie wurde appetitlos und bekam Übelkeit, Erbrechen, beinahe nach jedem Essen, ferner Schmerzen rechts vom

Nabel, die bis in das Kreuz hineinzogen. Hartnäckige Obstipation. Der behandelnde Arzt ließ eine Probelaparotomie vornehmen, es fand sich keinerlei Veränderung an den Bauchorganen. Im Laufe eines Jahres verlor sie 30 kg. Die Menses wurden spärlich und setzten dann ganz aus. Gewicht 35 kg. Grundumsatz: —20%. Blutzucker: 80 mg%. Temperatur bewegt sich um 35,5° axillar. An den Brust- und Bauchorganen findet sich kein pathologischer Befund. Augenhintergrund und Gesichtsfeld normal. Bei der Encephalographie zeigt sich nun eine schwere Veränderung des Röntgenbildes: der rechte Ventrikel hatte sich überhaupt nicht mit Luft gefüllt, der 3. Ventrikel ist vergrößert und nach links verzogen, die Oberflächenzeichnung ist im Sinne eines Hydrocephalus externus allgemein vermehrt. Die Sellalehne erscheint arrodiert. Damit war die Diagnose einer durch einen cerebralen Prozeß (wahrscheinlich Tumor) bedingten endogenen Magersucht gesichert.

Charakteristisch schildert eine Mutter, wie sie in einem Schrank der magersüchtigen Tochter einen ganzen Haufen angebissene, teilweise gekaute Frühstückssemmeln fand, Butterbrote und das ganze gestrige Mittagessen, das die Tochter sich selbst zusammengestellt hatte, zwei halbweiche Eier, Kartoffeln mit Butter, Tomaten. Von dem allen hatte sie den Eltern erzählt, daß sie es gegessen habe, und hatte es doch mit großem Geschick auf die Seite gebracht. Ja sie verstand es anscheinend, mit bestem Appetit, in zwei Brötchen hineinzubeißen, und die Mutter findet die halbgekauten Semmeln unter dem Stuhlkissen wieder, „sie war früher ein sehr wahrheitsliebendes Kind, und ich habe den Eindruck schwerer Hysterie, wenn sie so verändert ist“. Zu diesem Urteil kommen nicht nur verständlicherweise besorgte Mütter, die das Nötigen bei Tisch gegenüber der zarten mageren Tochter für ihre Pflicht halten, sondern auch Ärzte, welche diese abweichenden psychischen Verhaltungsweisen außerhalb des inkretorischen Geschehens suchen. Man braucht dabei nicht so weit zu gehen wie jener Psychotherapeut, der einer unserer Kranken eine psychotherapeutische Kur empfahl, die zweitausend Mark kosten würde. Sie ist inzwischen an einer Magersucht zugrunde gegangen, da auch eine endokrine Therapie bei ihr scheiterte. Als Gegenstück sei eine Kranke erwähnt von 15 Jahren, die im Vorjahr hochgradig abmagerte und mit asthenischem Bau, Tropfenherz usw. in schwersten Schwächezuständen sich befand, erfolglos mit Insulin-Traubenzucker, Leberpräparaten, Eisen, Arsen vom Hausarzt behandelt wurde, auch während einer Psychotherapie in sechs Monaten 25 Pfund abnahm und schließlich als stark psychisch überlagerte Anorexie uns überwiesen wurde: „Der Widerwillen gegen jegliche Nahrungsaufnahme ist so stark, daß er durch keine ärztliche Maßnahme außerhalb einer klinischen Behandlung gebrochen werden kann, sie hungert weiter, obwohl sie sehr stark dabei heruntergekommen und geschwächt ist.“ Das Blutdruckmaximum betrug 65, der Nüchternblutzucker 78, der Grundsatz —35%, es kam nach nur 4 Einheiten Insulin zum hypoglykämischen Zustand. Heute wiegt sie 64 kg, ist blühend aussehend, eifrig im Bund Deutscher Mädel tätig, die Mutter spricht von vollkommener psychischer Wandlung. Nach vielen Wochen einer Behandlung mit Präphyson, Präloban, Progynon und Prolantabletten und Prolanspritzen, viel Traubenzucker intravenös, hat sie in zwei Monaten 3 kg zugenommen und ist jetzt so dick geworden, daß sie gerne abnehmen möchte. Die Mutter erzählt vom schlagartigen Umschwung: Im Haus fand sich nicht genug zu essen, so daß die Mutter glückselig zum Einkaufen wegläuft und staunend zusieht, wie die Tochter so viel ißt, daß die Mutter besorgt wird, der Magen könnte platzen. Wer solchen Erfolg in unmittelbarem Zusammenhang mit einer medikamentösen Therapie mehrmals erlebt hat, ohne jeden suggestiven Einfluß auf die Kranke, muß jene Einstellung finden, auch dieses psychische Verhalten als Ausdruck einer chemisch biologischen Situation zu sehen. Der Blutdruck betrug 110, der Grundumsatz hob sich von —35% erst auf + 2%, dann auf +12%, der Blutzucker ist wieder normal.

Die psychischen Veränderungen beschränken sich durchaus nicht auf den mangelhaften Nahrungstrieb. Neben Depression und Ungebärdigkeit, ja Überempfindlichkeit, auch Ungezogenheit der Jugendlichen hat mein Mitarbeiter Kalk mit Recht besonders auf die Rückkehr infantiler Züge aufmerksam gemacht, die Verankerung an die Mutter nimmt trotz aller Nötigungskämpfe beim Essen mit Tränenausbrüchen zu, Freude an primitiven Kindermärchen, ja jener Fall, den ich am längsten beobachtet habe, ein junger Mensch von jetzt 28 Jahren setzt noch heute bei der Defäkation seinen Wunsch durch, daß die Mutter ihm assistiert. Selten grenzen die Äußerungen geradezu ans Psychotische, „Sie sind nur verrückt“, eine „außerordentlich“ schwierige Patientin, ein „Nervenzusammenbruch“ sind Zitate behandelnder Ärzte. Am häufigsten werden die Kranken als hysterisch aufgefaßt.

Die Mischung infantiler Züge sah ich sehr auffallend bei einem 20jährigen Mädchen, daß das humanistische Gymnasium gut absolviert hat, eifrig und lernbegierig auch jetzt noch positiv auf das Leben eingestellt ist und dennoch in vieler Richtung wie ein Backfisch reagiert, ohne sonst psychisch gestört oder echt deprimiert zu sein. Es ist unmöglich, die ganz verschiedenen psychischen Verhaltungsweisen etwa einheitlich zu schildern, auch gehen sie nicht parallel mit dem Grade der Magersucht, sehr oft aber fehlt eine tatkräftige Einstellung zu den Lebensaufgaben, und das Spielerische der kindlichen Psyche überschneidet sich oft mit Depression über den Zustand oder mit einem intellektuell richtigen Urteil über das Versagen im Leben und im Lieben.

Ich würde hierauf kasuistisch nicht so ausführlich eingehen, wenn ich nicht die psychophysische Einheit, die uns am Ende des Buches beschäftigen soll, durch nichts plastischer am Beispiel illustrieren könnte wie durch jenes Krankheitsbild, das uns Ärzten merkwürdigerweise bisher fast völlig entgangen ist, mag wirklich es sich auch in der Gegenwart gehäuft haben. Nicht die geringste Schuld daran tragen klinische Systematiker, die im Zusammenhang mit der Magersucht auch die Lipodystrophia progressiva, die Lipathrophia circumscripta, oder Atrophien, bei Erkrankungen des zweiten motorischen Neurons aufführen, endlich spinale Muskelatrophie und neuritische Muskelatrophie mit einem lokalisierten Schwund des Fettgewebes. Über solcher gründlichen Gelehrsamkeit der Mentalität von Systematikern, wird man blind für das Wesentliche, es geht das lebendige ärztliche Schauen, was ein klinisches Erscheinungsbild zusammenhält von den leichtesten bis zu den schwersten Formen, verloren, ja ich stehe nicht an zu behaupten, daß es hierher zugehörig Überschlanke gibt, mit sehr geringem Appetit, bei denen die schlanke Linie keineswegs gewollt ist, mit so geringen psychischen Abweichungen, daß man sie praktisch ganz ähnlich wie manche thyreotische Konstitutionen als völlig gesund bezeichnen wird, und bei diesen wird man genau wie bei jenen den Grundumsatz normal finden und die führenden Symptome auch sonst vermissen. Der große Wert in der Erfassung dieses Krankheitsbildes ist für uns Ärzte darin gegeben, daß wir geschult werden auch innerhalb der als gesund imponierenden Menschengruppen Konstitutionen zu erkennen, mögen sie rein erbbedingt sein oder doch erworbene Verfassungsänderungen, wie etwa wenn Sklerosen endokriner Art hinzukommen.

Für die schweren Erkrankungsformen gilt es, wenn sie jeder Behandlung getrotzt haben und wirklich an Entkräftung zugrunde gegangen sind, daß nicht etwa nur ein Fettschwund vorliegt, sondern alle Gewebe, alle Organe sich atrophisch zeigen. Von der allgemeinen Splanchnomikrie habe ich mich selbst bei einer Sektion (Schürmann) überzeugt, und hier fehlten gerade histologische Veränderungen am Vorderlappen der Hypophyse. Andererseits sah ich drei Fälle, bei denen ein vermehrter Durst im Vordergrund stand mit Perioden von Polyurie, die ganz wie beim Diabetes insipidus durch Pituitrin prompt günstig beeinflußt wurden. Ein weiterer Fall ist dadurch besonders interessant, daß bei Perioden von unauslöschlichem Durst mehrere Liter Wasser getrunken werden, aber die Diurese nicht zunahm, sondern es stellten sich dann ausgiebige rein wässerige Durchfälle ein, auch hier war der Durst durch Pituitrin zu beseitigen.

Außer der Herabsetzung des Grundumsatzes, die bis 60% betragen kann, und noch sehr viel krasser wäre, wenn die übliche Berechnung sich nicht auf das Vorhandene, sondern etwa auf ein Sollgewicht bezöge, *sind die Oberbauchbeschwerden am regelmäßigsten*, aber auch diese nicht ausnahmslos zu finden, sie gehen manchmal mit Temperaturerhöhungen einher, rufen ganz den Eindruck einer chronischen Cholecystitis, manchmal selbst von großen Gallenkoliken hervor. Es scheinen wiederholt anderwärts daraufhin operative Eingriffe vorgenommen zu sein mit negativem Befund, auch an Ulcus und Gastritis, Colonbeschwerden würde man denken, wenn man nur die lokalen Beschwerden beachtet. Wir notierten an Diagnosen bei der Einweisung in die Klinik durch die Ärzte Magenptose, Magenatonie, Darmstenose, Ulcus, Cholecystitis und psychogenes Erbrechen. Es ist allerdings nichts Seltenes, daß es auch zum Erbrechen kommt, am Magensaft meist nichts Pathologisches. Meist besteht Obstipation; es ist uns bisher nicht gelungen, irgendeinen objektiven Befund im Abdomen zu erheben, auch eine duodenale Knickung als Folge des gewaltigen Fettschwundes ist mir nicht sehr einleuchtend. Da die Gallenblase wirklich vom Hypophysenhinterlappen in ihrer Funktion gesteuert wird, Pituitrin ja auch auf den Darm einwirkt, so erhöht das nicht unser Verständnis, weil ja andere Ausfallserscheinungen von seiten des Hinterlappens, wie jene Züge von Diabetes insipidus, doch zu den Seltenheiten gehören, während die Oberbauchbeschwerden meist vorhanden sind. Der Blutzuckerspiegel ist niedrig, bei der Zuckerbelastungskurve findet sich meist ein verzögerter Abfall, was gut in Übereinstimmung steht mit tierexperimentellen Ergebnissen von Lucke nach Vorderlappenschädigung. Meist wird Insulin sehr schlecht vertragen, es läge sonst so nahe, zum Zweck des Körpergewichtsansatzes es zu verabfolgen, ich habe schon nach 10 Einheiten bei jenem schwer magersüchtigen jungen Mann einen lebensbedrohlichen Zustand erlebt, der nur durch Adrenalininjektion noch glücklich verlaufen ist. Auch der Blutdruck ist erniedrigt, bei manchen Kranken findet sich eine auffallende Behaarung am Rumpf, wie beim echten Hirsutismus, der ja eher zur Überfunktion der Nebenniere gehört, während wir von Rindenpräparaten wiederholt therapeutisch Gutes gesehen haben. Meist sind die Körpertemperaturen erniedrigt und verlaufen fast gradlinig ohne abendliche Erhöhung, Pulsverlangsamungen sind häufig, am Blutbilde keine Abweichung, gelegentlich geringe Anämien, die wohl der Unterernährung entsprechen, Hände und Füße sind meist kalt und bläulich rot, wie beim Abgemagerten überhaupt, es wird oft auch subjektiv über ein Frieren geklagt. Kalk beobachtete eine Kranke mit unverkennbaren Addisonzügen und schneller zunehmender Bronzefärbung der Haut.

Therapeutisch ist über eine Spontanheilung zu berichten. Theoretisch sollte man erwarten, daß Zufuhr von Hypophysenvorderlappenhormon durch Ankurbelung auch der untergeordneten Drüsen die vollkommene Substitutionstherapie wäre. Leider sind bisher die Hypophysenvorderlappenpräparate auch nicht entfernt so wirksam wie bekanntlich die Schilddrüsen-, Ovarial- und Nebennierenpräparate. Dazu kommt, daß bei der Magersucht die korrelativ zugehörigen inkretorischen Drüsen häufig unterentwickelt oder atrophisch und besonders schwer zur selbständigen Hormonproduktion anzuregen sind. Daher ist die direkte Zufuhr von Ovarial-, Nebennieren- und vielleicht auch Schilddrüsenhormon neben der von Vorderlappenpräparaten notwendig. Wie andere Autoren haben wir gelegentlich von täglichen Präphysoninjektionen Gutes gesehen, die nach Bernhardt auch bei der Dystrophia adiposogenitalis helfen, von der Wirksamkeit des Prolans habe ich mich nicht überzeugen können, wohl aber kam ich gelegentlich, aber nur bei wenigen Fällen vorwärts, wenn durch die großen Progynon- und Prolutondosen der weibliche Zyklus wieder in Gang gebracht wurde, wobei oft auch das psychische Verhalten sich zum Guten wandte. Immer sollte auch Pancortex zusammen mit Askorbinsäure energisch versucht werden. Wenn aber die medikamentöse Substitutionstherapie, womöglich durch leichte Gymnastik ergänzt, eventuell auch durch Höhenklima und Rohkostzulagen zu keinem deutlichen Erfolge führt, raten wir nach unseren Erfahrungen zur Hypophysentransplantation von Kalb oder Rind, die von Sauerbruch und seinen Mitarbeitern seit Herbst 1931 wiederholt auf meine Bitte vorgenommen wurde. STROEBE berichtet aus meiner Klinik über sieben solche Transplantationen, denen ich noch zwei weitere aus der Privatpraxis hinzufügen kann; bei dem einen sind viermal, beim anderen zweimal Transplantationen vorgenommen. Von den Kranken STROEBES ist zweimal die Menstruation dauernd wiedergekehrt, das ist deshalb bedeutungsvoll, weil noch jetzt die Menstruation andauert, also zu einer Zeit, wo das Transplantat selbst längst zugrunde gegangen sein muß; muß man doch spätestens nach 6 bis 8 Monaten mit der Resorption des artfremden Hypophysengewebes rechnen.

Keineswegs wird hier zu einer regelmäßig wirksamen Therapie geraten, nur haben wir sichere Erfolge gesehen, auch wenn noch so eifrige Injektionsbehandlung mit inkretorischen Präparaten erfolglos waren, andererseits doch wohl höchstens in der Hälfte der vorgenannten Transplantationen einen deutlichen, wohl noch seltener einen anhaltenden Erfolg erlebt. Theoretisch bleiben die Erfolge deshalb interessant, weil die Dauerwirkung nicht eine Substitutionstherapie sein kann, sondern dafür spricht, daß die Rückkehr zur alten Regulation, wenn noch eigenes, funktionsfähiges Gewebe da ist, dieses wieder in eine quantitativ normale Produktion zurückführt. Eine Tabelle STROEBES zeigt Dauerwirkungen bis zu 3 Jahren.

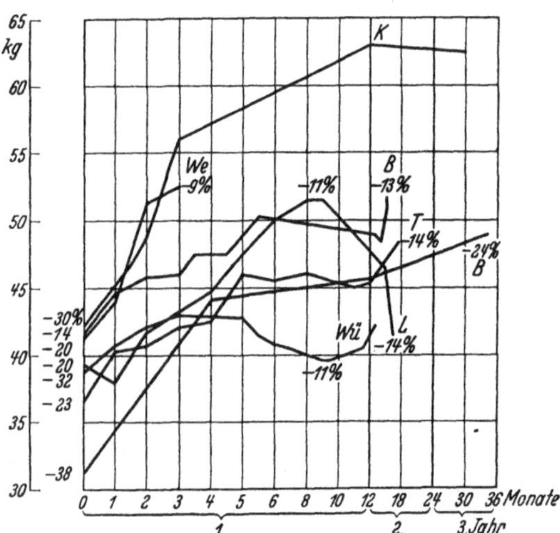

Abb. 56. Gewichtskurven und Grundumsatzzahlen nach Hypophysentransplantantion, z. T. dreijähriger Beobachtung (STROEBE).

So auch bleibt es nur verständlich, wenn Vorderlappenextrakte die Dystrophia adiposogenitalis schlanker, die hypophysäre Magersucht dicker machen, der Körper kehrt zur präformierten normalen Regulation zurück. Uns bleibt am wichtigsten, vielleicht für das gesamte Kapitel ebenso wie das vom Basedow, daß der Arzt es lernt, die geringste endokrine Abweichung zu erkennen, wieder ist Anamnese und Schauen das Führende, die Symptome das Sichernde, gerade weil er auf Laboratoriumsresultate, wie jene des Interferometers, wie oben schon betont, sich nicht stützen darf. Er wird dann manches im Grenzgebiet zwischen gesund und krank klarer erfassen, soll sich aber hüten, daß er nicht die Modesucht der nervösen jungen Frau mit dem Wunsch zur schlanken Linie nun ohne solide Unterlagen eintauscht gegen die endokrine Frau oder den endokrinen Backfisch. Gerade weil wir auf festem Boden stehen wollen und auch die für den Arzt unentbehrliche Phantasie unter kritischem Sehen ständig zu zügeln haben, scheint es mir richtig, daß wir auch von den leichtesten Formen der endokrinen Magersucht etwas wissen, ohne darüber die neurale Beeinflussung vor allem vom Zwischenhirn aus zu vergessen.

Je geringere Störungen wir sehen, desto intensiver müssen wir fragen, was sie bedeuten, und das erfahren wir gerade aus den großen, manchmal so traurig verlaufenden Krankheitsbildern.

So wenig an der Natur der endokrinen Insuffizienz bei der Magersucht zu zweifeln ist, mag sie primär als Ausfall einer Hypophysenvorderlappenfunktion einsetzen oder gleich pluriglandulär in anderen Fällen bedingt sein, nicht einmal immer mit einem deutlichen anatomischen Befund, wie uns jener zur Obduktion gekommene, genau durchuntersuchte Fall gelehrt hat, es gibt tatsächlich auch, außerhalb von endogenen Psychosen, psychogene Zustände von Nahrungsverweigerung als Ausdruck einer Lebensverneinung, als Hungerstreik, die klinisch zu einem Bilde führen, welches von der echten Magersucht nicht unterscheidbar ist.

Ich habe das an einer Kranken gelernt, die sechzehnjährig in ihrem häuslichen schwierigen Milieu sich nicht mehr zurechtzufinden vermochte. Zuerst geriet eine Stopfnadel an das Herz, die aber im Pericard verblieb und glücklich operativ entfernt wurde. Dann trat sie in den Hungerstreik. Die Abmagerung erreichte solche Grade bei völliger Nahrungsverweigerung, wie ich sie kaum noch bei einem kachektischen Carcinom gesehen habe. Sie wog schließlich 28,5 kg. Die Temperatur sank auf 35°, der Puls betrug 42. Die allgemeine Schwäche war so hochgradig, daß sie nicht mehr bewegungsfähig war und alle Ärzte, die sie sahen, warteten innerhalb einer Frist von nur wenigen Tagen auf den Tod. Wegen dieser hochgradigen Elendigkeit freilich konnten nur wenige Untersuchungen vorgenommen werden. Die Senkungsgeschwindigkeit war normal, Aceton trat auf. Eine Grundumsatzbestimmung konnte nicht vorgenommen werden. Oberbauchbeschwerden bestanden nicht, und die unverkennbar psychischen Erscheinungen schienen mir die mit der Magersucht fast stets verknüpften Störungen seelischer Art, so wenn sie, fast an Auszehrung schon sterbend, noch erklärte, sie wolle nichts essen außer Trauben, „um nicht dick zu werden“. Die Nahrungsbeschränkung bei ihr hatte allerdings begonnen, nachdem eine Freundin ihr gesagt hatte, sie würde um die Hüften so fett, war also ursprünglich wohl nur, was wir oft bei jenen jungen Mädchen gehört haben, der Wunsch nach der überschlanken Linie. Auch hier wurde eine Transplantation in den Glutaeus vorgenommen, aber der Umschwung trat so schnell auf, nämlich am darauffolgenden Tage, daß er, wie der Verlauf mich auch noch belehrte, völlig anders erklärt werden muß. Man entschloß sich nämlich auf Rat eines Psychiaters (Dr. Leibbrand) zur Sondenernährung durch die Nase. Als das am gleichen Tag zum zweitenmal geschehen sollte, weigerte sie sich entrüstet und erklärte, nun würde sie essen. Von diesem Augenblick an hat das Körpergewicht gleichmäßig in jeder Woche um 1—2 Pfund zugenommen, und sie ist fast völlig wiederhergestellt. Keinesfalls ziehe ich aus dieser Fehldiagnose den Schluß, daß nun wieder die „hysterische“, primäre Anorexie das gesamte Problem der endokrinen Magersucht aufhebt. Das beweisen schon die Fälle von SIMMONDS und viele andere hier gebrachte Beispiele. Es zeigt aber doch, wie schwierig gelegentlich die differentielle Diagnostik sein kann und wie fanatisch auch aus exogenen Gründen die Lebensverneinung durch absoluten Hunger sich gestalten kann. Seit die Kranke geheilt ist, sind eigentlich bei ihr Züge einer „psychogenen" Erkrankung oder gar einer endogenen Depression in keiner Weise festzustellen. Sie ist wieder ein heiteres, fröhliches, verwöhntes Mädchen geworden, welches die häuslichen Konflikte durchaus richtig, aber ohne Überwertung beurteilt.

Wir sahen aber oft, daß das, was mit einer Laune oder durch den Modewunsch nach der überschlanken Figur begann, zur Phobie wurde und im pluriglandulären, endokrinen Schaden endete, daß also, wenn es auch eine rein psychogene Verhungerung gibt, wie der letzte Fall beweist, doch oft auch der Weg vom Psychogenen in das wirklich chemische celluläre Versagen hineinführt, wobei ich auch eine Steuerung auf eine tödlich verlaufende Magersucht sah, ohne daß die endokrine Natur der Erkrankung durch die Sektion bewiesen werden konnte, während andererseits die Fälle von SIMMONDS einen wirklich anatomischen groben hypophysären Befund boten. Darf man, wenn es so steht, jede Magersucht mit ihrer allgemeinen Splanchnomikrie als SIMMONDSsche Kachexie bezeichnen, ja selbst unbedenklich sie wenigstens endokrine Magersucht nennen — ich habe Bedenken. Aber eine mangelnde Zufuhr an pflanzlichen Wirkstoffen (Vitaminen), mag sie primär durch Unterernährung gewollt sein, um überschlank zu werden, muß durch den Mangel von Rohmaterial die Entwicklungsstörung der endokrinen Reifung bewirken, es folgt die pluriglanduläre Insuffizienz, die ihrerseits die psycho-physische Störung verschlimmert. Vitamine, Hormone, Regulationen bis zum seelischen Verhalten liegen im Kreise solcher Fehlleistung — ein Circulus vitiosus, bei dem auch eine möglichst einfache Psychotherapie heranzuziehen ist.

Literatur.

BUTENANDT: Dtsch. med. Wschr. 1935, Nr. 1.

GROTE, L. R., u. HEINRICH MENG (Basel): Über interne und psychotherapeutische Behandlung der endogenen Magersucht. Schweiz. med. Wschr. 1934. Nr. 7. S. 137.

HANSEN-STAA: Die einheimische Sprue. Leipzig Thieme 1936.

KOLLATH, WERNER: Vom Leben ohne Sauerstoff und von der Bedeutung des sauerstoffgesättigten Zustandes des Protoplasmas. Klin. Wschr. 1935, Nr. 51.

STEPP, W., J. KÜHNAU u. H. SCHROEDER: Die Vitamine und ihre klinische Anwendung. Stuttgart: Enke 1936.

Kapitel 9.

Diabetes und Fettsucht.

Diabetes: Übertreibungen und Einseitigkeiten in der Diabetesbehandlung. — Die Problematik der Diabetestheorien. — Die Verschiebung des Schwerpunktes vom Leberstoffwechsel auf den Muskelstoffwechsel. — Die Orientierung der Beurteilung und Behandlung nach der Bilanz, nicht nach der Toleranz. — Muskelglykogenzerfall und Kreatinurie als unspezifische Stoffwechselstörung. — Die Problematik des Begriffes der Stoffwechselerkrankung. — Die Fettsucht, ein Problem des Intermediärstoffwechsels als lipomatöse Tendenz des Fettgewebes, eine Regulationsstörung der Gewichtskonstanz.

Eine Diabetika, die streng eingestellt ist, so daß der Harn zuckerfrei ist, der Blutzucker normal, kann seither nicht mehr als Oratoriensängerin mitwirken, „weil die Stimme zu schwach geworden ist" und bittet mich alles zu tun, daß sie doch in der Karwoche in der Matthäuspassion singen kann. Ich empfehle ihr, mehr Kohlehydrate zu nehmen, Zucker im Harn tritt auf, der Blutzucker steigt, aber die Stimme bekommt wieder die alte Kraft. Ähnliches schildert Brentano aus meiner Klinik von einem Postbeamten, dessen hochgradige muskuläre Schwäche, wie sein geistiges Nachlassen verschwand, als er freier gehalten wurde. Man beachte an diesem ersten Beispiel, daß die stärkere Stimme von der Kraft der Kehlkopfmuskulatur abhängig ist, daß sie wieder gewonnen wurde, als mehr Kohlehydrate zugeführt wurden.

Ich habe schon vor meinem Staatsexamen mit Entsetzen beobachtet, wie ein führender Mann der pharmazeutischen Industrie die Briefwaage neben seinem Gedeck hatte, um seine „Weißbroteinheiten" bei jeder Mahlzeit abzuwiegen, und daneben stand die Büchse mit Saccharintabletten, er selbst aber sprach nur von seinen Sanatoriumskuren, seiner „Toleranz" und wirkte wie ein monomaner Hypochonder, beherrscht iatrogen nur von der Regelung seines Kohlehydratstoffwechsels. So sind Tausende von Diabetikern durch Diabetesspezialisten zur Angstdiät gebracht, sie leben ihrer Zuckerkrankheit. Fühlen sie sich wohler als so mancher Zuckerkranke, der sich nicht in gleichem Maße in Fesseln schlagen läßt? Ganz bewußt gehe ich von dieser ärztlichen Erfahrung in der Praxis aus und will damit nicht nur Übertreibungen ärztlicher Vorschriften geißeln, sondern es scheint mir an der Zeit zu fragen, ob im Mittelpunkt der Diabetestherapie wirklich die Aufgabe steht, jeden Diabetiker im Harn zuckerfrei zu machen und jede Erhöhung des Blutzuckerspiegels zu bekämpfen?

Wenn die Zuckerverwertung gelitten hat, ist dann nicht der Mangel jeder Zelle an Kohlehydrat eher zu beseitigen, wenn die umgebende Flüssigkeit reicher an Zucker ist, selbst wenn die Hyperglykämie dazu führt, daß ein Teil des Zuckers durch die Niere entgleitet und Glucosurie auftritt? Damit ist eine Vorstellung entwickelt[1], die ab und an mit großer Zurückhaltung im wissenschaftlichen Schrifttum vereinzelt geäußert wurde, die erst STAUB (Basel) gewagt hat, so zu formulieren, daß Hyperglykämie auch zur Kompensation der glykogenverarmten Gewebe bei Insulinmangel führen könnte. Es ist kein Einwand, wenn die Erhöhung des Zuckerspiegels einerseits die Folge eines quantitativ pathologischen Ablaufs ist und andererseits sie im pathologischen Geschehen uns als Kompensation erscheint, denn Selbststeuerung auf ein anderes Niveau ist nichts Ungewöhnliches im regulatorischen Geschehen krankhafter Vorgänge.

So führt uns nicht die jeweils herrschende Theorie vom Diabetes — wie sehr hat sie im Laufe einer Generation gewechselt —, sondern die Klage des Kranken, wenn er sich muskelschwach fühlt und bei weniger strenger Kost die Schwäche verliert, also wiederum die Anamnese, bei der die Beschwerde der Schlüssel zum Verständnis wird des ungünstigen oder günstigen Verhaltens, dazu, nicht der gerade herrschenden Dogmatik in der Lehre vom Diabetes zu folgen. *Wir wären falsch verstanden*, das wird sich im folgenden zeigen, *wenn wir schrankenlose Willkür in der Ernährung des Diabetikers lehren wollten*, aber wir wenden uns gegen zu übertriebene Strenge und gegen ein zu kompliziertes System von Vorschriften, ja mit Leidenschaft gegen eine diätetische Akrobatik. Wir sind uns selbstverständlich bewußt, wie verschieden die Schwere der Stoffwechselstörung ist, wie leicht die Krankheitslage durch dazwischenkommende Erkrankungen, wie etwa Infekte, sich verschieben kann und daß jenen verschiedenen Stoffwechsellagen auch recht differente ärztliche Maßregeln entsprechen. Bleiben wir eingedenk, daß gerade beim schwersten Diabetes, wenn durch plötzlichen Umschwung der Stoffwechsellage ein Koma droht, wir Ärzte fast alle von jeher einheitlich handelten, indem wir gerade dann dem Kranken sehr reichlich Kohlehydrate zuführten per os, rectal und selbst intravenös, und es so auch vor der Insulinära manchmal gelang, noch ehe das Koma ausbrach, die Ketonkörper zurückzudrängen, weil fraglos selbst solche schwersten Diabetiker einen Teil der zugeführten Kohlehydrate doch noch zu verwerten imstande sind.

Es ist nicht wahr, daß die Therapie des Diabetikers sich nur auf „ärztliche Erfahrung" gestützt hat, immer wurde sie weitgehend beeinflußt davon, welche Theorie führende Forscher beim Diabetes vertraten, also welche Theorie gerade die herrschende war, ja auch heute noch, wie schon seit langem ist es ja nicht etwa eine einzige Theorie, die einheitlich gilt. Lehrte uns die Hungerblockade im Kriege, daß eine Beschränkung der Zufuhr der Gesamtcalorien auf die diabetische Stoffwechsellage günstig wirkte, was vorher schon viele Ärzte wußten, so spielen die Hungerkuren, die ALLAN in Amerika wohl am konsequentesten ver-

[1] v. BERGMANN, G.: Die Problematik der Theorie des Diabetes und ihre therapeutische Auswirkung. Neuenahrer Festschrift 1933, S. 58.

tritt, namentlich dort noch jetzt eine große Rolle, während vereinzelte Tage mit Unterernährung als Hunger- und Gemüsetage auch bei uns schwereren Diabetikern gegenüber durch von NOORDENS Verdienst eingeführt sind, weil die Erfahrung gezeigt hat, daß so eine günstigere Stoffwechsellage erreicht wird. In den Kuren PETRÉNS (Lund) war das Prinzip strengster Kohlehydratfreiheit verkörpert, gleichzeitig mit Eiweißbeschränkung und sehr fettreicher Kost, mit der Haferkur von NOORDENS begann das entgegengesetzte Behandlungsprinzip, FALTA erweiterte sie durch die „Mehlfrüchtekuren". Noch meinte man, daß eine Kohlehydraternährung mit einer einzigen Kohlehydratsorte die günstigen Erfolge zeitigte, bis die Monographie von PORGES und ADLERSBERG die Kohlehydratkuren beim Diabetiker ganz generell empfahl. Von NOORDEN riet vor wenigen Jahren zum häufigen Wechsel der Diätvorschrift mit dem Schlagwort der „*Zickzackkost*", nannte es dann das Prinzip einer „Wechselkost" und meinte geradezu, daß für die Zukunft „das Zweinährstoffsystem" das herrschende bleiben werde: von den drei organischen Nährstoffgruppen, Eiweiß, Fett, Kohlehydrate sei für den Diabetiker in häufigem Wechsel jedesmal die Ernährung nur aus zwei Nährstoffgruppen zusammenzusetzen. Es wird kaum eher zu einer praktischen Einigung in der Therapie des Diabetes kommen, bis eine einheitliche Theorie dieser Stoffwechselstörung vorliegt, und dennoch kann für die Praxis nicht abgewartet werden, bis alle Zwischenstufen des chemischen intermediären Geschehens erfaßt sind. Erstrecken sie sich doch nicht nur auf den Weg vom Traubenzucker bis assimilatorisch hinauf zum Polysaccharid, der sogenannten tierischen Stärke, dem Glykogen und vom Glykogen dissimilatorisch wieder hinab bis zum Traubenzucker, denn es ist sicher, daß wir den Kohlehydratstoffwechsel nicht isoliert sehen dürfen, unabhängig vom Eiweiß- und Fettstoffwechsel. Die Gegenwart hat zwingende Gründe aufgezeigt, sich nicht nur für jenes assimilatorische und dissimilatorische Geschehen in der Leber zu interessieren, in der wir zwar prozentisch die größte Menge von Glykogen finden, sondern unter allen Geweben den Skeletmuskel in den Mittelpunkt des Kohlehydratverbrauchs zu stellen. Was das animalische Leben von dem der Pflanze wesentlich unterscheidet, ist die Lokomotion, die „willkürliche" Bewegung überhaupt, mit ihrer großen dynamischen Arbeitsleistung. Die Muskelmaschine ist ganz anders auf Schnelleistung angewiesen, die sie durch die Zuckung vollzieht, wie jedes andere Gewebe. Es bleibt ein Ruhmesblatt der Physiologie der Gegenwart, daß der Chemismus der Muskelaktion oder richtiger die chemischen Vorgänge erschlossen sind, die der Muskelzuckung folgen, damit ist für den Internisten eine Störung im Muskelstoffwechsel in eine höhere Wertigkeit gerückt, ebenso wichtig wie die chemischen Vorgänge der inneren Organe, *auch der Muskel ist gewissermaßen zum Eingeweide geworden.* So gering prozentisch (0,5 bis 0,7%) die Glykogenreserven im Muskel sind, während seine größte Masse das Muskelfleisch, also das Eiweiß ist, gerade für die Muskelaktion, also die spezifische und wesentliche Funktion, wissen wir, daß dort im Muskel Glykogen abgebaut werden muß zu Milchsäure über mannigfache Zwischenstufen, bei welchen Eiweißabbauprodukte eingreifen und daß die Milchsäure, das Endprodukt dieses Abbaus, zu vier Fünftel wieder resynthetisiert wird zu Glykogen, während ein Fünftel der Milchsäure verbrannt wird, und so ein thermischer Prozeß läuft, der für den Warmblüter in der Wärmeökonomie zwar Bedeutung, aber vor allem gleichzeitig zum Energiespender wird für jene Resynthese von Milchsäure zu Traubenzucker und assimilatorisch bis zum Glykogen hinauf. Als Zwischenstufen wurden Verbindungen von Milchsäure mit Phosphorsäure nachgewiesen, das Lactacidogen, das Phosphagen und eine Reihe anderer Verbindungen. Ja, das Kreatin, ebenfalls ein Eiweißabkömmling, hängt, wie BRENTANO zeigen konnte, wenn es vermehrt entsteht und zur Kreatinurie führt, mit einem pathologischen Zerfall des Muskelglykogens zusammen.

Die Zukunft wird also für die Theorie des Diabetes sich weder allein für die zu geringe Produktion des inneren Sekrets der Bauchspeicheldrüse, also für den Insulinmangel, interessieren dürfen, noch allein für jene aufbauenden und abbauenden chemischen Vorgänge in der Leber, die bisher für unser Thema dort nur den Kohlehydratstoffwechsel, als wenn er isoliert abliefe, studiert haben und das Wirken des zugehörigen diastatischen Ferments, sondern wenn der Zucker „der Brennstoff des Lebens“ ist, für die Muskelmaschine also die Bedeutung hat wie für den Explosionsmotor das Benzin, so verlegt sich der Schwerpunkt unseres Interesses für die diabetische Stoffwechselstörung gerade auf die Vorgänge des Glykogenaufbaus und Abbaus im Muskel, sie können nicht getrennt studiert werden von jenen Vorgängen im Muskeleiweiß, mit dem sie offenbar gekoppelt sind (BRENTANO[1]).

Früher lehrte man unter von NOORDENS Führung, der Diabetiker leide an einem Unvermögen, die Kohlehydrate ausreichend zu verbrennen, obwohl man sah, daß auch der schwerste Diabetiker noch Muskelarbeit verrichten kann, freilich wie wir jetzt wissen mit erhöhtem Sauerstoffverbrauch bei der Muskelaktion und obwohl man gerade ihm die Kohlehydrate nicht entzog, sondern die diätetischen Vorschriften bei Acidosegefahr oft plötzlich umkehrte. Noch immer denken so angesehene Forscher wie MACLEOD, MANN und MAGATH dennoch an eine langsamere Verbrennung oder eine Oxydationshemmung der Kohlehydrate mindestens für den experimentellen Pankreasdiabetes des Hundes. Es ist bekannt, wie von NOORDEN seinen Standpunkt im Jahre 1912 plötzlich fundamental geändert hat und eine Störung in der Zuckerverbrennung beim Diabetes des Menschen in keiner Weise mehr anerkennt. Die Meinung des deutschen Klassikers der Diabeteslehre BERNHARD NAUNYN war die, daß die Leber beim Zuckerkranken ein Unvermögen besitzt, Zucker aufzubauen, das ist keineswegs nur eine historische Feststellung, da THANNHAUSER in seinem Lehrbuch des Stoffwechsels aus dem Jahre 1928 noch in leidenschaftlicher Betonung denselben Standpunkt

---

[1] BRENTANO, CARLO: Beitrag zur Physiologie und Pathologie des Ketonkörperstoffwechsels. Z. klin. Med. Bd. 124, H. 3/4, 1933. — Über die zentrale Bedeutung des Stoffwechsels im Krankheitsgeschehen. Med. Welt 1933, Nr. 5. — Beziehungen zwischen Muskelstoffwechsel und Ketonkörperbildung. Dtsch. med. Wschr. 1933, Nr. 12. — Moderne Diabetesprobleme. Ebenda 1935, Nr. 10 u. 11 und Nr. 27.

vertritt. NOORDEN dagegen lehrt jetzt, daß beim Diabetes eine Hemmungslosigkeit des Abbaus von Glykogen zu Zucker in der Leberzelle stattfände, also der vermehrte Glykogenzerfall das Wesentliche sei, der zur vermehrten Zuckerausschwemmung in das Blut und zur Verarmung der Glykogenreserven in der Leber führe. Auch STAUB meint (1933), daß das Insulin ausschließlich die Glykogenverzuckerung in der Leber hemmt, die Glykogenbildung aus Zucker, also die Assimilation, unbeeinflußt läßt. Es steht also heute so, daß auf Grund experimenteller aber auch klinischer Ergebnisse mit gleicher Intensität *eine* Autorenreihe behauptet, nur der Aufbau des Zuckers zu Glykogen in der Leber habe beim Diabetiker gelitten und werde durch Insulin gefördert, während die *andere* Gruppe ausschließlich anerkennt, daß der Abbau von Glykogen zu Zucker beim Diabetiker erleichtert sei, sich beschleunigt vollziehe, und diese überstürzte Zuckerbildung werde durch Insulin gebremst. Vielleicht ist es nur die Art der Versuchsanordnung, ob die Aufbauhemmung oder die Abbaubeschleunigung erkannt und damit anerkannt wird, und wenn man für beide Vorgänge dasselbe diastatische Ferment verantwortlich macht, was man nach unserem Wissen von vielen Fermenten tun darf, so könnte es dieselbe Diastase sein, die den Aufbau wie den Abbau beherrscht. Insulin würde dann wie ein Katalysator im fermentativen Geschehen wirken; infolge der geringen Konzentration des Traubenzuckers im Blute beim gesunden Menschen und angesichts der erheblichen Massendifferenz zwischen Blutzucker einerseits, Leber- aber auch Muskelglykogen andererseits wäre Insulin erforderlich für den assimilatorischen fermentativen Aufbau zum Glykogen. Ist zu wenig Insulin vorhanden, wäre die Folge eine Erschwerung der Glykogenbildung und der Glykogenfixation und damit eine erhöhte Glykogenolyse nicht nur in der Leber, sondern was uns noch wichtiger scheint, in der Muskulatur. In der Tat sollte nicht übersehen werden, daß manche Leber des Diabetikers auch bei der Obduktion sich nicht als glykogenverarmt erweist, wie es fast die Regel bei der Leber des schwer Basedowkranken ist. Auch das weist daraufhin, das Schwergewicht unserer Aufmerksamkeit von der Leber jenem umfangreichen Organsystem zuzuwenden, nämlich der Gesamtmenge des Muskelfleisches, bei dem die absolute Menge des Glykogens durchaus nicht klein ist, ja ebenso groß wie die des Leberglykogens, etwa je 150 g.

Es scheint mir also konsequent, die Unfähigkeit oder verringerte Fähigkeit zum Glykogenaufbau aus Zucker als chemisch fermentativ verknüpft anzusehen mit der schlechteren Fixation des Glykogens, also mit jener erhöhten Glykogenolyse. Die vermehrte Bildung von Glykogen und die günstig gebremste Wandlung des Glykogens zu Zucker wären also als Insulineinwirkungen auf das diastatische Ferment anzusehen. In der Tat könnte dann beim Insulinmangel der resultierende pathologisch erhöhte Zuckerspiegel gleichzeitig zum Kompensationsvorgang werden, der das Insulindefizit im Organismus zu kompensieren geeignet ist. STAUB, der wie gesagt, diese Anschauung vertritt, führt aus, daß durch Erhöhung der Zuckerkonzentration außerhalb der Zelle die intracellulären Reaktionen zur Glykogenbildung und zum Zuckerabbau beschleunigt werden müssen, entsprechend dem Massenwirkungsgesetz. Es wäre also die Hyperglykämie eine kompensatorische Maßnahme für den Insulinausfall, die Zuckerkonzentrationssteigerung kompensiere ein Insulindefizit. So also ist jene „Selbststeuerung auf ein anderes Niveau" zu verstehen, von der wir oben sprachen, die ihrerseits wieder zur Korrektur einer Störung führt, obwohl zunächst das veränderte Niveau selbst pathologisch ist, nicht also eine primäre Regulierung zum Ausgleich eines Schadens.

Wir verständen *kausal*, daß wegen der intracellulären, veränderten fermentativ-katalysatorischen Vorgänge im Chemismus der Zuckerspiegel hinaufgehen muß, und verständen weiter, noch nicht kausal, aber *final*, also teleologisch, daß beim schweren Diabetiker alle Möglichkeiten vermehrter Zuckerbildung auf den Plan gerufen werden, die Zuckerbildung aus Eiweiß und auch jene Zuckerbildung aus Fett, an der im Grunde niemand zweifelt, wenn auch betont werden muß, daß es nicht bewiesen ist, also auch nicht entschieden ist, auf welchem chemischen Wege die Wandlung von Fett zu Zucker verläuft. Laboratoriumsuntersuchungen legen es nahe, das Ketol, welches sich aus zweimal drei C-Atomen aufbauen läßt, für eine solche mögliche Zwischenstufe zu halten, der eine Teil kann leicht durch Abspaltung der COOH-Gruppe aus der Acetessigsäure entstehen, der andere ist Methylglyoxal, letzteres braucht nicht ein Endprodukt des Eiweißstoffwechsels zu sein, sondern kann sehr wohl aus dem Abbau der Zucker stammen, es wäre dann das Ketol eine Substanz mit sechs C-Atomen, deren drei aus dem Fettstoffwechsel, drei aus dem Kohlehydratstoffwechsel stammen. Die Substanz ist durchaus geeignet, daß aus ihr neuer Zucker aus Fett geschaffen wird, aber noch ist Ketol nur im Laboratorium und nicht im Organismus erwiesen (Henze, Stöhr, Müller).

Am umgekehrten Weg, nämlich dem, daß man mit reichlich Kohlehydraten Fettmast erzielen kann, jener sichersten Erfahrung des Bauern, ja, daß die Fettzelle während der Kohlehydratmästung einen halbmondförmigen Saum von Glykogen selbst histologisch zeigt und fraglos dort aus Glykogen bezüglich Zucker Fett werden kann, besteht gar kein Zweifel. Ebenso ist es sicher, daß, wenn die Verwertbarkeit des Zuckers beim Diabetiker gelitten hat, der Organismus die Fettverbrennung zum Ausgleich stärker heranzieht. Als Intermediärprodukte der Fettverbrennung treten die für das Koma so gefürchteten Ketonkörper auf, aber es scheint so, als wenn die Ketonkörper physiologisch die Zwischenstufen sind bei jener hypothetischen Wandlung von Fett in Zucker, die schon Minkowski annahm, für welche Geelmuyden eintritt und die nicht nur, so meint Brentano, für den schweren Diabetiker eine Rolle spielt, sondern wie wir weiter unten entwickeln werden, bei jedem beschleunigten Glykogenzerfall im Muskel sich nachweisen läßt und nur deshalb bisher nicht aufgefallen ist, weil die Ketonkörperbeseitigung, die sich in der Niere, der Lunge, den Muskeln selbst vollzieht, aber *nicht* in der Leber, meist so schnell vor sich geht, daß ein erhöhter Ketonspiegel oder eine Ketonurie nicht auftritt. Auch bei der normalen Verbrennung der Fette bis zu CO_2 und H_2O werden die Stufen der β-Oxybuttersäure und der Acetessigsäure durchlaufen, sie sind also normale

Intermediärprodukte beim Abbau der Fette, während Aceton ein pathologisches Endprodukt ist, das der Organismus nicht bewältigen konnte. Alle Autoren meinen übereinstimmend, daß die Ketonbildung sich in der Leber vollzieht. BRENTANO meint aber, daß die Anregung zur Ketonbildung vom pathologischen Zerfall des Muskelglykogens abhängt: zerfällt im Muskel beschleunigt Glykogen, tritt also dort ein pathologischer Zustand ein, der weit über den speziellen Fall des Diabetes hinaus eine große und häufige Rolle nach BRENTANO spielen soll, so kommt nicht nur ein erhöhter Fettabbau zu Hilfe, sondern eine Wandlung von Fett über Keton in Traubenzucker, der den Glykogenverlust wieder deckt. Wie diese Regulationsmaßregel vom Organismus vollzogen wird, ist unklar, erwiesen aber ist, daß, wenn man Adrenalin gibt, die so prompte Ketonkörperbeseitigung gebremst wird und dann jene kompensierende Funktion des Auftretens von Ketonkörpern nachgewiesen werden kann. Es würde sich somit beim pathologischen Muskelglykogenzerfall BRENTANOs um eine unspezifische Reaktion, um eine allgemeine veränderte Stoffwechsellage handeln, die beim Hunger, bei Infekten, bei sehr vielen Toxikosen eine große Rolle spielt, und der Diabetes erscheint von hier aus gesehen nur als jener spezielle Fall, bei dem durch einen Insulinmangel jene Wandlung von Fett in Zucker infolge des Zerfalls von Muskelglykogen eintritt. Der Organismus versucht die erschwerte Glykogenbildung auszugleichen durch zwei Kompensationsmaßnahmen, erstens beim Diabetiker durch Erhöhung des Blutzuckers und zweitens sowohl beim Diabetiker wie beim extrainsulär bedingten Glykogenzerfall im Muskel auch des Nichtdiabetikers durch gesteigerte Zuckerbildung aus Fett über die Ketonkörper. Die diabetische Stoffwechselstörung stellt sich also heute nach BRENTANO schematisch wie folgt dar:

„Die gesunde Muskelzelle ist gewissermaßen zum Platzen mit Glykogen gefüllt, das sie mit Hilfe von Insulin aus einer Umgebung von der niedrigen Konzentration des normalen Blutzuckers schöpft. Auf der anderen Seite ist die diabetische Muskelzelle hochgradig glykogenverarmt, weil Insulinmangel besteht, sie lebt in einem enorm zuckerreichen Milieu oft mit erhöhtem Ketongehalt. Die geringe Glykogenbildung, die trotzdem noch erfolgt, wird ermöglicht durch die Erhöhung des Zuckerdruckes unter Ketonkörperkonzentration in der Außenflüssigkeit. Der Diabetes ist also ausgezeichnet durch den paradoxen Zustand, daß sich die Zellen in einem enorm kohlehydratreichen Milieu befinden, während sie selbst schwersten Kohlehydratmangel leiden."

„Das ärztliche Interesse beim Diabetes war bisher ausschließlich auf die Zuckerüberschwemmung von Blut- und Gewebssäften gerichtet. Was in der Zelle vorgeht, darum hat man sich nicht gekümmert. Jedes Mittel hielt man für recht, das geeignet schien, Hyperglykämie und Glykosurie zu beseitigen. Das beliebteste Mittel dazu war bekanntlich die möglichst weitgehende Beschränkung der Kohlehydrate in der Nahrung. Unser Blick hat sich aber heute verschoben von der toten, mit unverwertbarem Zucker überschwemmten Gewebsflüssigkeit auf die lebendigen, an lebensspendendem Kohlehydrat verarmten Zellen, vor allem auf die Muskelzellen. Der Organismus versucht mit allen ihm zur Verfügung stehenden Mitteln die Erschwerung der Glykogenbildung in der Zelle auszugleichen durch Erhöhung des Blutzuckers, durch gesteigerte Zucker- und Ketonbildung."

„Die erste Voraussetzung für eine vernünftige Heilweise des Diabetes, also für eine kräftige Glykogenbildung in der Zelle kann nur eine ausreichende Zufuhr von Kohlehydraten mit der Nahrung sein."

„Man baut aber noch heute eine Diät so auf, daß die Kohlehydrate etwa nach der Vorschrift von Umber nicht mehr als $^1/_2$ bis $^2/_3$ des ermittelten Toleranzwertes betragen sollten und lehrte, daß die dauernde Überschreitung der Toleranz ein schweres Vergehen sei und mit der Strafe wachsender Toleranzschädigung, d. h. mit einer Verschlimmerung des Diabetes bedroht sei. Der Kranke verwertet um so mehr Kohlehydrat, als er davon bekommt. Für leichte und auch die mittelschweren Fälle älterer Menschen kann man auch nach vielen Jahren noch feststellen, daß die Toleranz sich nicht verschlechtert hat und noch viel weniger die Bilanz, wenn der Kranke gar nicht so streng gehalten wird. Die Behauptung, daß die schweren Fälle mit Koma in die Krankenanstalten zurückkehren, weil sie sich nicht streng genug gehalten haben, trifft meist nicht zu, das Gegenteil ist der Fall, entweder man hatte sie so streng gehalten, daß es gerade dadurch zur vermehrten Ketonkörperbildung und zum Koma gekommen ist, oder die Stoffwechsellage, und das betrifft wohl die größte Gruppe der Komatösen, hat sich plötzlich verschlechtert, weil eine interkurrente Krankheit dazwischengekommen ist, die dem Muskelglykogenzerfall verschlimmert hat und so den Schaden, die Ketonanhäufung steigernd, das Koma hervorbrachte.

„Die Vorstellung, die man sich heute noch in weiten ärztlichen Kreisen und gerade auch in solchen, die sehr viel mit Diabetikern zu tun haben, macht, ist stehengeblieben bei den Lehren von Naunyn und Minkowski, von Forschern, deren bahnbrechende Arbeiten mit Recht ihre Zeit beherrschten. Die neuere Klinik hat die Pflicht, zum Alten die Konsequenz des Neuen zu fügen auf Grund der Erkenntnisse des Intermediärstoffwechsels und der Insulinforschung, und deshalb müssen wir uns freimachen von gewissen Vorurteilen, in denen die Diabeteslehre vielfach noch erstarrt ist, selbst auf die Gefahr hin, daß wir über das Ziel hinausschießen", so meint Brentano.

Folgen wir dieser Hypothese Brentanos, *bei der nachdrücklich betont sei, daß sie eben eine Theorie ist*, so verstehen wir besser als bisher, wie ein Infekt oder irgendein anderer Schaden, der einen Diabetiker trifft, die gesamte Stoffwechsellage des Diabetikers so oft plötzlich verschlechtert. Gerade bei solchen auftretenden Komplikationen sieht man am deutlichsten, wie wenig man mit dem „Toleranzbegriff" anfangen kann: Die sogenannte „Toleranz", wie sie etwa durch Weißbroteinheiten ermittelt wird, ist plötzlich eine völlig veränderte ungünstige geworden.

Der Toleranzbegriff ist auch sonst eigentlich in sich zusammengebrochen, wenn wir annehmen, daß die Fähigkeit den Zucker zu verbrennen, beim Diabetes nicht oder nicht wesentlich verlorengegangen ist. *Wir setzen uns dafür ein, daß nur die Bilanzprüfung beim Diabetiker uns etwas besagt.* In weitesten ärztlichen Kreisen gilt es als Hauptforderung bei der Behandlung des Diabetes, die Kohlehydrate in der Nahrung sehr wesentlich zu beschränken, und man meint, mehr wie 40—60 Kohlehydrate brauche die Kostordnung des Diabetischen in der Regel nicht zu enthalten. Immer ist man dabei von dem Ziel geleitet, das wir, wie eingangs gesagt, *nicht* erstreben, um jeden Preis die restlose Entzuckerung herbeizuführen, man meint damit das Optimum des therapeutisch Möglichen erlangt zu haben. *Einziges Ziel bei der Behandlung des Diabetes muß es aber sein, eine möglichst große Kohlehydratmenge zur Verwertung zu bringen*, es soll bei möglichst großem Kohlehydratgehalt der Nahrung, freilich möglichst wenig Zucker ausgeschieden werden. Die Differenz zwischen Kohlehydrataufnahme mit der Nahrung und Harnzuckerausscheidung soll vor allem eine möglichst große werden, aber verbessert sich diese Bilanz, so macht es nichts aus, wenn eine *mäßige* Glykosurie bestehenbleibt, die man verschwinden lassen könnte bei weiterer Beschränkung der Kohlehydrate in der Nahrung, aber mit Verringerung der Differenz zwischen Zufuhr und Ausfuhr, also eben einer schlechteren Bilanz. Unser Streben muß dahin gehen, die Kohlehydratzufuhr so groß als möglich zu gestalten, die absolute Größe der Zuckerausscheidung ist dabei natürlich nur in gewissen Grenzen, also nur relativ unwesentlich. Es ist für den Diabetiker viel besser, wenn er z. B. von 160 g täglich zugeführten Kohlehydraten 20 g wieder ausscheidet, als wenn er bei einer Zufuhr der Hälfte dieser Kohlehydratmenge, also bei 80 g Kohlehydraten in der Nahrung, harnzuckerfrei ist, denn im ersteren Fall hat er eine Bilanz von 140 g, im zweiten von 80 g. Je größer die Bilanz, um so eher wird der Kranke satt und arbeitskräftig und die Behauptung, daß er durch Schonung seine „Toleranz" bessere, ist ganz angreifbar und nicht bewiesen.

Wenn ein Kranker bei einem Blutzucker von 150 mg% eine gute Bilanz hat, dann ist daraus zu ersehen, daß die Kohlehydratverwertung bei ihm auf dieses Niveau einreguliert ist. Gerade bei dieser Zuckerkonzentration ist ihm eine Glykogenbildung der Leber und vor allem der Muskeln möglich, die bei niedrigerem, also normalem Zuckerspiegel, wie seine Bilanz zeigen würde, hochgradig beeinträchtigt bleibt. *Die Erzielung einer ausreichenden Kohlehydratbilanz ist uns also therapeutisch wichtiger als die übereifrige Senkung des Blutzuckers zuungunsten der Kohlehydratbilanz.*

Wir sind zudem nicht mehr überzeugt, daß der hohe Blutzuckerspiegel das Zustandekommen bakterieller Erkrankungen begünstigt. Brentano hat das an der beim diabetischen Mann nicht seltenen Balanitis nachweisen können. Uns ist wahrscheinlicher, daß der Glykogenmangel der Zellen Disposition ist zur entzündlichen Gewebserkrankung, so daß eine Behandlung, welche die Glykogenvorräte der Zelle auffüllt, die günstigste antiphlogistische Therapie und Prophylaxe bedeutet. Wahrscheinlich beruht auch hierauf der günstige Einfluß des Insulins in kleinen Dosen bei entzündlichen Erkrankungen von Nichtdiabetikern und die Insulintherapie ernster Leberschäden.

Es sei nochmals betont, daß die Höhe der Glykosurie und die des Blutzuckers selbstverständlich eine erhebliche Bedeutung für die Beurteilung und Behandlung des Diabetikers behalten, aber daß sehr viel wichtiger uns die Kohlehydratbilanz scheint. Blutzucker und Glykosurie um jeden Preis herabzusetzen und dafür eine ungünstigere Bilanz in Kauf zu nehmen, halten wir für verkehrt, denn wir verschlechtern den Glykogenreichtum innerhalb der Zelle und damit die Resistenz der Gewebe und bekommen einen weniger günstigen Zustand für jene Beziehung jeder Zelle zum Brennstoff des Lebens. Damit ist die ärztliche Kunst der Diabetesbehandlung so zu umschreiben, daß die Senkung von Blut- und Harnzucker nur ohne allzu erhebliche Einschränkung der Kohlehydratzufuhr angestrebt werden sollte. Daß man vereinzelt Hunger- und Gemüsetage einschalten wird, ist bereits oben erwähnt.

So bleibt als einziges Ziel der Behandlung, eine möglichst große Kohlehydratmenge im diabetischen Organismus zur Verwertung zu bringen, daraus ergibt sich, daß während klinischer Kuren mit dem Insulin nicht so sehr gespart werden sollte, daß es nur beim schweren Diabetes Anwendung findet. Was hier teuer scheint, rentiert sich sozial durch den Verlauf beim Kranken. Wir geben in der Regel so viel Insulin, daß der Diabetiker bei einer zunächst von ihm frei gewählten relativ kohlehydratreichen Kost von wenigen Tagen annähernd zuckerfrei wird, indem wir freilich die Gesamtcalorien nach üblicher Berechnung als gerade ausreichend beschränken. Nach etwa zwei Wochen einer Art dosierten Kohlehydratmast mit Insulin werden dann Kohlehydrate und Insulin allmählich abgebaut, meist kommt man dann zu einer Bilanz von etwa 120—150 Kohlehydraten. Gewöhnlich bleibt der Zustand einer gebesserten Stoffwechsellage durch viele Monate bestehen, wenn auch solche Insulinkuren manchmal zwei bis dreimal im Jahr indiziert sind. Ich habe nicht eine nachteilige Gewöhnung an Insulin gesehen und auch kaum insulinrefraktäre Fälle, halte es deshalb auch nicht für günstig, unter diesem Gesichtspunkt Einteilungen der Diabetiker vorzunehmen, wie Grote es will. Wir können darin nicht mit Thannhauser übereinstimmen, „daß ein Zurückgehen der Insulindosis nur selten möglich ist, da die Insulinbehandlung in der Regel keine länger dauernde Erhöhung der Toleranz hervorzurufen imstande ist". Diese Divergenz der Erfahrung scheint mir darauf zu beruhen, daß im obigen Zitat dem Autor die „Toleranz" das Entscheidende ist, uns hingegen die „Bilanz".

Der Grundsatz, daß der Diabetiker, namentlich wenn er kein Insulin bekommt, und das gilt auch uns für die leichten Formen, calorienarm ernährt werden soll, bleibt bestehen, ebenso die Eiweißbeschränkung auf etwa 1—1,5 g pro Kilogramm Körpergewicht, weder ist aber eine ausgesprochene kalorische Unterernährung noch ein besonderer Eiweißentzug das Richtige, hier sollte Front gegen fanatische Vorschriften gemacht werden, die den Kranken psychisch ängstigen und oft körperlich schwächen.

Die Übertragung der neuen Vorstellungen auf die bisherige Lehre vom Diabetes mellitus hat also wesentliche Umwälzungen in unserem therapeutischen Wollen und Handeln zur Folge. Man sage nicht die kohlehydratreiche Behandlung des Diabetikers sei ja schon durch BERTRAM oder durch PORGES und ADLERSBERG empfohlen, was also sei denn wirklich anders geworden für unser therapeutisches Vorgehen? PORGES und ADLERSBERG schreiben aber: „daß bei den meisten Zuckerkranken sich die Darreichung einer kohlehydratreichen fettarmen Kost als untunlich erweist", und haben andererseits keine prinzipiellen Bedenken, dem Diabetiker größere Mengen von Eiweiß in der Kost darzureichen. Das ist gerade das Gegenteil des Vorgehens von BRENTANO: wenig Eiweiß, viel Kohlehydrate und so viel von dem nach seiner Auffassung unschädlichen Fett, wie zur Erreichung einer ausreichenden Calorienzufuhr notwendig ist. Wir weichen also völlig ab von jener Monographie, die schon in ihrem Titel besagt, „Behandlung der Zuckerkrankheit mit fettarmer Kost", wenn freilich auch PORGES und ADLERSBERG betont haben, daß ein genügend großer Kohlehydratgehalt der Nahrung notwendigste Voraussetzung einer erfolgreichen Diabetestherapie sei. Das Wichtigste scheint mir nicht, daß man im Vorgehen praktisch oft übereinstimmt, sondern daß eine andere Art der Einsicht die Grundlage bildet für die von uns geübte Behandlung. Solange noch von autoritativer Seite die Vernachlässigung einer geringen Glykosurie durch den Arzt zugunsten einer hohen Kohlehydratbilanz als ein „Verbrechen" hingestellt wird, so lange muß es doch deutlich sein, worin sich unser Vorgehen prinzipiell vom bisher Geübten unterscheidet. Für BRENTANO steht eben nicht, wie etwa für BERTRAM, die Leber im Mittelpunkt des ganzen Diabetesproblems, sondern die Skelettmuskulatur mit ihrem Glykogenmangel, und nach BRENTANOS Hypotese diktiert der Muskel der Leber die Größe der Ketonbildung. Der Leber kommt also auch im Ketonstoffwechsel nur die untergeordnete Bedeutung zu als Ort der Ketonbildung, ebenso wie sie im Kohlehydratstoffwechsel nur die Rolle als Glykogenspeicher spielt.

Für BRENTANO sind die Störungen des Kohlehydratstoffwechsels, die vom Insulinmangel hervorgerufen werden, nur eine besondere Gruppe eines pathologischen Glykogenzerfalls. Finden wir doch gerade auch beim Diabetes nicht anders wie beim Urethan oder Thyroxin vergifteten Tier jenen Glykogenzerfall in der Muskulatur, entsprechend die erschwerte Glykogenbildung aus Traubenzucker, die Kreatinurie und die gesteigerte Ketonbildung. Im Zentrum der diabetischen Stoffwechselstörung steht die Glykogenarmut bezüglich die Erschwerung der Glykogenbildung in der Peripherie vor allem in der Muskulatur, weniger in der Leber, sie wird durch Insulinmangel bedingt. Hauptverbraucher des Glykogens, auf Gedeih und Verderb auf ihn angewiesen, auf den „Brennstoff des Lebens", ist die Muskelmaschine, der Motor, während die Leber nur gewissermaßen der Kraftstofftank ist. Ein Tier kann relativ lange ohne Leber leben, wenn man nur für genügende Traubenzuckerzufuhr von außen sorgt. Die Maschine kann ohne Störung mit halbem oder gar $^9/_{10}$ geleertem Tank laufen, wenn nur der Vergaser des Motors dauernd neuen Brennstoff vom Blute her zugeleitet bekommt. Entsteht aber im Vergaser, in unserem Falle in der Muskelzelle, ein Brennstoffdefizit, auch von nur sehr geringen Quantitäten Glykogen, so ist eine schwerste Betriebsstörung die Folge. Unter diesen Umständen ist es begreiflich, wenn der

Organismus alle Hebel in Bewegung setzt, d. h. mit seinen humoralen vor allem aber neuralen Regulationen einwirkt, um die Erschwerung der lebenswichtigen Glykogenbildung in den Zellen seiner Peripherie, besonders in der Muskulatur, zu überwinden.

Ein anderer Vergleich veranschaulicht ebenfalls diese Auffassung: Wenn man die Aufnahme der Nahrung und insbesondere der Kohlehydrate sich wie den Import einer Handelsware vorstellt, die an die Hafenmolen, also an die innere, sehr ausgedehnte Oberfläche, die KERKRINGschen Falten des Dünndarms, herangeführt wird, dort zum Transport sich so wandelt, daß Glucose und Lävulose bereitgestellt werden und nun auf der breiten kurzen Straße der Pfortader in den Speicher des Lagerhauses, der Leber, gelangen und als Leberglykogen gespeichert werden, so liegt dort die Ware auf Abruf bereit. Alle Stellen des Organismus, jedes Gewebe, ja jede Zelle braucht die Ware als Nahrungsmittel, so daß auf den Binnenverkehrsstraßen in der Norm die gleiche Menge der Ware rollt — der konstant eingestellte Zuckerspiegel. Es gibt Kraftwerke, die größere Mengen sehr wechselnd plötzlich benötigen, die Muskeln. Dort sind deshalb überall kleinere Speicher angelegt — die Reserven an Muskelglykogen im Muskel selbst —, aber sie sind schnell verbraucht, bei ganz verschiedenartigen Störungen besonders geneigt zu Zerfall. Dorthin, nach den Stellen oft so großer Nachfrage, etwa bei starker Muskelarbeit oder bei Fieber, bei Vergiftungen, bei Insulinmangel, muß der Antransport besonders sorgfältig und schnell funktionierend organisiert sein. Um dieser Nachfrage zu genügen, ist das Angebot des konstanten Zuckerspiegels bestimmt, die Muskelmaschine als der größte Zuckerverbraucher, erfordert die weitestgehende Rücksichtnahme für die Zufuhr des Brennstoffs. So ist die Leber mehr passiv speichernd, die Peripherie, namentlich also die quergestreifte Muskulatur das aktiv Fordernde im großen intermediären Ablauf des Kohlehydratverbrauchs. Ist in der Muskulatur Glykogenaufbau erschwert, Glykogenzerfall vermehrt, zwei offenbar miteinander gekoppelte Prozesse, so kann eine vermehrte Zufuhr, also eine Erhöhung des Zuckerspiegels, ausgleichend wirken, ja auch die Glykogenverarmung im Muskel, etwa bei akutem Hunger, einschließlich der therapeutisch angestrebten Hungertage und andere Zustände, die zur Glykogenverarmung im Muskel führen, erhöhen das Gefälle zwischen der Zuckerkonzentration in den Capillaren oder der die Zellen umgebenden Flüssigkeit und dem Kohlehydratbestand in der Muskelzelle selbst, sie korrigieren, kompensieren das Mißverhältnis, so daß sekundär der Glykogenaufbau wieder gefördert wird. BRENTANO meint nun weiter, daß eine Regulation besteht, die beim Zerfall von Muskelglykogen sofort die Fettreserven heranzieht, so daß die Ketonkörper nicht nur als Abbauprodukte der Fette in Erscheinung treten, sondern ihr Auftreten daraufhin weist, daß jene hypothetische Wandlung von Fett in Kohlehydrate durch die Zwischenstufe der Ketone bewirkt und signalisiert wird. Daß diese Regulation hormonale und neurale Steuerungen zur Voraussetzung hat, die wir im einzelnen noch nicht kennen, sei auch hier wieder betont.

Eine ähnliche Verschiebung im Verhältnis Traubenzucker im Blute, Glykogen im Muskel bewirkt die Muskelarbeit selbst, deshalb ist sie von günstiger Wirkung auf den Diabetiker, auf seine Bilanz. Das Reaktionsgemisch Traubenzucker—Glykogen wird als Massenverhältnis dadurch günstiger gestaltet, daß die Traubenzuckermenge erhöht wird, das geschieht bei den sogenannten Kohlehydratkuren, wie es zuerst durch die Hafertage von NOORDENS empirisch gefunden wurde.

Für den Diabetes mellitus liegt also nur ein besonderer Fall vor eines Glykogenzerfalls in der Skelettmuskulatur, besonders insoweit, als er durch Insulinmangel hervorgerufen wird. Ereignet sich beim Diabetiker noch außerdem ein extrainsulär bedingter Glykogenzerfall, etwa durch einen Infekt, es genügt ein febriler Erkältungsinfekt, oder durch eine Phthise, eine Schwangerschaft, vielleicht auch, gar nicht so selten, durch eine zu weit getriebene chronische Unterernährung, dann wirkt dieser extrainsuläre Schaden in der gleichen Richtung wie der Insulinmangel: die Stoffwechsellage des Diabetikers muß sich erheblich verschlechtern, man spricht dann wohl von „insulinrefraktären Fällen" und verliert damit das Verständnis dafür, warum hier Insulin versagt. Wieviele Fälle vom Coma diabeticum sind bedingt durch das Hinzutreten solchen extrainsulären Glykogenzerfalls, dadurch, daß der Stoffwechsel, der beim unkomplizierten Diabetes nur von einer Stelle her gestört war, nun auch von einer ganz anderen Seite her aus dem Gleichgewicht gebracht wurde. Deshalb läßt sich ja übrigens auch mit dem „Glucoseäquivalent des Insulins" so gar nichts anfangen, wie jetzt die meisten Autoren einsehen. Die sogenannte „Toleranz" des Zuckerkranken hängt nicht so sehr von seiner eigenen Insulinproduktion ab, wie vom Zustand seiner Gewebe, vor allem von der Glykogenbildungsfähigkeit der Muskulatur, die dauernd von extrainsulären Faktoren beeinflußt wird.

Wir werden also weit über den Rahmen der Theorie des Diabetes hinaus und der Behandlung des Diabetikers vertieftes Verständnis gewinnen zum Erkennen und Handeln, wenn wir nicht wie bisher uns nur für die Bauchspeicheldrüse und die Leber interessieren, sondern gerade auch für die Skelettmuskulatur. Man darf nicht einwenden, daß hier das Verständnis gewonnen ist primär durch die Untersuchung am Tier, denn wie stark ist auch für die Lehre des menschlichen Diabetes die Pankreasextirpation des Tieres richtungweisend geworden bis zum wichtigsten Heilmittel der Darstellung des Insulins. Nur am pankreasdiabetischen Tiere konnte der Beweis geführt werden, daß der Organismus eine Zuckerneubildung vollzieht weit über den Zuckerkomplex im Eiweißmolokül hinaus. Beim schweren Diabetes ist die Neubildung von Zucker, die Gluconeogenie aus Eiweiß, von niemandem bezweifelt, die aus Fett für alle Autoren wahrscheinlich, und dennoch kam nie ein Diabetiker zur Obduktion mit einem völligen Schwund des Inselapparates, wie er der totalen Pankreasexstirpation des Hundes entspricht.

So darf man mit gleichem Recht aus den ausgedehnten und sorgfältigen Untersuchungen am Tiermuskel gewonnene Erkenntnisse übertragen, zum Verstehen sowohl der Stoffwechsellage des Diabetikers, wie zur Anerkennung einer allgemeinen unspezifischen Stoffwechselstörung, die sich in jenem pathologischen

Glykogenzerfall BRENTANOS dokumentiert, die in großen Versuchsreihen zahlenmäßig erwiesen ist, und die gut paßt zu den Erhebungen, die auch am Menschen chemisch und quantitativ zu gewinnen sind, keineswegs sind also nur Ergebnisse am Tier auf die Zustände am Menschen übertragen worden.

Die Skelettmuskulatur ist nicht nur, wie gesagt, das größte Organ des Körpers, das über ein Drittel des gesamten Körpergewichtes ausmacht, sie hat auch in vieler Beziehung wegen ihrer Leistungsaufgabe den größten Stoffumsatz. Gerade vom Standpunkt funktioneller Pathologie kann man die Skelettmuskulatur ganz in den Mittelpunkt des chemischen Geschehens stellen, kann die Verdauungsorgane ansehen als die Verarbeiter der Rohprodukte, die wir als Nahrung genießen, die Leber mit ihrem intermediären Chemismus als die erste wichtigste Station zum Aufbau und Abbau nicht nur der Kohlehydratnahrung, auch der Eiweißkörper und im Fettaufbau mit der Leistung der Produktion der Ketonkörper. Man kann die Lungen ansehen als Aufnahmefilter für den Sauerstoff, der den Oxydationen dient, und als den Apparat zur Entfernung der Abgase, die gerade auch bei der Muskelarbeit vermehrt entstehen. Man kann endlich das gesamte Kreislaufsystem als das Netz der Verkehrsstraßen ansehen für den Zuckertransport, also für den Brennstoff und für den Sauerstoff, endlich den Nervenapparat als das Zündungssystem für den Muskel, jene Explosionsmotoren, mit der koordinierten Muskeltätigkeit, und endlich das vegetative Nervensystem mit der zugehörigen endokrinen Leistung als den Regulator, der das Niveau des Blutzuckers einstellt und dafür sorgt, daß, wenn die Kohlehydratvorräte fehlen oder nicht ausreichend verwertbar werden, die anderen organischen Nahrungsstoffe als Ersatz herangezogen werden, indem sie sich zu Zucker wandeln, so die Fettreserven über das Zwischenprodukt der Ketonkörper, mit dem Bindeglied „Ketol“, halb Zucker, halb Acetessigsäure. Die Fette verbrennen nicht mehr so gut im Feuer der Kohlehydrate, weil es an diesen in der Zelle mangelt. Die vermehrte Ketonbildung als Nothilfe der Leber wird deutlich und aus Eiweiß und Fett entsteht neuer Zucker — Gluconeogenie.

Entsprechend unserer ärztlichen Einstellung, die die Untersuchung am Tier nur notgedrungen heranzieht, darf auch hier wieder, wo von einer unspezifischen allgemeinen Störung die Rede ist, die Beschwerde des Kranken nicht vernachlässigt werden, wie es gerade für die unspezifische Erkrankung des krankhaften Muskelglykogenzerfalles, die sich erst als Krankheitsbegriff durchsetzen muß, noch allgemein geschieht. Man braucht sich das nicht, so hat BRENTANO betont, an der Adynamie und Asthenie des Morbus-Addison-Kranken mit seinem niedrigen Zuckerspiegel klarzumachen. Wenn ein Mensch sich schlapp fühlt, schon bei einem leichten Erkältungsinfekt, wenn er leichter muskulär ermüdet, von Gliederschmerzen spricht, auch vom Muskelkater, so beruhen alle diese subjektiven Erscheinungen sicher auf Vorgängen, die wir in die Skelettmuskulatur verlegen müssen. Wer hat sich aber bisher, so fragt BRENTANO ganz mit Recht, dafür interessiert, woher gerade all diese Beschwerden stammen, die jedem von uns ganz geläufig sind, wenn er eine Infektion durchmacht oder eine körperliche

Überanstrengung? Es wird höchste Zeit, daß diese Muskelsymptome subjektiver Art, von denen ein Teil sich auch objektivieren läßt, in der Beobachtung der Klinik einen ganz breiten Raum einnehmen.

Noch interessieren sich die Sportärzte mehr für den Kreislauf als für die Physiologie und funktionelle Pathologie der Skelettmuskulatur.

Wir wissen vom Kreatin, daß es in seiner Verbindung mit Phosphorsäure, dem Phosphagen, nicht nur in der Muskulatur vorkommt, sondern mit der Muskelaktion etwas zu tun hat, und daß es fast ausschließlich im Muskel gefunden wird. Es erscheint bei den verschiedensten Gelegenheiten und Krankheiten Kreatin im Harn, während es normalerweise dort nie zu finden ist, weil das Endprodukt des Stoffwechsels in der Norm ein Hydrid des Kreatins, das Kreatinin ist, das normalerweise in sehr gleichmäßiger Menge mit dem Harn ausgeschieden wird.

Der Klinik ist lange bekannt, daß Kreatinurie gefunden wird im Hunger, nach starker Abkühlung, nach intensiver Muskelarbeit, bei der Basedowschen Krankheit, beim Diabetes mellitus, oft in der Schwangerschaft, ferner bei körpereigenem Eiweißzerfall, so im Infekt, endlich auch bei Fieber, das durch Reizkörpertherapie hervorgerufen wird. Es genügt selbst oft ein Schnupfen, um die Kreatinurie auftreten zu lassen, wir kennen das Auftreten von Kreatin im Harn nach Adrenalin, bei Narcoticis, Tyroxin, auch Coffein, weiter durch Monobromessigsäure, Natriumrhodanid und Phlorhidzin. Es ist eine spontane Kreatinurie eine viel häufigere Erscheinung als die Albuminurie.

Über diese empirischen Feststellungen hinaus war man nicht gekommen, bis Brentano den Versuch machte, vom Zustande des Muskels durch die Kreatinurie etwas zu erfahren. Es schien nach Riesser, daß jede Kreatinurie mit einer wenigstens geringen Zunahme des Muskelkreatins einhergeht. Da der Muskel also dabei nicht an Kreatin verarmt, so kann es sich nur um eine überschießende Kreatinneubildung handeln, die die Vermehrung im Muskel erklärt ebenso wie die Kreatinurie. Mit jener Kreatinneubildung im Muskel nimmt die Verbindung des Kreatins mit Phosphorsäure, das Phosphagen, ab, wie Riesser mit Masayama und Brentano zeigen konnten, es wären hier noch weitere Arbeiten aus dem Riesserschen Institut zu nennen.

Brentano konnte nun zeigen, daß es bei jeder Kreatinurie zu einer Abnahme des Muskelglykogens kommt, beim Tier konnte eine Abnahme um 50%, ja sogar 100% des Ausgangswertes gefunden werden. Jedes Gift, das solchen Glykogenschwund im Muskel hervorruft, ruft auch im Harn das Auftreten von Kreatin hervor, die Abnahme des Glykogens in der Leber führt nicht zu einer Kreatinurie. Weiter wurde erwiesen, daß, wenn die Kreatinurie aufhört, sich mehr Glykogen wieder im Muskel findet.

Es zeigte sich, daß also das Muskelglykogen nicht so stabil ist und schwer angreifbar, wie man bisher glaubte, im Gegenteil, Muskelglykogen ist empfindlicher als Leberglykogen und wird durch zahlreiche Gifte angegriffen. Der Mechanismus des Kohlehydratabbaus im Muskel bietet verschiedensten Giften zahllose Angriffspunkte. Für Hunger und übergroße Muskelarbeit ist der Glykogenschwund im Muskel am leichtesten zu verstehen. Adrenalin aktiviert das diastatische Ferment und bedingt so Glykogenzerfall, auch Insulinmangel muß analog wirken, Thyroxin und wohl auch Eiweißzerfallsprodukte bewirken eine gesteigerte Zuckerverbrennung im Muskel, und Coffein fördert den glykolytischen Fermentkomplex und damit abbauend die Milchsäurebildung, die Narcotica hemmen die oxydative Resynthese der im Stoffwechsel in der Norm gebildeten Milchsäure zu Glykogen. Man darf wohl das Gemeinsame in dieser Liste als Giftwirkungen bezeichnen, die direkt oder indirekt glykogenolytisch sind.

Daß die gleichen Verhältnisse auch für den Menschen gelten, war naturgemäß nur indirekt zu erweisen, einem erhöhten Glykogenzerfall mußte als Abbauprodukt eine Steigerung der Milchsäure entsprechen. Wenn Adrenalin das diastatische Ferment aktiviert und so die bekannte Adrenalinhyperglykämie auftritt, andererseits das Muskelglykogen noch weiter, nämlich zur Milchsäure abgebaut wird, so daß nach Adrenalin subcutan ja in der Tat auch beim gesunden Menschen wie beim Tier ein Milchsäureanstieg im Blut erfolgt, so mußte dieser Milchsäureanstieg ausbleiben oder geringer sein, wenn der Muskel glykogenverarmt ist, also dann, wenn diese Verarmung durch die Kreatinurie auch beim Menschen erkennbar wird. Brentano faßt ja auch für den Menschen die Kreatinurie als ein diagnostisches Zeichen für jenen unspezifischen pathologischen Glykogenzerfall auf, der nicht nur eine Eigenschaft des Diabetikers ist. Anscheinend liegen die Beziehungen aber noch komplizierter, denn das Auftreten der Milchsäure ist nicht quantitativ an den Glykogengehalt im Muskel gebunden, es muß vielmehr bei jeder Kreatinurie auch eine Störung der Milchsäurebildung vorliegen, die wiederum ihren Sitz im Skelettmuskel hat. Es besteht also bei jeder Kreatinurie eine Störung der Milchsäurebildung, die wahrscheinlich fermentativer Natur ist und irgendwo im milchsäurebildenden Fermentkomplex sitzen muß. Es führt für unsere Darstellung zu weit, die Möglichkeiten zu diskutieren und die Wege zu schildern, die zur Aufklärung eingeschlagen wurden. Wir übernehmen also nur die Feststellung, daß das Auftreten von Kreatin im Harn mit jener Abnahme des Muskelglykogens im engen Zusammenhang steht, Auftreten von Kreatin scheint also auch ein Indikator dafür, daß die Fähigkeit, aus Traubenzucker Glykogen zu bilden, im Muskel gelitten hat. Es kommt jene Unfähigkeit, die für die Theorie des Diabetes so vielfach studiert wurde, auch unabhängig von der Bauchspeicheldrüse, also auch auf völlig extrainsulärem Wege zustande. Die Blutzuckererhöhung, die wir gar nicht selten beim Morbus Basedow, bei Infektionskrankheiten, bei Morphinvergiftung, nach Narkosen, bei Schwangerschaft usw. feststellen, die sich manchmal nur nach besonderer Zuckerbelastung im pathologischen Ablauf der Blutzuckerkurve zeigt, die auch zu vorübergehender Glykosurie führen kann, erscheint Brentano als eine Auswirkung jenes so leicht zustande kommenden pathologischen Glykogenzerfalls, der mit dem Pankreas und mit Insulin obligat nichts zu tun hätte.

Ja es liegt nicht nur im beschleunigten Abbau des Glykogens des Muskels und der Erschwerung des Aufbaus von Traubenzucker zu Muskelglykogen eine unspezifische pathologische Erscheinung vor, sondern es wird *der Fettstoffwechsel* mit hineingezogen. Bei jeder Ketonurie findet sich ausnahmslos eine Kreatinurie, der Glykogenzerfall im Muskel (nicht in der Leber) löst eine gesteigerte Bildung von Ketonkörpern in der Leber aus, sowohl endogen aus dem körpereigenen Fett, als auch exogen aus dem Keton bildenden Material der Nahrung. Die Ketonkörper, die ja nur in der Leber entstehen, sind so reaktionsfähige und im Organismus so gut verwertbare Stoffe, daß sie für gewöhnlich im selben Maße, indem die Leber sie bildet, von anderen Organen, so von der Muskulatur, den Nieren und der Lunge verbrannt werden. Die *Ketonkörperbeseitigung* geht also für gewöhnlich im gleichen Schritt mit der *Ketonkörperbildung*, so daß keine Anhäufung des Ketonspiegels im Blute und keine Ketonausscheidung im Harn erfolgt. Man kann sich davon leicht überzeugen, wenn man einem gesunden Menschen β-Oxybuttersäure intravenös spritzt, sie verschwindet sofort aus der Blutbahn, ohne etwa im Harn aufzutreten. Die vermehrte Ketonbildung der Leber, die bei Kreatinurie, also bei jener Störung des Zucker-Glykogen-Stoffwechsels im Muskel auftritt, ist nicht zu erfassen, weil die Ketonkörperbeseitigung so prompt funktioniert. Nur wenn BRENTANO durch Adrenalin die Ketonkörperbeseitigung etwa für zwei Stunden aufhob, wobei die Ketonbildung ungestört weiterläuft, wird ein Ketonanstieg im Blute deutlich, oder wenn man der Leber ketonbildendes Material, z. B. Buttersäure, vermehrt durch Aufnahme per os zur Verfügung stellt, während der Zustand der Kreatinurie besteht. BRENTANO faßt das als eine Regulation auf, durch welche der Organismus versucht, aus Fett Kohlehydrate zu bilden, um den Glykogenverlust im Muskel zu ersetzen. Die von BRENTANO erwiesene unspezifische krankhafte Stoffwechsellage, die er als „Symptomenkomplex des Glykogenzerfalls in der Skelettmuskulatur“ bezeichnet, ist ein verwandter Begriff zu jenem körpereigenen Eiweißzerfall, der ebenfalls unspezifischen Stoffwechselstörung, die schon lange in die Denkweise der Klinik eingeführt ist. Ob dabei der Glykogenzerfall wirklich das Wesentlichste ist oder die gefundene Störung der Milchsäurebildung, läßt BRENTANO jetzt offen. In jedem Falle wird dieses Kapitel aus einer *allgemeinen Pathologie des Stoffwechsels* wesentliche Beachtung verdienen, denn es reicht in viele Erscheinungen der Klinik hinein, wie wir vorhin fieberhafte Infektionskrankheiten, Schwangerschaft, Narkosen, den Morbus Basedow erwähnten und eine Reihe von Vergiftungen, so gerade die Schlafmittelvergiftungen hinzufügen könnten. Es verlegt auch diese Anschauungsform, um es nochmals zu sagen, das Schwergewicht des Diabetes mellitus von der bisherigen Beachtung der Leber auf die der Muskulatur als dem Hauptverbraucher des Glykogens, auf die Motoren, die den Zucker als den Brennstoff des Lebens für ihre Leistung brauchen.

Auch hier wie beim Entzündungsproblem werden wir also darauf hingewiesen, durch die Betrachtung der funktionellen Pathologie die Organkrankheit im Sinne der älteren, zu anatomisch eingestellten Pathologie zurückzudrängen und uns für die „*Stoffwechsellage*“ zu interessieren, an der sicher verschiedene Organe in ganz verschiedener Weise in ihrem spezifischen Chemismus mitwirkend sind, die aber doch, als Ganzes genommen, einen Symptomenkomplex darstellen einer unspezifischen geänderten Gesamtsituation. Nie wird uns das Pankreas auch mit seinen oft recht problematischen anatomisch nachweisbaren Störungen für das Problem der gelieferten Insulinmenge gleichgültig sein, nie die Fähigkeit der gesunden oder kranken Leber, etwa zur Ketonbildung, zum Glykogenaufbau und -abbau und so vielen anderen Leberfunktionen, immer bleibt es von größter Bedeutung, daß die Beseitigung bezüglich die Verbrennung von Ketonkörpern von anderen Organen und nicht von der Leber vollzogen wird. Jedes Organ — das ist im Grunde eine Selbstverständlichkeit — hat seine organspezifischen Leistungen und entsprechend in der Pathologie auch sein organspezifisches Unvermögen, wie wir es etwa, übrigens mit recht zweifelhaftem Erfolge, durch die Funktionsproben z. B. der Leber zu ermitteln versuchen. Aber über diesem fast ins Unübersehbare gesteigerten Einzelwissen, bei dem nicht vergessen sei, daß riesige Lücken des intermediären chemischen Geschehens in der Gegenwart durch zahlreiche Brücken von Hypothesen verbunden werden müssen, soweit wir klinisch zu denken gezwungen sind, d. h. Vorstellungen von den Zusammenhängen der Pathologie der Funktion für unser ärztliches Begreifen und Handeln brauchen, darf nie vergessen werden — trotz all dieser Lücken — die Synthese all jener Partiarfunktionen mit der Vielheit der Leistung jedes Organs zu vollziehen, damit wir der Gesamtsituation etwa beim Entzündungsproblem oder der Stoffwechsellage gerecht werden. Was wir meinen, wird am deutlichsten, wenn in einem Menschenalter zweimal die Zuckerkrankheit der forschenden Klinik wie nur eine Organerkrankung des Pankreas erschienen ist. Das erstemal, als die große Tatsache gefunden wurde, daß die totale Pankreasexstirpation beim Hunde ein Bild erzeugt, fast analog den schwersten Formen des menschlichen Diabetes, bei denen die ausgeschiedenen enormen Zuckermengen nicht nur aus den Kohlehydraten des Körpers und der Nahrung stammen konnten, bei denen höchste Abmagerung des Muskelfleisches wie der Fettdepots darauf hinwies, wie Fettreserven und die schwindenden Muskeln Fett und Eiweiß hergeben, offenbar zur Zuckerneubildung und jene Ketonkörper auftraten, die zum schweren Vergiftungsbilde der Acidose, der Häufung der Ketonkörper im Blute, der gewaltigen Ketonkörperausscheidung im Harn und zum tödlichen Koma führten genau wie beim Coma diabeticorum des kranken Menschen. Es wurde die Schwierigkeit jener Analogie zwischen dem Hund ohne Pankreas und jenen schwersten Formen des menschlichen Diabetes, so offenkundig die Verschiedenheit war, oft genug zu wenig betont, wenn es auffiel, wie viele LANGERHANSsche Inseln bei der Sektion eines Diabetikers noch zu finden waren, trotz hochgradiger Pankreassklerose, ja daß es schwerste diabetische Erkrankungen gibt, bei denen der Obduzent nicht allzuviel am Pankreas überhaupt findet.

Ein zweites Mal — ein Menschenalter später — trat wieder die Pankreaserkrankung ganz in den Mittelpunkt der Diabeteslehre, nämlich in unserer Gegenwart durch die Darstellung des Insulins und den beispiellosen therapeutischen Erfolg, der so viele sonst verlorene Diabetiker am Leben erhielt, so daß dem Insulin nun eine ganze Reihe von glücklichen Fähigkeiten zugesprochen wurden, die fast unabhängig voneinander zu wirken schienen, wie die Beseitigung der Ketonkörper, die Verbrennung des Zuckers oder der Aufbau zu Glykogen in der Leber.

Wir müssen uns dennoch zwingen, bei voller Anerkennung der Leistung des Einzelorgans, in diesem Beispiele also des Pankreas, nicht zu vergessen, was in der Leber sich vollzieht, was in der Muskulatur, was im Fettgewebe. Aber auch das genügt nicht, wenn es nicht verbunden zunächst mit jenem Begriff der „*Regulation*“ erkannt wird. Bedienen wir uns dieser Vorstellung, so wird die Menge des sezernierten Insulins zu einem Ausdruck einer *neural gesteuerten* inneren Sekretion, analog etwa der Sekretion des Adrenalins als dem Produkt des Nebennierenmarks, dessen Einspritzung zu Hyperglykämie und Glykosurie führt, ja das antagonistisch beim Hyperinsulinismus in die Blutbahn regulierend geworfen wird, um den Insulinschock auszugleichen. Adrenalin steigert aber auch den O_2-Verbrauch, in dieser Hinsicht ist es also durchaus kein Antagonist des Insulins, eher ein Synergist des Thyreoglobulins. Auch das Schilddrüsensekret wirkt entscheidend auf die Stoffwechsellage ein, auf die des Kohlehydratstoffwechsels, die Hypophyse erscheint in ihrem Vorderlappen als übergeordnet der Schilddrüsenproduktion durch ihr thyreotropes Hormon, aber auch ein kontrainsuläres Hormon wird dort angenommen. Aber das Problem ist nicht erschöpft im Rahmen jener innersekretorischen Korrelationen. Das wissen wir länger, als wir von der inneren Sekretion überhaupt Näheres wissen, denn die neurale Beziehung ist seit dem Zuckerstich von CLAUDE BERNARD jedem Mediziner geläufig. Dachte man im Boden des vierten Ventrikels, dem Calamus scriptorius, der Rautengrube, an ein Zuckerzentrum, so bescheidet man sich heute festzustellen, daß die Verletzung dort laufender Bahnen auch zum Verständnis ausreicht, daß die Regulationen im Kohlehydratstoffwechsel gestört sind, man weiß, daß weiter auch in höher gelegenen zentralen Schaltstellen, im Zwischenhirn und Mittelhirn, neurale Regulationen vorhanden sind für den Stoffwechsel überhaupt, insbesondere den Kohlehydratstoffwechsel, der sich nicht nur auswirkt in der Umschaltung von zuleitenden und zu den Erfolgsorganen zurückleitenden Bahnen, also afferenten und efferenten Impulsen, sondern der Beziehungen hat zur Hypophyse und wohl auch zu anderen inkretorischen Zellkomplexen, an die man neuerdings, als im Hirnstamm gelegen, denkt. Es ist kein Fortschritt, wenn aus dem geistigen Bedürfnis, systematisch zu ordnen, wir nun einen cerebralen oder zentralen Diabetes von einem pankreatogenen scheiden wollten, denn gerade wie die Schilddrüse und die Nebenniere als inkretorisches Organ von der Neuroregulation in der Produktion der Hormone gesteuert wird, gilt dieses auch für den Inselapparat in der Bauchspeicheldrüse. Es ist nicht einmal erwiesen, daß beim echten Diabetes die absolute Menge der sicher im Lauf eines Tages sehr wechselnden Insulinproduktion herabgesetzt sein müßte. Man wird bis auf weiteres zugeben müssen, daß auch ein relativer Insulinmangel vorstellbar ist, wenn eine Gesamtsituation vorliegt oder ein Zustand, etwa in der Leber oder der Skelettmuskulatur, welcher mehr Insulin erfordert, als selbst ein gesunder Inselapparat leisten kann, und zu dieser Hypothese würde passen, daß die pathologisch-anatomischen Befunde im Inselapparate oft bei Obduktionen von Diabetikern so geringgradig sind oder sich auch vom normalen Pankreas eines gleichaltrigen Individuums, welcher Nichtdiabetiker war, gar nicht unterscheiden. Wir erleben immer wieder erhebliche Bilanzschwankungen, selbst bei leichten Erkältungsinfekten oder relativ unwesentlichen Intoxikationen, wie etwa Verdauungsstörungen, wir erleben sie ebenso bei veränderter emotioneller, also veränderter psychischer Situation, und sicher waren die alten Opiumkuren beim Diabetes dämpfend gegenüber einer gesteigerten Stoffwechselsituation, wenn wir auch heute wegen der sonstigen Nachteile des Opiums sie kaum anwenden werden. Noch bleibt die Frage offen, ob nicht andere Medikamente, wie namentlich solche, die die Erregbarkeit der Stammganglien herabsetzen — wir denken an Barbitursäurepräparate — imstande sind, die diabetische Stoffwechsellage günstiger zu gestalten.

Es ist also der Diabetes nur zu verstehen, wenn man die Gesamtsituation des Organismus in Rechnung stellt, zu dieser gehört auch die Umwelt des Kranken, wirkt sie weniger erregend auf ihn ein, so ist das mehr wie eine Psychotherapie in einem Kurort, indem der Kranke wirklich aus der Verantwortung und der Unruhe oder dem Ärger seines Berufes herauskommt. So kann durch solche natürlichen Heilweisen, wohl auch einschließlich von Trinkkuren und Badekuren, ein Einfluß ausgeübt werden, der übersteigerte Abläufe, zu große Erregbarkeitsschwankungen in der Regulation günstig beeinflußt. In enge Beziehung zu solchen günstigen Einflüssen werden wir auch eine streng geregelte Tageseinteilung setzen müssen. Daß es auch rein zentrogene Formen des Diabetes gibt, die sogar heilbar sind, beweist die basilare Lues, bei welcher es möglich ist, durch eine antiluetische Kur einen Diabetes völlig zur Heilung zu bringen. Wenn wir dem hinzufügen, wie es oben bereits geschehen ist, daß extrainsuläre Stoffwechselsituationen vorkommen, namentlich von der Skelettmuskulatur her, die eine veränderte Stoffwechsellage schaffen und so die diabetische Situation verschlechtern, ja erst den Ausbruch des Komas veranlassen, so ist die Krankheit des Diabetes in den weiteren Gesichtspunkt eingeordnet anderer, gewissermaßen unspezifischer Stoffwechselerkrankungen, und der Diabetes wird zum besonderen Einzelbeispiel für eine veränderte neural endokrine Steuerung chemischer Abläufe, also für eine Regulationsstörung des Gesamtorganismus. Wir werden bald sehen, daß es möglich ist, auch die Fettsucht so darzustellen, und daß es selbst nötig ist, auch wenn beim Basedow die Schilddrüse, bei der echten Magersucht der Hypophysenvorderlappen im Vordergrunde stehen, auch hier die Ganzheit des Organismus für die Beurteilung der Erkrankung und für ihre Behandlung nie zu vergessen. So kann man mit einem gewissen Recht fragen, ist denn nicht jede Störung im Organismus mit veränderten chemischen Abläufen verbunden und deshalb so gut wie jede Erkrankung eine Stoffwechselkrankheit? Der Begriff der Stoffwechselerkrankung wäre dann so weit gefaßt, daß er an Inhalt verlöre, will man ihn einengen, so geht es aber nicht an, nur solche Erkrankungen als Stoffwechselkrankheiten zu bezeichnen, bei denen der energetische Körperhaushalt verändert ist, denn dann würden viele Diabetiker nicht zu den Stoffwechselkranken gehören, und die meisten Erkrankungen von Morbus Basedow wären Stoffwechselerkrankungen.

Deshalb muß offen gesagt werden, daß eine wissenschaftlich befriedigende Definition, was „Stoffwechselerkrankung" sei, nicht gegeben werden kann. So weit die chemischen Umsetzungen im Organismus der Erzeugung von Wärme dienen, wird im Kapitel der Regulationen darauf zurückzukommen sein, ebenso, wieweit wir die chemischen Umsetzungen als mechanische, energieliefernde Vorgänge, insbesondere für die Arbeitsleistung der Muskelmaschine anzusehen haben.

Daß einzelne intermediäre Störungen am einfachsten in den Begriff eines gestörten Metabolismus einzureihen sind, ist klar, ich denke z. B. an jenen Stopp im Abbau, der bei der Homogentisinsäure vorkommt, also an die Fälle von Alkaptonurie, bei denen neben Anderen gerade KATSCH jenen intermediären Stillstand eingehend studiert hat, oder an die Cystinurie, bei dem offenbar der schwefelhaltige Cystinkomplex dem Eiweißmolekül, der für gewöhnlich, wie ich in meiner Doktordissertation zeigen konnte, im Organismus in Taurin umgewandelt wird, sich so verhält, daß Cystin im Harn erscheint, ja zur seltenen Steinbildung des Cystinsteines führt.

Aber schon bei der echten harnsauren Gicht läßt sich streiten, wieweit wir sie noch als Stoffwechselkrankheit bezeichnen dürfen. So lange die Theorie von BRUGSCH und SCHITTENHELM galt, daß fermentative Störungen im Abbau der Nucleinsäure zu Harnsäure vorlagen und so der erhöhte Harnsäurespiegel im Harn beim Gichtiker durch eine mangelhafte Fermentleistung zu erklären sei, wurde eine echte Störung des Metabolismus, also des Stoffwechsels, angenommen. Inzwischen gilt heute die Theorie THANNHAUSERS, wonach die Anhäufung der Harnsäure auf der Unfähigkeit der Niere beruht, die Harnsäure auszuscheiden, es bestände also nur eine Retentionsurikämie. Will man aber den einzelnen Gichtanfall im Gelenk erklären, so muß das Entzündungsproblem wohl in Form der allergischen Gelenkentzündung herangezogen werden, die dort zum Ausfallen der Harnsäure führt (LICHTWITZ), wobei das physiko-chemische Problem der Lösung und der Ausfällung der Harnsäure im Knorpel und um diesen herum wiederum in das Gebiet des Interesses für chemische Affinitäten gerät.

Es bleibt also nichts wie klinische Übereinkunft, was wir zur Zeit bereit sind als abgrenzbare spezifische Stoffwechselkrankheit anzuerkennen, und wir sahen, daß daneben unspezifische große Veränderungen im intermediären Chemismus einschließlich seiner neuralen, endokrinen und fermentativen Regulation spielen können. Ja ich glaube, daß manches, was heute noch als Neurose gilt, wahrscheinlich auch echte Psychosen, sich mit veränderten chemischen Abläufen verkoppelt erweisen wird, so daß wir es in unserer Klinik schon wagen, von „Chemosen" nicht selten zu sprechen, wo die übliche Bezeichnung sicher noch die einer Neurasthenie, etwa Sexualneurasthenie, oder einer Inappetenz, Anorexie und manche andere zum Teil nur vom Kranken aus subjektiv erfaßte psychische

Abweichung scheinen, die etwa durch ein hochwertiges Hormon prompt beeinflußt werden können, ich denke dabei an einen Stimmungsumschwung nicht nur in der Klimax, wie er durch die ganz großen Progynondosen hervorgebracht werden kann, wie es im voraufgehenden Kapitel geschildert wurde.

Aus solcher Betrachtungsweise heraus wird auch mein Postulat ohne weiteres verständlich sein, daß das *Problem der Fettsucht* ein Problem der intermediären Stoffwechselregulation ist, während die Bilanz ganz sekundärer Natur ist — nämlich ein notwendiges Resultat, wenn Fettmassen abgelagert werden.

Was auch je die exakte Untersuchung der Gesamtbilanz wird aufdecken können, das wird immer nur dem Beweise jener von vornherein selbstverständlichen Tatsache dienen können, daß Körperfett nicht aus nichts wird.

Konnte man aus den üblichen Stoffwechselbilanzen bisher feststellen, ob ein Mensch wächst oder ausgewachsen ist? Fraglos müßten Idealbilanzen das zahlenmäßig exakt ergeben, aber nichts Wichtiges wäre für Biologie und Klinik damit gewonnen, gelungen ist es im übrigen nur in der Säuglingsepoche. Schon für die Gewichtszunahme des Jugendlichen, die doch im Laufe von 20 Jahren das Ausgangsgewicht stetig bis auf das 20fache ansteigen läßt und noch in der Pubertät Tausende von Gramm im Jahr beträgt, versagt die Bilanzberechnung. Wie gering brauchte aber auch eine tägliche Gewichtszunahme zu sein, um in der üblichen Bestimmung des Ruhe-Nüchtern-Umsatzes noch einen deutlichen Ausschlag zu geben. Bei 40 g Fettansatz pro Tag — und das wäre schon eine gewaltige Jahreszunahme — kämen auf die Dauer einer gewöhnlichen Grundumsatzbestimmung von 10 oder 15 Minuten noch nicht einmal 1 g Fettansatz. Das muß innerhalb der Fehlerbreite der Methode verschwinden.

Aber auch bei langfristigen Stoffwechseluntersuchungen haben sich entscheidende Grundlagen für das Verständnis der Fettspeicherung nicht finden lassen, nur in ganz seltenen Fällen — ich habe das zuerst gezeigt[1] — findet man beim Fettsüchtigen zu Zeiten einen abnorm niedrigen Stoffumsatz. Diese Fälle sind aber so vereinzelt, daß sich aus der ungeheuren Literatur hierzu nur wenige Fälle mit einwandfrei festgestellter Umsatzminderung haben sammeln lassen. Die Bedeutung dieser Befunde bleibt gering, wenn man bedenkt, daß selbst der fett werdende Fettsüchtige einen erhöhten Grundumsatz zeigen kann, und daß umgekehrt gerade die Fälle ausgesprochenster Magersucht mit oft gewaltig vermindertem Grundumsatz einhergehen.

Schwierigkeiten liegen auch in der Methode der Bilanzbestimmung selbst begründet, da keine sichere Maßeinheit vorhanden war, auf die die Versuchsergebnisse beim Fettsüchtigen im Vergleich mit den Normalen zu beziehen sind. Auch die jüngst von BERNHARD mitgeteilten Befunde über auffällig große „negative Phasen“ nach Arbeitsleistung bei Fettsüchtigen scheinen nicht den Ein-

[1] v. BERGMANN: Der Stoff- und Energieumsatz beim infantilen Myxödem und bei Adipositas universalis mit einem Beitrag zur Schilddrüsenwirkung. Z. exper. Path. u. Ther. Bd. 5, 1909. — v. BERGMANN u. STROEBE: Das Entstehen der Fettsucht mit besonderer Berücksichtigung des Stoff- und Kraftwechsels. Hdb. d. Bioch. Bd. 7, 2. Aufl., 1927.

wendungen standzuhalten. Es wurde gerade diesen Befunden gegenüber mit Recht darauf hingewiesen, daß es mehr als unangebracht ist, Zahlen, die sich aus 10—12 Minuten dauernden Versuchen ergeben, ohne weiteres in 24-Stunden-Werte umzurechnen. Man hat darum die BERNHARDschen Ergebnisse auf die tatsächlich gefundenen Einsparungen reduziert und gezeigt, daß sich dann ein Mittelwert von etwa 18 Calorien ergibt, der im Verhältnis zum Tages-Ruhe-Verbrauch von 2848 und zum Arbeitsaufwand von 3206 Calorien nicht in Betracht kommt. MAGNUS-LEVY schließt seine eingehende Kritik mit dem deutlichen Zweifel daran, ob derartige Ersparnisse für die Lösung des Rätsels der Fettsucht überhaupt ins Gewicht fallen können. Ähnlich scheint es sich auch mit der spezifisch-dynamischen Eiweißwirkung und der Luxuskonsumption überhaupt (GRAFE) und mit der Bewertung der Muskelleistung eines Tages (LAUTER) für das Fettsuchtsproblem zu verhalten. Diese Beobachtungen und Befunde sind in ihrer Größenordnung nicht nur viel zu gering, um aufhellend in die Entstehung der Fettsucht hineinleuchten zu können, sondern die Fragestellung übersieht das Wesentliche.

Sicher ist neben Ersparungen durch geringe Muskelarbeit — „das Kapital trägt Zinsen" (FR. v. MÜLLER) — auch die Steigerung des Appetits und damit die vermehrte Nahrungsaufnahme das einfachste und wohl auch das häufigste Mittel, die Fettdepots zu mehren. Wann aber und wodurch kommt es dazu? Eine Gesamtkostberechnung durch Wochen und Monate vermag etwa zu zeigen — wie es v. NOORDEN einmal getan hat —, daß ein Mensch, weil er nicht mehr im dritten Stock wohnt, ceteris paribus, alljährlich um ein bestimmtes Gewicht ($1^1/_2$ Kilo) zunehmen müßte. Aber gerade das wird beim normalen Menschen nicht eintreten, denn entweder findet sein Bewegungsdrang andere Betätigung oder sein Appetit geht zurück. Es bleibt eben nicht alles andere unverändert, wenn die Gesamtsituation eine andere wird. *Der normale ausgewachsene Organismus reguliert auf Gewichtskonstanz.*

Der Trieb zur Nahrung und der Trieb zur Bewegung sind nicht isolierte psychische Verhaltungsweisen außerhalb der Biologie, sondern Ausdruck physiologischer Regulationen zur Konstanterhaltung des Körpergewichts. So wirken sich theoretisch zu erwartende Gewichtszunahmen oder -abnahmen oft praktisch gar nicht aus, im Gegenteil: Kennt man doch fast als Normalreaktion etwa bei jungen Krankenschwestern, daß die ungewohnte körperliche Mehrarbeit durch überschießende Appetitsteigerung häufig gerade zur Körpergewichtszunahme führt. Ist es beim mächtigen Bewegungsdrang des Jugendlichen nicht auch die gerade dadurch so reichliche Nahrungsaufnahme bei mächtigem Appetit, die dem Körperansatz dient? Es ist so, daß der Körper das, was er zum Wachsen braucht, fast immer findet, und daß er das, was er zum Fettansatz braucht, sich auch, und wenn es 10mal mehr wäre, aus der Jahresbilanz heraussparen könnte — wenn er nur die Fettsuchtstendenz hat; etwa analog der Wachstumstendenz. Aber ein einseitiger Bilanzstoffwechselforscher merkt es nicht und kann es nicht merken.

Das ärztliche Betrachten nicht nur am Krankenbett, sondern auch sonst im Alltage zeigt demgegenüber mit großer Deutlichkeit, daß innere endogene Faktoren das Fett- und Magerwerden entscheidend bedingen. Wenn ich auch nicht so weit wie BIEDEL und GIGON gehen möchte, jede Form der Fettsucht als endogen anzusehen, so bin ich doch darin mit ihnen einig, daß die Fälle reiner Mast- oder Faulheitsfettsucht beim Menschen außerordentlich selten sind. Wie schwer ist es auch im Einzelfall zu entscheiden, ob jener Mensch fett wird, weil er soviel ißt, oder ob seine Eßlust der Tendenz seines Körpers zugehört, fett zu werden — und umgekehrt, ob jene Unlust zum Essen nur dem Wunsche nach der „schlanken Linie" entspringt oder nicht Ausdruck ist der „Sucht" des Organismus zum Magersein.

Als mein damaliger Oberarzt F. KAUFFMANN von einem Besuch der Kopenhagener Klinik zurückkam, meinte er, ob ich nicht doch die Mastfettsucht unterschätzte auf Kosten meiner Theorie der lipomatösen Tendenz der Fettsucht, denn er habe gestaunt, was die dänischen Patienten vertilgen und wie rund die meisten seien. Ihm war, wie ich glaube, nur aufgegangen, was eben für Menschenrassen gilt, und was dem Landwirt viel geläufiger ist. Diesem ist bekannt, daß Enten viel gefräßiger sind als Hühner, vom Schwein gilt das gleiche, es neigt rassenmäßig zur Fettsucht, und es gibt im Orient wie in Holland und Dänemark sicher im Durchschnitt fettere Menschen als bei uns, das ist nicht, wie v. NOORDEN gemeint hat, Eßgewohnheit etwa auch in eßfreudigen Familien, sondern die Sinnenfreude gehört zur Eigentümlichkeit, zum Wesen eines Volkes, man sehe sich Gemälde von Jan Steen und Rubens an und wird erkennen, wie oft Üppigkeit des Körpers und Sinnenfreude zusammengehören: In den Niederlanden sind mehr Pykniker als in Friesland. Im Orient mehr fette Weiber als im Hyde Park in London. Man kennt Hunderassen, wie die Windhunde, die schlank sind, und es gibt in China Hunderassen, die bei uns Luxushunde sind und dort, weil sie so leicht zu mästen sind, als Ferkel des armen Mannes verspeist werden. Die Leichtigkeit zum Fettansatz ist oft Erbgut, das durch Familien verfolgt werden kann, dominant und recessiv, durch Tierrassen, durch Volksstämme, das aber auch erworben verändert werden kann, wie die Kastration von Tieren zum Zwecke des Fettansatzes, wie die fetten Eunuchen und die so oft in der Klimax fett werdenden Frauen beweisen.

Uns scheint auch für diese ganz verschiedenartigen Beispiele das Gemeinsame in der gesteuerten Tendenz zum Fettwerden und Fettbleiben zu liegen, mag es sich um spezielle Fettsuchtsformen der klinischen Pathologie handeln mit besonderer Art der Fettverteilung, wie die Dystrophia adiposo-genitalis oder die Kastrationsfettsucht, mag es sich um Fettsuchtsformen handeln, die wir nicht auf den Ausfall *eines* Hormons, nicht einmal auf eine pluriglanduläre Insuffizienz beziehen werden, sondern viel allgemeiner auf die gesamte Steuerung oder Einregulierung eines Fettreichtums, wobei auch bei fetten Menschenrassen bestimmte Partien des Fettgewebes (Nates, Oberschenkel, Mammae, Bauchdecken, mesenteriales Fett) eine stärkere Sucht zum Fett verraten wie andere Fettgewebspartien.

Es ist nach dem Gesagten klar, daß wieder die Pathologie, ja die Kasuistik seltenerer Krankheitsfälle der Physiologie Aufklärung gibt, denn wir werden Menschen- und Tierrassen, die zum Fettsein disponiert sind, nicht als krankhaft ansehen. Wir mögen versucht sein, die Eßleidenschaft in manchen Ländern noch als Sitte, ja Unsitte zu betrachten, für die Gefräßigkeit der Enten im selben Geflügelhof mit Tauben und Hühnern werden wir die Versuchung zu besonders reichlicher Nahrungsaufnahme nicht mehr anerkennen, sondern klarer sehen, daß die Eßlust der Trieb ist, der eine biologische Sehnsucht stillt.

Damit wird nicht geleugnet, daß Männer einen Bierbauch haben können, und daß quantitatives Schlemmen eine Unart sein kann, die der Arzt einem Menschen abgewöhnen soll, dennoch liegt das Wesentliche in der Gesamverhaltungsweise als Ausdruck einer biologischen körperlichen Konstitution, genau wie beim Knochenbau der Pykniker mit seinem fetten runden, kugeligen Körper und seinem breiten untersetzten Skelett sich vom Astheniker mit schmalem Knochenbau und geringem Fettpolster, schmaler Muskulatur, zarter Haut, dünnem Haar unterscheidet, erbgebunden. Pathologie also wie Erbkonstitution beweisen mir, daß das Fettsein Ausdruck ist, sei es, wie so oft einer Erbverfassung, auch eine solche ganzer Rassen, wie auch einer erworbenen Verfassung, etwa nach Kastration oder spontanen Erkrankungen des Hypophysenvorderlappens oder der Keimdrüsen. Für das physiologische Verhalten in Familien und Rassen wäre es zu einseitig, ja unlogisch, nur von einer innersekretorischen Störung zu sprechen, wir haben uns auf die beschreibende Feststellung einer Eigenart zu beschränken, die Pappel oder die Zypresse hat eine andere Wuchsform wie ein Apfelbaum oder eine Schirmpinie.

Wir haben eine Patientin kennengelernt — der Fall ist publiziert[1] —, die an regelmäßig sich wiederholenden Depressionen leidet und uns erzählte, daß sich bei ihr zu Beginn der Depression jedesmal ein so unerträgliches Hungergefühl einstellt, daß sie es durch Nahrungszufuhr kaum stillen kann. Sie ißt in dieser Zeit außer der übrigen, reichlich bemessenen Anstaltskost noch 25—30 „Stullen“ Brot pro Tag und nimmt hierbei in kurzer Zeit 15—20 Pfund zu. Sobald die psychische Stimmungslage sich bessert, die Depression verschwindet, stellt sich wieder ein normaler Nahrungstrieb ein. Die Kranke nimmt dann so lange wieder an Körpergewicht ab, bis sie ihr Normalgewicht erreicht hat. Im Volk spricht man vom „Kummerspeck“.

Wird diese Frau nun wirklich fett, weil sie zuviel ißt? Soll man sie wirklich in die Kategorie der Mastfettsüchtigen einreihen? Oder zeigt sich nicht vielmehr bei ihr deshalb ein so pathologisches Hungergefühl, weil zugleich mit der psychischen Veränderung eine abnorme Regulation mit Tendenz der Gewebe zur Fettspeicherung eingetreten ist?

Das herabgesetzte Hungergefühl, die „Dysorexie“, ist in anderen Fällen gewiß nicht das Produkt unrichtiger Erziehung oder schlechter Angewohnheiten, wie jetzt

[1] KUGELMANN: Untersuchungen zur Fettsucht als Problem intermediärer Stoffwechselstörungen. Z. klin. Med. Bd. 115, H. 3/5, 1931.

noch beste Stoffwechselkenner unter pädagogischer Entrüstung meinen. Vermehrter Nahrungstrieb und Fettsuchtstendenz scheinen vielmehr Ausdrucksform ein und derselben *Regulationsstörung* und die scheinbare „Mast"fettsucht stellt sich oft in tieferem Sinne als endogene Fettsucht dar.

Für die Berufe, bei denen man gemeinhin annimmt, daß sie besonders leicht zur exogenen Fettleibigkeit Anlaß geben, wie Bierbrauer, Fleischer, Gastwirte und Bäcker, hat Julius Bauer an großem Material statistisch finden können, daß Fettleibige dort auch nicht häufiger vertreten sind als in der übrigen Bevölkerung. Auch scheint mir der Einwand v. Noordens, daß in gewissen Familien und Rassen die Fettsucht nur deshalb gehäuft auftrete, weil sich in ihnen Küchen- und Speisegewohnheiten vererben, durchaus nicht das Richtige zu treffen. Wie sollte man auch sonst die Tatsache deuten, daß doch meist nicht alle Kinder solcher Familien, sondern gerade nur bestimmte Typen erbgebunden fettleibig werden, während die anderen im gleichen Haushalt leben und schlank sind. Es mag offen bleiben, ob diese Tendenz, die jedenfalls endogen im Organismus selbst verankert sein muß, immer erbmäßig als „Tendenz zur Fettsucht und Schlankheit" unmittelbar bedingt ist, oder ob es sich auch erworben um eine Anlage zu besonderem, d. i. verändertem biologischen Gesamtverhalten handelt, die gegebenenfalls in Fettsucht und Magersucht sich äußern kann. Ich glaube immerhin Anhaltspunkte auch für das letztere zu haben, wenn auch eine reine Vererbung sicherlich sehr häufig vorkommt, wie sie Danforth an einem Mäusestamm hat zeigen können, bei dem sich extreme Fettsucht als dominantes Erbmerkmal erwies. Immerhin darf so viel als sicher angenommen werden, daß, während beim normalen Organismus die Organisation durch die ihr zur Verfügung stehenden Regulationen vermehrten Bedarf auch durch Phlegma und gesteigerten Appetit einzudecken suchen wird, beim Fettsüchtigen diese Ausgleichswege entweder noch gesteigert in Anspruch genommen werden — Faulheit, Eßlust — oder, wenn diesen Triebregungen nicht nachgegeben wird und wenn sie dann fehlen, daß andere Möglichkeiten, zum Ziele des Fettansatzes zu kommen, dennoch bestehen. Denn so mancher Fette ißt notorisch nicht viel und ist behende und keineswegs muskelträge, sein Fettgewebe schafft sich demnach das Material zu wuchern auf unmerklichem, aber durchaus natürlichem Wege.

Diese Erkenntnis der regulativ bedingten oder gesteuerten Fettsucht hat Raab dazu geführt, ein Fettzentrum in Analogie zum Wärmezentrum zu postulieren. Es soll nach ihm in Abhängigkeit von der Hypophyse stehen, denn er konnte im Experiment zeigen, daß, wenn man Hypophysenextrakt subcutan oder in den Liquor injiziert, das Fett aus dem Blut schwindet und die Leber mit Fett angereichert wird. Für die Konstanz des Körpergewichts hat diese Annahme eines Fettzentrums immerhin einleuchtende Bedeutung, Friedrich von Müller denkt an den III. Ventrikel. Durch sie werden dann nicht nur jene symmetrischen Formen von Fettansammlungen am Körper als neural bedingte verständlicher, sondern auch jene Fälle, bei denen etwa nach Überstehen einer schweren

Erkrankung akut hochgradige Fettsucht sich entwickelt, ich habe akuten Fettansatz wiederholt nach Cholecystektomie beobachtet.

Wie von den Zentren her ist die Fettsucht auch von den Hormondrüsen reguliert. An historisch erster, ihrer klinischen Häufigkeit nach an recht unbedeutender Stelle, steht hier die thyreogene Fettsucht v. NOORDENS. Heute ist der Klinik viel geläufiger die hypophysäre oder Zwischenhirnfettsucht (Dystrophia adiposogenitalis, PICK und FROEHLICH) und die genitale bzw. Kastrationsfettsucht. Umstrittener ist die insuläre Fettsucht, die FALTA schon 1913 postuliert hat, indem er den Appetit als vom Inselorgan reguliert auffaßte; dieser Fettsucht einer besseren Assimilationsbereitschaft hat er dann die hybride Fettsucht mit hohem Wassergehalt gegenübergestellt. In der Tat kann die Waage bei Beurteilung von Fettansatz und Schwund sehr täuschen.

Ich kann es mir ersparen, auf alle übrigen unter diesem Gesichtspunkt und Ordnungsprinzip aufgestellten und charakterisierten Fettsuchtsformen näher einzugehen, ich möchte weder theoretisch noch praktisch hier scharfe Trennungstriche ziehen. Führt doch auch diese Ordnung und Unterordnung nicht tiefer in das Verstehen der Fettsucht ein als die Erkenntnis *gestörter vegetativer Regulationen* in ihrer Bedeutung für die Fettsucht überhaupt. Dissimilatorisch und assimilatorisch wirkende Hormone, antagonistisches und synergistisches Spiel, enge Zusammengehörigkeit und Beeinflussung der intermediären chemischen Vorgänge im Eiweiß-, Kohlehydrat- und Fett-Ab- und Aufbau als Gewebsverhalten durch Zentren, Nerven und Hormone reguliert, also erst das Studium jeder Einzelheit im chemischen Geschehen der Intermediärvorgänge werden uns für die Entstehung der Fettsucht die entscheidenden Einblicke ermöglichen.

In dieser Erkenntnis und in bewußtem Gegensatz zu jenem Standpunkt, der in der Fettsuchtsentstehung nur ein Problem der Calorienbilanz sieht, habe ich unter besonderer Hervorhebung des dritten bisher am meisten vernachlässigten Koeffizienten neben Zentrum und Hormon, des peripheren Gewebsverhaltens, *als des Erfolgsorgans einer Steuerung*, meine Hypothese von der „lipomatösen Tendenz" der Fettsuchtsentstehung aufgestellt[1]. Sie ist zuerst bekannt geworden in der Darstellung der Fettsucht im Lehrbuch von MEHRING und KREHL, die mein Lehrer FRIEDRICH KRAUS mir überließ.

Aus einfachem Beobachten am Kranken ist mir diese Hypothese erwachsen. Wie sollte man anders etwa das Lipom, das bei keiner Kachexie verschwindet, verstehen, wie die schon bei normalen Individuen vorhandene besondere Avidität verschiedener Fettgewebspartien zur Fettspeicherung (Bauch, Nates, Waden, Hüften, Mammae, Oberschenkel) oder wie den Vorgang, daß bei Fettgewebsschwund gerade die Region solcher lokalisierten Fettansammlungen häufig weit weniger betroffen wird — als durch die Annahme einer besonderen im Gewebe selbst verankerten „lipomatösen Tendenz"?

[1] v. BERGMANN, G.: Die Fettsucht (Störungen des Allgemeinstoffwechsels). Handb. der Biochemie des Menschen und der Tiere. Bd. 4, 1. Aufl. 1908; — s. a. G. v. BERGMANN u. F. STROEBE: Das Entstehen der Fettsucht. Handb. der Biochemie Bd. 7, 2. Aufl. 1927.

Ein besonders hübsches Beispiel dafür bietet das Transplantat eines Stückes der Bauchhaut auf den Handrücken desselben nichtfetten Mädchens. Als dieses nach vielen Jahren einen Fettbauch bekommt, wuchert nur das transplantierte Stück der Bauchhaut auf seiner Hand, während die Hände sonst schlank bleiben. Auch die paraplegisch angeordnete Fettsucht wird unter dieser Anschauungsweise erst voll verständlich, wird doch durch die Annahme der lipomatösen Tendenz oder, wie JULIUS BAUER sich ausdrückt, der Lipophilie keineswegs die Abhängigkeit von der *zentral-neuralen Regulierung* einerseits und der endokrinen Regulierung andererseits vernachlässigt[1]. Aber wie wir auch sonst gewohnt sind, bei pathogenetischen Problemen die Peripherie in ihrer Gewebsreaktion und gleichzeitig das humorale Verhalten in Betracht zu ziehen, so sollte die Reaktionsbereitschaft des Erfolgsorgans hier ganz besonders hervorgehoben werden. Die Aufmerksamkeit auf diesen Punkt zu lenken, war das Wichtigste an der Hypothese von der lipomatösen Tendenz.

Das weitgehend selbständige — wenn auch nicht von der Gesamtregulation unabhängige — Gewebsverhalten ist es, das uns immer wieder bei der Fettsucht entgegentritt.

Laboratoriumsuntersuchungen der letzten Jahre haben nun versucht, meine Theorie auf experimentelle Grundlagen zu stellen. Wobei betont sei, daß es die Schwierigkeit, methodische Wege zu finden, bei den meisten Problemen intermediärer chemischer Abläufe ist, wenn nur eine Reihe von Hinweisen auf Grund der Versuche den Schluß gestattet, daß doch ein abweichendes intermediäres Verhalten vorhanden sein dürfte.

So fehlt beim Fettsüchtigen die endogene Ketonkörperbildung nach Überventilation bezüglich nach großer Alkalizufuhr, und auch die meisten der im folgenden zu schildernden Resultate lassen den Schluß zu, daß beim fetten Organismus der Weg vom Kohlehydratglykogen zur Verwandlung in Fett leichter beschritten wird und umgekehrt der Abbau des Fettgewebes über die Ketonkörper sich schwerer vollzieht. Ob es richtig ist, einen Mangel an Glykogen in der Leber als das Primäre zu beschuldigen, ist mir immer zweifelhaft gewesen, es ist wahrscheinlich, daß die erhöhte Neigung zur Fettwandlung aus Kohlehydrat, die sich offenbar in der Fettgewebszelle selbst vollzieht, das Primäre ist, also leichterer Fettaufbau aus Glykogen im Fettgewebe selbst und damit gleichsinnig schwerer Abbau von Fett im Fettgewebe, so daß das Fett weniger leicht zur Ketonbildung und zur Verbrennung zur Verfügung gestellt wird.

Diese Vorstellung paßt jedenfalls am besten zur lipomatösen oder lipophilen Tendenz, das Fettgewebe ist gewissermaßen avider, sich Fett und Fettbildner heranzuziehen und träger, Fett herzugeben, um es dem allgemeinen oxydativen Abbau zur Verfügung zu stellen.

Schon früher haben HOFFMANN und E. WERTHEIMER gezeigt, daß ausgehungerte und abgemagerte Hunde nach einer reichlichen Kohlehydratgabe

[1] FRIEDRICH V. MÜLLERS Bedenken, die er jüngst in Montreux geäußert hat, sind damit hinfällig (Schweiz. med. Wschr. 1935, Nr. 45).

beträchtliche Glykogenansammlungen im Fettgewebe als Zeichen des erfolgenden Fettansatzes und Vorläufer einer Transformation des Kohlehydrates zu Fett in der einzelnen Fettgewebszelle aufweisen. Dabei erfolgt diese Glykogenablagerung nicht gleichmäßig überall im Fettgewebe, sondern nur dort, wo wirklich Fett angesetzt wird. Es fehlt also ebensosehr in den Fettpolstern der Augenhöhlen wie denen der Sohlenballen, die auch bei Hunger wie bei Mast sich kaum verändern.

Noch deutlicher hat diese lipomatöse Tendenz des Fettgewebes BAUR nachweisen können und gleichzeitig damit einen Beitrag zur Transformation von Kohlehydraten in Fett in der Peripherie gegeben. Er ging von der Beobachtung eines recht beständigen Fettkörpers am Hoden einer gewissen Mäuserasse aus. War durch exzessives Hungern jener Fettkörper eingeschmolzen, wovon man sich leicht durch Exstirpation des einen Hodens überzeugen konnte, so erhielten die Mäuse eine reichliche Kohlehydratmahlzeit. In histologischen Untersuchungen fand sich dann massenhaft Glykogen in den aufgelockerten Zellen des zurückgebliebenen Hodenfettkörpers. Da eine Fettleber nicht vorhanden ist, schließt BAUR, wie mir scheint mit Recht, einen wesentlichen Fettransport zu dem Depot in diesem Fall aus und nimmt eine periphere Fettbildung aus Kohlehydraten an, die dorthin transportiert wurden.

Mit einer neuartigen Versuchsanordnung hat an meiner Klinik KUGELMANN[1] Einblick in intermediäre Stoffwechselvorgänge beim Fettsüchtigen zu erlangen versucht. Er setzt die Kranken unter abnorme, einseitige Ernährungsbedingungen. Dann zeigte sich bei Patienten, die 2 Tage lang absolut kohlehydratfrei ernährt worden waren und am dritten Tage eine Olivenölmahlzeit erhalten hatten, daß ihr Blutgehalt an Aceton und β-Oxybuttersäure nach der Ölgabe deutlich anstieg, während er bei den normalen auf dem Nüchternwert blieb.

Wenn auch über die Einzelheiten der Bedingungen, unter denen Ketonkörper entstehen, noch nicht Einigkeit besteht, so wird doch so viel allgemein anerkannt, daß für die Höhe des Ketonkörperspiegels der für Abbauprozesse verfügbare und verwertbare Glykogenvorrat des Organismus maßgebend ist. Wenn hier der Fettsüchtige versagt und bei einer brüsken Belastung mit 50 g Olivenöl einen Anstieg der Ketonkörper nicht vermeiden kann, so beruht dies vielleicht darauf, daß bei ihm nicht genügend Kohlehydrate zum Abbau der Ketonkörper bereitstehen. Dieses Phänomen ist der Ausdruck einer „exogenen“ Mehrbildung von Ketonkörpern, die nach den oben erwähnten Untersuchungen BRENTANOS für einen Glykogenzerfall in der Skelettmuskulatur charakteristisch ist und bei keinem derartigen Fall (also auch nicht bei der Glykogenolyse des Fettsüchtigen) vermißt wird. BRENTANO sah auch, daß der Fettsüchtige auf Kohlehydratentzug ganz erheblich viel schneller und leichter mit einer Kreatinurie reagiert als der Normale. Offenbar kommt es also

[1] KUGELMANN: Untersuchungen zur Fettsucht als Problem intermediärer Stoffwechselstörungen. Z. klin. Med. Bd. 115, H. 3/4, 1931.

bei ihm sehr viel leichter und jedenfalls auch häufiger zu einem Glykogenschwund in der Skelettmuskulatur als beim Nichtfettsüchtigen.

Für diese Annahme mangelnder verfügbarer Glykogenreserven sprechen auch KUGELMANNS Untersuchungen des Blutfettes, die so vorgenommen wurden, daß die Versuchspersonen zunächst mehrere Tage auf gleichmäßige gemischte Kost gesetzt wurden und nach einer Nüchternbestimmung des Blutfettes eine kohlehydratfreie und fettreiche Abendmahlzeit erhielten. Dann wurde in gewissen Intervallen während der Nacht und am nächsten Vormittag das Blutfett bestimmt. Die auf diese Weise gewonnenen Fettkurven zeigen bei Normalen einen stetigen Abfall bis unter das Ausgangsniveau, während beim Fettsüchtigen zwar zunächst die Werte ebenfalls absinken, aber vom frühen Vormittag an wieder ansteigen und um die Mittagszeit eine Höhe erreichen wie etwa 2 Stunden nach der fettreichen Mahlzeit. Dies Ansteigen ist, da von außen kein neues Fett zugeführt wurde, vielleicht durch eine Mobilisation von Fett aus den Depots zu erklären. Die Stärke der Fettmobilisation sei nun aber, wie der Beginn einer Hungerlipämie, abhängig von der Füllung der Glykogenspeicher eines Organismus. Je geringer die verfügbaren Glykogenvorräte, desto frühzeitiger setzt eine Hungerlipämie ein.

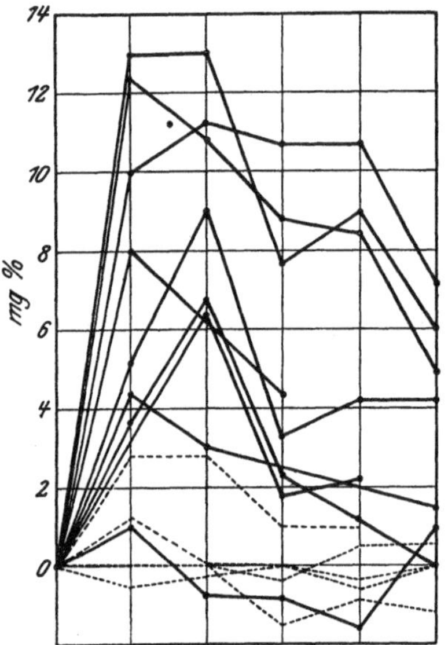

Abb. 57. Blutmilchsäure nach dosierter Arbeitsleistung. Ruhenüchternwert der Milchsäure als Nullpunkt. ······ Gesunde Menschen. —— Fettsüchtige.

Schließlich hat KUGELMANN den Milchsäurespiegel in absoluter Ruhe und seine Veränderung durch eine leichte, dosierte Arbeit bei Fettsüchtigen geprüft und gefunden, daß diese schon mit einer deutlichen Steigerung (bis 13 mg%) reagieren, wo Gesunde noch keine oder nur eine geringe Milchsäuresteigerung (bis 3 mg%) zeigen (Abb. 57). Auch hier scheint ihm mangelnde Glykogenreserve die Ursache des pathologischen Muskelstoffwechsels zu sein. Aus diesen drei Untersuchungsreihen schließt er:

„Daß der Fettsüchtige in seinen Depots verfügbare Kohlehydratvorräte nicht in ausreichendem Maße besitzt. Da er sie in genau derselben Menge wie der Gesunde zu sich nimmt, sie nicht ausscheidet, sie keinesfalls mehr verbrennt — das geht aus der Beobachtung der spezifisch-dynamischen Wirkung hervor — muß er die aufgenommenen Kohlehydrate mit größerer Intensität (‚lipomatöse Tendenz‘) in Fett umgewandelt haben.“

Diese Resultate sind vorläufig nur ein Deutungsversuch unter der notwendigen Vorstellung eines intermediär gestörten Verhaltens des Fettsüchtigen, der noch nicht voll befriedigen kann.

Zum Wesen der Fettsucht scheint mir immerhin zu gehören, daß weniger Glykogen in der Leber gestapelt wird, weil Kohlehydrat leichter dem Fettgewebe zuströmt, dorthin geholt wird und dort in Fett umgewandelt wird. Damit wäre nicht nur die Tendenz zur vermehrten Überfüllung der Fettdepots, sondern auch umgekehrt die Tendenz des Fettgewebes, seine Reserven schwerer herzugeben, erklärbar und somit die Hartnäckigkeit der Fettsucht verständlich. Es ist nicht überzeugend, wenn man meint, die Fettsucht nur im akuten Entstehen intermediär erfassen zu können, auch ihre Beharrlichkeit muß bei entsprechenden Belastungen erweisbar sein, dieser Weg ist neu beschritten und wird vom Bilanzforscher nicht gesehen.

Dafür, daß der Fettsüchtige sein Fett weniger leicht abbaut als der Normale, scheinen mir aber vor allem die Befunde von BRENTANO[1] zu sprechen, daß es zwar beim Fettsüchtigen besonders leicht und schnell zu einer Kreatinurie kommt, also zu einem Schwund des Muskelglykogens, daß jedoch hier — und zwar nur beim Fettsüchtigen — die sonst bei jeder Kreatinurie zu findende spontane endogene Mehrbildung an Ketonkörpern ausbleibt, während die exogene Ketonbildung aus ketonbildendem Material, das per os zugeführt wird, nicht nur nicht ungestört, sondern sogar besonders stürmisch verläuft. Diese Beobachtung wird von BRENTANO so gedeutet, daß die ketonbildende Funktion der Leber beim Fettsüchtigen zwar intakt sein muß und daß infolgedessen die endogene Ketonmehrbildung, die sonst bei jedem Glykogenzerfall auftritt, beim Fettsüchtigen offenbar nur deswegen ausbleiben muß, weil dieser weniger geneigt ist, seine Fettdepots abzubauen und die Leber auf endogenem Wege mit ketonbildendem Material zu beliefern. Allerdings ist das Fehlen der endogenen Ketonmehrbildung nicht bei allen Fettsüchtigen anzutreffen, was zu erwarten war.

Es erinnert das fast an jene alte Theorie der diabetogenen Fettsucht v. NOORDENS, die freilich nur eine ganz kleine Krankengruppe umfassen will. Würden die in der Leber schlechter haftenden Kohlehydrate statt aus der Niere herauszuströmen vom Fettgewebe angezogen, ja wegen der Lipophilie des Fettgewebes in der Leber schlecht haften, so wäre ein intermediäres Verhalten gefunden, das die meisten Fettsuchtsformen erklärt und doch im Grunde nur eine quantitative Steigerung des Physiologischen wäre. Es sind dann fließende Übergänge zwischen der Mast- und der Faulheitsfettsucht einerseits gegeben und der endokrinen, oder weiter gefaßt, der humoral-neuralen sog. endogenen Fettsucht andererseits. Für die leichten Grade des gesunden rundlichen Menschen würde es sich nur um eine Variation der Konstitution handeln mit fließenden Übergängen bis zu pathologischen Formen, von denen wir wieder sehen, daß sie nicht nur vom Standpunkt des Erfolgsorganes der Peripherie, also vom Fettgewebe aus, betrachtet werden dürfen, sondern im Hinblick auf die Gesamtkonstellation, bei der sicher auch die Leber eine wesentliche Rolle spielt. Wenn auch die Leber des Fettsüchtigen zweifellos nicht immer glykogen- oder gar fettarm ist, so scheint es doch hier wie sonst im pathologischen Geschehen nicht so sehr auf den statischen Zustand wie auf das dynamische Geschehen anzukommen. Und hier gibt uns auch der Befund großer Fett- oder

[1] BRENTANO: Beitrag zur Physiologie und Pathologie des Ketonkörperstoffwechsels. Habilitationsschrift Berlin 1932.

Glykogenspeicher im anatomischen Präparat keine Auskunft darüber, ob sie auch dem Körperhaushalt beim Fettsüchtigen ebenso leicht zur Verfügung standen wie beim Normalen.

Wir befinden uns zwar wieder im Hypothetischen, halten auf Grund der genannten Befunde es aber doch für erlaubt anzunehmen, daß jene Störung im Betriebe der Leber eine „Austauschstörung" sei, im Intermediärstoffwechsel der Zucker- und Fettsubstanzen. Fast benimmt sich der Fettsüchtige wie ein Hungernder. Die Nahrung strömt ihm zum Teil ungenutzt vorbei, vor allem gibt er aber seine Fettreserven schwerer her, das wäre die Folge seiner lipomatösen Tendenz. Deshalb möchte ich also die Triebregungen beim Fettsüchtigen als biologischen Ausdruck gewertet wissen. Faulheit und gesteigerter Appetit sind der charakterliche Ausdruck dieser Masttendenz, und schwere Grade, die mit Absicht ihre Nahrungsaufnahme einschränken oder auch instinktiv ihren Appetit verlieren, sind trotzdem noch verdammt, Fett zu speichern, weil die zentral gesteuerte Gesamtkonstellation des Organismus das Fettgewebe zum Ansatz zwingt, wie es jene intermediären Untersuchungen verständlich machen sollen.

Aber auch darüber hinaus scheint mir die Erkenntnis der engen Beziehung des Leber- und Kohlehydratstoffwechsels zur Fettsucht einen tieferen Einblick in manches klinische Geschehen zu geben. Handelt es sich bei der Fettsucht wirklich um gestörte Wechselbeziehungen zwischen den größten Nahrungsspeichern unseres Organismus, so läßt sich dadurch die klinisch so häufig in Erscheinung tretende *Beziehung von Fettsucht, Diabetes, Magersucht und Basedow* untereinander verstehen.

Was Fettsucht und Diabetes anbetrifft, so war von der diabetogenen Fettsucht v. NOORDENS schon die Rede. Ebenso bekannt ist die Glykosurie der Fetten, die zwar klinisch als harmlos betrachtet wird, unter unserem Gesichtspunkt doch bedeutungsvoll wird. KISCH hat darauf hingewiesen, daß jugendliche Fettsüchtige besonders häufig diabetisch werden, und BERTHA ASCHNER hat an der Abteilung J. BAUERS in Wien an großem Material statistisch aufgezeigt, daß Fettsuchtsfamilien häufig auch Diabetesfamilien sind. Den Stammbaum einer solchen jüdischen Familie publizierte KUGELMANN (Abb. 58), ist doch Diabetes wie Fettsucht bei Juden stärker verbreitet. Das alles bestätigt völlig

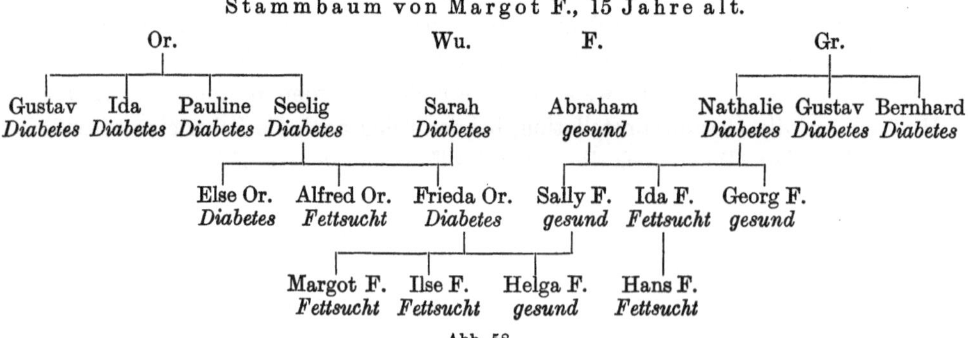

Abb. 58.

altes, bekanntes, ärztliches Wissen. Statt erbbiologisch eine Koppelung von Fettsucht- und Diabetesfaktoren anzunehmen, wie BERTHA ASCHNER es will, scheint es mir aber richtiger, von einer erblichen Disposition zur Störung im Kohlehydratstoffwechsel zu sprechen, die einerseits zum Diabetes, andererseits zur Fettsucht führen kann. Die moderne Diabetestheorie vertritt den Standpunkt, daß die diabetische Stoffwechselstörung sowohl in einer vermehrten Glykogenolyse der Muskulatur, wie in einer schlechteren Zuckerverwertung sich äußert. Eine vermehrte Glykogenolyse, wie wir sie bei der Fettsucht finden, ist also noch nicht gleichbedeutend mit diabetischer Stoffwechselstörung. Daß aber eine derartige Störung der Glykogenfixation zur Entstehung eines echten Diabetes führen kann, ist ohne weiteres verständlich. Der fettsüchtige Organismus könnte sich in einer ähnlichen Lage befinden: so lange er die Fähigkeit hat, die von ihm nicht verbrannten Kohlehydratmengen in seinem Fettgewebe zu speichern, fehlt ihm noch das zweite, der periphere Faktor zum Zustandekommen eines echten Diabetes. Kann er jedoch die dem Fettgewebe zuströmenden Kohlehydrate nicht mehr in ganzer Menge ablagern, so wird er auch nur einen Teil hiervon in Fett umprägen können. Die restierenden Kohlehydrate werden nun nicht mehr von ihm verwertet, es muß sich, da eine gesteigerte Glykogenolyse fortbesteht, eine Hyperglykämie, eine Glykosurie einstellen: ein echter Diabetes wird manifest.

Auch der fette Basedow mit erhöhtem Grundumsatz, wird bei der Annahme einer veränderten Leberfunktion als verknüpfender Ursache der Zufälligkeit des Zusammentreffens entkleidet. Wissen wir doch durch die Untersuchungen der letzten Jahre, aber auch schon durch ältere pathologisch-anatomischen Befunde, daß die Basedowleber meist glykogenarm ist.

Es wird verständlich, wenn uns auch die Einzelvorgänge unbekannt sind, daß auf dem Boden der hyperthyreotisch geschädigten Leber eine Fettsucht entstehen kann. Selbstverständlich ist das nicht so zu verstehen, daß der Basedow primär von der Leber her ausgelöst wird, sondern ich denke dabei an einen Circulus vitiosus dergestalt, daß die Schilddrüse durch eine Mehrsekretion von Thyreoglobulinen beim Fettsüchtigen manchmal einen erhöhten Umsatz zu entfachen bestrebt sein kann, daß das aber nur eine weitere Leberbelastung setzt und so statt eines Ausgleichs der Fettsucht nun die Hyperthyreose des Fetten deutlich ist. Aber der Basedowiker verbrennt zum Unterschied von dem Fettsüchtigen die aufgenommenen Kohlehydrate in vermehrter Menge. Wollten wir annehmen, daß bei manchen Basedowikern zu Beginn ihrer Erkrankung, also zu einer Zeit, in der am häufigsten wir noch den jugendlichen fetten Basedow sehen, auf den schon der Arzt BASEDOW selbst aufmerksam gemacht hat, eine Fixationsvermehrung, bezüglich eine erschwerte Abgabe vom Fettgewebe aus, wie bei hypophysärer Fettsucht besteht und daß diese die Oxydationssteigerung übertrifft, dann wäre wieder nahegelegt, bei jenen intermediären Störungen des Fettstoffwechsels an eine glykogenarme Leber zu denken, und in der Tat ist die Lebererkrankung beim Basedow jetzt endlich sichergestellt (RÖSSLE). Wir verstehen sehr wohl, daß später trotzdem es nicht zu einer Fettsucht kommen kann, weil die Gesamtheit der Oxydationen zu sehr gesteigert ist, thyreotropes Hormon und Fettsucht könnten beide hypophysär gesteuert sein.

Abschließend möchte ich von der „endogenen Fettsucht“, die mit dem Beiwort „endokrin“ sicher zu eng gefaßt ist, weil neben der endokrinen Form auch andere Formen, so etwa die fetten Menschenrassen, eine erhebliche Rolle spielen, betonen, daß sie mir ein glänzendes Beispiel scheint, *die Ganzheit des Organismus* gerade durch die Pathologie als Gegengabe für die Physiologie zu erkennen. Ich habe nicht, wie F. von Müller meint, die Aufmerksamkeit deshalb auf die Peripherie gelenkt durch die Prägung „lipomatöse“ Fettsucht, weil ich hier ein vom Gesamtorganismus unabhängiges Geschehen annehme. Jedes Gewebe ist humoral und neural gesteuert und selbstverständlich kann man, wie von Müller es tut, die verkehrt einregulierenden Zentren, als die cerebrale Fettsucht in den Vordergrund stellen. Aber jene cerebrale Regulierung hat zur Voraussetzung, daß der Organismus Erfolgsorgane hat, durch die er die Regulierung bewirkt, das werden wir bei der Wärmeregulation und beim Kreislauf noch etwas genauer ausführen, und es ist das periphere Erfolgsorgan für die zentrale Steuerung beim Fettsüchtigen das Fettgewebe. Im Fettgewebe, in welchem das Fett durchaus nicht ein toter Ballast ist, müssen mindestens quantitativ veränderte chemische Abläufe sich vollziehen, wenn dort gespeichert wird oder das Gespeicherte schwerer hergegeben wird. Daß hierbei eine Wechselwirkung zwischen den Glykogenvorräten in Leber und Muskel und dem Fettgewebe sich vollzieht, ist einleuchtend, und daß andererseits erst bestimmte Belastungsproben die Änderung im intermediären Chemismus erkennen lassen, ist auch selbstverständlich. Die zentralen Schaltstellen allein können gar nichts, sie bedienen sich, um regulieren zu können, der Peripherie als Erfolgsorgan und weil das nicht gesehen wurde, scheint es mir auch heute noch ein Fortschritt, daß jenes periphere Geschehen in den Vordergrund des Interesses gerückt worden ist. Man kann das so ausdrücken, wie es geschehen ist, wenn man von der „peripher-zentralen-neural-humoral-endokrinen Fettsucht“ spricht. Das gleiche gilt vom Kreislauf, von der Wärmeregulation, vom Diabetes und auch von der Magersucht, nur die Synthese läßt die biologischen Gesamtsteuerungen mittels der „Zentren“ als jene Ganzheit des gesteuerten Organismus erkennen.

Literatur.

Bauer, Julius: Referat über Fettsucht. Verh. Ges. Verdgskrkh. Berlin, 1929. (Leipzig: Thieme.)

Henze, Z.: physiol. Chem. 1930, 189, 121; 1931, 195, 248.

Henze u. Müller: Z. physiol. Chem. 1930, 193, 88; 1931, 200, 101.

MacLeod: Kohlehydratstoffwechsel und Insulin. Berlin: Julius Springer 1930.

Lesser, E.: Die innere Sekretion des Pankreas. Jena: G. Fischer 1924.

Meyerhoff, O.: Chemische Vorgänge im Muskel. Berlin: Julius Springer 1930.

v. Müller, Friedrich: Über die Fettsucht. Schweiz. med. Wschr. 1935, Nr. 45, S. 1065.

Thannhauser: Lehrbuch des Stoffwechsels und der Stoffwechselkrankheiten. München: J. F. Bergmann 1929.

Kapitel 10.

Morbus Basedow. Thyreotische Konstitution.

Die Kreislaufverhältnisse beim Morbus Basedow. — Schilddrüsenhormon und chemische Wärmeregulation. — Die Hyperthyreose tritt erst sekundär in den Vordergrund des Krankseins. — Wert der Grundumsatzbestimmung. — Basedowoid und thyreotische Konstitution. — Der Jod- und Thyroxinnachweis im Blut und in Geweben. — Vollbasedow und leichteste Hyperthyreosen sind nur quantitativ geschieden. — Endokrine Konstitutionen.

In älteren deutschen Lehrbüchern wird man den Morbus Basedow bei den Neurosen abgehandelt finden; heute durchgehend im Kapitel der Krankheiten mit innerer Sekretion.

Es ist für die Tendenz dieses Buches nicht gleichgültig, sich gleich anfangs an diesen historischen Wandel zu erinnern. Er ließe sich verwerten im Sinne des „Abbaus der Organneurosen", indem man früher das neurale Moment in den Vordergrund gestellt hat und in der Gegenwart nur das humorale berücksichtigt. Aber im Grunde ist die eine Auffassung ebenso einseitig wie die andere. Gerade die neuesten Ergebnisse über ein thyreotropes Hormon des Vorderlappens der Hypophyse und die Beziehungen des Mittelhirns zur Schilddrüse und zum Jodstoffwechsel (Schittenhelm) scheinen hier ein synthetisches Erfassen für die Zukunft zu versprechen. Immer wieder liegt uns ja daran, die enge Zusammengehörigkeit des Neuralen und Humoralen zu entwickeln quasi als den beiden Methoden, mit denen der Organismus die Regulationen durchführt.

Krankheit kann Disharmonie im regulatorischen Ablauf sein, aber sie ist oft auch zu fassen als eine kompensierende veränderte Regulationseinstellung auf ein neues Gleichgewicht, wenn die normale Regulation versagt. Gerade für die Basedowsche Krankheit ist diese letztere Auffassung auch entwickelt worden.

Man hatte die Frage aufgeworfen, ob nicht die primäre Störung beim Basedow in der Peripherie zu suchen sei in dem Sinne, daß eine schlechtere Ausnutzung des Sauerstoffs vorhanden sei (veränderte O_2-Dissoziationskurve) und ob der Organismus nicht diesen Schaden dadurch ausgleiche, daß sekundär Schilddrüsenhormon vermehrt in den Kreislauf geworfen würde, um kompensierend einzugreifen. Es schien nach gewissen Untersuchungen so, als wenn zunächst der Kreislauf als Kompensation für die Peripherie gewissermaßen stärker angekurbelt würde, die Blutdepots vor allem aus der Milz sich entleerten, und die in schnellerer Zirkulation befindliche Blutmenge zunähme. Aber weit über diese ausgleichende Möglichkeit hinaus müßte dann offenbar noch mehr Blut zum Herzen zurückströmen, und das Herz in der Minute weit größere Blutmengen befördern, so daß bei der Tachykardie doch die Schlagvolumina meist größer werden als in der Norm, das Minutenvolumen erheblich vermehrt ist und eine starke Strömungsbeschleunigung im Gesamtkreislauf eintritt. Die „Kreislaufzeit“ ist erheblich verkürzt. Das alles zeigt sich aber schon in einer Phase der Krankheit, bei der sich ein erhöhter Grundumsatz durchaus noch nicht nachweisen läßt. Auch wenn der Grundumsatz erhöht ist, fällt es auf, daß die Strömungsbeschleunigung weit größer ist als die, die zum Heranbringen größerer Sauerstoffmengen an die Peripherie notwendig wäre. Die sog. Utilisation, d. h. die Menge von Sauerstoff, die der Peripherie entnommen wird, entspricht in keiner Weise den großen Sauerstoffmengen, die herantransportiert werden, denn das venöse Blut kehrt noch mit größerer Sauerstoffmenge zurück als das des Normalen. Diese von uns in der Klinik oft festgestellten Tatsachen, erscheinen mir geradezu als ein Gegenargument dafür, daß die starke Strömungsbeschleunigung ein regulatorischer Akt ist, um der Anforderung der erhöhten Oxydation zu genügen. Die zu schnelle Strömung des Blutes verhindert die optimale Ausnützung des Sauerstoffs in der Peripherie, damit wäre jenes Rasen des Blutes nicht ein regulatorischer Akt. Wir werden später sehen, daß vom Gesichtspunkt der Wärmeregulation auch eine andere Deutung in Betracht kommt.

Untersuchungen an meiner Klinik[1] können das veränderte Kreislaufverhalten nur bestätigen, aber die Deutung erscheint mir hier doch eine ganz andere. In der Tat nimmt die Kreislaufzeit erheblich ab, es kommt zu großen Geschwindigkeiten in der Strömung, wie man sie in der Norm nur bei maximaler Körperarbeit kennt, auch wenn der Basedowkranke keine Arbeit verrichtet und etwa Bettruhe einhält. Die Minutenvolumina sind erheblich erhöht, und die Entleerung der Depots reicht nicht annähernd aus, durch die größere zirkulierende Blutmenge dem schnelleren Blutumlauf wesentlich entgegenzuwirken. Der so häufig erhöhte systolische Blutdruck bei Absinken des diastolischen Druckes, also die große Blutdruckamplitude des Basedowikers erklärt sich übrigens von hier aus. Wie der Hochdruck der Aorteninsuffizienz ist auch der bei Basedow nicht ein Hypertonus durch Widerstandserhöhung in der Peripherie, sondern Ausdruck des größeren Minutenvolumens und der Verkürzung der Kreislaufzeit.

Welch exzessive Abweichungen die Kreislauffaktoren beim Basedow gegenüber der Norm erreichen können, mag die nebenstehende Tabelle eines typischen Einzelbeispiels veranschaulichen.

Tabelle 1.

	Basedow	Gesund
Minutenvolumen	6 l	3 l
Schlagvolumen	55 ccm	50 ccm
Kreislaufzeit	7 sek	20 sek
Zirk. Blutmenge	4900 ccm	4500 ccm
Blutdruck	130/35 mm Hg	120/80 mm Hg
Pulsfrequenz	110	70

[1] LANGE: Wie verhält sich bei den veget. Stigmatisierten und Basedowoiden der Grundumsatz und der Arbeitsumsatz. Z. klin. Med. Bd. 110, H. 1, 1929.

Es muß darauf hingewiesen werden, daß für den Basedowkranken oft dort schon maximale Arbeitsleistung vorliegt, wo der Gesunde noch keineswegs erschöpft ist, er also die Muskelarbeit und damit auch den Sauerstoffverbrauch noch weiter hinauftreiben kann. Es verhält sich beim Basedow in der Ruhe der quergestreifte Muskel — wenn nur eine erhebliche Grundumsatzsteigerung vorliegt — wie beim Gesunden ein Muskel, der sich in starker Aktion befindet. Übrigens konnte THADDEA mit WALY[1] zeigen, als er Blutmilchsäureuntersuchungen bei Hyperthyreosen an unserer Klinik vornahm, daß der echte Basedowkranke nach Treppensteigen zu einer stärkeren Vermehrung der Blutmilchsäure kommt und zu einem verzögerten Abfall der Michsäurekurve als eine normale Vergleichsperson, während in der Ruhe Hyperthyreotiker entgegen manchen Angaben der Literatur keinen gegen die Norm erhöhten Milchsäurewert zeigen. Auch hier ist also wohl das Auftreten der Milchsäure der Ausdruck der schlechteren Utilisation, die Strömungsbeschleunigung des Blutes ist so groß, daß die Diffusion des Sauerstoffs von den Kapillaren in die Gewebe sogar leidet und die optimale Ausnutzung des Sauerstoffs hindert. So würde die gebildete Milchsäure in geringerem Umfang zur Resynthese im Muskel als in der Norm verwendet und in größerer Menge in den venösen Kreislauf ausgeschwemmt werden. Es läge da also nicht eine primäre Störung des Muskelstoffwechsels vor.

Man darf darum nach meiner Auffassung weder aus jenen ersten Tatsachen noch aus denen der veränderten schlechteren Ausnützung des Sauerstoffs in der Peripherie den Schluß ziehen, der zu jener Hypothese von H. ZONDEK geführt hat, daß es die Forderung der Peripherie sei, die sekundär zur vermehrten Schilddrüsentätigkeit führe. Ja, ich glaube, sie ist schon dadurch zu widerlegen, daß *alle* diese Kreislaufserscheinungen auch durch das Schilddrüsenhormon selbst experimentell hervorgerufen werden können.

Seit MÖBIUS haben wir gelernt, das Myxödem klinisch im Sinne der Hypothyreose als das Gegenstück des Basedow, der Hyperthyreose, aufzufassen, und das Myxödem zeigt auch in der Peripherie die entgegengesetzte Sauerstoffdissoziationskurve. Gibt man dem Myxödemkranken Schilddrüse in wirksamer Dosis, so erhält man eine normale O_2-Dissoziation, ja wenn eine Überdosierung gelingt, so kann man dieselbe Sauerstoffdissoziation erhalten, wie sie beim Basedow von BANSI festgestellt worden ist. Ebenso kann man durch wirksame Schilddrüsenpräparate jenes Kreislaufsverhalten hervorrufen, das mit hohem Minutenvolumen zur größeren Strömungsbeschleunigung führt. Sämtliche Phänomene, sowohl das Gewebsverhalten in der Peripherie als auch das gesamte Kreislaufverhalten lassen sich also als Folgen einer wirksamen Dosierung, die bekanntlich individuell sehr verschieden gelingt, mit Schilddrüsenpräparaten experimentell hervorrufen.

Das macht auch verständlich, warum gerade beim Basedow in der Kreislaufdekompensation die Kreislauftherapie so häufig versagt oder jedenfalls

[1] THADDEA, S., u. A. WALY: Blutmilchsäureuntersuchungen bei Hyperthyreose. Z. klin. Med. Bd. 124, H. 1/2, 1933.

nach v. ROMBERG weit größere Digitalisdosen erfordert. Es sind hier nicht wie beim primär Kreislaufkranken die hämodynamischen Faktoren durch einen Fehler im System selbst in Unordnung geraten, sondern das Versagen des Kreislaufs ist Ausdruck einer gewaltigen Überfunktion im Getriebe des Blutes, des Rasens des Blutes durch das Röhrensystem als Folge der Hyperthyreose. Jedenfalls werden erst dann, wenn die Hyperthyreose, sei es durch internistische Behandlung, sei es auch durch Operation und Bestrahlung gemindert ist, die üblichen Kreislaufmittel besser wirksam, ja eine Dekompensation geheilt.

Die Abhängigkeit der Kreislauffaktoren von der Basedowbehandlung ohne jede sonstige Kreislauftherapie zeigen die Zahlen einer klinischen Beobachtung:

Datum		Kreislaufzeit	Blutm.	G. U.
4. 5.		9 sek.	5098 ccm	+ 43%
8. 5.		9 „	5343 „	—
10. 6.	Lugolbehandlung	11 „	4846 „	—
13. 7.	4 Wochen nach Operation	21 „	5552 „	— 10%

Wir haben demnach im pathologischen Zustand der Vermehrung der Oxydationen in der Peripherie ein biologisches Verhalten vor uns, das sich sehr wohl mit einer Normregulation vergleichen läßt, nämlich derjenigen bei angestrengter Körperarbeit. Auch für die Muskelarbeit kennen wir Grade, bei denen die Entwärmung nicht mehr genügend erfolgen kann, etwa wenn ein Soldat auf anstrengendem Marsch bei großer Sommerhitze, noch dazu warm angezogen, verhindert ist, die genügende Wärmeabgabe von seiner Körperoberfläche aus zu vollziehen, oder wenn ein Fettsüchtiger, der früher als der Magere die Wärmeabgabe durch reichliche Schweißverdampfung vornehmen muß, an die Grenze seiner Entwärmungsmöglichkeit kommt, und so beide bei Muskelleistung und heißem Wetter fiebern (Wärmestauung) und die Erscheinungen des Hitzschlages zeigen können.

Ähnlich in mancher Richtung verhält sich der schwer Basedowkranke in der Ruhe. Seine Haut ist gerötet, alle Hautcapillaren sind weit geöffnet, das Blut fließt beschleunigt durch sie hindurch, die Schweißverdampfung neben der Abgabe durch Leitung und Strahlung wird als stärkste Entwärmungsmaßregel herangezogen, und dennoch verläuft die Oxydation in den Geweben so gewaltig, daß es zur Hyperthermie kommen kann — erst recht, wenn noch dazu Muskelarbeit verrichtet wird. Erlebt man das in voller Anschaulichkeit beim Schwerkranken, so wird für diese krassen Fälle der Kausalnexus ohne weiteres klar: weil ein Zuviel an Schilddrüsenstoffen die Oxydationen in der Körperperipherie steigert, werden alle Maßregeln der Entwärmung im Sinne der physikalischen Wärmeregulation der Haut herangezogen, und weil der erhöhte Sauerstoffverbrauch da ist, muß der Kreislauf die angeforderten Sauerstoffmengen hinschaffen, ganz ähnlich und mit denselben Kreislaufmethoden, die er beim normalen Menschen bei starker Muskelarbeit, also bei erhöhtem Sauerstoffbedarf der Muskelmaschine, heranzieht.

Bei solchen ausgesprochenen Fällen des Vollbasedow sind die Veränderungen des Kreislaufs und der Wärmeabgabe durchaus verständlich als notwendige Folge des vermehrten Brandes der Gewebe. Diese gleichen Veränderungen sind aber auch bei leichteren Fällen zu beobachten, bei denen gelegentlich — durchaus nicht regelmäßig — eine Erhöhung des Grundumsatzes als Ausdruck des vermehrten Brandes noch nicht nachweisbar ist. Wie sind diese beiden Verhaltungsweisen miteinander verknüpft?

Mir scheint es einleuchtend, daß mit der für diese Zwecke groben Methodik des Sauerstoffverbrauchs im Sinne der Ruhenüchternwerte, des Grundumsatzes, erst dann Erhöhungen gefunden werden, die außerhalb der Fehlerquellen liegen, wenn die Majorität der Gewebe einen erhöhten Oxydationsverbrauch zeigt. Es ist bekannt, daß etwa bei Entfettungskuren, ebenso wie im Tierexperiment nach der Schilddrüsenmedikation 2—3 Tage vergehen, gelegentlich noch sehr viel mehr, bis die Gesamtheit der Oxydationssteigerung sich im Grundumsatz nachweisen läßt. Sollten einzelne Gewebe früh in erhöhten Brand geraten, so ist in anderen Provinzen eine Einsparung sehr wohl vorstellbar. Dafür lassen sich durch Experimente in vitro Anhaltspunkte gewinnen: Versuche von Dresel[1] in meiner Klinik haben mit der Warburg-Methodik an Gewebsschnitten erwiesen, daß die Leber und die Niere von Ratten, die mit Thyroxin vorbehandelt waren, relativ schnell mit einer erhöhten Gewebsatmung reagieren, während z. B. die große Masse der Skelettmuskeln erst sehr viel später — nach 48 und 72 Stunden — und in sehr viel geringerem Maße eine erhöhte Oxydation zeigt. Kommt aber dieser vermehrte Brand als Summe der Verbrennungen — im Grundumsatz — nicht zum Ausdruck, so ist nicht einzusehen, warum vermehrt Wärme abgegeben werden müßte, da sich die Summe der gebildeten Wärme noch nicht geändert hat, und warum das Minutenvolumen des Herzens ansteigen sollte, da auch der Gesamtsauerstoffbedarf der Peripherie noch nicht zugenommen hat. Ich glaube, daß diese Erscheinungen von einer anderen Seite betrachtet, besser verständlich werden. Eppinger konnte zeigen, daß bei gesunden Versuchspersonen durch Erhöhung der Umgebungstemperatur — also bei erschwerter Wärmeabgabe ohne Steigerung der Wärmebildung — das Minutenvolumen des Herzens ansteigt. Wollheim hat unter den gleichen Bedingungen eine Zunahme der Strömungsgeschwindigkeit des Blutes und ein Ansteigen der rasch zirkulierenden Blutmenge gefunden. Vermehrte Hautdurchblutung und reichliche Schweißsekretion sind dabei ebenfalls zu beobachten. Die gleichen Veränderungen des Kreislaufs und der Funktion der Haut als dem Erfolgsorgan der Wärmeabgabe, die beim Gesunden durch eine Erschwerung der Wärmeabgabe von der Umwelt her bedingt werden, können nun auch beim Basedow in Erscheinung treten, ohne uns durch eine solche Erschwerung der Wärmeabgabe oder durch eine vermehrte Wärmebildung — bei fehlender Grundumsatzsteigerung — verständlich zu werden.

[1] Dresel: Über das Wesen der oxydationssteigernden Wirkung des Thyroxin. Klin. Wschr. 1928, Nr. 11.

Sehen wir im Basedow eine Betriebsstörung im Mechanismus der Wärmeregulation, die sich im allgemeinen besonders deutlich und anscheinend primär in einer Steigerung der Funktion der Schilddrüse dokumentiert, so ist doch in Wirklichkeit eine Störung anzunehmen des Ineinandergreifens der cerebralen Wärmeregulationsmaßnahmen, bei denen die Schilddrüse, wenn auch in ganz anderem Sinne wie die Haut, Erfolgsorgan der Wärmeregulation der Haut ist, und zwar der chemischen Wärmeregulation. Sie wird veranlaßt um der Wärmeregulation willen, die Oxydation zu steigern, indem sie ihr Hormon ausschüttet, auch sicher bei längerer Inanspruchnahme vermehrt fabriziert. Endlich ist es erwiesen, daß die Schilddrüse eine eigene Innervation besitzt, es wird nicht, wie man noch vor kurzem glaubte, ihre innere Sekretion nur von der vasomotorischen Durchblutung geregelt. Jene Versorgung mit feinsten Zusammenhängen in den Nervennetzen, die wie ein Syncytium in jede Zelle eindringen, das Nervenreticulum, wie es Stöhr beschrieben hat, ist nun auch von Sunder-Plassmann als ein ausgedehntes Netz feinster markloser vegetativer Nervenfasern für die Schilddrüse nachgewiesen, es geht von den Gefäßwandzellen der Capillaren auf die epithelialen Drüsenzellen über. Der Autor nennt es Terminalreticulum, Ganglienzellen sind aber nicht vorhanden, damit wohl also nicht die Möglichkeit automatischer Steuerung. Auch auf diesem Wege kommt man zur Vorstellung eines Primats zentral nervöser Vorgänge bei der Schilddrüsenfunktion. Es soll der Einfluß des thyreotropen Hormons vom Hypophysenvorderlappen im Experiment durch Novocain, also Lähmung der Nervenbahn ausbleiben, das gleiche scheint bei Hirnstammnarkose mit Pernokton für den Menschen zu gelingen. Es scheint mir wichtig, daß auch ein Chirurg von seiner Blickrichtung her die zentral-nervöse Irritation mit direkter Ausschüttung des thyreotropen Hormons der Hypophyse und von dorther die neural vermittelte Ausschüttung des Schilddrüsenstoffes annimmt. Ob so ein wirklich pathologisches Schilddrüsensekret, also ein giftiges Produkt anderer Art als das normale Incret — etwa das Produkt des toxischen „Adenoms" der Amerikaner — gebildet wird, ist mir doch sehr zweifelhaft. Ich kann alle Versuche, zwei verschiedene Basedowstrumen zu unterscheiden, vom innersekretorischen Standpunkt aus als nicht

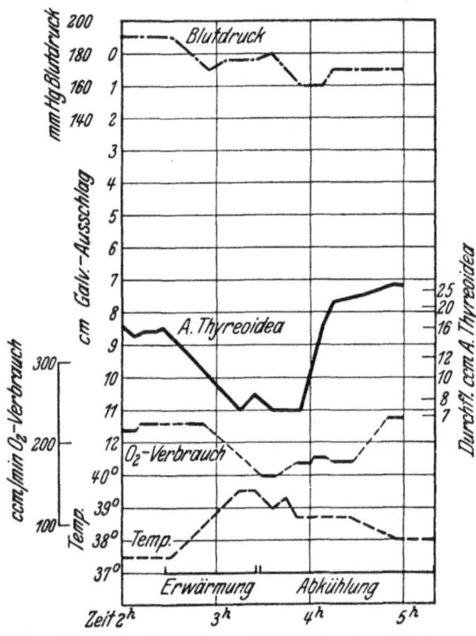

Abb. 59. Abnahme der Schilddrüsendurchblutung und des O_2-Verbrauchs des Hundes bei Erwärmung durch Heizkasten, Zunahme bei Abkühlung des Tieres. Die Kurve zeigt mittleren Blutdruck in mm Hg. Schilddrüsendurchblutung in ccm, gemessen mit der Reinschen Stromuhr, O_2-Verbrauch in ccm O_2 und Körpertemperatur. Ansteigen der Kurve bedeutet Zunahme, Absinken Abnahme der Durchblutung. In der Ordinate Zeit in Stunden.

gelungen ansehen. Dagegen unterschreibe ich den Satz von SUNDER-PLASSMANN: „hormonale und neurovegetative Wirkungsweise lassen sich nicht voneinander trennen, sie bilden eine untrennbare biologische Einheit". Zweifellos aber sind die Beziehungen zwischen der Wärmeregulation und der Schilddrüsendurchblutung außerordentlich enge, und die Schilddrüse ist offenbar mit einem hohen Maße von Selbständigkeit in ihrer Durchblutung versehen. Wir haben an der Klinik gerade dieses Verhalten näher studiert. DIETRICH und SCHWIEGK[1] konnten mit der REINschen Methodik der Thermostromuhr erweisen, daß beim Hunde Erwärmung durch ein warmes Bad sofort von einer Einschränkung der Schilddrüsendurchblutung gefolgt ist, während Abkühlung zu einer Erhöhung führt. Maßnahmen also, die über die physikalische Wärmeregulation hinausgehen und den Organismus zu chemischen Wärmeregulationen zwingen, im Sinne von Verringerung oder Vermehrung der Gesamtoxydation, haben sofort zur Folge, daß das Blut in geringerem oder größerem Ausmaße die Schilddrüse durchströmt.

Es ist naheliegend, hieran die Hypothese zu knüpfen, daß das Schilddrüsenhormon bei der chemischen Wärmeregulation die oxydativen Umsetzungen im Organismus in der Weise regelt, daß erhöhter Sauerstoffverbrauch eine größere Hormonmenge in die Zirkulation bringt, und daß die Einschränkung der Oxydation durch geringere Hormonlieferung zustande kommt. Dieser Deutung steht aber noch kraß im Wege, daß gerade das Hormon der Schilddrüse durchaus nicht sofort seine Wirkung entfaltet, ja selbst das reine Thyroxin braucht zumindest Stunden, bis sich seine Wirkung in einer Oxydationssteigerung zeigt. Immerhin kennt auch die Klinik bisweilen sofortige Wirkungen, so z. B. manische Zustände gleich nach Einnehmen eines Schilddrüsenpräparates.

Wie dem auch sei — daran ist nicht zu zweifeln, daß das Schilddrüsenhormon in der Norm ein Regulator für die Gewebsoxydation in dem Sinne ist, daß es einen erhöhten Brand entfachen kann. Und bei aller Wichtigkeit der Analyse der intermediären Stoffwechselvorgänge darf nie vergessen werden, daß eine biologische Hauptaufgabe der Oxydation die Wärmeproduktion an sich ist zur Aufrechterhaltung der Temperaturkonstanz (MAX RUBNER). In diesem größten Regulationssystem unserer Organisation spielt die Schilddrüse als Regulator sicher eine wesentliche, aber ebenso gewiß nicht die einzige Rolle, und deshalb offenbar besteht jene Koppelung der Schilddrüsendurchblutung mit dem wichtigsten Erfolgsorgan der Wärmeregulation, der Haut.

Es wäre vorstellbar, daß, wenn diese Normregulation überschießend stattfindet, wenn zuviel Schilddrüsenhormon in den Kreislauf gelangt, die Peripherie in dieser Form auch zum Anreger erneuter vermehrter Ausschüttung von Schilddrüsenstoffen wird. Haben wir doch gesehen, wie leicht die Wärmeregulation bei Basedowkranken in Disharmonie gerät. Die nichtinfektiösen, fieberhaften Zustände bei Basedow sind etwas ganz Geläufiges, wenn auch nichts Regel-

[1] DIETRICH, S., u. H. SCHWIEGK: Unters. über die Schilddrüsendurchblutung. Naunyn-Schmiedebergs Arch. Bd. 165, H. 1/2, 1932.

mäßiges. Ja auch sie erstrecken sich auf die ganz leichten Fälle, bei denen es klinisch keine Seltenheit ist, daß man wegen der subfebrilen Temperaturen an irgendeinen chronischen Infekt denkt — Tonsillitis, beginnende Lungenspitzenaffektion, Cholangitis, Endokarditis usw. —, und es erst, wenn man den thyreotischen Typus des Kranken erfaßt hat und entsprechend behandelt (Beruhigung der Stammganglien durch Barbiturpräparate in kleineren und mittleren Dosen), es erlebt, daß die lange währenden Temperaturen völlig verschwinden, indem jetzt eine Einregulierung stattgefunden hat.

Man kann im Experiment die Wärmeabgabe der Haut steigern und von dort her den Organismus zu Maßregeln der chemischen Wärmeregulation zwingen. Ich habe mit Castex (1912)[1] eine starke, allgemeine Rötung der Haut durch Senfbäder erzeugt, und wir konnten nachweisen, daß daraufhin der Gesamtstoffwechsel, besonders auch der Grundumsatz erheblich anstieg. Man müßte die Hydrotherapie und übrige physikalische Therapie, soweit sie an der Haut angewandt wird, präziser studieren, wieweit durch solche Prozeduren Steigerungen der Oxydationen hervorgerufen werden. Vielleicht ließe sich dann die balneologische Phrase, daß „Bäder den Stoffwechsel anregen", in den Bereich wissenschaftlicher, wohlbegründeter Erfahrung ziehen. Keinesfalls ist sie in der bisher geübten allgemeinen Ausdrucksform zutreffend. Nun ist aber keineswegs gesagt, daß solche erwiesenen Oxydationssteigerungen, welche der Organismus im Rahmen der chemischen Wärmeregulation, teils als Normregulation, teils als Dysregulation überschießend und ungesteuert vornimmt, und bei denen auch das entzündliche Moment der Haut mit den dabei entstehenden Eiweißzerfallsprodukten histaminartigen Charakters eine Rolle spielen kann, regelmäßig etwas mit einer vermehrten Schilddrüsenfunktion zu tun haben. Erst in der Zukunft wird sich entscheiden, ob die vermehrte Durchblutung der Schilddrüse wirklich die wichtigste Maßregel ist, die zum Zweck der Erhöhung der Oxydationen im Organismus bereitsteht.

Das Kernproblem aber, das uns zu beschäftigen hat, bleibt die Frage, warum der Organismus in erhöhter Quantität Schilddrüsenhormon in das Blut wirft, und ich meine, es ist lösbar, wenn man die Krankheit nicht nur von der hormonalen Seite her betrachtet und erst recht nicht in der hormonalen Ausschüttung bei den Krankheitsbildern nur eine kompensierende Regulation sieht, sondern eher auf die alte Vorstellung der Neurose zurückgreift — freilich in einer präziser definierten Form als in alter Zeit einer centrogenen übersteigerten Funktion.

Aus dem Bedürfnis der Ordnung in der Pathogenese mag es notwendig gewesen sein, einen zentralen Basedow, bei dem die Hyperthyreose sekundär ausgelöst scheint, von einem primären zu scheiden, wie wir ihn etwa bei der Thyreoiditis erleben, und man mag weiter die Theorie einer sehr seltenen peri-

[1] v. Bergmann, G., u. Castex: Beitr. zur Frage der Umsatzminderung und -mehrung in ganzen Tagesversuchen (Muskelarbeit, Kostzulage, Hautreiz). Z. exper. Path. u. Ther. Bd. 10, 1912.

pheren Auslösung anerkennen. Für eine funktionell pathologische Betrachtungsweise wird es aber ausreichen, für alle Erkrankungsformen zwar *die Hyperthyreose als das Hauptgeschehen* anzusehen, mag sie durch zentrale, periphere oder lokale Einflüsse auf die Thyreoidea selbst ausgelöst sein — wieder ist für die funktionelle Pathologie nicht das Primum movens Grundlage des Einteilungsprinzips, sondern die einheitliche Reaktion auf die Vielheit von Anlässen. Die Einheit bleibt die Hyperthyreose.

Wenn der Chirurg große Teile der vergrößerten Schilddrüse entfernt und damit ein Zurückgehen der meisten Symptome erzielt, hat er fast sicherer als im Experiment den Nachweis erbracht, daß die vermehrte Schilddrüsenfunktion der wesentliche Schädling der Erkrankung ist, mag man auch nach SAUERBRUCH den schweren Vollbasedow „als eine Störung der fein gegeneinander abgestimmten nervösen, innersekretorischen und vegetativen Vorgänge ansehen", der erst sekundär zur Hyperthyreose wird. Wieder aber scheint mir durch die unzweifelhaften Erfolge der Chirurgie die Meinung anfechtbar, die erhöhte Schilddrüsenfunktion als günstigen kompensierenden Regulator gegen andere periphere primäre Störungen, auch nur in einem nennenswerten Teil der Fälle, anzusehen, wie oft müßte sonst die Operation den Zustand akut verschlimmern.

Durch die jetzt so bequeme Methode der Grundumsatzbestimmung ist man in die Gefahr geraten, die Schwere einer Basedowerkrankung zahlenmäßig exakt feststellen zu wollen. Sollte doch von der Höhe dieser Werte selbst die Indikation zum chirurgischen Eingriff abhängig gemacht werden. Es ist höchste Zeit, vor diesem Schematismus, vor dieser „Pseudoexaktheit der Zahl" auch hier zu warnen, indem man erkennt, daß der klinische Eindruck des Gesamtzustandes des Kranken viel wesentlicher ist als jene errechneten Zahlenwerte. Nicht einmal die Indikation zum chirurgischen Eingriff kann vom Zahlenwert heute noch abhängig gemacht werden.

Es darf auch hier zur Kritik der Therapie, gerade der internen, nie vergessen werden, wie häufig nicht nur bei leichten Fällen, sondern auch bei ausgesprochenem Vollbasedow sowohl Spontanremissionen sind als auch wirkliche Dauerheilungen. Der Verlauf ist so wechselnd, daß immer wieder therapeutische Enthusiasten offenkundig ganz groben Irrtümern erlegen sind. Man kann mit einer beruhigenden Therapie, Bettruhe, Isolement, Psychotherapie und Medikamenten, die in gleichem Sinne wirken, Chinin, vor allem aber durch die Narkotika der Stammganglien, also die Barbitursäurepräparate, oft frappante Erfolge erzielen. Mindestens ebensoviel wie mit den verschiedensten neuen Methoden. Ich möchte nur drei therapeutische Gruppen anerkennen, jene allgemeine Beruhigungstherapie einschließlich der medikamentösen, zweitens die chirurgische Therapie und endlich, vom wirklich Erfahrenen durchgeführt, die Röntgenbestrahlung. Daneben sei das Höhenklima erwähnt, auch hohe Höhenlagen und mit größter Zurückhaltung die kleinen Joddosen NEISSERS, erlaubt nur bei strengster ärztlicher Kontrolle und kurzer Dauer. Größere Joddosen mit der

LUGOLschen Lösung halte ich nur für gestattet, wenn die anschließende Operation unwiderruflicher Beschluß ist. Ich habe mich nicht überzeugen können, daß Dijodtyrosin anders wirkt als irgendein Jodpräparat, mag es auch innerhalb der Schilddrüse als Antagonist gegenüber der Bindung Thyroxin-Globuline erscheinen, welches nur 10% des Gesamtjods der Schilddrüsen ausmacht (HARRINGTON).

Wer sich vom Gesamtzustand leiten läßt, sieht schwerste Basedowfälle bei geringen Erhöhungen des Grundumsatzes und leichte Basedowerkrankungen mit hohen Grundumsatzwerten. Er kann also die Erhöhung der Oxydation nicht höher veranschlagen als irgendein anderes wichtiges Symptom. Er darf aber diesem Symptom keine zu große Bedeutung einräumen — nicht vom Standpunkt der Klinik, aber auch nicht vom Standpunkt des pathogenetischen Zustandes.

Ganz Ähnliches läßt sich wohl auch von der klinischen Bedeutung der Blutjodbestimmung sagen. Durch die verdienstvollen Untersuchungen von VEIL und STURM, von LUNDE und von SCHITTENHELM und EISLER wissen wir, daß der Blutjodgehalt beim Basedow oft um das Vielfache über die Norm, die bei etwa 20 γ% anzusetzen ist, erhöht ist und beim Myxödem wesentlich unter der Norm liegt. Selbst für die Gruppe der thyreotischen Konstitution läßt sich eine geringe Erhöhung des Blutjodspiegels oft nachweisen. Aber — und das allein ist für die Klinik wesentlich — nicht immer geht eine klinische Veränderung des Gesamtzustandes mit einer Verschiebung im Blutjodspiegel einher, und andererseits ist der Jodspiegel häufig schon durch geringste, rein im Physiologischen liegende Veränderungen — z. B. durch verschiedene Affekte — zu beeinflussen, so daß auch er stets nur als ein Symptom verwendet werden darf, aber garnicht ausschlaggebend für Therapie und Prognose ist. Auch hier wieder, wie bei allen anderen Beobachtungen, die sich auf Bestimmungen des Blutspiegels beziehen, muß man darauf verweisen, wie unsicher der Schluß vom Gehalt in strömendem Blute auf den doch allein wichtigen Gehalt in den Geweben ist. Und schließlich fehlt uns noch immer ein sicheres Wissen dafür, ob neben dem Thyroxinjod noch andere organische Jodverbindungen als nachteilig bei der Thyreotoxikose mitwirkend sind.

Nichts läßt sich vorläufig aber dafür anführen, daß ein verändertes Schilddrüsenhormon bei der Krankheit ausgeschüttet wird (Dysthyreose, Basedowtoxin). Auch jene Theorien, daß die Schilddrüse eine entgiftende Funktion habe und daß diese beim Basedow versage (v. CYON, BLUM), sind zur Stunde nur Theorien, für die einiges spricht, für die genügende Stützen aber nicht bestehen. Daß Jod in der Schilddrüse gestapelt wird, das allein ist sichergestellt.

So muß heute noch die Lehre unangetastet bleiben, daß wir unter Thyreotoxikose nichts anderes zu verstehen haben als eine quantitativ erhöhte Leistung, d. h. eine vermehrte Ausschüttung wohl auch Fabrikation jener humoralen Substanzen, die auch in der Norm ständig produziert und in das Blut geschickt werden und sicher in ihrer normalen, einem Bedarf angepaßten Menge notwendige Regulatoren besonders für den Wärmehaushalt im Stoffwechsel sind — Hyperthyreose.

Man ist heute einig, daß das Thyroxin, so groß der Triumph auch ist, es rein und auch synthetisch dargestellt zu haben und seiner Formel nach zu kennen (KENDALL, HARRINGTON), nicht das intakte, wirksame Hormon ist. Die Thyreoglobuline, die das jodhaltige Thyroxin enthalten, sind weit wirksamer als dieses selbst, und noch wissen wir nicht, ob die Schilddrüse ein einheitliches Thyreoglobulin sezerniert.

Es wird die Erforschung der Regulation der Schilddrüsenfunktion erst durch Heranziehung der zugehörigen übergeordneten Zentren uns weiterführen. Als ein wesentlicher Schritt auf diesem Wege erscheint uns die Kenntnis des thyreotropen Hormons der Hypophyse und jener Stellen des Mittelhirns, von denen SCHITTENHELM meint, daß sie in engster Beziehung zum Jodstoffwechsel und zur Schilddrüsenfunktion stehen. Ist auch heute noch nicht eine Darstellung des lückenlosen Ablaufs dieser Regulation möglich, so ermöglichen diese Beobachtungen doch schon ein besseres Verständnis manchen klinischen Eindrucks, auch wenn man die Jodbestimmungen in Hirnteilen methodisch stark in Zweifel zieht.

Es bleibt sicher, daß nicht alle Basedowsymptome auf ein Zuviel an Schilddrüsenhormon zurückgeführt werden können und daß nicht alle Symptome beim Tiere durch Schilddrüsenfütterung oder Thyroxininjektionen erzeugt werden können. Am schwierigsten ist es, den Exophthalmus hyperthyreotisch zu erklären, der ja auch nach operativen Erfolgen von allen Symptomen oft zurückbleibt oder am langsamsten zum Rückgang zu bringen ist. Wohl aber läßt sich durch elektrische Erregung des Halssympathicus beim Kaninchen ein einseitiger Exophthalmus erzeugen. Man hat den Tremor des Basedows mit dem Adrenalintremor verglichen und die Frage aufgeworfen, ob nicht auch hier Sympathicussymptome vorliegen, die nur indirekt mit dem Schilddrüsenhormon in Zusammenhang stehen, ähnlich ist die Tachykardie als Sympathicuswirkung, als Reizung der Acceleransfasern des Herzens zu deuten.

Ja, es ist mehr wie ein Aperçu, wenn von klinischer Seite aus gesagt wurde, der Basedow sei wie „ein Schreck in Permanenz“.

Wir kennen als körperliche Ausdrucksform des großen Schreckaffektes die aufgerissenen hervortretenden Augen, den beschleunigten Herzschlag, den Angstschweiß, die vermehrte Darmperistaltik, das Zittern und sicher auch die vermehrte Schilddrüsendurchblutung. Es vertieft sich dieser Zusammenhang auf Grund der unzweifelhaften ärztlichen Erfahrung, daß nach einem einmaligen jähen Schreck der Basedow entstehen kann, daß aber auch sich länger hinziehende erregende psychische Situationen einen Basedow zur Folge haben und daß man ihn nicht selten heilen kann, wenn nichts wie eine Beruhigungstherapie eintritt. Als ein Beispiel von sehr vielen, aus meiner Praxiserfahrung, jene Tochter, die nach dem Tode der Mutter diese dem Vater ersetzen wollte und deshalb ein Verlöbnis nicht zustande kommen ließ. Der Vater heiratet von neuem, die Tochter bekommt einen akuten Basedow. Weniger die Ruhe in einer Privatklinik als mein Rat, sie solle die Beziehungen zum Verlobten wieder aufnehmen, wirkten. Als sie verlobt war und bald darauf heiratete, war sie gesund ohne jede andere Therapie. Dies einfache Beispiel als Ersatz für weit kompliziertere Zusammenhänge der Lebenskonflikte, die vielleicht jeder hat und nur den mehr oder weniger schwer Disponierten (Erbkonstitution) zum cerebralen Ankurbeln der Schilddrüse bringen. Vielleicht wäre für die Krankheit genau soviel erreicht worden, wenn man den größten Teil der Schilddrüse operativ entfernt hätte, für die Kranke war jene Methode, den inneren Konflikt zu beseitigen, sicher der bessere Weg. Wenn aber die Erbbedingtheit so entscheidend gewertet wird, daß ein psychisches Trauma, eine Konfliktsituation nur die Manifestation der Krankheit etwas vordatieren soll, die bald genug ihrem erbbedingten Schicksal gradlinig folgt, so ist das eine Vorstellung (Reichardt), aber ich habe Bedenken, ob man befugt ist, Renten zu streichen auf Grund solchen Glaubens an ein Erbfatum.

Ein Psychiater sagt, der Morbus Basedow sei unabwendbares Schicksal des Erbguts, ein rein psychisch eingestellter Arzt sagt: also war jener Basedowfall ein rein psychogener, und der zu somatisch eingestellte unter den Chirurgen könnte den Fall zu den rein quantitativ thyreotischen rechnen, wenn er operativ einen besonders guten Erfolg erzielt hat. Aus diesem Grunde scheint mir die scharfe Trennung in „centrogene Formen des Morbus Basedow“ (Schittenhelm), in primär thyreotische und etwa noch in solche, die peripher ausgelöst sind, nicht unbedenklich. Gewiß darf man ordnen und wird pathogenetisch immer bemüht sein, herauszufinden, wo im Einzelfalle das Primum movens liegt, selten aber wird nur *eine* Kondition hineinspielen.

Neben der ganz großen Bedeutung der Erbanlage, die Chvostek dazu führte, das Zustandekommen des Basedows ohne solche Erbkonstitution überhaupt kaum anzuerkennen, neben den Situationen, die auf den Veranlagten ganz anders einwirken wie ohne die Veranlagung, kann auch hier wieder die Vielheit des Zusammenwirkenden nicht stark genug betont werden.

Ein Mensch befindet sich in einer veränderten Lage seines Körperhaushaltes im Sinne jener Intermediärstörung, die zur Fettsucht führt. Und gerade bei ihm kann die Situation umschlagen, nicht nur zum gutartigen Typus des fettsüchtigen Basedows, sondern zur Abmagerung, ja zur Basedowkachexie. Gehirnstörungen ganz außerhalb der Affektlage, so die Encephalitis lethargica, bewirken Störungen der Regulierung, die als Fettsucht, Magersucht, Myxödem und Basedow mit und ohne andere striäre Erscheinungen auftreten. Nicht nur eine entzündliche Thyreoiditis, sondern eine veränderte Immunitätslage im Gesamtorganismus, etwa bei einer beginnenden Tuberkulose oder auch eine physiologische endokrine Umstellung wie die der Gravidität, lösen den Symptomenkomplex aus. Gewiß steht dann bald genug die vermehrte Ausschüttung des Schilddrüsensekretes im Mittelpunkt der ganzen Erkrankung, aber in den wenigsten Fällen, wie etwa bei der Thyreoiditis, geht das Ganze primär von der Schilddrüse aus. Und in den meisten Fällen scheinen uns zwei Konditionsgruppen die wichtigsten. Das ist zuerst jene Erbkonstitution, die meist auch vor der Erkrankung nicht völlig latent blieb, sondern anschaulich erkennbar war durch das, was wir jetzt thyreotische Konstitution mit Julius Bauer nennen (siehe später). Und als zweites die Veränderungen im gesamten vegetativen Nervensystem, vor allen Dingen in den zugehörigen Zentren, wobei wieder die zentralen Schaltstellen, also die vegetativen Zentren des Zwischenhirns, die Schilddrüse ankurbeln. Man hat auch dort die Bildung eines thyreotropen Hormons angenommen, — als wenn dort noch eine inkretorische Drüse säße, ähnlich wie beim Diabetes insipidus das Tuber cinereum innersekretorische Fähigkeiten entwickeln kann (P. Trendelenburg).

Es wäre darum viel zu verschwommen ausgedrückt, den Basedow als Aufruhr im sympathischen Nervensystem darzustellen. Schon als Eppinger und Hess 1910 ihre Vagotonielehre entwickelten, sahen sie, daß gerade der Basedow Züge sympathischer und parasympathischer Erregbarkeit zeigt, in wechselndem Vorwiegen des einen und des anderen Systems. Die vermehrte Darmperistaltik z. B. ist Vaguseinfluß, während der Sympathicus ja der Hemmer am Darm ist. Jene Autoren mußten gerade für den Morbus Basedow betonen, daß der strenge Antagonismus zwischen Sympathicus und Parasympathicus für diese Krankheit nicht aufrechtzuerhalten ist, ist er ja später auch sonst nicht mehr anerkannt worden, wenigstens in der damals gedachten Ausschließlichkeit. Selbst beim Jodbasedow, den man leider in Berlin besonders viel sieht, würde ich es ablehnen, ihn nur auf die Schilddrüse zu beziehen. Aber jedenfalls achte man bei Jodmedikation besonders genau, ob nicht ein zum Basedow disponierter Mensch vorliegt. Das kommt bei jeder antiluetischen Kur in Frage und gerade auch für alte Arteriosklerotiker. Scheint doch der seltenere Basedow der alten Leute besonders hartnäckig zu sein.

So können wir zur Zeit kaum mehr zur Definition des Morbus Basedow aussagen, als daß Umstimmungen, Erregbarkeitssteigerungen im vegetativen Nervensystem, insbesondere in jenen „Zentren“ zu einer zu starken Ausschüttung von Schilddrüsenhormon führen, wahrscheinlich bei jenen Gelegenheiten, bei denen schon der normale Organismus erhöhte Mengen ausschütten muß, wie beim Schreck, für Maßnahmen der Wärmeregulation und bei Maßnahmen stärkerer Durchblutung von einzelnen Organen (Muskel, Leber). Vom Standpunkt der Pathologie der Funktion bleibt es bei der Definition von Möbius, einer Hyperthyreose, als der wesentlichsten Äußerung pathologischer Funktion, aber das Primäre ist diese Hyperthyreose fast nie, wohl nur bei lokaler Strumitis.

Ein Zuviel an Hormon aus der Schilddrüse ausgeschüttet, steht im Mittelpunkt nicht des Beginns des Basedowgeschehens, und das gilt nicht nur für die krassen Fälle, sondern auch für die *Miniaturformen des Morbus Basedow* bis zu jenen Individuen, welche praktisch als gesund anzusehen sind, aber eine etwas lebhaftere, d. h. eine gesteigerte wohl zentrale Ausschüttungstendenz in ihrer Schilddrüsenfunktion haben und labiler, erregbarer sind im Zusammenspiel der vegetativen Zentrenerregung und der hormonalen Beantwortung jener Erregungen. Vom Standpunkt der allgemeinen Nosologie sehe ich also völlig fließende Übergänge von einem gesunden, prämorbiden Konstitutionstyp, bei dem die Schilddrüse nicht das einzige ist, aber sekundär zur Hauptsache wird, über die

„Basedowoide“ bis zum schwersten Morbus Basedow hin, und deshalb mag diese Gruppe „thyreotische Konstitution“ heißen, wenn man sich bewußt bleibt, daß nicht eine monoglanduläre endokrine Funktionsmehrleistung allein gemeint ist, sondern nur vom Wichtigsten her, das kaum je das Erste ist, die Bezeichnung gewählt wird.

Vom Standpunkt der speziellen Nosologie ist das Wort Präbasedow nach meiner Auffassung ein Unglück, weil Patient und Arzt dahin suggeriert werden, als wenn zum Vorher ein Nachher kommen müßte. Das gerade aber ist große Seltenheit. Der thyreotischen Konstitutionen, namentlich unter den Jugendlichen, sind Legion. Im Vergleich zu diesen Zahlen ist der Vollbasedow selbst in Gegenden, wo er häufig ist, eine Seltenheit. Und wie der schwerste Basedow spontan zurückschwingen kann, ja das sogar häufig vorkommt — noch häufiger freilich sehen wir nur hochgradige Remissionen —, so verliert sich auch die thyreotische Äußerung der Konstitution sehr oft mit den Jahren. Sie überschreitet einmal die Grenze des ganz Gesunden und gleitet hinüber zum sog. nervösen, affektlabilen, leicht erregbaren Menschen und kehrt wieder nach einer einfachen Erholung in die Geleise des voll leistungsfähigen Gesunden hinein.

Die Schulung des ärztlichen Blickes, auch die geringsten Grade eines Symptomes zu erkennen, dabei auch das Affektverhalten geradezu den Kardinalsymptomen einzureihen, ist es gewesen, die mich zwang, die pathobiologische unlösbare Zusammengehörigkeit nicht nur der „Formes frustes“ mit dem Vollbasedow zu betonen, sondern auch die prämorbiden Zustände klinisch zu erfassen, die noch in den Bereich des Gesunden gehören. Zu ihr rechnen wir diejenigen Menschen, die ohne wesentliche Beschwerde doch schon „Stigmata“ aufweisen, die „gesteigert gedacht, Symptome des Morbus Basedow sind“. Der Terminus der „Stigmata“ lehnt sich an CHARCOT an, der, an die Stigmata diaboli der mittelalterlichen Hexenprozesse anknüpfend, seine Stigmata der Hysterie sammelte und suggestiv züchtete als Zeichen, die wegen der Suggerierbarkeit schon auf das Pathologische hinweisen. So habe ich auch zuerst rein aus dem Aspekt unter der noch zu weit gefaßten Bezeichnung der „vegetativ Stigmatisierten“ diese Konstitutionsgruppe beschrieben[1]: „als Menschen mit Glanzauge bis zum Exophthalmus hin, mit reichlicher Tränendrüsensekretion, oft Blähhals, stärker vascularisierter, auch hypertrophischer Thyreoidea, disponiert zum Schwitzen, mit Neigung zur Tachykardie, meist mit kalten und nassen Händen, Dermographismus, vermehrter Neigung zum Erröten und Erblassen, Neigung zum Tremor, Neigung zu erhöhter Magen- und Darmtätigkeit bezüglich gesteigerter Magensekretion und Darmperistaltik, nicht nur Durchfallsneigung, sondern auch spastische Obstipation, dabei mit affektbetonter Psyche“. Wenn man sie im Sinne von R. E. JAENSCH auf ihre eidetischen Anlagen untersucht, sind sie oft auch in dieser Richtung stigmatisiert. Ich kann mich nicht entschließen, solche Menschen,

[1] v. BERGMANN, G.: Funktionelle Pathologie des vegetativen Nervensystems, im Hdb. d. inn. Med. v. BERGMANN-STAEHELIN, Bd. 5. Berlin: Julius Springer 1925. — Die vegetativ Stigmatisierten. Med. Klin. Bd. 22, 1928. Z. klin. Med. Bd. 108, H. 1—3, 1928.

die praktisch völlig gesund, arbeitsfähig und frei von Beschwerden sind, unter die Begriffskategorie einer Krankheit einzureihen, und so schien mir auch klinisch das Bedürfnis vorzuliegen, diese gesunden Individuen von den Basedowoiden abzugrenzen. Alles was für die Diagnose eines Basedow heranzuziehen wäre, die Feststellung einer leichten Protrusio bulbi, eines Glanzauges, eines Blähhalses, labiler Körpertemperatur, Disposition zur Tachykardie und Labilität in der Stimmung, ist auch hier zu erheben, aber in so geringem Maße, daß es im Sinne einer Krankheitsdiagnose kaum gewertet werden darf. Hat man sich aber an solches Wahrnehmen gewöhnt, gerade unter der Vorstellung, daß hier eine Menschengruppe gesunder Menschen existiert, bei der nicht die Beschwerde das diagnostisch Führende ist, so wird die ungeheure Häufigkeit dieser Art Stigmatisierung leicht zu bemerken sein. Sie stellt — das sei noch einmal gesagt — nicht nur Erbanlage im Sinne der Konstitution zum Morbus Basedow dar. Wie wir Basedowfälle kennen, bei denen früher gar nichts nachweisbar war, so sehen wir in der Gravidität, ja während der Menstruation, in der Menarche und der Klimax, auch im hochfieberhaften wie bei subfebrilen Zuständen und besonders häufig bei der beginnenden Tuberkulose gerade auch die „thyreotische Stigmatisierung" offenbar erst als eine erworbene Eigenart auftreten. Ich gebrauche also den Begriff der Konstitution hier durchaus nicht im strengen Sinne der Erbkonstitution. Das sei besonders hervorgehoben, obwohl viele dieser Typen sicher erbbedingt sind.

Die ursprüngliche Bezeichnung als „vegetativ Stigmatisierte" ist ihrem Sinne nach eine sehr weite, es müßten alle einbezogen werden, die nicht nur im vegetativen Nervensystem, sondern auch im vegetativen System überhaupt von der Norm etwas abweichen, etwa leichter ansprechen. So gefaßt zerfließt leider der Begriff namentlich in den Bezeichnungen von Kollegen, die für Verlegenheitsdiagnosen gerne diffuse Begriffe gebrauchen. Ich lasse den Ausdruck aber doch nicht fallen, weil er sich eingebürgert hat, und wende ihn aber fast gleichbedeutend an mit dem, was JUL. BAUER die „thyreotische Konstitution" nennt, wenn man, wie eben gesagt, ihn nicht streng auf die Erbkonstitution begrenzt, auch für die erworbene Verfassung gelten läßt, wobei es so oft für den Arzt unmöglich ist auszuschließen, daß nicht doch eine erbliche Disposition mit im Spiele ist, wenn etwa bei einer beginnenden Lungenaffektion der „B-Typ" deutlich wird oder in einer Gravidität sich mehr Hyperthyreotisches zeigt, als wir es sonst gewöhnt sind. In solchen im vegetativen Nervensystem disharmonischen Menschen, bei denen die Ausschüttungsbereitschaft der Schilddrüse sekundär vermehrt ist, so daß sie leichter anspricht, aber sicher weil die hormonalen Steuerungen (thyreotropes Hormon) und die zentralen cerebralen Steuerungen, das Höhlengrau der Ventrikel, das Zwischenhirn und Mittelhirn, ja vielleicht auch der vegetative Oblongatakern sich leichter ansprechend verhalten, und bei denen deshalb die Steuerungen an den Erfolgsorganen teils unmittelbar neural, teils innersekretorisch, vor allem thyreotisch aus dem Gleichgewicht gebracht sind, liegt die Disposition zu Funktionsstörungen in vielen Organsystemen, etwa zu Dyskinesien der extrahepatischen Gallenwege, Dyskinesien der Dickdarmfunktion und — wie ich unverändert überzeugt bin, weil es mir immer wieder auffällt in der Praxis — zur Ulcusbereitschaft. Es ist eine Schwierigkeit, daß der krasseste Fall dieses Typs des Vollbasedow, durchaus keine besondere Ulcusdisposition zeigt, und so erhebt sich die Frage, ob denn diese thyreotische Konstitution, die gar nicht häufig in den Vollbasedow übergeht, etwas prinzipiell anderes ist oder, wie ich angenommen habe, nur einen ganz geringen Grad der völlig analogen Funktionsabweichung darstellt. Wenn SCHITTENHELM gerade bei dieser Gruppe der Stigmatisierten doch öfter einen erhöhten Blutjodspiegel findet, was immerhin umstritten ist, wenn eine Neigung zur Beschleunigung des Kreislaufs und zur Tachykardie besteht, dabei keine Grundumsatzerhöhung, so hat es bei dieser Unsicherheit eine Bedeutung gehabt, daß zwei meiner früheren Mitarbeiter (SALOMON-GOLDNER) eine positive REID-HUNTsche Reaktion gefunden haben. Da dies durch zahlreiche Nachprüfungen vor allem von OEHME bestätigt worden ist, scheint mir doch die biologische Zusammengehörigkeit zwischen der thyreotischen Konstitution als geringste Abweichung und dem Vollbasedow als krasseste zu bestehen. Es spricht nur für den fließenden Übergang zum Gesunden, daß die REID-HUNT-Reaktion bei diesen leichtesten Graden nicht regelmäßig vorhanden ist, und daß die Zahl der positiven Resultate bei verschiedenen Untersuchungen wesentlich differiert. Es liegt das unseres Erachtens daran, daß der eine sich leichter entschließt als der andere, den thyreotischen Verhaltungstyp eines gesunden Menschen anzunehmen, und da er im wesentlichen auf das unmittelbare klinische Schauen hin angenommen wird, scheint mir das nicht zu ändern. Die REID-HUNTsche Acetonnitrilreaktion ist thyroxin-spezifisch, REID-HUNT selbst, der sehr viele Basedowfälle untersucht hat, hat sie niemals negativ gefunden bei ausgesprochenen Basedowkranken, und andererseits war sie bei allen anderen Kranken negativ, eine Ausnahme machte aus unbekannten Gründen nur die echte toxische Urämie. Sie ist an sich, wenn alle Kautelen eingehalten werden, was freilich gar nicht so einfach ist, so zuverlässig, daß der Pharmakologe STRAUB mit seiner Schule sie sogar als Standardisierungsverfahren für Schilddrüsenpräparate angewandt hat. Das Verfahren beruht darauf, daß weiße Mäuse durch Vorbehandlung mit Thyroxin oder Basedowblut gegen eine nachfolgende Vergiftung mit Acetonitril, die genau dosiert wird, resistenter gemacht werden, 10 γ Thyroxin reichen aus, um nach 48 Stunden die doppelte Dosis letalis des Giftes noch unschädlich zu machen. Derselbe Effekt wird merkwürdigerweise erzielt, wenn man an drei aufeinanderfolgenden Tagen je 1 ccm Blut eines Basedowpatienten der Maus injiziert, die Wirkung scheint übrigens bei der Albuminfraktion, wenn auch abgeschwächt, zu bleiben. Eine einleuchtende Erklärung des Phänomens fehlt noch völlig, mir ist für die Aufstellung der thyreotischen Konstitution nur wichtig, daß wir eine Abschwächung der Letalität bezüglich eine Steigerung der Letalitätsdosis etwa bei zwei Drittel jener Kranken festgestellt haben, wo wir nach unserem ärztlichen Ermessen die Diagnose auf thyreotische Konstitution gestellt haben, während bei anderen Personen der Test ausnahmslos negativ war.

Die Reaktion hat keine praktische Bedeutung für die Diagnostik, schon weil sie ein viel zu minuziöses Einarbeiten verlangt, sie hat für mich den Wert als biologische Stütze zur Aufstellung jener Konstitutionsgruppe und zum Nachweis, daß eine biologische Verwandtschaft zur ausgesprochenen Hyperthyreose des Basedow besteht. Das ist wichtig, weil in der Vagotonielehre von Eppinger einst betont wurde, es bestände die Gefahr, den Vagotoniker mit dem hyperthyreotischen Menschen zu verwechseln, in Wirklichkeit gehören beide allgemein nosologisch gedacht, in dasselbe Funktionsgeschehen hinein. Weder der Vollbasedow ist nur Hyperthyreose, noch sind es jene Konstitutionstypen, die Abweichungen zentraler Steuerung, die sich auf den Vorderlappen der Hypophyse und Schilddrüse auswirkt, umgekehrt aber von hier aus, also innersekretorisch, das vegetative Nervensystem mit seinen Zentren in eine stärkere Erregbarkeit versetzen, sind das Gleichartige, leichteste und schwerste Grade als ein und dieselbe Pathologie der Funktion, nur durch den Intensitätsgrad verschieden, zusammenschließend. Diese Erfassung ist deshalb wichtig, weil wir im Kapitel von der inneren Sekretion gesehen haben, daß fließende Übergänge etwa vom ovariellen Ausfall der Klimax bis zu schweren klimakterischen Störungen etwa vasomotorischer Art gegeben sind, weil es Aufgabe der Zukunft sein wird, neben dem krassen Myxödem leichteste Grade des Hypothyreodismus zu finden, weil sicher von der Funktion der Nebennierenrinde, des Pankreas-Inselapparates, den vielen Möglichkeiten hypophysärer Über- und Unterfunktion erwartet werden muß, daß auch leichteste Grade bestehen. Es ist keine Übertreibung, wenn man von dem Standpunkt der allgemeinen Nosologie behauptet, daß völlig fließende Übergänge da sein müssen zwischen solchen Menschen, die man ärztlich noch als praktisch völlig gesund zu bezeichnen hat und denen, die irgendeine Krankheit der inneren Sekretion ausgesprochen aufzeigen, wobei wieder zu betonen ist, eine wie große Rolle das pluriglanduläre Moment spielt, und daß sich diese Abweichungen auswirken werden am Nervensystem der Organe, sowohl an den Erfolgsorganen selbst wie an den zugehörigen Zentren oder Schaltstellen. Hier muß sich bald ein ausgedehntes Gebiet im Kapitel der Konstitution auftun, gerade auch der echten Erbverfassung und mangels biologischer genereller Tests — ich erinnere an die Enttäuschung in bezug auf die Interferometermethode und jene Abderhalden-Diagnostik überhaupt — werden wir immer noch im abweichenden charakterlichen Verhalten feinste Regulationsstörungen ähnlich wie bei geringen Intoxikationen erkennen können und sie dann gelten lassen, wenn eine entsprechende Substitutionstherapie uns Recht gibt, wie sie im Kapitel über die Hormone besprochen ist.

Gerade jene charakterlichen Abweichungen sind nach ärztlicher Erfahrung nicht selten schon dann sehr deutlich, wenn etwa sonst nur ein Glanzauge, eine vasomotorische Labilität oder eine Tachykardiebereitschaft die hyperthyreotische Konstitution ahnen lassen. Mir ist in dauernder Erinnerung das unerwartete Versagen im Beruf bei zwei besonders eifrigen Sekretärinnen, als sich die Arbeit kaum stärker gehäuft hatte, als es in einer verantwortlichen Stellung immer vorkommen kann. Ich denke weiter an zwei Selbstmorde von Schwestern in einer anderen Klinik, die nach ihrem Aspekt typisch stigmatisiert waren nach der thyreotischen Seite, nur kleinere Berufskonflikte hatten zu jener Verzweiflungstat geführt. Aber es sind auch Männer von großer Begabung und unerhörtem Wirken bekannt, die unter Zunahme hyperthyreotischer Erscheinungen katastrophal zusammenbrechen, während der Mann mit den tiefliegenden Augen, dem starren Gesicht und der geringen Mimik etwa zäh durchhält, ohne zu versagen. Wir sind im Bereich fast der Charakterkunde und denken an KRETSCHMERS klassisches Werk. WALTER JAENSCH versuchte gegensätzlich den basedowoiden Typ gegenüber dem tetanoiden aufzustellen als B-Typ und T-Typ, beeinflußt von meinem Interesse für jene Stigmatisierten und unter den Gesichtspunkten der Forschungen seines Bruders E. R. JAENSCH über Eidetik. Als die klinische Empirie ihm aber die Mischung beider Züge ergab, und er nun B-T-Typen aufstellte, schienen mir diese inkretorischen Mischlinge das ärztliche Problem ganz zu verwirren. Jedenfalls konnte ich beim Versuch durch eine subtile Unterteilung nach Bildern von der Capillarentwicklung mich hier nicht mehr von der Beziehung zum Endokrinen überzeugen. Zugegeben, daß bei Jugendlichen, namentlich geistig Zurückgebliebenen, wie wir sie in Hessen häufig gesehen haben, wo der Basedow eine Seltenheit, leichter Kretinismus aber häufig ist, man mit Schilddrüsen und auch kleinen Joddosen für die Entwicklung etwas erreicht. Soweit Erfolge einer Kritik standhalten, dienen die Ergebnisse wiederum der Stütze, daß getarnte Formen von endokrinen Unterfunktionen weit häufiger sind, als wir annehmen, und sich im Charakterverhalten wie in der Intelligenz äußern.

NAEGELI nimmt eine hormonale Regulation der Blutzusammensetzung an und schreibt den Hormonen einen wesentlichen Einfluß auf die Funktion der Bildungsstellen der Blutzellen zu. Klinisch zeigen Basedowiker, wie NAEGELI nachgewiesen hat und wie THADDEA bestätigen kann, selbst bei Kachexie gewöhnlich keine Anämie, sondern eher normale oder leicht erhöhte Erythrocytenzahlen und Hämoglobinwerte; analog konnte THADDEA durch Thyroxineinspritzungen beim Kaninchen die Erytropoiese anregen, auch die Reticulocyten nahmen zu, das Knochenmark zeigt eine gesteigerte Tätigkeit, man kann auch experimentelle Anämien, wie THADDEA gezeigt hat, durch Thyroxinmedikation günstig beeinflussen.

Zur Therapie muß ich *nachdrücklich vor jeder Jodtherapie* warnen und befinde mich da in voller Übereinstimmung mit BIRCHER (Aarau), der sicherlich durch das in einigen Kantonen der Schweiz staatlich vorgeschriebene Jodsalz ähnlich wie in Deutsch-Österreich noch mehr schädliche Wirkungen sah. Wenn der gewöhnliche Kropf auch in Berlin nicht so selten ist, wie man bisher glaubte — RÖSSLE hat das in seinem Institut nachweisen lassen —, so ist der Jodbasedow hier ganz häufig, denn die unkontrollierte Zufuhr von Jod spielt ganz besonders in Berlin eine große Rolle; überall in der Stadt finden sich die sogenannten Reformhäuser, Geschäfte, in denen Jodsalz verkauft wird, und die Anpreisung von allen möglichen Jodsalzgemischen spielen eine große Rolle, es gibt auch Jodbonbons und Zahnpasten mit Jod, während in der Berliner Wasserleitung, die von verschiedenen Stellen her gespeist wird, exakte chemische Untersuchungen keine größeren Mengen von Jod aufgezeigt haben wie anderwärts. Ich pflege Patienten, die auch nur die geringste Neigung zur thyreotischen Konstitution durch ihr Aussehen verraten oder die gar in ihrem Gebaren, wie ich es gern nenne, einen Schilddrüsen-„Schwips“ haben, selbst vor dem Anstrich von Jodtinktur aufs Zahnfleisch beim Zahnarzt zu warnen oder vor der kleinsten Jodmenge als Prophylaxe bei Erkältungskrankheiten. Erst recht vor dem Jodanstrich bei Wunden, denn es ist gar kein Zweifel, daß kleinste Mengen von Jodtinktur oder von Jodsalz von Basedowoiden sehr schlecht vertragen werden. Der Grund, weshalb die Medizin immer wieder zur Jodmedikation zurückgekehrt ist, ist, daß in vielen Fällen kleine Joddosen beim Basedow wirklich helfen, übrigens auch auf große Joddosen nach Art der PLUMMER-Behandlung der Grundumsatz und die anderen Symptome zurückgehen. Ich lasse, wie oben gesagt, die PLUMMER-Behandlung nur gelten, wenn mit Sicherheit die Operation folgt, was mit dem Kranken klar zu vereinbaren ist, weil er aus seiner erregten Krankheitslage heraus so leicht wieder anderen Sinnes wird. Läßt man dann die Jodmedikation weg, kenne ich Fälle genug, bei denen noch hinterher eine Verschlimmerung einsetzt und nicht mehr zum Stillstand kommt. Das gleiche gilt leider auch von kleinsten protahierten Joddosen, an die ich einmal in Überstimmung mit vielen auf die Empfehlung von NEISSER (Stettin) hin geglaubt habe; es ist richtig, daß man oft nützt, ich weiß aber nicht, wie man den Grundsatz des Primum non nocere einhalten soll, wenn man es nicht generell unterläßt, Jod zu geben, denn auch bei kurzer Medikation sieht man immer wieder Kranke, bei denen die anfängliche Besserung in Verschlechterung umschlägt und kein Einhalt zu bieten ist. Leider gilt, wie oben gesagt, das gleiche auch vom Dijodtyrosin, das SCHITTENHELM jüngst wieder empfohlen hat, weil es theoretisch, besser gesagt experimentell, ein Antagonist des Thyroxins scheint. Ich habe auch nach Dijodtyrosin Nachteile gesehen, die genau so als Jodschäden imponierten wie bei irgendwelcher anderen Jodmedikation. So ist für mich auch bei den leichtesten basedowoiden Formen das Jod in jeder Art, also auch als Kur in Tölz und Wiessee streng verboten. Daß man oft Nutzen stiftet, ist keine Verteidigung, wenn in einer Minderzahl erheblicher Schaden entsteht und man nicht voraussagen kann, ob beim einzelnen Kranken Nutzen oder Schaden resultiert. In der ersten Phase ist meist der Nutzen vorhanden, und das eben ist so verführerisch. In dieser Richtung gibt es auch keinen Unterschied zwischen organischen und nichtorganischen Jodverbindungen.

Am meisten Vorteil habe ich von Barbiturpräparaten gesehen, die oben schon erwähnt wurden, und gebe stets Dosen von Luminal von 0,1—0,15 pro die, es ist besser, die Dosis auf drei Pillen zu verteilen, als eine so große Anzahl von Luminaletten zu verschreiben, daß man auf diese Dosis kommt. Gern füge ich der Pille von 0,05 Luminal noch 0,1 Chinin zu, auch das wohl als Dämpfer der zentralen Steuerung. Dagegen habe ich von der BLUMschen Schutzkost, vom Antithyreoidin Moebius, vom Thyronorman, auch vom Gynergen nichts Entscheidendes gesehen und gebe meist auch nicht Arsen, obwohl es den Körperansatz, auch den Appetit, speziell in Form von Injektionen, fördern würde.

Deutliche Vorteile sah ich von der Entfernung aus der häuslichen Umwelt, am besten in Verbindung mit einem Aufenthalt im Mittelgebirge, ja auch Hochgebirge. Intensive Badebehandlung als Anstrengung für die Wärmeregulation sollte man vermeiden. Kann man seelische Erregungen, Konfliktsituationen, Überlastung mit Arbeit vermeiden oder auch dafür sorgen, daß nicht gleich mit Beginn der Besserung eine Gravidität die Schilddrüsenfunktion von neuem ankurbelt, ist das gut. Bestrahlungen der Haut, künstliche Höhensonne oder natürliche Sonnenbäder schaden, indem offenbar die Eiweißzerfallsprodukte Erregungsstoffe für die Schilddrüse unmittelbar oder mittelbar sind, so ist auch Behandlung mit Diathermie und Kurzwellen kontraindiziert, die früher sehr verbreitete elektrische Behandlung dürfte höchstens suggestive Erfolge gehabt haben.

Man kann sich für die Zukunft eine Form der Hydrotherapie denken, die die Schilddrüsenfunktion durch vasomotorische Steuerung verringert, aber das bedarf noch einer soliden Ausarbeitung.

Sehr gute Erfahrungen habe ich mit der Röntgenbestrahlung gemacht, wenn man mit einem Röntgentherapeuten zu tun hat, der nicht überdosiert und mit der richtigen Vorsicht für Einzeldosis und zeitliche Folge vorgeht, umgekehrt erlebte ich zu ängstliche Therapeuten, so daß ich eine Zeitlang die großen Erfolge der Röntgentherapie beim Basedow unterschätzt habe. Daß man bei mäßiger Dosierung in der Einzelsitzung Verwachsungen erzeugt, die einen späteren chirurgischen Eingriff stören, bestreite ich.

Die Indikation zur Operation ist nicht einfach zu formulieren, keinesfalls so, daß man sie von der Grundumsatzzahl abhängig macht, auch nicht von der momentanen Schwere des Leidens, im Gegenteil, bei sehr schweren Krankheitserscheinungen haben wir oft gewartet, bis durch Beruhigung der Zentren und Anreicherung der glykogenarmen Leber (evtl. mit Insulin, auch durch Kreislaufbehandlung) ein günstigerer Zustand erzielt war. Ich mache die Indikation mehr abhängig von der Hartnäckigkeit des Leidens, einem Scheitern innerer Behandlung und ungenügender Erfolge der Röntgenbehandlung, weiß aber auch viele Kranke, namentlich mit großer Struma und gutem Herzen, bei denen ich mich primär zum Rat der Operation schnell, ja leicht entschlossen habe, besonders wenn die Struma gleichzeitig mechanisch stört, etwa auch substernal. Man sollte gerade bei jugendlichen Menschen mit der Operation nicht zu zurückhaltend sein, ist das Bild ein schweres, bin ich stets für die Vorbehandlung nach PLUMMER, der die LUGOLsche Lösung entsprechend der amerikanischen Pharmakopöe empfiehlt.

Nur in allerschwersten Fällen, die jeder Chirurg ablehnen würde, darf auch die PLUMMER-Behandlung ohne nachfolgende Operation gewagt werden, denn bei drohender Lebensgefahr hat auch der Internist das Recht auf eine Risikobehandlung, namentlich also beim „Coma basedowicum“.

Für leichteste Fälle gebe ich auch in gleicher Dosis Luminal plus Chinin oder ein anderes Barbiturpräparat, wie etwa Somnifen, dreimal täglich 10—15 Tropfen. Auch hier ist die Behandlung wenigstens 6—12 Wochen durchzuführen. Mit den leichtesten Fällen sind natürlich nicht solche thyreotischen Konstitutionen gemeint, die praktisch völlig gesund sind. Bei ihnen genügt es, Schädlichkeiten fern zu halten, wie Jod, Hautbesonnungen, womöglich Infekte und gerade wie beim Vollbasedow eine fleischarme, aber kohlehydratreiche Kost zu geben. Daß gelegentlich beim Vollbasedow die Behandlung der Leber wichtig wird, ist im Kapitel der Lebererkrankungen besprochen, denn fast bei jedem Basedow finden sich, wie RÖSSLE jetzt erwiesen hat, erhebliche, oft sogar sehr schwere Leberveränderungen.

Das Vitamin A aus Carotin, im Handel als Vogan, bremst im Experiment die Schilddrüsentätigkeit, leider ergaben sich noch keine Erfolge für die Hyperthyreosen, es zeigt aber, daß neue Wege sich auftun, besser als die einer tyrosinarmen Kost, von der ich nichts gesehen habe. Endlich kann ich auch nichts Empfehlendes für die Injektionen verschiedener Fremdblutarten sagen, für die sich BIER sehr eingesetzt hat, freilich haben wir es nicht an einem großen Material studiert, was aber ZIMMER seiner Zeit aus der BIERschen Klinik demonstriert hat, war nicht mehr als an Spontanheilungen und weitgehenden Remissionen, wie wir sie auch oft ohne Behandlung, jedenfalls aber mit Luminal, Chinin, ständig im großen Erfahrungsgut unserer Poliklinik erleben. Ohne negativistisch sein zu wollen, glaube man doch ja nicht, wenn man ein Mittel beim Basedow prüft, daß die Krankheit spontan unaufhaltsam weiterschreitet, das sind absolute Ausnahmen, der Stillstand und Rückgang ist die Regel, die spontane Heilung häufig, je leichter die Erscheinungen sind, natürlich um so häufiger.

Es kann nicht genug betont werden, wie das spontane Verlaufsbild einer Krankheit dem Arzt geläufig sein muß, damit er nicht immer wieder auf Behandlungen hereinfällt, weil eine Industrie für Reklame große Kapitalien investiert hat. Die leichtesten Basedowfälle sind die häufigsten, ihre Prognose die beste, daß diese leichtesten Fälle in schwere übergehen, kommt natürlich vor, aber es ist eher Ausnahme als Regel, umgekehrt begegnen uns schwere Fälle, wenn auch seltener, so doch genug, wo eine aktive Therapie am Platze ist, dann aber mit gesicherten Maßregeln bis zur Operation hin.

Der gleitende Übergang einer leicht ansprechbaren Schilddrüsenausschüttung mit ihrer Erbbedingtheit bei einem eigentlich gesunden Menschen mit etwas erhöhter Erregbarkeit im vegetativen Nervensystem bis zum ausgesprochenen Vollbasedow mit seinen ernsten Gefahren, namentlich für den Kreislauf des Kranken, ist vielleicht das beste Beispiel aus der allgemeinen klinischen Nosologie dafür, daß man einen Zustand humoral-endokrin, aber auch neural in der Regulation gestört ansehen kann. Einseitig sind beide Anschauungen. Dieses Kapitel begann mit dem Hinweis, daß früher der Morbus Basedow bei den Neurosen, heute bei den Krankheiten mit innerer Sekretion abgehandelt wird. Nur wer den unlösbaren Zusammenhang humoralendokriner und neuraler Zusammenwirkung sieht mit der wechselseitigen Beeinflussung, also wer auch hier synthetisch Zusammenhänge anschauen will, nähert sich dem biologischen Verständnis sowohl der leichtesten Störungen, die noch gar keine Krankheiten sind, wie auch jener schwersten Erkrankungsform. Dafür ein Verstehen anzubahnen durch den Begriff der vegetativ Stigmatisierten, war ich bemüht.

Wie prinzipiell divergierend hier Auffassungen sind, darüber belehrte mich jüngst eine Sitzung der Berliner medizinischen Gesellschaft (1936), in der sowohl SIEBECK wie SAUERBRUCH, also Internist und Chirurg, mit großer Eindringlichkeit einen fundamentalen Unterschied zwischen dem Vollbasedow und den Hyperthyreosen im engeren Sinne betonten, die etwas ganz anderes seien. Der schwere Vollbasedow wurde offenbar aufgefaßt als das, was SCHITTENHELM als zentrogene Formen des Morbus Basedowi beschrieben hat, eine Erkrankung, die von den Zentren her beginnt, das gesamte vegetative Nervensystem in Aufruhr versetzt, bei der psychische Traumen eine entscheidende Rolle spielen und auch gerade die Erbbedingtheit und bei der schließlich die Struma und Hyperthyreose sich nur sekundär dem Krankheitsbilde hinzufügen. Auch SUNDER-PLASSMANN betont ja das neurovegetativ-hormonale System als eine biologische Einheit, bei welcher die vegetative Innervation die Schilddrüse mitergreift, die von einem feinsten Nervenreticulum markloser Nervenfasern durchsetzt ist (s. oben). Auch er sucht, wenn auch mit anderem Trennungsstrich, zweierlei Formen zu unterscheiden.

Mir scheint der Unterschied, ehe nicht ein beweiskräftiges Beobachtungsmaterial das Gegenteil nachweist, kein anderer wie zwischen „Rausch" und „Schwips" — bezeichne ich doch gerne die leichten Hyperthyreosen als den „endogenen Schwips". Das will besagen, der Unterschied scheint mir nur ein quantitativer. Beide Zustände, nämlich schwere wie leichte, nehmen *nicht* von der Schilddrüse ihren Anfang, das wurde stets von mir betont, auch gerade für die leichtesten Hyperthyreosen gilt es, daß sie erbkonstitutionell bedingt sind, und daß auf der Basis dieser Disposition sowohl psychische Alterationen als auch gerade toxische Infektschäden die leichten Hyperthyreosen auf dem Umwege einer allgemeinen Erregung des vegetativen Systems zum Entstehen bringen. Ich erkenne also nur die gleichartige Entwicklung verschiedener Grade an.

Es ist nicht uninteressant, daß Dr. VON BASEDOW selbst in seiner Publikation des Jahres 1835 neben der bekannten Trias ausdrücklich auf das überaus erregbare Gefäßnervensystem, auf die langen schlanken Finger mit spitzem Endglied, auf die gesteigerte Empfindung, die seelischen Erregungen, die stete Unruhe und Hast hinweist, und daß er die Erkrankung für eine Dyskrasie hält auf Grund chemischer und chemisch-physikalischer Veränderungen im Blut, ja daß er für die Anfangsstadien, namentlich bei Jugendlichen, die üppige Körperentwicklung, also den fetten Basedow, betont, ebenso, daß so oft eine Infektion die Krankheit auslöst, und daß er endlich die Kranken schon mit einem Eisen-Jod-Rezept behandelt hat. Ich entnehme das einer Arbeit von Dr. KURT WOLFF (1935, Med. Welt).

Es bleibt großartig, daß das noch immer umstrittene Problem der Jodtherapie schon 1835 mit BASEDOW selbst einsetzte, während bekanntlich der Nachweis der Jodhaltigkeit der Schilddrüse bezüglich des Jod-Thyreoglobulins vom physiologischen Chemiker BAUMANN erst 1895 entdeckt wurde.

Literatur.

BAUER, J.: Konstitutionelle Disposition zu inneren Krankheiten. Berlin: Julius Springer 1925.
— Innere Sekretion. Berlin: Julius Springer 1927.
EPPINGER u. HESS: Vagotonie.
MORAWITZ: Referat über Thyreotoxikose a. d. Chir.-Kongr. 1931, Berlin.
JAENSCH: Grundzüge einer Psychologie und Klinik der psychophysischen Persönlichkeit. Berlin: Julius Springer 1926.
SAUERBRUCH: Referat über Thyreotoxikose a. d. Chir.-Kongr. 1931, Berlin.
SUNDER-PLASSMANN, PAUL: Morbus Basedow, Schilddrüse und vegetatives Nervensystem. Das neurovegetativ-hormonale System eine biologische Einheit. Dtsch. Z. Chir. Bd. 244, H. 10, 11, 12, 1935.
SCHITTENHELM: Schilddrüsenproblem und Jodstoffwechsel. Dtsch. med. Wschr. 1932, Nr. 21.
— Überzentrogene Formen des Morbus Basedowi und verwandter Krankheitsbilder. Klin. Wschr. 1935, Nr. 12.
WOLFF, KURT: Über das Leben und die ärztliche Sendung von Karl (Adolph) von Basedow, ehem. Sanitätsrat und Kreisphysikus in Merseburg. Med. Welt 1935, Nr. 2.

Kapitel 11.

Hypertonus als Funktionsverhalten und Blutdruckkrankheit.

Das einheitliche Abweichen der Funktion als übergeordneter betriebstechnischer Begriff. — Die Enge der terminalen Strombahn. — Ist Adrenalin ein humoraler Regulator? — Körpereigene Stoffe. — Die Sklerose der größeren Gefäße hat nichts mechanisches mit der Blutdruckerhöhung zu tun. — Auch nicht die Sklerose der Aorta. — Begriff der essentiellen Hypertonie. — Die Anamnese des Hypertonikers. — Allgemeine Symptomatik. — Differentielle Diagnostik des latenten Hypertonus. — Die inversen Gefäßreaktionen. — Hypertonus als nützliche Regulation? — Spontanheilungen. — Die Behandlung des hohen Blutdrucks, physikalisch, klimatisch, diätetisch, medikamentös.

Wenn ich nachdrücklich vorgeschlagen habe[1], von „der Bluttdruckkrankheit" wie von einem Ens morbi zu sprechen, immer unter der Betonung, daß dies für das ärztliche Denken eine nützliche Fiktion sei, so verstehe ich sehr wohl, daß man daran Anstoß nimmt, wie es KREHL in der Kritik zur ersten Auflage dieses Buches getan hat. Es scheint, der Hochdruck der Schrumpfnierenkranken und der Hochdruck ohne Nierenbeteiligung, also die „essentielle" Hypertonie, ja selbst die Blutdrucksteigerungen bei der akuten Nephritis zusammengefaßt zu werden, „als wenn" sie alle *eine* Krankheit wären, deshalb muß immer wieder betont werden, daß wichtigste differential-diagnostische Aufgaben vorliegen, nachdem der erhöhte Blutdruck festgestellt worden ist. Vom Standpunkt spezieller Nosologie, ist also diese Zusammenfassung sicher abzulehnen.

Die „Fiktion" der „Blutdruckkrankheit"[1], und als Fiktion ist sie immer nur von mir gedacht worden, hätte keine Berechtigung, wenn erhöhter Blutdruck nichts anderes wäre wie die Feststellung einer erhöhten Spannung der Gefäßwand, auch wenn sie zahlenmäßig mit einem Blutdruckapparat, noch dazu als unblutige Methode, mit einer nicht befriedigenden Exaktheit festgestellt wird, mögen wir das an der Quecksilbersäule des Riva-Rocci oder an der Spannungsfeder des Recklinghausen-Apparates ablesen mit gleichzeitiger Auskultation oder nur oscillatorisch an der Art der Ausschläge der Nadel, welche die Federspannung anzeigt.

---

[1] v. BERGMANN, G.: Blutdruckkrankheit als Problem. Jkurse ärztl. Fortbildg 1924, H. 2. — Blutdruckkrankheit. Neue dtsche Klin. Bd. 2, 1928.

Daß alle diese Methoden, bei denen von außen durch die Manschette ein Druck besonders gegen die Arteria brachialis gesetzt wird, erhebliche Fehlerquellen haben, und so beim fetten oder mageren Arm, bei straffer und schlaffer Muskulatur Werte gewonnen werden, die recht unexakt sind, verglichen mit der blutigen Methode des Tierexperimentes, bei der unmittelbar der Druck in der Arterie gemessen wird, ist ja genügend bekannt. Verfügten wir aber über eine noch so ideale Methode der Blutdruckmessung, nie würde auch eine ganz einwandfrei gewonnene Zahl als Ausdruck einer Wandspannung uns die Berechtigung geben, wie von einer Krankheit zu sprechen. Ist aber der erhöhte Blutdruck auf eine *einheitliche Funktionsstörung zurückzuführen,* dann besteht gerade für jene Denkform, für die sich dieses Buch einsetzt, also für das Bestreben, eine gestörte Funktion in den Mittelpunkt des klinischen Denkens in der Pathologie zu setzen, nicht nur eine Rechtfertigung, sondern eine Nötigung die Konsequenz aus dieser Anschauungsform zu ziehen. Gerade an diesem Beispiel läßt sich zeigen, daß die „pathologische Physiologie", mag man sich an dieser Ausdrucksform stoßen oder nicht, viel weitere Begriffe der Klinik umgreift, während die „funktionelle Pathologie" den Versuch macht, auf solchen Gebieten neue funktionale Einheiten zusammenzufügen, wenn die Art dieser Betrachtungsweise fruchtbar ist. Das ist der Grund, weshalb man in diesem Buch große Kapitel, die für die Volksgesundheit wichtigste Bedeutung haben, vermißt, nämlich diejenigen, wo es nicht oder noch nicht fruchtbar scheint, die gestörte Leistung eines Organsystems in den Vordergrund klinischer Betrachtung zu stellen. Eine funktionelle Pathologie des Carcinoms läßt sich noch nicht schreiben, eine solche der Lungentuberkulose kaum.

Der erhöhte Blutdruck kommt, abgesehen von einigen später zu besprechenden rein kardialen Vorgängen, *zustande als mechanische Folge einer Enge der terminalen Strombahn.* Entscheidend ist also lokalistisch für sein Zustandekommen das Verhalten des präcapillaren Stromgebietes des Kreislaufs, jenseits von diesem Gebiete, also in den Capillaren selbst, ist eine so allgemein verbreitete Enge bei der mächtigen Erweiterung, die das Capillargebiet vorstellt, nicht denkbar in dem Maße, daß ein erhöhter Widerstand für den Kreislauf gegeben wäre, und wenn ich früher meinte, daß auch die Enge der Venolen, der mikroskopischen Venen oder gar die der größeren Venenstämme einen Widerstand für das Herz setzt, so ist diese Auffassung als irrig zurückzunehmen, würde doch die Enge in den Venen den venösen Rückfluß zum Herzen verringern und damit die vom Herzen geförderte Blutmenge herabsetzen und schon dadurch einem erhöhten Blutdruck entgegenwirken.

Es handelt sich bei jenem Funktionsbegriff der „Blutdruckkrankheit" deshalb um eine prinzipiell wichtige Aufstellung, weil sie uns von einer Fülle irriger Urteile der Vergangenheit befreit.

Ludwig Traube schien es verständlich, daß die Verengerung der Gefäßbahn beider Nieren mechanisch zur Blutdruckerhöhung führen müsse, und diese Meinung setzt sich bis in die Gegenwart fort, wenn in einem neueren Lehrbuch der inneren Medizin gesagt wird, daß die „Versinterung des Nierenfilters“ zureichender Grund für die Enge der Strombahn, für den erhöhten Widerstand in der Peripherie mechanisch sei. Jene Sklerose der Arteriolen, die wir von der arteriolosklerotischen Schrumpfniere, der sogenannten roten Granularniere von JORES gut kennen, müßte die Majorität aller Arteriolen des Kreislaufssystems befallen, wenn sie der mechanische Grund zur Blutdruckerhöhung beim Schrumpfnierenkranken oder bei essentiellen Hypertonikern sein sollte. In der Vergangenheit hat man das offenbar geglaubt, die Theorie von GULL-SUTTON von der „Arterio-Capillary Fibrosis“ glaubte an solche generalisierte Systemerkrankung der Arteriolen, und auch jetzt noch sind verwandte Vorstellungen nicht definitiv vergessen, wenn MUNK hyaline Degenerationen der Arteriolen zur Erklärung des erhöhten Blutdrucks heranzieht und dabei von einem physiko-chemischen reversiblen Zustand der Quellung spricht, durch welche eine generelle Enge des terminalen Gesamtquerschnitts hervorgebracht werden könne, ja wenn er ausführt, daß eine tonische Dauerkontraktion der Arteriolen nicht vorstellbar sei, weil die glatte Muskulatur ermüden müsse. Wir wissen heute, daß es keinen Energieaufwand, also auch keinen chemischen Mehrverbrauch erfordert, ob eine glatte Muskulatur in einem kürzeren oder längeren Dauerzustand verharrt, das hat uns der Physiologe BETHE für die glatten Muskelfasern bewiesen, es gilt also auch für solche Muskeln, die spiralig in den Arteriolen verlaufen, ob sie bei Verkürzung einen engeren, bei längerer Einstellung einen weiteren Querschnitt hervorrufen, das sind Zustände, die weder mit erhöhtem O_2-Verbrauch noch mit Milchsäureproduktion verbunden sind. Von einer Möglichkeit der Ermüdung bei glatten Muskeln zu sprechen, ist völlig abwegig. Die pathologische Anatomie hat definitiv Klarheit geschaffen, daß die Arteriolosklerose zwar eine Systemkrankheit sein kann, die in vielen Geweben vorhanden ist, aber doch niemals so ausgedehnt die Arteriolen befällt, daß der Gesamtquerschnitt ein verengter wäre, denn schon passiv würde das Blut, das Schwierigkeiten hat, die verengten Gebiete zu durchlaufen, in andere nicht verengte Provinzen geschoben, erst recht wird eine aktive neuromuskuläre, also vasomotorische Erweiterung jenen Widerstand in den befallenen Provinzen so ausgleichen, daß ein erhöhter Blutdruck mechanisch nicht eintreten kann. Gerade in jenem Gebiet, durch das große Blutmengen ganz besonders nach einer Mahlzeit während der Verdauungsarbeit passieren, dem Splanchnicusgebiete, kommt eine Arteriolosklerose nicht vor ,das gleiche gilt von der Skelettmuskulatur und gilt für die Arteriolen der Haut, sehr häufig andererseits ist jene anatomische Erkrankung des präcapillaren Gebietes nicht nur in der sklerotischen Schrumpfniere, sondern in der Milz, im Pankreas und vor allem im Gehirn, während auch die Arteriolen des Herzmuskels wie die der übrigen quergestreiften Muskulatur von der Erkrankung nicht befallen werden. Wickelt man die Extremitäten, von der Peripherie ausgehend, und bringt damit passiv große Mengen von Blut in den restierenden Kreislauf, so findet keine nachhaltige Blutdrucksteigerung statt, eine regulierende Weitung an dem Gefäßgebiete, wohl gerade dem Mesenterialgebiete, dem „Blutdruckregulator“, sorgt für die Einregulierung des normalen Blutdrucks, die Enge in den Extremitätengebieten wird kompensiert durch die Erweiterung der Strombahn im Mesenterialgebiet. Anders liegt es bei tonischer Verengerung der mesenterialen terminalen Strombahn, hierbei geht der Blutdruck hinauf, auch das könnte der Organismus vermeiden, wenn er andere Gebiete erweitern würde, die Organisation hat das, wie die Erfahrung zeigt, nicht vorgesehen, und mit Recht wird deshalb gerade jenes Mesenterialgebiet also als „der Blutdruckregulator“ bezeichnet, als das wichtigste periphere Erfolgsorgan, den Blutdruck auf seiner normalen Höhe zu halten, bezüglich unter bestimmten Bedingungen, die offenbar für die Norm vorgebildet sind, den Blutdruck im Bedarfsfalle zu steigern und zu senken (Jansen, Tams, Achelis); nichts entkräftet so sehr die Lehre von der Sklerose der kleinsten Arterien als Ursache für den erhöhten Blutdruck, daß gerade im Mesenterialgebiete die Arteriolosklerose vom Anatomen nicht gefunden wird.

Es muß zunächst betont werden, daß die Sklerose oder Atheromatose großer Gefäße, wie der Arteria brachialis, radialis oder tibialis oder die von Hirngefäßen wie der Arteria Fossae Sylvii oder gar der Aorta, nicht zu einer Blutdruckerhöhung mechanisch führen kann. Selbst wenn eine Angustie der Aorta bestände, kann das nur proximal von der Enge zu einem erhöhten Widerstand führen, distal vom Windkessel eher zu einer Herabsetzung des Blutdrucks, weil die Vis a tergo herabgesetzt ist, und so sehen wir in der Klinik nicht selten, wenn der Nachweis der Arteriosklerose bezüglich der Atheromatose der Aorta am Lebenden gelingt, einen niedrigen Blutdruck, der prognostisch als erniedrigter durchaus nicht gleichgültig ist.

Man muß der Vulgärvorstellung entgegentreten, Blutdruckerhöhung sei also die Folge der *Sklerose großer Gefäße*. Diese stellen im Gesamtquerschnitt der Strombahn eine so geringe Größe dar, daß schon deshalb ihre Verengerung praktisch fast bedeutungslos wird. Es findet sich bei der hochgradigen Hypertrophie des Schrumpfnierenherzens keine regelmäßige Beziehung zu den arteriosklerotischen Wandveränderungen der Gefäße, ja bei ausgedehnter Arteriosklerose lediglich der großen Gefäße kommt es nicht selten zu erniedrigten Blutdruckwerten. Die Gegenwart muß als gesicherte Tatsache betonen, daß auch hochgradige Arteriosklerose der mittleren Arterien keineswegs eine Blutdruckerhöhung zur Folge hat. Gerade hier hat die jetzige Ärztegeneration umzulernen.

Von einer der häufigsten Krankheiten — für den Obduzenten mag sie es bleiben — wird die Arteriosklerose zu einer klinisch viel seltener diagnostizierbaren Erkrankung, denn das vermeintliche Hauptsymptom, die gespannte Arterienwand, ist hinfällig geworden. Die Berechtigung ging verloren, wegen nachgewiesener Hypertension von Arteriosklerose, von Atheromatose oder Gefäßverkalkung zu sprechen. Daß die Wand sich gespannt anfühlt und man sie deshalb für hart hält, genügt nicht, und gar ein stärker geschlängeltes Gefäß beweist noch nicht eine Atheromatose. Es wird nicht bestritten, daß man bei bestehenden Hypertensionen nicht selten Arteriosklerose durch den Nachweis wirklich tastbarer anatomischer Wandveränderungen, etwa an der Radialis (Gänsegurgel der Arterie, Kalkplatten) finden kann, ebenso wie Arteriosklerose auch an anderen Gefäßen, etwa durch das Röntgenverfahren.

Wie steht es mit der *Aorta*, speziell ihrem Anfangsteil, dem besonderen Lieblingssitz der Atheromatose? Wenn im starren Rohr die Windkesselfunktion völlig darniederliegt, gerade dann fehlt die Blutdrucksteigerung oft genug. Zwar ist die elastische Dehnbarkeit bereits in den ersten Stadien der Wandveränderung verlorengegangen, und das setzt einen erhöhten Widerstand für die auszuwerfende Blutmenge auf der Höhe der Systole, der linke Ventrikel muß einen stärkeren Innendruck entfalten. Vom Tonus in der Peripherie hängt es nach de Heer ab, ob bei zunehmender Verengerung der Aorta der linke Ventrikel durch seine Ausgangsspannung stärker belastet wird. Ist ein höherer Gefäßtonus vorhanden, also ein höherer Blutdruck, so wird eine zunehmende Aortenbelastung früher zu einem erhöhten Ventrikeldruck führen. Ist der Blutdruck niedrig, so wird der Ventrikelinnendruck früher sich einstellen, wenn die Aorta sich verengt. Peripher aber von der Stenose, und dort allein messen wir ja in der Klinik den Blutdruck, wird der Blutdruck absinken.

Es ist ein einfacher Modellversuch, einen Gummischlauch, durch den Leitungswasser gleichmäßig hindurchfließt, durch eine Klemme langsam zu verengen. Ein proximal vor der Enge angebrachtes Manometer wird zeigen, wie der Druck in diesem System steigt, je mehr wir die Klemmschraube den Schlauch verengern lassen. Bringt man aber distal von der Klemmschraube das Manometer an, so findet sich dort ein sinkender Druck. Wir können hier das Analogon sehen zu der Tatsache, daß eine Verengung an den großen Gefäßen etwa eine Aortenstenose oder eine Angustie der Aorta nie an der Brachialarterie oder der Radialis einen erhöhten Druck zur Folge haben kann. Die Art der dendritischen Verzweigung der arteriellen Gefäße führt dazu, daß der Durchmesser der Aorta sehr klein ist, verglichen mit dem Gesamtquerschnitt der Präcapillaren. Ständig nimmt mit der Verzweigung der Blutbahn der Durchmesser zu und erreicht für das arterielle Stromgebiet seine größte Weite vor dem Übergang in die Capillaren.

In der Sklerose der großen und mittleren Gefäße ist also noch weniger als in der Arteriolosklerose ein zureichender Grund für die Blutdruckerhöhung zu erblicken.

Ich habe absichtlich diese Verhältnisse funktioneller Pathologie mechanisch entwickelt, weil die alte Meinung, Blutdruckerhöhung sei Ausdruck der Gefäßsklerose, noch immer im ärztlichen Denken tief eingewurzelt ist. Sah man dann weiter in der Sklerose eine glückliche Ausgleichsvorrichtung der Natur, indem man meinte, die Starrheit, selbst die Verkalkung, ließen die Gefäße gegenüber dem hohen Druck besser geschützt erscheinen.

Man geht auch viel zu weit, das Herabgehen des erhöhten Blutdruckes, soweit es nicht auf einer kardiovasculären Insuffizienz beruht, als einen Nachteil für die Kranken mit arterieller Hypertension anzusehen. Kein Schaden, meist Nutzen würde sicher daraus resultieren, wenn die essentielle Hypertension zur Normotension zurückgeführt werden könnte. In diesem Wunsche nach der therapeutischen Seite hin liegt auch keine Utopie mehr, die nur so lange bestand, als die Sklerose der Gefäße uns als das Primäre, der erhöhte Blutdruck als die Folge erschien.

Wir haben aber kein Recht, den pathogenetischen Zusammenhang etwa völlig umzukehren: durch den Blutdruck entwickele sich die Arteriosklerose. Die Pathogenese der Arteriosklerose ist ein Problem für sich.

In der Prägung des Franzosen HUCHARD von der „Präsklerose" lag seit langem die klinische Vorstellung, daß die Blutdrucksteigerung von anatomischen Prozessen in den Arteriolen gefolgt sein kann, ähnlich wie JORES es für die rote Granularniere entwickelt hat. So neigen in der Tat viele Autoren der Vorstellung zu, daß die starke funktionelle Inanspruchnahme der kleinen Arterien durch die Blutdrucksteigerung zum ursächlichen Faktor für die Entstehung der organischen Gefäßveränderungen wird oder daß es sich um einen koordinierten Ausdruck gemeinsamer Schädigung handelt (FRIEDRICH V. MUELLER, HUECK, HERXHEIMER).

Lokales Gewebsverhalten oder Organeigentümlichkeiten, individuelle, gerade besonders wichtige erbliche Dispositionen spielen aber eine ebenso wesentliche Rolle bei der Entstehung jener Sklerose wie der erhöhte Blutdruck. Denn daß der Blutdruck, wenn er allein zur anatomischen Wandlung der Arteriolen führt, dies elektiv an einzelnen Organen wie etwa an der Niere, dem Gehirn oder der Milz hervorrufen soll, während andere Arteriolen, unter demselben Hochdruck stehend, nicht der hyalinen Degeneration verfallen, ist unverständlich. Es ist eine gesicherte klinische Erfahrung, daß selbst Jahrzehnte eine erhebliche arterielle Hypertension bestehen kann und auch der sorgfältigste Obduzent keine Gefäßwandveränderungen findet.

Gerade solche Fälle mit völlig intakter Niere haben der Klinik das Recht gegeben, den *Begriff der essentiellen Hypertension* aufzustellen. Die Koinzidenz Schrumpfniere und erhöhter Blutdruck war aber so häufig, daß man zunächst die Fälle von reinem Hochdruck nur als Ausnahme von der Regel gelten lassen wollte (v. ROMBERG). Dabei war das Argument maßgebend, daß die Blutdruckerhöhung eine Erscheinung der älteren Jahre sein solle, wie die Abnutzung der Gefäße — eine Art Alterskrankheit. Um diese These aufrechterhalten zu können, bezog man in das Problem nur den dauernden Hochdruck hinein, und die Autoren führten recht differente Zahlen dafür an, was als dauernde Hypertonie zu gelten habe. R. SCHMIDT spricht von Hochdruck erst bei mehr als 190 mm Hg.

Wenn ich schon 1924 betonte, daß die Auffassung des älteren Arztes, erhöhter Blutdruck sei Arteriosklerose oder Schrumpfniere, zu bekämpfen sei, wird das hier wiederholt, denn wir erinnern uns alle, daß ein so gründlicher Kenner der Kreislauferkrankungen wie ROMBERG lange irrtümlich darum gekämpft hat, daß hinter jedem erhöhten Blutdruck eine Nierenerkrankung stehen müsse. Abgesehen davon, daß oft an den Glumeruli und den Vasa afferentia nicht mehr gefunden wurde, als bei gleichaltrigen anderen Individuen mit normalem Blutdruck, häuften sich inzwischen die Befunde eines lange Zeit im Leben beobachteten erhöhten Blutdrucks, ohne irgendwelche Veränderungen an den Nieren: Weder an den großen noch an den kleinsten Nierenarterien war bei der Sektion etwas Krankhaftes zu finden. Erst diese Feststellung sicherte den Begriff der „essentiellen“ Hypertonie, wenn auch eine Gruppe von Kranken verbleibt, bei denen wir bei völlig intakter Nierenfunktion und normalem Urinbefund die Blutdruckkrankheit in die große Gruppe des essentiellen Hypertonus verweisen und doch einmal der Obduzent eine sogenannte blande sklerotische Schrumpfniere wird feststellen können. Das gehört in das Kapitel differentiell diagnostischer Schwierigkeiten, Schwierigkeiten, mit denen die Klinik immer zu kämpfen haben wird, die aber nicht den Standpunkt erschüttern, daß ein *einheitliches Funktionsverhalten* dem Hypertonus sowohl bei der Schrumpfniere, wie bei den Kranken ohne Schrumpfniere zugrunde liegt.

Dieses einheitliche Verhalten kann heute, das steht jetzt einwandfrei fest, nur *in einer ausgebreiteten Enge der terminalen Strombahn gesehen werden*, und diese Enge ist bei keinem einzigen Krankheitsfalle ausreichend zu erklären durch eine anatomische Veränderung, auch nicht durch eine physiko-chemische im Sinne von Munk, sondern lediglich durch ein verändertes tonisches Verhalten der präcapillären Strombahn. Das gilt auch für die in der Regel nur mäßiggradigen Blutdrucksteigerungen der akuten Nephritis. Wir wissen heute, daß ihr eine allgemeine Capillaritis zugrunde liegt, die sich keineswegs auf die Glumeruli beschränkt, und daß auch bei der akuten Nephritis die präcapillaren Gebiete in ganz ausgedehnter Weise mitbefallen sind, durch entzündliche Quellung, wie durch tonische Kontraktion der dort befindlichen glatten Muskulatur. Reserviert man die beiden Worte Hypertonie und Hypertension für zwei klar zu trennende Begriffe, so lautet in kürzester Formel das, was wir hier auseinandersetzen nach einem Vorschlag von Pal, die Hypertension ist die Folge der Hypertonie, wobei mit Hypertension die Wandspannung der großen Gefäße gemeint ist, die wir mit dem Manschettendruck messen, die Hypertonie ist der erhöhte Muskeltonus der Präcapillaren, also der terminalen Strombahn im großen Kreislauf.

Dieses einheitliche Funktionsverhalten gibt also der funktionellen Pathologie das unbestreitbare Recht, eine einheitliche Abweichung in der Funktion wie eine Krankheit anzusehen, und das Recht besteht, wenn unser ärztliches Denken davon Nutzen hat, also ein Fortschritt für das Verstehen der Pathogenese und für die daraus resultierende Prognose und Therapie gegeben ist.

Solange man an Schrumpfniere, Arteriosklerose, Abnutzung als Alterserkrankung dachte und hierin einen zureichenden Grund für den erhöhten Blutdruck fälschlich sah, waren weder die Blutdruckschwankungen, etwa die Palschen Gefäßkrisen, oder der intermittierende Hochdruck, verständlich, und erst recht erschien es beim fixierten Hochdruck als eine Unmöglichkeit, ihn herabzusetzen. Liegt aber das Wesentliche in einer Betriebsstörung am Übergang zwischen Arterien und Capillaren, so entsteht wieder Hoffnung und Wille zur Tat, helfend einzugreifen. Dieser Gesichtspunkt, den meines Wissens niemand vor mir so radikal herausgearbeitet hat, scheint mir völlig zureichender Grund, die „Blutdruckkrankheit“ als einen Begriff funktioneller Pathologie herauszustellen, er wurde von OTFRIED MÜLLER aufgenommen, der seine Monographie als „die Blutdruckkrankheit“ betitelt, freilich ohne unsere Auffassung zu erwähnen und mit seiner Betonung der vasoneurotischen Diathese mit tonisch-atonischem Symptomenkomplex, der ich in keiner Weise folgen kann.

Einen zweiten Fortschritt sehe ich in meiner Begriffsbildung der „Blutdruckkrankheit“, daß nicht Zustände auseinandergerissen werden, die nicht nur im System einer Funktion zusammengehören, sondern die im Krankheitsgeschehen auch des einzelnen Menschen sich entwickeln.

Früher wollte ein Kliniker erst Blutdruckwerte von 190 mm Hg als krankhaft gelten lassen. Andere verlangten 160 oder 150 mm Hg, ein Schüler KREHLS, FAHRENKAMP, suchte, je nach dem verschiedenen Verhalten des Blutdrucks, verschiedene Krankheitstypen herauszuarbeiten, der intermittierende Hochdruck sollte etwas prinzipiell anderes als der fixierte Hochdruck sein. Was aber nun, wenn nach Jahren ein intermittierender Hochdruck allmählich in den fixierten übergeht, ist vielleicht dann der Kranke langsam vom intermittierenden Hochdruck geheilt worden und hat als neue Krankheit einen fixierten erhalten? Die Frage führt solche Krankheitsgliederungen ad absurdum und zeigt, daß wieder die allgemeine Nosologie gezwungen ist, wenn sie lebendig fließendem Geschehen und dem Funktionswandel nicht Gewalt antun will, das Fließende als Übergang zu sehen. Es ist ein großer Fortschritt, wenn der Dualismus VOLHARDS vom roten Blutdruckler, der ungefähr dem essentiellen Hypertonus entspricht, und vom weißen Blutdruckler, dem Schrumpfnierenkranken, ausdrücklich von ihm so gefaßt wird, daß der eine in den anderen übergehen kann. Wir stehen wieder vor der so ungeheuer wichtigen Einsicht, vielleicht der wichtigsten Tendenz dieses Buches, daß von der reinen Funktionsstörung der fließende Übergang auch zum anatomischen Pathos sich vollzieht. JORES hat als Erster gewagt es auszusprechen, daß die rote Granularniere mit ihrer Arteriolosklerose die Folge ist eines lange währenden erhöhten Blutdrucks, die zur Abnutzung der Nierenarteriolen führt oder in VOLHARDS Diktion, daß aus dem roten zum weißen Blutdruckler allmählich sich der Kranke wandeln kann. Diese Wandlung ist keine obligate, denn ich habe selbst das Bestehen eines Hochdrucks erlebt, bei dem nach 14 jähriger Beobachtung an den Nieren nichts von Arteriolosklerose sich fand, auch keine Arteriosklerose. Sicher ist das Zustandekommen der Sklerose der kleinsten Gefäße ebenso wie die Arteriosklerose und Atheromatose größerer Gefäße, auch der Aorta, nicht allein Folge erhöhten Blutdrucks, hier spielen neben erblicher Belastung chemische und physiko-chemische wie entzündliche Prozesse hinein an Intima und Media, die von der Blutdruckkrankheit unabhängig zu sein scheinen, aber daß für gewisse Formen der sogenannten primären Schrumpfniere, also gerade für die arteriolosklerotische Schrumpfniere, der erhöhte Blutdruck eine wesentliche Bedingung ist, ebenso wie für die Arteriolosklerose in anderen Gefäßprovinzen, diese Vorstellung bricht sich immer mehr Bahn als ein bedeutendes Beispiel jener Übergänge von Störung der Funktion bis zum anatomischen Dokument als Folge einer Funktionsstörung. Unser pathogenetisches Denken wird gezwungen, wie es an vielen Beispielen sich dartun läßt, die Pathologie nicht aufzuteilen in zwei Welten der funktionellen und der organischen Erkrankungen.

Daß mit der bewußten Überbetonung der Funktionsstörung das Dogma bekämpft wird, nur das ätiologische Einteilungsprinzip habe für die Klinik Geltung, kann an unseren Beispielen besonders gut widerlegt werden, denn selbstverständlich taucht nun die Frage auf, warum ist die terminale Strombahn verengt, so daß das Herz gegen den erhöhten Widerstand arbeiten muß, seine erhöhte Anspannung zur Eröffnung der Semilunarklappen der Aorta zur Hypertrophie des linken Ventrikels führt, die Aorta stärker geschlängelt und meist etwas dilatiert wird, kurz das Herz sich jenem erhöhten Widerstand in der Peripherie anzupassen hat? Es ist heute schon gesichert, daß eine ganze Reihe von Bedingungen die Enge der terminalen Strombahn herbeiführen, so daß von einer ätiologischen Einheit gar keine Rede sein kann, die Einheit liegt in der Gleichartigkeit der Reaktion, etwa gerade wie beim Entzündungsproblem.

Das geläufigste experimentelle Beispiel, jene generalisierte Enge der terminalen Strombahn uns einleuchtend zu machen, ist die Adrenalininjektion. Wir wissen, daß Adrenalin als das sympathico-mimetische Hormon des Nebennierenmarks an der Peripherie angreift, die Arteriolen zur Kontraktion bringt, das mesenteriale Capillargebiet, das gedrosselt wird, wird blaß, wie man beim Bauchfensterkaninchen sehen kann, der Blutdruck steigt in die Höhe, bei der schnellen oxydativen Zerstörung des Adrenalins sinkt nach 15—20 Minuten der Blutdruck auf die Norm zurück, ja geht oft noch tiefer herunter. Es ist das mehr wie ein Beispiel, gleichartig am Tier und am Menschen hervorzurufen, seitdem an meiner Klinik[1] bewiesen werden konnte, daß bei der akuten Blutdrucksteigerung der PALschen Gefäßkrise des kranken Menschen wirklich Adrenalin in vermehrter Menge im Blute durch Heranziehung der verschiedensten biologischen Tests nachweisbar ist. Es wurde geprüft an der Erweiterung des Froschauges, am LAEWEN-TRENDELENBURGschen Froschpräparat, am Kaninchenohr. Kein Zweifel, daß hier die pressorische Substanz wirklich Adrenalin ist. Ähnlich tritt bei großen Insulindosen als Gegenregulation eine Ausschüttung des Adrenalins in die Blutbahn ein, offenbar final ausgedrückt, um dem gesunkenen Blutzuckerspiegel durch die Adrenalin-Hyperglykämie entgegenzuwirken, entsprechend steigt der Blutdruck an. Weiter sind Blutdrucksteigerungen oft in Form qualvoller Krisen bei den seltenen Tumoren des Nebennierenmarks gefunden; mein früherer Mitarbeiter KALK hat das Krankheitsbild der paroxysmalen Hypertension, wie es charakteristisch ist für die Tumoren des Nebennierenmarks, neuerdings (1934) anschaulich in Erinnerung gebracht an der Hand besonders eines Falles, der 9 Jahre lang sich immer mehr häufende Anfälle von Herzklopfen,

---

[1] BRANDT u. KATZ: Die akuten Gefäßkrisen. Z. klin. Med. Bd. 123, H. 1/2, 1933.

Angstgefühl, Schmerzen hinter dem Brustbein, auch bis in die Extremitäten ausstrahlend, bekam mit Blutdrucksteigerungen bis zu 240 mm Hg, ja sogar über 300 mm Hg. Nach dem Anfall, der nur Minuten dauerte, wurde der Blutdruck wieder normal. So ging es öfters 4—5 Stunden in minutenlangem Wechsel hin und her, die Diagnose wurde am Lebenden gestellt, ein isolierter Tumor des Nebennierenmarks von Mannesfaustgröße gefunden, an dem die Rinde nur eine ganz untergeordnete Rolle spielte und durch die Exstirpation eine vollkommene Heilung erzielt. Eine Reihe ähnlicher Fälle sind klinisch beschrieben, aber die erfolgreiche Operation mit vorausgehender richtiger Diagnose ist wohl vorher nur einmal durch SOURMONDT gelungen, es ist nicht gleichgültig, daß bei manchen Blutdruckkrisen vergrößerte Nebennieren gefunden worden sind. Mein Assistent v. LUCADOU hat sich mit solchen Feststellungen ausführlicher befaßt, wobei keineswegs die Vergrößerung sich immer isoliert nur auf das Mark der Nebenniere bezog, sondern ebensowohl auf die Rinde.

So bestechend es wäre, das Adrenalin als die einzige Ursache für die Enge der terminalen Strombahn für die gesamte Blutdruckkrankheit hinzustellen, was offenbar viele französische Forscher noch tun, eine kritische Forschung kann das nicht als bewiesen ansehen, denn pressorische Substanzen, geschweige denn Adrenalin selbst, sind nicht regelmäßig beim dauernden Hochdruck im Blut zu finden. Auch die Hypothese, daß die Gefäße etwa durch Cholesterin für normale Adrenalinmengen empfindlicher würden, die sich darauf stützt, daß man durch Cholesterinfütterungen beim älteren Tier, nicht aber beim jüngeren, erhebliche dauernde Blutdruckerhöhungen erzielen kann (WESTPHAL[1]), und daß Cholesterinfütterungen andererseits eine Atheromatose beim Kaninchen hervorrufen (SCHMIDTMANN), reicht nicht zum eindeutigen Beweise aus, da bei anderen Erkrankungen mit hohen Cholesterinblutwerten, solchen der Leber und bei den Nephrosen, Blutdruckerhöhung ausbleibt. Trotzdem sind hier wichtigste Hinweise gegeben, denn Fleisch und namentlich Cholesterinfütterung erhöhen beim Kaninchen den Blutdruck. An pressorisch wirkenden Hormonen ist außerdem wohlbekannt die blutdrucksteigernde Substanz des Hypophysenhinterlappens, das Vasopressin, auch dessen Ausschüttung muß analog dem Adrenalin zur Blutdruckerhöhung führen, ebensowenig aber kann auch diese den Blutdruck steigernde Substanz als wesentliche Ursache für die meisten Blutdruckerhöhungen anerkannt werden, auch nicht das pressorische Hormon im Vorderlappen, das offenbar dort in den basophilen Zellen entsteht und für den Morbus Cushing, das basophile Adenom des Vorderlappens, Bedeutung hat. DALE hat in einem kritischen Referat vor dem Deutschen Internistenkongreß 1932 klar und überzeugend es abgelehnt, sowohl das Adrenalin wie das Vasopressin als Hauptursache der Hypertonie aufzufassen. Durch das Krankheitsbild von CUSHING: Fettsucht, Hirsutismus, Polyglobulie und Hypertonus als Folge eines beningnen basophilen Adenoms des Hypophysenvorderlappens ist in der Gegenwart auf ein

[1] WESTPHAL: Z. klin. Med. Bd. 101, H. 5/6, 1925.

pressorisches Hormon aus den basophilen Zellen das Interesse gerichtet, und der Pathologe BERBLINGER findet, auch ohne das von ihm zuerst beschriebene Adenom, die basophilen Zellen des Vorderlappens bei Hypertonikern oft vermehrt, findet freilich die gleiche Vermehrung der Zellen, aber auch ohne Hochdruck. Auch diese dritte hormonale Möglichkeit kann also als zureichende Erklärung nicht gelten, wenn auch die CUSHINGsche Krankheit durch Röntgenbestrahlung des Vorderlappens einige Male geheilt wurde und damit auch der erhöhte Blutdruck verschwand. So wird auch außerhalb des endokrinen Systems nach pressorischen Substanzen weiter gesucht. Die Schule VOLHARDS hat Albumosen und Peptone vermutet, später das Cholin, das eher ein Antagonist zum Adrenalin ist als parasympathico-mimetisches Mittel, am wichtigsten erscheint der Befund aus jüngster Zeit von Thyramin im Blute, weil Thyramin eine Vorstufe des Adrenalins ist und so eine vermehrte Adrenalinproduktion verständlich machen würde, die im Adrenalinspiegel des Blutes nicht unbedingt sich zu dokumentieren braucht, wenn etwa Thyramin im Blut vermehrt wäre und das lokal angreifende Adrenalin erst am Erfolgsorgan, den Arteriolen, entstände und zur Auswirkung käme. Endlich hat man bei den Schrumpfnieren sich immer wieder gefragt, könnten es Retentionsprodukte sein, die bei insuffizienter Ausscheidung pressorisch wirken, können es Nierenzerfallsprodukte sein, das hypothetische Renin, das aus der Schrumpfniere hervorgehend in das Blut übergeht? Schon der Verlauf der Schrumpfniere vollzieht sich nicht in so gleichmäßigem Tempo, daß daraus eine gleichmäßig dosierte Reninabgabe an das Blut zu verstehen wäre, geht doch der Prozeß in Schüben vor sich, so oft durch Aufflackern von Entzündungen bei der malignen Kombinationsform sich äußernd.

Damit sind sicher nicht alle humoralen Möglichkeiten aufgezählt, die chemisch, sei es als Hormone, als Cholesterinderivate oder sonstwie pressorisch, d. h. verengernd auf die terminale Strombahn einwirken, und dennoch sind reale Vorkommnisse genannt, wie das Adrenalin bei der Blutdruckkrise oder beim Nebennierentumor, oder der Morbus Cushing, die die Blutdruckerhöhung für eine Reihe von Kranken mit Sicherheit vollziehen. Schon die humorale Betrachtungsweise zeigt also, daß eine Vielheit chemischer Bedingungen das gleiche Ergebnis für die Pathologie der Funktion zeitigt: Die tonische Enge der präcapillären Strombahn.

Nicht anders steht es, wenn wir uns der neuralen Steuerung der terminalen Strombahn zuwenden:

Es ist kein Zweifel, daß der normale Blutdruck auf ein bestimmtes Niveau für eine optimale Versorgung der Organe einreguliert wird, sinkt in einer Gefäßprovinz, etwa gerade auch in der für die Regulation maßgebendsten, der für die Blutversorgung des Darms und der Baucheingeweide zuständigen, der Druck, indem große Blutmengen etwa für die Verdauungsarbeit zu den Darmgefäßen geschoben werden, so werden andere Provinzen von den Gehirnzentren her dahin gesteuert, daß der Blutdruck auf seinem Niveau verharrt, etwa die Muskulatur, auch die Herzmuskulatur, erhält weniger Blut, auch die Gehirndurchblutung wird geringer, was dann in der Pathologie, also bei mangelhafter Einregulierung sich äußern kann in Angina-pectoris-Zuständen nach großen Mahlzeiten oder vom Gehirn aus als Schläfrigkeit nach Tisch (Mittagsschlaf), oder in leichterer Ermüdbarkeit auf Märschen gerade nach großen Mahlzeiten. Wir beachten nebenher wieder den fließenden Übergang zwischen jener Müdigkeit in bezug auf die Muskelleistung und jener Schläfrigkeit nach Tisch, die beim älteren Menschen noch fast als physiologisch angesehen werden kann, weil er nicht mehr so fein vasomotorisch ausreguliert ist, ähnlich wie maximale sportliche Leistungen schon nach dem 30. Lebensjahr kaum mehr erzielt werden, letztere freilich werden sicher nicht nur von der Durchblutungsleistung abhängig sein. Mag auch bei heißem Wetter oder nach einem heißen Bade der Blutdruck von seiner Norm etwas absinken, in der Regel ist doch die Steuerungstendenz auf das gleiche Niveau gegeben, und es sind Ausdrücke der Gesamtkonstitution vor allem der Erbkonstitution, daß das gesunde Individuum einen etwas verschiedenen Blutdruck besitzt.

Auch *die konstitutionelle Hypotonie* ist für viele Individuen mit keinem Leistungsmangel verbunden, es finden sich unter jugendlichen Hypotonikern sehr zahlreiche Individuen, die jeder körperlichen Strapaze gewachsen sind. Andererseits ist unter den Hypotonikern eine Konstitutionsgruppe festzustellen, bei der sicher der niedrige Blutdruck mit einer Reihe von asthenischen Symptomen verknüpft ist. FRIEDRICH VON MÜLLER kennt diesen Typ sowohl beim hochgewachsenen Astheniker, als gerade auch bei fettsüchtigen Männern mit sexueller Schwäche, allgemeiner Kraftlosigkeit, mit einer ausgesprochenen Psychasthenie, sehr oft auch mit depressiver Stimmung und manchem Mangel an Selbstvertrauen, er kennt bei diesen Hypotonikern Schwankungen der Körpertemperatur, Schweißausbrüche, Schlafstörungen, kalte Hände und Füße, Schwindel, psychisches Versagen, gelegentlich selbst herabgesetzten Grundumsatz. Sein Schüler MARTINI hat sich mit diesem Typ eingehender befaßt, es könnte diese konstitutionelle Hypotonie, bei der es nach meiner Auffassung so nahe liegt, auch an endokrine Züge zu denken (Keimdrüsenhormone), ein Licht werfen auf die konstitutionelle Hypertonie der Jugendlichen, aber nie darf dabei vergessen werden, daß wahrscheinlich im fließenden Übergang auch Hypotoniker körperlich und geistig sehr leistungsfähige Menschen sein können. Die Feststellung eines niedrigen Blutdrucks allein berechtigt uns also noch nicht, ein Individuum in diese Gruppe der Versagenden einzureihen, ja es ist nicht selten, daß im Alter solche Hypotoniker mit leichteren Störungen zu normalem Blutdruck kommen und ihre Neigung zu körperlicher Insuffizienz sich mehr oder weniger ausgleicht. Umgekehrt gibt es sicher konstitutionelle Einregulierungen auch auf 140, selbst 150 mm Hg, die man noch nicht als pathologisch zu buchen braucht, es gibt also hier wie bei der Temperatur des Körpers, wie beim Zuckerniveau und Ähnlichem, keine völlig unverrückbare Normzahl, aber auch für den einzelnen Menschen ein fast konstantes Niveau der Regulation, welches wir allein humoral nicht verstehen können, was aber durch Neuroregulation leichter verständlich ist. Daß diese Neuroregulation pathologisch gestört werden kann, darüber besteht kein Zweifel. FREY, Bern, hat durch Injektion von Phosphorsäure in die Beinmuskulatur des Kaninchens einen Reiz gesetzt, der zur Blutdrucksteigerung führte; wurde der Ischiadikus durchgeschnitten und damit die afferente Bahn eines Reflexes aufgehoben, trat die Blutdrucksteigerung nicht ein. Wir kennen vom Schmerz das gleiche, daß er zu plötzlicher Blutdrucksteigerung führt, und können bei jeder Emotion, die sich im Gesamtorganismus auswirkt, auch beim Schrecken, die Blutdrucksteigerung beobachten; zum Teil liegt hierbei sicher Adrenalinausschüttung vor. Ja die fortlaufenden Blutdruckmessungen zeigen uns, wie selbst kleine geistige Aufgaben, geistige Konzentrationen sofort von Blutdruckanstiegen gefolgt sind. Mag für den großen Affekt, auch für den Schmerz, sich das vegetative Nervensystem humoraler Mittel bedienen, der Sympathicus der Ausschüttung von Adrenalin und so neurohumoral die Blutdrucksteigerung durch Einengung des präcapillaren Gesamtquerschnitts bewirken, für jene geringen Steigerungen wird die vermehrte tonische neuromuskuläre Innervation ohne Heranziehung von chemischen Wirkstoffen bewerkstelligt werden. Es ist vom jüngeren MONAKOW bei FRIEDRICH VON MÜLLER studiert, daß bei Enge der harnabführenden Wege, einer Striktur der Urethra, einer stenosierenden Prostatahypertrophie, der Blutdruck reflektorisch ansteigt, ja seither ist es jedem Urologen geläufig, daß es bis zur Harnretention mit urämischen Erscheinungen kommen kann; wird die Stenose beseitigt, etwa auch nur durch einen Dauerkatheter, sinkt der Blutdruck ab, die im Blut retinierten Harnsubstanzen werden wieder eliminiert, das urämische Bild verschwindet. Ähnliches konnte FULL[1] an meiner Frankfurter Klinik für Tabiker beobachten mit einer Retentio urinae, die durch Verlust der Tiefensensibilität vom Kranken nicht empfunden wurde, ein sicherer Beweis, daß hier ein Reflexmechanismus vorliegt, der nicht etwa nur durch Schmerz ausgelöst werden muß. Mir scheinen übrigens diese groben Stenosen eine sehr beachtenswerte Analogie zu bieten für die multiplen mikroskopischen Stenosen innerhalb des Nierengewebes, für die vielleicht ebenfalls neuroregulatorisch der Blutdruck auf ein höheres Niveau gesteuert wird (Polyurie, Nykturie, Isosthenurie), als Ausgleich oder Ausdruck einer beschränkten, noch kompensierten Nierenfunktion. Unter solchem Gesichtspunkt erscheint aber jene terminale Strombahn im Ganzen als das Erfolgsorgan für die Neuroregulation des Blutdruckes überhaupt, ähnlich wie etwa die Thermoregulation des Warmblüters als Erfolgsorgan die Haut besitzt für wechselnde Wärmeabgabe durch Leitung und Strahlung und die Schweißdrüsen für die wärmeentziehende Wasserverdampfung auf der Haut. Wie die Wärmeregulation neben den peripheren Erfolgsorganen humorale Mittel besitzt, um für die chemische Wärmeregulation eine Steigerung der oxydativen Verbrennung hervorzubringen, z. B. durch stärkere Ausschüttung des Schilddrüsensekretes in Kombination mit Adrenalinausschüttung, so bedient sich die Blutdruckregulation nicht nur der terminalen Strombahn, um den Blutdruck

---

[1] FULL: Berl. klin. Wschr. 1920, Nr. 48.

zu steigern oder zu senken oder die einzelnen Gefäßprovinzen kompensierend gegeneinander auszuspielen, damit der Blutdruck für gewöhnlich auf gleicher Höhe verharrt, sondern die Neuroregulation hat in ihren efferenten Impulsen zentrifugale Möglichkeiten, nicht nur unmittelbar neuromuskulär am peripheren Drosselungsmechanismus für die Blutdruckregulierung anzugreifen, sondern sie vermag auch humorale Methoden durch pressorische Hormone heranzuziehen da, wo sie energischer eingreifen muß, wir denken an die drei hormonalen Wirkstoffe, die oben besprochen wurden, die Produkte von Nebennierenmark, vom Hinterlappen und vom Vorderlappen der Hypophyse. Nur wenn wir uns klar machen, daß der normale Blutdruck wie seine normalen geringen Schwankungen je nach den Erfordernissen der Umwelt und der Innenwelt ständig neural und sehr oft auch neurohumoral einreguliert sind, daß also schon im Physiologischen das Pathologische präformiert, nur mit viel geringeren Exkursionsschwankungen als notwendig vorhanden besteht, werden wir Verständnis gewinnen für jene pathologischen Zustände, die zum Teil noch als eine Regulierung auf ein höheres Niveau vorstellbar sind, soweit sie damit einen irgendwie günstigen Ausgleich schaffen. Falls sie sich aber nur noch ungünstig auswirken, werden wir sie nicht mehr als Regulierungen bezeichnen dürfen, sondern als Disharmonien in einem regulatorischen Geschehen, als ausfahrend, als über ein Ziel hinausschießend, ähnlich wie wir beim Verdauungsrohr und bei den extrahepathischen Gallenwegen von Dyskinesien sprachen. Man sieht, wir müssen zum Begreifen die finale Betrachtungsweise, die auf ein Ziel gerichtete Regulation des Gesamtorganismus heranziehen, dieses Ziel (Telos) kann auch für pathologische Umstände noch regulierend „kompensierend“ bestehen, oder es wird gründlich verfehlt. Das Problem ist verwandt mit jenem, wann ein Fieber Heilfieber sei, wann es nur noch Teil ist eines krankhaften schädigenden Geschehens, oder es ist verwandt mit der Einregulierung des Blutzuckers auf ein bestimmtes Niveau und dem Problem, wie weit ein erhöhter Blutzucker für die Zellen des Diabetikers noch einen nützlichen Ausgleich darstellt, indem mehr Zucker der diabetischen Zelle zugänglich wird, jene Vorstellung von STAUB, Basel, die praktisch in die Therapie des Diabetes hineinreicht. So ist auch sehr wohl der Standpunkt final vertretbar, d. h. wenn wir nicht nur kausal, sondern auch teleologisch den Organismus betrachten, daß gegenüber einer Stenose in den Harnwegen, selbst einer intrarenalen, wie bei der Schrumpfniere der Organismus auf ein höheres Blutdruckniveau hinaufreagiert, um doch noch genügend Stoffwechselschlacken aus der gesperrten Niere herauszuwerfen, und es wäre ebenso vertretbar, daß, wenn in anderen beschränkten Gefäßprovinzen Arteriolosklerose entstanden ist und damit die Gefahr besteht, daß eine ausreichende Blutversorgung dort nicht mehr möglich ist, die Einregulierung auf ein höheres Blutdruckniveau diese Gewebe vor Erstickung schützt. Wir denken vor allem an das Gehirn, dort wo vasomotorisch reguliert wird, und eine ausreichende Durchblutung auch bei sklerotischen Arteriolen erforderlich ist, um die gesamte Kreislaufleistung aufrechtzuerhalten. Das gesamte Hochdruckproblem aber so final erklären zu wollen, ist schon deshalb unmöglich, weil beim essentiellen Hypertoniker die

Herabsetzung des Hochdrucks, so begrenzt sie auch gelingt, nicht zu einer Katastrophe führt, sondern in der Regel zu einer Verbesserung der Gesamtsituation, während freilich bei der Schrumpfniere das Absinken des fixierten Hochdruckes, das bei Erlahmen der Kraft des linken Ventrikels gar nichts so Seltenes ist, sehr oft von urämischen Erscheinungen gefolgt ist, so daß der kardiovasculären Insuffizienz dann die renale Insuffizienz auf dem Fuße folgt. Für viele Schrumpfnierenkranke ist also der Gesichtspunkt richtig, daß der Hochdruck, der an sich immer pathologisch ist, doch einen günstigen Ausgleich schafft, er ist Voraussetzung für die erhöhte Diurese, wenn der Zustand der Hyposthenurie besteht, so daß nur mittels großer Wassermengen die harnfähigen Substanzen ausgeschieden werden können. Wenn wir also für die Schrumpfniere jenes Verhalten im Gesamtquerschnitt der terminalen Strombahn teleologisch als einen günstigen Ausgleich ansehen dürfen, so werden wir das für die essentielle Hypertonie nach unserem bisherigen Wissen nicht als Erklärung heranziehen und müssen uns außerdem bei jeder solchen teleologischen Erklärung bewußt bleiben, daß die naturwissenschaftlich kausale daneben zu fordern ist für ein wirkliches Verstehen des Vorgangens. Wir sehen also manchmal ein, speziell für den Schrumpfnierenkranken, daß sein hoher Blutdruck einen notwendigen und günstigen Ausgleich schafft, wir wissen aber bei dieser Regulation ebensowenig oder ebensogut, mit welcher Methodik unter Vermittlung von Reflexen mit und ohne humorale Maßnahmen der Organismus die Steuerung auf das erhöhte Blutdruckniveau vornimmt. Gerade deshalb besteht ja das immerwährende Suchen nach dem Renin und anderen pressorischen Substanzen, auch gerade den hormonalen. Aber selbst wenn wir sie einwandfrei gefunden hätten, blieben sie immer nur die methodischen Mittel, mit denen die Hochdrucksteuerung vorgenommen wird, auch die kausale Betrachtungsweise würde kaum befriedigen, wenn die finale nicht für diejenige Gruppe dazu käme, bei denen wir Günstiges für den Gesamtorganismus im Hochdruck erkennen.

Ich wäre also falsch verstanden, wenn ich hier die These aufstellen wollte, jeder erhöhte Blutdruck sei nützlich, für den sogenannten roten Hochdruckler scheint es der Gegenwart wohl immer ein Schaden zu sein, und wenn man mit VOLHARD einen fließenden Übergang sieht vom essentiellen Hochdruck zur Schrumpfniere, zum weißen Blutdruckler, darf man auch nicht einmal behaupten, daß zu jeder beginnenden Schrumpfniere, auch nicht zur sekundären glumerulonephritischen, der erhöhte Blutdruck als glückliche Regulation gehört.

VOLHARD meint, daß der rote Blutdruckler sowohl eine Sklerose vieler Arteriolen habe außerhalb des Nierengebietes, wie eine zentral-neurale Beeinflussung, die zur tonischen Enge auch der nicht sklerotischen Arteriolen führe. Damit ist klar, daß auch er die zentral-neurale Steuerung für das Wesentliche beim essentiellen Hochdruck hält, denn auch er betont, daß die Arteriolosklerose keineswegs so ausgedehnt ist, daß aus ihr der erhöhte periphere Widerstand erklärt werden könne. Beim blassen Hochdruck bestehen für ihn die humoralen Momente im Vordergrund, wobei er zuzeiten mehr an das Renin, dann an andere von der Niere ausgehende pressorische Substanzen oder retinierte Stoffe gedacht hat, aber auch gleichzeitig die hypophysären Substanzen nachdrücklich beachtet hat.

Wir müssen um des Fortschritts der Wissenschaft willen, rücksichtslos gegen uns selbst, das gerade bekennen, was wir nicht, noch nicht wissen, und so ist auszusagen, daß gesichert nur das Eine bleibt: die funktionelle hypertonische Enge der terminalen Strombahn, mag dabei auch eine Minorität von Gewebsprovinzen arteriolosklerotisch verändert sein. Ist das an der Niere der Fall, so mag diese Arteriolosklerose der Nierenarteriolen als Folge des Hypertonus gedacht werden, schon das ist aber nur wahrscheinlich und nicht sicher. Kein Zweifel ferner, daß die cerebralen Steuerungsstellen — es handelt sich dabei nicht um ein pressorisches Zentrum, sondern der vasomotorischen Schaltstellen sind offenbar viele, auch weit höher wie in der Medulla oblongata gelegene — sich so verhalten, daß sie die Enge der terminalen Strombahn hervorrufen, sie können das durch zentrifugale Impulse, im Sympathicus verlaufend, durch unmittelbare Erregung des peripheren Erfolgsorgans der Präkapillaren bewirken, sie können es auch durch Heranziehung hormonaler Stoffe, die zum Sympathicus gehören, wie das Adrenalin. Zu dieser zentrifugalen Erregung werden zentripetale Impulse gehören, die zum kleineren Teil bekannt, etwa in jenen Beispielen der Enge der Harnwege oder in jenen Experimenten von FREY demonstriert sind. Wieweit diese Einstellungen für den Organismus nützliche oder ungünstige Maßregeln sind, bleibt unklar, für eine große Gruppe von Schrumpfnieren scheint ein Vorgehen der Organisation vorzuliegen, das einen Ausgleich also eine Kompensation schafft. Dagegen liegt für den essentiellen Hochdruck kaum eine günstige Maßregel vor, das beweisen vereinzelte Fälle, wo nach einem Hirntrauma, einer Apoplexie oder auch Fälle, wo nach einem hochfieberhaften Zustand ein lange bestehender Hochdruck für dauernd verschwunden ist, keineswegs zum Schaden, sondern mit Wohlbefinden des Kranken.

Wir kommen ebensowenig wie bei der Erklärung des Fiebers bei der Tatsache des Blutzuckerniveaus und so vieler anderer Einregulierungen um die beherrschende Tatsache herum, daß die Steuerung auf ein erhöhtes Niveau *eine zentrale cerebrale Funktion ist,* mindestens für die Mehrzahl der Kranken mit erhöhtem Blutdruck.

Schon seit langem — ich zitiere hier meinen Schüler KAUFFMANN[1] — haben ja zahlreiche Autoren einer zentralen Genese des essentiellen Hochdrucks zugeneigt, von der psychischen, bezüglich situationsbedingten Blutdrucksteigerung abgesehen, kennt man das Auftreten einer Hypertension nach einer Encephalitis, nach einer Hirnblutung, auch bei Lues cerebrospinalis, letztere auf antiluetische Behandlung verschwindend. Die Blutdruckerhöhung bei Kohlenoxydvergiftung ist sicher zentralen Ursprungs, wohl auf O_2-Mangel der vasomotorischen Zentren, vielleicht des Linsenkerns zu beziehen, es sind auch Blutdrucksteigerungen bei Poliomyelitis beschrieben. Es gibt ferner Blutdruckerhöhungen in bestimmten Phasen

[1] KAUFFMANN, FR.: Kreislauf und Nervensystem. Verh. dtsch. Ges. Kreislaufforschg VI. Tg. Dresden: Steinkopff 1933.

der Sensibilisierung, etwa mit Rinderserum bei Kaninchen, die am 12. bis 14. Tag auftreten, ähnlich wie der Blutdruck bei Scharlach, bei dem keineswegs immer eine Nephritis vorliegt. Am wichtigsten sind vielleicht die Feststellungen von RAAB, der zahlreiche Fälle von Hochdruck mit sklerotischen Gefäßveränderungen in der Nähe der Hirnbasis und der Medulla oblongata feststellte, und diese werden auf Ischämie im Vasomotorenzentrum zurückgeführt. RAAB selbst denkt mehr an eine funktionelle Vasokonstriktion im Gebiet des Vasomotorenzentrums der Medulla oblongata, er findet eine erhöhte arteriovenöse Differenz in der O_2-Sättigung des arteriellen und venösen Hirnblutes. Bei der essentiellen Hypertension soll die CO_2-Spannung infolge der Ischämie der überempfindlichen Zentren dauernd zu wesentlich stärkeren Konstriktionsimpulsen führen. KAUFFMANN hält mit Recht diese Hypothese von RAAB für nicht wahrscheinlich, sind die Ergebnisse doch meist an älteren und vor allen Dingen dekompensierten Hypertonikern gewonnen, vor allen Dingen meint KAUFFMANN, daß, wenn die Blutdruckerhöhung auf einer Vasokonstriktion in den Zentren beruhte, rhythmische Druckschwankungen auftreten müssen. Leider ist ja auch die Vorstellung, daß etwa Entlastungsreflexe nicht funktionierten, daß also eine funktionelle Ausschaltung der Blutdruckzügler den essentiellen Hochdruck erklären können, nicht zu halten. Die paradoxe Gefäßreaktion, die wir auf Abschnürung etwa am Arm beobachten können (WESTPHAL), die inverse Gefäßwirkung auf Wärme, sie alle geben wohl Anhaltspunkte, aber keine befriedigende Erklärung für den Hochdruck und stützen nicht ausreichend namentlich den fixierten essentiellen Hochdruck als Ausdruck einer veränderten Funktion der Zentren. Trotzdem kommen wir, gerade wenn wir das Problem noch so sehr nach allen Seiten durchdiskutiert haben, zu der Schlußfolgerung, daß am wahrscheinlichsten doch eine *zentrale Steuerung auf ein höheres Niveau der Grund ist für die Enge der terminalen Strombahn.* Ist doch in der Regel das Minutenvolumen des Herzens nicht erhöht, so daß von hier aus wohl für einzelne Situationen wie maximale Arbeitsleistung, Hyperthyreose Aorteninsuffizienz, — aber nicht für die häufigste Dauersituation des erhöhten Blutdrucks, etwa Mehrleistung des Motors bei unveränderter terminaler Strombahn, anzunehmen ist.

Selbst beim riesigen Tumor des Nebennierenmarks war der Blutdruck nicht dauernd erhöht, so sehr sich die Blutdruckkrisen bedrohlich häuften, auch hier bedarf es noch der Auffassung, daß die Ausschüttung auf neuralem Wege zustande kommt, während das Erfolgsorgan, die terminale Strombahn allerdings hierbei unmittelbar chemisch getroffen wird. Die innige neurohumorale Verflechtung in den Regulationsvorgängen ist uns für zahlreiche biologische Vorgänge ganz geläufig, sie gilt auch für die Blutdruckkrankheit, und dennoch klafft für unser Verstehen gerade beim essentiellen Hochdruck eine gewaltige Lücke. Was veranlaßt es denn, wenn wir einen solchen Blutdruckkranken durch lange Jahre verfolgen, daß zuerst oft scheinbar emotionell nur vereinzelte Blutdruckkrisen auftreten, diese sich dann häufen, später zwischen den Krisen der Druck nicht mehr zur Norm absinkt, ein intermittierender Hochdruck mit ständigen Schwankungen und häufig großen Beschwerden sich einstellt, und endlich der fixierte Hochdruck da ist, oft unter Nachlaß der Beschwerde, weil das Herz sich dem dauernd erhöhten Widerstand angepaßt hat, bei diesem fixierten Hochdruck kann eine Schrumpfniere in Erscheinung treten, aber das muß keineswegs der Fall sein. Immer wieder sind wir versucht, an hormonale Einflüsse zu denken, da ja für den Anfang solcher Entwicklungsformen es bei den PALschen Krisen bewiesen ist, ebenso für den Nebennierentumor, daß vermehrte Adrenalinausschüttung die Blutdrucksteigerung bewirkt. Aber warum finden sich später auch beim starr fixierten Blutdruck nicht vermehrte Adrenalinsubstanzen? Wodurch werden die regulatorischen Zentren veranlaßt, nun dauernd vermehrte zentrifugale Impulse der terminalen Strombahn zuzusenden. Sind die Zentren empfindlicher geworden gegen die CO_2 des Blutes, von der wir wissen, daß sie die cerebralen Stellen reizt, beruht die Empfindlichkeit auf jenen pressorischen Hormonen der Hypophyse, etwa gerade des basophilen Teils des Vorderlappens, die etwa durch das Infudikulum ihre Stoffe direkt unter Umgehung des Blutes an die Zentren heranschicken könnten, denn es wird ja einen Sinn haben, daß die Hypophyse eben der „Hirnanhang" ist und deshalb ihre Wirkstoffe unmittelbar und nicht nur durch den Mittler des Blutes den Zentren zuschicken kann. So sind Anhaltspunkte gegeben, offene Probleme durch weitere Forschung zu schließen, aber es fehlen entscheidende Feststellungen, die von größter Tragweite sein würden, steht doch der erhöhte Blutdruck nicht nur in einer genetischen Beziehung zur Schrumpfniere und zu sonstiger Arteriolosklerose, sondern er liefert das größte Kontingent für die kardio-vasculäre Dekompensation, für die Herzinsuffizienz, und sowohl die Durchblutungsstörung des Herzmuskels, die sich als Angina pectoris manifestiert, als jene, die sowohl den apoplektischen Insult mit der Haemorrhagia cerebri auslöst, kommen am häufigsten zustande bei erhöhtem Blutdruck. Er ist hierbei nicht obligate Bedingung, aber ohne Frage wirkt die Hypertension als ein erheblich förderndes Moment dahin, daß diese Erkrankungen so oft entstehen, zugleich als die drei ganz häufigen Todesursachen des Menschen, Versagen des Herzens, Tod an Angina pectoris und an Hirnblutung.

Das gerade ist der Grund, weshalb breit und nachdrücklich die funktionelle Pathologie des Hochdrucks nach dem derzeitigen Stande des Wissens entwickelt werden muß, gerade damit die aufgezeigten großen Lücken für das Verstehen sich schließen, um eine breitere Möglichkeit zu schaffen zum Kampf gegen diese Erkrankung. Daß die starke Betonung des Neuroregulatorischen nicht dazu führen darf, das Chemische bis in den Stoffwechsel hinein zu vernachlässigen, dafür noch ein betonter Hinweis. Die „geographische Pathologie" muß erschließen, ob wirklich der Hochdruck bei vorwiegend vegetarisch lebenden Völkern eine weit größere Seltenheit ist, wie oft berichtet wurde. Dazu stimmt, daß WEITZ bei vegetarisch lebenden Mönchen den erhöhten Blutdruck vermißt hat, aber diese haben zum Teil Schweigegebot, sind also auch sonst besonders ausgeschaltet. An die problematische Beziehung zum Cholesterin, die durch Experimente gestützt ist, die nur beim älteren Tiere positiv ausfallen, sei nochmals erinnert und endlich an den Begriff der klimakterischen Hypertonie, deren Anfänge freilich oft schon vor die eigentliche Klimax reichen. Daß erbbiologisch große Unterschiede bestehen in bezug auf die hereditäre Belastung zum Hochdruck, erschwert jene Beurteilung auch für die geographische Pathologie von Volksstämmen, und ob der Fleischgenuß, wenn er wirklich ein schädigender Anlaß sein sollte, auf dem Eiweiß beruht oder auf dem tierischen Fett, ist noch nicht zu sagen. Schon werden Eier wegen ihres Cholesterinreichtums dem Blutdruckler verboten, und in Frankreich wird mindestens die solvente Praxis mit den Cholesterinwerten im Blute geängstigt, ohne daß eine Cholesterinbilanz auch nur festzustellen versucht wird, dadurch wird die Furcht vor Blutdruckerhöhung und Arteriosklerose geradezu kultiviert. Ich habe nie gesehen, daß beachtet wurde, wieviel Cholesterinnahrung der Kranke genommen hatte, ehe die Bestimmung im Blute erfolgte. Daß solche Bestimmungen, auch wenn Cholesterin und Cholesterinester getrennt bestimmt werden, gar keinen Sinn haben als den, den Kranken an den Arzt zu fesseln, muß einmal nachdrücklich betont werden. Es fängt die Modefurcht vor den Cholesterinwerten im Blute auch schon bei unseren Kranken in Deutschland an, und nicht einmal für eine Lebererkrankung kommen wir zu einer besseren Beurteilung, wenn wir uns mit jenen Bestimmungen plagen, wie STROEBE[1] es an meiner Klinik auf breiter Basis und mit sorgfältiger Methodik lange getan hat.

Zum Schluß wollen wir nochmals fragen, ist denn wirklich der erhöhte Blutdruck durch das eine Kriterium der terminalen Stromenge zusammengehalten? Daß das heute auch für die akute Glumerulonephritis gilt, wird allgemein zugegeben, sowohl von denen, die auch hier Arteriolendrosselung annehmen (VOLHARD), als von jenen, die eine stenosierende Capillarquellung als wesentlich ansehen. Da aber die Capillaren in ihrer Summe dem Blute eine enorm viel breitere Strombahn als die Präcapillaren zur Verfügung stellen, so daß hinter der Stelle des Drosselungsmechanismus den Präcapillaren die Strömungsgeschwindigkeit zum Zwecke des Stoffaustausches mit den Geweben bedeutend herabgesetzt ist, kann man einen Widerstand in den Capillaren kaum anerkennen, aus welchem Grunde auch, wie oben ausgeführt wurde, Kontraktionsenge in Venolen und Venen sich nicht als Widerstand für den arteriellen Teil des Kreislaufes und damit für den linken Ventrikel auswirken können.

Kann aber nicht vom Herzen selbst, wenn in der Peripherie sich nichts ändert, in bezug auf die Weite des terminalen Querschnitts doch ein erhöhter Blutdruck zustande kommen? Wir erinnern uns an die hohen Werte für den Maximumdruck bei der Aortenklappeninsuffizienz, die bestimmt davon herrühren, daß ein größeres Schlagvolumen in den Windkessel der Aorta hinausgeworfen wird, und ähnlich ist es vorstellbar, daß zu große Schlagvolumina bei hohem Minutenvolumen und erhöhter Strömungsbeschleunigung zu einer stärkeren Spannung der Arterien führen. So beschrieb F. KAUFFMANN[2] einen Kranken, bei dem

---

[1] STROEBE: Verh. d. dtsch. Ges. inn. Med. Wiesbaden 1935.

[2] F. KAUFFMANN: Z. exp. Med., H. 42/43, 1924; Z. klin. Med. Bd. 100, H. 3/4, 1924.

der Blutdruck während des Herzklopfens von 124 auf 155 mm Hg hinauf ging. Bei jeder unregelmäßigen Herzaktion sehen wir, wie das größere Schlagvolumen eines Einzelschlages, etwa nach einer kompensatorischen Pause infolge einer Extrasystole, einen höheren Blutdruck für den Einzelschlag bewirkt, und bei der Arrythmia absoluta ist jeder Schlag fast von einer verschiedenen Gefäßspannung, also von einem verschiedenen Blutdruck gefolgt. Wenn Blutdrucksteigerung im heißen Bade eintritt, obwohl die Hautgefäße sich erweitern, beruht das nach MUELLER und VEIEL auf einer enormen Vermehrung von Schlag- und Minutenvolumen, ist also auch eine kardiale Hypertonie.

Erkennt die Klinik durchgehend an, daß ein Sinken des Blutdrucks sehr wohl auf eine Leistungsunfähigkeit des Herzens zurückzuführen ist, so wird man auch das umgekehrte Verhalten nicht leugnen können. Für gewöhnlich wird bei einer Tachykardie das Volumen des Einzelschlages so herabgesetzt, daß das Minutenvolumen nicht steigt, aber besonders beim Basedow sieht man, entgegen der Angabe der Lehrbücher, nicht allzu selten dauernde Blutdruckerhöhungen, die ich als vorwiegend kardial auffassen möchte, wegen der oft erheblich gesteigerten Minutenvolumina bei beschleunigtem Blutumlauf.

Von Bedeutung ist auch, worauf EPPINGER zuerst hinwies, daß CO_2-Stauung im Blute, verminderte Abrauchung von CO_2 durch die Lunge zur Erhöhung des Schlag- und Minutenvolumens und auch damit des Blutdrucks führen. Daß hierbei auch die Zentren, welche den Blutdruck regulieren, mitspielen müssen, ist oben erörtert. Nicht selten verschwindet solcher Stauungshochdruck durch Digitalistherapie. Das Vorurteil ist kaum auszurotten, daß bei erhöhtem Blutdruck Digitalis deshalb schädlich sei, weil ein sinkender Druck durch Digitalisierung gehoben wird. Wer nicht memoriert, sondern über die Leistungsstörungen nachdenkt, wird verstehen, wie oft der Dekompensierte mit erhöhtem Blutdruck hereinkommt und nach Wiederherstellung der Kompensation, etwa durch Digitalisierung, einen normalen Blutdruck wieder erhalten hat. CO_2-Atmung steigert die Zirkulationsgröße nicht nur durch Zunahme des venösen Rückflusses, sondern auch durch Einfluß auf das Herz selbst. Dennoch kann man darüber streiten, ob die erhöhten Minutenvolumina des Herzens eine dauernde Blutdruckerhöhung verständlich machen, ob es also neben der Enge der terminalen Strombahn häufiger eine echte kardiale Blutdruckerhöhung gibt, denn meist wird die gesamte Kreislaufregulation durch Weitung der terminalen Strombahn sich der erhöhten ausgeworfenen Blutmenge anpassen, so daß ja auch die echte Plethora in der Regel nicht mit einem Hypertonus verläuft, weil in der Gesamtheit aller Gefäße für die verschiedensten Blutmengen Platz ist. Sinkt doch auch nach einem großen Aderlaß der Blutdruck meist nur für ganz kurze Zeit, Flüssigkeitsverschiebungen in die Blutbahn hinein sorgen freilich mit für den Ausgleich, und umgekehrt treibt nicht einmal das Trinken enormer Flüssigkeitsmengen beim Diabetes insipidus den Blutdruck in die Höhe.

Endlich ist auch die Viscosität des Blutes, die ja eine vermehrte Reibung beim Strömen des Blutes bedingt, für die Erklärung des erhöhten Blutdrucks herangezogen worden, sie ist sicher erhöht bei Leukämien und bei Polyglobulie. Leukämien zeigen aber keine Blutdruckerhöhung, und wenn Polyglobulie mit Blutdruckerhöhung verläuft, wird noch eher die Plethora, die sich mit ihr oft kombiniert, als die Viscosität zu beschuldigen sein, denn die vermehrte Reibung spielt, wie von Durig ausgeführt hat, nur eine ganz untergeordnete Rolle. Wieviel wesentlicher eine Enge im Gesamtquerschnitt ist, darauf weise ich zum Schluß noch nachdrücklich auf das hin, was in der Physik die Formel von Poiseulle besagt, nämlich, daß bei gleichem Druck durch eine halb so weite Röhre nur ein Sechszehntel des Stromvolumens hindurchfließen kann, daß also der Radius des Rohres in der vierten Potenz figuriert, während die übrigen Faktoren, wie etwa eine veränderte Viscosität, nur als einfache Größe auftreten.

Nach allem Ausgeführten ist es unbestreitbar, daß die Auffassung des Physiologen von Durig, Wien, die er in seinem Referat vor dem Deutschen Internistenkongreß 1923 entwickelt hat, noch heute zu Recht besteht, nämlich, daß *eine anhaltende Blutdrucksteigerung nur erklärt werden kann durch eine tonische Enge der Arteriolen ausgedehnter Körperbezirke, ja fast aller Arteriolen.*

Fast schien es, daß ein Dauerhochdruck im Tierexperiment zu erzielen sei, wenn der Nervus drepressor durchschnitten war und so jener Reflex vom Sinus der Carotis nicht ausgelöst werden konnte, der bekanntlich bei Steigerung des Innendrucks der Carotis durch jenen Nerven eine regulierende Blutdrucksenkung hervorbringt. So wichtig dieses Beispiel dafür ist, daß rezeptorische Felder, wohl auch noch an anderen Stellen, Blutdrucksteigerungen, wohl auch Blutdrucksenkungen entgegenwirken als zentripetale Impulse zu den blutdruckregulierenden Schaltstellen des Gehirns, die Depressordurchschneidung der Versuchstiere hat keinen Dauerhochdruck hervorgerufen. War es von vornherein auffallend, daß die Kaninchen keine Herzhypertrophie bekamen, so weiß man heute, daß der Verlust der „Blutdruckzügler", wie Hering sie genannt hat, nicht zum Hochdruck des Tieres führt, nur während der Messung entstand durch Erregung der Tiere eine vorübergehende Blutdrucksteigerung.

Die Vorstellung endlich, es könne beim Hypertoniker an depressorischen Substanzen fehlen, die Dale diskutiert und abgelehnt hatte, Substanzen, wie wir sie etwa im Acethylcholin, Histamin und Adenosin kennen, und von denen sicher noch mehrere Ähnliches bewirken können, hat eine festere Stütze nicht erhalten. Wohl aber ist festgestellt, daß durch mechanische Verstopfung von ausgedehnten Arteriolengebieten im Hirn eine länger anhaltende Blutdrucksteigerung im Tierexperiment hervorgerufen werden kann, man spricht vom Caolinhochdruck. Diese Versuche weisen nur wieder auf die wesentliche Rolle hin, die die zentralen Schaltungen des Gehirns bei der Einregulierung des Blutdruckes spielen. Diese zu beeinflussen, ihre Erregbarkeit zu dämpfen, erscheint vorläufig als die wichtigste therapeutische Aufgabe beim essentiellen Hypertonus, solange wir die Gründe dieser veränderten zentralen Schaltung mit dem verengten Erfolgsorgan der Peripherie nicht tiefer durchschauen. Die Hypertonie des alten Menschen ist aber doch etwas so häufiges, wenn auch keineswegs regelmäßiges, daß immer wieder der Gedanke aufkommt, sie habe, wenn auch nicht mit der Sklerose der großen Gefäße, so doch wenigstens mit der Arteriolosklerose etwas zu tun. Nun ist diese in den Hirnzentren (ich denke nicht wie RAAB an die Medulla), die der vasomotorischen Regulation dienen, also dem Mittel- und Zwischenhirn, in der Tat sehr verbreitet. Wir erwähnten schon als Experiment den Koalinhochdruck, also das Entstehen eines Hypertonus, wenn man künstlich beim Tiere durch Koalineinspritzungen einen großen Teil der Arteriolen verstopft. Daraus darf man schließen, daß eine sklerotische Verengerung dieser begrenzten terminalen arteriellen Gefäßgebiete entweder kompensiert wird durch Einstellung auf ein höheres Blutdruckniveau oder was zusammenhängen kann, daß die Enge in diesen Gefäßgebieten, also eine schlechtere Blutversorgung, die automatische Regulation auf ein höheres Blutdruckniveau bewirkt durch CO_2-Überladung. Wir würden dann für den Altershochdruck verstehen, daß er im Sinn einer notwendig veränderten Regulation doch Ausdruck ist einer Arteriolosklerose der Vasomotorenzentren. Freilich darf hierbei nicht vergessen werden, daß ein vorübergehender intermittierender Hochdruck schon so oft in jüngeren Jahren da ist und daß jedenfalls der relativ seltene erhöhte Blutdruck der Jugendlichen so nicht erklärt werden kann. Immer wieder legt es hier die Klinik nahe, an endokrine Störungen zu denken, die freilich keineswegs regelmäßig den Hypertonus der Jugendlichen zur Folge haben.

Mannigfache Gründe mögen also das pathologische Verhalten auslösen, von einer einheitlichen Ätiologie ist noch keine Rede. Eine „Krankheit" ist, wie so oft, nicht zusammengehalten durch die Ätiologie, sondern durch ein Funktionsverhalten. Mir gilt die „Blutdruckkrankheit" als Fiktion eines einheitlichen Verhaltens, die pathogenetisch fruchtbar ist und weitere Problemstellungen offen läßt, sie darf keinen Arzt hindern weiter zu fragen und damit zu differenzieren, liegt eine Schrumpfniere vor oder ein essentieller Hypertonus, besteht eine PALsche Gefäßkrise oder gar der seltene Fall eines Tumors des Nebennierenmarks?

Ich umgreife also mit der Fiktion eines Krankseins eine einheitliche, abweichende Funktion, die Enge der präcapillaren Strombahn solchen Grades, daß der Gesamtquerschnitt dieses wichtigsten Kreislaufregulators eng ist, nicht aber darf durch solchen Krankheitsbegriff irgendeine Hemmung entstehen, das Kranksein diagnostisch zu erschließen, was sich hinter dem Blutdruck, etwa durch eine Schrumpfniere, verbirgt, nur ist die Schrumpfniere an sich nicht zureichender Grund zur Blutdruckerhöhung. Weil das vergessen worden ist und noch ständig vergessen wird, bedarf es jenes funktionalen Zusammenschlusses, zur Fiktion einer Krankheit. Was auch dagegen eingewandt werden mag, ich stelle die Gegenfrage, ob der Kliniker eine Definition für den Begriff „Krankheit" überhaupt besitzt, die für alle Krankheiten oder gar für alle Kranken eine erschöpfende Definition darstellt? Wir wissen alle, wenn wir aufrichtig und kritisch sind, daß dem nicht so ist.

Wenn wir behaupten, daß für die Diagnostik des Hypertonus die *Anamnese* noch wichtiger ist als die Blutdruckmessung, daß jene führen muß, während diese nur bestätigt, so wiederholt sich auch hier der allgemein nosologische Standpunkt, den wir so vielfach zu entwickeln hatten, daß die larvierten, latenten Krankheiten weit häufiger sind als die schweren ausgesprochenen Krankheitsbilder.

Wer auf einer Krankenstation sich gewöhnt hat, nur vormittags Blutdruckmessungen vorzunehmen, wird wohl mehr als die Hälfte der Hypertoniker übersehen, ebenso wer beim 50jährigen Menschen einen Maximumwert von 150 oder beim älteren von 160 mm Hg immer für normal hält. Wenn der Kranke früher ein Hypotoniker war, kann solcher Wert schon eine erhebliche Steigerung sein.

Man glaube ja nicht, daß nur in dem differentiell-diagnostisch so schwierigen Gebiet der Erkrankungen des Oberbauchs die Anamnese führend ist, bei den Krankheiten des kardio-vasculären Systems ist sie es erst recht. Die Beschwerde allein kann ebenso Anlaß sein, die Blutdruckfunktion als pathologisch zu erkennen, etwa wenn ein heißes Bad, ein überwärmtes Zimmer schlecht vertragen werden. Dann wird man Hypertonien, meist essentieller Art, in Frühstadien erkennen, in denen verschiedenste therapeutische Maßnahmen, und wenn es auch nur körperliche oder seelische „Entspannung" ist, mehr erreichen wie strengste Vorschriften bei einer zu spät erkannten, konsolidierten, fixierten, hochgradigen Blutdruckerhöhung. Dann wird auch endlich der Glaube schwinden, daß die meisten Hypertonien erst in der Klimax entstehen, — mögen sie auch erst in ihr manifest werden. Uns ist es wahrscheinlich, daß der essentielle Hypertonus ganz häufig endokrine Bedingtheiten hat, die Hypertoniebereitschaft läßt sich anamnestisch oft bis in die Jugend hinein verfolgen, und gerade, daß ausgesprochene Hypertonien nicht selten jüngere, deutlich endokrin gestörte Patienten befallen, spricht klinisch für eine hormonale Ätiologie, selbst wenn man nicht geneigt ist, die Hypophyse, insbesondere das Vasopressin des Hinterlappens, in den Mittelpunkt des Geschehens bei der essentiellen Hypertonie zu stellen. Ich habe erlebt, als ich eine Klinik neu zu übernehmen hatte, wie erheblich jene Hypertonusformen unterschätzt wurden, und daß es nicht im allgemeinen Bewußtsein der dort tätigen Ärzte lag, wie häufig die kardio-vasculären Dekompensationen im Zusammenhang mit einer Blutdruckkrankheit standen, die sich nur deshalb nicht manifestierte, weil als Folge der Kreislaufinsuffizienz der Blutdruck zur Norm oder noch tiefer vorübergehend gesunken war.

Ich habe selbst jahrelang eine Patientin an einer mir unklaren „Herzschwäche", die ich nicht als nervös auffassen mochte, behandelt, die dennoch keine manifesten Zeichen der Dekompensation bot, und habe sie lange Wochen im Bett gehalten, wegen ihres Herzklopfens, ihrer Tachykardie und der großen Mattigkeit, — erst mit der Anpassung an die veränderte Kreislaufsituation, die Erstarkung des linken Ventrikels (Hypertrophie), hörte jene „Herzschwäche" auf, und der Hochdruck wurde mir erst deutlich. Ja, in einem späteren schwersten septischen Infekt war gerade der hypertrophische linke Ventrikel während des den Blutdruck ja herabsetzenden Fiebers den Anforderungen besonders gut gewachsen, es bedurfte keiner Kreislaufmittel. Aber wenn ich nun die Anamnese zurückverfolge, waren Neuralgien im linken Arm beim Klavierspielen, beim Nachlaufen auf dem Schulhof schon in der Jugend zu ermitteln, während 20 Jahre später schwere Angina pectoris auftrat, und trotz eines Verlaufs von 25 Jahren fand sich nichts von Sklerose an den Kranzgefäßen, nichts von Schrumpfniere oder sonstigen arteriolosklerotischen Veränderungen, als eine Blutung in beide Seitenventrikel des Gehirns dem Leben ein plötzliches Ende gesetzt hatte.

Dies Erleben zeigt die Bedeutung latenter Symptome, die jahrelang nur ganz periodisch auftreten mögen, bis der fixierte Hochdruck zu dauernder Beschwerde führt, selbst wenn nur eine Epoche leichter kardio-vasculärer Insuffizienz als scheinbar nervöse oder funktionelle Herzschwäche das Krankheitsbild einleitet, weil die Umstellung des Herzens auf die periphere Enge noch nicht erfolgt ist.

Ich erlebe, wie häufig auch heute noch Hypertoniker als „Herzneurotiker“ gehen, und behaupte, daß hier ärztliche Diagnostik und Prophylaxe ganz anders einsetzen könnten, als es noch meist geschieht.

Vor allem ist von großer Bedeutung, daß viele Patienten von ihrem Hochdruck überhaupt keine manifesten Beschwerden haben, so daß er nur zufällig entdeckt wird. Aber gerade die Zahl dieser Kranken wird um so geringer werden, je mehr der Arzt an die larvierten Beschwerden denkt.

Auch ein normaler Blutdruckwert ist noch längst kein Beweis, daß keine Blutdruckkrankheit vorliegt. Absolute Werte erkenne ich nicht an, denn auch der normale Blutdruck ist Ausdruck eines funktionellen Tonus, und so kann beim Hypotoniker 90—100 mm Hg der normale Zustand sein und 120—130 schon bei ihm ausnahmsweise einen erhöhten Blutdruck bedeuten.

Ein Patient mit auch nur beginnender kardio-vasculärer Insuffizienz zeigt oft einen „pseudonormalen“ Blutdruck, ja vielleicht sogar absolut niedrige Werte, — wir verstehen den Grund seiner Dekompensation nicht: — etwa ein Vitium, eine Arrhythmia absoluta sind auszuschließen — dann ist am wahrscheinlichsten, daß ein dekompensierter Hypertonus vorliegt. Den Beweis dafür können wir führen, wenn nach intensiver Behandlung mit Mitteln der Digitalisgruppe die Kompensation gelingt und hohe Blutdruckwerte sich jetzt erst zeigen. Aber auf diese epikritische diagnostische Erkenntnis ex juvantibus brauchen wir meist nicht zu warten, wenn wir ausgebildete und erfahrene Anamnestiker sind.

Wir kennen die enormen Blutdruckschwankungen, die häufig nur an manchen Tagen, selbst in monatelangen Abständen auftreten. Wir kennen die PALsche Blutdruckkrise bei einem Schmerzanfall, während einer Emotion, nach einem heißen Bade, an einem schwülen Tage, bei einer besonderen Strapaze. Vergessen wir auch nicht, daß bei Bettruhe oder auch bei jedem Milieuwechsel, der Blutdruck schnell sinkt, und daß im Berufe der Blutdruck dennoch hoch sein kann, und denken wir auch daran, daß die Erregung bei der ersten ärztlichen Untersuchung häufig zu hohe Werte veranlaßt.

Wir müssen endlich zur Einsicht kommen, wie zeitig schon die Blutdruckkrankheit ihre ersten Beschwerden macht. Wie viele Blutdruckler gehen selbst Jahrzehnte als Neurastheniker, als Herzneurotiker oder — indem nur Teile der Beschwerden ärztlich beachtet werden — als Migräne, habitueller Kopfschmerz, „vasomotorische" Angina pectoris, Lumbago, Ischias, Rheumatismus usw.

Man muß die Klagen der Kranken, ihr Erleben, ihre charakterlichen Veränderungen als Befunde dieser Krankheit kennen, um die richtige Diagnose und Prognose stellen, um überhaupt ärztlich handeln zu können.

Die allgemein nervösen Klagen sind oft ganz analog wie beim „Neurastheniker": leichte körperliche Ermüdbarkeit, Erschöpfung, Energielosigkeit bis zur Unlust und Empfindung des beruflichen Versagens; nach dem Schlafen keine Erfrischung, Angstzustände, Scheu vor Geselligkeit, vor Unterhaltung und labile Stimmungen. Dazu kommen Erscheinungen, die geradezu als cerebrale Symptome auftreten: Kopfdruck, Kopfschmerz, habituell einseitig bis zu echten Migräneanfällen, die in der Anamnese des Hypertonikers eine große Rolle spielen, Kopfneuralgien, die auch in der Kopfhaut lokalisiert werden, Schwindel in atypischer Form oder als echter Labyrinthschwindel (MENIÈRE) oder cerebellarer Schwindel bis zu Übelkeit und Erbrechen, endlich auch vorübergehende Ausfallserscheinungen wie Aphasien, Augenmuskellähmung, Monoplegien, Hemiplegien, halbseitige cerebrale Parästhesien, gelegentlich nur in Arm oder Bein, Ohnmachten, Kollapse, überhaupt fast jedes lokalistische Hirnsymptom. Im Gegensatz zur organischen Läsion bleibt die kurzfristige Dauer von Stunden, höchstens 1—2 Tagen typisch. Solche Zustände können allerdings auch Vorstadien organischer Läsionen, namentlich der Hämorrhagia cerebri sein (WESTPHAL)[1]. KAUFFMANN[2] hat sie zuerst im Begriff des „*angiospastischen Insults*" zusammengefaßt, weiter wäre die Vorstellung eine Zirkulationsstörung im Gehirn.

Sind jene Symptome gerade in der Anamnese wichtige Hinweise für einen Hochdruck, so ist damit nicht gesagt, daß sie nicht auch einmal ohne Blutdruckerhöhung als lokale Zirkulationsstörung vorkommen können; die Migräne ist nicht einmal häufig mit Hochdruck kombiniert. Aber der erhöhte Blutdruck setzt eine besondere Bereitschaft — im Cerebrum allerdings wohl auch die Arteriosklerose selbst, vor allem aber die Arteriolosklerose. So kommt es, daß manche dieser Erscheinungen sich einerseits schwer von organischen Leiden trennen lassen, und andererseits gibt es fast sämtliche dieser subjektiven Beschwerden, nicht nur Ermüdung oder etwa Platzangst auf „rein" psychoneurotischer Grundlage.

Der Hypertoniker klagt ferner häufig über allgemeine *rheumatische Erscheinungen*, JULIUS BAUER, Wien, spricht geradezu von einem „Hochdruckrheumatismus". Die Abhängigkeit vom Witterungswechsel ist häufig, jedoch nicht immer vorhanden. Es gibt auch atypische, ischiasähnliche Schmerzen

---

[1] WESTPHAL, K.: Untersuchungen über die Entstehungsbedingungen des arteriellen Hochdrucks. Z. klin. Med. Bd. 101, H. 5/6, 1925.

[2] KAUFFMANN, FR.: Klinisch-experimentelle Unters. zum Krankheitsbilde der arteriellen Hypertension. Z. exper. Med. H. 42/43, 1924; Z. klin. Med. Bd. 100, 1924.

in den Beinen, lumbagoartige Zustände, auch beiderseits symmetrisch, ferner das Gefühl des durchgebrochenen Kreuzes, Schmerzen „überall“, im Rücken, den Schultern und den Extremitäten herumvagierend.

Wieviel dabei differential-diagnostisch zu erwägen ist, liegt auf der Hand. Fehlt aber jeder andere Anhalt — auch für Irradiationen aus der Ferne — und besteht der Hypertonus, so wird man auch hier etwa an örtliche wechselnde, tonische Gefäßengen größerer Gefäße denken oder an mangelnde Weitbarkeit bei erhöhtem Durchblutungsbedarf einer Muskelgruppe, dabei braucht also keineswegs eine Arteriosklerose vorhanden zu sein, nicht einmal bei der typischen Claudicatio intermittens, und doch sind es Signale relativer Erstickung, eines O_2-Mangels im Gewebe (Anoxie).

Am verbreitetsten sind die *Herzbeschwerden*. Vom subjektiven Gefühl des Herzklopfens[1] mit oder ohne Pulsbeschleunigung bis zum Druckgefühl in der Herzgegend und von da alle Übergänge zur Präkordialangst und zu schmerzhaften Herzsensationen. Dann wieder die bekannten Ausstrahlungen vom Herzen her als viscero-sensorische Reflexe über die Hals- und oberen Dorsalsegmente: isolierter „Rheumatismus“ der linken Schulter mit Bewegungsbehinderung und Ausstrahlung in den linken Arm bis in die Fingerspitzen besonders im Ulnarisgebiet, dabei Klammergefühl um den Oberarm oder das Handgelenk. Auch Skapularschmerz, als Intercostalneuralgie oder Muskelrheuma gedeutet, ist nicht selten. Schließlich kann gerade die typische Stenokardie Hochdruckbeschwerde sein mit den Anfällen der echten Angina pectoris, mit Vernichtungsgefühl und Todesangst. Auch alle leichteren Angstempfindungen, erst mit Herzbeschwerden verknüpft, dann losgelöst fast als Phobien auftretend, nicht selten mit der Erwartungsangst vor dem eigentlichen Anfall, der oft gar nicht eintritt, begegnen uns häufig.

Nicht regelmäßig werden die Herzbeschwerden des Blutdrucklers durch hyperalgetische oder hyperästhetische Zonen im Sinne von Head gekennzeichnet. Gelegentlich treten sie aber doch so typisch segmental-radikulär angeordnet auf, daß sie ihren Charakter als *Herzneuralgie* erweisen, man sollte sie auch unbedenklich so bezeichnen. Sie gehören also schon in das Kapitel der Angina pectoris.

Bei epigastrischen Beschwerden, wenn sie nicht geradezu vom Herzen ausstrahlen, rate ich diagnostisch auf der Hut zu sein; die „Angina abdominis“, soweit sie auf Spasmen der Mesenterialgefäße zurückgeführt wird, ist in der Mehrzahl der Fälle, wenn nicht immer, eine Fehldiagnose. Ja, Sklerose der Mesenterialgefäße scheint selten oder nie zu jenem Symptomenkomplex zu führen.

„Milzinfarkte“ in Fällen, in denen nichts für eine Embolie spricht, dürften wohl primär als ischämische Folgen veränderter Funktionszustände in Ästen der Milzarterie anzusehen sein, also vergleichbar den Herzinfarkten (siehe später).

Die starke Abhängigkeit von der *Affektlage* ist genügend bekannt. Nicht nur so, daß durch den Affekt der Blutdruck hinaufgetrieben wird, sondern auch

[1] Katsch: Über systolisches und diastolisches Herzklopfen. Münch. med. Wschr. 1923, Nr. 39.

eine Blutdrucksteigerung, ohne Schmerz im Sinne der PALschen Krisen derart, daß ein Circulus vitiosus entsteht: große Emotion als Erlebnisreaktion in der Selbstwahrnehmung, zugeordnete biologische Gefäßreaktion bis zu Erstickungen im Herzmuskel (Anoxie).

Vertieft man sich unter diesem Wissen in die Anamnese, so wird man z. B. bei einer sog. klimakterischen Hypertonie erfahren, daß schon das junge Mädchen bei Spaziergängen leichter im linken Bein die Muskelschmerzen des Wanderns bekommt, oder daß sie mit habituellen Kopfschmerzen zu tun hatte. Man wird verstehen, daß bei einem Industriellen vor 10 Jahren bei einem Frühstück mit etwas Alkohol an einem besonders schwülen Tage ein „Nervenzusammenbruch" mit Schwindel und Ohnmacht entstand oder auf einer Italienreise bei einer ermüdenden Kunstschau, gehetzt von den Sternen im Baedeker, an einem heißen Tage ein Herzanfall sich einstellte; in einer Gerichtsverhandlung ein Angstzustand ausbrach, den ein Gerichtsarzt als Flucht in die Krankheit deutete — das alles erste, akute, vorübergehende und dennoch nicht harmlose Hypertonussymptome.

Oder auch, es kommt ein junger Jurist, noch nicht 30 Jahre alt, in die Sprechstunde und zeigt einen Blutdruck von 160 mm Hg. Ich will seine Nierenfunktion prüfen, er liegt in der Klinik, und schon ist der erhöhte Druck verschwunden. Während der mehrtägigen Beobachtungsdauer nie eine Erhöhung, so daß ich fast an der Richtigkeit meiner ersten Messung zweifle. Nichts Pathologisches findet sich außer einer leichten Hypertrophie des linken Ventrikels. Er wird entlassen, und schon beim nächsten Sprechstundenbesuch wieder der Hypertonus. Das Herauslösen aus seiner Umwelt und die Bettruhe hatten genügt, die Hypertonie zum Verschwinden zu bringen, sobald er aber wieder in der Erregung des Berufes steht, ist eine häufig wechselnde Erhöhung da.

An der *Erblichkeit* ist kein Zweifel. Sie weist auf konstitutionelle Faktoren der Erbmasse, VOLHARD betont sie auch für den Hypertonus der Nierenkranken, sie gilt noch mehr von der essentiellen Hypertonie, GOLDSCHEIDER, PAL, R. SCHMIDT, J. BAUER und VAQUEZ betonen sämtlich mit Nachdruck die Heredität für die Hypertonie. WEITZ, der sich gründlich dieser Frage gewidmet hat, denkt wie VOLHARD an die Vererbung der Disposition zur hypertonischen Gefäßreaktion. Auch KAUFFMANN[1] hat sich dieser Anschauung angeschlossen, nach ihm vererbt sich die Neigung, an Hypertension früher zu erkranken und früher zu sterben: Blutdruckmessungen bei 93 Geschwistern von 82 Hypertonikern ergaben, daß prozentual der Hypertonus bei den Geschwistern viel häufiger war als bei beliebigen anderen Personen. Der Erbgang selbst scheint dominant zu sein.

Daß Erbanlagen auch oft erst in späterer Lebensperiode manifest werden, muß dem Arzt geläufig sein. Als „Alterskrankheit" darf das Leiden deshalb nicht bezeichnet werden. Es ist kein Zweifel, daß die Blutdruckerhöhung mit steigendem Lebensalter zunimmt, das mag zum Teil seinen Grund in veränderter Dehnbarkeit

[1] KAUFFMANN, FR.: Pathologie des arteriellen Hochdrucks. Hdb. d. norm. u. path. Physiol. BETHE u. v. BERGMANN, Bd. VII, 2. Hälfte. Berlin: Julius Springer 1927.

der Gefäße und den Abnützungserscheinungen haben, zum Teil aber auch in der endokrinen oder überhaupt allgemeinen Umstimmung des Organismus in der Involutionsepoche. Aber je mehr man sich gewöhnt, bei jedem Patienten den Blutdruck zu messen, desto häufiger wird sich zeigen, daß der Hypertonus gar nicht so ausgesprochen eine Alterserscheinung ist. Die Praxisphrase „für Ihre Jahre ist ein Blutdruck von 150 oder 170 mm Hg. ja normal" versperrt nur einen Einblick in das wirkliche funktionelle Geschehen bei der Hypertonie. Darum sollte die Forschung den Hypertonus der Jugendlichen in den Vordergrund des Studiums rücken. Er zeigt deutlich die funktionelle und erbkonstitutionelle Bedingtheit des Hochdrucks.

Für die Meinung, daß der Hypertonus endokrin mit bedingt sei, bietet die Klinik starke Stützen. Gerade in den selteneren Fällen jugendlicher Hypertoniker zeigt so mancher Kranker auch manifeste Störungen der inneren Sekretion. Aber schon die klimakterische Hypertonie weist auf das Hormon der Sexualorgane hin. Das und nicht das Alter an sich ist wohl auch der Grund, weshalb der Hypertonus in der Involutionsperiode beider Geschlechter erst zur häufigen Krankheit wird.

Von den beiden Eltern dreier Geschwister starb der Vater an Apoplexie, die Mutter an Urämie. Alle drei haben von Jugend an einen Hypertonus. Die Schwester starb 45jährig an Kreislaufdekompensation auf der Grundlage ihres Hochdrucks, ein Bruder, 32jährig, an Urämie infolge eines Ren granulatus, der andere Bruder, 27 Jahre alt, steht wegen seines Hochdrucks in ärztlicher Beobachtung. Bei beiden Brüdern trat um das 25. Lebensjahr eine deutliche Abnahme ihrer Potenz ein, gleichzeitig mit der Entwicklung einer starken Adipositas.

Ich erinnere mich an einen jungen Mann mit stark femininen Zügen somatischer wie psychischer Art und einer Dauerhypertonie von 160, an myxödematöse Zwergwuchsformen mit Hypertonus und an einen sog. Hundskopf mit Imbecillität, ausgesprochener Hautcapillarstörung und Hypertonie.

Das Verhältnis ist aber gar nicht so, daß einem vollentwickelten endokrinen Krankheitsbild regelmäßig ein Hypertonus zugeordnet wäre. Dennoch sollte das Anlaß sein, namentlich bei der essentiellen Hypertonie der Jugendlichen auf das endokrine Moment so genau zu achten, wie es heute klinisch möglich ist.

Differentialdiagnostisch kann man mit Kylin und Fahrenkamp versuchen, *Typen der Blutdruckkurve* aufzustellen. Einerseits ständig erhöhte Blutdruckkurve nach Art der Kontinua, darunter wieder solche, die nicht einmal im Schlaf oder auf therapeutische Maßnahmen, wie den Nitroglycerinversuch von Kauffmann[1] abfallen, andererseits ständige große Blutdruckschwankungen, hochgradige Blutdrucklabilität, besonders in Verbindung mit emotionellen Dingen oder auch bei Muskelarbeit; Kombinationen von periodischen Schwankungen und ziemlicher Blutdruckkonstanz zeigen schon die Übergänge. Darum scheint es mir unzweckmäßig, die verschiedenen Verhaltungsweisen prinzipiell zu trennen. Würde man ständig von Minute zu Minute den Druck messen, so fände man recht oft einen häufigen

[1] Kauffmann, Fr.: Über Blutdruckschwankungen und ihrer Bedeutung für den Organismus. Hypertension. (Ärztl. Fortbildungskurs Nauheim 1926.) Leipzig: Thieme.

Wechsel, wie es jetzt durch die Dauerblutdruckmessung von LANGE[1] leicht erweislich ist. Sicherlich aber kann im Verlauf der stabile Blutdruck in den labilen übergehen und umgekehrt. „Ob stabile oder labile Blutdruckverhältnisse bestehen, ist nicht charakteristisch für eine bestimmte Ätiologie der Blutdruckkrankheit" (KAUFFMANN[2]). Auch FREY sagt, daß der Übergang von Gefäßkrisen in dauernde Hypertension etwas ganz Gewöhnliches ist. In der Mehrzahl der Fälle erscheint der labile Blutdruck als das frühere Stadium, das bei einer ausgesprochenen Schrumpfniere selten sein wird, während der fixierte Hochdruck ebensowohl zum länger bestehenden essentiellen als auch zum Schrumpfnierenblutdruck gehören kann. Die physiologische Senkung des Blutdrucks im Schlaf beim fixierten Hochdruck ist nur gering (KATSCH u. PANSDORF[3]).

Funktionsprüfungen mancher Art können diagnostische Bedeutung gewinnen: bei Zufuhr großer Flüssigkeitsmengen, etwa beim Wasserversuch, zur Prüfung der Nierenfunktion können latente Blutdruckbereitschaften manifest

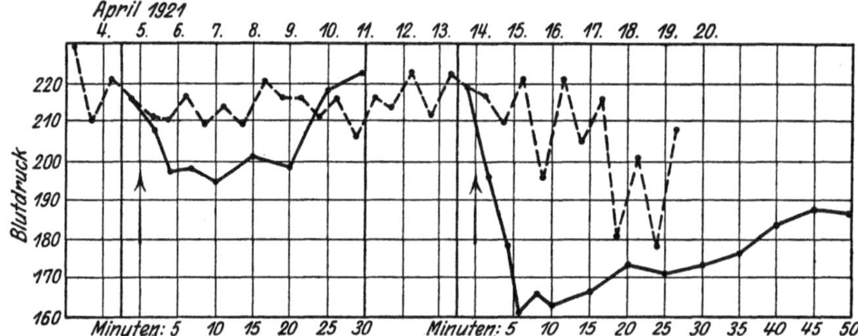

Abb. 60. Nitroglycerinversuch (FR. KAUFFMANN). Punktierte Kurve: Tagdruckkurve; zugehörige Daten am oberen Rande. Ausgezogene Kurven: reaktive Blutdrucksenkung nach 2 mg Nitroglycerin. Zeitangaben in Minuten am unteren Rande.

werden, ebenso bei Bauchkompressionen — hier handelt es sich aber meist weniger um die Diagnostik des Hochdrucks an sich, als um die der Dekompensation des Hochdrucks. Hierher gehört auch der hohe Venendruck als Ausdruck latenter Herzinsuffizienz.

Die Reaktion auf Nitroglycerin, von KAUFFMANN[4] besonders studiert, prüft dagegen primär die Entspannungsbereitschaft der Gefäße. Aber eine prinzipielle Scheidung verschiedener Hochdruckformen gestattet auch sie nicht, wenn auch im allgemeinen die renale Hypertension weniger reagiert. Man kann aber durch sie entscheiden, ob bei stabilem Hochdruck noch eine Entspannungsbereitschaft besteht. Latente Zustandsänderungen der Gefäße, die Zähigkeit, mit

[1] LANGE, K.: Die fortlaufende selbsttätige Messung und Registrierung des menschlichen Blutdrucks. Dtsch. med. Wschr. 1932, Nr. 11.

[2] Siehe Anmerkung 1 auf Seite 379.

[3] KATSCH u. PANSDORF: Die fortlaufende, selbsttätige Messung und Registrierung des menschlichen Blutdrucks. Ebenda 1932, Nr. 11.

[4] KAUFFMANN, FR.: Klinisch-experimentelle Untersuchungen zum Krankheitsbilde der arteriellen Hypertension. Z. exper. Med. H. 42/43, 1924; Z. klin. Med. Bd. 100, 1925.

welcher ein Blutdruckwert festgehalten wird, werden so einer diagnostischen Prüfung zugänglich. Das ist für die Therapie von großer Bedeutung (Abb. 60 u. 61).

Diagnostisch verwertbar sind auch *die inversen Gefäßreaktionen*, die seltener auf Adrenalin, häufiger und praktisch wichtiger auf Wärme und Gefäßabschnürung eintreten. Eintauchen der Hand oder des Fußes in heißes Wasser kann dabei zum Erblassen statt zu Rötung führen. An 28 Kranken fand KAUFFMANN 12mal auf Hitzeeinwirkungen (heißes Zimmer, heißes Bad) Blutdruckerhöhung. Die physiologische Reaktion ist die Erniedrigung. Das gleiche besagt anamnestisch die Angabe zahlreicher Blutdruckler, daß sie sich in heißen Räumen bei schwülem Wetter besonders schlecht befinden oder auch im heißen Bad Beschwerden haben. Ich halte neben der regelmäßigen Frage, wie Wärme und ein heißes Bad vertragen werden, für die Diagnostik latenter Blutdruckbereitschaft den positiven Ausfall eines Wärmetoleranzversuches für wesentlich, während der negative nichts besagt.

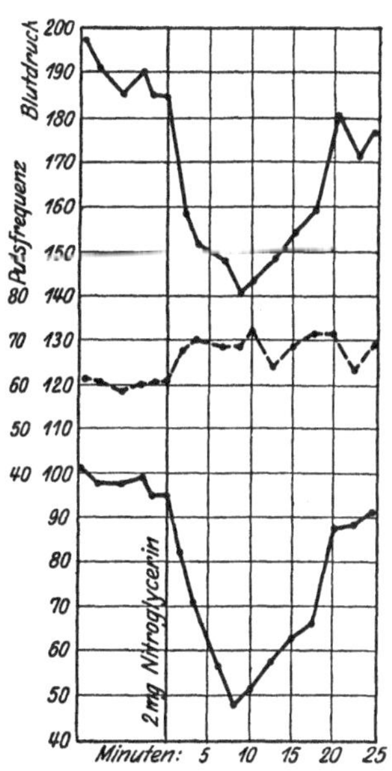

—— Blutdruck, systol. u. diastol.
-·-·-·- Pulsfrequenz

Abb. 61. Senkung des Blutdrucks nach Injektion von 2 mgr Nitroglycerin intravenös. (Nach FR. KAUFFMANN.)

Nach Abschnürung, etwa mit der Blutdruckmanschette, sieht man beim Gesunden, besonders beim Jugendlichen, die reaktive Hyperämie deutlich, bei vielen Hypertonikern zeigt sich, wie WESTPHAL[1] nachwies, eine Anämisierung der Capillaren, die 20 Minuten anhalten kann, mit dem Capillarmikroskop deutlich verfolgbar, auch hier die inverse Reaktion vieler Hypertoniker. WESTPHAL nimmt mit Recht einen abnormen Bremsmechanismus an, offenbar bewirkt das Hineinschießen der Blutwelle als Dehnungsreiz die stärkere Arteriolenkontraktion.

Auch unter einem Cantharidenpflaster kommt es beim Hypertoniker oft erst nach beträchtlich längerer Zeit zur Blasenbildung als beim Normotoniker. Das dürfte mit einer veränderten Reaktionsbereitschaft der Haut zusammenhängen und zeigt, wie weitgehend durch die Druckveränderung der Gesamtorganismus in seiner Reaktionslage umgestimmt ist. Die Resorptionszeit einer intracutanen NaCl-Quaddel ist dagegen normal und kann differentialdiagnostisch nicht verwandt werden.

Neben solchen Feststellungen über das Verhalten des erhöhten Blutdrucks in seinen wechselnden Formen wird das Wichtigste in der Erhebung des Körperstatus die Feststellung von *Herzveränderungen* sein.

---

[1] WESTPHAL, K.: Untersuchungen über die Entstehungsbedingungen des arteriellen Hochdrucks. Z. klin. Med. Bd. 101, H. 5/6, 1925.

Es ist aber endlich an der Zeit, dem Kranken zu sagen: „Das Herz mußte wegen des hohen Blutdrucks auf eine andere Stärke umgebaut werden, der kräftigere Motor ist die Reaktion auf den höheren Blutdruck, gegen den das erstarkte Herz zu arbeiten hat.“ Denn so müssen wir uns wahrheitsgemäß, also nicht nur tröstend, einstellen, wenn wir die Blutdruckkrankheit am häufigsten als Ausdruck des erhöhten peripheren Widerstands ansehen. Diesen auszugleichen, so daß die Gewebsdurchblutung ausreicht, erfordert ständige Mehrarbeit (veränderte Anfangsspannung) des linken Ventrikels, und „darum“ hypertrophiert er. Das ist, wie ich meine, die einzige Erklärung der noch heute manchen Pathologen rätselhaften „idiopathischen“ Herzhypertrophie.

Der hebende Spitzenstoß, der laute erste Ton, die Akzentuation bis zum Klingen des zweiten Aortentones, die mäßige Vergrößerung nach links, im Röntgenbilde der ausgeladene linke untere Bogen, die sog. Schafsnase oder Stiefelform und die stärker vortretende Aorta im Sinne einer stärkeren Biegung, auch einer mäßigen Dilatation, sind sozusagen die Garantieerscheinungen für die Erfüllung der günstigen, mechanisch notwendigen Voraussetzungen, daß der Hypertoniker kompensiert bleibt. Der Arzt muß aufhören, sie als sekundäre, geschweige denn primäre Schäden zu erklären oder anzusehen. Nicht einmal der Kompensationsbegriff genügt, sondern physiologisch präformierte, notwendige Reaktionen auf veränderte Kreislaufverhältnisse liegen vor, krankhaft ja, aber nützlich, erwünscht, notwendig. Es ist an der Zeit, daß wir die *Adaptierung an die veränderte Leistung*, wie sie für die Enge der terminalen Strombahn notwendig ist, auch als solche auffassen, und die Hypertrophie des linken Ventrikels als etwas Günstiges bei der Blutdruckkrankheit erkennen, eine neue Einregulierung ist vom Organismus gewonnen.

Die Klinik belehrt uns darüber am besten, wenn etwa bei der akuten Glomerulonephritis eine Blutdrucksteigerung plötzlich entsteht und der Umbau zu einem stärkeren Motor, der mehr Kräfte entfalten kann, noch nicht vollzogen ist. Dann gerade sehen wir nicht selten die kardiale Dyspnoe, als Versagen des noch nicht umgebauten linken Herzens. Und immer wieder erleben wir, oder erfahren es aus der Anamnese, daß zu Beginn einer Hypertension das Herz wiederholt bei Anstrengungen versagt hat, Herzklopfen, Tachykardie und anginoide Zustände aufgetreten sind, und daß später das Herz mit seiner Hypertrophie durch seine größere Fähigkeit zur Arbeitsleistung völlig suffizient geworden ist, so daß Hypertoniker wieder Hochtouren machen und andere Sportleistungen vollziehen, und auch schweren körperlichen Anstrengungen wieder gewachsen sind.

Es kommt für das Herz praktisch fast auf dasselbe hinaus, ob es die Sisyphusarbeit der Aorteninsuffizienz zu leisten hat, d. h. ein großes Schlagvolumen herauswirft und immer wieder durch die schlußunfähigen Aortenklappen ein Teil des ausgeworfenen Blutes unter diastolischem Gießen und Rauschen zurückfließt, oder ob es, wenn auch mit weniger vergrößertem Schlagvolumen, dauernd in der Verschlußzeit der ersten Phase der Systole einen größeren Innendruck durch vermehrte Anspannung aufbringen muß, bis es gegen den erhöhten Druck in der Aorta die Semilunarklappen zu eröffnen vermag und eine Drucksteigerung während der Herzsystole in der Aorta bewirkt, welche trotz der peripheren Widerstände (Arteriolenenge) genügt, die erforderliche Strömungsgeschwindigkeit in die Wege zu leiten.

Das Herz des Hypertonikers ist also kräftiger und muskelstärker. Es hat keine geringere Reservekraft, es ist ein stärkerer Motor, den wir genau so gut in Pferdekräften ausdrücken könnten wie etwa die Pferdestärke bei dem Motor eines Automobils. Die höhere PS-Zahl ist also Anpassung, die biologische Folge des erhöhten Blutdrucks. Ich glaube nur für Maximalforderungen, daß die Hypertrophie als pathologischer Bau des Muskels den „Keim zur Dekompensation in sich trägt". Die Hypertrophie ist auf nichts anderes zurückzuführen, als auf ein allgemeines Gesetz in der Erstarkung des Muskels, das für den gewöhnlichen quergestreiften Muskel ganz ebenso gilt wie für den Herzmuskel. Die Anspannung ist nach Bohnenkamp der adäquate Reiz zur Hypertrophie. Auch der Biceps wird größer und fester, wenn der rechte Arm — etwa durch Fechten — geübt wird. Die Frage scheint dahin entschieden, daß die Vermehrung der Muskelfibrillen keine Rolle spielt, daß mehr die Hypertrophie jeder einzelnen Muskelfaser die Zunahme an kontraktionsfähiger Substanz hervorruft.

Es genügt, sich zwei hypertrophische linke Ventrikel im Röntgenbild anzusehen, um die große Ähnlichkeit des Aorteninsuffizienzherzens und des Herzens der Blutdruckkrankheit zu erkennen. Ein Unglück läge nur darin, wenn ein Asthenikerherz nicht konform einer Blutdruckerhöhung erstarken könnte, und es ist klinisch nicht unwichtig, daß das einzelne Individuum verschieden lange braucht, bis es sich den veränderten Blutdruckverhältnissen angepaßt hat.

Im gut kompensierten Hochdruck mit umgebautem Herzen braucht man so auch *keine Kontraindikation zu einer Operation* zu sehen, gerade da in der Narkose jeder Blutdruck sinkt und noch stärker bei der Bauchhöhleneröffnung[1]. Wenn Tage strenger Bettruhe folgen, mit Hunger und Unterernährung, dann haben gerade die Blutdruckler mit ihrer Herzhypertrophie — hier anders wie bei der Aorteninsuffizienz — einen besonders kräftigen und starken Herzmuskel, der beim gesunkenen Drucke Schonzeit hat. Sie sind eigentlich besser daran, als der normale Mensch. Die Gefahr der Dekompensation besteht dagegen in postoperativen Infekten oder febrilen Autointoxikationen durch Blut- und Gewebszerfall — in der Capillarlähmung, auch den Capillarschäden im Herzmuskel selbst und dem Kollaps durch Vergiftung. Nicht an „Herzschwäche", sondern an toxischer Vasomotorenlähmung stirbt ja meist der Operierte. Die Chirurgen finden wohl immer noch eine Herzuntersuchung so wesentlich, nur weil sie meist den Gesamtkreislauf noch nicht dynamisch kennengelernt haben, als ein kardio-vaskuläres, kompliziert einreguliertes System.

---

[1] v. Bergmann, G.: Zur postoperativen Kreislauftherapie. Dtsch. med. Wschr. 1932, Nr. 14.

Selbst bei hochfieberhaften Infektionskrankheiten kann man, namentlich bei jüngeren Menschen ähnlich Günstiges für den Hypertoniker erleben: im hohen Fieber ist der Blutdruck herabgesetzt, und das hypertrophische Herz ist den Anforderungen eher besser gewachsen. Das soll nicht besagen, daß nicht gerade Infektionskrankheiten zum wesentlichen Moment werden können für die Dekompensation, aber es ist doch nicht selten, daß Kranke gerade dann, wenn spontan oder auch therapeutisch der Blutdruck heruntergegangen ist, über das lästige subjektive Gefühl des Herzklopfens klagen: offenbar schlägt hier ein hypertrophischer Ventrikel durch seine starke Muskulatur zu kräftig weiter, obwohl kein Hypertonus mehr besteht — also überflüssiger Kraftaufwand.

Es ist klar, daß gerade im Sinne unserer funktionellen Auffassung von der Blutdruckkrankheit die Frage beantwortet werden muß: Was läßt sich tun, um die Arteriolenenge des Hypertonus zu bekämpfen und weiter die Kontraktionsbereitschaft auch der größeren Gefäße zu beeinflussen?

Eine jede *therapeutische Betrachtung* sollte ihren Ausgang nehmen von einem kritischen Überblick über den „natürlichen“ Spontanverlauf der zu behandelnden Erkrankung, von ihren spontanen Schwankungen und Selbstheilungen. Das schützt am besten vor kritikloser Begeisterung für jedes neue therapeutische Verfahren.

So müssen wir auch hier danach fragen, ob Beobachtungen vorliegen, wo lange und gut beobachtete Blutdruckerhöhungen ohne ärztliches Eingreifen wieder völlig und dauernd verschwunden sind.

Solche Fälle sind in der Tat in der Literatur bekannt, und wenn es auch nur wenige sind, so ist doch gerade ihr Verlauf lehrreich. Nach einem schweren Schädeltrauma hat Pal das endgültige Verschwinden der Blutdruckkrankheit konstatiert, auch nach Apoplexien ist es einige Male festgestellt worden. Solche freilich vereinzelten Fälle stützen erheblich jene Vorstellung, die in einem verkehrten Verhalten zentraler Regulierungen (Vasomotorenzentrum) ein ungemein wichtiges Moment für das Entstehen der Blutdruckerhöhung sieht. Ferner ist gelegentlich nach schweren septischen Infektionen ein dauernder Hochdruck für immer verschwunden.

Manchmal liegt es nahe, große humorale Umstellungen sowohl für das Werden wie für das Vergehen der Blutdruckkrankheit zu beschuldigen.

Solche Vorgänge sind therapeutisch leider nicht reproduzierbar und so für das praktische Handeln unmittelbar wertlos. Aber sie geben doch einen Anhalt dafür, daß die Hoffnung auf eine radikale Beseitigung des Hypertonus keine völlige Utopie ist. Auch ohne solche großen Ereignisse habe ich vereinzelt Fälle gesehen, bei denen hohe Blutdruckwerte wieder völlig zur Norm zurückkehrten, ohne daß ein zielbewußtes therapeutisches Vorgehen bestanden hatte.

An die Spitze des Abschnittes der aktiven ärztlichen Behandlung der Blutdruckkrankheit muß noch mit Resignation der Satz gestellt werden, daß eine wirksame Therapie im Sinne einer wirklichen Dauerheilung noch nicht existiert. Zur Kritik der vielen therapeutischen Vorschläge kann nicht nachdrücklich und häufig genug betont werden, daß auch spontan höhere Blutdruckwerte von Perioden niederer Werte gefolgt sind, daß aber auch nicht nur die interferierenden Blutdruckschwankungen sich therapeutisch dankbar erweisen, sondern auch Dauerhypertonien gar nicht so selten auf ein niedrigeres Niveau für mehr oder weniger lange Zeit, ja selbst dauernd, zurückzubringen sind. Wesentlich aber ist zu sagen, daß die Prognose sowohl der Beschwerden, wie der Komplikationen durchaus nicht allein abhängig ist von den absoluten Blutdruckwerten. Die Dauerhypertoniker sind häufig beschwerdeärmer, ja ganz beschwerdefrei, während die Patienten mit schwankenden Werten oft weit mehr leiden. Man kann nicht einmal sagen, es sei im Einzelfall stets anzustreben, einen dauernden Hochdruck in das Stadium des stark schwankenden Blutdrucks mit niedrigeren Blutdruckwerten herabzubringen. Überhaupt wird man, da eine kausale oder spezifische Therapie kaum je in Frage kommen wird, da eine einheitliche Ätiologie sicher nicht besteht, gut tun, mehr die Beschwerden des Hypertonikers als den Hochdruck selbst zu behandeln. Selbstverständlich soll man dabei sich bemühen, den Blutdruck herabzusetzen. Und auch hier wird die Frühdiagnostik gerade wichtiges Hilfsmittel einer wirksamen Therapie sein.

Als erstes zu nennen ist *die Ruhe*. Es ist tägliche Krankenhauserfahrung, daß die Blutdruckwerte der ersten Tage, die höheren sind, und daß ein paar Tage Bettruhe genügen, den Blutdruck herabzusetzen. Man soll darum etwa auch neue blutdruckherabsetzende Mittel nicht früher zu prüfen beginnen, als bis jene spontanen Rückgänge einer Liegekur ein klares Bild gegeben haben. Ich halte systematische Ruhekuren für die beste Behandlung des Hypertonus, namentlich wenn die Beschwerden (mehr als der Hochdruck an sich) eine Indikation zur Behandlung geben. So kann eine vierwöchige Liegekur indiziert sein, so kann es während der Berufsarbeit schon günstig sein, in der Woche (Sonntags) einen Liege-Ruhetag einzuführen.

Sicher ist die Körperruhe allein nicht das Maßgebende, auch der Milieuwechsel, und es ist mehr als ein Wortspiel, wenn das „Ausspannen" auch im Gefäßtonus „Entspannung" herbeiführt. Viele Kranke verlieren die Beschwerden auf Reisen, in den Ferien, auch ohne erheblichen Klimawechsel und häufig auch ohne besondere Diät. Immer wieder hat man ärztlich den Eindruck, daß das Abhetzen und sich Abschaffen beruflich, gesellschaftlich, dauernde psychische Emotionen, von Übel sind. Eine Bremsung im Berufsleben kann entscheidend sein, häufigerer Urlaub, Week-end, andere Tageseinteilung, Entlastung von Nebenämtern. Es scheint mir fraglos die Blutdruckkrankheit häufiger in den Kreisen, die keinen Achtstundentag haben und die in großen Verantwortungen und Unternehmungen stehen. Mit Nachdruck ist zu betonen, daß auch Indikationen für *psychotherapeutische Maßnahmen* gegeben sein können. Ich weiß von Beseitigung von Blutdruckkrisen, von Herzneuralgien und Kopfbeschwerden auf Grund von psychischen Beruhigungen, halte aber mehr von Beruhigungsmaßnahmen bis zur Hypnose hin als von langwieriger, belastender Psychoanalyse. Solange es an einer klaren Ausarbeitung der Indikation für die verschiedenen psychotherapeutischen Verfahren fehlt, wird man nur in ganz besonderen Fällen zu den großen Psychotherapien greifen dürfen. Wir werden höchstens dann daran denken, wenn Angstaffekte, Minderwertigkeitsgefühle und ähnliche psychoneurotische Manifestationen sich besonders auffällig mit den Hypertoniebeschwerden verknüpfen.

Verwandt mit dieser Behandlung ist die Verabreichung von *Beruhigungsmitteln*, die ich nicht selten miteinander kombiniere. Ich empfehle gelegentlich längeren Gebrauch gerade von stark wirksamen Schlafmitteln (Barbitursäurederivaten), etwa Luminal (0,1 auch 0,2 pro die, da Luminaletten meist nicht genügen), auch Brom-Baldrian-Präparate, Adalin, Bromural u. a., es wird damit den zu reizbaren Schaltstellen eine Dämpfung erteilt.

Klimatisch sieht man vom Hochgebirge oft Ausgezeichnetes. Ich bekämpfe das Dogma, daß der Blutdruckler nicht über 800 m geschickt werden darf und halte das höchstens bei Werten von 200 mm Hg und mehr allenfalls für gültig. Bei mittleren Blutdruckerhöhungen aber sind vielwöchige Aufenthalte gerade in hohen Höhen günstig. Nur soll der Übergang in die Höhe langsam, auf Tage verteilt, erfolgen. Wohl steigt beim normalen Menschen im Hochgebirge der Blutdruck an, manchmal um 40—50 mm Hg. Das wird auf den Sauerstoffmangel bezogen, der eine Erregung des Vasomotorenzentrums bewirkt. Es ist wahrscheinlich gerade die paradoxe Gefäßreaktion vieler Hypertonieformen, die zum entgegengesetzten, günstigen Effekt führt. Jedenfalls ist für die Praxis nicht zu leugnen, daß manchen Blutdrucklern gerade das Höhenklima ausgezeichnet bekommt und die Blutdrucksenkung über die Zeit hinaus noch im Tieflande Wochen und Monate anhält. Hier spielt eine Umstimmung der „endokrinen Formel" wohl eine ebenso wichtige Rolle wie etwa der Sauerstoffmangel. Warme, namentlich feucht-warme Klimate werden dagegen meistens von den Blutdrucklern schlecht vertragen, trockene Hitze wiederum von manchen sehr gut. Auch hier kann kein Schema aufgestellt werden.

Die Diät ist heute ein wesentliches therapeutisches Hilfsmittel gerade für die Blutdruckkrankheit geworden. Aber es zeugt für die Unsicherheit des Erfolges auch hier, daß es wohl keine einseitige Kostform gibt, die nicht auch als Heilmittel für den Hypertonus empfohlen worden wäre. Außer von der salzarmen, ja radikal salzfreien Kost und der über mehrere Tage ausgedehnten und periodisch zu wiederholenden Apfelreisdiät habe ich weder von Fleischentziehungen noch von der rein vegetarischen Küche, der Rohkost oder der dauernden strengen Flüssigkeitseinschränkung etwas so Imponierendes gesehen, daß es die Quälerei für den Kranken aufwöge, dem das ständig „als krank gelten", an das ihn jede Mahlzeit erinnert, mehr schadet als nützt. VOLHARD setzt sich für streng salzfreie Kost ein. Für die Dauerbehandlung gelten erst recht die eben ausgesprochenen Bedenken. Ob für den Hypertonus vegetarische oder cholesterinarme Kost sinnvoll wäre, wurde oben unter dem Gesichtspunkt geographischer Pathologie besprochen.

Die Strenge der Diätvorschriften soll nicht übertrieben werden. Ich kann nicht glauben, daß kleine gewohnte Alkoholmengen, auch mäßig Coffein und Nikotin einen wesentlichen Nachteil darstellen. Jedenfalls ist der Nutzen größer, dem Menschen den Glauben zu lassen, der so oft für Dezennien auch zutrifft, daß er gar nicht so krank ist. Auch von Fettbeschränkung, die theoretisch interessant sein mag (Cholesterinspiegel des Blutes), sah ich nichts Wesentliches.

Selbstverständlich wird hier nicht bestritten, daß in gewissen Fällen, namentlich von Schrumpfnieren mit vorhandener oder drohender renaler Dekompensation strenge Diätkuren von mehreren Wochen absolut indiziert sind. Die oben erwähnte salzarme Kost und die Reistage sind in diesem Sinne ja auch mehr diuresefördernde, die Dekompensation behandelnde Kuren. Sie werden darum in dem Kapitel der Kreislaufinsuffizienz besprochen werden.

Von physikalischen Maßnahmen sind zu heiße Bäder oft schädlich, nicht selten auch Kohlensäurebäder. Ohne in Frage stellen zu wollen, daß vorsichtige Badeprozeduren in leichten Fällen recht günstig wirken können, halte ich doch das wahllose Schicken in Herzkurorte auch bei nichtdekompensiertem Kreislauf für eine Unsitte. Manchem Hypertoniker ist weit mehr gedient, wenn er den Urlaub im Hochgebirge ohne jede Hydrotherapie zubringt.

Die medikamentöse Therapie kann in Betracht ziehen: die von alters her bei Arteriosklerose üblichen Mittel, namentlich das Jod bei nicht zu Basedow Neigenden; 6wöchentliche Kuren auch mit großen Joddosen bei einfacher Medikation (Natr. jodat. 1—4 g pro die). In Frankreich gibt man viel das elementare Jod als Jodtinktur 3 × 3 Tropfen in Milch, namentlich bei intermittierendem Hinken sah ich davon Bestes. Rhodan, das in der HOFMEISTERschen Reihe ja dem Jod recht nahesteht, ursprünglich von PAL empfohlen, hat WESTPHAL[1] wieder aufgegriffen und wendet es besonders in Form des Rhodapurin an. Es hilft bei den subjektiven Beschwerden, besonders den Kopfbeschwerden in Dosen von 0,1 pro die oft zauberhaft, ohne allerdings bei dieser harmlosen Dosis deutlich den Blutdruck herabzusetzen. Eine gute Wirkung sieht man hier und da von Nitritsalzen, entweder in Form des Nitrosklerans (0,04 per os subcutan oder intravenös) oder in Form des LAUDER-BRUNTONschen Salpetergemisches (Natr. bicarb. 36,0 Kal. nitr. 24,0, aqu. dest. ad 300 MDS 3 × tägl. einen Eßlöffel in ein halbes Glas Wasser). Das Nitroglycerin ist für eine langdauernde regelmäßige Medikation allerdings nicht geeignet, bleibt aber unersetzlich für den akuten Angina pectoris-Anfall. Diuretin bzw. Calciumdiuretin, wochenlang 3 × tägl. 0,5 bis 1 g nach den Mahlzeiten gegeben, läßt nicht nur die Herzbeschwerden verschwinden, sondern wirkt auch sonst beim Hypertoniker oft günstig. Erzeugt es Magenbeschwerden, so kann es mit derselben guten Wirkung als Mikroklysma rectal verabreicht werden. Die Mistelpräparate, in Frankreich beliebt, haben sich bei uns wenig eingebürgert. Vom Pacyl bin ich schwer

[1] WESTPHAL, K.: Über die Rhodantherapie des genuinen arteriellen Hochdrucks. Münch. med. Wschr. 1926, Nr. 29; Dtsch. Arch. klin. Med. Bd. 152, H. 5/6, 1926. — Rhodan und arterieller Hochdruck. Verh. dtsch. Ges. inn Med., Wiesbaden 1926.

enttäuscht, es nützt nichts; andere Mittel werden bei den lokalisierten Kreislaufstörungen zu erwähnen sein.

Der Aderlaß bewirkt zwar selbst bei großen Blutentnahmen (200—500 ccm) nur selten länger anhaltende Herabsetzung des Blutdruckes, aber sehr häufig Beseitigung der Beschwerden, weshalb er sehr wohl für manche Kranke in regelmäßigen Intervallen indiziert ist. Im ähnlichen Sinne wirken intravenöse Injektionen von 10—20 ccm einer 20—40 proz. Traubenzuckerlösung.

Diese Ratschläge, unvollständig und nur skizziert, mögen ein Hinweis sein, daß die Empirie des einzelnen Arztes hier ihre Rechte behält, wo auf dem Boden einer wissenschaftlichen Pathogenese noch so wenig Sicheres und Durchgreifendes therapeutisch zu erreichen ist. Aber die Erkenntnis der Blutdruckkrankheit als einer Betriebsstörung eines bestimmten Gefäßgebietes, nämlich der Arteriolen, und nicht als irreversibler anatomischer Prozeß in Nieren und Blutgefäßen, wie die alte Lehre meinte, räumt die Resignation aus dem Wege, die nur allzu leicht die therapeutischen Impulse und damit auch Erfolge hemmt. Es wird auf den Kranken wirken, wenn er vom Alp der „Gefäßverkalkung" befreit, einsieht, wie sein gesamtes Tageswirken, die Gesamtheit seiner seelischen Anspannung das Blutdruckniveau beeinflußt, und dem Arzt ist gedient, wenn er nicht mehr um Zahlen von Blutdruckmaximumwerten kämpft, sondern in der Beseitigung der Einzelbeschwerde oft mehr sehen darf als „symptomatische Therapie", nämlich funktionelle Therapie, und im Wissen vom Werden der gestörten Funktionen bis zur anatomischen Läsion rationell prophylaktisch vorgehen kann.

Ein 72 jähriger Patient kennt seine Blutdruckerhöhung auf 200 mm Hg seit 10 Jahren: „Ich habe nie davon die geringsten Beschwerden und klettere mit der Leiter im Neubau bis in den 3. Stock, ohne Atemnot. Soll ich mich behandeln lassen?" — Meine Antwort: „Nein."

Literatur.

v. Durig: Verh. dtsch. Kongr. inn. Med. Wien 1923.

Kalk, H.: Paroxysmale Hypertension. Klin. Wschr. 1934, Nr. 17.

Nordmann: Das Verhalten der Kreislaufperipherie beim weißen und roten Hochdruck. Dtsch. med. Wschr. 1933, Nr. 20.

Pal: Hypertonie der Arterien. Ebenda 1930, Nr. 52.

Scheerer: Über den Augenhintergrund bei der Blutdruckkrankheit und ihren Folgen. Med. Klin. 1933, Nr. 8.

Volhard, F.: Nieren und ableitende Harnwege. Handb. d. inn. Med. v. Bergmann-Staehelin, Bd. VI, 1. u. 2. Teil, 2. Aufl. Berlin: Julius Springer 1931.

Kapitel 12.

Lokalisierte Betriebsstörungen des Kreislaufs.

Angina pectoris als insuffiziente Coronardurchblutung: „Coronarinsuffizienz". — Der Herzinfarkt als gefährlichste Form der Gewebserstickung (Anoxie). — Therapie der Angina pectoris. — Die mangelhafte klinische Manifestation der Arteriosklerose. — Apoplexie und Arteriosklerose mit zugehörigen Prodromalerscheinungen. — Zur Kritik der Herz- und Gefäßneurosen. — Die Kapillarbetriebsstörungen.

Angina pectoris. Die Angina pectoris erscheint in ihren schwersten Graden als die unmittelbare Todesangst, eine Katastrophe der Lebensbejahung, hier tritt unmittelbar der Schnitter Tod an unsere Seite, wie in Böcklins Selbstbildnis oder in Strindbergs Totentanz, wenn der Mann nach der Nitroglycerinflasche greift, nachdem leidenschaftlichste Auseinandersetzungen mit seiner Frau vorangegangen sind.

Kein Schmerz erreicht eine so dramatische qualvolle Höhe mit dem unmittelbar Bewußtwerden des Todes, aber auch bei weniger hohen Graden verläßt so manchen die Sorge durch ein halbes Leben nicht, bis sie wirklich als berechtigt durch den plötzlichen Tod in oder außerhalb des Anfalls sich erweist. Daß den Arzt das Erlebnis eines schweren Angina-pectoris-Anfalls bei seinem Kranken aufs tiefste erschüttert und ihn vor Aufgaben ungeheurer Verantwortung stellt, oft auch wenn der Anfall vorüber ist und doch noch Gefahr einer Herzruptur oder eines tödlichen Ventrikelflimmerns als Sekundenherztod besteht, daß er andererseits nicht nur beschützend, sondern unmittelbar lebensrettend eingreifen kann oder unsagbare Schmerzen in kürzester Zeit zu beseitigen in der Lage ist, das alles, Miterleben und Helfen, wenn das lebenswichtigste Organ in Gefahr ist seine Funktion einzustellen, ist der Grund, weshalb die häufigste Erkrankung namentlich des älteren Mannes, während und nach schweren Emotionen so oft auftretend, uns Ärzte immer und immer wieder zwingt, forschend nach dem Warum der Qualen zu fragen, um reifer zu werden für Prophylaxe und Therapie.

Gerade für dieses Buch ist das Kapitel der Angina pectoris vielleicht das wichtigste Einzelbeispiel aus dem Riesengebiet der Klinik, weil es Anlaß gibt, das Verhältnis der „funktionellen Pathologie" zum dramatischen Krankheitsbilde sich klarzumachen, und Fortschritte, an denen meine Klinik gerade in den letzten Jahren entscheidend beteiligt ist, berechtigen mich heute präziser Stellung zu nehmen, als es in der vorigen Auflage möglich war.

Wenn ich damals zusammenfassend schrieb: „Ich stelle die Hypothese auf, daß ein ungenügend blutversorgter Herzmuskelteil der adäquate Reiz ist, der im Muskel die zentripetalen Impulse als Organschmerz entsendet" und den Schmerz wie beim quergestreiften Muskel als relative Erstickung bezeichnete, so hat inzwischen diese Hypothese feste Stützen objektiver Feststellung erfahren.

Seit Heberden das Symptomenbild im Jahre 1786 klassisch beschrieb, seit Jenner die Diagnose stellte und John Hunter die Coronarsklerose am Sektionstisch bestätigte, ist stets von neuem die „Coronartheorie" aufgekommen. Immer wieder wirkt es jedoch verwirrend, daß auch hochgradige Coronarveränderungen gefunden werden ohne Angina pectoris, während bei Tod an Angina pectoris ein intaktes Coronargefäß kaum je vom Obduzenten gefunden wurde. Wir haben gesucht und in der Literatur nur einen einzigen Fall gefunden, der im epileptischen Anfall ohne Sklerose an Angina pectoris endete. Sicher vermag man während des Lebens über die Anatomie der Coronargefäße nichts Zuverlässiges auszusagen, und so war ich geneigt, wegen der häufigen Kombination von Hochdruck und Angina pectoris an die Häufigkeit von Gefäßspasmen auch dort zu glauben, bis eine Vertiefung gerade von den Vorstellungen über die Funktion der Coronarversorgung, wie sie durch den Physiologen Rein erst in den letzten Jahren erschlossen wurde, wohl die tonische Innervation der Coronargefäße als sehr wichtig zum Verstehen der Coronardurchblutung des Herzmuskels aufzufassen, aber der Gedanke der totalen Konstriktion als „Coronarspasmus" ohne anatomische Läsion eines Coronarastes ist doch ganz in den Hintergrund getreten. Nicht zuletzt hat das vertiefte Studium der Elektrokardiographie, von amerikanischen Autoren eingeleitet, uns die Schäden der Erstickung des Herzmuskels aller Grade, vom großen Infarkt bis zu kleinsten Nekrosen kennen gelehrt. Die Bedingungen, unter denen sie entstehen, wurden durch das Experiment geklärt, und heute scheint es fast so, daß alle Herzschmerzen, so häufig beim Hochdruck, seltener auch ohne diesen, auf den Begriff einer Gewebserstickung zurückzuführen sind.

Noch 1923 auf dem Deutschen Internistenkongreß in Wien wurde die Aortentheorie durch keinen geringeren Kenner der Herzkrankheiten als Wenckebach vertreten, und Eppinger zog aus der Lehre seines damaligen Chefs die Konsequenz und setzte sich für die Durchschneidung sympathischer Bahnen und die des Nervus depressor vagi ein zur Schmerzbeseitigung, während lange vorher schon von Cyon den Nervus depressor als den sensiblen Nerven des Herzens erklärt hatte, indem er nachdrücklich davor warnte, ihn zu durchschneiden, der das Notsignal einer Katastrophensituation des Herzens dem Kranken übermittelt, so daß durch die Furcht vor dem Herzschmerz äußerste Vorsicht beim Kranken eintritt und er die Bewegungs-Angina-pectoris, vom Schmerze gewarnt, zu vermeiden sucht durch das Tempo seiner Bewegungen. Hatte doch schon Laënnec die Angina pectoris als Neuralgie des Vagus oder Phrenicus aufgefaßt, wie es ähnlich noch heute der Moskauer Internist Pletnew vertritt, während die Vorstellung, eine Ischämie im Herzmuskel selbst veranlasse den Schmerz, vor langer Zeit schon von Potain ausgesprochen ist. Die alten Gegensätze Coronar- und

Aortentheorie der Angina pectoris reichen also bis in die Gegenwart, sie veranlaßten mich 1931, als ich den Deutschen Kongreß für innere Medizin zu leiten hatte, zwei Hauptthemen zu wählen, deren innere Zusammengehörigkeit wohl damals nicht verstanden wurde. Die „Neuroregulation" und die „Angina pectoris" schienen mir zwei Problemstellungen, die einen inneren Zusammenhang hatten. Das Angina-pectoris-Thema gewissermaßen als Einzelbeispiel der Klinik, das die Neuroregulation ergänzend, richtiger an einem vital wichtigsten Geschehen der Klinik illustrieren sollte. Die Referate des Physiologen (REIN) und des Pharmakologen (KRAYER) über die Coronardurchblutung des Herzmuskels zeigten damals auf, wie jene Regulation für den Gesamtorganismus zu verstehen sei, während bis dahin die Coronardurchblutung durch das Experiment nicht geklärt worden ist, weil man am isolierten Organ analysierte unter Mißachtung der Neurororegulation.

Solange von seiten der Pharmakologen am LANGENDORFF-Präparat oder auch am STARLING-Präparat die Coronardurchblutung verfolgt wurde, war das Herz durch die Trennung der Coronargefäße von der gesamten Neuroregulation deshalb maximal durchblutet, weil der Tonus vom Vagus her, der die Coronargefäße sonst beherrscht, aufgehoben ist. Erst nachdem durch REIN die Methodik der Thermostromuhr gefunden wurde, durch welche es möglich ist, am intakten Tier die Coronardurchblutung zu messen und graphisch genau zu registrieren, war es möglich, die Menge von Blut, die durch das Coronarsystem läuft, in der Minute mit der Herzleistung in derselben Zeit zu vergleichen. REIN konnte daraus ableiten, daß offenbar die Durchblutung des Herzmuskels von seiten der Coronargefäße auf die Herzleistung einreguliert ist. Während die meisten anderen Gefäße durch den Sympathicus ihre vasokonstriktorischen Impulse erfahren, ist für die Coronargefäße die tonische Verengerung vom Vagus her vorgesehen. Solange die Herzleistung, die im wesentlichen vom Minutenvolumen abhängt und dem Widerstand der in die Peripherie zu fördernden Menge entspricht, also beim mittleren Blutdruck eine kleine ist, etwa beim gesunden Individuum im Schlaf, sind die Coronargefäße vom Vagus her enger tonisiert. In dem Maße, wie die Herzleistung größer wird, nimmt auch die Coronardurchblutung durch Nachlaß des Coronartonus zu. Der Gesamtorganismus zeigt also auch hier eine exakte Regelung zwischen den Erfordernissen, die an ein Organ, den Herzmuskel als Motor gestellt werden und der Blutversorgung des Organs, so daß, wenn der Motor mehr zu leisten hat, etwa weil der Sauerstoffbedarf in der gesamten Muskelmaschine zunimmt, der Motor auch selbst von seinen Coronargefäßen aus mit mehr O_2, also mehr Blut, versorgt werden muß. Eine Luxuszufuhr, wie im isolierenden Versuch des Experimentes, findet am intakten Tier und Menschen nicht statt[1].

DIETRICH und SCHWIEGK[2] haben nun an meiner Klinik verfolgt, ob es Bedingungen gibt, bei denen Störungen dieser Regulation eintreten können, sich

[1] v. BERGMANN, G.: Erstickung im Herzmuskel als Ursache der Angina pectoris. Dtsch. med. Wschr. 1934, Nr. 37.

[2] DIETRICH, S., u. H. SCHWIEGK: Neue Anschauungen über Pathogenese und Therapie der Angina pectoris. Ebenda 1934, Nr. 26.

also, wie REIN es ausdrückt, eine Insuffizienz der Coronardurchblutung einstellt. Es ergab sich für uns, daß Reflexe vorhanden sind, die die Koordination der Coronardurchblutung beeinträchtigen können, am unteren Oesophagus finden sich receptorische Zonen, die auf Druck reagieren, in unmittelbarer Nachbarschaft der beiden Vagusstämme, die neben der Speiseröhre verlaufen. Wenn dort im Oesophagus ein Gummiballon aufgeblasen wird, sinkt die Coronardurchblutung durch Zunahme des Coronartonus, das kann minutenlang anhalten. Wird die Luft aus dem Ballon herausgelassen, kehrt, sobald der Druck aufhört, die Coronardurchblutung auf ihren Anfangswert zurück. Dieser Reflexvorgang kann durch Atropin aufgehoben werden, wie aus den Kurven hervorgeht, leider handelt es sich um Atropindosen, die therapeutisch für den Menschen wohl kaum in Betracht kommen, wie MORAWITZ gezeigt hat. Man wird auch das Auftreten von Angina pectoris im Zusammenhang mit Gallenkoliken ähnlich neuroreflektorisch als schlechtere Coronardurchblutung deuten können. In einem früheren Kapitel wurde erwähnt, daß der Blutdruckanstieg in der Carotis durch den Carotissinusnerv eine Erregung auslöst, die zur Blutdrucksenkung führt, am vagisch innervierten Coronargefäß aber zu einer Verengerung. Es würde damit verständlich, daß bei den PALschen Blutdruckkrisen die Coronardurchblutung sich stärker verschlechtern kann, als es der notwendigen erhöhten Herzleistung entspricht, während bei der Normregulierung die Blutdruckzügler ja den erhöhten Blutdruck reflektorisch so ausgleichen, daß er in der gesamten peripheren Strombahn zum Sinken gebracht wird. So verständen wir die Auslösung von Angina-pectoris-Anfällen während jener „Blutdruckkrisen“, die in der Tat klinisch nichts Seltenes sind. Ähnlich kann, wenn bei der Aorteninsuffizienz die Windkesselfunktion gestört ist, etwa als Folge einer luetischen Mesaortitis der sogenannte „Vasomotorensturm“ bei ungenügender Weitbarkeit der Coronargefäße eine relative Erstickung im Herzmuskel zur Folge haben. Schon diese Untersuchungen machen die POTAINsche Theorie von der Ischämie, die klar von DANIELOPOULO angenommen worden ist, und für die sich auch MACKENCIE und LEWIS ausgesprochen haben, wahrscheinlich.

Beim Herzinfarkt hatten SMITH, später PARDEE und andere amerikanische Autoren charakteristische Veränderungen der Nachschwankung, also der T-Zacke des Elektrokardiogramms, beobachtet, die sich auch im Tierexperiment durch Unterbindung von Coronararterien reproduzieren ließen. Diese Veränderungen wurden schon lange zur Diagnose des Herzinfarktes verwendet, ja auch während eines vorübergehenden Angina-pectoris-Anfalles ohne Infarktbildung war jenes sogenannte „coronary T.“ bekannt geworden in wechselnder Deutlichkeit. Es entstand hierüber eine große Literatur, ja auch bei coronarverengernden Mitteln wurden von vielen Autoren, auch ROTHBERGER, charakteristische Veränderungen des Elektrokardiagramms festgestellt, aber nur, wenn es zum Versagen des Herzmuskels kam.

DIETRICH[1] hat dann als erster mittels der REINschen Methodik genaue Mes-

[1] DIETRICH, S.: Blutversorgung und Aktionsstrom des Herzens. Z. exper. Med. Bd. 90, H. 5/6, 1933.

sungen der Coronardurchblutung und der Herzleistung bei gleichzeitiger Registrierung des Elektrokardiogramms durchgeführt, er hat im Tierexperiment (natürlich stets am narkotisierten Tier) zeigen können, daß bei Eintritt einer Coronarinsuffizienz im Sinne REINS die gleichen Veränderungen im Elektrokardiogramm auftreten, gleichgültig, ob diese Coronarinsuffizienz durch eine Drosselung der Coronardurchblutung oder eine Vermehrung der Herzleistung bei fehlender Anpassung der Herzdurchblutung zustande kommt. Bei einer geringergradigen Coronarinsuffizienz traten diejenigen Elektrokardiogrammveränderungen auf, die beim vorübergehenden Angina-pectoris-Anfall beobachtet wurden, während erst bei einer sehr hochgradigen Coronarinsuffizienz die schweren EKG-Veränderungen wie beim Herzinfarkt eintreten, dann gleichzeitig mit dem Versagen des Herzens.

Es ließen sich nun durch Atmung sauerstoffarmer Gasgemische und damit Herabsetzung des Sauerstoffgehaltes des arteriellen Blutes entsprechende Veränderungen des EKGs erzielen. Es handelt sich um Veränderungen der ST-Strecke im Sinne einer Depression oder eines hohen Abganges vom absteigenden Schenkel der R-Zacke sowie ein Isoelektrisch- oder Negativwerden der T-Zacke in mehreren Ableitungen.

Wenn man einen gesunden Menschen in der Unterdruckkammer bei einem Barometerstand und entsprechender Sauerstoffverdünnung beobachtet, die einer Höhenlage von etwa 6000 Metern entspricht, weit deutlicher noch bei einer Luftverdünnung von 8000 Metern, werden bereits Veränderungen des Elektrokardiogramms erkennbar, und mancher gesunde Mensch gibt dann an, ein leichtes Druckgefühl in der Herzgegend zu spüren Es ist nicht uninteressant, daß unsere besten Flugzeuge der Lufthansa (Ju 52) nur als Mittel gegen die Beschwerden der sogenannten Bergkrankheit Sauerstoffbomben an den Passagiersitzen angebracht haben, weil durch Einatmung eines sauerstoffreichen Gasgemisches auch diese Beschwerden sofort verschwinden. Wählt man Patienten, bei denen eine leichtere typische Angina pectoris ambulatoria besteht, so ist das Bild des EKGs während eines Spontananfalls, also beim Gehen oder Treppensteigen, oft identisch mit jenem EKG, das bei entsprechender geringerer Luftverdünnung in der Kammer auftritt. Durch Nitroglycerin gelingt es sowohl den Schmerz zu beseitigen als das EKG normal zu gestalten, sowie auch durch Sauerstoffatmung beides prompt verschwindet. DIETRICH und SCHWIEGK sind zu den gleichen Resultaten, auch ohne Veränderungen des Barometerstandes gekommen, indem sie Gasgemische von 8% Sauerstoff und entsprechend 92% Stickstoff einatmen ließen, es genügt also die Verarmung an Sauerstoff im arteriellen Blute, die Anoxhämie, um den analogen Beschwerdezustand und das analoge Elektrokardiogramm in der Ruhe bei solchen Individuen zu erzeugen, die sonst bei der Atmung gewöhnlicher Luft bei normalem Barometerstand nur eine Bewegungs-Angina-pectoris bekommen mit den entsprechenden EKG-Veränderungen. Es bedarf wohl kaum des Hinweises, daß nur solche Kranke ausgesucht wurden, die nicht zu schweren Anfällen neigten und die ihren Zustand bei jedem Gehen und Treppensteigen doch so gewohnt waren, daß, wenn er nun in Ruhe auftrat, die prompte Atmung von Sauerstoff die Kranken eher beruhigte, es war also unbedenklich so vorzugehen, da man mit der Sauerstoffatmung dasselbe erreichte wie etwa der Kranke, der beim Auftreten des Schmerzes auf der Straße stehenbleibt, weil er erlebt, daß dann sofort nach Beginn der Anfall unterbrochen wird. So ist der Nachweis geführt, daß die Anoxhämie in jenen Versuchen zur relativen Gewebserstickung im Herzmuskel führt, die von DIETRICH und SCHWIEGK als „Anoxie“ bezeichnet worden ist, und daß die Anoxie der adäquate Reiz ist, der die charakteristischen EKG-Veränderungen ebenso wie den Schmerz auslöst.

Gehen wir von den schwersten Fällen der Anoxie aus, bei denen man ja den Herzinfarkt nicht nur durch das EKG diagnostiziert, sondern abgesehen von der Schwere des bedrohlichen Anfalls dadurch, daß nach 1—2 Tagen meist mäßige Temperaturen auftreten und Leukocytose als Ausdruck der Autolyse eines Herzmuskelteiles, nämlich des ischämischen Herzinfarktes, bei dem nicht selten das schon den alten Ärzten bekannte epistenokardiale perikarditische Herzgeräusch auftritt oder auch ein endokardiales durch eine Wandendokarditis, sei es, daß der Infarkt bis zum Perikard oder Endokard reicht, bei dem gleichzeitig der Blutdruck sinkt, wohl als Ausdruck eines Erlahmens der Herztätigkeit und endlich auch die periphere Kreislaufschädigung einsetzt, wohl von den autolytischen Produkten des Herzmuskels quasi als Peptonshock. Es kann nicht genug betont werden, wie ernst diese Zustände zu nehmen sind, kann doch die erweichte Stelle des Herzmuskels zur Ruptur der Herzwand führen, oder wenn wichtige Teile des Leitungssystems betroffen sind, Herzstillstand eintreten, etwa durch Zustandekommen von Ventrikelflimmern, und alles muß darauf gerichtet sein, den Herzmuskel als Motor so wenig wie möglich mit Leistung zu belasten, d. h. durch Wochen muß strengste Körperruhe eingehalten werden. Es ist genügend bekannt, wie sich Teile der erweichten Herzwand ausbuchten können zum Herzwandaneurysma, das auch am Lebenden gelegentlich durch das Röntgenverfahren festzustellen ist, während unser therapeutisches Ziel dahin gehen muß, aus der erweichten Stelle die Schwiele hervorgehen zu lassen. Das Studium des EKGs ist jetzt so weit gediehen, daß man den Verlauf mit dem Rückgang der ominösen Veränderungen beobachten kann, den Ärzten ist noch nicht genügend bekannt, daß ein leicht transportabler Apparat aus zwei Kästen bestehend an jedes Bett herangebracht werden kann, also in jeder Wohnung diese objektive Feststellung möglich ist, so daß, wenn die Diagnose zweifelhaft ist, sie noch um das weitere wichtige Symptom, eben die elektro-kardiographische Veränderung, bereichert werden kann.

In den letzten Jahren ist endlich so viel über jenen großen Herzinfarkt geschrieben und gesprochen worden, daß das gefährliche, so häufige Krankheitsbild in das Bewußtsein der meisten Praktiker eingegangen ist, ja es besteht jetzt eher die Gefahr, daß es prognostisch überwertet wird. Ich habe nicht nur einen Fall im Auge, bei dem im Mai 1923 ein schwerster stenokardischer Anfall sich, klinisch zuerst hoffnungslos scheinend, mit allen Symptomen als

Herzinfarkt erwies, und bei dem dieser erste Angina-pectoris-Anfall sich bis heute nicht wiederholt hat, der Kollege steht heute nach damals monatelanger Schonung wieder unverändert in anstrengendem Berufe. Ähnliche Erfahrungen legten es nahe, immer wieder an reine Angiospasmen, etwa analog dem angiospastischen abgestorbenen Finger zu denken. Wenn wir aber vorhin betonten, wie fast nie bei Obduktionen die Sklerose eines Coronarastes vermißt wird, so hat sich meine Anschauung dahin geändert, daß doch wohl auch bei den günstig verlaufenen Fällen eine Sklerose bezüglich Atheromatose eines Coronarastes vorliegt mit thrombotischer Verstopfung der sklerotischen Arterie, während die „Coronarembolie" eine Rarität ist. Man bedenke, wie häufig der Befund größerer Schwielen bei Sektionen ist mit zugehöriger Gefäßsklerose. Die Coronaräste sind nicht strenge Endarterien, und im Stadium der Reparation kann sehr wohl aus der Umgebung ein collateraler Kreislauf sich entwickeln, größere Teile werden wieder ernährt, und nur im Mittelpunkt der myomalacischen Stelle kommt es zur bindegewebigen Vernarbung, der Schwiele.

Der REINsche Begriff der „*Coronarinsuffizienz*" geht aber weit über jene krassesten Fälle der atheromatösen Verstopfung einer Coronararterie hinaus, den man früher also meist zu Unrecht als Coronarembolie bezeichnet hat, während allmählich die arteriell-thrombotische Verstopfung des anatomisch schwer erkrankten Gefäßes sich entwickelt. Es ist nicht notwendig, daß das Gefäß völlig undurchgängig wird. Wenn etwa ein verengtes oder aus anatomischen Gründen lediglich nicht mehr weitbares Gefäß bei erhöhter Herzleistung nicht mehr so viel Blut herbeischaffen kann als jener Einregulierung auf den Sauerstoffverbrauch jedes Herzmuskelteiles entspricht, tritt bereits die Erstickung des Herzmuskelteiles, die „Anoxie" ein. Man denke an Angina-pectoris-Zustände, etwa wenn schwere körperliche Arbeit geleistet wird, ich sah sie auftreten, als ein Kranker sein Auto ein Stück schieben mußte bei entsprechender Preßbewegung unter großer Anstrengung. Bekannt sind ärztlich jene Zustände im Zusammenhang mit großen Emotionen, auch da brauchen wir die spastische Konstriktion nicht mehr als Erklärung heranzuziehen, denn unter der Emotion steigt der Blutdruck, oft auch die Umlaufsgeschwindigkeit des Blutes, durch beides nimmt die Herzleistung zu. Mag sein, daß die vagische Entspannung, also die Weitung des Coronargefäßes in einem sklerosierten Ast nicht eintritt, und so verstehen wir jene Auslösungen, wie sie nicht selten gerade während und nach erotischen Emotionen auftreten oder im Zusammenhang einer erregten Auseinandersetzung. Immer werden wir als eine wesentliche Kondition des Zustandekommens die Enge oder mangelnde Weitbarkeit im Sinne eines anatomischen Prozesses voraussetzen und sind dennoch darauf angewiesen ein Funktionsverhalten zu erkennen, die Inkongruenz zwischen der Anforderung und der Belieferungsmöglichkeit, gedacht als das Versagen einer der Nachfrage entsprechenden ausreichenden Sauerstoffversorgung eines Gewebsanteils, ein ungenügendes Angebot.

Diese Auffassung von der Betriebsstörung nicht rein funktionell, sondern in einem anatomisch veränderten Gefäßgebiete, wird aufs beste ergänzt durch

Untersuchungen von Büchner und v. Lucadou, welche beim anämisierten Kaninchen multiple kleine Herde im Herzmuskel nachwiesen, nämlich dann, wenn das Tier Arbeit geleistet hatte, während bei maximaler Arbeitsleistung die Anämisierung nicht einmal notwendig war. Auch hier zeigten sich geringere Veränderungen im EKG, die auf Myokardschäden hinwiesen, also beim anämisierten Tier durch Aderlässe die Anoxämie ganz analog der Atmung bei niedrigem Barometerstand oder der Atmung O_2-armer Gasgemische und auch die Anoxie des Gewebes trat ein, gerade wie bei der Coronarsklerose, nur da diese fehlte, entstand das multiple Auftreten von kleinen Erstickungsherden im Herzmskel, die später celluläre Anhäufungen im Sinne einer sekundären entzündlichen Reaktion zeigten, durch Erstickung bedingt, also wieder das Angebot an O_2 zu gering für die größere Nachfrage.

Es warnen solche Feststellungen vor zu schweren sportlichen Überanstrengungen, und es ist sicher, daß höchste Strapaze zu multiplen Herzmuskelschäden führen kann, wenn die Strapaze in keinem Verhältnis mehr steht zur möglichen Sauerstoffversorgung des Herzmuskels. Es ist ohne weiteres klar, daß der ältere Mensch mit weniger anpassungsfähigen Gefäßen, daß erst recht der Hochdruckler, dessen Herzleistung schon ständig eine erhöhte ist, in diese Herzmuskelschäden geraten wird. Zum wichtigsten Problem des Herzmuskelversagens wird die Coronarinsuffizienz, weil sie den optimalen Austausch von Sauerstoff durch die Capillaren, die den Herzmuskel zu ernähren haben, beeinträchtigt, und wir gewinnen schon hier ein Verständnis, daß auch ohne Giftstoffe infektiöse und nicht infetiöse Möglichkeiten gegeben sind, die den Herzmuskel multipel schädigen, man kann sie unbedenklich als sterile, sogar nichttoxische Myokarditis bezeichnen bis zu jenen großen Ausfällen des Herzinfarktes, die wohl fast stets die Arteriosklerose oder Atheromatose eines größeren Coronarastes zur Voraussetzung haben. Immer wird der Mensch mit dem Hochdruck disponierter zu diesen ernsten Komplikationen sein, da sein Herz ständig mehr zu leisten hat.

Wir sehen also, daß für die Schmerzzustände am Herzen von den schwersten wohl bis zu den leichtesten Abstufungen eine einheitliche Funktionsbeziehung zu gewinnen ist, die einer unzureichenden Sauerstoffversorgung des Herzmuskels, und selbst wenn bei Vitien Schmerzen auftreten, ist ein Mechanismus verständlich, daß die Stauung im rechten Vorhof zu einem schlechteren venösen Coronarabfluß führt, zu dem sich wohl oft noch die schlechtere Arterialisierung des Blutes in der Stauungslunge hinzu addiert; es läßt sich also auch hierfür die Anoxie beschuldigen, obwohl freilich in der Mehrzahl der Fälle eher die Pankarditis, die neben dem Vitium besteht, schmerzauslösend werden kann. Ein riesiges Sarkom, das die Coronargefäße zudrückte, veranlaßte schwerste Anfälle.

Geläufig sind dem Arzte Angina-pectoris-Zustände bei hochgradiger Anämie, etwa nach einer schweren Ulcusblutung, oder bei einer Biermer-Anämie, die verschwinden, wenn das Hämoglobin zur alten Höhe zurückgekehrt ist, bei völlig intakten Coronargefäßen dürfte kaum allein die Anämie das bewirken. Als ich vor Jahren zu einer schweren Angina pectoris gerufen wurde, schien dem zuziehenden

Arzt die Blässe des Kranken nur Ausdruck seines Schmerzes und seines Kollapses; eine gründlichere Anamnese ergab aber, daß tags zuvor ein großer Teerstuhl entleert war und seit Jahren die typische Anamnese des Ulcus duodeni bestand. Es ist klar, daß in solchen Fällen die Beseitigung der Anämie, wenn es not tut, durch eine große Transfusion, wichtiger sein kann als jede Herzbehandlung.

Welche Wandlung in den letzten Jahren sich hier für die Klinik vollzogen hat von praktisch wichtigster Auswirkung, dafür zwei Beispiele aus der Wiener Schule: Kutschera-Aichbergen meinte, die Dehnung des Coronargefäßes vor der Enge müßte der adäquate Schmerzreiz sein, weil die Dehnung der Hohlorgane Schmerzen bewirkt, aber vor einem gedrosselten Gefäß findet ja gar keine Dehnung statt. Rothberger und Goldenberg meinten, daß ein minutenlanger Krampf von Kranzarterien ohne Verschlechterung der Herzleistung nicht bestehen könne und bestritten deshalb gerade für die typische Angina ambulatoria die Coronartheorie. Dietrich dagegen konnte zeigen, daß nur, wenn die Coronarenge einen ganz erheblichen Grad annimmt, wie beim Herzinfarkt, die Herzleistung sinkt, während noch bei einem Drittel der normalen Sauerstoffversorgung die Herzleistung unverändert bleibt, aber typische EKG-Veränderungen und das warnende Notsignal des Herzschmerzes bereits parallel gehend auftreten.

Wer Sinn für die Ausdeutung der Anamnese hat — und diese Forderung steht für mich im Mittelpunkt ärztlicher Diagnostik — wird immer wieder staunen, wie fein der Kranke auf das Notsignal seiner ischämischen Herzschmerzen achtet, er verlangsamt sein Tempo beim Gehen und Steigen und findet geradezu instinktiv eine Körperleistung heraus, die ihrer Größe nach sich der Leistungsmöglichkeit seiner Coronargefäße anpaßt. So manche Angina pectoris ist nur deshalb verschwunden, weil der Kranke die Ökonomie der Blutversorgung seines Motors, geführt von den Schmerzsignalen seines Herzens, gelernt hat. Verlangt man etwa unter Kontrolle der Zeit durch eine Stoppuhr eine bestimmte Anzahl von Treppenstufen im Normaltempo, erscheint prompt der Schmerz als subjektives Kriterium für jene relative Insuffizienz der Coronardurchblutung wieder.

Das insuffiziente Herz wird oft schmerzfrei, weil seine herabgesetzte Leistung weniger Blut für den Herzmuskel fordert, die Angina-pectoris-Zustände verschwinden nicht selten, während die Stauungserscheinungen der Herzinsuffizienz deutlich werden. Beseitigen wir die kardio-vasculäre Insuffizienz, etwa durch Digitalis, beginnen von neuem die Angina-pectoris-Zustände.

Eine Lücke bleibt in unserem Verstehen dennoch offen, es besteht kein Zweifel, daß man am Herzinfarkt sterben kann, ohne daß ein Schmerzanfall auftritt, schon die Alten kannten die Angina pectoris sine dolore und das: „sic sine morte mori" gilt wohl zum Teil auch für solche plötzlichen Herztodesfälle. Wir glaubten an unserer Klinik, die Hinterwand des Herzens habe stumme Zonen; ein größeres Beobachtungsmaterial von uns und anderen Autoren hat das aber nicht bestätigt, auch Morawitz sprach von diesen stummen Zonen, die er aber nicht lokalisiert. Es wäre vorstellbar, daß, wenn die Erstickung kraß zur Nekrose führt, vom abgestorbenen Gewebe kein zentripetaler Schmerzreiz ausgeht, aber voll befriedigend ist diese Erklärung nicht, und es bleibt offen, welches der adäquate Reiz bei der Erstickung ist, der schmerzauslösend wirkt. Schon in alter Zeit wollte man den Herzschmerz nicht gelten lassen, weil, wenn das Herz durch einen Unfall freigelegt ist, wie einst beim Herzen des jungen Lord Montgommery, Berühren und Kneifen des Herzens keinen Schmerz hervorruft, was heute jedem Chirurgen bei Herzoperationen in Lokalanästhesie der Brustwand geläufig ist. Eines ist sicher, für die inneren Organe sind andere adäquate Reize notwendig zur Schmerzauslösung als für die Haut, deren Schmerzempfindlichkeit uns vor Schäden schützt, die ein Panzertier nicht zu befürchten hat. Das Schmerzproblem der Eingeweide ist wohl für andere Hohlorgane dahin gelöst, daß Dehnung der Hohlorgane mit glatter Muskulatur der wichtigste adäquate Schmerzreiz ist. Das läßt sich aber weder auf das Herz noch die Blutgefäße übertragen, bleibt doch das Herz als Muskel noch immer besser vergleichbar mit der quergestreiften Muskulatur, auch dort gibt es etwa bei Sklerose der Tibialis postica den Erstickungsschmerz in der Wadenmuskulatur, dann gerade, wenn beim Gehen die Muskulatur stärkerer Blut- also O_2-Versorgung bedarf, die Analogie mit dem intermittierenden Hinken ist einleuchtend. Ist es die Erstickung selbst, die Anhäufung von CO_2 im Gewebe, sind es chemische Stoffwechselschlacken, wie die Milchsäure, ist es die Säuerung des Gewebes überhaupt, die zentripetale Impulse sendet, diese Frage bleibt offen, und so lange sie offen bleibt, fehlt die Erklärung, wann das warnende Notsignal als Angina pectoris vom Herzen her einsetzt, warum es ausbleibt. Die Erklärung, daß die Nothilfen der Natur wie ihre Heilungsvorgänge mangelhaft sind, scheint kaum mehr wie ein zwar oft vergessener Gemeinplatz, der uns aber doch nicht befriedigen kann.

Wohl aber ist mit unserer Erklärung vom Herzschmerz, ausgelöst durch Anoxie, also Erstickung, die prinzipielle Gliederung nach Angina pectoris major und minor aufgehoben, ebenso der berechtigte Kampf von Huchard gegen Angina pectoris vera und spuria, es gibt keinen falschen Schmerz, und vorläufig bleibt die klinische Prägung der Angina pectoris an die subjektive Angabe des Kranken primär gebunden. Daß sie sich nicht in Deckung bringen läßt mit dem, was am Herzmuskel geschieht, beweisen nur die Fälle von Erstickungen im Herzmuskel, die ohne Schmerz verlaufen, bei größerer Ausdehnung freilich meist mit schwerstem, bedrohlichem Kollaps und Blutdrucksenkung einhergehen. Die Angina pectoris vasomotria Nothnagels bleibe, wie es der Autor gemeint hat, auf die wenigen Fälle beschränkt, wo deutliche vasomotorische Erscheinungen an anderen Körperstellen auftreten, also etwa Anfälle von Acrocyanose oder das Phänomen des abgestorbenen Fingers, der namentlich in der Kälte, schon beim Händewaschen im kalten Wasser, auftritt. Ob hier eine Gruppe doch bestehenbleibt, die mit oder ohne andere angiospastische Erscheinungen einer rein angiospastischen Angina pectoris Daseinsberechtigung verleiht, namentlich für die leichteren Schmerzzustände am Herzen, bleibt sehr zweifelhaft, die Obduktionsbefunde sprechen dagegen, der Einwand bleibt bestehen, daß rein angiospastische Zustände nicht zum Tode führen, und deshalb die Anatomie uns die Antwort schuldig bleibt. Wir sind also dahin belehrt, daß rein angiospastische Zustände unbewiesene Hypothese sind, hierzu muß auch die Angina pectoris bei Nicotinabusus gerechnet werden. EDENS, Düsseldorf, findet, daß 16% der an der Angina pectoris verstorbenen Männer stärkere Raucher waren, der Prozentsatz der stark rauchenden Männer in Deutschland geht wohl über 16% hinaus, diese Feststellung stützt in keiner Weise die ärztliche Erfahrung, daß starke Raucher leichter von Angina pectoris betroffen werden. Ich wage das nicht in Zweifel zu stellen, obwohl auch große amerikanische Statistiken zu ähnlichem Resultat kommen wie EDENS. Aber glaubt man weiter daran, so ist Nicotin eher aufzufassen als ein Mittel, das die Arteriosklerose fördert, wohl nur beim erbdisponierten Menschen, wir glauben, daß die Erbdisposition zur Arteriosklerose bezüglich Atheromatose weit wichtiger ist und, wie schon beim Hochdruck besprochen wurde, eher animalische und cholesterinreiche Kost disponierend für Arteriosklerose ist als Nikotin.

Wichtig erscheint noch, daß am Herzmuskel Arteriolosklerose kaum vorkommt, aber wie RÖSSLE mir sagte, die Sklerose der größeren Kranzgefäße sich meist kombiniert mit Arteriolosklerose anderer Organe, so auch der Niere. Auch wir wissen, daß der Hochdruckler zur Angina pectoris disponiert ist, uns scheint, weil sein Herz ständig eine Mehrleistung vollzieht, also auch in Ruhe einen größeren Sauerstoffbedarf hat, und daß die Arteriolosklerose sich oft mit Hochdruck kombiniert, ohne dessen Ursache zu sein, wurde im vorigen Kapitel breit besprochen.

Von einem problematischen Herzschmerz wäre noch zu reden. Ich habe mehrfach gehört, daß Kranke in der Jugend mit einer Polyarthritis eine Endokarditis durchgemacht haben, von der gar nichts mehr in Form eines Vitiums später nachweisbar war, aber es wurde häufig über Herzschmerzen geklagt, meist milderen Grades, genau von gleicher Ausbreitungsart wie bei Angina pectoris, also nicht nur über „Herzstiche“. Sollte hier eine Perikarditis, die als Pankarditis parallel verlief, mit der abgeheilten Endokarderkrankung verlaufen sein und solche perikardialen Adhäsionen den Herzschmerz auslösen? Es ist bekannt, wie begrenzt der Kliniker die Diagnose auf Synechie der Perikardblätter stellen kann, wie häufig erst die Obduktion solche Verwachsungen überraschend ergibt, echte sensible Fasern sind am Perikard sehr reichlich vorhanden. Darauf mehr zu achten durch Ergänzung von Anamnese und Obduktionsbefund, scheint mir sehr wichtig, es würde zur Aufstellung einer perikardialen Herzneuralgie führen als Residuum einer lange zurückliegenden etwa rheumatischen Perikarditis. Dieses Problem würde nicht gestellt werden, wenn uns nicht solche Fälle begegnet wären, bei denen ein normales EKG, volle körperliche Leistungsfähigkeit und ein jahrelanger Verlauf von anginoiden Herzbeschwerden nach einer Erklärung verlangten außerhalb von Erstickungsschäden des Herzmuskels.

Hatte BAMBERGER 1857 schon diesen Schmerz erkannt, so sind es doch in erster Linie MACKENZIE und dann HEAD, die die viscero-sensorischen Reflexe gerade hier am eingehendsten studiert haben. Die Art der Schmerzirradiation berechtigt uns nicht, die Angina pectoris major von einer Angina pectoris minor im Prinzip zu scheiden — wenn das auch oft prognostisch angebracht ist.

Seit wir wissen, daß zentripetale Nerven durch die Rami cardiaci des Sympathicus verlaufen, in den Rami communicantes zu den hinteren Wurzeln gehen, ist es uns verständlich, daß die Haut in den entsprechenden Segmenten (C 3 und 4, D 2 bis 8) hyperalgetisch wird, ganz selten einmal nach dem Anfall sogar Herpeseruptionen zeigt, und jene segmentalen Zonen durchaus übereinstimmen mit dem subjektiv Empfundenen. Schmerz der Haut und der Muskeln über dem Herzen, mehr links als rechts, gürtelförmige Ausstrahlung links herum zum Rücken, oft nur dort allein Schmerzen, hinaufreichend zur linken Schulter in den linken Arm, im Ulnarisgebiet bis zum kleinen Finger hin, Sensationen von Kribbeln und Abgestorbensein, vor allem aber Neuralgien bis zu stärksten Graden, das sind die Schmerzsymptome der Angina-pectoris-Kranken (Abb. 62).

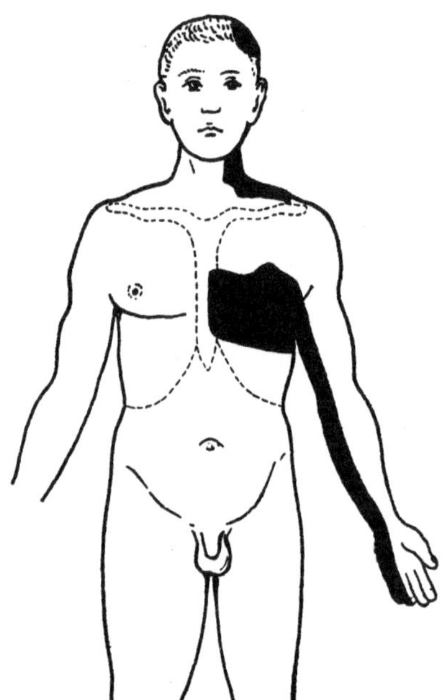

Abb. 62. HEAD'sche Zonen bei Angina pectoris.

Hier ist es also wirklich angebracht, von „Herzneuralgie“ zu sprechen. Denn der indifferente Ausdruck Neuralgie ist, wenn er eben gleichzeitig auf das Herz hinweist, klare Ausdrucksform.

Es ist falsch, wenn MACKENZIE meinte, nur die Körperdecke könne schmerzend empfunden werden. Mancher Kranke lokalisiert seine Empfindungen ganz richtig in das Herz selbst hinein, wenn er beschreibt „es ist, als wenn ein Ring um mein Herz gelegt würde und es zusammenschnürt“ oder „eine gepanzerte Faust quetscht das Herz zusammen, und alle Finger graben sich in das Herzfleisch hinein“. Immer ist von Angst, meist nicht von Dyspnoe die Rede, wie schon WUNDERLICH betonte.

Allerdings ist die Lokalisationsbereitschaft für Schmerz in der Haut, in Brust- und Armmuskulatur weit größer — der Panzer ist um die „ganze Brust“ gelegt —, die Schulterschmerzen werden darum, wenn sie isoliert auftreten, oft als Omarthritis angesehen, ja mit Hitze erfolgreich behandelt. Auch die Armneuralgie oder die Intercostalneuralgie können ganz lokalisiert empfundene Angina-pectoris-Schmerzen sein. Einmal lief der Schmerz wie ein Armband um das linke Handgelenk, ein andermal zeigte man mir ein Röntgenbild des Ellenbogengelenks und glaubte wegen der Schmerzen jedesmal an einen cariösen Prozeß, dabei handelte es sich in beiden Fällen um echte Angina pectoris.

Die Irradiation läuft durch zentripetale Fasern, auch mit dem Vagus vermischt, hinauf bis in die Zähne, bis in die linke Kopfseite, und den Scheitel, ja die Erregungen können endlich über diese Gebiete weit hinausgreifen:

Schweißausbrüche, Blässe, selbst Erbrechen können ähnlich wie jene viscerosensorischen Reflexe vom Herzzustand ausgehen.

Ohne weiteres ist zuzugeben, daß das Brennen hinter dem Sternum, die „brûlures retrosternales" namentlich beim symmetrischen Sitz, Symptom, oft sehr wichtiges Frühsymptom, der Aortenlues sind, selbst wenn noch kein Aneurysma und keine luetische Aorteninsuffizienz da sind — aber ob die Atheromatose und die Dehnung des Windkessels des Aortenbulbus überhaupt Schmerzen macht, scheint mir in Übereinstimmung mit Edens sehr fraglich, wenn man bedenkt, ein wie häufiger Befund Atheromatose der Aorta beim älteren Menschen ist; den Plexusdruckpunkt links kann man schon keinesfalls zur Stütze der Aortalgie heranziehen. Eher wird man viele Fälle von Aortenlues doch bezüglich ihrer Schmerzen auf Coronarveränderungen beziehen dürfen, gestützt auf die anatomische Überlegung, daß hinter den luetisch veränderten Aortenklappen die mitergriffenen Abgänge der Coronargefäße liegen. Dies gilt namentlich für diejenigen Fälle von Lues, bei denen die Dominanz der Linksirradiation deutlich ist. Es gibt genug Beobachtungen, daß bei Rechtsausstrahlung das rechte Coronargefäß verändert gefunden wurde.

Die Therapie der Angina pectoris hat zu unterscheiden die Maßregeln im akuten Anfall, die ja hinlänglich bekannt sind. Am wirksamsten bleibt immer noch die alkoholische Nitroglycerinlösung (1% der deutschen Pharmakopoe), 3—4 Tropfen auf ein kleines Stückchen Zucker, schon im Munde zergehen lassen. Die flüchtige Substanz wird schnell von der Mundschleimhaut resorbiert, während es mindestens beim vollen Magen, wo es ja gerade leicht zum Anfall kommt, weil die Splanchnicusgefäße mehr, die Coronargefäße weniger Blut erhalten (Blutverschiebung), vom Magen aus weniger schnell zur Resorption kommt. Ebenso ist die Flüchtigkeit der Substanz Grund, daß Nitroglycerinpillen oder -tabletten, auch die perlingualen, mit der Zeit an Wirksamkeit einbüßen, wenn sie nicht ideal verschlossen gehalten sind. Wer mit häufiger Angina pectoris ambulatoria rechnen muß, tut am besten, am Glasstopfen zu lecken, indem er das Fläschchen immer bei sich führt, das kann in einer Viertelstunde drei- und viermal geschehen und sollte sofort angewandt werden, wenn der Schmerz noch im Beginn ist. Der Wirkungsmechanismus scheint uns weniger die Beseitigung einer vagotonischen Konstriktion des doch meist sklerotischen Gefäßes, sondern die Weitung von kollateralen Bahnen, die die Erstickung verkleinern. Amylnitrit eingeatmet, macht fast stets unangenehmen Kopfdruck mit Rötung des Gesichts und nicht selten schwere Aufregungszustände, welche die Herzdurchblutung gerade im Anfall ungünstig beeinflussen, wohl aber sind heiße Umschläge auf die Herzgegend, evtl. Senfpflaster, selbst heiße Fußbäder von günstigem Einfluß.

Weit wichtiger ist die Dauerbehandlung, um den Anfällen vorzubeugen, sie ist systematisch zu gestalten, medikamentös kommen wieder die Nitrite (Nitroskleran usw.), Erythroltetranitrat in Frage, Nitroglycerin ist zu chronischer Behandlung weniger geeignet, weil plötzliche Blutdrucksenkungen (Kollaps) auftreten können. Ich ziehe die Purinderivate vor, als solches Theobromin natriosalycilicum als Diuretintabletten, jetzt von der Firma Knoll als Calcium-Diuretin herausgegeben, wobei das Calcium wohl gleichgültig ist. Ich gebe durch lange Zeit, Monate, selbst Jahre ohne Unterbrechung drei halbe Gramme täglich nach den Mahlzeiten, stets in viel Wasser aufgelöst (ein drittels Glas Wasser), weil in dieser verdünnten Form Magen- und Darmstörungen doch sehr selten sind. Zur langen Dauer der Medikation kommt man dadurch, daß, wenn man das Mittel wegläßt, so oft die Beschwerden sich von neuem zeigen. Die Kombination als Jod-Calciumdiuretin ist zweckmäßig, nach allem, was wir jetzt von neuem über Jod und Arteriosklerose wissen, jedoch ist meist beim Jod ein Absetzen nach 3—6 Wochen erforderlich, weshalb ich Diuretin und Jod fast immer getrennt gebe. Auch Coffein und Schokolade gehören zu den Theobrominpräparaten, es kann sich bei geringen Herzneuralgien durchaus bewähren. Als neuere Therapie beanspruchen die Injektionen intravenös einer 20—40proz. Traubenzuckerlösung (in Ampullen zu 10ccm vorrätig) größte Beachtung, die Erklärung von BÜDINGEN, Konstanz, der sie eingeführt hat, lehnen wir ab. Es hat sich aber zeigen lassen, daß wirklich eine bessere Durchblutung des Herzmuskels eintritt, wir geben oft täglich oder jeden zweiten Tag je eine, bis zu 15 und 20 Spritzen im ganzen, das kann mehrmals im Jahr wiederholt werden. In manchen Fällen ist ein Zusatz von 0,2mg Strophanthin ausgezeichnet. Empirisch wird noch mehr erreicht, wenn gleichzeitig intramuskulär Adenosin verabfolgt wird. In den bekannten Muskelextrakten, Lacarnol, Myoston, ist es vorhanden, als Organextrakt, aus der Leber sei Eutonon erwähnt, aus dem Pankreas das Callikrein, jetzt von FREY Padutin genannt; weit besser als all diese Präparate, bei denen ich vom Padutin auch für periphere Durchblutungsstörungen an den Extremitäten nie ganz Überzeugendes gesehen habe, ebensowenig für die Herzbeschwerden, ist die reine Substanz, die Muskeladenosinphosphorsäure als „MAP" der Firma Henning im Handel, Ampullen zu 2 ccm intramuskulär. Ich gebe sie stets jetzt alle 1—2 Tage gleichzeitig mit der intravenösen Traubenzuckerinjektion und mache die Erfahrung, daß ich zu weit besseren Resultaten gekommen bin. Ich wende das Mittel auch nach eingetretenem Herzinfarkt schon am ersten Tage an. Endlich sind physikalisch-therapeutisch die schon von SCHWENINGER empfohlenen Armbäder für den linken Arm, für die sich sein Schüler HAUFFE besonders eingesetzt hat, zu empfehlen. KATSCH hat die günstige Wirkung nachgeprüft und bestätigt. Die HAUFFEsche Kreislauftheorie scheint mir nicht gestützt, wahrscheinlicher ist es mir, daß ähnlich wie bei der Wirkung heißer Kataplasmen, die zum Herzen zugehörigen Segmente konensuell vasomotorisch beeinflußt werden, so daß ein allmähliches Ansteigen der Temperaturen in der Armbadewanne von 27 auf 40° C nicht nur die Armgefäße erweitert, sondern nach Art des viscero-sensorischen Reflexes die Kranzgefäße sich weiten, soweit sie als benachbarte Gefäße, als Kollateralen einwirken können auf die Herzteile, welche durch die Coronarsklerose gefährdet sind, in völlige Anoxie zu geraten. Mag sein, daß man Ähnliches erreicht, wenn auf derselben Seite, also meist links, solche vasomotorischen Weitungen mit physikalischen Prozeduren weiter entfernt anwendet, etwa am linken Bein, die Irradiierungen bei stärkeren Wirkungen gehen weit über die befallenen Segmente hinaus, so wie ja auch im schweren Schmerzanfall die Ausstrahlung sich nicht auf die Ulnarseite des Armes beschränkt, sondern bis in den Kiefer, die linke Kopfseite, auch einmal in das linke Bein erstreckt. In ähnlichem Sinne ist Wärme auf das Herz, wirksamer feuchte Wärme, oder andere Prozeduren, die Hyperämie erzeugen, und Senfpflaster, sinnvoll. Die Abstufung geschieht aber wohl am feinsten durch das HAUFFEsche Teilbad als vasomotorisch-segmentale Einwirkung.

Daß bei eingetretenem Herzinfarkt die größte Schonung körperlich und emotionell am Platze ist, ist zwar selbstverständlich, kann aber nicht nachdrücklich genug nochmals empfohlen werden. Wirksam noch ist einerseits eine psychotherapeutische Beruhigung, andererseits eine milde Narkose der zentralen Schlafstellen, so daß Barbiturpräparate in Dosen, die 0,1—0,2 Luminal pro die entsprechen, evtl. in Kombination mit mehr cortical angreifenden Beruhigungsmitteln, also Brom, angebracht sind. Jedenfalls sorge man für gute Nächte und trage auch keine Bedenken, bei heftigen Schmerzen des Infarktes Morphin nicht unter $1^1/_2$—2 Zentigramm als Einzeldosis der Injektion für den Erwachsenen zu geben. Für den Kollaps mit Blutdrucksenkung, der so oft beim Infarkt resultiert, scheint mir Sympatol in großen Dosen das Beste, während wir meist ohne Digitalis auskommen, es sei denn, daß bei lebensbedrohlichem Kollaps die gesamte medikamentöse Therapie des Kollapses, also einschließlich der Digitalisgruppe, in Betracht kommt. Sonst wird man nicht gerne die Leistung des Herzmuskels steigern, weil ja die Inkongruenz zwischen der Leistung und der Durchblutung des betroffenen Coronargefäßes das Wesen des Anfalles ausmacht.

Auch wenn ein luetischer Prozeß als Grundlage angenommen wird (Mesaortits luetica, Aorteninsuffizienz), bleibt die Therapie im wesentlichen die gleiche, ja man wird beim Infarkt in der Regel die antiluetische Therapie zurückstellen, weil Salvarsan als Arsenpräparat ein Capillargift ist und auch Quecksilber oft den Herzmuskel schädigt. Wismut wird dann zum antiluetischen Mittel der Wahl, und große Joddosen sind angezeigt, nicht nur gegen die Lues, auch gegen die Arteriosklerose.

Der Arzt braucht viel Autorität, wenn der Schmerzanfall vorüber ist, ihn aber die Symptome zur Diagnose des Infarktes geführt haben, ja dieser etwa durch ein typisches EKG zur Sicherheit geworden ist, einen beschwerdefreien Kranken zu strengster Bettruhe und der eben geschilderten systematischen Behandlung zu zwingen. Noch schwieriger, wenn der Anfall nicht sehr heftig war oder ein Infarkt, wie oben geschildert, ohne Schmerz nur mit vorübergehendem Kollaps verlaufen ist. Wenn auch trotz größter Vorsicht der Tod auch nach Abklingen des Anfalls eintreten kann, etwa durch Ventrikelflimmern, indem die Myomalacie schwerer wird oder weiter um sich greift, ist sicher die Letalität durch all jene Maßnahmen erheblich herabzusetzen (amerikanische Autoren errechnen für den Infarkt gegen 60% früher, jetzt 16%). Jedenfalls ist die Anzahl der Fälle nicht gering, die nach einem einzigen schweren Anfall, auch nach mehreren, nie wieder einen neuen bekommen, namentlich bei Menschen ohne Hochdruck und wohl solchen, wo die Atheromatose nur einen einzelnen Gefäßast befallen hat. Müssen wir uns doch immer wieder vergegenwärtigen, daß die Arteriosklerose bezüglich Atheromatose durchaus nicht immer eine Systemkrankheit ist, sondern ganz isoliert ein einzelnes Gefäß befallen kann, ja der Obduzent findet nicht selten bereits Intimaverfettungen beim Kinde, gerade auch an einem einzelnen Coronarast. Nirgends ist die regelmäßige Muskeldurchblutung von solcher Tragweite wie bei dem Muskel, der, in nie aufhörender Arbeit, so zahlreiche Kontraktionen pro Minute durchzuführen hat.

Bei weniger schweren Angina-pectoris-Zuständen ohne Infarkt ist kein Zweifel, daß ein vorsichtiges Muskeltraining günstige Resultate ergibt, ähnlich wie bei geringen Graden der Kreislaufinsuffizienz, wir verweisen auf das, was zugunsten von Terrainkuren, auch wohl CO_2-Bädern bei der Herzinsuffizienz im nächsten Kapitel gesagt ist. Von entscheidender Bedeutung kann es endlich sein, dem Kranken die Angst zu nehmen, weil gerade bei der Angina pectoris — Enge, Angustie, Angst, Angina gehören selbst philologisch zusammen — das unmittelbare triebhafte Angsterlebnis emotionell nicht vergessen werden kann; führen dann solche Vorstellungen zur Blutdrucksteigerung, oft mit Adrenalinausschüttung, ausgelöst durch geringste Herzsensationen, so kann sich in der Tat, von der Emotion ausgelöst, eine echte Angina pectoris wiederholen, nicht selten treffen wir auch auf ein psychogenes Bild, bei dem sicher nicht immer unter Steigerung der Herzarbeit der Schmerz als Erinnerung an echte Anfälle sich zeigt, ja es genügt das dramatische Erlebnis bei Angehörigen und Freunden, so daß rein suggestiv der Zustand beim sensiblen Kranken reproduziert wird. Hier sichert nur minutiöse Diagnostik, selbst Aufnahme des EKGs nicht nur in Ruhe, sondern nach schneller Treppenleistung. So erlebte ich schwerste Anfälle — der Kranke wagte kaum mehr zu gehen — die, als ich bei völlig negativem Befunde überzeugend beruhigen konnte und alle Medikamente verbot, prompt aufhörten und sich nicht wiederholt haben. Auch ein Kollege, sicherer Neuropath, beeindruckt durch schwere Erlebnisse in seiner Praxis, kam so weit, immerwährend auf der Straße stehenzubleiben mit Herzschmerzen bei gleichzeitig großen emotionellen Zuständen und konnte ebenso als rein psychogene Angina pectoris entlarvt werden, wie etwa bei jener Anekdote, die mir Wenckebach erzählte, daß die junge Bäuerin jedesmal einen „Stich durchs Herz“ bekam, wenn die Schwiegermutter um die Ecke bog. Die Gefahr, daß wir Herzzustände für harmlos halten, die doch Erstickungszustände für das Herz sind, meist als Ausdruck echter und schwerster Sklerose, bleibt aber die weit größere. Man untersuche immer wieder, und hier sind alle Methoden heranzuziehen, denn ein normaler Blutdruck, rhythmische und normale Pulsfrequenz, normale Herzgröße und Fehlen von allen Herzgeräuschen, auch das Fehlen von Dyspnoe bei Anstrengungen beweist in gar keiner Weise, daß nicht doch schwerste Sklerose eines Coronarastes vorliegen kann, denn Anfälle von Coronarinsuffizienz sind eben etwas ganz anderes wie die Herzmuskelinsuffizienz, das muß jeder Arzt sich in der Art, wie die Leistung (Funktion) gestört ist, klarmachen, auch wenn sekundär Herzmuskelinsuffizienz entstehen kann, bei der jener Zusatz von Strophanthin (s. o.) Hervorragendes leistet. Es ist gut, daß zur feinsten Ausarbeitung der Anamnese die objektive Methode des EKGs gerade für diese ärztlich so verantwortlichen Fragen hinzugekommen ist, sie ist jetzt grundlegend studiert. Hat sich das Problem der Pathogenese der Angina pectoris so gewandelt, daß wir, abgesehen von Dauerschmerzen, wie sie bei der Aorteninsuffizienz der luetischen Aortitis, dem Hypertonus und vielleicht selten auch einmal bei körperlichen und psychischen Überanstrengungen vorkommen mögen, doch heute verpflichtet sind, beim typischen Anfall die angiospastische Form nicht mehr gelten zu lassen, so daß fast regelmäßig eine sklerotische Enge eines Coronargefäßes vorliegt und der Anfall sich aus dem wechselnden Mißverhältnis zwischen den Anforderungen der Sauerstoffversorgung des Herzmuskels und der durch die der Arteriosklerose begrenzten Zufuhr erklärt, so führt diese Wandlung unserer Anschauung dazu, daß wir endlich in einem Gewebsgebiet, man könnte fast sagen, dem wichtigsten, dem des Herzmuskels, imstande sind die Arteriosklerose fast mit Sicherheit schon aus der Beschwerde, erst recht aus dem EKG zu diagnostizieren.

Es ist erstaunlich, wie schwerste EKG-Veränderungen beim Herzinfarkt nach Monaten völlig verschwinden können, so daß man auch nach Belastung durch schnelles Treppensteigen nichts Pathologisches am EKG mehr sieht — wir besitzen solche lückenlos verfolgten Wandlungen schwerster Bilder bis zur Rückkehr zu völliger Norm.

Wieviel mangelhafter steht es um die klinische Diagnostik des anatomischen Befundes *der Arteriosklerose an den übrigen großen Gefäßen.*

Ein so häufiger und gesicherter Befund sie für den Anatomen von der Aorta an mit ihrer Atheromatose bis zur Arteriosklerose, ja der Arteriolosklerose der mikroskopischen Gefäße ist, sie bleibt für die Klinik der Gegenwart ein sehr unbefriedigendes Kapitel. Ich übergehe das völlig, was zur anatomischen Unterscheidung der einzelnen Formen zu sagen wäre, die nach „Gangart“ (Rühl), also dem Entwicklungsverlauf und der anatomischen Manifestation ebensowenig einheitlich ist wie ihre Pathogenese. Ich konstatiere nur, daß noch immer das unmittelbare Erkennen der Gruppe dieser anatomischen Gefäßerkrankungen am Lebenden ein sehr mangelhaftes ist.

Der Befund von freilich manchmal ganz sicheren Veränderungen an der Aorta als Verkalkungen im Röntgenbilde ist kein sehr häufiger, der an den großen Unterschenkelarterien ist schon oft zu erheben, und auch die Palpation gibt an Radialis, Brachialis Tibialis, Dorsalis pedis nicht selten, aber doch viel zu selten, gesicherte Befunde. Zu wiederholen ist immer wieder mit Wenckebach, daß die Schlängelung der Temporalis noch keine Arteriosklerose ist, und daß endlich, wie im vorigen Kapitel breit ausgeführt, der Hochdruck sich mit dem Kapitel der Arteriosklerose und auch der Arteriolosklerose in keiner Weise deckt. An den unteren Extremitäten ist die Claudicatio intermittens mit und ohne Hochdruck einleuchtende Analogie zur Angina pectoris, und wie hier so dort werden wir in der Mehrzahl der Fälle jetzt die Sklerose größerer Gefäße auch dann anerkennen, wenn sie der Röntgendiagnostik am Beine nicht deutlich wird. Fast wichtiger ist der kleine oder fehlende Puls, der Unterschied zwischen rechts und links am Fußrücken. Aber es spielen hier angiospastische Zustände bis zur Acrocyanose und bis zur RAYNAUDschen Gangrän eine Rolle, die von der Arteriosklerose leichter zu unterscheiden als die BUERGERsche Krankheit als besondere Form der Endarteriitis obliterans. Die seltene Periarteriitis nodosa gilt heute als eine allergische Form mit ihren eigentümlichen Symptomen und infauster Prognose. Ich habe noch keine diabetische Gangrän an den unteren Extremitäten gesehen, bei der nicht gleichzeitig hochgradige, das Lumen verstopfende Arteriosklerose bestand, oft genug aber arteriosklerotische Gangrän ohne Diabetes. Da auf diesem Gebiete der Sklerose der Extremitätenarterien wenig Neues zu sagen ist, beschränke ich mich auf einige besondere therapeutische Hinweise. Von den Extraktstoffen, den vorhin erwähnten, wie Padutin, Lacarnol, Myoston, Eutonon sah ich nie sichere Erfolge, will man sie anwenden, sei als reine Substanz auch hier die Muskeladenosinphosphorsäure (MAP) zur intramuskulären Injektion angeraten. Wirksamer das Jod ohne besondere Präparate, also Natrium oder Calcium jodatum 1—8 g pro die. Merkwürdigerweise scheint empirisch die Tinctura jodi, also nicht die ionisierten Jodsalze, sondern die alkoholische Lösung von Jod selbst als Tropfen in Wasser oder Milch, dreimal täglich 1—3 Tropfen wirksamer zu sein, sie hilft oft noch, wenn die erstere Medikation versagt hat. Die Theorie der Jodwirkung ist einleuchtender geworden, da Jod bei älteren Tieren die Cholesterinveränderungen der Gefäße wirklich im Experiment, gerade auch prophylaktisch gegeben, beeinflußt.

Man beachte, ob nicht doch eine Hyperthyreose, etwa auch in der geringsten Form vorliegt, was auch bei alten Menschen keine Seltenheit ist, damit man nicht einen Jodbasedow erzeugt. Bei der RAYNAUDschen Erkrankung sahen wir glänzende Wirkung selbst in Fällen, wo schon Amputationen von Zehen wegen Gangrän notwendig geworden waren, durch tägliche Einspritzungen von 1—2 ccm Pituitrin. Zunächst erfolgt entsprechend der gefäßkontrahierenden Wirkung des Pitressins Blässe, oft mit vermehrtem Schmerz, so daß die Kombination mit einem Morphinderivat notwendig wurde, nach $^1/_2$—1 Stunde setzt dann eine lang anhaltende konsekutive Hyperämie ein und danach selbst Besserung beginnender Hautnekrosen, Besserung der Hautfarbe und Nachlassen der spontanen Schmerzen. Ich habe nach solchen, selbst wochenlang fortgesetzten Kuren völlige Heilungen gesehen und hatte Gelegenheit, einen so behandelten schweren Fall von RAYNAUDscher Gangrän nach vielen Jahren wiederzusehen, es war kein Rückfall erfolgt, keine weitere Amputation von Zehen notwendig geworden. (Über die Wirkung von Keimdrüsenhormonen bei solchen Zuständen s. Kap. 8).

Es wird nochmals auf Schmerzen, namentlich an den Füßen hingewiesen, mit Verfärbung der Haut, die livide und kalt ist, schwachem Puls der Dorsalis pedis, die bei der Frau namentlich in der Klimax durch ganz große Progynondosen erfolgreich zu bekämpfen sind (Progynon oleosum B, Schering bis zu

50 Tausend Mäuseeinheiten). Wenn beim Manne Ähnliches weit weniger gut gelingt, ist es möglich, daß es nur daran liegt, daß wir in der Gegenwart noch nicht annähernd so hochwirksame Präparate des Testikelhormons besitzen.

Die Arteriosklerosis cerebri bleibt neben der der Kranzgefäße des Herzens das wichtigste Kapitel der Arteriosklerose. Die Analogie ist groß, und eine ähnliche Wandlung, die wir durchgemacht haben, als wir schlechte Coronardurchblutung vorwiegend auf Angiospasmen bezogen, scheint mir heute auch für die Gehirndurchblutung vonnöten. KAUFFMANN schuf an meiner Klinik den Begriff des „angiospastischen Insultes", der vorwiegend beim Hochdruckler beobachtet wird, aber auch ohne erhöhten Blutdruck vorkommt. Die Bezeichnung war ein wesentlicher Fortschritt gegenüber der „Pseudourämie" VOLHARDS, denn es kam damit zum Ausdruck, daß diese Hirnzustände nicht nur Schrumpfnierenkranke befallen, sondern auch bei essentiellem Hochdruck sich ebenso ereignen. Die Parallele im Wandel der Auffassung durch die Bezeichnung der Retinitis angiospastica, besser Retinitis hypertonica statt des veralteten irreleitenden Ausdruck der Retinitis albuminurica ist groß, denn mögen auch die schwersten Augenhintergrundsveränderungen uns gerade bei der malignen Schrumpfniere begegnen, es ist kein Zweifel, daß auch ohne jeden Nierenschaden am Augenhintergrund die engen geschlängelten, wohl meist auch sklerotischen Gefäße zu sehen sind, die die Ernährungsstörung an der Retina, die weißen Flecken der Degeneration und die vereinzelten oder multiplen Blutungen setzen. Da die Retina gewissermaßen die einzige Stelle des Gehirns ist, die wir unmittelbar sehen, hat jenes Studium dort für die Beziehung zwischen Durchblutungsstörung auf angiospastischer oder auf sklerotischer Basis die größte Bedeutung, und ich wiederhole für Prognose und Therapie die Mitteilung eines Hausarztes, vom Ophthalmologen kontrolliert, daß nach monatelangen Injektionen von Traubenzucker intravenös die beginnende Erblindung beseitigt wurde, die Retina sich wieder regenerierte, Blutungen und weiße Flecken völlig verschwanden. Das entspräche den so erfreulichen Erfolgen, die nicht selten die Traubenzuckerbehandlung bei Angina pectoris zeitigt, und die wir ebenfalls auf die bessere Gewebsdurchblutung zurückführen.

Der „angiospastische Insult" KAUFFMANNS, so oft Prodromalerscheinung des apoplektischen Insultes des Gehirns, unterscheidet sich durch das Flüchtige der Erscheinung also dadurch, daß die neurologischen Symptome wieder völlig verschwinden, ohne Residuen zu hinterlassen: Aphasien aller Art, Monoplegien, Hemiplegien, Augenmuskellähmungen und andere Hirnnervenlähmungen, oft nur als leichtere Paresen, halten nur Minuten oder Stunden an, nicht selten auch gerade schwerste cerebrale Schwindelzustände, und die klinische Symptomatologie verschwindet dann wieder völlig. Man ist immer mehr geneigt, an Stasen bei der Durchblutung nach Art der von RICKER studierten Störungen zu denken und weniger an echte Angiospasmen, wie wir sie etwa beim abgestorbenen Finger kennen. Wenn nun wiederholte solche vorübergehende Anfälle auch mit Bewußtseinstrübung gespielt haben und dann eine irreversible Lähmung resultiert, so haben wir allen Grund, doch eine größere Haemorrhagia cerebri anzunehmen. Es ist bekannt, wie ROSENBLATT, Kassel, im Gegensatz zur alten Apoplexielehre an einen primären chemischen Schaden dachte, und wie dann mein Mitarbeiter WESTPHAL mit BÄR in Frankfurt in Verbindung mit dem Pathologen SCHWARZ als neue Lehre entwickelte, daß der Haemorrhagia cerebri der Angiospasmus eines größeren Gefäßes voraufging, der sehr schnell zu chemischen Veränderungen (Säuerung) im Versorgungsgebiet des Gefäßes führe, ist doch die Hirnsubstanz gegen mangelnde Sauerstoffversorgung, also gegen „Anoxie", am empfindlichsten. Er dachte sich, daß nach Entspannung des kurze Zeit gedrosselten Gefäßes es nun in die geschädigten Hirnteile von allen Seiten hineinblutet, indem auch kleinere Gefäße und Capillaren unter der Anoxie gelitten haben, und konstatierte, daß um die große Blutung herum meist eine Reihe von kleinen bis kleinsten Blutungen zu finden waren, während man ein arrodiertes, geplatztes, schwer sklerotisches Gefäß oft vermisse, und deshalb wurde von WESTPHAL die alte Vorstellung der Ruptur eines größeren Gefäßes bestritten. Schon ROKITANTZKY hatte Bedenken gegen die Allgemeingültigkeit ausgesprochen, daß die Apoplexie regelmäßig auf die Zerreißung eines sklerotisch erkrankten Hirngefäßes zu beziehen sei, indem er betonte, daß es sich gewöhnlich nicht um Blutungen aus *einem* größeren Gefäß handele, sondern gleichzeitig um viele kleinere Blutaustritte aus kleineren Gefäßen.

Einwendungen gegen diese neue Lehre sind erfolgt: man weiß, daß auch nach groben Hirntraumen mit Hirnblutung, um die am schwersten befallene Stelle herum oft kleine Blutungen auftreten. Man faßt die miliaren Aneurysmen an den Gefäßen nicht als präformiert, sondern als Vorgang bei der Apoplexie entstehend, heute wohl meist auf und hat vor allem bei ASCHOFF (RÜHL) und auch an anderen Instituten doch sehr häufig schwere Arteriosklerose im Gebiet der Apoplexie, zum Teil mit völlig arrodierten Gefäßen gefunden. Trotzdem scheint es mir nicht so, daß nun der Fortschritt in der Erkenntnis, der durch WESTPHALS Lehre gegeben schien, aufgehoben ist, sondern die Vorgänge scheinen mir sehr vergleichbar mit dem, was für den Herzinfarkt bei der Angina pectoris oben genau entwickelt wurde. Wir haben auch da die Sklerose von Coronargefäßästen unterschätzt und werden für die Apoplexie des Gehirns dasselbe zugeben. Sowohl Atherosklerose wie Rupturen sind nach den Arbeiten von PICK-RÜHL und ELLIS sichergestellt, sie mögen von SCHWARZ aus methodischen Gründen der Einbettung in Celloidin über Alkohol, die eine Fettfärbung mit Sudan nicht zuläßt, wie RÜHL meint, nicht genügend erkannt sein. Die Unhaltbarkeit aber der zu einfachen mechanischen Vorstellung des Platzens eines sklerotischen Gefäßes muß allein schon deutlich werden aus einem Versuche LAMPERTS, der zu bestimmen suchte, mit welchem Minimumdruck es eben noch gelingt, experimentelle hochgradig arteriosklerotische Gefäße zum Bersten zu bringen, dabei ergab sich, daß noch nicht einmal ein Druck von 1000 mm Hg, also mehr als das Dreifache einer auch in schwersten Zuständen zu erwartenden Blutdruckerhöhung, dazu ausreichte. Andererseits ist an hämorrhagischen Infarkten kein Zweifel, die ähnlich wie bei den Milzinfarkten nicht häufig embolischer Natur sind, denn solche Erweichungen sind Ausdruck der Durchblutungsstörung, die nunmehr auch von mir weiter gefaßt wird als auf angiospastischer Basis beim Hochdruckler entstanden, sondern auf der Kombination von Atherosklerose und Hochdruck, als zwei sich kombinierenden Bedingungen zu kleineren und ausgedehnten Ernährungsstörungen des Gehirns. Ich lege heute Nachdruck auf die „Durchblutungsinsuffizienz“ von Hirnteilen, der Ausdruck stammt von KRETSCHMER aus dem Jahre 1932 und hätte seine relative Analogie zum Ausdruck der „Coronarinsuffizienz“ von REIN. Auch hier würden arteriosklerotische Störungen der Blutversorgung sich ähnlich wie am Herzen und etwa an den unteren Extremitäten kombinieren mit funktionellen Störungen, ja die Frage bleibt offen, wenn klinisch sogenannte angiospastische Insulte sich völlig zurückbilden, ob nicht ein Ödem resorbiert wurde oder nur mikroskopisch kleine Schäden verblieben, die keine Ausfallserscheinungen für die klinische Symptomatologie mehr hervorrufen. Daß Funktionsstörungen in der Blutversorgung, wie gesagt, nicht angiospastischer Art hinzukommen, daß manche Erscheinungen nicht sklerotische Ruptur, sondern das Auftreten eines ischämischen Bezirks nach Art des Herzinfarktes sind, aber beim Gehirn als hämorrhagischer Infarkt, wie SCHWARZ es festgestellt hat, wird man nicht in Zweifel ziehen. Die Analogie zu Coronarsklerose und Herzinfarkt kann ja schon deshalb keine vollkommene sein, weil beim Herzen die rhythmische Funktion der Herzleistung ständig wechselnde Durchblutungsgrößen erfordert, während die im Gehirn auch beim Hochdruck eine weit gleichmäßigere ist. Das Gemeinsame bleibt die Inkongruenz zwischen Bedarf und Blutversorgung, also die Anoxie als Gewebserstickung, ihr liegt am Gehirn wie am Herzen meist doch die Arteriosklerose, bezüglich Atheromatose zugrunde mit thrombotischer partieller oder totaler Verstopfung eines Arterienastes. Ähnlich aber wie an der Retina kann der Arzt von sehr auffälligen Reparationen berichten, gemeint ist nicht das späte hochgradige Zurückgehen der Symptome bei manchen Apoplektikern, das ja nur zu geläufig ist, sondern schwere Störungen der Merkfähigkeit, des ganzen Charakterbildes zum Teil mit leichten körperlichen Ausfallserscheinungen und nach Wochen oder Monaten eine vollkommene Rückbildung aller Prozesse. Wir sollen in der Prognose der Hirnarteriosklerose insbesondere durch die Jodbehandlung optimistischer werden, auch wenn das Zustandekommen der Gefäßerkrankung die Rolle, die dabei der Blutdruck, das Cholesterin und sicher vieles andere spielt, noch recht wenig geklärt ist.

Es ist dennoch nicht verwunderlich, daß die Apoplexien ebenso wie der Hochdruck jahreszeitlichen Schwankungen und Witterungseinflüssen unterliegen.

KAUFFMANN[1] hat die außerordentliche Häufung der Apoplexien im Frühjahr und im Herbst an dem Material der Frankfurter Klinik zeigen können, wie es die umstehende Tabelle veranschaulicht (Abb. 63).

Die Frage, ob es nur die klimatischen Faktoren sind, die die Schuld an dieser Häufung tragen oder auch eine innere vegetative Umstimmung (ja eine aller-

[1] KAUFFMANN, FR.: Über Blutdruckschwankungen und ihre Bedeutung für den Organismus. Hypertension. (Ärztl. Fortbildungskurs Bad Nauheim 1926.) Leipzig: Thieme.

gische?) zu diesen Jahresperioden, die im Frühjahr sich auch durch Verschiebung nach der sauren Seite hin (nach W. STRAUB) humoral dokumentieren, ist noch offen.

Es ist jedenfalls nicht ganz das gleiche Verhalten wie bei jenen Hypertonikern, die zwar auch meist schlecht Hitze und noch schlechter schwüles Wetter und Föhn vertragen, denn gerade im gewöhnlich heißen und schwülen August ist die Zahl der Apoplexien gering. Eher kann man beim Wettersturz, beim Herannahen eines Gewitters wie beim klimatischen Frontwechsel zugleich mit den „Blutdruckkrisen", der Vermehrung der subjektiven Beschwerden und den großen Schwankungen der Druckhöhe auch eine Zunahme der apoplektischen Insulte beobachten.

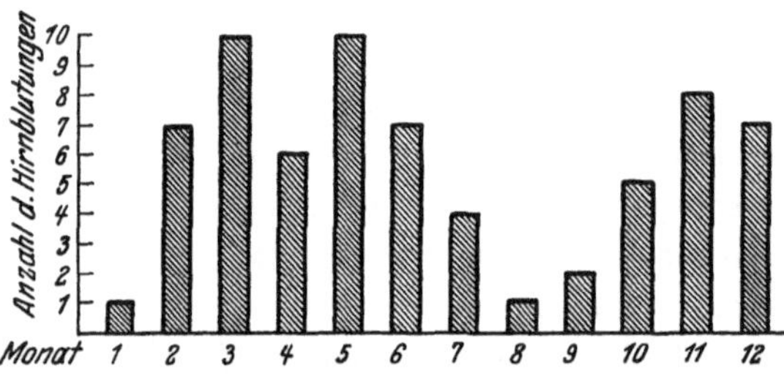

Abb. 63. Häufigkeit der Hirnblutungen, verteilt auf die einzelnen Monate des Jahres (Beobachtung von FR. KAUFFMANN an dem Material der medizin. Univ.-Klinik, Frankfurt a. M.)

Der Begriff des „Stenosenwetters", den DE RUDDER zuerst unter pädiatrischen Gesichtspunkten, besonders für den Croup geprägt hat, scheint auch für andere Krankheitsdispositionen von größter Bedeutung für die Zukunft.

Wie durch eine Apoplexie ein vorher bestehender Hypertonus für Jahre, selbst für immer verschwinden kann, so kann andererseits auch wieder die Blutdruckkrise von apoplektiformen Insulten ohne jede Dauerbeeinflussung des Hochdrucks begleitet sein.

Eine hierher gehörige Krankengeschichte entnehme ich der WESTPHALschen Monographie.

Frau Anna B. L., 61 jährig, hat Anfang September 1924 einen Schlaganfall erlitten mit Lähmung der rechten Seite, geringen Sprachstörungen und Inkontinenz von Stuhl und Urin.

Bei der Untersuchung finden sich neben leichtem Diabetes die neurologischen Zeichen der Lähmung: positiver Babinski und Oppenheim, schwach angedeutete Facialis- und Hypoglossusparese rechts, geringe motorische Aphasie.

Bis Anfang Dezember weitgehende Besserung der Sprache, der Facialislähmung und der Parese des rechten Beines. Blutdruck schwankt zwischen 135 und 165 mm Hg. An der Niere keine Funktionsstörungen.

In der Nacht vom 8. zum 9. Dezember schellt die Patientin und demonstriert der Schwester, sie könne plötzlich nicht mehr sprechen. Die sofortige Blutdruckmessung ergibt eine Höhe von 220 mm Hg, obgleich physiologischerweise nachts eine Senkung zu erwarten wäre.

Am nächsten Morgen völlige motorische Aphasie, stark ausgeprägte Facialisparese rechts, das rechte Bein wieder völlig gelähmt — der Blutdruck ist auf 150 mm Hg gesunken.

Tags darauf kann die Patientin sich schon wieder etwas verständigen, Ende der Woche sind Aphasie und Facialisparese weitgehend gebessert und Ende Dezember kaum mehr feststellbar. Der Blutdruck bleibt dauernd in mittlerer Höhe.

Am 7. Janur 1925 morgens plötzlich neuer Anfall, jetzt mit völliger Bewußtlosigkeit. Wieder ist der Blutdruck auf 230/110 gestiegen, wieder völlig motorische Aphasie und Facialisparese rechts.

Nach einem Aderlaß sinkt der Blutdruck auf 155/75.

Am nächsten Tage ist wieder die Aphasie weitgehend gebessert und 2 Tage später völlig verschwunden.

Solche Anfälle kehrten in voller Ausbildung später nicht wieder, aber es kam noch einmal zu einem kritischen Blutdruckanstieg auf 195 mm Hg.

Es ist mehr als ein glücklicher therapeutischer Hinweis, sondern zeigt die Analogie zum Herzinfarkt, wenn WESTPHAL zur Lösung des „angiospastischen Insults" intravenöse Injektionen hypertonischer Zuckerlösungen mit Erfolg anwandte. Vergessen wir nicht, welche große Rolle die Sklerose der mikroskopischen Arterien im Gehirn spielt, die im Herzmuskel nicht vorkommt, und daß die Hirndurchblutung eingeschlossen in der starren Schädelhöhle von besonderer Art ist.

Wo ist jetzt, nachdem wir von der Beschwerde des hohen Blutdrucks und seinen latenten und larvierten Formen gesprochen haben, nachdem wir die mangelhafte Blutversorgung als Ursache vieler Herzsensationen kennengelernt haben, noch Platz oder überhaupt Möglichkeit der Einordnung jenes früher so breiten Bereiches der *Herz- und Gefäßneurosen?*

Entscheidend kann die funktionell pathologische Betrachtungsweise gar nicht mehr nervös und organisch voneinander trennen, aber auch nicht funktionell und organisch. Sie ist auf das Geschehen hin gerichtet und ihr adäquat ist allein die Vorstellung, daß aus der gestörten Funktion heraus sich in einheitlicher Entwicklung bis zum grob Anatomischen hin reversible und irreversible Zustandsänderungen ergeben. Darum werde ich auch später zu entwickeln haben, daß der Begriff der „Betriebsstörung", den ich dem ärztlichen Denken eingefügt habe, prägnanter ist als der der „Neurose"[1].

Damit wird nicht etwa ein Wort durch ein anderes ersetzt, sondern es sollen damit dem Vorstellen Wege eröffnet werden, die durch die isolierte Betrachtung des Organischen einerseits, des Neurotischen oder Nervösen andererseits bisher verschlossen blieben.

Es ist nur logisch, sich von der Betriebsstörung her und durch sie bedingt auch den „Umbau des Betriebes" vorzustellen.

Gerade das ist am Herzen sehr wohl zu zeigen: die idiopathische Herzhypertrophie ist heute zu denken als Arbeitshypertrophie des linken Ventrikels, der gegen den Widerstand der Hypertension sein Schlagvolumen auswirft. Noch richtiger, wie schon ausgeführt, deutet sie BOHNENKAMP als Spannungshypertrophie des Herzmuskels.

Am deutlichsten wird die Insuffizienz des Ausdrucks der Neurosen und die Brauchbarkeit des Begriffs der „Betriebsstörung" bei den Rhythmusstörungen des Herzens.

Ohne daß es eines besonderen Angriffes bedurfte, hat hier die subtile Analyse, die sich an die Namen MACKENZIE, LEWIS, WENCKEBACH und viele andere

---

[1] v. BERGMANN: Klinisch-funktionelle Pathologie des vegetativen Nervensystems. Hdb. d. norm. path. Physiol., Bd. 16, 1. Hälfte. Berlin: Julius Springer 1930.

knüpft, schon allein die Herzneurose erledigt, weil die Scheidung in organisch und funktionell immer mehr scheiterte.

Sicher kann eine infektiöse Myokarditis sich neben anderen Zeichen durch Extrasystolen dokumentieren, und sicher kann ein Herzinfarkt zum Herzblock führen, aber die gleichen Störungen treten eben auch ohne anatomisch nachweisbare Veränderungen auf, selbst mit der Feststellung eines partiellen oder totalen Herzblocks als Leitungserschwerung oder Unterbrechung im Hisschen Bündel ist nicht die Aussage einer organischen Zerstörung gemacht, so oft sie auch gerade beim Block zu finden sein mag. Man beschäftigte sich mit der Arrhythmia absoluta, es wurde erkannt, daß zu ihr regelmäßig das Flimmern und Flattern der Vorhöfe gehört, und suchte nach den Ursachen jener vermehrten Reizbarkeit, die plötzlich diesen Zustand hervorbringt, man fand, daß die paroxysmellen Tachykardien Häufung von Extrasystolen sein können, aber ebenso auch Störung der Reizbildung am Sinusknoten, im Sinne einer Häufung der dort entstehenden physiologischen Reize des Schrittmachers des Herzens.

So gliederte man sogar die verschiedenen Formen der ventrikulären, aurikulären und atrioventrikulären Extrasystolen untereinander ab und wurde geneigt, neben den intramuralen Plexus und Ganglienzellen, neben den extrakardialen Förderungs- und Hemmungsnerven mit ihren Beziehungen zu den Zentren und im Zusammengehen mit gesteigerten Affektsituationen auch an feinste physikochemische Zustandsänderungen in den Muskelfasern zu denken. Je nachdem, ob sie im Keith-Flackschen Sinusknoten, also jenem Schrittmacher des Herzens, im Aschoff-Tawaraschen Knoten oder dem Hisschen Muskelbündel lokalisiert sind, machte man sich, geleitet von myogener oder neurogener Herztheorie die verschiedensten Vorstellungen über die Pathogenese der Rhythmusstörungen. Aber überall überschneiden sich neurogene Momente mit dem Zustande des Erfolgsorgans.

Nur ein Teil jener Betriebsstörungen hat zur Grundlage grob anatomische Läsionen (Entzündung, Schwiele, Arteriosklerose, Lues usw.), ein anderer größerer Teil ist unsichtbare biologische „Strukturänderung".

Der Begriff der Betriebsstörung hebt die Frage zwar nicht auf, wie weit grob anatomische Veränderungen vorliegen, wieweit feinere Störungen im Sinne der kolloidalen Struktur, wieweit diese sich vergesellschaften mit intramuralen und extrakardialen Änderungen der Nervenfunktion und endlich wieweit neben anderen zentralen Einflüssen Funktionsänderungen selbst beim Affekt hineinspielen (wobei Rhythmusstörung Manifestation an einem Erfolgsorgan wäre). Für eine solche Vielheit aber reicht der Begriff der Herzneurose nicht aus, weil das gleiche Phänomen am Herzen, etwa die Extrasystolie, „psychogen" wie organisch Grundlagen haben kann, bei beiden ist im Betrieb Störung.

Eine Tachykardie oder Tachykardiebereitschaft ohne paroxysmelle Anfälle sehen wir beim Basedow, auch bei der thyreotischen Konstitution, beim Jodismus, aber auch in der Emotion, vergleichbar der Adrenalin-Tachykardie. Sie ist uns im Zusammenhang mit dosierter Muskelarbeit noch immer eher zu wichtig zur Funktionsprüfung für die kardiovasculäre Leistung.

Was von diesen nur unvollständig aufgezählten Phänomenen gehört in den Bereich der Herzneurose?

Etwa die thyreotoxische Tachykardie, die durch Digitalis so schwer zu beseitigen ist oder wirklich nur die „emotionelle"?

Es leuchtet ein, daß mit der Einreihung dieser oder jener Form in den Begriff der Herzneurose wenig gewonnen ist, weder vom Standpunkt pathologischer Erkenntnis noch von dem ärztlich-klinischer Beurteilung. Und umgekehrt kann die Betriebsstörung noch nicht einmal richtig verstanden und beschrieben werden, wenn man sie lediglich unter dem Gesichtspunkt der Störung im Nervensystem sieht.

Das beste Beispiel für Wert- und Berechtigungsbegriff der Betriebsstörung finden wir aber bei dem funktionellen Versagen der kleinsten Gefäße, der Capillaren.

Die cyanotische Form der *Capillarbetriebsstörung*[1] findet sich häufig bei jungen Mädchen und Frauen zwischen dem 13. und 30. Lebensjahr und tritt meist in der Zeit der Menarche auf, aber auch gerade in der präklimakterischen Zeit. Störungen in der Menstruation, häufig auch im Intermediärstoffwechsel (Magersucht, auch Fettsucht) sind meist als Störungen endokriner Art anzusehen und zu behandeln (s. Kap. 8).

Beine und Arme, besonders die Dorsalseite der Oberarme, Hände und Füße sind cyanotisch verfärbt. Bei raschem Aufstehen kann es zu Schwindel, Ohnmachtsanfällen und migräneartigen Kopfschmerzen bis zu MENIÈRE-ähnlichen Bildern kommen.

Mit dem Capillarmikroskop sieht man dabei nichts anderes als die auch sonst der Cyanose entsprechende Erweiterung des subpapillären Plexus. Nur, daß hier nicht eine regulative Steuerung wie etwa bei der Dekompensation mit der Veränderung der zirkulierenden Blutmenge und Auffüllung von Hautdepots gefunden werden kann.

Es sind stets herzgesunde und, abgesehen von der Cyanose und den subjektiven Beschwerden, meist leistungsfähige, jeder Muskelarbeit gewachsene Menschen.

Hier weist wohl die Pathogenese am eindeutigsten auf Betriebsstörungen humoraler oder endokriner Art im vegetativen System hin, kaum jedoch neuraler Art.

Auch an schlechteren Rücktransport des Blutes im Sinne des Typus der Kreislaufschwachen von WENCKEBACH wird man dabei gelegentlich zu denken haben. Die gleiche Störung — nur exogen bedingt — kann man häufig bei

---

[1] WOLLHEIM, ERNST: Zur funktionellen Bedeutung der Cyanose. Verh. dtsch. Ges. inn. Med. 40. Kongreß Wiesbaden 1928.

Angehörigen jener Berufe finden, die wie Waschfrauen oder Metzger ihre Hände viel in kaltes oder heißes Wasser tauchen müssen. Ich sah dauernde Cyanose mit Ödem der Unterschenkel jahrelang fortbestehend bei einem Seeoffizier, der während der Skagerakschlacht Tage hindurch in Nässe und scharfem kaltem Wind die Kommandobrücke nicht verlassen hatte — er war sonst und besonders in bezug auf sein Herz völlig gesund.

Auch sonst aber scheitert das dualistische Einteilungsprinzip nervös und organisch bei Störungen in der Herz- und Kreislaufleistung.

Ein organischer Befund am Herzen ist bei einer Coffein- oder selbst der gefährlichsten Digitalisintoxikation ebensowenig durch den klinischen Herzbefund unmittelbar erweisbar wie bei der Thyreotoxikose, ja, er ist meist nicht vorhanden. Es können noch zahlreiche andere humorale Momente, durchaus nicht nur chemische Substanzen, den Herzmuskel in seiner Leistung beeinflussen.

Wenckebach hat gezeigt, daß bei der Beri-Beri veränderte Quellungszustände der Herzmuskulatur allein bis zum völligen Versagen des Herzens, ja zum Kreislauftod führen können (s. Kap. 8).

Solche physikochemischen Zustandsänderungen sind auch sonst beim Herzmuskel sehr wohl vorstellbar. Das Versagen des Kreislaufs von Diabetikern, auch ohne jedes Zeichen von Koma und ohne Insulinbehandlung hat wohl damit etwas zu tun, wobei man weniger an die Glykogenverarmung der Herzmuskelfaser denken sollte.

Andererseits bleibt auffällig, wie Kuren von intravenösen Zuckergaben (10 ccm, 20—40proz. jeden oder jeden zweiten Tag bis zu 15 Spritzen) den Herzmuskel günstig beeinflussen. Sie bewirken eine erhebliche Flüssigkeitsverschiebung in den Geweben und dürfen also ja nicht einfach als eine Auffüllung der Muskelglykogenreserven angesehen werden, zumal offenbar das Muskelglykogen lange nicht die Labilität zum Blutspiegel hin besitzt wie das Leberglykogen. Das hat Brentano an meiner Klinik zeigen können. Aber auch die Hypertonie der Lösung reicht zur Erklärung ihrer günstigen Wirkung allein wohl nicht aus. Offenbar verbessert jene intravenöse Traubenzucker-Herzmuskel-Therapie die Herzmuskeldurchblutung, wenn sie nicht gar oxydativen Gewebsschäden entgegenwirkt, denn Zucker hat Redoxeigenschaften.

So mögen gewisse Gruppen als „vasomotorische Neurosen", zu denen nicht nur Acrocyanosen bis zum Morbus Raynaud — selbst mit Gangrän gehören, weiter in der Klinik geführt werden. Die Erfolge der Sympathektomie stützen sogar diese Eingliederung, aber diese Gruppe ist stark einzuengen und weniger die Nervenfunktion isolierend zu sehen.

Bei den „lokalisierten Betriebsstörungen des Kreislaufs" muß alles in Betracht gezogen werden, was für die funktionelle Pathologie der Gefäße neural, humoral und kreislauf-dynamisch wirkend ist. Auch hier ist also „Neurose" ein zu einseitiger Begriff, der dem umfassenden Verstehen der „Störung des Betriebes" einengend im Wege steht.

Literatur.

BÜCHNER, FRANZ, u. WALTER v. LUCADOU: Elektrokardiographische Veränderungen und disseminierte Nekrosen des Herzmuskels bei experimenteller Coronarinsuffizienz. Beitr. path. Anat. Bd. 93, H. 1, 1934.

BÜCHNER, FRACZ, u. WALTER v. LUCADOU: Experimenteller Beitrag zur Pathogenese der Angina pectoris. Klin. Wschr. 1935, Nr. 12.

EDENS: Pathogenese und Klinik der Angina pectoris. Verh. dtsch. Ges. inn. Med., Wiesbaden 1931.

KUTSCHERA-AICHBERGEN: Pathologische Anatomie und Theorie der Angina pectoris. Verh. dtsch. Ges. inn. Med., Wiesbaden 1931.

REIN, H.: Die Physiologie der Coronardurchblutung. Verh. dtsch. Ges. inn. Med., Wiesbaden 1931; s. a. ABDERHALDENS Hdb. d. biol. Arbeitsmethoden V, 8, S. 693.

ROSENBLATH: Über die Entstehung der Hirnblutung bei dem Schlaganfall. Dtsch. Z. Nervenheilk. Bd. 61, S. 10.

RÜHL, A.: Über die Gangarten der Arteriosklerose. Jena: Gustav Fischer 1929.

— Atherosklerotische Gefäßruptur oder Spasmus als Ursache der apoplektischen Gehirnblutung. Beitr. path. Anat. Bd. 78. Jena: Fischer 1927.

VOLHARD, F.: Nieren und ableitende Harnwege. Hdb. d. inn. Med. v. BERGMANN-STÄHELIN, Bd. 6, S. 1 u. 2 (2. Aufl.). Berlin: Julius Springer 1931.

WENCKEBACH: Klinik und Wesen der Angina pectoris. Vortr. Ges. f. inn. Med., Wien 1924 (M. PERLES); Münch. med. Wschr. 1928.

Kapitel 13.

Kompensation und Dekompensation des Kreislaufs.

Herzmuskel und Peripherie und ihre Bedeutung für die Dekompensation. — Kreislauf und Muskelchemismus. — Die Blutdepots. — Der Begriff der zirkulierenden Blutmenge. — Die Kreislaufzeit. — Die Strömungsgeschwindigkeit. — Plus- und Minusdekompensation. — Die Hauptursachen des Kreislaufversagens. — Die Differentialdiagnostik der Dekompensationen in der Praxis. — Digitalistherapie. — Die Therapie der Rhythmusstörungen des Herzens. — Der KAUFFMANNsche Wasserversuch. — Zur postoperativen Kreislauftherapie. — Die Kreislauftherapie ohne Medikamente.

Bei der Begriffssetzung Kompensation und Dekompensation des Kreislaufes hat LUDWIG TRAUBE wohl vorwiegend an die Klappenfehler des Herzens gedacht. Aber längst haben sich jene Begriffe genähert dem der „kardiovasculären Insuffizienz" des Kreislaufsystems überhaupt, in dem die eigentlichen Klappenfehler des Herzens statistisch und praktisch nur eine wichtige Minorität darstellen, während die Majorität im Kreislaufversagen dem Hypertonus mit und ohne Schrumpfniere zugehört und jener anderen Gruppe, bei der wir ebenfalls von Kompensation und Dekompensation des Kreislaufs sprechen können, die sich vor allem aus Schäden durch schlechte Coronarversorgung des Herzmuskels, weiter Basedow, Emphysem und Kyphoskoliose, also recht verschiedenen Funktionsbelastungen zusammensetzt[1].

Fragen wir aber von Anfang an, warum der Kreislauf beim Klappenfehler, beim Hochdruck mit und ohne Schrumpfniere und den anderen, so auch den eben angeführten Erkrankungen versagt, so steht doch klinisch, man möchte sagen wieder von neuem, der Herzmuskel selbst, also das Versagen der Leistung des Motors im Mittelpunkt des Interesses. Erfaßten wir seine mangelhafte Sauerstoffversorgung bei der Coronarsklerose als Anoxie, so hat sich in den letzten Jahren der Begriff REINS der „Coronarinsuffizienz" erweitert, und man kann versucht sein sich zu fragen, ist denn nicht letzten Endes jedes Versagen des Herzmuskels ein Mißverhältnis zwischen Sauerstoffbedarf und Sauerstoffversorgung des Herzmuskels, also eine Anoxie des Herzens? Wenn wir diese Vorstellung zu einer plastischen machen wollen, so wollen wir natürlich nicht alle Herzmuskel-

[1] v. BERGMANN, G.: Zum Problem der Kompensation und Dekompensation. Dtsch. med. Wschr. 1930, Nr. 14.

erkrankungen auf eine Verkleinerung des coronaren Minutenvolumens zurückführen, wenn auch bei einer Störung der Windkesselfunktion der Aorta, z. B. bei luetischer Mesaortitis die Durchblutung des Herzens von den Coronarien aus verschlechtert sein kann, aber da schließlich die Ernährung jeden Gewebes, also gerade auch des Herzmuskelfleisches vom Stoffaustausch durch die Capillaren abhängt, ist sehr wohl eine Erschwerung der Sauerstoffversorgung des Herzens auch bei unverändertem coronarem Minutenvolumen vorstellbar, wenn die Capillaren nicht richtig funktionieren, weiß man, daß die giftigen Substanzen, die beim Eiweißzerfall entstehen, bei infektösen und nichtinfektiösen Erkrankungen zu toxischen Schäden der Capillarwand führen, so darf man die Frage aufwerfen, ob nicht auch die infektiöse Myokarditis ausgelöst ist durch multiple kleine Erstickungsherde im Muskel mit autolytischem Gewebszerfall, weil die Sauerstoffversorgung durch die Capillaren gelitten hat. Die folgende Tabelle stellt den Versuch dar, zum Teil freilich auf hypothetischer Grundlage, gleich zu Beginn unseres Kapitels zu zeigen, wie weitgehend die Vorstellung der Anoxie des Herzens als jene Inkongruenz zwischen Bedarf und Versorgungsmöglichkeit erweitert werden kann. Sieht man sie durch, so scheint es fast, als wenn die große Mehrzahl aller Kranken, bei denen der Herzmuskel versagt, schließlich auf diese gemeinsame Ernährungsstörung des Herzmuskels zurückgeführt werden kann (s. die Tabelle).

Ursachen der Ernährungsstörung des Herzens.

Verengerung der Coronargefäße	Störung der Windkesselfunktion der Aorta	Anämie oder Anoxämie	Störung der O_2-Diffusion in den Herzmuskelkapillaren	Hypertrophie des Herzmuskels
a) anatomische Coronarsklerose, Coronarlues b) funktionell reflektorische Drosselung über den Vagus Coronarinsuffizienz nach Rein ist Beides	Aortensklerose Aortenlues Aorteninsuffizienz	a) hochgradige Anämien b) Pneumonose (als schlechter Gasaustausch der Lungencapillaren) c) Ausschaltung von Teilen der Lunge von der Atmung d) Durchmischung v. arteriellem u. venösem Blut (angeborene Vitien)	toxische Schädigung der Capillarwand durch Gifte (Eiweißzerfall und Infekte), andere Capillargifte	Vitien, Hypertonus, Emphysem, körperliche Arbeit, große Flüssigkeitszufuhr (ständige Mehrleistung) — lk. o. r. Herz bei weniger gut zu versorgender, weil hypertrophischer Muskelfaser

Verkleinerung des coronaren Minutenvolumens (Spalten 1–2) — Erschwerung der O_2-Versorgung des Herzens bei unverändertem coronarem Minutenvolumen (Spalten 3–5)

Mißverhältnis zwischen Sauerstoffbedarf und Sauerstoffversorgung der Herzmuskel, also Anoxie des Herzens, relative Erstickung

Ich gebe zu, daß in diesem von meinem Mitarbeiter Dietrich entworfenen Schema eine didaktische Übertreibung liegt, denn es ist sehr wahrscheinlich, daß auch bei ungestörter Ernährung von seiten der Capillaren Noxen an den Herzmuskel herangetragen werden können, wie man es etwa sich bei septischen oder anderen toxischen Prozessen vorstellen könnte. Daß weiter jenes Versagen erst zu irgendeinem Zeitmoment eintritt und etwa trotz eines Vitiums Jahrzehnte Kompensation besteht, zwingt uns ärztlich nicht zu vergessen, wie verschiedene Bedingungen zusammenkommen müssen, etwa ein Infektschaden mit einer körperlichen Überarbeitung bei einem älteren Menschen, bei dem schon sklerotische Prozesse in den Coronarien sich entwickelt haben. Stets wird ein Schema, um lehrhaft zu sein, die einzelnen Momente getrennt darstellen müssen, während im einzelnen Kranken die Bedingungen (Konditionen) sich kombinieren; das nicht zu vergessen, ist Voraussetzung für ein elastisches Denken am Krankenbett als Voraussetzung einer rationalen Behandlung.

Bei einer funktionellen Betrachtungsweise des Kreislaufversagens — und aus ihr sind ja auch TRAUBES Bezeichnungen entstanden — darf aber nicht mehr das Herz allein als der Motor herausgehoben werden, ein noch immer tief eingewurzelter Fehler des isolierenden Denkens in der Medizin. Zu eng ist der Gesamtkreislauf in regulatorischer Wechselbeziehung in sich verbunden: Motor oder Pumpe, Atemzentrum, Vasomotorenzentren, nicht nur in der Medulla oblongata, sondern die Vielheit der cerebralen Schaltstellen, die beim Ablauf der den Kreislauf regulierenden Reflexe und den Dauereinstellungen nötig sind, das System des Vasomotorius mit seinen Störungen, mögen diese primär oder sekundär entstehen, also weit mehr noch als die gesamte Gefäßbahn, endlich alle Gewebe mit ihrem wechselnden Bedarf für Sauerstoffversorgung, Abtransport der Kohlensäure, Versorgung der Skelettmuskelmaschine durch Zucker, als „dem Betriebsstoff“, Abtransport der nicht zur Resynthese verwendeten Milchsäure. Es seien nur noch der Wasserwechsel der Gewebe und der Ionenaustausch in der Peripherie von allen übrigen Korrelaten einer einheitlichen Kreislauffunktion genannt.

Suchen wir für die Physiologie und Pathologie der Funktion des Kreislaufs nach dem Leitmotiv der gesamten „Technologie“ (BETHE) der normalen Blutversorgung, so wird man den Gewebsbedarf in den Mittelpunkt stellen, für seine Befriedigung dient alle Kreislaufsleistung. Und das um so mehr, wenn man erkennt, wie relativ wenig Bedeutung die geänderte Form des Motors für die Störung der Funktion hat oder — anders ausgedrückt —, daß der Herzklappenfehler selbst oft nicht erster und auch nicht letzter Anlaß der Dekompensation ist.

Zu sehr hat man wohl bei der Lehre der Klappenfehler, geleitet von der Entdeckung der Signale der Herzauskultation, sich früher für die Ventildefekte interessiert und durch den Umbau, den die einzelnen Herzteile, Kammern wie Vorkammern, durch die Ventilschäden erfahren, ging ja gerade aus der Einsicht der Anpassung der Begriff des kompensierten Klappenfehlers hervor. Aber wer über die Dekompensation nachdenkt, hat sich an jenen Begriff der Leipziger Schule zu erinnern, den wir vor allem v. KREHL und v. ROMBERG danken, daß fast jede Endokarditis nur Teilausdruck einer Pankarditis ist, d. h. daß ein Herzmuskelschaden, den man wieder ruhig als Myokarditis bezeichnen darf, schon zur abakteritischen, rheumatischen Endokarditis dazugehört, und wenn wir heute wissen, daß selbst ohne Fieber rezidivierende Endokarditiden mit oder ohne Ansiedlung von Bakterien auf dem Klappenapparat also auch afebril vorkommen und deshalb häufig verkannt werden, so ist es sehr eindrucksvoll, daß einer der hervorragendsten Kenner des Herzens der englischen Schule Lewis in seinem auch in deutscher Sprache erschienenen glänzenden, kurzen Werk von den Herzkrankheiten, das Herzversagen beim Klappenfehlerkranken ganz ausschließlich auf den Muskelschaden zurückführen will. Wir werden das als Übertreibung empfinden, weil uns die Dynamik des Klappenfehlers mit der Überbeanspruchung einzelner Herzteile immer auch als ein Nachteil für die Funktion gelten wird, die schon im Wesen der Herzhypertrophie liegt, aber für die Frage, warum gerät das Herz von der Kompensation in die Dekompensation wird auch beim Vitium, also dem Klappenfehler, viel mehr als es noch vor wenigen Jahren geschah, nach dem oben Ausgeführten an Myokarditis, ja auch an andere Myokardschäden zu denken sein.

Wie viele Klappenfehler an der Mitralis oder auch an der Aorta kennt nicht jeder erfahrene Arzt, die — zufällig diagnostiziert — jahre- und jahrzehntelang bestanden, ohne ihre Träger irgendwie zu belästigen. Die Dekompensation wird immer erst durch einen besonderen Anlaß herbeigeführt, diese meine Auffassung, für die ich schon lange kämpfe, halte ich für ärztlich wesentlich, sie liegt immer noch nicht im klaren klinischen Bewußtsein unserer Zeit.

Wie beim kompensierten Hypertoniker, wie beim kompensierten Klappenfehler ist der Gesamtorganismus und besonders der Kreislauf funktionell der veränderten Lage angepaßt und stellt eine neu einregulierte, betriebsbrauchbare Anlage dar.

Erst eine neue besondere funktionelle Belastung, mag sie von außen herangetragen sein oder im inneren Getriebe begründet, bringt auch beim Klappenfehler oder Hypertonus wie beim gesunden Herzen — nur leichter an dem reparierten System — die Gefahr der Regulationsstörung, der Dekompensation. Nach den Momenten, die noch hinzukommen müssen, ehe die Störung der Funktion eintritt, also nach der Auslösung der Dekompensation zu forschen, scheint mir eine bisher oft vernachlässigte wichtige Frage für die Erkenntnis der Bedingtheiten des Kreislaufversagens.

Es scheint mir fast vergessen, daß Friedrich Kraus schon von Graz her in der „Ermüdung als Maß der Konstitution“, und noch betonter 1923 den „aktiven Eigenbetrieb der Gewebe“ als dasjenige herausgearbeitet hat, was die Forderung an den Kreislauf stellt und was die Insuffizienz des Kreislaufapparates in der Pathologie charakterisiert. Sein Schüler Plesch hat in seiner „Hämodynamik“ grundlegend vom Dynamischen aus das Kreislaufverhalten verstanden, was mit fortschreitender Methodik nun einwandfreier nachzuweisen gelingt. Schon Eduard Pflüger hat es klar formuliert, daß der Sauerstoffbedarf der Gewebe es ist, der die Leistung vom Kreislauf fordert.

Wir trennen nicht mehr Dekompensation und Insuffizienz begrifflich, wenn auch die Dekompensation klar voraussetzt, daß zuvor etwas kompensiert wurde. Das braucht aber durchaus nicht nur ein Ventildefekt zu sein, auch ein Emphysem, eine vermehrte Kreislaufbeanspruchung durch eine Hyperthyreose oder ein Hypertonus als mechanische Folge des peripher erhöhten Widerstandes wird zunächst kompensierend ausgeglichen, das Versagen wird meist erst sekundär sein, dann ist das auch „Dekompensation".

Eppinger hat mit seiner Hypothese die Protoplasmadynamik in ihrer Bedeutung für den Kreislauf dahin erweitert, daß er den gestörten Muskelchemismus, also den größten peripheren Faktor des Bedarfs, in den Vordergrund des Kreislaufversagens stellte. Wohl schien es ihm so, als wenn Störungen im Skelettmuskel selbst geradezu Ursache der Dekompensation sein sollten, indem unbekannte Muskelschädigungen alle quergestreiften Muskeln unökonomisch arbeiten ließen. Nicht mehr $^4/_5$ der nach der Zuckung entstehenden Milchsäure werden zu Glykogen resynthetisiert, dadurch entsteht eine Überladung mit sauren Stoffwechselschlacken, vorwiegend der Milchsäure, das Säurebasengleichgewicht gerät in Gefahr, und die „kardiale" Dyspnoe mit ihrer Abrauchung der Kohlensäure ist dann die erste schnelle Regulationsmaßnahme, um der drohenden Acidose entgegenzuwirken. Bald hat Eppinger selbst eingesehen, daß jene Störungen im peripheren Muskel, die seine Versuche nachwiesen, nicht als das Primäre schlechterer Kreislauftätigkeit in Frage kommen, sondern vielmehr deren Folge sind.

Wie Krogh nachwies, sind in der Ruhe im Muskel zahlreiche Capillaren leer und werden erst bei Arbeit durchströmt; beim versagenden Kreislauf kann die Blutzufuhr ungenügend werden, dann muß das Mißverhältnis zwischen zu kleinem Angebot und großer Nachfrage an Sauerstoff zu jenem veränderten Chemismus im peripheren Muskel führen, der sich als Acidosegefahr am so empfindlichen Atemzentrum und den Vasomotorenzentren auswirkt, primär oft hervorgerufen, weil der Herzmuskel nicht mehr die Sauerstoffmengen, d. h. die Blutmengen, auswirft, die bei erhöhtem Anspruch an die Muskelmaschine von der Peripherie angefordert werden, das Minutenvolumen bleibt hinter der Anforderung quantitativ zurück.

So meint auch v. Romberg: jene „Stoffwechselstörung der Muskeln ist also eine Folge veränderter Herztätigkeit".

Beckmanns Einwurf, daß eine kardial gestaute Leber eine verringerte Fähigkeit zur Milchsäureverbrennung haben kann und so die nachgewiesene Milchsäureanhäufung im Kreislauf Dekompensierter auch ohne mangelhafte Resynthese im Muskel zu verstehen sei, zeigt nur weiter, wie eng verflochten jene Regulationsstörungen sind. Die Tatsache der Milchsäureanhäufung im Blut bleibt bestehen. Wie weit die mit Blut ungenügend versorgte Muskelmaschine, wie weit wirklich die Stauungsleber die Schuld daran trägt, ist aber hier nicht das Wesentlichste, jedenfalls stammt die vermehrte Milchsäure auch aus dem veränderten Muskelchemismus bei unökonomischer Arbeit.

Uns genügt, festzustellen: auch die Peripherie ist keine Einheit. Nicht nur die Muskelmaschine und ihre optimale Durchblutung für die jeweilige Leistung müssen in Betracht gezogen werden, sondern ebenso die Funktion anderer Organparenchyme, besonders der Leber und Niere, vor allem aber gehört der Herzmuskel selbst mit seiner O_2-Versorgung von den Capillaren der Coronararterien her betrachtet zur „Peripherie", ja das ist das wichtigste Gewebe für die Capillarversorgung, weil von seiner suffizienten Leistung die gesamte Kreislauffunktion abhängt. Diese Einsicht hat große therapeutische Konsequenzen, sie erlaubt nicht beim peripheren Kreislaufversagen nur peripher angreifende Medikamente zu geben, da eben auch der Herzmuskel Peripherie ist und sein Digitalis dann gerade braucht.

Auch bei den Hirnzentren ist keineswegs die Kohlensäure- und Milchsäureüberladung in der Wirkung auf das besonders empfindlich auf Mangel reagierende Atemzentrum das einzig Maßgebende, sondern die Regulation der Blutverteilung, die Aufrechterhaltung oder das Versagen des Vasomotorentonus und besonders die Wirkung mittels der regulatorischen Herznerven von den Hirnzentren aus, sind wesentlich für das Verhalten des zentralen Motors, also des Herzens selbst.

Hier wieder versucht man gerne die Trennung des Versagens des Motors für das arterielle Blut, also des linken Herzens, vom Versagen des rechten Herzens, dem Motor für das venöse Blut, vorzunehmen — sind doch beide Apparate bei niederen Tieren nicht als Doppelmotor örtlich vereinigt. Dort gibt es ein arterielles und ein venöses räumlich getrenntes Herz. Auch nach der Zusammenlegung des Betriebes in ein einziges Organ haben die beiden Teile recht verschiedenartigen Leistungsanforderungen zu genügen.

Dennoch sollte die Klinik wissen, wie irreleitend es sehr oft ist, am Krankenbette die Insuffizienz des linken oder rechten Herzens zu scharf zu trennen und ihr etwa als dritten Typus die rein vasculäre Insuffizienz, das Versagen des peripheren Kreislaufs, entgegenzustellen. Die Integration der Funktionen des Kreislaufsystems insgesamt ist unlösbare, korrelative Einheit.

Gerade auch bei einem Versagen des Kreislaufs, wenn es ursprünglich auf eine Einschränkung der Leistungsfähigkeit des Herzens zurückzuführen ist, wird doch das entstehende Krankheitsbild der Dekompensation durch Störungen der Regulation im peripheren Kreislauf entscheidend beeinflußt. Mit solchen Regulationsstörungen haben sich in den letzten Jahren DIETRICH und SCHWIEGK an meiner Klinik besonders beschäftigt. Unter physiologischen Bedingungen wird die Menge von Blut, die jedes Organ erhält, man bezeichnet sie jetzt als das „Minutenvolumen der Organe", entsprechend dem Bedarf jedes Organs geregelt, und damit steht auch das Minutenvolumen des Herzens, also die Menge Blut, die pro Minute aus dem linken Ventrikel in die Aorta geworfen wird, als die Summe dar der Organminutenvolumina, abhängig in einer strengen Beziehung zu den nutritiven und wärmeregulatorischen Aufgaben. Diese optimale Anpassung kommt, wie Physiologie und Klinik jetzt klarer sehen, durch die Steuerung des venösen Rückflusses zum Herzen zustande. Damit ist der venöse Teil der Zirkulation von dem uninteressanten Rückweg des verbrauchten Blutes zur steuernden Größe des Minutenvolumens geworden. Die Größe dieses venösen Rückflusses also bedingt physiologisch das Minutenvolumen. Daß diese Größe von den vasomotorischen Schaltstellen des Gehirns aus gesteuert wird, darin hat JARISCH die integrative Funktion jener Zentren erkannt. So werden Füllungsänderungen des Venensystems, die durch Flüssigkeitsinfusion oder Aderlaß zustande kommen, rasch und vollständig ausgeglichen, auch die physiologisch wichtigeren Änderungen der Körperhaltung, bei denen ohne vorhandene Regulation der Venendruck vor dem Herzen und damit das Minutenvolumen aus hydrostatischen Gründen starke Verschiebungen erleiden müßte, führen in der Norm nur zu ganz geringen Veränderungen dieser Größe. Es ist wahrscheinlich, daß der von SCHWIEGK gefundene Lungenreflex, über den an anderer Stelle noch zu sprechen sein wird, an diesen Regulationen entscheidend beteiligt ist, nämlich, daß ein Druckanstieg im kleinen Kreislauf neuroregulatorisch von einer Steuerung der Blutverteilung, der einem Hochdruck im großen Kreislauf entgegenwirkt, beantwortet wird.

Ganz anders verhält sich nach DIETRICH und SCHWIEGK der Kreislauf-Dekompensierte: Füllungsänderungen des Venensystems durch Kochsalzinfusion oder Aderlaß führen bei ihm zu starken und langdauernden Venendruckänderungen, und bei Veränderungen der Körperhaltung werden nun die hydrostatisch bedingten Veränderungen des Venendrucks vor dem Herzen nicht mehr ausgeglichen, wie es prompt beim Kreislaufgesunden geschieht.

Dies führt dazu, daß der venöse Rückstrom in seiner Größe und damit das Minutenvolumen des Herzens selbst abhängig wird von solchen cerebralen Einflüssen und damit in bezug auf seine eigentliche Aufgabe, je nach der Art des venösen Rückflusses, sowohl zu groß wie auch zu klein werden kann. Unter den gleichen Bedingungen, also denen des dekompensierten Patienten, wirkt sich auch eine reflektorische Beeinflussung des Venensystems besonders stark aus. Eine Druckerhöhung im Carotissinus führt stets zu einer stärkeren Füllung der Milz, übrigens auch der kleinen Venen des Augenhintergrundes, wie Frau GOLLWITZER-MEYER zeigen konnte, und die vom Blutstrom isolierte Mesenterialvene wird weiter nach experimentellen Untersuchungen von FLEISCH (Dorpat). Trotzdem ändert sich der Venendruck vor dem Herzen kaum beim kompensierten Menschen. Dagegen führt beim Dekompensierten der Carotissinusdruck zu einer starken und lange anhaltenden Senkung des Venendrucks, während umgekehrt der Carotisdruck, der begrifflich scharf zu trennen ist vom Carotissinusdruck, zu einer Steigerung führt. Man kann durch wiederholten Druck auf den Carotissinus wie nach einem Aderlaß dauernd den Venendruck auf ein niederes Niveau steuern. Es muß einmal dahin kommen, daß eine Neurologie der Vasomotorik geschrieben werden kann, bei der zu erweisen wäre, wann übergeordnete reflexhemmende Einflüsse ausgeschaltet sind. Solche Regulationsstörungen spielen eine besondere Rolle für das Zustandekommen des Asthma cardiale und des Lungenödems, sie setzen voraus, daß bei primärer Leistungseinschränkung des Herzens schon eine Dekompensation, wenn auch vielleicht eine klinisch versteckte, besteht. Sie sind auch Ursache für die oft katastrophale Wirkung reflektorischer und hydrostatischer Einflüsse auf den Kreislauf, wie sie z. B. als akute Kollapse lebensbedrohlich bei der Defäkation vorkommen, ausgelöst zum Teil durch eine Art Valsalvaversuch beim Pressen.

Eine Reihe von therapeutischen Maßnahmen, die die gestörte Regulation durch äußere Einwirkung ersetzen, werden so besser verständlich.

Wie empfindlich solche Regulationsmechanismen sind, zeigen Beobachtungen, daß nach großer Arbeitsleistung und bei O_2-Mangelatmung, bei aufrechter Körperhaltung Blutdruckabfall durch Versacken des Blutes in abhängenden Körperpartien beobachtet werden, und hier liegt keine primäre Leistungseinschränkung des Herzens vor. DIETRICH zeigte, daß bei einem Kreislaufgesunden auf einem Kipptisch, bei dem einmal das Kopfende, dann das Fußende gesenkt werden kann, nur unwesentliche und rasch vorübergehende Veränderungen des arteriellen Blutdrucks auftreten. Nach Sauerstoffmangelatmung kommt es beim selben Menschen nun nicht nur beim Senken des Fußendes zu einem Abfall des systolischen Blutdrucks und Kleinerwerden der Pulsamplitude, sondern beim Senken des Kopfendes steigt der Blutdruck im Vergleich zur horizontalen Lage stark an, die Pulsamplitude wird größer, damit ist bewiesen, daß in Abhängigkeit von der Körperhaltung das Minutenvolumen des Herzens nach beiden Richtungen hin verschoben werden kann. Voraussetzung für diese Änderung war in jenem Versuch auf dem Kipptisch eine voraufgehende Sauerstoffmangelatmung, es sind Dinge, die vielleicht schon im hohen Hochgebirge wichtig werden, jedenfalls aber im Flugzeuge. Hier interessieren sie uns mehr aus anderen Gründen, nämlich für den kranken Menschen, der bei primärem Herzmuskelschaden durch die Leistungseinschränkung des Herzens seine regulierenden Zentren sehr wohl in einer Situation haben kann, die jener Sauerstoffmangelatmung entspricht, so daß die von dort ausgehenden Regulationen des Kreislaufs an verschiedensten Stellen der Peripherie Störungen der Regulation erfahren werden, etwa in Bezug auf den arteriellen Blutdruck und die Pulsgröße, aber gerade auch in bezug auf den so entscheidenden venösen Rückfluß.

Das Heben der oberen Körperhälfte läßt den Blutdruck steigen, das Heben der Beine ihn senken reflektorisch als Ausdruck vom Sinus der Carotis her, aber DIETRICH findet Menschen heraus, die gelegentlich die umgekehrte Reaktion bieten. Offenbar durch eine Störung in der zentralen Steuerung für die Blutverteilung wird das evident, was die Physiologie interessieren muß als Pathologie der Funktion, wir erkennen erst durch solche Fehlleistung, die sich in Neigung zum Schlappmachen, selbst zu Ohnmachten manchmal klinisch äußert, daß die Einregulierung für die verschiedenen Körperhaltungen präformiert in der Organisation vorhanden ist. Ein gutes Beispiel, wie die Regulationsstörung zum Lehrmeister normaler Regulationssteuerung wird.

Gesetzt, ein Herzmuskel wäre auch völlig intakt und zu jeder Leistung befähigt, es gilt von ihm, um es drastisch auszudrücken das Sprichwort: „Ein Schuft gibt mehr, als er hat", das heißt, wenn nicht genug Blut aus den Venen dem Herzen zuströmt, so muß das Minutenvolumen sinken, es kann nicht mehr aus dem Herzen herauskommen, als von den großen Hohlvenen her hineinfließt, ein kleiner Puls, ein sinkender Blutdruck muß sich zeigen, und doch wäre es falsch, das als „Herzmuskelschwäche“ zu bezeichnen, das Herz erweist sich sofort wieder als stark, wenn es gelingt, durch cerebral oder peripher wirkende Vasomotorenmittel die Blutverteilung in der Peripherie so umzugestalten, daß wieder die erforderliche Menge Blut in der Minute von den Venen her zum Herzen strömt. Das wäre das Beispiel nicht nur für jene bisher besprochenen Störungen der Regulation von den Zentren her durch deren Erstickung oder schlechte Sauerstoffversorgung, sondern auch ein Beispiel für ein primäres Versacken des Blutes in der Peripherie, wie es etwa bei Infektionskrankheiten analog dem Pepton- oder Histaminshock bekannt ist. Nur vollzieht sich wahrscheinlich auch hier nicht ein rein peripheres Geschehen als Capillarlähmung, etwa im Splanchnicusgebiet, oder als Tonusnachlaß in der präcapillaren terminalen Strombahn, sondern auch hier greifen Steuerungen von den cerebralen Zentren her ein. Sind aber die Capillaren der Peripherie wirklich toxisch geschädigt und nicht durch zentrifugale Innervationsbedingungen weit, so trifft derselbe Capillarschaden auch die Capillaren des Herzmuskels, es wird also kaum, und das ist für die Behandlung der oft bedrohlichen Zustände ungeheuer wichtig, zu rechtfertigen sein, daß man nur die Peripherie behandelt, immer wird die Behandlung des Herzmuskels selbst gleichzeitig dringend erforderlich sein. Ich verhehle nicht, daß ich erst in den letzten Jahren diesen Zusammenhang klarer gesehen habe, während die zu scharfe Scheidung des peripheren Kreislaufs vom Motor, dem Herzen, für diese Fälle des toxischen Vasomotorenkollapses zu einer einseitigen Einstellung geführt hat, wie sie namentlich früher WOLLHEIM in der Klinik vertrat.

In einem groß angelegten Referat über die Dynamik der Klappenfehler auf dem Internistenkongreß 1930 hat auch v. ROMBERG seine Darstellung mit Recht weit über die Probleme der Klappenfehler hinausgeführt und das Ineinandergreifen aller Koeffizienten zu erfassen gesucht, doch aber am Schluß unter Zurückdrängung der damals zu aktuellen Überbetonung der peripheren Momente dem Herzen selbst die überragende Rolle bei der Dekompensation wieder zuteil werden lassen.

Aber gerade v. ROMBERG hat lange zuvor in der Prägung des Begriffs vom akuten Kreislaufversagen beim Infekt mit PAESSLER das Versagen der Peripherie uns für die Klinik nachhaltig eingeprägt, bei dem der Mensch im akuten Vasomotorenkollaps sich in die Peripherie verblutet, das Blut versackt vorwiegend im Splanchnicusgebiet, die großen Venen werden leer, und die steuernde Funktion für das Minutenvolumen des Herzens ist aufgehoben, weil große Mengen des Blutes wie in einem Depot ruhen, freilich nicht in völliger Stagnation. REIN würde das, wie wir gleich darstellen werden, als eine Störung des Depots im Nebenschluß bezeichnen, freilich nicht im Sinne von Regulationsmaßnahmen, mit denen er sich naturgemäß als Physiologe in erster Linie zu beschäftigen hat. Ob für diese Zustände wirklich der toxische Schaden nur an den Vasomotorenzentren angreift, ist, wie oben angedeutet, zweifelhaft geworden, wenn wir wissen, daß beim Pepton- und Histaminshock wohl auch eine unmittelbare Capillarvergiftung eintritt, und wenn wir wissen, daß beim anaphylaktischen Shock ein Sperrmechanismus an den Venolen der Leber nachgewiesen ist, so daß wenigstens durch die Leber der Rückstrom zum Herzen behindert ist.

Für die Pathologie des Kreislaufs ist es von großer Bedeutung geworden, sich über die Depotfunktion des Blutes Rechenschaft zu geben, zunächst wieder soweit normale Regulationen in Betracht kommen.

Der Mensch muß die Leistungen seines Kreislaufs bei Muskelarbeit um ein Vielfaches gegenüber dem Ruhewert erhöhen, das ist selbstverständlich, weil er allen Organen, ganz besonders aber der zur Schnelleistung organisierten Muskelmaschine, die der Muskelarbeit entsprechenden Sauerstoffmengen und Nahrungsbestandteile, vor allen Dingen Zucker, zuführen muß, endlich weil, aus Gründen des Wärmehaushaltes, der Haut, je nach den Erfordernissen der Umwelt, mehr oder weniger Blut für die Hautcapillaren zuzuschicken ist. REIN nennt als zuverlässigste Werte der Weltliteratur bei mittlerer körperlicher Arbeit des Menschen als Anstieg für das Minutenvolumen, also die Menge von Blut, die aus jeder Herzkammer herausgeht, die Werte von 5 auf 21 Liter. Bei einer Erniedrigung der Umwelttemperatur um etwa 20 Grade steigt das Minutenvolumen um 100—200% an, und zwar — ich zitiere REIN — fast ausschließlich auf Kosten des Schlagvolumens, es steigt also die Frequenz des Herzschlages für gewöhnlich nicht an, auch Erhöhung der Umwelttemperatur, etwa von 20 auf 40 Grad, bringt eine Steigerung zwischen 40 und 100% gegenüber dem Ruhewert zustande. Eine solche Minutenvolumensteigerung ist nicht annähernd im menschlichen Kreislauf von einer entsprechenden Drucksteigerung im arteriellen System gefolgt. Selbst bei einer 500prozentigen Steigerung des Minutenvolumens bei Muskelarbeit steigt der Blutdruck höchstens um 30%, also findet eine erhebliche Verminderung des Strömungswiderstandes statt, und diese ist nur denkbar durch entsprechende Erweiterung des Strombettquerschnittes. Es muß die Gesamtkapazität des geschlossenen Kreislaufes zunehmen, und das ist nur möglich durch eine Zunahme der zirkulierenden Blutmenge. Schon aus diesen Überlegungen geht hervor, daß plötzlich beträchtliche Mengen vollwertigen Blutes in den Kreislauf geworfen werden können.

REIN trennt eine Speicherung in echten Depots, wie sie BARCROFT zuerst für die Milz des Hundes nachgewiesen hat, dort liegt Blut stagnierend in divertikelartigen Räumen, die bei Zusammenziehung des glattmuskeligen Organs mit entsprechendem Druck in den Kreislauf geworfen werden können.

Als zweites wird von REIN die Speicherung durch Kapazitätsänderungen des Strombettes im Nebenschluß anerkannt, für den Arzt ist das einleuchtendste Beispiel das Splanchnicusgebiet, es liegt eine partielle Stauung und Entstauung, also eine Art Schleusenmechanismus vor durch die Hintereinanderschaltung zweier Capillaren- und Venensysteme, das mesenteriale Stromgebiet und das zweite

Capillarnetz aus den Verzweigungen der Pfortader stammend, also innerhalb der Leber. Endlich könnte man noch auch die Kapazitätsänderung des Strombettes im Hauptschluß als Speicherung bezeichnen, etwa die herznahen Gefäßabschnitte der großen Venen, die für ihr Fassungsvermögen sich zusammenziehen und weiten können, sie sind ja für das Herz die nächsten blutliefernden Abschnitte, wenn entsprechend andere Gefäßabschnitte sich weiten, braucht bei ihrer Konstriktion der Gesamtströmungswiderstand sich nicht zu ändern. Es ist historisch reizvoll festzustellen, daß der Entdecker des Blutkreislaufs, HARVEY, schon einen zeitgenössischen Gegner in RIOLAN hatte, der den genialen neuen Lehren entgegenhielt, daß nicht das gesamte Blut fließe, sondern nur etwa die Hälfte, während der Rest in den Wurzelgebieten der Vena portarum — also dem Splanchnicusgebiet — und dem der großen Hohlvenen liegenbleibe und in keiner Weise an der Zirkulation teilnehme.

Erst durch BARCROFT ist die Milz des Hundes als echtes Depotorgan erkannt worden, kein Kohlenoxyd dringt bei der Atmung in das dort völlig abgeschlossen liegende Blut ein. Hier ist ganz die Forderung BARCROFTS erfüllt, daß das Depotblut nicht eine ernährende Funktion dort entfaltet, sondern lediglich in Reservestellung verharrt. Die Mengen von Blut, die der Mensch in der Milz lagern kann, sind nicht so wesentlich in ihrer Größenordnung wie beim Hunde. Auch der Leber kommt eine blutspeichernde Funktion zu, sie ist fraglos quantitativ für den Menschen eine viel größere, aber es handelt sich nur um eine Speicherung des Strombetts im Nebenschluß, wie BARCROFT erwies und REIN bestätigt. In der Leber scheint eine Art Sperrmechanismus durch die Lebervenen vorhanden zu sein, der durch sympathische Innervation eröffnet werden kann, und den wir oben schon beim anaphylaktischen Shock erwähnt haben. Was oben über die venomotorische Steuerung gesagt wurde, insbesondere jene Arbeiten von Frau GOLLWITZER-MEYER, läßt das Splanchnicusgebiet und auch die großen abdominalen Venen wie weitere Blutspeicher zweiter Ordnung erscheinen, während die großen peripheren Venen höchstens solche dritter Ordnung sind.

WOLLHEIM[1] hat sich in meiner Klinik eingehend mit der Frage der Depotfunktion der Haut beschäftigt und die subpapillären Plexus der Haut mit der flächenhaften Cyanose, die sie oft aufweisen, als ein solches Speicherorgan angesehen, REIN betont, daß nach BARCROFT nur eine Speicherung zweiter Ordnung dort vorliegen kann, hat aber keine Zweifel, daß die Haut „beträchtliche Blutmengen wegzuschlucken vermag", er will die Haut „nur als ein *bedingtes* Blutreservoir zweiter Ordnung ansehen". Eines aber wird von REIN mit Nachdruck betont, daß weder die Muskeln noch die Lunge in irgendeiner Form Blutspeicher sein können, sie sind *das Gegenteil eines Blutdepots*, nämlich Organe, die die wirklichen Blutspeicher beanspruchen. Für den Hund schätzt BARCROFT die Speicherungsfähigkeit der Milz mit 16%, der Leber mit 20% und der Haut mit 10% der Ge-

[1] WOLLHEIM, E.: Zum Problem der Kompensation und Dekompensation des Kreislaufs. Dtsch. med. Wschr. 1930, Nr. 14. — Die kardio-vasculäre Dekompensation und ihre Behandlung. Med. Welt 1931, Nr. 15.

samtblutmenge. Es würden danach insgesamt 46% gespeichert werden können, also fast die Hälfte des Blutes erst bei Bedarf in den Kreislauf geworfen werden können. Daß es daneben noch eine „Notstandsreaktion" gibt, so daß von den Arteriolen Wege zu den Venolen gehen und so die Capillaren umgangen werden können, ist ein Befund von W. R. HESS, Zürich, von dem man zweifelhaft sein kann, wie weit er in diesem Zusammenhange genannt werden darf.

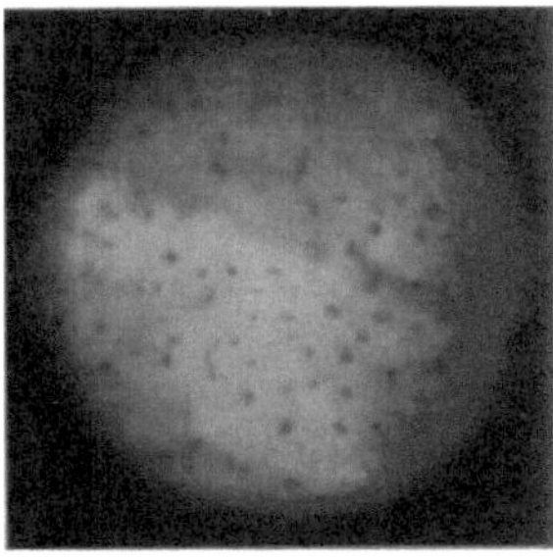

Abb. 64. Blasse Haut. Handrücken. Enge Endcapillaren. Keine subpapillären Plexusgefäße sichtbar.

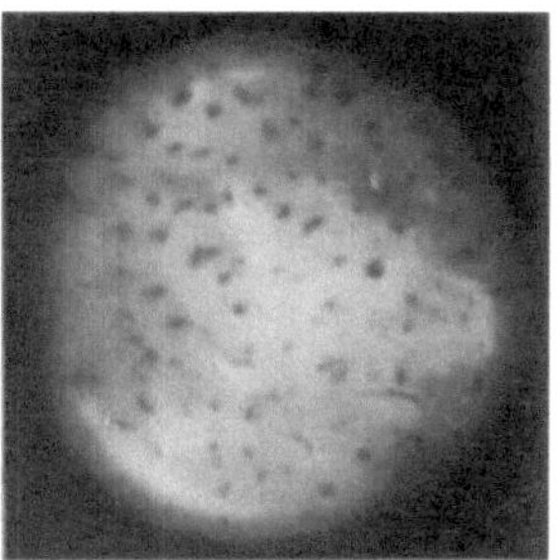

Abb. 65. Rote Haut. Handrücken des gleichen Pat. wie Abb. 64 nach warmem Handbad. Zahlreiche weite Endcapillaren, keine subpapillären Netze sichtbar.

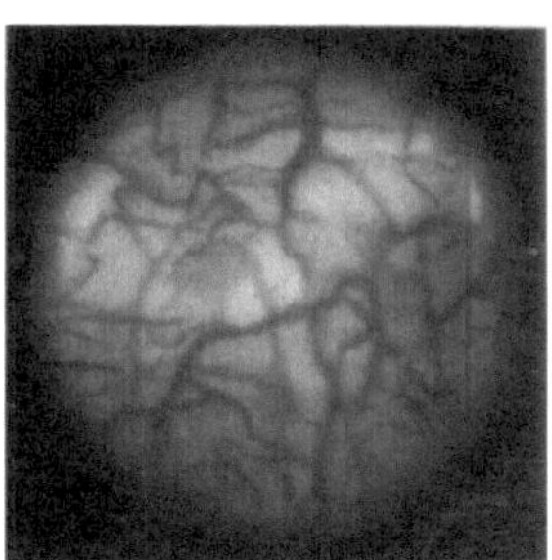

Abb. 66. Starke Cyanose. Handrücken eines Falles von angeborener Pulmonalstenose (Morbus coeruleus). Stark erweiterte subpapilläre Plexus.

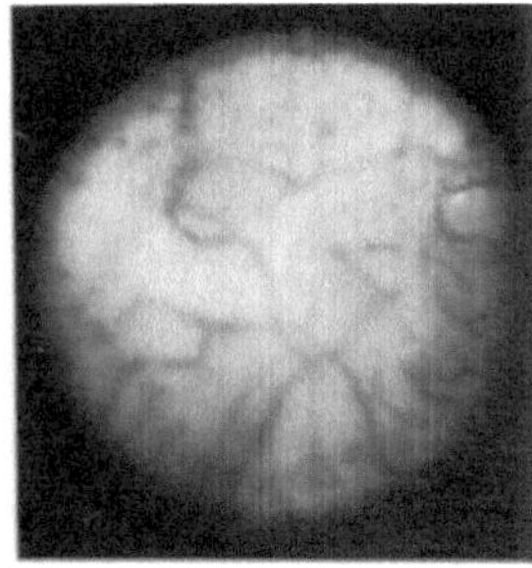

Abb. 67. Mäßige Cyanose. Unterschenkel, liegend. Mitralinsuffizienz. Mäßige Erweiterung der subpapillären Plexus bei reichlicher Füllung von Netzgefäßen.

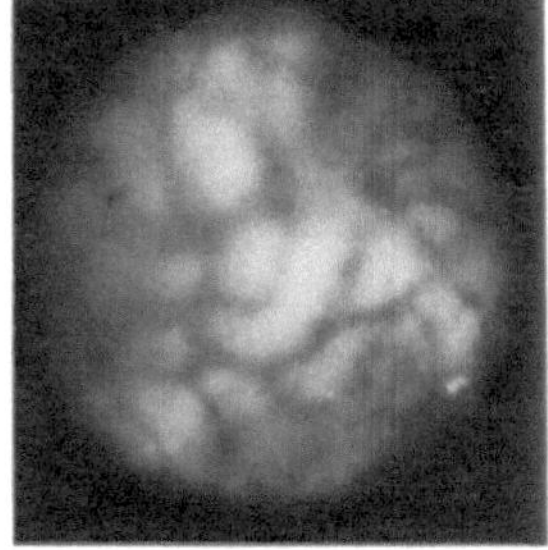

Abb. 68. Gleiche Hautstelle wie Abb. 67 bei Stauung (30 Min. nach Anlegen der Stauungsbinden an beid. Oberschenkeln). Starke Cyanose mit maxim. Erweiterung u. Füllung d. subpapillären Plexus.

In den subpapillären Plexus der Haut stagniert das Blut also nicht völlig, es befindet sich aber wohl sicher, wenn dort eine relative Depotfunktion eintritt, in weit langsamerer Fortbewegung als in den Haarnadelschlingen der Hautcapillaren. Die beigebenenen Bilder sind anschaulich, weil die beiden ersten beim selben Patienten die Weitung jener Haarnadelschlingen zeigen, die drei weiteren, capillarmikroskopisch eingestellt auf tiefere Schichten, zeigen die Plexus beim Morbus coeruleus und zeigen die Zunahme der Plexus bei einem anderen Patienten mit und ohne Stauungsbinde. Die Beispiele haben also unmittelbar mit den Problemen der Depotfunktion wenig zu tun.

Auch bei der flächenhaften Cyanose sollte man zwischen kalter und warmer cyanotischer Haut unterscheiden, bei der zweiten Form dient offenbar die Haut ihrer wärmeregulatorischen Bestimmung, bei der ersteren nur wird man an ungünstige vasomotorische Verhältnisse denken. In der Tat entsteht bei jedem Menschen, wenn er die Füße unbeweglich auf den Boden setzt, eine solche Cyanose, offenbar weil der Rücktransport ohne das Spiel der Muskeln und Facien erschwert ist, auch die großen Venen des Fußes und des Beines schwellen an. Es ist bekannt, wie bei Unbeweglichkeit der Beine sich in der Tat in den unteren Extremitäten das Blut in dem Maße anhäuft, daß schon durch diese starre Haltung zu wenig Blut zum Herzen zurückkehrt, Hirnanämie und Ohnmachten eintreten können, wie man es bei vasomotorisch labilen Personen schon beim Praktizieren im Kolleg oder früher bei den Chargierten während eines Universitätsaktes fast regelmäßig bei dem einen oder anderen erleben konnte, selbst bei gut sportlich geschulten, trainierten Studierenden. Lagert man ihn horizontal und hebt dabei die Beine, so tritt als Reflex, gerade wie beim Kipptisch der Versuche von DIETRICH und SCHWIEGK, das Umgekehrte ein, das blaß gewordene Gesicht rötet sich, und der ganze Zustand ist in kürzester Zeit überwunden. Die Lehre von der Depotfunktion ist nicht zu verstehen, wenn sie also nicht vertieft wird durch ein Studium der Reflexbeziehungen, durch eine Vertiefung unseres Wissens, warum die Schleusen sich öffnen und schließen, und wie hierbei die Vasomotorenzentren eingreifen. Am meisten wissen wir noch durch PICKS Studien beim anaphylaktischen und Histaminshock über den muskulären Mechanismus solcher Schleusen oder Türen im Gebiet der Zentralvenen der Leber, wo muskuläre Wülste diesen Sperrmechanismus in der Leber vollziehen, die für den Menschen wohl ein ganz wichtiges Depot als „Depot im Nebenschluß", also nach REIN ein Depot zweiter Ordnung ist.

Aber rein ärztlich betrachtet ist jenes Beispiel der Ohnmacht beim Strammstehen, welches analog ist dem Kreuzigungstod und jenem Phänomen, wenn ein aufgebundenes Kaninchen senkrecht aufgerichtet wird, anschaulich dafür, daß es etwas gibt wie einen leichten chronischen Kollaps. Es ist bekannt, wie noch Wochen und Monate nach Operationen, speziell größeren Baucheingriffen, oder nach Infekten, wie etwa der Grippe, die Rekonvaleszenten nicht nur über Erschöpfbarkeit klagen, sondern zu Ohnmachten neigen, nicht lange stehen können, sondern das Bedürfnis haben, sich oft zu setzen, wie die Cyanose, gerade auch die kalte Cyanose der Haut in den unteren Extremitäten deutlich ist, kurz, wie offenbar ein geringgradiger protrahierter Zustand vorhanden ist, der gewisse Ähnlichkeiten hat mit dem schwersten lebensbedrohlichen akuten Kreislaufkollaps nach Operationen oder im Infekt. Es scheint die klinische Deduktion zwingend, daß wir uns dieselben Vorgänge gestörter vasomotorischer Regulation einschließlich von ungünstig einwirkenden übertriebenen Depotfunktionen als Neigung zur Versackung in der Peripherie lediglich als ein im quantitativ verringerten Ausmaße gleichartiges Verhalten vorstellen, es ist bekannt, daß WOLLHEIM dieses als „Minusdekompensation" zusammengefaßt hat; es erscheint mir heute zu einseitig, diese Dinge nur unter dem Gesichtspunkt der Depotfunktion zu sehen, die ja für die großen Venen nach REIN als Depots dritter Ordnung, also Depot im Hauptschluß überhaupt nicht mehr mit vollem Recht als Depots angesehen werden können. Es führt sicher weiter, wenn wir hier die gestörte Neuroregulation in den Vordergrund stellen, zumal die Fehlerquellen der Bestimmung des zirkulierenden und nichtzirkulierenden Blutes, mag man die Kohlenoxyd-, mag man die Trypanrotmethode anwenden, so groß werden bei den Depots im Hauptschluß, daß die Methodik für diese Fragen wohl nicht ohne Bedenken angewandt werden kann.

Wir übergehen es, auf die beiden Methoden selbst einzugehen, deren zahlenmäßige Resultate differieren, immerhin geben sie nach derselben Seite hin den Ausschlag, so daß sie bei wirklich großen Abweichungen wohl beide verwendbar sind. So ist es nicht zweifelhaft, daß beim akuten Vasomotorenkollaps wie beim Histamin- und Peptonschock die Verkleinerung der zirkulierenden Blutmenge besteht, und daß hier vor allem Splanchnicusgebiet und Leber die Orte sind, in denen also im sogenannten Nebenschluß große Mengen von Blut in ganz langsamer Strömung verharren. Es füllen sich diese wie Sumpfgebiete und sind der schnellen Zirkulation entzogen. Sicher sind nicht nur diese Gebiete beteiligt, die großen Körpervenen, soweit sie sichtbar sind, erkennen wir als schlecht gefüllt und wohl deshalb kontrahiert, auch die subpapillaren Plexus der Haut zeigen flächenhafte Cyanose. Das Herz wirft wenig aus, also es sinken Schlag- und Minutenvolumen des Herzens, die Arterien sind schlecht gefüllt und sekundär kontrahiert, der Blutdruck sinkt. Das wäre das Bild der akuten Kollapsdekompensation, wie sie von EPPINGER und seinen Mitarbeitern geschildert ist, auch von HOCHREIN und MEYER aus der Klinik MORAWITZ. Die geringen Grade ähnlicher Zustände, wie sie oben erwähnt wurden, finden sich gerade auch beim Herzinfarkt, bei Endokarditis bezüglich Pankarditis, ähnlich wie die absolute Unbeweglichkeit der aufrechtstehenden Menschen und auch beim Horizontalliegenden der Schlaf physiologische Analoga bietet als Herabsetzung der Kreislaufleistung. Wir werden diese Einstellung des Kreislaufs durchaus nicht nur vom Depot aus oder von der zirkulierenden Blutmenge her ansehen dürfen, aber aus den Beispielen schließen, daß es Zustände von Herabsetzung sind in der Gesamtfunktion des Betriebes, die durchaus nicht nur primär von der Peripherie oder von den Zentren ausgehen, sondern gerade auch von Zuständen des Herzens her, wie etwa dem Infarkt vasomotorisch-reflektorisch ausgelöst sein können.

Suchen wir nach der normalen Analogie einer Kreislaufleistung, bei denen entgegengesetzt zum bisher Geschilderten, gerade die sogenannten Depots entleert werden, so ist das starke Muskelarbeit einerseits, Entwärmung durch die Haut andererseits, bei der sich reichlich Capillaren öffnen, die ja, wie wir seit STÖHR wissen, auch innerviert werden. Den weiter werdenden Präcapillaren, die mehr Blut in das capilläre Stromgebiet einlassen müssen, weil es beim Muskel zur Arbeit, bei der Haut zur Wärmeabgabe benötigt wird, muß Depotblut reichlich zur Verfügung gestellt werden, es wird in die schnelle Zirkulation geworfen, nicht nur aus dem echten Depot der Milz, sondern aus jenen Depots zweiter Ordnung. Zur Pathologie übergehend ergeben sich Analogien beim Fieber, bei dem die Entwärmungsfunktion, wenn auch ohne genügenden Erfolg, wohl angestrebt wird, und beim Basedow mit seiner erheblichen Beschleunigung des Blutstromes, ohne daß dabei irgendwie regelmäßig der Blutdruck anstiege und dennoch für ein ausreichendes Gefälle zur Blutversorgung der Gewebe mit ihren höheren oxydativen Funktionen gesorgt ist.

Es scheint keine Frage, daß auch die größere Gruppe der Dekompensierten sich ähnlich verhält, so daß für diese der Begriff der „Plusdekompensation" aufgsetellt wurde, wenigstens findet man sowohl mit der Kohlenoxyd- wie mit der Trypanrotmethode entgegengesetzte Werte, wie jene beim Kollaps. Trotzdem scheint es mir nicht mehr glücklich, bei jenen Kranken, bei denen offenkundig das Versagen des Herzens als Motor im Vordergrunde steht, eines Herzens, das nicht mehr mindestens auf stärkere Anforderungen der Muskelmaschine genügend große Minutenvolumina auswerfen kann, und bei denen dadurch Rückstauungen eintreten, den neuen Depotbegriff so in den Vordergrund zu stellen, daß man hier die Plusdekompensation als das Wichtigste bezeichnet. Die stark gefüllten Halsvenen mit den erheblichen Erhöhungen des Venendrucks sind doch hauptsächlich der Ausdruck dafür, daß Motorinsuffizienz besteht, so daß die Mengen Blut, die aus den Venen dem Herzen zuströmen, vom insuffizienten Motor nicht bewältigt werden können. Wenn dann wie ein zweiter rechter Vorhof die Leber mächtig anschwillt als kardiale Stauungsleber, so spielt sie hier nicht die Rolle als Reservespeicher, sondern wird passiv zum gestauten Behälter, weil der erhöhte Venendruck den Abfluß des Blutes aus der Leber nicht gestattet, so kommt es schließlich zur Stauung in allen Organen, zum Durchtritt des Plasmas aus den Capillaren als kardiales Ödem in den großen Körperhöhlen als Transudate, in den Extremitäten der Schwere folgend zum Anasarka. Daß oft bei solchen Kranken der Obduzent den Eindruck einer Plethora vera hat, bei der die gesamte Blutmenge vermehrt wäre, ist bekannt, ebenso daß die Cyanose und von der Stauung des kleinen Kreislaufs ausgehend die Dyspnoe das ganze Krankheitsbild beherrscht, daß weiter in der kardialen Dyspnoe auch eine cerebrale Komponente eingreift bei schlecht arterialisierten und mit Kohlensäure überladenen cyanotischem Blut, so daß ein Circulus vitiosus entsteht bis zum cerebralen Asthma hin, ja bis zu Cheyne-Stokes-Phänomenen und zu Störungen der vasomotorischen Reflexe für die Peripherie, ja die Hochdruckstauung kann entstehen, die bei Besserung der Herzleistung wieder zu normalem Blutdrucke zurückführt. Wieder lernt man von den krassen Fällen schwerer Herzinsuffizienz, bei denen dann die vasculäre Insuffizienz als ein Sekundäres dazugehört, indem sich das gesamte Bild des kardio-vasculären Versagens einschließlich des Versagens der vasomotorischen Zentren, der Nierenfunktion usw. dazugesellt, die leichteren analogen Störungen zu würdigen bis in den Bereich des Physiologischen hinein. Sehen wir die kardiale Dyspnoe bei maximaler Anstrengung eines Schwerarbeiters oder eines sportlich aufs beste durchtrainierten Menschen, so sind wir noch im Bereich der Norm, hören wir aber, daß die

Sieger der großen Ruderregatten von Oxford und Cambridge in der Regel nicht das 50. Lebensjahr erreichen sollen, so sind wir schon im Bereich des Versagens des Herzens. Durch Büchner und v. Lucadou ist das Verstehen für solche Vorgänge jetzt experimentell fundiert, wenn zwar beim anämisierten Kaninchen leichter, aber beim schwer angestrengten auch ohne Anämie zahlreiche Herde im Herzmuskelfleisch gefunden werden mit allen Übergängen von Degeneration zu reaktiver Zellanhäufung, also von myokarditischen Reaktionen. Wir erinnern uns von neuem an das eingangs gegebene Schema, welches das Zustandekommen der Erstickung im Herzmuskel nicht auf eine mangelhafte Coronardurchblutung beschränkte, sondern aufzeigen sollte, daß es für alle Herzmuskelschädigungen einen gemeinsamen Gesichtspunkt gibt, denjenigen, ob das Herz durch seine Capillaren die genügende Sauerstoff- und Nahrungsmenge erhält. Wir verstehen auch, daß schwerste Überanstrengungen zu dieser Inkongruenz führen müssen: Da bei der Hypertrophie des Herzens die einzelne Muskelfaser hypertrophiert, ist der Radius des Querschnitts, mit dem der Sauerstoff eine dickere Muskelfaser versorgen muß, länger als bei einer dünneren Muskelfaser. Man mache sich das als Querschnitt von zwei solchen Muskelfasern an der Größe des Kreises klar, hat die hypertrophische Faser also abnorm starke Arbeit zu leisten, wird in ihren zentralen Partien die Sauerstoffversorgung erschwert sein. Sicher gilt das nur für maximale Arbeit, aber ein Herzkammerteil, der hypertrophisch ist, man denke an den linken Ventrikel bei der Blutdruckkrankheit oder bei der Aorteninsuffizienz, ist bei größten Anforderungen an das Herz schlechter daran wie ein normales Herz, es rückt also in der Tat die Frage der betriebstechnischen Leistungsfähigkeit des Motors ganz in den Vordergrund für alle die Krankheiten, wie sie im obigen Schema aufgeführt wurden, mögen sich dabei noch so viele schädigende Momente kombinieren, und für all diese Dekompensationen scheint es mir richtiger zu sein von der Motor- oder Herzinsuffizienz zu sprechen. Es ist nicht das Entscheidende, ob dabei, auch aus welchen Gründen immer, die Depots der drei verschiedenen Kategorien sich entleert haben und um so krasser die Stauung sich entwickelt, bei der der Motor die zuströmenden Blutmengen nicht weiter befördern kann. Alles wird für die Therapie darauf ankommen, die Funktion des Motors zu verbessern, aus der sogenannten Asystolie wieder die normale Leistung für das Herz zu ermöglichen, die ja darin besteht, daß so gut wie alles, was in die Kammern einfließt, auch ausgeworfen wird. Wir wollen also therapeutisch das Minutenvolumen, das bei der Herzinsuffizienz herabgegangen war, zur alten Größe zurückführen, dann wird der erhöhte Venendruck wieder zur Norm sinken, die Arbeitsdyspnoe wird sich immer mehr verringern.

Es ist glücklich, daß Lewis in seiner hervorragenden Darstellung der Herzkrankheiten für den Arzt diese beiden Momente für die Beurteilung des Herzens ganz in den Vordergrund gerückt hat, das subjektive Symptom der Arbeitsdyspnoe deshalb subjektiv, weil es so oft möglich ist, es aus der Anamnese schon Jahre vorausgehend zu erschließen durch ein richtiges Fragen, und die objektive Feststellung des Venendruckes, bei der man etwa an der Cubitalis genau beobachten soll, ob das Blut abfließt, wenn der Ellbogen in die Höhe der Vorhöfe gebracht wird. Diese beiden präzisen Zeichen für ein beginnendes Motorversagen des Herzens sind deshalb so ungemein wichtig, weil wir ja so oft vor der ganz verantwortlichen Frage stehen, ist eine sog. Herzschwäche wirklich echt, also eine Motorschwäche, oder hat der Kranke vasomotorische Störungen oder rein psychogene Vorstellungen von einem versagenden Herzen. Die Ärzte sollten hier Klarheit schaffen, indem das Wort „nervöse" Herzschwäche verpönt wird, es gibt genug andere Ausdrucksweisen, um einen Menschen als vasolabil oder als irgendwie in bezug auf seinen Kreislauf ohne objektiven Grund verängstigt anzusprechen. Die schlichteste Form des Erkennens bleibt, das hat LEWIS mit klassischer Einfachheit geschildert, jenes Befragen nach der Atemnot bei Anstrengungen, will man es selber prüfen, so sind die wenigen Kniebeugen in der Sprechstunde oft für einen Mann, der Arbeit zu leisten gewohnt ist, eine viel zu geringe Belastungsprüfung, es sollte schon mindestens ein erhebliches Treppensteigen in bestimmter Zeit herangezogen werden, und ebenso ist die Beobachtung der Venen, auch wenn wir nicht einmal in der Klinik eine blutige Venendruckmessung durch Einstechen einer Nadel und Beobachtung an einem Manometer häufiger vornehmen, schon von wesentlicher Bedeutung. Heute achtet der Arzt etwa auch bei militärischen Musterungen oder Lebensversicherungsuntersuchungen zu einseitig auf die Pulsfrequenz bei Anstrengung, es ist richtig, daß bei Motorinsuffizienz meist mit einer Beschleunigung der Frequenz eine Arbeitsbelastung beantwortet wird, aber die Tachykardiebereitschaft bei Anstrengung findet sich auch bei geringen Graden der Hyperthyreose, findet sich auch bei nervös erregbaren, am Resultat der Untersuchung überinteressierten Menschen, also schon aus der Situation der Untersuchung hervorgehend. Endlich sei betont, daß der trainierte Mensch bei Muskelarbeit die erforderliche Steigerung des Minutenvolumens des Herzen durch Zunahme des Schlagvolumens bewerkstelligt, also ohne Pulsbeschleunigung, währenddem der schlecht trainierte, bei dem die Variationsbreite des Schlagvolumens geringer ist, leichter mit Erhöhung der Schlagfrequenz des Herzens antwortet, also leichter eine Pulsbeschleunigung bekommt. Diese Feststellungen reichen absolut in den Alltag der Praxis hinein und werden dort vielfach noch nicht richtig gewürdigt.

Es wäre sehr wichtig, beim Menschen über die Kreislaufszeit zuverlässige Werte zu bekommen, also zu bestimmen, wie lange etwa ein Blutquantum braucht, bis es nach Passieren des großen und kleinen Kreislaufs wieder zum linken Ventrikel zurückkehrt. Man kann, wie WOLLHEIM und LANGE es an meiner Klinik versucht haben, Fluorescin in die Cubitalvene spritzen und im verdunkelten Raum feststellen, wann die Lippencapillaren aufleuchten, hier läuft freilich das Blut nur von der Ellenbogenvene zum rechten Herzen durch den kleinen Kreislauf hindurch zum linken und von dort wieder bis zur Lippe. Es ist klar, daß je nach dem Blutgehalt der Lungen, also etwa bei Stauungen im kleinen Kreislauf erhebliche Fehler entstehen müssen, auch mißt man ja im Grunde nur den

Teil des Blutes, der am schnellsten den Weg passiert, während am Rande der Gefäße eine langsamere Strömung besteht. Die gewonnenen Werte sind aber doch insoweit zu brauchen, als sie beim selben Menschen ziemlich konstant sind, es ergibt sich für den Gesamtkreislauf berechnet in guter Übereinstimmung mit besseren Methoden der Physiologen eine Kreislaufszeit von 20—25 Sekunden. Bei starker Arbeitsleistung kommt es zu einer erheblichen Beschleunigung, wohl bis zu 7 und 8 Sekunden, beim Kreislaufversagen wurden 30, selbst 70 Sekunden errechnet, für die Kollapsdekompensation gilt das nicht, hier wurden normale oder nur um weniges verlangsamte Werte gefunden. Im Fieber und beim Morbus Basedow tritt meist eine sehr erhebliche Beschleunigung ein, wie sie schon PLESCH angenommen hatte, dessen „hämodynamische Studien" wegen methodischer Einwände, die nicht größer sind als diejenigen, die wir auch bei diesen Feststellungen machen müssen, seiner Zeit viel zuwenig beachtet wurden.

Beim Basedow finden sich Werte bis zu nur 8 Sekunden. Sogar noch bei den leichtesten Formen des Basedow, vom Basedowoid bis zur thyreotischen Konstitution kann man eine beschleunigte Kreislaufszeit feststellen. Man kann das analog dem vermehrten Sauerstoffbedarf bei Muskelarbeit so auffassen, daß die erhöhten Oxydationen in allen Organen bei der Thyreotoxikose solche erhöhten Anforderungen stellen, daß das Minutenvolumen zunimmt, um größere Blutmengen in der Zeiteinheit mit größerer Geschwindigkeit der Peripherie zur Verfügung zu stellen. Auch hier regelt dann die Nachfrage das Angebot, wie in der gesunden Ausregulierung der Weltwirtschaft, das ist keine kausale, aber eine finale Deutung: es bleibt zu ermitteln, wie diese Regulation bewerkstelligt wird, welche technischen (kausalen) Ausführungsbestimmungen bestehen, „um" das zu erreichen (final) (s. Kap. 15).

Wir sind beim Problem der Basedowschen Krankheit und der thyreotischen Konstitution hierauf eingegangen, auch auf wesentliche Bedenken dieser Deutung, da die große Geschwindigkeit offenbar ein O_2-reiches Blut zurückkehren läßt, — die „Utilisation" also eine schlechte ist.

Erfordert in einem Staatswesen ein „Ressort" mehr Geld, dann muß dieses hingeschafft werden. Das entspräche der Strömungsbeschleunigung, die nur in begrenztem Umfange durch lokale Maßnahmen des Kreislaufs durchgeführt werden kann (Minutenvolumen des Einzelorgans), sich aber bei stärkerer Anforderung in einer Beschleunigung der Gesamtkreislaufszeit äußern muß. Solange aber in anderen Ressorts (anderen Geweben) ausgleichende Einsparungen möglich sind, wird der Gesamtetat des Staates nicht überschritten: der Gesamtsauerstoffverbrauch, also auch die Grundumsatzwerte bleiben normal. Erst wenn eine Majorität der Zellen oder der Gewebe zu einer erhöhten Verbrennung kommt, werden auch die Grundumsatzwerte außerhalb der Fehlerquellen der Methodik sich als gesteigert erweisen lassen.

So erkläre ich es mir — natürlich bleibt das zunächst Hypothese —, daß es geringe Grade von Thyreotoxikose gibt, bei denen am Grundumsatz sich keine erhöhten Sauerstoffverbrauchswerte nachweisen lassen und bei denen doch schon eine erhöhte Strömungsbeschleunigung besteht. Es braucht das eine oder andere Gewebe bereits mehr Sauerstoff, und dieses Plus kann nicht mehr durch ein erhöhtes Minutenvolumen des Organs befriedigt werden, sondern nur durch das erhöhte Minutenvolumen des Herzens und die entsprechende Strömungsbeschleunigung im Gesamtkreislauf.

Auch hier ist zunächst wieder ein Zusammenhang nur als finale zweckdienliche Regulation gedeutet, und es fehlt das lückenlose kausale Verständnis, wie jene vermehrte Nachfrage durch ein erhöhtes Angebot an Sauerstoff beantwortet wird. Aber es ist kein anderes Forschungsprinzip, als wenn Rein aufzeigt, daß die vermehrte Leistung des Herzens das Entscheidende ist, wonach die Größe der Coronardurchblutung geregelt wird. Nur hat er bereits gefunden, daß diese Einregulierung vornehmlich als reflektorisch gelenkte Tonisierung des Vagus aufzufassen ist. Wir haben gesehen, daß die Klinik geringste Formen von Hyperthyreose annehmen darf (Kap. 10) und die Entscheidung, ob ein Fall in die Gruppe des Basedow zu rechnen ist, nicht einseitig davon abhängig gemacht werden darf, ob ein erhöhter Grundumsatz vorhanden ist oder nicht. Rächt es sich doch für die Biologie der Funktion fast immer, wenn von *einem* Symptom oder von der Erfassung der Zahl durch eine einzige Methodik die Entscheidung der Eingruppierung unter ein krankhaftes Geschehen vorgenommen wird.

Das ist auch der Grund, weshalb ich mich entschließen mußte, von der mir jetzt doch zu einseitig scheinenden Aufteilung des kardio-vasculären Versagens in Puls- und Minusdekompensation abzugehen, aber noch hat die Klinik das, was wir seit Barcroft und Rein über die Depots verschiedener Wertigkeit wissen, nicht genügend erschlossen, wird sie es einmal getan haben, so wird erst recht klar werden, daß nach dem Schema Plus und Minus sich alle Kreislaufkranken dualistisch nicht einteilen lassen. Das ist für mich zum wesentlichsten Einwand gegen die an sich wichtigsten Feststellungen Wollheims geworden, dem es wie jedem Sucher zusteht, zunächst die selbst erhobenen Befunde zu überwerten.

Man hat gesagt, „die Herzhypertrophie trägt den Keim der Dekompensation in sich“ und doch kann ein Hochdruckler auch mit einem Blutdruckmaximum von 200 mm Hg Jahrzehnte in Kompensation bleiben und ohne jede kardiale Dyspnoe voll leistungsfähig sein. Es kommt ein Infekt, z. B. eine Grippe, und akut gerät er in eine Dekompensation. Mag dabei auch sein Herzmuskel infektiöstoxisch, selbst myokarditisch gelitten haben, ebenso wichtig wird oft genug die allgemeine Intoxikation durch körpereigenen Eiweißzerfall sein auch mit physikochemischen Folgen und solchen einer Gleichgewichtsstörung im Säurebasenhaushalt. Ähnlich wie beim Histaminshock wird dadurch auch eine periphere akute Dekompensation entstehen. Ein Infekt ist eine große humorale Katastrophe (Kroetz), die dann die kardio-vasculäre Dekompensation zur Folge hat.

Aber auch, wenn beim Berufswechsel, etwa vom Büroangestellten zum Schwerarbeiter, ein vorher kompensiertes Vitium dekompensiert wird, liegt die Ursache dafür nicht in der Überbürdung des Herzmuskels allein. Nicht, weil dieser eine geringere „Reservekraft" hatte — ein Begriff, der endlich durch v. WEIZSAECKER und auch auf Grund der Arbeiten von BOHNENKAMP überhaupt in Frage gestellt wird, was mir schon lange sehr berechtigt scheint, — sondern weil die Anforderungen der peripheren Muskelmaschine für den untrainierten Büroarbeiter jetzt ohne genügende Adaptierung gestiegen sind, hat er größere Blutmengen in Umlauf setzen müssen, er muß also für die Versorgung der Peripherie mit einem größeren Minutenvolumen arbeiten.

Ein anderes Beispiel: Allmählich entstand bei einer Mitralstenose die Herzdilatation. Bei einem bestimmten Grad der Vorhofsdehnung setzt plötzlich eine Arrhythmia absoluta mit Vorhofflimmern ein, die freilich LEWIS nicht auf die Dehnung, sondern auf eine begleitende Myocarditis bezieht. Hier ist das Auftreten der Arrhythmie Ursache der Dekompensation, wenn sie tachykardisch das Herz hindert, die nötigen Quantitäten in der Zeiteinheit auszuwerfen. Endlich denke man auch an mechanische Widerstände, etwa im kleinen Kreislauf (Kyphoskoliose, Emphysem, mediastinale Verwachsungen, Concretio pericardii mit enormer Einflußstauung), die die Blutpassage erschweren. Chronische subfebrile Infekte können eine ähnliche Rolle spielen wie periphere, toxische Störungen für den großen Kreislauf. Aus der Störung in der Peripherie, aus der Schwäche des Motors, aus der Überladung mit sauren Stoffwechselschlacken und ihren Wirkungen auf die cerebralen Kreislaufszentren resultiert dann die Dekompensation. Auch die Gravidität ist als ein Faktor zu nennen, der so gern die Dekompensation bei der Mitralstenose auslöst, vergleichbar einer anhaltenden muskulären Anstrengung.

Stets sollen wir uns, das glaube ich klinisch durchsetzen zu müssen, darauf einstellen, zu fragen, wenn eine Dekompensation eingetreten ist: *Was ist hinzugekommen, daß ein Gleichgewicht verlorenging?* Selbst wenn es zuvor schon ein labiles war, im Sinne eines kompensierten Schadens, wie etwa beim Ventildefekt eines Klappenfehlers.

Die Antwort wird keineswegs immer lauten, daß der Motor aus sich selbst heraus versagt und auch nicht, daß nur die Peripherie den Anlaß gab.

Das Krankenbett lehrt, wie oft es unmöglich ist, die Motorinsuffizienz von der vasculären Insuffizienz zu trennen. Aber nicht, weil wir es methodisch noch nicht können, sondern weil diese Trennung im Wirken der Kreislauffunktion tatsächlich so oft gar nicht besteht.

Geht man aber darauf aus, in jedem einzelnen Falle von Insuffizienz nach der *Ursache der Gleichgewichtsstörung* zu fragen, so wird man sie sehr oft herausfinden können.

Auf meine Anregung hat WOLLHEIM das an 200 Dekompensierten meiner Klinik versucht, und nur 24 mal blieb anamnestisch eine auslösende Ursache völlig unbekannt. Sonst ließen sich stets ätiologische Faktoren ermitteln, die in drei besonders häufige und in einige seltenere Gruppen zerfallen:

1. Übermäßige körperliche Arbeit;

2. Rhythmusstörungen, vor allem Arrhythmia absoluta mit Neigung zur tachykardischen Form, seltener gehäufte Extrasystolen oder Block;

3. Infekte, sei es in Form rekurrierender Endo- oder Myokarditiden, unmittelbar das Herz schädigend, sei es in Form interkurrenter fieberhafter Erkrankungen, wie Angina und Grippe, also einer Allgemeintoxikose, die kardiovasculäre Harmonie störend und das Myocard schädigend.

Als weitere, meist nicht allein zu beschuldigende Ursache, fanden sich Gravidität, Klimakterium, Polyglobulie, chemisch-toxische Capillarschädigungen, z. B. durch antiluetische Behandlung mit Neosalvarsan, Alkoholabusus, Morbus Basedow, endlich die so gefährliche Anstrengung der indikationslosen Bäderbehandlung, namentlich durch die CO_2-Bäder, die als „Turnstunde für das Herz" einem insuffizienten Kreislauf zugemutet werden, der gerade größter Schonung bedarf, um zur Regulation zurückzufinden, und, vielleicht das Allerwichtigste, gehäufte Angina-pectoris-Anfälle, mit ihren organischen Residuen für das Herz: Myomalacie und Schwiele oder disseminierten Herden als multiplen Erstickungsstellen.

Die *Dekompensation infolge der Arrhythmia absoluta* mit Flimmern oder Flattern der Vorhöfe bedarf einer besonderen Betrachtung. Die vollständige Unregelmäßigkeit im Rhythmus bedeutet, wenn das Herz langsam schlägt, trotz des dynamischen Schadens noch keine Durchblutungsstörung. Es ist das durch die englischen Herzforscher MACKENZIE und LEWIS erwiesen, die gezeigt haben, daß gerade die Überführung der tachykardischen in die bradykardische Form zu den dankbarsten Aufgaben der Digitalistherapie gehört. Hier schwinden die Stauungen, sobald die Digitalisbradykardie einsetzt, am schnellsten, oft unter gewaltiger Diurese. Man vergesse aber nicht, daß eine bradykardische Arrhythmia absoluta latent oft existiert, die bei Bettruhe der Pulsbetastung überhaupt völlig entgeht und erst durch das Elektrokardiogramm erwiesen wird. Leistet ein solcher Mensch Muskelarbeit, so geht diese bradykardische Form oft in die tachykardische über und dabei ist die feine Steuerung der Ventrikel in ihrer Frequenz durch die extrakardialen Herznerven infolge der Ausschaltung des Sinusrhythmus des Herzens aufgehoben. Sind doch die Vorhöfe durch ihr Flimmern und Flattern nicht mehr Herzteile, welche die Einregulierung des Ventrikelrhythmus für die Anforderungen der Muskelmaschine übermitteln. Gerade in der Muskelarbeit, in der an den Kreislauf vermehrte Anforderungen gestellt werden, wirkt darum die tachykardische Arrhythmie dynamisch ungünstig, das Minutenvolumen reicht nicht aus, weil manche der Herzkontraktionen nicht einmal die Aortenklappen öffnen, und der linke Ventrikel bei den zu kurzen diastolischen Zeiten nicht dazu kommt, sich mit einem normal großen Schlagvolumen zu füllen. Es ist WENCKEBACH, der mit besonderem Nachdruck auf die tachykardische Form der Arrhythmia absoluta als Ursache für die Dekompensation hingewiesen hat, und ich füge dem nur hinzu, daß man auch die latente absolute Arrhythmie beachten soll, die erst bei vermehrtem Anspruch an den Kreislauf durch Muskelarbeit, heißes Klima usw. deutlich wird.

In England herrscht unter Führung von MACKENZIE und wohl jetzt von LEWIS die These, daß die Digitalis für die tachykardische Form der absoluten Arrythmie das Mittel der Wahl sei, während bei den übrigen Motorinsuffizienzen LEWIS es wohl auch empfiehlt, aber ohne sich dafür mit starker Überzeugung einzusetzen, das bleibt für die deutsche Schule erstaunlich, denn wir können nach unseren Erfahrungen nicht sagen, daß auch bei völlig rhythmischem Puls und Herzinsuffizienz wir nicht von richtiger Anwendung der Digitalis, also in großen wirksamen Dosen, nicht ebenso schöne Erfolge sehen. LEWIS scheint, wenn die Rhythmusstörung nicht vorliegt, nur Digitalistinktur, also relativ kleine Dosen abweichend vom ursprünglichen Vorgehen des großen klinischen Erforschers des Digitalis, WITHERING, zu geben, dessen Einzeldosis 0,18 der Blätter entsprach, also annähernd das Doppelte von dem, was höchstens in Deutschland verschrieben wird. Fast nur die Strophantingemeinde gibt WITHERING-Dosen (s. S. 441, Tabelle).

Seit ich als Student SCHMIEDEBERGS klassische Vorlesungen über die Digitaliswirkung hörte, hat es mir stets ein intellektuelles Unbehagen verursacht, gesteigert, seit ich es als Dozent vortragen mußte, daß die Digitalis an verschiedensten Stellen einwirkend ganz verschiedenartige, im analytischen Tierexperiment wohl erfaßte Wirkungen entfaltet, die alle zu Nutz und Frommen des dekompensierten Kreislaufs sich wunderbar vereinigen sollen. Es schien mir, als wenn vom Spuk jener schottischen Kräuterhexe noch etwas am Zauber der Fingerhutblätter hafte, trotzdem WITHERING in 22jähriger Forschung das Gemenge der Waldkräuter entwirrt hatte und uns in seinem grundlegenden Werk eines der wichtigsten Heilmittel aus der Volksmedizin zum streng indizierten wissenschaftlichen Medikament gemacht hat.

Die Digitalis verlängert die diastolische Füllungsphase, macht aber die Herzsystolen nicht kräftiger, nur die stärkere Füllung des Herzens bewirkt das größere Schlagvolumen, daß, wenn es durch Herzmuskelinsuffizienz vorher gesunken war, sich so erhebt, daß auch das Minutenvolumen trotz langsameren Herzschlages größer ist als zuvor. Das soll Wirkung auf den diastolischen Zustand des Muskels selber sein, der wie eine Kolbenpumpe weiter hinausgezogen wird, um dann ebenso tief wie vorher, aber nicht kräftiger heruntergedrückt zu werden. Die Pulsverlangsamung wird von der Digitalis am visceralen Vaguskern vollzogen, dort, in der Medulla oblongata, ändert sich der Zustand und wirkt durch die hemmenden Vagusfasern des Herzens auf den Motor ein. Folge beider Wirkungen, der unmittelbaren und mittelbaren Herzwirkung, ist das Steigen des in der Dekompensation gesunkenen Blutdrucks. Aber auch auf die Peripherie wirkt Digitalis, der Gesamtquerschnitt wird verengt, namentlich der der Splanchnicusgefäße, aber die Coronargefäße werden erweitert wieder zum Nutzen des Herzens und auch die Nierengefäße, ein Vorteil für die Diurese, — war doch jener Kräutertee zunächst nur als Diureticum im Volk bekannt. Und nun soll die periphere Blutverteilung sich auch dadurch verbessern, daß die Blutdepots, wenn sie bei der „Plusdekompensation“ entleert waren, durch die Digitalis aufgefüllt werden.

Mannigfache Einflüsse also der Digitalis an der Peripherie, für die größte Gruppe der Dekompensierten nützlich, direkte und indirekte Einflüsse auf die Herzpumpe und Wirkungen auf die Medulla oblongata, nachteilig, wenn sie zum cerebralen Brechen oder auch nur zur Nausea führen als Erregung des Brechzentrums, — vorteilhaft, wenn sie die cerebrale Bradykardie auslösen. Beide Dosen, die nützliche und die toxische, liegen nahe beisammen, so nahe, daß ich niemals erklären werde, ein Kreislaufkranker verhalte sich refraktär gegen Digitalis, wenn ich nicht bis zur Grenze der Vergiftungsdosis im Sinne von zentralen Magenstörungen gelangt bin (Nausea), oder auftretende ausgesprochene Bradykardie mir zeigt, daß aufzuhören ist, schleunigst dann, wenn vorher nicht vorhandene Extrasystolen oder gar der gefährliche Block als Digitaliswirkung auftreten. Auch dann also Übergang zu nachteiliger Digitaliswirkung. Konstitutionen sind bekannt, bei denen es zur Verengerung der Coronargefäße oder Verengerung im kleinen Kreislauf leichter kommt oder die Nierengefäße sich nicht weiten, also Diurese nicht erfolgt. Aber das reguläre Verhalten ist doch für jene größte Gruppe der Dekompensierten der günstige Effekt, an so vielen Stellen ausgelöst.

Ist uns nicht die Pharmakologie nach diesem notwendigen analytischen Zergliedern der Digitaliswirkung die Synthese schuldig, um die zauberhafte Wirkung synthetisch, definitiv, rational zu verstehen?

Wenn die Digitalis eine allgemeine Einwirkung auf geschädigte Capillaren hätte im Sinne besserer Sauerstoffdurchlässigkeit, so könnte man in der Tat all diese verschiedenen Einwirkungen auf einen Nenner bringen. Ich erinnere an jene Hypothese, nach der Calcium ähnlich wie die Digitalis wirken solle, und in der Tat verstärkt es zum mindesten die Digitaliswirkung, so daß die Kombination beider Medikationen selbst bedenklich werden kann. Stehen die Digitalisglucoside chemisch in der Gruppe der Sterine, zu denen ja auch die Gallensäuren und wichtigste Hormone (Sexualhormone) gehören, so müßten sich für die Digitalis auch noch ganz andere Wirkungen, wie solche auf den Kreislauf, ergeben. Darüber freilich wissen wir noch wenig zuverlässiges. Ehe ich aber hier eine Synthese versuche, indem ich Gedankengängen von Rühl folge, der sie bei Paul Trendelenburg entwickelt hat und jetzt mein Mitarbeiter ist, muß eines betont werden, Schmiedeberg und die ihm folgenden Pharmakologen haben die Herzwirkung der Digitalis zunächst fast ausschließlich am Froschherzen studiert, dieses hat keine Coronargefäße, das Medikament dringt unmittelbar von den Herzhöhlen in den Muskel ein, was beim Säugetierherzen durch den Coronarkreislauf nicht mehr der Fall ist, die Digitaliswirkung am Froschherzen hat also mit einer Capillarwirkung bestimmt nichts zu tun und ist doch in bezug auf die Wirkung der Herzpumpe recht analog der des Säugetierherzens.

Die Vorstellungen Rühls über die Bedeutung des funktionellen Verhaltens der Capillarwand für die Kreislaufperipherie, also auch für die Capillaren des Herzmuskels sind abgeleitet von experimentellen Befunden, die zuerst an der Lunge gewonnen sind, an der ja die Sauerstoffdiffusion in umgekehrter Richtung stattfindet wie an den Capillarwänden des großen Kreislaufs (Arch. f. exp. Path. Bd. 158). Er nahm Capillarschädigungen vor durch Histamin und oxydiertes Neosalvarsan, auch für einige Narkotika war eine gleichartige Störung festzustellen. Diffusionsstörungen konnten durch Strophanthin in bezug auf die Sauerstoffdiffusion der Lungencapillaren, nachdem diese vorher geschädigt war, gebessert werden.

Daß auch in den peripheren Capillaren etwa durch Histamin Störungen vorkommen, ist durch RÜHL und BERGWALL bewiesen, somit sind sie auch für das Herz im höchsten Grade wahrscheinlich. RÜHL stellt sich die günstige Strophanthinwirkung, also die Wirkung der Digitalisgruppe überhaupt, so vor, daß teils durch die Rückresorption des Capillarödems bei Quellung der Capillarendothelien, auch durch Änderung elektrischer Ladungen der Endothelien oder der Lipoide und Fettsubstanzen der gestörte O_2-Durchtritt verbessert wird. Die Digitaliskörper sind ähnlich wie die Gallensäuren ausgesprochen oberflächenwirksame Substanzen, verbessern sie für die Herzmuskelcapillaren wie für die Capillaren des peripheren Kreislaufs die Sauerstoffdiffusion in das Gewebe hinein, so wäre in der Tat die günstige Wirkung an vielen Orten verständlich. Daß so sämtliche Digitaliswirkungen einheitlich erklärbar wären, ist kaum anzunehmen, aber jedenfalls würde die große Vielheit der Einzelwirkungen auf eine geringere Zahl reduziert.

In jedem Falle habe ich von meinem Lehrer KRAUS schon gelernt, was mein verstorbener Mitarbeiter PONGS[1] später, in England bei MACKENZIE ausgebildet, zur fanatischen Regel in meiner Klinik durchgesetzt hat, daß man entsprechend der alten englischen Tradition für die Kreislaufdekompensation, wenn Digitalis indiziert ist, auch keine Angst haben soll auch wenn nötig bis an die toxische Grenze nahe heranzugehen. Die Begeisterung vieler Kliniker für eine ausschließliche Behandlung mit Strophanthin scheint mir nicht nur auf die Reinheit des Produktes mit seiner präzisen Dosierbarkeit zurückzuführen, sondern darauf, daß das hochwirksame Mittel, nur intravenös gegeben, eine weit stärkere Dosierung darstellt als die in Deutschland übliche, so oft unterwirksame Digitalisdosierung. Daher auch die Gefahren der Strophanthinmedikation und die strenge Vorschrift, nur Strophanthin intravenös anzuwenden, wenn tagelang zuvor kein Mittel der Digitalisgruppe gegeben wurde. Dann ist es in der Hand des Erfahrenen und namentlich des Erfahrensten (FRÄNKEL in Heidelberg, der es eingeführt hat), vielleicht wirklich das ideale Digitalispräparat. Aber schon vor FRÄNKEL und EDENS beherrschten gute Kliniker in Deutschland und anderwärts die Digitalistherapie, das scheinen jüngere Theoretiker zu verkennen. Für die Klinik, in der man es nicht nur mit klinisch erfahrenen Mitarbeitern zu tun hat, sondern wo auch junge Ärzte auszubilden sind, wage ich die Paradoxie zu erklären: das pharmakologisch am meisten beanstandete Digitalispräparat, der Blätterinfus, ist mir oft genug am liebsten, denn wo Eile nicht geboten ist, läßt sich mit einem Präparat von nicht konstanter Zusammensetzung

---

[1] PONGS, H.: Zur Digitalisdosierung und Digitalisdisposition. Ther. Halbmh. H. 1, 1921.

optimale Digitaliswirkung auch erzielen, wenn man nicht nach der Dosis verordnet, sondern, getreu gerade dem pharmakologischen Wissen, auch ein weniger ideales Medikament unbeirrt gibt bis zum Eintreten der vom Tierexperiment her bekannten Wirkung. So kann man mit jedem Präparat der Digitalisgruppe — die Industrie liefert nur zu viele — wirkungsvoll behandeln. Man zähle nicht, wieviel Gramm der Blätter vom Infus und wieviel Froscheinheiten im Lauf der Zeit gegeben wurden. Man gibt sofort die Maximaldosis pro die, wenn man nicht intravenös behandelt, und gibt sie soviel Tage bis die Pulsverlangsamung einsetzt, der gesunkene Blutdruck steigt, die Diurese wächst. Man bricht sofort ab bei Nausea, Auftreten von Rhythmusstörungen, namentlich dem gefürchteten Herzblock.

Ich habe es bei der Übernahme einer Klinik erlebt, daß mir eine Reihe von Dekompensierten als digitalisrefraktäre Fälle vorgestellt wurden, man hatte entsprechend der Vorschrift fast aller deutschen Herzkliniker aufgehört auf Grund einer Grenzsetzung durch die Größe der Dosis. Als ich erneute Digitalisdosierung nicht nach der Quantität (3×0,1 der Blätter und nur 3 Tage lang), sondern bis zur pharmakologischen Wirkung verlangte, trat bei den meisten dieser Kranken bester Digitaliseffekt ein. Wichtig bleibt aber als Voraussetzung der Digitaliswirkung das hinreichende diastolische Angebot, das gerade nach hochfebrilen Infekten und im toxischen Shock fehlt, bei dem die Venen, wohl auch gerade die Lebervenen wie im anaphylaktischen Shock des Tierversuches kontrahiert sind: Rückflußmangel zum Herzen. Die Binsenwahrheit, daß Individuen auf dieselbe Dosis verschieden stark reagieren — wer wüßte es nicht aus dem Alltag vom Alkohol und Nicotin —, sollte bei der jähen Wirkung des Strophanthins ebensowenig vergessen werden wie bei der chronischen Digitalisbehandlung etwa durch Infus, Pandigal, Digipurat, Digalen und Digifluid. Wir wenden in meiner Klinik auch vielfach Verodigen und Scilla als Pulvis bulbi Scillae an. Mag die Tinctura digitalis zuverlässiger dosiert sein wie das Infus, sie ist ein typisches Beispiel, wie immer wieder der Arzt zur Unterdosierung kommt, denn bei der Tinktur pflegt er über 3mal 20 Tropfen pro Tag nicht zu gehen und gibt damit weniger als mit 0,1 der Blätter. Die meisten chronischen Digitalisbehandlungen, namentlich die in Pillen, bewegen sich dauernd in unterwirksamen Dosen und dienen nur der Autosuggestion des Arztes, daß er eine Kreislaufbehandlung treibe.

Zum liebsten Mittel der Digitalismedikation ist mir ein Präparat der Digitalis lanata geworden, das Pandigal, hier liegt offenbar die kreislaufwirksame Dosis relativ weit entfernt von der toxischen Dosis, die Beimischung der Saponine, die so oft lokal eine Gastritis an der Magenschleimhaut erzeugt, spielt bei diesem Präparat keine Rolle, und die Verankerung an den Herzmuskel ist offenbar eine kurze, so daß man trotz großer Dosen kaum Kumulationen erlebt. Schon die Medikation per os 10—30 Tropfen dreimal am Tag ist meist am zweiten Tag oder dritten erkennbar, es kann auch intramuskulär und intravenös gegeben werden und braucht weniger befürchtet zu werden wie eine große Strophanthindosis. Ein maßgebender Pharmakologe sagte mir vor kurzem, er begriffe kaum, warum noch ein anderes Digitalispräparat in der Klinik Verwendung fände. Ich konnte ihm bestätigen, daß wir fast völlig zum Pandigal übergegangen sind, wenn nicht die Kostenfrage uns ab und an noch zum ungleich dosierten Infus zurückzwänge, oder bei akutester Lebensgefahr wir beim nicht vorbehandelten Kranken doch ein halbes Milligramm Strophanthin intravenös vorzögen. Eine tabellarische Übersicht der üblichen Kreislaufmittel möge hier folgen, wobei bei der Digitalisgruppe die Dosen alle auf 0,1 der Folia digitalis titrata eingestellt sind. Sind doch so oft Vergleichsmöglichkeiten nicht gegenwärtig, ja eine völlige quantitative Vergleichbarkeit besteht nicht, weil die Standardisierung nach Froscheinheiten, auch abgesehen von ihren Fehlerquellen (± 25%) nicht das Ideal sein kann.

Kreislaufmittel.

Gruppe der Digitalis				Vorwiegend für den peripheren Kreislauf	
Präparat	Menge mg	Froschdosen standardisiert (bis ± 25% Fehler) FD.	Entsprechende Menge der Fol. digitalis als austitriertes Pulver	Die Kreislaufzentren erregend, tonisierend	Unmittelbar die terminale Strombahn erregend
Folia digitalis[1]	100	150		*Sympatol*	Adrenalin
Tinctura digitalis				Camphergruppe:	Ephedrin
1 ccm = 25 Tropfen		150	0,1	Ol. camphorat.	
Digipurat				forte (20 %)	*Ephetonin*
1 Tabl. = 1 ccm				Hexeton (10 %	
1 Suppos.		150	0,1	und 15 %)	Ephedralin
Verodigen				*Cardiazol*	
1 Tabl.	0,8	100	0,07	Coramin	
1 Suppos.	1,2	150	0,1	Coffein	
Digitalis (Dispert) . .				Strychnin	
1 Tabl.		150	0,1	*Inhalation von*	*Reiner Sauerstoff*
1 Suppos.		300	0,2	CO_2-Gas-	Verbesserung
Digalen				gemischen	des Kapillar-
1 Tabl. = 1 Amp. . .		75	0,05	5—8 % CO_2	austausches.
1 ccm Tropfen . . .		150	0,1		
1 Suppos.		150	0,1		
Pandigal (Lanadigin)					
1 Tabl. = 25 Tropfen	0,4	180	0,12		
Digilanid					
1 Tabl.	0,25	100	0,07		
1 Suppos.	0,5	200	0,13		
1 Amp.	0,8	320	0,21		
K-Strophanthin . . .	0,25	ca. 220	0,15		

Bei der Wichtigkeit und Häufigkeit der *Arrhythmia absoluta*, die heute meist ohne weiteres beim völlig unregelmäßigen Puls vom Arzt zu erkennen ist, ohne Heranziehung des EKG, hätte es größte Bedeutung, sie nicht nur durch Digitalis bradykardisch zu machen, sondern sie völlig zu beseitigen.

Nachdem in nur ganz vereinzelten Fällen solche Erfolge auf Chinin hin beobachtet waren (WENCKEBACH beschreibt zwei Fälle), gelang es FREY, damals in Königsberg, zu zeigen, daß durch ein anderes Alkaloid der Chinarinde, das Con-

[1] Der Tabelle ist der Wert des Internationalen Standardpulvers (0,1 Fol. digitalis = 150 FD. nach DE LIND) zugrunde gelegt. Das D.A.B. VI schreibt für 0,1 Fol. dig. einen Wert von 150—250 FD. vor.

chinin, die Beseitigung des Flimmerns und Flatterns und damit die Regularisierung der Kammertätigkeit gelingt. Ich habe seinerzeit die erste Nachprüfung vorgenommen und kann jetzt auf eine mehr als 16jährige Erfahrung zurückblicken[1].

Das dem Conchinin identische, übliche Präparat wird als *Chinidinum* sulfuricum oder basicum gegeben in Einzeldosen von 0,2—0,4, in Tagesdosen von 0,6—1,2. Die Anwendungsdauer dieser großen Dosen ist maximal 6 Tage. Das Chinidin ist fast ein Antagonist der Digitalis und setzt alle Qualitäten des Herzmuskels — die Inotropie, Dromotropie, Chronotropie, Bathmotropie — herab. Das therapeutisch Günstige ist die Herabsetzung der Erregbarkeit, durch die offenbar die Beseitigung des Flimmerns und Flatterns oft gelingt.

Gibt man gleichzeitig Digitalis, dann verringert man die Möglichkeit des Effektes wegen dieser antagonistischen Wirkung. Wenn man vorbehandeln muß, dann empfiehlt sich eher die Anwendung von Scilla, dem Pulver der Meerzwiebel, die Mendel in die moderne Therapie wieder eingeführt hat und die am zweckmäßigsten als Pulv. bulb. scillae — nicht als eines der Fertigpräparate — verordnet wird. Kauffmann[2] hat die Scilla unter den Präparaten der Digitalisgruppe für die Vorbehandlung der Arrhythmia absoluta als am geeignetsten gefunden. Das wirksame Pulver sieht weiß aus — wenn es gelbbraun verfärbt ist, ist es nicht mehr brauchbar — und wird in Dosen von 3mal täglich 0,3 verabreicht. Offenbar verankert sich die Scilla weniger fest am Herzmuskel, so daß man schon wenige Tage nach Absetzen des Medikamentes ungehemmt die Chinidinwirkung erzielen kann. Morawitz empfiehlt den Versuch mit einer Dauermedikation von 0,2—0,4 Chinidin pro Tag, was sich bei subjektiv lästigen häufigen Extrasystolen auch besonders bewährt.

Chinidin ist ohne Vorbehandlung indiziert, wenn keinerlei Stauung, also Dekompensation, vorhanden ist.

Chinidin ist erlaubt, wenn bei leichterer Dekompensation die Vorbehandlung mit Scilla die Kompensation herbeigeführt hat.

Chinidin ist aber streng kontraindiziert, wenn die Dekompensation weiter besteht und das Herz und namentlich die Vorhöfe erhebliche Grade von Dilatation aufweisen. Hier dürfen wir die Herabsetzung der Herzmuskelkraft nicht wagen und müssen in dilatierten Vorhöfen bei schlechterer Contractilität, namentlich in den Ohren der Vorhöfe, stets mit der Entstehung von Herzthromben rechnen. Nur weil dies nicht berücksichtigt wurde, sind mehrfach Embolien nach Chinidin beobachtet worden.

Damit schränkt sich die Indikation für die Chinidintherapie allerdings erheblich ein, denn das Flimmern und Flattern entsteht ja besonders leicht bei gedehntem Vorhof. Oft ist der Chinidinerfolg nur ein vorübergehender, andererseits gelingt es aber auch manchmal mehrmals, das Flimmern zu beseitigen.

[1] v. Bergmann: Zur Chinintherapie des Herzens. Münch. med. Wschr. 1919, Nr. 26.

[2] Kauffmann, Fr.: Zur Scilla-Chinintherapie des Herzens. Münch. med. Wschr. 1923, Nr. 17.

Dauererfolge sieht man noch am ehesten, wenn das Flimmern und Flattern in Behandlung genommen wird, noch bevor irgendeine Dekompensation besteht. In solchen Fällen kann man schlagartig die Regularisierung beobachten.

In den meisten Fällen wird aber die Dekompensation gleichzeitig mit der Rhythmusstörung auftreten oder überhaupt deren Folge sein.

Auch bei anderen Rhythmusstörungen darf ein Versuch mit Chinidin gemacht werden, so bei der Neigung zu Extrasystolen und mit Vorsicht auch bei der paroxysmellen Tachykardie, aber auch hier nur unter der strengen Beobachtung der Kontraindikationen.

Absolut verboten ist Anwendung des Chinidins bei jeder Form des Herzblocks. Da es ja die dromotropen Eigenschaften herabsetzt, veranlaßt es eine erschwerte Reizleitung, und man kann so leicht zum Schaden des Kranken mit Chinidin den partiellen Herzblock in einen totalen verwandeln.

Obgleich von Anfang an genügend bekannt war, daß die Reizüberleitung erschwert wird, sind doch Todesfälle auf Chinidin bei Herzblock beschrieben worden. Würden die Indikationen streng genug beachtet, dann würde die Chinidintherapie zwar durchaus begrenzt sein, aber in geeigneten Fällen doch großartige Erfolge haben — und keinerlei Schaden stiften.

Für die Mehrzahl der Fälle von Arrhythmia absoluta müssen wir uns freilich mit der Digitaliswirkung begnügen. Ganz vereinzelt hat auch Scilla allein die Rhythmisierung herbeigeführt, in der Regel jedoch nur die Bradykardie mit Beseitigung der Stauung erzielt. Auch mit Sympatol ist gelegentlich die absolute Arrythmie heilbar.

Therapie der Rhythmusstörungen.

A. Reizbildungsstörungen.

Extrasystolen	*Paroxysmelle Tachykardie*	*Arrythmia absoluta*
Psychische Behandlung Gymnastik (dosierter Sport) Chinin 0,2—0,5 pro die Chinidin 0,1—0,3 pro die Strychnin 2—3 mg pro die Atropin 1—2 mg pro die kleinste Digitalisdosen (0,1 bis 0,3 der Fol, digit. entsprechend) auch ohne Dekompensation.	a) Zur Beseitigung des Anfalls: Vagusdruck (Carotis-Sinusdruck), Tiefatmung, Pressen, Einführen des Magenschlauchs, Würgen. Chinin intravenös. b) Vorbeugen des Anfalls: Aufsuchen der auslösenden Ursachen. Dauerbehandlung m. Chinin, Chinidin, Strychnin, Digitalis, auch ohne Dekompensation.	a) Zur Regularisierung: Vorbehandlung mit Bulbus Scillae dreimal 0,3 tägl. bis zur Kompensation. Nach kurzer Pause Chinidin. b) Wenn Regularisierung kontraindiziert oder unmöglich: Dauerbehandlung mit kleinen Digitalisdosen (Pandigal 10—15 Tropfen dreimal täglich), Cholin, Gallensäuren (Decholintabletten dreimal tägl. eine).

B. Reizleitungsstörungen.

Partieller Block	*Totaler Block*
Strychnin, Coffein, Atropin, Adrenalin, Sympatol und Ephedrin. Chinidin kontraindiziert, Digitalis kontraindiziert (bei Dekompensation in kleinsten Dosen gestattet bei totalem Block; bei partiellem falsch, da so totaler entstehen kann).	

Immer wird die Therapie um so erfolgreicher sein, je früher sie einsetzt. Darum ist die Frühdiagnose stets wichtiges therapeutisches Hilfsmittel. Bei der

Dekompensation suchen wir deshalb nach Symptomen, die vor der peripheren Stauung schon auftreten. Neben der Anamnese und einfachen Herzfunktionsprüfung durch Arbeit (Treppensteigen, Kniebeugen) hat sich hier der KAUFFMANNsche[1] *Wasserversuch* bewährt. Wenn bei der Inspektion Ödeme noch nicht nachweisbar sind, so kann doch eine latente Stauung, gerade in den unteren Extremitäten schon bestehen. Es ist ja bekannt, wieviel Wasser retiniert werden kann, noch bevor man ein Anasarka feststellen kann (bis 2 Liter und mehr).

Der KAUFFMANNsche Versuch beruht auf der einfachen Überlegung, daß bei einer diuretisch-günstigen Lagerung der Beine, also einer Hochlagerung, die Wasserausscheidung dann vermehrt sein muß, wenn latente Ödeme vorhanden sind. Man gibt des Morgens dem ruhig im Bett liegenden nüchternen Patienten stündlich 150 ccm Tee oder Wasser zu trinken und fordert ihn wie bei der VOLHARDschen Nierenfunktionsprüfung auf, stündlich Urin zu lassen. Nach 3 Stunden wird nun das Fußende des Bettes und damit die untere Körperhälfte nach Art der QUINCKEschen Lagerung hochgestellt, die stündliche Flüssigkeitszufuhr bleibt die gleiche. Bei gesunder Niere werden sich beim Kompensierten die stündlichen Harnmengen kaum unterscheiden. Sind aber latente Ödeme vorhanden, so weisen die überschießenden Urinportionen nach der Hochlagerung auf die Wasserretention hin. Ein Beispiel aus der Arbeit KAUFFMANNS möge das illustrieren.

Es handelt sich um eine Patientin, die wegen rheumatischer Beschwerden an einem heißen Tage ein langdauerndes Sonnenbad genommen und sich dabei eine Verbrennung 1.—2. Grades am Rücken und an beiden Unterschenkeln zugezogen hatte. Herz und Nieren o. B. Die Flüssigkeitsaufnahme am Tag vor dem Versuche betrug 1540 ccm, die Urinmenge 500.

Zeit	Harnmenge	spez. Gewicht	Zeit	Harnmenge	spez. Gewicht
7—8	32	1021	10—11	82	1007
8—9	44	1017	11—12	330	1002
9—10	48	1010	12—1	268	1006

Man sieht nach einer vierstündigen Vorperiode mit geringen stündlichen Urinmengen die Diurese nach Hochlagerung der Beine um das Vierfache vermehrt.

Die Methode hat inzwischen nicht nur in vielen inneren Kliniken Eingang gefunden, sondern sich auch ganz besonders dort als wertvoll erwiesen, wo es für Chirurgen und Gynäkologen darauf ankommt, festzustellen, ob ein von vornherein schwaches aber scheinbar kompensiertes Herz nicht schon an der Grenze der Dekompensation sich befindet und mit einem operativen Eingriff oder einer Narkose nicht mehr belastet werden darf. Es hat ABEL mitgeteilt, daß er regelmäßig vor Myomoperationen, wo es sich also meist um ausgeblutete kreislaufschwache Frauen handelt, die Vornahme des KAUFFMANNschen Wasser-

[1] KAUFFMANN, FR.: Über den Diureseversuch unter Hochlagerung der Beine und seine diagnostische Bedeutung. Berl. klin. Wschr. 1921, Nr. 42. — Zur Diagnose des latenten Ödems. Dtsch. Arch. klin. Med. Bd. 137, H. 1/2, 1921.

versuches anrät. Kardio-vasculäre Überraschungen post operationem seien seit der systematischen Einführung des Wasserversuchs an seiner Abteilung wesentlich geringer geworden, da Prophylaxe und Indikation sich umgestaltet hätten.

Freilich hat die ausgedehnte Nachprüfung des Wasserversuchs von KAUFFMANN zu vielen Beanstandungen Anlaß gegeben. Es ist zuzugeben, daß die Fehlerquellen der Methode dann große werden, wenn keine gleichmäßige Flüssigkeitsbilanz an den Vortragen besteht und etwa nach einer Ausschwemmung eine erneute Neigung zu latenten Transudationen in den Geweben vorhanden ist, dann kann trotz Hochlagerung der Beine durch das Trinken Flüssigkeit retiniert werden und ein irreführender Ausfall der Proben eintreten. Beachtet man diese Fehlerquellen, so wird man doch gerne nach meiner Ansicht auf diese Probe zurückgreifen, denn noch immer ist es deprimierend, wie wenig wir ein Herz oder gar das gesamte kardio-vasculäre System wirklich zuverlässig diagnostisch und prognostisch beurteilen können, trotz allen Fortschritts der Methodik.

In bezug auf die Deutung des Elektrokardiogramms sind freilich große Fortschritte erzielt. Bewährte es sich anfangs eigentlich nur für die Analyse der Rhythmusstörungen, währenddem wir es gerade hierfür jetzt mehr bei den atypischen Fällen brauchen, die sich nicht ohne weiteres als Arrythmia absoluta oder Extrasystolen schon durch die einfache Pulsbetastung erkennen lassen, wie das bei den meisten Kranken der Fall ist. So ist heute nicht nur wie im vorigen Kapitel besprochen die Diagnose des Herzinfarktes mit großer Sicherheit möglich, ja die Feststellung, ob ein frischer oder ein alter Infarkt vorliegt mit der allmählichen Abwandlung der EKG-Kurven wieder bis zum normalen Verhalten, sondern es sind auch geringere Grade der Abweichung, besonders wenn man nicht nur in Ruhe das EKG abfertigt, sondern nach zeitlich dosiertem Treppensteigen, feststellbar, sah DIETRICH doch selbst beim normalen Herzen nach Anstrengung und Sauerstoffmangelatmung bereits ein von der Norm abweichendes EKG. Die Arbeit von BÜCHNER und v. LUCADOU erwies, daß auch die multiplen kleinen Muskelschäden als Folge schlechter Herzmuskeldurchblutung sich in Veränderungen des EKGs ausprägen, und so kann heute die Diagnose von kleinen Herzmuskelschäden im rechten oder linken Herzen gestellt werden, wenn noch keine Motorinsuffizienz besteht, also auch kein erhöhter Venendruck und keine Arbeitsdyspnoe.

Ich habe auf die Notwendigkeit, diese so wertvolle Methodik in zweifelhaften Fällen heranzuziehen, schon oben hingewiesen.

Wenn nach einer großen Operation, etwa einer Laparatomie, der Kranke am Versagen des Kreislaufs zugrunde geht, pflegt nicht nur auf dem Totenschein als Todesursache „Herzschwäche“ zu stehen, sondern noch immer ist der Glaube, gerade auch bei den Chirurgen weit verbreitet, „das Herz habe versagt“, ja er wundert sich nicht selten, daß der Internist vorher versichert hatte, „das Herz sei gut“.

Hier ist es der postoperative Zerfall von körpereigenem Eiweiß, der auch bei völlig sterilem Verlauf den Kollaps erzeugt. Die englische Shockkommission im Kriege zeigte im Tierexperiment, daß Zertrümmerung der Unterschenkelmuskulatur in dem Augenblick zum Kollaps führt, wenn man die zuvor abgeklemmte Vene öffnet; große Giftdosen überschwemmen dann den Organismus — also nicht neuroreflektorisch, sondern humoral entsteht die Katastrophe, neuerdings freilich werden diese Ergebnisse wieder in Zweifel gezogen. Daß Kollaps nicht regelmäßig eintritt, obwohl fast immer schon die geringste postoperative Temperaturerhöhung darauf hinweist, daß Eiweißzerfall vorliegt, kann wohl am ehesten so gedeutet werden, daß die „Empfindlichkeitslage" der Individuen für die Stoffe des körpereigenen Eiweißzerfalls verschieden ist.

Das betriebstechnische Verhalten des Kreislaufs nach einer Operation ist schon jetzt klarer als früher zu erfassen und einer rationellen Behandlung zugänglich[1]. Ich meine nicht nur den Kollaps in der Narkose oder unmittelbar nach dem Eingriff, sondern auch jene bedrohlichen Zustände, die tags darauf und auch einige Tage später in Erscheinung treten können, endlich auch die meist harmloseren Zustände, die sich noch lange nach dem ersten Aufstehen des Kranken dokumentieren können, als Ohnmachtsanwandlung, kühle Extremitäten, Zustände allgemeiner Schwäche, von denen oben die Rede war.

„Wahrscheinlich" — so führt KAUFFMANN[2] aus, wenn er anschaulich über Störungen der Blutverteilung berichtet — „sind beim Kollaps fiebernder Kranker verschiedene nervöse und toxische Faktoren im Spiel, die abzugrenzen heute noch auf Schwierigkeiten stößt. Klinisch ist es aber wesentlich, daß die Erscheinungen des Kollapses als Ausdruck einer schweren *Störung der Blutverteilung* aufzufassen sind. Daß nicht ein Erlahmen der Herzkraft am Anfang des ganzen Symptomenkomplexes steht, geht auch aus der therapeutischen Nutzlosigkeit der sog. Herzmittel hervor. Weil große Blutmengen in der Peripherie zurückgehalten werden, erhält das Herz zu wenig Blut, und die Erscheinungen der Kreislaufschwäche in Form des Kollapses resultieren daraus, daß nun auch das arterielle System und vor allem das Gehirn mit zu wenig Blut gespeist wird." „Der venöse Rückfluß des Blutes zum Herzen hängt von der Venenkapazität ab, diese wird reguliert durch die Kohlensäurespannung des Blutes; wenn eine Dyspnoe eintritt, die oft dem Kollaps vorausgeht, findet Überventilation statt, große Mengen von Kohlensäure werden abgeraucht, die Kohlensäurespannung im Blut sinkt." Dieser Zustand, der als „Hypokapnie" bezeichnet wird, spielt als Venopressormechanismus nach HENDERSON eine große Rolle, er ist durch Gasgemische, die Kohlensäure enthalten (etwa 3—5% CO_2 neben reinem Sauerstoff), weitgehend zu beeinflussen. Der cyanotisch blasse, livide Patient wird nach wenigen Atemzügen wieder rosig gefärbt, der Puls hebt sich und die verlangsamte Strömung wird beschleunigt. Kaum ein besseres Mittel gibt es, um den darniederliegenden Kreislauf zu heben, das haben wir durch jene amerikanischen Arbeiten gelernt, und EPPINGER hat es in der Klinik von EISELSBERG wohl zuerst in Deutschland für die Nachbehandlung Operierter

[1] v. BERGMANN, G.: Zur postoperativen Kreislauftherapie. Dtsch. med. Wschr. 1932, Nr. 14.

[2] KAUFFMANN, FR.: Über Störungen der Blutverteilung. Z. ärztl. Fortbildg 1931, Nr. 18.

eingeführt. Die Wirkungen gehen zum großen Teil offenbar vom Atem- und Vasomotorenzentrum aus, das mit größter Empfindlichkeit auf Kohlensäurespannung im Blute reagiert.

Es wäre einseitig, wenn wir über den peripheren Momenten des postoperativen oder postinfetiösen Kollapses und der zugehörigen versagenden Steuerung der cerebralen Zentren, die reflektorisch auch beim Herzinfarkt und Lungeninfarkt versagen, nicht auch die Capillarvergiftung im Herzmuskel selbst anerkennen wollten, wurde ja so oft in diesen Kreislaufkapiteln daran erinnert, daß in diesem Sinne auch der Herzmuskel Peripherie sei. Ein Herzmuskelschaden kann sich sehr schnell entwickeln, ja man kann demonstrieren, wie ein vorher normales Elektrokardiogramm nach der Operation oder während der Infektion pathologisch wird, so daß schnell multiple capillare Kreislaufschäden eingetreten sind. Wenn wir hier die Diffusionsmöglichkeit für Sauerstoff in allen Capillaren, gerade auch den Herzcapillaren verbessern, nutzen wir den postoperativen wie den postinfektiösen Herzschäden, es ist also Digitalis als Herzmittel gegebenenfalls auch in großen Dosen indiziert. Ja ich habe darin meinen Standpunkt geändert, daß die Vorbehandlung mit Digitalis einige Tage vor einer größeren Operation, die niemals schaden kann, mindestens bei älteren Menschen, etwa mit sklerotischen Coronargefäßen oder anderen latenten Herzmuskelschäden, sogar dringend indiziert ist. Wir haben da viel durch die Malariatherapie der Paralyse gelernt, bei der bekanntlich doch schwere Schäden, auch Todesfälle, vorgekommen sind im Zusammenhang mit den therapeutisch gewollten mächtigen Fieberschüben. Als wir erst bei eingetretenem Kollaps die sog. peripheren Kreislaufmittel fast ausschließlich bevorzugten, blieben dennoch ernste Kreislaufkomplikationen nicht aus. Seit wir in den letzten Jahren, ehe die Malariatherapie beginnt, mit starken Digitalisdosen einige Tage vorbehandeln und auch während der Behandlung weiter Digitalis geben (etwa dreimal täglich 15 bis 20 Tropfen Pandigal), sind Kollapse bei den Malariapatienten kaum mehr eingetreten.

Diese einem Experiment gleichkommende Feststellung veranlaßt mich doch, bei größeren Operationen und bei schwer toxischen Infekten der Digitalisbehandlung nachdrücklich das Wort zu reden, um meist eine wenigstens dreitägige Digitalisvorbehandlung anzuraten. Tritt trotzdem postoperativ der Kollaps ein, fügen wir zur intravenösen Pandigalbehandlung selbstverständlich die oben aufgeführten Kreislaufmittel, die vorwiegend als periphere gelten, obwohl sie großenteils die Hirnzentren erregen und von dorther die Peripherie tonisieren; unter ihnen scheint mir das wertvollste in Übereinstimmung mit letzten Untersuchungen von Paul Trendelenburg das Sympatol in großen Dosen, gegebenenfalls 2 Ampullen auf einmal intravenös, hierzu fügen sich gute Mittel aus der Campherreihe, wie etwa das Hexeton oder auch intramuskulär das Oleum camphoratum forte selbst, auch Coramin, noch besser Cardiazol in starker Dosierung ist zu empfehlen, letztere Mittel bewähren sich auch in der Rekonvaleszenz nach Operationen und Infekten, wenn die leichten Formen des Kreislaufversagens noch Wochen und Monate auch vom Kranken selbst konstatiert werden. Aus Untersuchungen am Institut des Pharmakologen STRAUB, München, geht hervor, daß man die betreffenden Analeptika, bei denen Cardiazol offenbar besser ist als Coramin, nicht in zu großen Dosen anwenden soll, man kommt weiter mit häufigeren kleineren Einzeldosen (F. ZINNITZ und F. v. BERGMANN). Wenn die Scheidung in periphere und kardiale Mittel keine so schroffe nach den Fortschritten der Forschung mehr sein kann, weil eben der Herzmuskel auch Peripherie ist und andererseits die Digitalis auch auf die Blutverteilung in der Peripherie günstig einwirkt und endlich auch eine zentrale Wirkungskomponente hat, so wird es deutlich, daß bei schwerer Lebensgefahr im Kollaps wir scheinbar eine medikamentöse Polypragmasie entfalten, es kann etwa bei einer Grippepneumonie vorkommen, daß Campher, Hexeton, Cardiazol, außerdem noch Strychnin 1—3 mg pro Tag, Coffeininjektionen 0,2—0,3 g pro Dosis notwendig sind, daß neben Sympatol in großen Dosen noch Ephedralin gegeben wird, und daß dies alles neben einer intravenösen Pandigaltherapie einhergeht, da sich Digitalis für diese Zustände empirisch bewährt hat, was durch den zu schroffen Dualismus Motor und Peripherie zurückgedrängt war.

Außer den Medikamenten kann die sog. Autotransfusion durch Umwicklung der Extremitäten von der Peripherie her dem Versacken des Blutes entgegenwirken, es können intravenös große Traubenzuckermengen angezeigt sein, auch große Bluttransfusionen bei richtiger Blutgruppe, und endlich verweisen wir nochmals auf die kurze Atmung von 3—6% CO_2-Gasgemischen, ja selbst auf die Möglichkeit, in der Klinik im Sauerstoffzelt atmen zu lassen, wodurch oft die kalte Hautcyanose verschwindet, namentlich wenn neben reinem Sauerstoff wieder etwas Kohlensäure für die Atmung hinzugefügt wird. Daß Erwärmung des Körpers am Platze ist, wenn der kalte Schweiß ausbricht, versteht sich von selbst.

Wir wissen alle, daß trotz dieser therapeutischen Generaloffensive, die nur vom Erfahrenen richtig abgestuft werden kann, aber bei der eher durch Unterdosierung gesündigt wird, so mancher postoperative Kampf und so mancher etwa bei schwerster toxischer Grippepneumonie vergeblich geführt wird, ja vom ersten Moment an aussichtslos erscheint.

Zum Schluß noch ein Wort, um unter den *Morphinpräparaten* ganz besonders das Dionin für die Kreislaufbehandlung zu empfehlen in Dosen von 0,05—0,1. Die Beruhigung des Kranken geschieht ja sicher nicht nur psychisch, man möchte glauben, daß eine falsche Erregbarkeit der Zentren herabgesetzt wird, wie es auch größte Bedeutung haben kann, dem Kranken wirklich Schlaf zu verschaffen, auch da freilich kann nur Erfahrung belehren, denn bei mancher Konsultation konnte ich mich des Eindrucks nicht erwehren, daß aus Mitleid zuviel Beruhigungsmittel gegeben waren und zu große Dosen morphinartiger Mittel; das kann gerade bei der Pneumonie und besonders bei der Grippepneumonie zum Verhängnis werden, indem nicht nur das Atemzentrum gelähmt wird, sondern auch die vitalen Zentren des Kreislaufs immer mehr in eine ungewollte Narkose geraten, ich kenne Kranke, die dann durch Lobelin noch gerettet werden konnten.

Bei *Kollapszuständen durch Schlafmittelvergiftung* vergesse man nicht, daß alles an einer gewaltigen Förderung der Diurese liegt, durch die allein das Schlafmittel ausgeschwemmt werden kann, so wurden Menschen gerettet, indem sie 5 und mehr Liter Flüssigkeit intravenös bekamen pro Tag, zum Teil durch Dauerinfusionen unter Zusatz von Sympatol und Pandigal. Es kann im Rahmen dieses Buches nicht eine eingehende Therapie, auch nicht einmal die des Kreislaufs zur Darstellung gebracht werden, so mögen diese Hinweise als Richtlinien genügen.

Daß aber die Technologie des Kreislaufs als einheitliche Gesamtfunktion zur Versorgung der Gewebe humoral und vor allen Dingen neural eingeordnet synoptisch gesehen werden muß, und daß von hier aus auch die Störungen der Harmonie, Dekompensation, wie Coronarinsuffizienz und Capillarschäden, zu begreifen und zu behandeln sind, daß war das Ziel der Darstellung.

Die Behandlung des Kreislaufs ist keine ausschließlich medikamentöse. Ja wenn keine unmittelbare Lebensgefahr besteht, versuche man es stets erst ohne Rezept mit Bettruhe, Flüssigkeits- und Kochsalzbeschränkung, auch mit knapper vegetarischer Kost. Statt der Milchtage CARELLS ziehen wir die Apfel-Reis-Tage vor, weil sie ganz kochsalzfrei sind und weniger Flüssigkeit enthalten, man kann das alle paar Tage dem Kranken zumuten, ja auch vorsichtig wirkliche Fastenkuren einschalten. Keine Frage, daß dann sehr oft die üblichen dekompensierten Kreislaufkranken ausschwemmen und sich weitgehend bessern, ohne jede Medikation aus der Digitalisgruppe.

Vergessen sei auch nicht, daß leichteste Grade der Dekompensation nicht mit Schonung, sondern mit vorsichtiger Übung erfolgreich zu behandeln sind. Ich rechne die CO_2-Bäder der Kurorte zu solchem Training des Kreislaufs, obwohl freilich hier die Dosierung schon deshalb Schwierigkeiten macht, weil der Kranke den Kurort aufsucht, um zu baden und der Badearzt nicht leicht ihm das verwehren kann, selbst wenn er Bedenken hätte, die ihm aber oft fehlen. Fast vorsichtiger und rationeller dosierbar war das Vorgehen OERTELS, die „Terrainkuren" für die Behandlung der Kreislaufpatienten systematisch durchzuführen, es war leichter zu dosieren und leichter zu bremsen und manches, was heute im Rahmen der natürlichen Heilweisen geschieht wie leichte Gymnastik, auch die Widerstandsgymnastik der schwedischen Methode gehört in diese Übungstherapie hinein. Noch einmal zum Schluß muß nachdrücklich betont werden, daß die Feststellung einer ausgesprochenen Dekompensation strenge Kontraindikation darstellt für all diese Übungstherapie einschließlich jener Übung durch andere hydrotherapeutische Maßnahmen als die der CO_2-Bäder. Ich darf mit der Paradoxie schließen, daß Übungstherapie und speziell die Herzbäder den besten Erfolg haben dann, wenn der Kranke mit seinem Herzen oder seinem Kreislauf unzufrieden ist, der Arzt bei genauer Untersuchung aber nichts findet, weder einen Hypertonus noch eine Coronarinsuffizienz. Wir wären hier im Gebiet vasomotorischer Störungen einerseits und andererseits psychogener Zustände, oft durch den Hausarzt überwertet, die den Kranken, nicht ganz selten eben auch den Hausarzt, zur Überzeugung gebracht haben, daß das Herz schwach ist, daß es leistungsunfähig ist, während der Kranke ohne Atemnot schnell Treppensteigen kann, keinerlei Herzschmerzen bekommt und kein erhöhter Venendruck als Zeichen eines echten Versagens des Herzmotors vorhanden ist. Die Gruppe dieser Kranken ist so verbreitet, daß die Kollegen in den Herzbädern sich keine Sorge machen sollten, wenn wir hier die Indikation so einschränken. Denn ich kenne genug erfahrene Herzspezialisten, gerade in Kurorten, die verzweifelt sind, wenn schwer Dekompensierte oder geradezu sterbende Kreislaufpatienten ihnen noch zugeschickt werden. Sie haben die größte Mühe, die Bäderbehandlung dem Kranken auszureden, ihm strenge Bettruhe zu verordnen, entsprechende Beschränkung an Wasser, Salz und Nahrungsmitteln und eine systematische Digitalistherapie mit ja nicht zu kleinen Dosen kombiniert mit stark diuretisch wirkenden Mitteln vorzunehmen.

Literatur.

BARCROFT: The respiratory function of the blood. Deutsch von W. FELDBERG. Berlin: Julius Springer 1927.

EPPINGER, KIRCH u. SCHWARZ: Das Versagen des Kreislaufs. Berlin: Julius Springer 1927.

HESS: Die Regulierung des Blutkreislaufs. Leipzig 1930.

KRAUS, FR.: Die Insuffizienz des Kreislaufapparates in KRAUS-BRUGSCH Spez. Pathol. u. Therapie innerer Krankh. Bd. 4, S. 95. Berlin-Wien: Urban & Schwarzenberg 1925.

LEWIS, THOMAS: Herzkrankheiten. Berlin: Julius Springer 1935.

PLESCH, J.: Hämodynamische Studien. Berlin 1909.

v. ROMBERG: Die Herzkrankheiten und ihre Behandlung in den letzten 50 Jahren. Dtsch. med. Wschr. 1931, Nr. 15.

— Die Dynamik der Klappenfehler. Verh. dtsch. Ges. inn. Med., Wiesbaden 1930.

ROSENBACH, OTTOMAR: Die Krankheiten des Herzens und ihre Behandlung. Wien und Leipzig 1893/97.

RÜHL, A.: Über den Gasstoffwechsel des insuffizienten Herzens, I. u. II. Mitt. Arch. f. exper. Path. Bd. 172, H. 5/6, 1933.

RÜHL, A., u. A. WICHLER: Über die Wirkung von Strophantin auf den Gasstoffwechsel des insuffizienten Herzens. Ebenda Bd. 175, H. 4/6, 1934.

TRAUBE: Gesammelte Beiträge 1871/78.

ZINNITZ, F., u. F. v. BERGMANN: Über Kumulierung und Toxizität von Cardiazol und Coramin. Arch. f. exper. Path. Bd. 181, H. 3, 1936.

Kapitel 14.

Viscerales Nervensystem.

Vagotonie und Sympathicotonie. — Die vegetativ Stigmatisierten. — Das „vegetative System". — Die „reinen" Organneurosen. — Die Organdetermination der Psychoneurosen. — Der Begriff der Betriebsstörung. — Die visceralen Reflexe. — Die HEADschen Zonen. — Das Problem der Organschmerzen.

EPPINGER sprach in seiner gemeinsam mit HESS verfaßten Schrift des Jahres 1910 von der Vagotonie den so berechtigten Wunsch aus, daß es für die Klinik nötig sei, eine Neurologie der inneren Organe zu schaffen, da man hier im Gegensatz zum Ausbau der organischen Neurologie am cerebrospinalen Nervensystem noch beschämend wenig neurologisch wisse. Seine Lehre von der Vagotonie und Sympathicotonie hat sich in der Praxis nur zu schnell durchgesetzt und hatte gerade dadurch dazu geführt, daß leichtfertig und kritiklos nun ein Schlagwort eine diagnostische Vertiefung ersetzte.

Oft scheint dem Arzt ein dauernd langsamer Puls, wie er als heredofamiliäre Erscheinung nicht selten vorkommt, Grund genug, eine erbkonstitutionelle Bradykardie als „Vagotonie" zu bezeichnen, oder veränderte Reaktionszustände an den Organen werden auf den Sympathicus oder Parasympathicus ohne genügende Stütze bezogen.

Prüfen wir dagegen unbeeinflußt von einem hypothetischen antagonistischen Dualismus die Erregbarkeitszustände der Organe, sei es durch schlichte klinische Beobachtungen oder ergänzt durch pharmakologische Prüfungen mit Mitteln des visceralen Nervensystems, so kommen wir zur Erkenntnis ganz anderer Art[1].

Die Vagotonielehre soll dankbar als ein Markstein in der Entwicklung der Frage nach dem Einfluß des visceralen Nervensystems auf die Organe anerkannt werden, auf jenem Wege, der mit der Erschließung des autonomen Nervensystems durch große Physiologen und Pharmakologen gebahnt wurde. Wir denken an LANGLEY, STARLING, GASKEL, BAYLISS, ELLIOT u. a., besonders auch an HANS HORST MEYER und seine Schule.

---

[1] v. BERGMANN, G.: Funktionelle Pathologie des vegetativen Nervensystems. Hdb. d. inn. Med. v. BERGMANN-STÄHELIN, Bd. 5, II. Aufl. Berlin: Julius Springer 1925. — Klinisch-funktionelle Pathologie des vegetativen Nervensystems. Hdb. d. norm. u. pathl. Physiologie, Bd. 16, 1. Hälfte. Berlin: Julius Springer 1930.

Zuerst hat OTTOMAR ROSENBACH 1879 von einer Vagusneurose gesprochen, BUCHHOLZ hat dann auf Veranlassung v. NOORDENS in einer Dissertation des Jahres 1891 jene Auffassung vertieft, und besonders ZUELZER hat 1908 klinische Beobachtungen mitgeteilt, die für eine chronische Vagusneurose sprachen.

EPPINGER und HESS gingen dann unter dem Einfluß der Wiener Pharmakologen vom strengen Antagonismus aus, der pharmakologisch für Sympathicus und Vagus (Parasympathicus) aufgestellt war, sich aber nicht deckte mit dem, was Anatomie und Physiologie lehrte. Es sollte „nicht Menschen geben, die in beiden Systemen, deren Wirkung antagonistisch aufgefaßt wurde, Zeichen erhöhter Erregbarkeit boten". Denn Hemmungen in dem einen Nervensystem, etwa die Vaguslähmung durch Atropin, sollte die Erregbarkeit im anderen, also im Sympathicus steigern. Am Vergleich mit einem Waagebalken wurde dies Verhalten schematisch verdeutlicht.

Meine Nachprüfungen (1913) mit meinen Mitarbeitern (WESTPHAL, KATSCH)[1] ergaben, daß sich überhaupt keine Individuen fanden, die nur in einem und nicht zugleich im anderen System Veränderungen der Reizbarkeit zeigten, wenn man den Effekt am Erfolgsorgan studierte. Schon die ursprüngliche Schilderung — sie ist oft kritisiert worden — der Vagotoniker habe eine weite Pupille, zeigt, daß es empirisch den Autoren nicht entgangen war, daß ein Sympathicussymptom am Auge sich mit parasympathischen Erscheinungen an anderen Erfolgsorganen häufig kombinierte. Ebenso galt die Tendenz zu vermehrtem Pylorusschluß nur so lange als vagotonisches Symptom, bis nachgewiesen wurde, daß durch Atropin der Pylorus sich nicht öffnet. Dann wurde er nicht mehr als Stigma der Vagotonie gebucht. WENCKEBACH lenkte durch den „Vagusdruckversuch" am Halse (wir erkennen ihn heute als Carotis-Sinus-Druck) die Aufmerksamkeit auf die Ansprechbarkeit des Erfolgsorgans und zeigte, wie die Bradykardie, die sogar gefahrdrohend auftreten kann, Ausdruck sein kann eines geschädigten Herzmuskels und nicht einen veränderten Tonus im Nervensystem offenbart. Wir können heute auch nicht mehr zugeben, daß ständig vorhandene Bradykardien bei gesundem Herzen Ausdruck einer Vagotonie sind, selbst wenn wir sie, was durchaus nicht immer der Fall ist, durch Atropin beseitigen können. Auch das hat gerade WENCKEBACH nachdrücklich betont.

Die Schweißsekretion wird pharmakologisch dem Parasympathicus zugeschrieben, denn seine Erregung durch Pilocarpin führt zum Pilocarpinschweiß. Die Anatomen und Physiologen kennen nur die sympathische Innervation der Schweißdrüsen, und wahrscheinlich haben diejenigen Autoren recht, die ähnlich, wie es CLAUDE BERNARD für die Speicheldrüsen nachgewiesen hat, eine sympathische und parasympathische Sekretion mit verschiedener Zusammensetzung des Schweißes behaupten. Die nassen Hände und Füße waren für die

---

[1] v. BERGMANN, G.: Über Beziehungen des Nervensystems zur motorischen Funktion des Magens. Münch. med. Wschr. 1913, Nr. 44. — Zur Wirkung der Regulatoren des Intestinaltraktes. Z. exper. Path. u. Ther. Bd. 12. — KATSCH: Pharmakologische Einflüsse auf den Darm. Ebenda Bd. 12, 1913.

Vagotonietheorie Symptome des Vagotonikers, und dennoch ist uns gerade vermehrte Schweißsekretion für die Hyperthyreosen geläufig, bei denen die Erregung im sympathischen System überwiegt, ja wir kennen vermehrte Transpirationsbereitschaft in der Rekonvaleszenz, die wir kaum einseitig einer Innervation zuschreiben werden, sondern einer Wärmeregulationsstörung oft aus veränderter Kreislaufsituation heraus.

Hätte die Klinik sich von der unbefangenen Beobachtung am Krankenbett leiten lassen, und das bleibt für alle Zeit ihre streng einzuhaltende Richtung, der sie zu folgen hat, so wäre sie niemals zur antagonistischen, theoretischen Konstruktion einer Vagotonie und Sympathicotonie gekommen.

Als Eppinger und Hess versuchten, gerade den *Basedow* auf ihre Hypothese hin zu prüfen, kamen sie zu dem Schluß, daß es vagotonische und sympathicotonische Fälle gäbe, daß aber die Mischformen durchaus die häufigeren seien, ja auch für das psychische Verhalten beim Basedow sollten noch zwei Gruppen herausgefunden werden, die empirisch nicht zu bestätigen sind. Wir müssen, gerade im Basedow, einen krassen Fall der allgemeinen Regel erblicken, daß Erregbarkeitsänderungen in beiden Systemen zugleich vorhanden sind, auch wenn hier bekanntlich gerade die sympathischen Symptome überwiegen. Wie oft ist klinisch der Basedow verglichen worden mit dem jähen Schreck in Permanenz oder mit dem akuten Zustand einer Adrenalinausschüttung oder vermehrter Adrenalinsekretion: Die Tachykardie, viele Augensymptome, der Tremor würden dazu passen. Bei den Steigerungen der Oxydation kann man schon zweifelhaft sein, sie sind unmittelbar Wirkungen des Schilddrüsenhormons, ebenso ob das Schwitzen sympathisches Symptom ist. Und endlich wird es bedenklich, auch die Neigungen zu vermehrter Darmperistaltik, die gelegentlichen Diarrhöen des Basedowkranken anders aufzufassen als ein Symptom vagischer Erregbarkeit. Eppinger und Hess warnten, den Basedow mit der Vagotonie zu verwechseln und meinten, daß diese Gefahr leichteren Basedowfällen gegenüber groß wäre. Wir haben oben zum Ausdruck gebracht, daß die sogenannte thyreotische Konstitution uns durchaus nur ein geringeres hyperthyreotisches Verhalten erweist (s. Kap. 10). „Die Gefahr der Verwechselung" löst sich also so auf, daß gerade ganz analoge Zustände vorliegen, nur in stärkerem und schwächerem Grade. Also nicht die Gefahr der Verwechselung besteht, sondern gerade die Wesensgleichheit jener Zustände erwies sich uns für jene neuralen Verhaltungsweisen, die von humoralen nicht getrennt werden dürfen. Die sog. „vagotonische Disposition", die eine Erbkonstitution erweisen sollte, ist meist nichts als ein Mikrobasedow, der ebenso wie das große Krankheitsbild viel reicher ist an Zügen sympathischer Erregbarkeit und als Erbkrankheit, wie wohl auch erworben, sehr häufig vorkommt.

So gab es keinen anderen Weg, als die Reaktionsbereitschaft der einzelnen Erfolgsorgane zu studieren und sie zu registrieren als Symptome der Labilität im gesamten visceralen Nervensystem. Deshalb mein Vorschlag, den *Status des vegetativen Nervensystems* zu erheben, die Symptome oder „Stigmata" im vegetativen Nervensystem zu ermitteln[1]. Stellten wir vermehrte Ansprechbarkeit fest oder vermehrte Labilität, oft genug nicht im antagonistischen, auch im synergistischen Sinne könnte man sprechen von „Stigmatisierten im vegetativen Nervensystem“. Heute muß ich selbst vor meiner Prägung der „vegetativ Stigmatisierten“ vom Standpunkte der Praxis aus fast ebenso warnen wie vor dem Begriff der Vagotonie und Sympathicotonie. Denn auch mit diesem Wort wird jetzt klinisch ganz willkürlich und unpräzis umgegangen.

Dazu kommt, daß die pharmakologischen Prüfungen der elektiven Giftwirkung für Vagus und Sympathicus einer kritischen Prüfung nicht standhalten. Es lehrt uns jene größte Gruppe der vegetativ Stigmatisierten, die zur Hyperthyreose erbkonstitutionell neigen, daß am Erfolgsorgan der Nerv vom hormonalen Geschehen und ebenso vom ionalen in seiner Auswirkung nicht zu trennen ist.

Seit Loewi im Tierexperiment nachwies, daß unter Vagusreizung ein cholinartiger Stoff in der Durchspülungsflüssigkeit des Herzens entsteht, so daß jene vagisch beeinflußte Flüssigkeit ein anderes Herz zu langsamem Schlagen bringt, und daß umgekehrt auch sympaticomimetische Stoffe unter Sympathicusreizung bei Durchströmung des Herzens entstehen, die ein anderes Herz beeinflussen, als wenn es vom Herzsympathicus, dem Accelerans, getrieben wäre, erweist jene Kenntnis von den lokalen Organhormonen, die im Organ selbst entstehen und dasselbe Organ auch am anderen Tier gleichsinnig beeinflussen, wie unlösbar humorales Geschehen in Abhängigkeit von neuralem und neurales in Abhängigkeit von humoralem steht. Wußten wir ja lange schon ein Gleiches gerade vom sympathischen System und dem Produkt des Nebennierenmarks, dem Adrenalin. Das Hormon beeinflußt das Nervensystem, und das Nervensystem beeinflußt offenbar die Hormonbildung wie Hormonausschüttung. Wenn man sich fragt, wie die Innervation auf das Erfolgsorgan einwirkt und weiß, daß das feinste Nervennetz (Reticulum) in die Zellen eindringt, so sind die gestreiften Tatsachen Grund, sich zu fragen, ob nicht der Nerveneinfluß auf das Gewebe oder die Zelle doch chemisch wirkend ist, indem etwa Acetylcholin entsteht, durch das vielleicht erst Adrenalin wirkend wird (Gremmels); an die Beeinflussung der Elektrolytverteilung in der Zelle ist ja durch die Theorie der antagonistischen Kalium-Calcium-Wirkung (F. Kraus und S. G. Zondek) schon vor Jahren gedacht worden. Damit wird immer wahrscheinlicher, daß der Einfluß der Innervation auf die Viscera am Erfolgsorgan ein chemischer ist.

Ich übergehe, was sich gegen den Begriff des „Tonus“ im Vagus sagen läßt, da Rudolf Schmidt es schon damals kritisiert hat. Auch wenn man den Begriff mit erhöhter Erregbarkeit oder Vagolabilität umdeutet, befindet man sich auf unsicherem Boden, und niemals findet sich jene „vermehrte Ansprechbarkeit“ oder „reizbare Schwäche“ gleichmäßig an allen Organen nachweisbar.

---

[1] v. Bergmann, G.: Funktionelle Pathologie des vegetativen Nervensystems. Hdb. d. inn. Med. v. Bergmann-Stähelin, 5. Bd. Berlin: Julius Springer 1925.

Nicht einmal die Annahme, daß im Schlafe der Parasympathicus dominiere, kann ohne Einschränkung anerkannt werden. Die Pupille ist im Schlafe zwar eng, der Blutdruck sinkt meist, auch die Pulsfrequenz. Neben einer erhöhten Schweißbereitschaft im Schlaf scheint ein erhöhter Tonus mancher Gruppen der glatten Muskulatur vorzuliegen nach jenem Diktum von RUDOLF SCHMIDT, „die Nacht ist die Zeit der glatten Muskulatur". Schon die erhöhte Schweißbereitschaft macht uns aber skeptisch. Ist sie nicht eher Sympathicussymptom? Die Magen-Darmbewegungen sind im Schlaf eher gehemmt, das wäre sicher ein Sympathicussymptom, denn die Tendenz vermehrter Darmperistaltik findet gerade erst beim Erwachen statt. Sollten nicht jene Vorgänge im Schlafzustande erklärbar werden durch veränderte CO_2-Spannung im Blute oder ein verändertes p_H in den Geweben beim herabgesetzten Gasaustausch und so die vegetativen Zentren in einen veränderten Zustand geraten?

Endlich ist jenes Nervensystem der Viscera heute auch bekannt in seiner Einwirkung auf den Tonus der quergestreiften Muskulatur. Das hat dazu geführt, daß auch dort eine vegetative Funktion anerkannt wird, sympathische und parasympathische Einflüsse spielen auch hier. Es ist also der Begriff des visceralen Nervensystems zu eng.

Ist aber das Organnervensystem, also die neurale Steuerung, wohl nur der *eine* Vermittler zwischen den Erfolgsorganen, der phylogenetisch wie ontogenetisch spät hinzukommt, so muß man das humorale, oder noch weiter gefaßt das vegetative Verhalten der Erfolgsorgane, also des Gewebes, ja jeder einzelnen Zelle, als das entwicklungsgeschichtlich und stammesgeschichtlich Ältere anerkennen, und es erweitert sich zu jenem Begriff des „vegetativen Systems" im Sinne von FRIEDRICH KRAUS.

Diese Autoren stützten ihre Hypothese vom „vegetativen Betriebsstück", zu dem die Grenzflächen der Zelle mit ihren elektrischen Potentialen gehören, ferner das hormonale Verhalten und endlich vor allem das der Elektrolyte, also das ionale, durch Erklärungen, die vorwiegend auf dem von ihnen postulierten Antagonismus des Kalium und Calcium basieren. Calcium wirke wie der Sympathicus, Kalium wie der Vagus, und für gewöhnlich spielt innerhalb der Zelle das Kalium, außerhalb von ihr das Calcium die größere Rolle. Ich gehe nicht darauf ein, wieweit in dieser kühnen Theorie Spekulation mit exakter experimenteller Feststellung verknüpft ist. Sie führt in letzte Fragen des biologischen Zellgeschehens. Uns belehre sie nur, daß der vegetative Nerv nicht isoliert betrachtet werden kann vom vegetativen, humoralen und physikochemischen Verhalten jeden Gewebes. Es mag sein, daß der Nervenimpuls sich auswirkt vorwiegend in einer Verschiebung des Elektrolytmilieus der Zelle.

Die Lehre vom vegetativen System hat zu einem anderen Dualismus geführt, bei dem wir auch der Leistungen von HESS, Zürich, gedenken, vom animalischen und vegetativen Verhalten, das nunmehr wieder dualistisch erfaßt werden soll, während ich diese Funktionsgliederung für die Organparenchyme nicht als eine Aufteilung zu sehen vermag, die einer begrifflichen Klärung dient.

Eine bei Siebeck aufgeführte nie veröffentlichte Arbeit von Schroeder hat etwas sehr Wesentliches für die individuelle personale Reaktionsart des Menschen erwiesen: Schroeder hat an eineiigen Zwillingen die verschiedensten Adrenalinreaktionen beim gesunden Menschen studiert, und für jede einzelne Reaktion ein stets gleichmäßiges Verhalten beider Zwillinge festgestellt. Falls nicht eine vorübergehende Krankheitslage, z. B. eine Angina, Abweichung der Verfassung beim einen Zwilling hervorrief, war die Adrenalinblutzuckerkurve bei den Zwillingen stets die gleiche, etwa eine sogenannte vagotonische, dabei konnte die Adrenalinblutdruckkurve bei beiden eine sogenannte sympathicotonische sein. Verfolgte er die anderen Reaktionen, das Zellbild der Weißen, die Erythrocytenzahl, den Chlorspiegel, die Diurese, so ergab sich wiederum für gleichartige Individuen, also beide Zwillinge, ein konstantes, gleiches Verhalten auch innerhalb langer Zeiträume.

Es sind also ganz offenbar konstante Verhaltungsweisen zugeordnet der individuellen Person, aber es sind nicht Reaktionsformen nur eines der beiden vegetativen Nervensysteme. Denn im selben Individuum zeigt die eine Probe ein vagisches, die andere ein sympathisches Verhalten. Eineiige Zwillinge geben also für jede Einzelreaktion ein vollkommen gleichartiges Kurvenbild. Sie lassen sich keineswegs in vagische und sympathicistische Personen gliedern. Mit dieser Fragestellung kann die Erforschung an eineiigen Zwillingen weiter für die Klinik fruchtbar werden wie für soviele andere Fragen (Verschuer). Hier wäre schon manche reale Leistung zu zitieren, die jene Feststellungen Schröders bestätigt hat.

Diese positive Feststellung sei besonders begrüßt, wenn wir zusammenfassend, namentlich auf Grund klinischer Empirie, hier nochmals betonen, daß es keine isolierte Vagusneurose oder Sympathicusneurose gibt, daß aber bei einer ganzen Reihe von Krankheiten, von denen der Morbus Basedow wie die Hyperthyreosen auch in ihren schwächsten Formen ein einleuchtendes, aber auch das häufigste Paradigma sind, sich das vegetative Nervensystem mit veränderten oft erbbedingten Verhaltungsweisen äußert, nicht zuletzt auch gerade bei emotionellen Gesamtsituationen.

Wer den Aufbau der physiologischen Funktion beachtet, die ständig Regulationen zwischen den einzelnen Organsystemen vermittelt, wird auch für die Klinik wissen, daß im Vegetativen isolierte Funktionsänderungen schwer vorstellbar sind. Kein Zweifel, daß es Zustände gibt, bei denen die fördernden Impulse überwiegen. Aber das Prävalieren der Förderung kehrt sich nicht daran, daß am Herzen der Förderungsnerv zum Sympathicus gehört, am Darm zum Parasympathicus. Die Adrenalinwirkung lehrt uns umgekehrt, daß sowohl ein Pharmakon als exogenes „Gift“ wie als körpereigenes Hormon existiert, das wiederum nur den Sympathicus erregt, also am Darm zur Hemmung, am Herzen zur Förderung — Tachykardie führt. Wir möchten für Antagonismen und Synergismen auch bei der ionalen Regulation warnen, sie zu isolierend und darum einseitig zu betrachten. Eine kleine Milieuänderung in der Peripherie kann zur inversen Reaktion vom Antagonismus zum Synergismus führen. Ähnliches bedarf auch bei den sog. „Zentren" der Berücksichtigung, die ständig wechselnden Einflüssen, ja einem „Funktionswandel" (v. WEIZSÄCKER) unterliegen.

Es gibt nur den klinischen Nachweis, daß Erregbarkeitsänderungen im Sinne veränderter Ansprechbarkeit der Erfolgsorgane vorkommen, und doch liegt im autonomen Erfolgsorgan nur die eine Gruppe der Bedingungen, die ein abweichendes Verhalten erklärt. Es kann sich auf viele Viscera erstrecken, es kann in einem Organ mehr oder weniger isoliert zum Vorschein kommen. Dennoch wird die Verhaltungsweise des Organs nie allein neural zu betrachten sein bis in die Verhaltungsweisen der sogenannten Zentren hinauf, immer auch humoral. Die humoralen Komponenten sind wiederum zerlegbar in physikochemische, elektrische, ionale, hormonale, fermentative, katalysatorische u. ä. Einflüsse. Mag der erkennbare Zusammenhang des Vorgangs bei solcher Betrachtung sehr viel schwerer durchschaubar werden, er wird dafür dem empirisch Feststellbaren, soweit die Klinik dazu beizutragen vermag, doch besser gerecht und gibt uns die ablehnende Einstellung nicht nur als Kritik der sog. Neurose des vegetativen Nervensystems, sondern gerade auch einem Begriff gegenüber, der noch heute tief eingewurzelt ist im klinischen und ärztlichen Denken, nämlich dem engeren der isolierten „reinen" Organneurose.

Geht man von der Klinik aus, so ist festzustellen, daß die Diagnose einer *reinen Organneurose* — auch heute noch — zu einer der häufigsten gehört, die in der ärztlichen Praxis überhaupt vorkommt. Der Arzt stützt sich dabei meist auf ein Negatives, d. h. wenn er keinen organischen Befund erhebt und trotzdem eine Beschwerde auf ein Organ beziehen muß, sieht er im Leiden eine Funktionsstörung und setzt „funktionell" in Gegensatz zu „organisch". So wird für die Praxis des Alltags funktionell geradezu gleichgesetzt mit neurotisch oder selbst nervös, weil eine Störung der Funktion ohne organischen Befund als Störung in der Innervation des Organs erscheint. Damit entsteht meist aus Verlegenheit die Diagnose der reinen Organneurose, der fehlende objektive Befund ist die schwankende Basis eines tönenden Wortes, das den Kranken stolz macht oder ihn ängstigt.

Schon diese Überlegung genügt als Beweis, daß jede Verbesserung diagnostischer Möglichkeit, die neue organische Befunde am Kranken erheben läßt, welche man vor kurzem noch nicht nachweisen konnte, die Gruppe der rein funktionellen, sogenannt nervösen Erkrankungen verringern muß, daß jeder Fortschritt im Nachweis organischer Befunde dem Abbau der reinen Organneurose, d. h. der Verringerung der Anzahl dieser Verlegenheitsdiagnosen dient. Ich spreche in diesem Sinne von einer ungeheuren diagnostischen Wandlung, die sich auch therapeutisch auswirken muß (s. Kap. 1).

Die Diagnose einer reinen Organneurose scheint noch besser gestützt, wenn nicht nur eine subjektive Klage des Kranken von ihm auf ein Organ bezogen wird, etwa durch einen lokalisierten Schmerz, sondern wenn der Arzt auch objektiv eine Störung der Funktion findet. Das ist der Grund, weshalb die größte Gruppe der Organneurosen noch immer die Magenneurosen sind, weil wir hier seit der Verwendung des Kussmaulschen Magenschlauchs für die Diagnostik Zahlen der Acidität des ausgeheberten Magensaftes gewinnen, ja auch die Motorik in bezug auf die Entleerungszeit als motorische Insuffizienz klinisch beurteilt wird, neuerdings auch Zellzahl und Schleimmenge eine gereizte Schleimhaut („Reizmagen") anzeigen. Wir haben in Kap. 3 über die Magenkrankheiten gesehen, wie vor allem die Gastritis in ihren verschiedenen Formen diese Symptome hervorruft, wie selbst beim Ulcus die Beschwerde mit ihrem typischen zeitlichen Verlauf wohl meist mit dem Kommen und Gehen der Begleitgastritis sich verbindet, kennen weiter die dyspeptischen Erscheinungen bei den Erkrankungen der extrahepatischen Gallenwege, wie der Leber selbst, und endlich so manche dyspeptische Klage, die Teilerscheinung ist einer Allgemeinkrankheit, etwa eines Infektes, bei der wieder eine begleitende hämatogene Gastritis wohl oft der Grund ist für die lokale Beschwerde. Vergessen sei auch hier nicht die Appetitlosigkeit und Übelkeit als Ausdruck einer krankhaften Gesamtsituation. Kaum ein Fiebernder hat Appetit, und wie viele emotionellen Unlustsituationen sind verknüpft mit einer Magen-„Verstimmung". Hier sagt schon das populäre Wort über die Beziehung zur Gesamtsituation genug aus.

Dies belehre uns, daß als reine Magenneurose weder jene gastrischen Zustände, auch nicht der „Reizmagen", noch die psychoneurotischen Verhaltungsweisen aufzufassen sind, die sich am Magen, aus welchen Gründen immer, determinieren, und daß, über das Neurale weit hinausgehend, auch manches humorale abweichende Verhalten mit Störungen der Magenfunktion verknüpft sein kann. Mögen wir an exogene oder endogene Intoxikationen denken oder daran, wie häufig endokrine Störungen mit solchen der Magenfunktion verknüpft sind, etwa wenn sich beim Morbus Addison fast regelmäßig eine Achylie findet.

Wer eine reine Magenneurose feststellt, verteidigt seinen Standpunkt wohl so, wie Goldscheider es einmal mir gegenüber getan hat, daß er meint, unsere histologischen Methoden seien nicht fein genug, Strukturveränderungen am Nervensystem des Organs, den Ganglien und Plexus nachzuweisen, und deshalb bliebe der Gegenwart kein Ausweg, als diese Neurosen anzuerkennen. Es scheint mir das nicht prinzipiell verschieden von jenem alten Standpunkt Oppenheims, als er die Unfallsneurose erklären wollte durch molekulare Erschütterungen mit Strukturveränderungen der Nervensubstanz, die anatomisch noch nicht nachweisbar seien. Von dieser Lehre ist mit der Vertiefung unserer Auffassung vom psychischen Verhalten in seiner Einwirkung auf körperliche Zustände nichts nachgeblieben.

Ich behaupte also nicht, daß jede Abweichung in der Magenfunktion und jede Beschwerde auf eine organische Krankheit des Magens oder benachbarter Organe zurückzuführen ist, und gebe selbstverständlich zu, daß durchaus „nervöse Dyspepsien" vorkommen, aber als Ausdruck einer psychischen Gesamtsituation, und daß für diese die zum Magen gehörenden Nervengeflechte sicher die neurale Vermittlung mit dem Gesamtorganismus herstellen, neben der wir aber auch die andere große Vermittlung zwischen Organ und Gesamtorganismus nicht vergessen dürfen, die humorale. Aber Erkrankungen, die isoliert das Nervensystem des Magens befallen und so eine reine Magenneurose hervorrufen, sind in keiner Weise nachgewiesen, ihr Bestehen ist völlig unwahrscheinlich, und es wird aufzuzeigen sein, daß ein Gleiches fast von allen reinen Organneurosen gilt.

Warum spricht kein Arzt von der Milzneurose oder der des Pankreas, kaum der der Niere — und kann sich nicht genug tun in der Alltagsdiagnostik mit der meist völlig verfehlten Annahme einer Magen- und Herzneurose? Liegt wirklich ein organischer Befund am Magen oder außerhalb des Magens nicht vor, durch den die Störung der Funktion oder die Beschwerde am Magen erklärbar wird, so ist die Klage über den Magen stets Ausdrucksform einer Gesamtsituation, nicht selten, aber durchaus nicht immer, einer psychoneurotischen, und unser diagnostisches Problem weitet sich zur Frage, warum gerade die *Organdetermination* den Magen trifft.

Oft lautet dann wieder die Antwort, daß gerade an jenem Organ die Störung in den Vordergrund tritt, das auch organisch nicht gesund ist. Es enthebt uns also auch ein grober anatomischer Befund am Magen nicht der Aufgabe, zu erklären, warum im einen Falle die Beschwerden am Magen so erhebliche sind und im anderen Falle fehlen. Oft genug verläuft selbst eine schwere Gastritis, manchmal auch ein Ulcus, ganz ohne Beschwerden, und ein andermal ist der gastritische Befund gering, und doch beherrscht eine gewaltige auf den Magen lokalisierte Beschwerde das gesamte Krankheitsbild.

Ich meine, wir kamen klinisch einen großen Schritt weiter, als wir in meiner Klinik die Lehre bekämpften, Zeichen einer Magenneurose mit oder ohne psychoneurotische Verhaltungsweisen sprächen gegen ein Ulcus und diese im ärztlichen Denken so fest eingewurzelte These umkehrten, indem ich betonte, daß die Zeichen einer Funktionsstörung am Magen eher auf ein Ulcus hinwiesen, geradezu oft für ein Ulcus sprächen. Ich möchte das heute dahin noch erweitern: die nervöse Dyspepsie ist oft Ausdruck eines Reizmagens, und dieser Reizmagen ist nahestehend einer Gastritis mit oder ohne Ulcus.

Auch ein organischer Befund, mag er grob nachweisbar sein oder sich unserer klinischen Methodik entziehen, enthebt uns also nicht der Aufgabe, die gesamte Verhaltungsweise des Kranken zu berücksichtigen, bis in seine psychischen Besonderheiten hinein, und deshalb füge ich als Ergänzung zu diesen Feststellungen noch hinzu: ein erwiesener organischer Befund spricht in keiner Weise gegen die Annahme einer neurotischen Situation mit einer Organdetermination etwa am Magen. Das Verständnis für den Grad und die Intensität der Beschwerde kann ärztlich nur gewonnen werden, wenn der Sinn beider Thesen eingehende Berücksichtigung findet. Kann doch selbst ein schwerer Schmerzzustand eines Magencarcinoms in einer Suggestivbehandlung verschwinden, wie der Schmerz einer Geburtswehe, bei der sicher die Uteruskontraktion den Schmerz auslöst, dennoch ein Dämmerschlaf sie unterschmerzlich gestalten kann.

Zu jener klinischen, wie mir scheint durchaus wesentlichen Betrachtungsform als Erklärung für das Verhalten eines innervierten Erfolgsorgans kommt ein anderes noch hinzu: die Reaktionsweise der allergischen Entzündung. Humorale Sensibilisierungen durch blutfremde Stoffe schaffen eine hyperergische allgemeine Krankheitslage wie eine lokalisierte entzündliche Überempfindlichkeitssituation eines Gewebes. Ja, es gelingt bisweilen, den Organismus und das spezielle Gewebe vom hyperergischen Zustand in den positiv anergischen überzuführen (siehe Kap. 7). Mir scheint auch das Werden und Vergehen der Gastritis, speziell auch der Ulcusgastritis, die Periodizität, die Vorliebe von Rückfällen im Frühjahr und Herbst mit ähnlichen veränderten Krankheitslagen und örtlichen Gewebsdispositionen in irgendeinem Zusammenhang zu stehen. Man beachte in Zukunft auch larvierte Avitaminosen, gerade bei Oberbauchbeschwerden.

Die Vorstellung einer Allergie, ja unspezifisch gedacht einer „Pathergie", muß praktische, diagnostische wie therapeutische Konsequenzen haben, die letzteren im diffusen Begriff der „Umstimmung" durch Reizkörpertherapie schon früher, vor allem durch August Bier intuitiv erfaßt. So schwierig sich auch die Indikation erfolgreicher Therapie für den Einzelfall gestaltet, hier hat dieser Hinweis nur den einen Zweck, das neurale Moment, das durch den Begriff der Organneurose fixiert ist, nicht zu überschätzen, das humorale Moment an Bedeutung ihm zumindest gleichzuachten. Wieder sind es die Verhaltungsweisen des Erfolgsorgans, die „lokale Gewebsdisposition", die uns wesentlicher scheinen als die Innervation. Denn gleiche Innervationsimpulse werden am Organ mit gesteigerter Reizbarkeit sich stärker auswirken als am Organ mit normaler, ja geminderter Reaktionsbereitschaft. Wir erkennen, daß dasselbe, was von der allgemeinen Ansprechbarkeit des vegetativen Nervensystems bei Bekämpfung der Vagotonielehre ausgeführt wurde, sich in analoger Weise wiederholt, wenn wir vor der Frage stehen, warum ein Organ sich in anderer Erregbarkeit befindet und sehen, daß es zu eng, zu einseitig, ja oft völlig abwegig ist, wenn wir einen veränderten erhöhten Erregbarkeitszustand mit der verwaschenen Hilfshypothese einer reinen Organneurose klinisch erklären wollen.

Wenn ich das für den Magen so breit ausgeführt habe, so liegt es daran, daß einmal meine eigene Anschauungsentwicklung in der Bekämpfung der reinen Organneurosen von hier ihren Ausgang nahm, zum anderen, daß die Magenneurose die beliebteste Verlegenheitsdiagnose unter den sogenannten reinen Organneurosen immer noch ist und endlich, wie oben gesagt, daß hier die Leichtigkeit des objektiven Nachweises einer Störung der Organfunktion, die historisch zeitiger möglich wurde als an vielen anderen Organen, zu einer falschen Beurteilung gerade dessen geführt hat, was der Klinik unserer Tage eigentlich das Wichtigste scheint und dieses Buch in allen Kapiteln beherrscht: der Forderung des möglichst präzisen Erkennens funktioneller Pathologie am Krankenbett.

Wenn der Laie sagt, das oder jenes Organ ist meine „schwache Stelle“, die stets in Unordnung gerät, wenn ich nervös bin oder auch wenn ich eine Erkältung durchgemacht habe, so ist das im obigen Sinne absolut zutreffend. Die Krankheit „schlägt sich“ auf das empfindliche (sensibilisierte) Organ, das oft in veränderter Bereitschaft latent verharrt, wenn es einst primär krank gewesen ist — so definiert läßt sich der Begriff „erworbener Disposition zu einer Organerkrankung“ wohl verstehen — hier ist der „locus minoris resistentiae“. Wieweit auch eine erbkonstitutionelle *Organminderwertigkeit* hineinspielt, wieweit die Organdetermination wirklich durch ein grobes Trauma einmal geschaffen ist, möchte ich nicht entscheiden. Ich meine das Trauma, das v. Weizsaecker und Hansen besonders hervorgehoben haben, trifft doch nur auf eine recht kleine Gruppe von Organneurosen zu. Aber daß dort, wo einmal etwas gespielt hat, nicht nur latente entzündliche Gewebsdisposition, Bereitschaften bleiben, sondern auch Bereitschaft ganz anderer Natur im Sinne vorbereiteter Bahnungen wird uns einleuchtend, wenn etwa nach einem ersten Vasomotorenkollaps, der toxisch infektiös bedingt war, Ohnmachtsneigungen fortbestehen, ja sich wirklich wiederholen, wenn auch nur die Angstvorstellung eintritt, es könnte wieder zu einer Ohnmacht kommen. Ähnlich steht es mit Angina-pectoris-Zuständen im Anschluß an Emotionen oder mit echten Steinkoliken, die psychisch ausgelöst sind. Da sendet fraglos der Vagus in der Gesamtsituation der Emotion vermehrte Impulse aus, sie führen zur tonischen Kontraktion des Hohlmuskels der Gallenblase, und der Ventilstein wird in den Hals der Gallenblase vorgetrieben. Die Gallenkolik erscheint als prompte Antwort, geradezu als Ausdrucksform der emotionellen Situation (Kap. 5), kaum anders wie die Blässe des Gesichtes bei einem Schreck. Gerade dieses Beispiel erinnere wieder auch an die humoralen Bedingtheiten, denn die Adrenalinausschüttung in das Blut bei jähen Emotionen ist Tatsache.

Ich kann mich auf voraufgehende Kapitel (2) beziehen, wenn ich an das erinnere, was über habituelle Obstipation, Dressur und den bedingten Reflex gesagt wurde, oder an den Mechanismus der extrahepatischen Gallenwege, von der Dyskinesie, der Stauung und dem Steinmechanismus, die Anwendung des Begriffs der Dyskinesie von unseren ersten Dickdarmstudien her (Katsch) auf die des Magens, der Gallenwege und der Pankreasgänge. Sie alle weisen darauf hin, daß der Begriff einer „*Betriebsstörung*“ weiter und dennoch präziser ist als der einer reinen Organneurose. Fast an jeder Störung des Betriebes im Sinne funktioneller Pathologie ist auch das viscerale Nervensystem beteiligt, und dennoch wäre keine Störung mit dem Begriff der reinen Organneurose irgendwie erschöpfend oder ausreichend verstanden. Die Betrachtung einer neural oder humoral übermittelten Betriebsstörung am Organ schaltet die abweichende Verhaltungsweise des Organes selbst zu sehr aus, und andererseits müssen wir ähnlich, wie wir rein organmorphologisches Denken verlassen haben, gerade durch die Einstellung auf die Pathologie der Funktion nun auch das lokalistische Betrachten der Organfunktion verknüpfen mit einem allgemeinen Zusammenhang. Mit Recht sagt

Katsch, man darf die Diagnose: Organneurose nicht mehr per exclusionem stellen, etwa weil man nichts findet, sie muß auch positiv erkannt werden durch das Eingehen auf die psychische Verfassung, auch er sieht also das Lokale nur im Zusammenhang mit dem Ganzen.

Auch Hansen gibt jetzt zu, dieser meiner Einstellung folgend, daß die Trennung zwischen der Hysterie einerseits und der Organneurose andererseits aufzugeben sei zugunsten des Oberbegriffes einer reaktiven, seelisch entstandenen und seelisch festgehaltenen Funktionsstörung. Ein großer Teil der Organneurosen kann nach ihm aufgefaßt werden als Ausdruck einer allgemeineren Affektwirkung, einer Erregung der vegetativen Apparate, sowohl im Innern des Körpers (Eingeweide, Gefäße), wie an seiner sichtbaren Oberfläche (Schweißdrüsen, Piloerektoren, Tränendrüsen).

Wir haben zur Psychogenie anderwärts (Kap. 15) noch Stellung zu nehmen. Hier steht im Vordergrund der wichtige Kampf gegen den schiefen noch immer herrschenden Begriff der reinen Organneurose, soweit er unabhängig von der psychischen Situation angenommen wird.

Nehmen wir ein älteres Lehrbuch der klinischen Medizin zur Hand, dann finden wir sowohl die Chorea minor wie den Basedow und die Tics bei den Neurosen abgehandelt. Nachweisbare organische Befunde bei vielen Tics als Folgen eines Geburtstraumas, bei der Chorea als endotheliale, entzündliche Herde infektiöser oder allergischer Natur in den Stammganglien, vielleicht auch als Avitaminose (Vitamine B), haben die Chorea minor in ein ganz anderes Gebiet verwiesen, während für den Basedow der jetzt herrschende Begriff einer endokrinen Erkrankung vielleicht bald ebenso zu eng wird wie der frühere einer Neurose, der, als Ausdruck einer bestimmten centrogenen Situation gar nicht mehr veraltet ist und heute wieder erscheint (Kap. 10).

Das *Asthma bronchiale* beleuchtet als Beispiel treffend den Wandel der pathogenetischen Vorstellungen. Scheint es doch noch heute vielen als prägnanter Fall einer Organneurose. Vom Lungenvagus her setzt die tonische Kontraktion der spiralig verlaufenden glatten Muskulatur der Bronchioli ein, als diffuse Bronchiolusstenose des „spasmodischen Asthmas“. Auch der „Catarrhus acutissimus“ mit stenosierender Schleimhautschwellung und der Sekretion des spezifischen zähen Sekretes (Asthmaspiralen), in dem sich eosinophile Leukocyten und, wohl identisch mit der eosinophilen Substanz, sich außerhalb der Zellen jene Kristalle (Charkot-Leyden) finden, ist wie die Eosinophilie des Blutes Ausdruck der erhöhten vagischen Innervation. Die Asthmaspiralen entstehen torquiert im Stenosenmechanismus besonders zäher Schleimbeförderung. Die parasympathische Vaguserregung neuromuskulär und neurosekretorisch wirkt sich aus. Ihre Lähmung durch Atropin, die Erregung des Antagonisten durch Adrenalin, Ephetonin, Ephedralin kann den Anfall kupieren. Die akute Lungenblähung wie der Zwerchfelltiefstand, der nicht, wie die Alten meinten, auf einem Krampf des Zwerchfells beruht, scheinen Folgen jener vom vegetativen Nerven bedingten pathologischen Funktion des Bronchialbaums. Man muß darauf hinweisen, daß Reizbarkeit des Erfolgsorgans, Bronchitis, reizende Dämpfe, erhöhte Bereitschaft setzt, aber auch bedenken, daß exogene Allergene schneller und ausgiebiger resorbiert werden können von der aufgelockert-entzündlichen Schleimhaut. Es ist kein Gegensatz, wenn die „Psychogenie“ vieler Anfälle empirisch feststeht und Psychotherapie nicht selten das Asthma beseitigen kann, ebenso wie Atemgymnastik, Bronchitisbehandlung und zentral wie peripher angreifende Pharmaka. An der Reflexauslösung mancher Asthmafälle (Myome, Nasenpolypen) ist kein Zweifel, auch hier kann Behandlung lokalistisch an ganz anderer Stelle erfolgreich sein.

Im Asthma bronchiale einen allergischen Zustand zu sehen, individuelle Empfindlichkeit gegen bestimmte Stoffe oder Stoffgruppen, nicht nur exogene, sondern auch endogene Allergene, als solche selbst das Tuberkulin, ist Fortschritt der Gegenwart, der sich in spezifischer oder unspezifischer Desensibilisierung therapeutisch auswirkt. In der Tat erinnert der Zustand im Anfall an die akut geblähte Lunge durch Spasmus der Bronchiolen beim anaphylaktischen Shock des Meerschweinchens.

Soll man dann aber zwei Gruppen des Asthmas trennen, das allergische und das neurotische, wie es geschehen ist und noch geschieht? Nichts wäre falscher. Betont sei nachdrücklich, daß bei echtem klinischen Bronchialasthma doch selten wirklich spezifische Allergene zu finden sind, es wird auch für diese Fälle die parasympathische Komponente ebensowenig wie beim anaphylaktischen Shock des Meerschweinchens fehlen. Und wenn die Gegenwart enttäuscht aussagen muß, daß es zahlreiche Fälle gibt, bei denen diese Form der Idiosynkrasie nicht erweisbar ist, gehören sie dennoch nicht in die gleiche Gruppe? Auch das allergische Asthma reagiert auf Asthmolysin (Adrenalin + Hypophysin) und ist der Psychotherapie ebenso oft zugänglich wie der Desensibilisierung durch spezifische oder unspezifische Impfung, endlich auch einer guten Atemgymnastik.

Man wird wieder die Einheit des Vorgangs in der pathologischen Funktion des Erfolgsorgans nicht in gemeinsamer Krankheitsursache suchen müssen und sich darüber klar sein, daß viele Bedingungen sich im Einzelfall überschneiden. Wo man den Ring der Kausalitätskette quasi durchschneidet, ist theoretisch gleichgültig (Staehelin), praktisch dem Einzelfall gegenüber wird die Wahl kaum willkürlich sein. Ein Asthma bronchiale als isolierter neuraler Organzustand ist sicher niemals vorhanden. Ja, selbst im Asthma cardiale kann manchmal ein Zustand resultieren, der vom Asthma bronchiale dem klinischen Bilde nach schwer zu differenzieren ist, weil derselbe Funktionszustand der Bronchien zur Blutüberfüllung des kleinen Kreislaufs hinzukommt, vielleicht durch eine CO_2-Überladung des Blutes als Reiz der Zentren ausgelöst. Wieder wie beim Arteriolentonus der Hypertonie (siehe Kap. 11) sehen wir, daß die Einheitlichkeit des Vorgangs noch am besten in der Betriebsstörung des Erfolgsorgans sich aufzeigen läßt, daß aber diese nicht ausschließlich von der Innervation her ihre Erklärung findet, oft ist das Neurale vom Humoralen her in Erregung versetzt gerade beim Asthma bronchiale.

Von der *Colica mucosa* membranacea ließ sich ganz Analoges entwickeln (siehe Kap. 2). Auch hier besonders geartetes neuromotorisches, neurosekretorisches Verhalten mit Eosinophilie oft im Blute, regelmäßig in den Membranen, auch hier Überschneidungen erbkonstitutioneller, erworbener, allergischer und „psychogener“ Momente, auch hier eine Bereitschaft durch vorangehende Irritationszustände und entzündliche Zustände des Colons. Aber über diese als Krankheitseinheit erfaßte Funktionsstörung der typischen Colica mucosa hinaus bestehen auch andere Irritationszustände des Colons, wie wir sie in Röntgenbildern oben zur Darstellung brachten, fraglos vom Nerven her, als Wirkungen aus der Ferne, also neural vermittelt. Solche funktionellen Umformungen des muskulären Darmrohrs und der Schleimhaut mit der Muscularis mucosae finden sich gelegentlich schon auf einen kalten Trunk hin oder bei einem Ulcus des Magens, einer Gallenblasenaffektion als „viscero-viscerale Reflexe“, deren Beschreibung und objektive Sicherstellung uns wichtig erscheint für die Reform des Begriffs der „Darmneurose“. Wie die allergische entzündliche Bereitschaft am Magen hat die Zukunft sie gerade auch am Darm zu studieren auch als unspezifische Allergie. So werden umgestaltend auch die Auffassungen von reinen Darmneurosen und von isolierten Darmspasmen beeinflußt.

Seit man die Rhythmusstörungen des Herzens diagnostisch fein analysieren kann, seit man beim Herzblock etwa die Störung des Reizleitungssystems erkennt, hütet sich die Klinik, solche präzisierte lokalistische Störung der Funktion, mag sie anatomisch, chemisch oder physikochemisch entstehen, am Herzen als Organneurose zu bezeichnen. Das Präzisierte, mögen wir auch Nervennetze und Ganglienapparate zum Verstehen heranziehen, wird nur verwaschen, wenn wir es dem weniger präzisen Begriff des Neurotischen einreihen, die „psychogene“ Rhythmusstörung etwa als Extrasystolie wird dabei ebensowenig bezweifelt wie ein „psychogenes“ Asthma oder eine psychogene Gesichtsblässe, — und außerhalb dieser gibt es einen blassen Hochdruckler. Beide haben gleiche Betriebsstörung: funktionelle Arteriolenenge. Anlaß und Dauer unterscheidet beide. Bei der Besprechung des Hypertonus haben wir gesehen, wie gerade auch unter dem Begriff der essentiellen Hypertonie eine ganz große Zahl von „nervösen Herzschwächen“, von nervösem Herzklopfen hinüber gewechselt sind in die Herzmuskelstörungen durch Blutdruckerhöhung. Wie viele Intercostalneuralgien, Rückenschmerzen, Schulterschmerzen, die ganz wie rheumatische Affektionen imponieren, sind Ausdruck anoxischer Herzneuralgien, analoger Hypertonusneuralgien oder vielleicht auch von Gallenblasen-, Ulcus-, Pankreasaffektionen, nicht selten bedingt auch durch einen Nierenstein.

Es ist unsere Aufgabe, immer wieder nachdrücklich darauf hinzuweisen, daß die alte Definition, eine Neurose müsse dort angenommen werden, wo ein organischer Befund nicht erweisbar ist, verkehrt ist, aber auch, daß umgekehrt nicht einfach der Begriff der Neurose eines Organs oder eines Organsystems nunmehr ersetzt werden darf durch den Begriff der lokalen Funktions- oder Betriebsstörung. Denn gerade diese ist sehr oft einem organischen Leiden zugeordnet und manchmal ein ernster Zustand, wie bei der Angina pectoris am Herzen selbst oder beim Vasomotorenkollaps etwa nach einer Pneumonie oder einer Laparotomie ohne weiteres deutlich ist. Nach einer schweren Operation stirbt doch der Kranke fast nie deshalb, weil ein schon vorher bestehendes Herzleiden übersehen wurde, sondern das Herz könnte isoliert nach dem Tode sich in Ringerlösung vollkommen wie ein gesundes Herz verhalten, und dennoch ist der Kranke an der postoperativen, kardio-vasculären Kreislaufschwäche im toxischen Kollaps zugrunde gegangen. Dieses krasse Beispiel der Praxis illustriert wieder plastisch, um welche Auffassung hier entgegen einer überwerteten Lehre von der reinen Organneurose gekämpft wird, sie ist nicht ersetzbar durch den Begriff der „Betriebsstörung", der etwas ganz anderes ist, wie man sieht.

Eine Menge von eng zusammengehörigen Funktionen gestaltet den Betrieb des normalen Kreislaufs erst zur technisch-optimal einregulierten Einheit, nicht als Summe, sondern eine organisierte Gesamtfunktion besteht, die wir final verstehen, zur wechselnden Blutversorgung der Gewebe je nach deren Leistungsbedarf: Rhythmus des Herzens, Schlag- und Minutonvolumen, Regulation zwischen der Hauptströmung des Blutes und den mehr stagnierenden Blutmengen, Strömungsgeschwindigkeit in den verschiedensten Organen in wechselnden Abstufungen des Tempos, Einregulierung von den cerebralen Schaltstellen her auf ein Blutdruckniveau durch Konstanterhaltung des Gesamtquerschnittes und dennoch wechselnde Zuflußregulierung zu den Organen, je nach ihrem momentanen Sauerstoffbedarf. Alles dies steht zweifellos unter der Herrschaft zentraler Regulierung, die von afferenten Nervenimpulsen abhängig ist und sich reflektorisch auf efferenten Bahnen auswirkt. Ebenso zweifellos sind die Regulationen auch humoral gesteuert, sei es unmittelbar, wie beim Atemzentrum, das auf den Verbrauchsstoff einreguliert ist, d. h. von der Kohlensäure gereizt wird, sei es mittelbar, indem auch in der Peripherie humorale Momente für afferente nervöse Impulse adäquate Reize darstellen, oft begreifen wir auch kausal. Es geht darum nicht an, überall dort gerade von Organneurose sprechen zu wollen, wo eine definierbare Störung dieses komplizierten Betriebs vorliegt.

Das Problem der Organschmerzen und die Reflexphänomene an den Eingeweiden gehören in die Besprechung des vegetativen Nervensystems, weil sie unmittelbar von ihm ausgehen. Beim Studium des Herpes zoster hat HEAD, dem wir neben dem Dänen LANGE ganz besonders die klinische Ausarbeitung der Reflexphänomene danken, die segmentale Sensibilitätsveränderung weitgehend erforscht und bereits das Wesentliche des Problems erfaßt, wenn er meint, daß ein von den Eingeweiden ausgehender Schmerzreiz wegen der Unempfindlichkeit der Organe nicht dort empfunden wird, wo er wirklich einwirkt und zustande kommt, sondern als „referred pain" erscheint, da geradezu sensible Nerven der Eingeweide zu bestimmten Segmenten des Rückenmarks ziehen und dort mit den den Schmerz leitenden spinalen Nerven, die von der Haut kommen, in Beziehung treten.

Der „viscero-sensorische Reflex“, wohl auf dem Wege eines „Axonreflexes“ laufend, verursacht eine Irritation des segmental zugeordneten Ganglions und ist ein so exakt neural gebundener Befund, daß er vom sich beobachtenden Kranken ebenso zuverlässig angegeben wird wie es nur immer bei einer Sensibilitätsstörung auf der Grundlage etwa einer organischen Rückenmarkserkrankung der Fall sein kann. Wenn immer wieder — auch jetzt noch — gesagt wird, es handele sich um Sensibilitätsveränderungen, die nach Art psychogener Sensibilitätsstörungen bei der Hysterie auch durch Suggestion hervorgebracht werden können, so spricht eben gerade die anatomisch vom Kranken präzis angegebene Anordnung der Störung ohne weiteres dagegen. Hier Feststellung der Sensibilität, wie sie in Übereinstimmung steht mit der Ausbreitung der segmentalen Sensibilitätsordnung des Rückenmarks, dort bei den psychogenen Sensibilitätsausfällen gerade das Ungesetzmäßige, sich an keinerlei anatomischen Bauplan Haltende. Die Objektivität der von den Kranken zu erhebenden Angaben hat Fr. Kauffmann[1] in unserer Klinik 1921 endgültig bewiesen. Wenn man als Maß der Empfindlichkeit einer Hautstelle die Latenzzeit der Schmerzempfindung bei Anwendung von Wärmereizen prüft, so daß genau abgestufte Reizstärken durch verschiedene Temperaturgrade bewirkt werden und verglichen mit der Latenzzeit normaler Hautstellen, die Zeiten in eine Kurve einträgt, so ergibt sich, weil die Schmerzempfindung im Bereich einer hyperalgetischen Zone durch Herabsetzung des Schwellenwertes früher auftritt, eine streng gesetzmäßig verlaufende hyperbelähnliche Kurve (Abb. 69). Bei psychogenen Sensibilitätsstörungen wäre diese regelmäßig verlaufende Kurve der Latenzzeit niemals zu gewinnen. Die zu beobachtenden Phänomene erstrecken sich keineswegs nur auf die Sensibilität bzw. Schmerzempfindlichkeit der Haut. Kauffmann und Kalk[2] haben später an meiner Klinik die Form und Ausbreitung der lokalen Gefäßreaktionen und ihre Beziehung zu den spinalen Hautbezirken

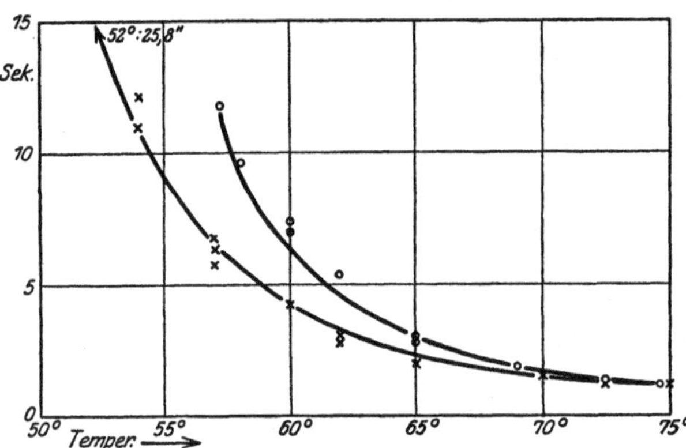

Abb. 69. Latenzzeit der Schmerzempfindung bei Reizung im Bereich einer Headschen Zone (×) und an der korrespondierenden gesunden Hautstelle (○). × u. ○: beobachtete Zeiten; ausgezogene Kurven: berechnete Hyperbeln.

[1] Kauffmann, Fr.: Über die Latenzzeit der Schmerzempfindung im Bereich hyperalgetischer Zonen bei Anwendung von Wärmereizen. Münch. med. Wschr. 1921, Nr. 37.

[2] Kauffmann, Fr., u. Kalk: Untersuchungen über Form und Ausbreitung der lokalen Gefäßreaktion und ihre Beziehung zu den spinalen Hautbezirken. Z. klin. Med. Bd. 96, H. 4/6, 1923.

studiert, besonders dabei auf Unterschiede in der Intensität und dem zeitlichen Verlauf der Hyperämie im Gebiete dieser Zonen geachtet und feststellen können, daß die lokale Gefäßreaktion im hyperalgetischen Gebiet weniger intensiv, weniger ausgedehnt und von kürzerer Dauer ist als die Rötung in der Umgebung einer Kontrollquaddel. Ebenso verläuft die lokale Gefäßreaktion im Verhältnis zur gesunden Seite, wenn im Bereich des irritierten Gebiets ein Herpes zoster auftritt, was auch als Ausdruck des viscero-sensorischen Reflexes als neurotrophische Störung gar nicht so selten ist. So lassen sich Hyperalgesie, Hyperästhesie, verändertes Verhalten der Vasomotoren, Temperaturstörungen, Störungen der Innervation der Pilomotoren, leichtere Reflexauslösungen und nicht zuletzt auch trophische Störungen im Bereich des irritierten Hautsegments finden.

Innerhalb jener segmental angeordneten Bezirke von Sensibilitätsveränderungen der Haut finden sich häufig sogenannte „Maximalpunkte", vorwiegend am Rücken, etwa in der Scapularwinkellinie. Warum gerade dort, ist nicht genügend aufgeklärt, wir werden das wohl auf die Anordnung der der Sensibilität zugeordneten Ganglienzellen im Spinalganglion zurückzuführen haben.

Auf die diagnostische Wichtigkeit der Kenntnis der Zonen mögen besser als alle theoretischen Ausführungen einige klinische Beispiele verweisen. Die Abbildungen, die bei den Organkrankheiten (Kap. 4, 5 u. 12) schon einmal gezeigt wurden, seien hier der Übersichtlichkeit wegen wiederholt.

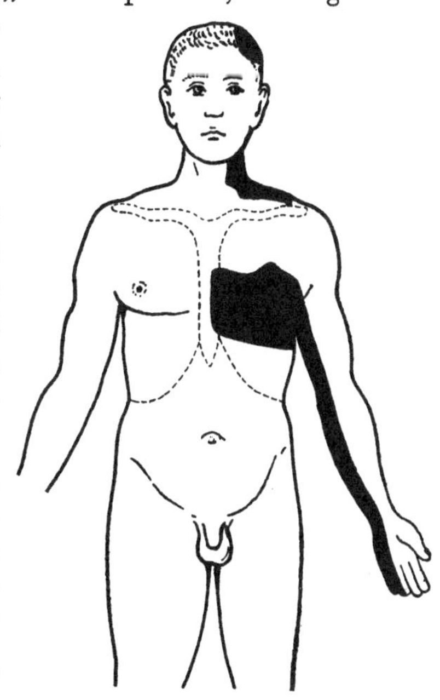
Abb. 70. HEAD'sche Zonen bei Angina pectoris.

Aorteninsuffizienz mit Angina pectoris. Die Abbildung 70 zeigt „hyperalgetische und hyperästhetische Zonen" von scharfer Begrenzung im Bereich der schwarz angelegten Stellen der Skizze. Es handelte sich um eine Aorteninsuffizienz im Stadium der Dekompensation mit schweren Angina-pectoris-Anfällen, dabei gleichzeitig ein positiver Chvostek und Trousseau. Starke Dilatation des Herzens, besonders nach links, auch großer linker Vorhof, Recurrenslähmung. Auf der Scheitelzone subjektives Hitzegefühl, auch objektiv nachweisbar. Arrhythmia perpetua. Die Nervenstämme am linken Arm, namentlich der Nervus Ulnaris, stark druckempfindlich. Plexusdruck: links starke Empfindlichkeit im Vergleich zu rechts. Die Sensibilitätsstörungen bleiben bestehen, wenn auch in geringerem Maße außerhalb der Angina-pectoris-Anfälle. Subjektiv wird die Zone am Scheitel, namentlich wegen des Hitzegefühls, am lästigsten empfunden.

Cholecystitis mit Cholelithiasis (Abb. 71). Die Zonen am Rumpf scharf gürtelförmig abgegrenzt, am Rücken ebenso, gerade wie an der Bauchseite. An der Schulter vielleicht durch den Phrenicus vermittelte Hyperalgesie. Die Stirnzone zum ersten Trigeminusast gehörig. Die Rumpfzone entspricht dem Dorsalsegment 6—11. Während der Anwendung von Kataplasmen gibt der Kranke an, daß die Schmerzhaftigkeit der Klopfzone zunimmt, die am

Rumpf und an der Schulter nachläßt. Als außerhalb des Anfalls die subjektiven Schmerzen verschwunden sind, ergibt sich, daß die Zone nur noch von D 6—8 besteht, fast nur noch beim Kneifen der Haut zwischen 2 Fingern nachweisbar. Die Zone um C 4 und über der Orbita ist verschwunden. Nach 8 Tagen hat die Intensität der Sensibilitätsstörung sehr nachgelassen, dann häufen sich wieder schwere Gallensteinanfälle, die Zone dehnt sich jetzt von D 6 bis D 10 aus. Eine paravertebrale Anästhesie (siehe unten) neben dem Processus spinosus des 10. Brustwirbels wird vorgenommen, also D 11 erreicht. Bei Berührung des Nerven mit der Nadel heftigste Schmerzäußerung vorn am Leib, „als wenn die Gallenblase gestochen würde". Injektion von 8 ccm 1proz. Novokainlösung. 30 Minuten später sind alle Schmerzen verschwunden, treten aber in der Schulter nach einer halben Stunde wieder auf. Die Beschwerdefreiheit in den übrigen Zonen hält bis zum nächsten Morgen an, dann Schmerzen von geringer Intensität, aber ohne Auftreten von Rumpfzonen. Erst Tage darauf ist die hyperalgetische Zone wieder in alter Form und Stärke ausgebildet. Der Operationsbefund ergibt zwei haselnußgroße Steine im Halse der Gallenblase.

Chronische Pankreatitis. (Abb. 72) Fettstühle, Diastasevermehrung im Urin, vor allen Dingen starke Schmerzen im Oberbauch mit ausgesprochenen Ausstrahlungen nach links 2 Stunden nach dem Essen. Die Zone zeigt eine deutliche Vermehrung der sensorischen Symptome links nahe der Mittellinie, geht als streng halbseitiger segmentaler Gürtel um den Rumpf, auch in einer tieferen Zone findet sich links geringe Hyperästhesie. Letzteres ist kein häufiger Befund bei Pankreatitis, hat aber vielleicht Beziehungen zu den ischiasartigen Symptomen, die linkerseits bei Pankreatitis mitunter auftreten.

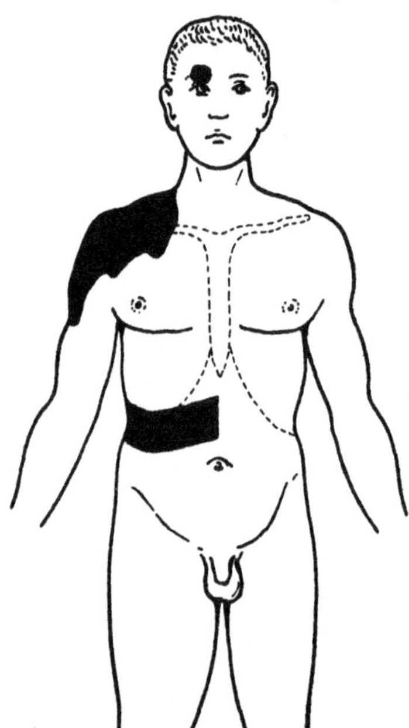

Abb. 71. Typische hyperalgetische Zonen kurz nach einem Gallensteinanfall. Operation: Zwei Steine.

Ganz besonders wichtig sind mir die Zonen deshalb, weil sie auch zu Zeiten, in denen der Kranke keine Schmerzen empfindet, sich nachweisen lassen durch Beklopfen oder Bestreichen oder mindestens bei tetanieartiger Situation in der *Hyperventilation* wieder auftreten[1]. Unterschwellige Irradiationen der Spontanschmerzen bleiben also durch jene oft geringen hyperästhetischen, hyperalgetischen, auch manchmal hypalgetischen, anästhetischen oder hypästhetischen Bezirke nachweisbar.

Wichtig ist auch der *Plexusdruckpunkt* rechts unter der Clavikel bei Leber- und Gallenblasenaffektionen, auf den ich hinwies, und der Druckpunkt von Westphal rechts am Hals, den er mit einer Phrenicusirradiation in Beziehung bringt. Ähnlich kann man den Ulnarisstamm links bei Herzkranken, rechts bei Gallenblasenpatienten häufig empfindlich finden. Auch Irradiationen geradezu als Neuralgien gehören hierher. Es kann ein Schmerz in der rechten Schulter bis zu dem Grade der wirklichen Bewegungsbehinderung vorhanden sein — nur als Irradiation einer Gallenblasenaffektion. Bekannt sind die ganz

[1] Mandowsky: Zur Überventilation. Dtsch. med. Wschr. 1929, Nr. 28.

isolierten Schmerzen im Arm links, ausstrahlende Schmerzen bis in den Nacken bei Herzkranken.

Plastisch hierfür ist mir folgende Anekdote: Ein Ehepaar klagte über ganz gleichartige ziehende Schmerzen in Arm und Schulter, der Mann links und die Frau rechts. Von ihnen selbst wurden die Beschwerden als „rheumatisch“ angesehen und darauf zurückgeführt, daß die Eheleute im Herrenzimmer oft so saßen, daß er am Schreibtisch und sie ihm gegenüber den Zug vom Fenster an den entsprechenden Seiten spürten — bis ich bei der Frau eine geringe Cholecystitis und bei dem Mann einen leichten Hypertonus aufdeckte und die Beschwerden als Organirradiation entlarven konnte. Ein kleiner Beitrag zum Kapitel des Pseudorheumatismus. Aber es summierten sich offenbar unter-

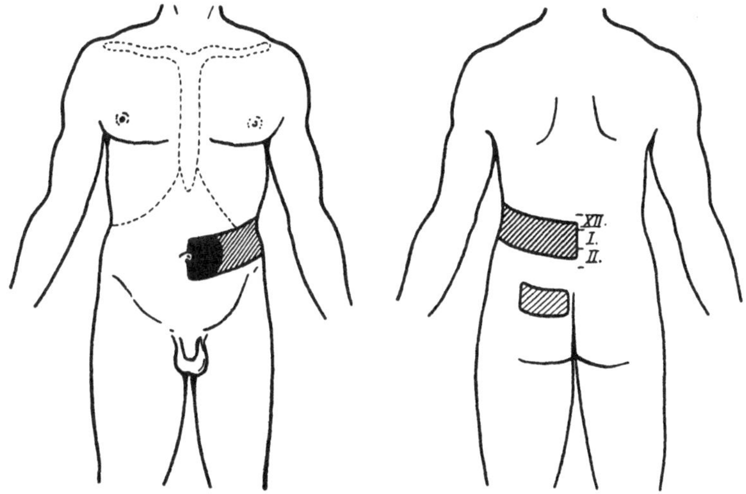

Abb. 72. Klopfzonen bei chronischer Pankreatitis.
Beschwerden seit 5 Monaten. Starke, 2 Stunden nach dem Essen auftretende Schmerzen am Oberbauch, die nach links unter den Rippenbogen ziehen. Diastase im Urin vermehrt. Zeitweise Fettstühle, geringe Hyperästhesie.

schmerzliche, durch Zugluft ausgelöste echte rheumatische und irradiierende Organbeschwerden; im Sinne der GOLDSCHEIDERschen Summation unterschwelliger Reize zu subjektiver Schmerzperzeption.

So sicher wie von den Eingeweiden Einflüsse zur Haut ausstrahlen, beeinflussen sie auch den Tonus der quergestreiften Muskulatur: „viscero-motorische Reflexe“. Auch hier spielt die segmentale Anordnung die entscheidende Rolle. Das obere Drittel des Rectus abdominis zieht sich beim Gallensteinanfall tonisch zusammen, auch beim Pyloruskrampf. Kontraktionen auch anderer Muskelpartien sind Ursache der „Défense musculaire“, etwa bei der Appendicitis. Es ist ganz unmöglich, willkürlich z. B. einen Rectus abdominis nur in seinem obersten Drittel zu kontrahieren, cortical gelingt nur die Kontraktion ganzer zugeordneter Muskelgruppen (Agonisten oder Antagonisten). Analoge Phänomene gibt es an der Rückenmuskulatur, wo ebenfalls nur Muskelteile hart werden, etwa bei langdauernder Anstrengung. Ich fühlte im Beginn eines Typhus abdominalis isolierte walnußgroße Kontraktionsknoten im rechten Supraspinatus. Wenige Tage darauf trat im gleichen Segment ein Herpes zoster auf. Wahrscheinlich infektiöse Erkrankung des Spinalganglions.

Die Beobachtungen, daß es von der Gallenblase aus zum Brechen kommt, durchaus nicht nur als peritoneales Reizzeichen, erklären sich analog wie der noch häufiger dabei auftretende Pylorus- oder Antrumspasmus bei Cholecystopathien. Hier sprechen wir dann von viscero-visceralen Reflexen, ohne daß wir noch nachweisen können, wie der Reflex verläuft, und ob es sich um einen echten Reflex im Sinne der Physiologie handelt. Man kann an unmittelbare Beziehungen der Nervengeflechte untereinander denken, wieder nach Art der Axonreflexe, man kann kurze Wege über das Rückenmark annehmen, aber vor allem gerade bis zu den Zentren hinaufreichende Reflexwege. Wenn Zeiten schwerer Magenstörungen abgelöst werden von einem Asthma bronchiale oder einer Colica mucosa, wie ich es beobachtet habe, so läßt sich auch das als viscero-visceraler Reflex ansehen, wenn man es nur nicht zu eng nimmt und die allergischen entzündlichen Reaktionen des Körpers mit in Betracht zieht.

Im Zusammenhang mit solchen Vorstellungen habe ich, um dem Schmerzproblem bei Eingeweideerkrankungen näherzukommen, bei visceralen Schmerzanfällen die *paravertebrale Anästhesie* in den zugehörigen Segmenten schon während meiner Marburger Zeit ausgeführt und damals LAEWEN gebeten, sie vorzunehmen. Bei Gallenkoliken und auch bei Angina pectoris sah ich prompte Erfolge. LAEWEN und später KAPPIS haben dann, angeregt durch mein Vorgehen, versucht, die Methode diagnostisch und zum Teil auch therapeutisch auszubauen. Ich glaube nicht, daß sie therapeutisch eine größere Bedeutung hat, wenn es auch beachtenswert ist, daß bei Rückenschmerzen nach Operationen, die oft unerträglich sein können, die Schmerzen prompt und dauernd so beseitigt werden können, also offenbar von den gezerrten Eingeweiden ausstrahlten. Wichtiger schon ist VON GAZAS Vorgehen in gewissen Fällen, nach Art der FOERSTERschen Operation bei gastrischen Krisen, die spinalen Wurzeln zu durchtrennen. Ich glaube auch, daß zu diagnostischen Zwecken die paravertebrale Anästhesie eine zu grobe und meist unbrauchbare Methode ist, die oft zu Irrtümern Anlaß geben kann, da das eingespritzte Anaestheticum nicht streng lokalisiert bleibt. Die genaue Beobachtung der Zonen selbst und eine exakte Sensibilitätsprüfung ist für die Differentialdiagnose viel wichtiger. Gerade dort, wo eine Verfeinerung der Untersuchung erwünscht wäre, bei den Zonen am Oberbauch der rechten Seite, wo die dem Ulcus und der Gallenblase zugeordneten Bezirke so nahe beieinanderliegen, versagt die paravertebrale Anästhesie als differentialdiagnostisches Hilfsmittel völlig. Das möchte ich hier betonen, weil die Anregung, wie auch LAEWEN selbst publiziert hat, von mir ausgegangen ist, aber sie hatte für mich nur den theoretischen Wert, im Problem des Entstehens der Eingeweideschmerzen weiterzukommen.

Wir wissen, daß das, was an der Haut *Schmerzen* auslöst, wie Brennen, Kneifen und Schneiden, am Magen-Darmkanal wie am Herzen schmerzlos ist. Aber daraus folgt nur, daß die Art der Schmerzorganisation für die Oberfläche, die die Schutzwehr gegen die Angriffe der Außenwelt ist, ganz anders organisiert sein muß wie an muskulären Hohlorganen, bei denen nicht Oberflächenabwehr, sondern andere Ereignisse als Notsignale der Natur, um Aufmerksamkeit zu erregen oder Schaden zu verhüten, von der Organisation vorgesehen sind, zumal eine Sensibilität der Organe nach Art der Haut eine Unmöglichkeit wäre: Spüren jeder Magen-Darmbewegung, jedes Herzschlages usw. liegt unmöglich im Organisationsplan. „Adäquate Reize" zur Schmerzauslösung sind vorwiegend Dehnungen (H. H. Meyer und Fröhlich), sie sind also an abnorme Zustände glatter Muskulatur gebunden. Ist beim Dehnungsschmerz, auf den Nothnagel besonders hingewiesen hat, bei einigen Organen ein mesenterialer Zug wohl zur Not denkbar, so kommt er bei Konstriktionsschmerzen kaum in Frage. Der Tenesmus der Gallenblase, die Wehen des Uterus, auch der circuläre Gastrospasmus, auf den ich 1913 vor L. R. Mueller als schmerzerzeugend hingewiesen habe, der Pylorospasmus, wahrscheinlich auch der Schließungstonus an der Papilla Vateri oder der Pars ima des Choledochus (Westphal) sind gleichartige Vorgänge mit gleichartiger Schmerzauslösung, vielleicht ist es relative Gewebserstickung durch den sog. „Spasmus". Für den Herzschmerz konnten wir die „Anoxie" als Erstickung von Muskelpartien beweisen, gerade bei der Angina pectoris, aber im Gegensatz zur früheren Annahme nicht durch Gefäßspasmen oder gar Kontraktionen einzelner Herzmuskelteile, sondern durch aus verschiedenen Gründen entstehende insuffiziente O_2-Versorgung erfolgt diese Gewebserstickung, diese Anoxie (s. Kap. 12). Die Schmerzreize der visceralen Organe verlaufen durch die Bahnen des vegetativen Nervensystems sowohl durch die sympathischen wie die parasympathischen Nerven. Das beweist gerade auch die Splanchnicusanästhesie nach Kappis. Sie werden aber nicht an den Zentralstellen der Ganglien in andere Arten von Fasern übergeleitet, sondern sie verlaufen, soweit sympathische Fasern benutzt werden, durch die Rami communicantes, ausschließlich durch zentripetale Fasern des vegetativen Nervensystems zum Rückenmark und treten dort ausschließlich durch die hinteren Spinalwurzeln ein.

Die Annahme, daß in den Nerven des vegetativen Systems zentripetale sensible Fasern eingelagert sind, ist neuerdings bewiesen. Versuche Sherringtons fanden schon früher ihre natürlichste Erklärung in der Annahme, daß auch afferente Fasern existieren und die antidrome Leitung (Bailyss) war nur Hypothese, die ein so großer Kenner des Gebietes wie Langley nie akzeptiert hat.

Wir tun den Tatsachen wohl am wenigsten Gewalt an, wenn wir genau wie bei den spinalen Nerven der Haut auch in den Nerven des vegetativen Systems zentripetale Bahnen annehmen, die ganz wie die sensiblen Bahnen der Körperoberfläche Impulse von den Organen zum Rückenmark senden, wenn sie adäquat gereizt werden. Einer der wichtigsten Beweise, daß die adäquaten Schmerzreize von den Eingeweiden her durch die Bahnen vegetativer Nerven unmittelbar zum Rückenmark laufen, ist gerade der viscero-sensorische und der visceromotorische Reflex. So erhalten diese Phänomene, abgesehen von ihrer praktisch-diagnostischen Bedeutung, auch einen großen theoretischen Wert. Haben wir uns aber an diese Auffassung gewöhnt, ist kein so prinzipieller Unterschied zwischen der Sensibilität der Organe und der Sensibilität von Haut und Muskeln aufzustellen. Wenn bei diesen, durch die afferenten Bahnen vermittelt, die Reize so beschaffen sind, daß im Cortex Schmerzempfindungen zu unserem Bewußtsein kommen und wir diese Schmerzen in der Peripherie empfinden, dann projizieren wir ebenso auch den Reiz, der durch den Sympathicus zum Rückenmark geleitet wird, in das schmerzende Organ. Es sind lediglich qualitative Unterschiede. Während manche Stelle der Haut eine ganz präzise Lokalisation für Berührung und Schmerz zuläßt, z. B. die Fingerkuppe, zeigen andere Hautstellen ein unscharfes Lokalisationsvermögen, wie man ja mit dem WEBERschen Tasterzirkel nachweisen kann. Noch weniger präzis ist oft die Lokalisation eines Schmerzes in Muskeln und Knochen. Sind schon die adäquaten Reize im Organ und die Reizschwellen dort anders, so daß eine Einzelempfindung nach Art der Berührungsempfindung der Haut nicht existiert, so erscheint der Organschmerz diffuser, meist schwerer lokalisierbar, und ein großer Teil der zum Cortex dringenden Reize äußert sich — MACKENZIE hat da sicher zu einem gewissen Grade Recht — als Schmerz an der Körperoberfläche. Das braucht man nicht als einen Irrtum des Kranken in der Projektion zu bezeichnen. Der Irritierung spinaler Ganglienzellen sind gewisse Provinzen zugeordnet, und je nach der Schmerzirradiation werden die Schmerzen dort empfunden, wohin sie nach der Irritierung der entsprechenden Segmente gehören — da aber auch der neurotrophische Herpes zoster bei einer Organerkrankung keine irrtümliche Projektion von Bläschen durch einen Fehlschluß des Patienten ist, wird Schmerzlokalisation zum Rätsel.

Überblicken wir unseren Gedankengang, so haben wir vielfach den diffusen Begriff der Organneurose aufgelöst oder in den der Betriebsstörung eingeordnet, der zunächst weiter, aber dennoch schärfer ist. Wir haben von ihm aus Einblick in die komplizierte Technologie des vegetativen Systems gewonnen, die weit über das Nervensystem hinausgreift und die Möglichkeit erhalten, die biologischen, nicht morphologischen Strukturveränderungen bei den sogenannten Organneurosen besser zu verstehen im Sinne veränderter biologischer Abläufe, die zum Teil sogar das Problem allergischer Gewebsdisposition betreffen, und haben schließlich gelernt, auch den neuralen Anteil innerhalb der Betriebsstörungen beim Problem der Reflexe und Organschmerzen besser zu analysieren.

Daß die Betrachtung des visceralen Nervensystems mit seiner Innervation und den in ihnen laufenden Reflexen, weiter die zugehörigen sog. Zentren als Aufnahmestellen und Umschaltestellen für die zentripetalen in die zentrifugalen Impulse zu den Erfolgsorganen im Grunde nur Bahnen beschreibt und damit Wege, wie neurale Einflüsse sich auswirken können, ist klar. Ferner, daß solche neurale Auswirkung sich von der chemischen am Erfolgsorgan nicht trennen läßt, ja weiter gefaßt, man im visceralen Nervensystem nur einen Teil des „vegetativen Systems“ überhaupt sehen kann, zu dem auch humorales Verhalten gehört, wirkt sich doch wohl im Gewebe die Innervation chemisch aus, etwa wenn dort Acetylcholin entsteht als Folge des Nervenimpulses (GREMMELS). Vielleicht kann der Nerv auf die Zelle überhaupt nur einwirken, indem er dort chemische Stoffe auftreten läßt („Organhormone“), ferner sympathico-mimetische Substanzen, oder parasympathico-mimetische oder eine Elektrolytverschiebung (Kalium-Calcium) bewirkt oder Ähnliches.

Wenn im folgenden Kapitel die Regulationen erörtert werden, unter der Voraussetzung, daß sie sich dieser Bahnen bedienen, so soll deutlich werden, daß sich unsere Vorstellung vom biologischen Geschehen und seinen Störungen, also den Betriebsstörungen dahin erweitert, daß wir zur Synthese dessen zu kommen versuchen, was aus den vielen Einzelheiten hervorgeht. Wenn wir endlich sehen nicht nur kausal, *wie* reguliert wird, sondern final, daß reguliert wird, *um* eine Leistung, eine Funktion zu erzielen, so ist es mir logisch erschienen, die Regulationen und die finale Betrachtungsweise in der Naturforschung nicht mehr in getrennten Kapiteln zu behandeln, sind sie doch zusammengehörig, denn beide Formen der Auffassung wollen noch ganz innerhalb der Naturwissenschaft bleiben, also im Gebiete des Naturgeschehens, welches wir als objektive Welt bezeichnen. Erst das letzte Kapitel zwingt uns, gerade weil wir Helfer sind, die entscheidende Frage aufzuwerfen für unsere Erkenntnis, ob die „Welt der Objekte“ wirklich von der „Welt des Subjektiven“ getrennt werden kann und getrennt werden darf. Wir glauben das nicht und haben diesesmal die psychophysischen Verhaltungsweisen an den Schluß des Ganzen gesetzt, als das entscheidende Problem zur Synthese von Objekt und Subjekt, ja Leib und Seele.

Literatur.

EPPINGER u. HESS: Die Vagotonie. Berlin 1910.
KRAUS, F.: Allgemeine und spezielle Pathologie der Person. Leipzig: Thieme 1919, 1926.
MÜLLER, L. R.: Die Lebensnerven. Berlin: Julius Springer 1924.

Kapitel 15.

Regulationen, kausale und finale Betrachtungsweise.

Die Regulation als Organisationserklärung. — Wie reguliert wird: Wärmeregulation, Atmung, Wasser-Salz-Wechsel, hormonale Regulation, Blutzucker, Blutdruck, Lungenentlastungs-Reflex. — Insuffizienz des Schemas: Reiz- und Reizbeantwortung. — Kritik an der Neuroregulation: Überwertung des bedingten Reflexes. — „Zentrenhierarchie". — Der Funktionswandel als Anpassung für In- und Umwelt. — Mutation als noch heute beobachtete Schöpfung (Evolution). — Kausalität und Teleologie.

Experimentelle Forschung ist genötigt, alle Erscheinungen der lebendigen Natur (also die biologischen), zu denen auch die Phänomene der Pathologie gehören, zunächst zergliedernd zu erfassen. Auf mühseligen analytischen Wegen muß das empirische Material überall isolierend festgestellt werden, im Bestreben, das Einzelgeschehen naturwissenschaftlich kausal so lückenlos als möglich zu erklären oder, bescheidener ausgedrückt, als Verlauf zu beschreiben. Dann aber steht die Biologie und vielleicht noch mehr die Klinik in der Humanmedizin vor der Aufgabe, aus der gewonnenen fast unübersehbaren Vielheit der Einzelergebnisse nicht lediglich addierend eine Synthese vorzunehmen, sondern zum Abgeleiteten, das durch Zergliederung gewonnen war, nun durch Aufbau den Versuch zu machen, aufzuzeigen, wie das Gesamtverhalten, auch in der Pathologie der Funktion, sich korrelativ verhält. Wir stellen in der funktionellen Pathologie Veränderungen der Korrelation fest, die wir oft als Ausgleich ansehen, also als Kompensation, wenn Disharmonie, d. h. Dekompensation im Bereich des Pathologischen entstanden ist, ähnlich wie wir im Bereich der Norm (Physiologie) das Ineinandergreifen von Organen und Organsystemen in ihrer Wechselwirkung als zugeordnete Funktionen erkennen, die notwendig sind für die Erhaltung des Lebens der Einzelwesen und der „Art", mit den so ungemein wechselnden Anforderungen, welche die zugehörige Umwelt an den Organismus und an seine Organisation stellt.

Man kann das Kardinalproblem des biologisch Organisierten überhaupt in den „Regulationen" zu sehen versuchen. Sie scheinen vielen die glücklichste Ausdrucksform unserer Zeit, mit der man sich noch nicht in den Bereich der Spekulationen eines Neovitalismus begibt und dennoch die Zusammenhänge besser versteht, als bei einer bloßen Beschreibung analytisch ermittelter Partiarfunktionen.

Uns scheint, daß die Regulationen „verständlicher“ werden, wenn man sie auffaßt als Ausdruck eines „Bauplans“ (v. Uexkuell) und in der „technologischen“ Beschreibung des Biologischen vom Betriebe und Betriebsstörungen biologischer Apparate spricht, entstanden im Verlauf der Entwicklungsgeschichte (Deszendenzlehre) mit ihren noch anhaltenden vererbbaren Neuschöpfungen (Mutationen), biologische Apparate, die ebenso „brauchbar“ ja „zweckmäßig“ erscheinen wie die technischen Werke des Menschen, die von ihm erfundenen Werkzeuge und Maschinen.

Eine kritische Richtung der Biologie sieht vom Standpunkt der Naturwissenschaft erhebliche Bedenken in solcher Anschauungsweise und bezeichnet sie als „Anthropomorphismus“. Wilhelm Trendelenburg hat dies 1929 in einer akademischen Rede: „Über Einheitlichkeit und Anpassung in den Lebenserscheinungen“ kritisch formuliert. Er sagt, so sehen wir als einheitliches und wesentliches Kennzeichen des Lebensgeschehens auf allen seinen Stufen die Fähigkeit, Störungen des inneren Getriebes der manngigfachsten Art auszugleichen, die Funktionsbereitschaft zu erhalten, die „Ganzheit“ wiederherzustellen. Die biologische Naturforschung geht von dem Arbeitsstandpunkt aus, daß der „Mechanismus“ eine in sich geschlossene, gesetzmäßig ablaufende erforschbare Erkenntnisreihe ist. Aber nicht nur Driesch und v. Uexkuell, die den Neovitalismus vertreten, sondern gerade auch Bethe, der ebensowenig wie W. Trendelenburg dorthin tendieren will, entzieht sich solcher technologischen Betrachtungsweise nicht. Mag es ihm auch nur eine „façon de parler“ sein, wie er sich ausdrückte, er spricht doch von der „Technologie des Kreislaufs“.

Es ist in der Gegenwart in der Biologie noch üblich, sich zu entschuldigen, wenn eine andere Synthese vorgenommen wird wie die durch kausale Betrachtungsreihen. Nur innerhalb der Kausalität meint man den festen Boden der Naturwissenschaft nicht zu verlassen.

Um uns klarzumachen, wie reguliert wird, rekurrieren wir zunächst auf einen länger bekannten und gut erforschten Regulationsmechanismus, auf das System der *Wärmeregulation*. Betrachtet man den Organismus des Warmblüters in seiner calorischen Beziehung zur Umwelt, so steht im Vordergrund, daß ein durch seine Organisation auf ein konstantes Wärmeniveau in seinem Körperinneren eingestelltes Wesen sich gegenüber seiner klimatisch ganz verschieden temperierten Umgebung in seiner Körpertemperatur konstant zu erhalten hat.

Die Wärmeregulation des Menschen ist notwendige Voraussetzung seiner biologischen Funktionsabläufe, da er Warmblüter ist.

Die Forderung dieses vitalen Regulationssystems ist, daß der Mensch ein calorienproduzierendes Wesen ist, er muß durch die Oxydationen der organischen Nahrungsmittel Eiweiß, Fett, Kohlehydrat mindestens die Quantitäten von Wärme schaffen, die für die Konstanz seines Temperaturniveaus erforderlich sind. Unter diesem Gesichtspunkt sind die organischen Nahrungsmittel seine Wärmequellen, mit denen er nach dem bekannten von Rubner gefundenen Prinzip der Isodynamie wärmeenergetisch die organische Nahrung so vollständig ausnutzt, als wenn sie in der Berthelotschen Bombe unter hohem Sauerstoffdruck durch Zündung außerhalb des Organismus verbrannt wird.

Und dennoch reicht es nicht aus, wenn wir im Organismus nur den Sauerstoffverbrauch und die Kohlensäurenausscheidung bestimmen, die Atemluft des Menschen, wie sie mit den Respirationsapparaten bestimmt wird, ergibt doch nur den statistischen Durchschnitt des oxydativen Gesamtverhaltens sämtlicher Zellen, ohne daß sie uns über eine lokale Störung etwas auszusagen vermag. Werner Kollath hat das jüngst nachdrücklich betont, wir haben im Kapitel über die „Vitamine und Hormone" darauf hingewiesen. Es wird Zeit, daß wir nicht nur den Energieverbrauch studieren, wie er sich im oxydativen Stoffwechsel vollzieht und in erster Linie jener Wärmeökonomie dient, von der hier die Rede ist, in zweiter Linie der dynamischen Leistung des Skelettmuskels, sondern daß man sich gegenwärtig hält, daß das Gebiet des Übergangs energiereicherer Zustände zu energieärmeren weit hinausgeht über die Vorgänge der oxydativen Zerstörung unserer organischen Nahrungsmittel. Man kann ganz allgemein sagen, daß im Bereich der biologischen Ereignisse Oxydation gleichbedeutend ist mit Abbau, Reduktion mit Synthese.

Für die Wärmeökonomie steht also die Calorienproduktion ganz im Vordergrund, sie wird gewonnen durch die energieliefernden Reaktionen jeder einzelnen Körperzelle, sei es durch die Verbrennung der Nahrungsstoffe bei der Gewebsatmung oder durch innermolekulare Spaltung beispielsweise von Zucker und Eiweiß bei den verschiedenen Formen der Gärung. Diese fundamentalen Vorgänge der Zellatmung und Zellgärung werden ausgelöst und aufs feinste in ihrer Geschwindigkeit und Quantität reguliert durch Substanzen, die ein integrierender Bestandteil jeder lebenden Zelle sind und in kleinster Konzentration höchste katalytische Wirkungen entfalten können: die Fermente.

Die chemische Natur dieser Zellfermente gelang es in den letzten Jahren weitgehend aufzuklären. Bei beiden Fermentreaktionen der Zelle handelt es sich um Schwermetallkatalysen, speziell um Reaktionen von katalytisch hochwirksamen Eisenverbindungen, wie sie Warburg[1] für das Atmungsferment und Kempner[2] an meiner Klinik zum erstenmal für ein Gärungsferment feststellen konnte.

Kollath sagt, der Gedanke, daß auch in der lebenden Zelle der Energieabfall vom Anaeroben, vom energiereicheren zum energieärmeren Zustand geht, muß Gemeingut werden. Ebenso müssen wir den bisher bestehenden Unterschied zwischen Gärung und Atmung in der Weise berichtigen, daß es sich um wesensgleiche Erscheinungen handelt, die sich nur dadurch unterscheiden, daß sie sich in einem anderen Energiebereich abspielen. Auf dem lückenlosen Übergang zwischen beiden Formen beruht offensichtlich der normale Abfall des Stoff-

---

[1] Warburg, O.: Der sauerstoffübertragende Ferment der Atmung. Nobelvortrag 1931.

[2] Kempner, W.: Wirkung von Blausäure und Kohlenoxyd auf die Buttersäuregärung. Biochem. Z. 257, 41, 1933. — Kempner, W. und Kubowitz, F.: Wirkung des Lichtes auf die Kohlenoxydhemmung der Buttersäuregärung. Biochem. Z. 265, 245, 1933.

wechsels, und nun ist es höchst verwunderlich, daß diese Mechanismen im Zellinneren derart verteilt und eingerichtet sind, daß man durch äußere Einflüsse, also z. B. durch Lichtstrahlung, lediglich dann eine Wirkung ausüben kann, wenn das Gleichgewicht vorher durch irgendwelche Ursachen gestört wurde, z. B. durch einseitige Ernährung, durch Vergiftungen und anderes.

Wenden wir unseren Blick von diesem wichtigsten intracellulären Geschehen zurück auf das es für die intermediären Vorgänge ankommt und dessen Summe nur buchungsmäßig, wie bei der Bilanz eines Kaufmanns, erkannt wird, wenn wir vom Wärmehaushalt sprechen, auf diese Wärmeregulation als das zwar Äußerliche aber doch für den Warmblüter Unentbehrliche, denn die Wärme bleibt Voraussetzung für all jene Abläufe. Die Wärmeregulation ist ja ein besonders einleuchtendes Beispiel für den Zusammenhang zentraler Einregulierung auf ein konstantes Temperaturniveau des Warmblüters durch die zugeordneten Maßregeln an den Erfolgsorganen der Regulation. Als solche dient in erster Linie für die physikalische Wärmeregulation die Haut. Dort, also an der Körperoberfläche, wird, abhängig von der Größe der Oberfläche, gegen die Umwelt Wärme abgegeben durch Leitung und Strahlung, endlich auch durch Wasserverdampfung: „Perspiratio insensibilis und Transpiration“. Die Größe der Wärmeabgabe ist abhängig von der Weite der Capillaren, die erheblich wechselt und für die auch eine Innervation besteht, die Endothelien haben die Möglichkeit ihre Form zu ändern, sie ist weiter abhängig von der Anzahl der geöffneten, durchströmten Hautcapillaren, von der Geschwindigkeit, mit der das warme Blut an der Oberfläche des Körpers vorbeigeführt wird und die Haut so zu einer mehr oder weniger warmen macht. Maßgebend für die Größe der Wärmeabgabe ist also vor allem die Körperoberfläche, auf deren Größe nach Rubner beim Gesunden vor allen Dingen die Calorienproduktion eingestellt ist. Es schwankt die Größe der Wärmeabgabe sehr erheblich in Abhängigkeit von der Temperatur der Umwelt und anderen klimatischen Faktoren, wie Feuchtigkeit der Luft und der Luftbewegung.

Der Kreislauf ist in der Hautdurchblutung angepaßt an diese Forderungen der Umwelt, keineswegs passiv, sondern aktiv sich anpaßend, so daß in weitgehendem Maße wechselnd physikalisch reguliert wird. Dem dient die Kleidung für den nackthaarigen Menschen, die noch feiner zu regulieren ist als der Sommer- und Winterpelz der Tiere. Dem dient das Gefühl des Frierens oder der zu großen Wärme, dem wir durch Veränderungen der Umgebung, Kleidung, Lüftung und Beheizung Rechnung tragen. Bedarf es stärkerer Entwärmung des Organismus, um die Innentemperatur, auf die wir zum Ablauf normaler Lebensvorgänge angewiesen sind, gleichmäßig zu erhalten, so zieht der Organismus verstärkte Wärmeabgabe heran durch Verdampfung von Flüssigkeit auf der Haut, dadurch, daß Wasser vom flüssigen in den gasförmigen Aggregatzustand übergeführt wird und dabei der Oberfläche Wärme entzogen wird. Müssen umgekehrt Calorien nicht abgegeben, sondern eingespart werden, ist die Bremsung der Flüssigkeitsabgabe durch die Haut bekannt und das „Zurückziehen“ des Blutes aus den Capillaren.

Reicht die physikalische Regulation nicht aus, so setzt bekanntlich die chemische Wärmeregulation ein. Es finden vermehrte Verbrennungsprozesse, gesteigerte Oxydationen in den Organen statt, auch sie, wie die Maßnahmen der physikalischen Regulation, unter der Herrschaft zentraler, cerebraler Schaltungen, die in Abhängigkeit stehen von den zentripetalen Bahnen und auf zentrifugale, neurale Bahnungen übergeführt werden. Doch ist es erwiesen, daß die Organisation auch humorale, speziell hormonale Steuerungsmöglichkeiten besitzt. Die Schilddrüse ist ein an sich nur langsamer aber wichtigster Regulator für die Oxydationsgröße der Gewebe, und gibt auf stärkere Durchblutung, die vasomotorisch und neurosekretorisch reguliert wird, größere Mengen ihres die Oxydationen steigernden Hormons heraus. Dieses wieder wirkt auf Leber und Niere schneller und stärker ein als auf die quergestreifte Muskulatur. Es scheint in Verbindung mit Adrenalin auf eine sofortige Oxydationssteigerung durch das Schilddrüsenhormon gesichert. Aber in den Muskeln sind andere Quellen von Energielieferung möglich, die beim Muskelzittern des Fröstelnden besonders reichlich entstehen. Muß schnell beim Fieber die Temperatur in die Höhe gebracht werden, wenn wärmeregulatorische Zentren etwa chemisch gereizt sind (Pyrifer), dann treibt das Zittern mit aus chemischem Umsatz erzeugten Kalorien im Schüttelfrost das Temperaturniveau im pathologischen Geschehen in die Höhe, während die Haut blaß wird und wenig Wärme nach außen abgibt. Wärmemengen werden als Ausgaben gespart, dabei zur Beheizung des Organismus vermehrt produziert, physikalische und chemische Regulationen wirken dann gleichzeitig zum gleichen Resultat.

Wie oft hat die Klinik das erlebt, als noch die Bäderbehandlung beim kontinuierlich hohen Fieber des Typhösen die übliche Behandlungsart war: Wärmeentzug im kühlen Bade. Das Fieberdelirium verschwindet, der Appetit regt sich, aber wie schnell nach dem Bade ergreifen die vergifteten zentralen Schaltungen, durch pyrogene Substanzen erregt, wieder ihre Maßregeln, und unter Zittern erreicht die Temperatur meist bald wieder ihre alte Höhe. Calorien wurden beim Wärmeentzug dieser antipyretischen Therapie verschwendet obwohl durch das Darniederliegen des Appetits der Kranke schon zu wenig calorisches Material zu sich nimmt. Er verbrennt dann um so mehr eigene Körpersubstanz. Vom energetischen Standpunkte ist es besser, die Erregung der Zentren, die die Temperatur regulieren, zu dämpfen durch verzettelte, also ständig wirkende Pyramidon- oder Chinindosen. So werden Calorien dem Kranken erspart mit dem Erfolg des weniger benebelten Sensorium („Typhos“ heißt Dunst, Nebel). Handeln wir nicht als Ärzte bei jener Bäderbehandlung, noch klüger bei jener antipyretischen medikamentösen Behandlung bewußt so, daß wir die Steuerung auf ein pathologisches Temperaturniveau, also ein krankhaftes Ziel der Regulation bekämpfen. Freilich müßten wir wissen, wann Fieber im Kampfe des Körpers gegen die Krankheit Heilfieber ist, wann dieser Teil im reaktiven Geschehen Nachteil dem Organismus bringt. Das sind seit Hippokrates noch heute ebenso wesentliche wie umstrittene Probleme. Kein Arzt leugnet, daß namentlich kurze Temperaturerhöhungen günstige Wirkungen entfalten können. Man denke an die Malaria- und Pyrifertherapie der Paralyse oder an fiebererzeugende Reizkörpertherapie bei zu wenig aktiv entzündlichen Prozessen, wie etwa einer torpiden chronischen Arthritis, und andererseits empfehlen wir dennoch, wie bei der Continua des Typhus, auch für viele chronisch-septischen Zustände die antipyretische Pyramidonbehandlung, ja meinen, daß sie mehr ist als Antipyrese, wie beim Entzündungsproblem entwickelt wurde, zu welchem ja das Problem des Heilfiebers und des Fieberschadens als Teilproblem infektiöser und nichtinfektiöser entzündlicher Reaktionen gehört.

Das Prinzip der Einregulierungen auf ein konstantes Temperaturniveau kann an allen Stellen durchbrochen werden, nicht nur an der Peripherie durch kühle, gerade auch durch sehr heiße Heilbäder, die WASILEWSKI zu einem brauchbaren Therapeuticum ausgearbeitet hat. Die experimentellen Verletzungen am Zentrum der Medulla oblongata, also der Wärmestich, aber auch Veränderungen an anderen Stellen, so am Zwischenhirn, führt zur Hyperthermie etwa beim hochfieberhaften Anfall der progressiven Paralyse. Man sieht krasseste Temperaturschwankungen zwischen 35° und 39° bei manchen nichtinfektiösen cerebralen Leiden.

Der Schüttelfrost, von hohem Fieber gefolgt, als Initialsymptom der Lappenpneumonie oder beim Ausschwärmen der Merozoiten im Malariaanfall, die Krise der Lobärpneumonie mit der profusen Schweißsekretion, die akute Entwärmung zum normalen, ja im Vergiftungskollaps zu subnormalem Temperaturniveau, die Wärmestauungen beim Hitzschlag, an heißen Sommertagen mit hohem Feuchtigkeitsgrade, so daß die entwärmende Schweißverdampfung gehemmt ist, leicht auftretend bei anstrengenden Märschen, welche die Calorienproduktion der Muskelmaschine mehren, sind gefährliche Fälle krankhafter schädlicher Wärmestauung, oft mit Kollaps verlaufend.

Neben der hormonalen Regulierungsstörung, der Temperaturlabilität selbst schon bei ganz leichten Basedowfällen und der niederen Temperatur des Hypothyreoidismus beim Myxödem denken wir auch an die Untertemperaturen, wenn die Kreislaufkomponente der physikalischen Wärmeregulation versagt. Störungen der Wärmeregulation finden sich schließlich auch, wie GRAFE gezeigt hat, bei endogenen psychischen Depressionen, dabei Erniedrigung des Sauerstoffverbrauchs im Grundumsatz. Auch auf bloße Suggestion von Kälteempfindungen folgten Steigerungen in den Grundumsatzwerten, also die Einschaltung chemischer Wärmeregulationsmaßregeln zum Ausgleich.

Auch die *Atmung* ist ein gutes Beispiel einer Regulation. Die Regulierung der Atmung ist 1931 von HESS, Zürich, unter dem Gesichtspunkt der vegetativen Funktionen so glänzend dargestellt, ebenso wie die Regulierung des Blutkreislaufs, beide als Beiträge der Physiologie des vegetativen Nervensystems, daß ich es unrecht fände, HESS hier oberflächlich, weil zu kurz zu referieren, die Anschauungsform ist die gleiche, um die ich in der Klinik ringe, weil sie sich nicht begnügt zu beschreiben und hinter allen Ausführungen die Zuordnung der Regulationen zueinander zum Ausdruck kommt, bei der ich es wage — mag es auch mehr plastisch als richtig sein — von einer sinnvollen Regulation zu sprechen. HESS ist es gerade, der betont, daß die mannigfaltigen Einzelerscheinungen zu einem Gesamtbild zu ordnen sind derart, daß sie als Glieder eines in seiner Arbeitsweise verstandenen Funktionssystems erscheinen, er sagt auch von den reflektorischen Wechselbeziehungen zwischen dem Kreislaufsystem und dem Atmungsapparat und vom Atmungssystem auf den Kreislaufapparat, daß es sich ausschließlich um Erregungsaustausch zwischen den beiden zu einer einheitlichen Leistung verkoppelten Apparaten handelt. HESS hat den Versuch unternommen der systematischen Funktionsanalyse des Gesamtorganismus. Der verbindende Gedanke entspringt, wie er sagt, der Erkenntnis, daß die Funktionen des vegetativen Systems sich als Regulatoren der Funktionsbereitschaft des animalischen Systems auswirken. Es ist bekannt, daß auch mein Lehrer FRIEDRICH KRAUS jene Scheidung des vegetativen Systems vom animalischen vornahm, aber es gelingt mir nicht, seine Art der Scheidung zu verstehen. Ich vermag beispielsweise nicht zu trennen was bei einer Lebertätigkeit animalisch, was vegetativ ist, oder beim Muskel oder bei Hirnteilen.

Ich glaube nicht, daß diese Beschränkung auf das Vorhandensein von Regulationen, die zu einer systematischen Synthese von großen Funktionszusammenhängen werden, dadurch verständlicher wird, wenn v. WEIZSÄCKER sagt, „wir leben nicht, weil wir Funktionen haben, sondern wir haben Funktionen, weil wir leben. Wir werden auch nicht krank, weil wir eine Funktions- oder Betriebsstörung bekommen, sondern weil wir krank werden, wird auch die Funktion und der Betrieb gestört". Wenn er meint, daß die Frage nach „warum" und „weil" an die Fundamente rührt und beträchtliche Anstrengung herausfordert, so stimme ich ihm ganz bei, er ist sich ja auch bewußt, aus der wissenschaftlichen Medizin, die die mechanische Erklärung kausal — wie ich freilich meine auch final, suchen muß, sich heraus zu begeben. Innerhalb der Wissenschaft sagen wir besser, daß eine Funktions- oder Betriebsstörung ein Teil, und zwar ein wesentlicher des Krankseins ist, nämlich derjenige Teil, der für uns methodisch und rational erkennbar ist. Ich bin der Letzte, der nicht ahnen will, daß im Irrationalen und Metaphysischen wesentliche Probleme liegen mit ernster Fragestellung gerade für die Mission des Arztes, aber so weit er sich der Naturforschung bedient, beschreibt er vergleichbar dem Botaniker und Zoologen objektive Erscheinungen und tiefer schürfend Zustände gestörter Funktion, also der funktionellen Pathologie, und kann hierfür den Begriff der Regulationen nicht entbehren, die der Physiologe, wie etwa HESS, ebenso nötig braucht als der Kliniker, welchem Regulationsstörungen oder der Funktionswandel einer Regulation naturwissenschaftlich biologische Vorgänge sind, mit denen er das Geschehen als krankhaft beschreibt. So wissen wir, daß die p_H des Blutes, abhängig von der CO_2-Anhäufung, für das Atemzentrum der adäquate Reiz ist, der die Größe der Atmung regelt, also steuert das Endprodukt der Gewebsatmung auf neue O_2-Zufuhr, indem es die Inspiration auslöst.

Hier ist es ein kausalklares Verhalten, das unmittelbar am so empfindlichen Atemzentrum angreift. In seinem periodischen Einwirken läßt es sich rein objektiv naturwissenschaftlich beschreiben, aber auch die subjektive Empfindung des regelmäßigen Atembedürfens im normalen Zustande des Wachseins erweist sich dem als völlig zugehörig. Der Gesamtvorgang der periodischen Atmung spielt sich auch ohne Bewußtwerden von Lufthunger im Schlafe ab, er erfährt in der Azidose des diabetischen Komas die besondere Vertiefung der KUSSMAULschen Atmung, im Sinne des verstärkten Abrauchens der Kohlensäure zur Aufrechterhaltung des Säurebasengleichgewichts (Hyperkapnie). Er äußert sich weiter bei der Bronchiolusstenose, etwa beim Asthma bronchiale, als ein Ringen nach Luft, so daß der Kranke das Fenster aufreißt, „um mehr Luft zu bekommen“, und wirkt sich bei schwerer Muskelarbeit oder bei hochgradig Kreislaufdekompensierten in einem Verlangen nach sauerstoffreicher Luft aus, vor allem aber auch hier mit dem Ziel der CO_2-Abdampfung als „cardiale Dyspnoe“, um saure Stoffwechselschlacken, so auch die Milchsäureüberladung des Blutes so auszugleichen, daß das Säurebasengleichgewicht erhalten bleibt, ist doch die CO_2 als Säure am schnellsten durch Überventilation zu entfernen. Es kommt also, objektiv betrachtet, zu einer Vermehrung der Exspirationsgröße gerade durch Anhäufung der CO_2 selbst. Hier zeigt sich besonders die enge Verknüpfung der Impulse des visceralen Nervensystems und humoraler Vorgänge. So sind auch die Befunde von KROETZ interessant, der bei Vasomotorikern oder anderen Menschen mit unharmonischen, vegetativen Regulationen auch Störungen des Gasaustausches fand. Es muß auch bei den Störungen regulativer Vorgänge an die Ventilationssteigerung erinnert werden, die psychoneurotisch im großen hysterischen Anfall sehr markant sein können, als zugeordnete Ausdrucksform von Affekten, die uns besonders im Orgasmus physiologisch geläufig sind. Die Überventilation kann emotionell so erheblich werden, daß es nach E. FRANK und anderen Autoren zur Senkung des Kalkspiegels, zur Alkalose und zu Symptomen selbst ausgesprochener Tetanie kommen kann („Überventilationstetanie“).

Was den *Wasser- und Mineralstoffwechsel* angeht, so schienen die vegetativneuralen Regulationen ganz im Vordergrund des funktionellen Geschehens zu stehen. Die rein hypophysäre Theorie des Diabetes insipidus war unzureichend, da die Exstirpation der gesamten Hypophyse nicht regelmäßig zur Polyurie führte, ebensowenig wie deren totale Atrophie in klinischen Fällen, vor allem nicht bei der SIMMONDSschen Kachexie, die durch Hypophysenschwund ausgezeichnet ist. Auch bringt Hypophysenhinterlappenextrakt nicht regelmäßig eine Diuresehemmung hervor.

Die Rolle des Zwischenhirns, besonders des Tuber cinereum, wurde deshalb mit Recht betont. Auf Einstich und Verletzung dort kann es beim Tier zur Polyurie kommen, ja oft für lange Zeit. Gerade Erkrankungen der Zwischenhirnbasis führen mehr als die der Hypophyse beim Menschen zum Diabetes insipidus, so auch Schädelbasisfrakturen, luetische Erkrankungen der Hirnbasis und vieles andere mehr. Der Beweis für ein wasserregulierendes „Zentrum“ ist aber durch die Versuche von P. Trendelenburg und Sato erschüttert, seit dort sekretorische Zellen nachgewiesen sind, die in ihrer Funktion identisch scheinen mit der Wirkung des Diurese hemmenden Hormons des Hypophysenhinterlappens. Der innersekretorische Anteil des Tuber cinereum hypertrophiert bei Ausfall des Hinterlappens und kann dessen Hemmungsfunktion übernehmen. Die Störungen des Tuber cinereum können somit auch als Ausfallserscheinungen jenes die Diurese hemmenden Hormons aufgefaßt werden. Damit ist die Existenz der zentral-neuralen Regulation der Wasserdiurese nicht endgültig erledigt (Leschke), denn mindestens bleibt auch weiter jener hormonale Apparat, wie die meisten hormonalen Steuerungen, wohl neurosekretorisch beeinflußt. Führt doch auch z. B. die Reizung des Nierenbeckens oder der ableitenden Harnwege zu einer Wasserdiurese, die wohl nur neuroreflektorisch erklärt werden kann.

Es scheint mir nicht glücklich gewählt, wenn von Weizsäcker in seinen „Studien zur Pathogenese“ gerade den Diabetes insipidus heranzieht, um das Dilemma zu erkennen, in welches die Einführung der subjektiven Empfindungen die physiologische Erklärung der Krankheiten versetzt, und meint: „allgemein ist aber überhaupt nicht zu verstehen“, wer nun eigentlich „wen“ reguliert: der Durst wird vom osmotischen Druck reguliert, dieser aber über die Wasseraufnahme vom Durst. Wir urteilen, meint von Weizsäcker, daß hier nicht nur eine Lücke der Erkenntnis, sondern auch ein Widerspruch der Logik vorliegt und vermuten, daß die Ursache davon in der unbekannten Größe „Durst“ steckt. Es scheint ihm richtig, daß wir uns als Ärzte nicht mit der einfachen Konstatierung Durst begnügen dürfen, sondern in die Aussagen der Kranken über ihr Erlebnis eindringen müssen, denn dies Erlebnis stehe in den Biographien der Kranken an ausgezeichneter Stelle, wie von Weizsäcker meint; sowohl sein Eintritt wie seine weitere Verwertung. Dennoch wird der Arzt bei solchen Störungen, Durst und andere Triebe, wie Eßlust und Appetitlosigkeit nicht vertiefend analysieren nach dem Biographischen hin, sondern, wie mir scheint, meist in der Einseitigkeit der naturwissenschaftlichen Kausalität bleiben dürfen, dem er final das Subjektive des Kranken hinzufügt, das an sich doch anders wie Trauer und Träne verknüpft ist, wie wir es später bei den psychophysischen Verhaltungsweisen etwas breiter zu erörtern haben, die kaum triebhaft zu beschreiben sind.

Eine klinische Anekdote ist hier besonders lehrreich, sie illustriert die Unentbehrlichkeit des diuresehemmenden Hormons von der Hypophyse aus: Eine Kranke, die an einem schweren Diabetes insipidus leidet, 12—15 Liter Urin pro Tag hat und dem entsprechenden Durst, verliert die Erscheinung im 7. Monat ihrer Schwangerschaft; sie ist wie erlöst und um so unglücklicher, als unmittelbar nach dem Partus der enorme Durst in alter Stärke wieder einsetzt. Da die Hypophyse beim Fetus im 7. Monat fertiggestellt ist, gab ihr offenbar das Kind in genügender Dosis das diuresehemmende Hormon, im Moment der Abnabelung fehlt der Mutter wieder jenes Hormon, und die Krankheit ist unverändert vorhanden. Ich habe dann eine Transplantation des Hinterlappens einer Kalbshypophyse vornehmen lassen, die Urinmengen gingen auf 5 und 6 Liter zurück mit entsprechender Verringerung des Durstes, freilich wird dieser Erfolg nur für wenige Monate bestehen. Da aber die Transplantation in den Glutaeus operativ eine Kleinigkeit ist, soll man in analogen Fällen den Eingriff in Betracht ziehen, und vielleicht bedauerte die Kranke nicht mit Unrecht, daß ich nicht zwei Hypophysen hätte transplantieren lassen, es wäre doch viel angenehmer als das ständige Spritzen von Pituitrin, was sie vornehmen müßte, um überhaupt noch spazieren gehen zu können oder irgendeine Veranstaltung zu besuchen, um wenigstens in dieser Zeit nicht durch die große Urinmenge belästigt zu werden.

Die Klinik darf folgern, daß zwischen der Regulation des Wasserhaushaltes, der Beeinflussung des Fett- und Kohlehydratstoffwechsels, auch des sonstigen Stoffwechsels, innige Wechselbeziehungen bestehen, und sie wird es nur begrüßen, wenn nicht jede Funktion an eine bestimmt lokalisierte Ganglienzellengruppe gebunden gedacht wird, daß aber neben den „Zentren" wieder die Erfolgsorgane mit ihrem chemischen Verhalten, dabei normal oder krankhaft gesteuert, eine größere Rolle spielen und daß der Diabetes insipidus fast rein als hormonale Mangelkrankheit aufgelöst scheint.

Es vollzieht sich in der Tat ein Kreislauf vegetativer Steuerungen, „indem kein Ende abzusehen ist", wie Kroetz es treffend formuliert hat. Er hat entwickelt, wie ionale Umstimmung die Erregbarkeit des Erfolgsorgans für die Inkret- bzw. Nervenwirkungen ändernd beeinflußt und diese über zentrale Beeinflussung zu Inkretausschüttung und zentral bedingten korrelativen nervösen Impulsen führt. Spezifische Inkrete greifen ein in die Elektrolytverteilung an der Zelle und in die Umwelt jeder Zelle („Milieu interne"), ferner in die Erregbarkeit der autonomen Peripherie für andere Hormone und für die vegetativen Nerven, sowie in die Erregbarkeit der autonomen Zentren.

Wenn wir beschreibend lehren, daß die Ausschüttung des Schilddrüsenhormons von der Durchblutung der Schilddrüse abhängt, daß die Hemmung der Diurese vom Hormon des Hypophysenhinterlappens und den sekretorischen Zellen des Tuber cinereum ausgeht oder wenn wir die Wege kennen, welche die sekretorischen und motorischen Erfolgsorgane der Viscera verbinden mit den vegetativen Zentren in der Medulla und dem Zwischenhirn, wenn dort komplizierte Systeme von übergeordneten Schaltstellen angenommen werden, welche die Wärmeregulation, den Wasser-, Kochsalz-, Kohlehydrat-, auch Fettstoffwechsel beherrschen und daneben der Hypophyse chemisch ähnliche Fähigkeiten zugeschrieben werden, so kann derjenige, der naturwissenschaftlich beschreibt, sehr wohl uns schildern, wie wieder neural sowohl als humoral Regulationen anatomisch und physiologisch zu postulieren sind, die spielen müssen, damit es zu diesen Erscheinungen kommt. Man gibt sich zufrieden, — wenn man die Affektsituation in Zusammenhang mit Gedanken, Vorstellungen und der Sinnsetzung von Erlebnissen vernachlässigt (siehe Kap. 16) —, zu wissen, daß zahlreiche anatomische Verbindungen vom Cortex cerebri zu jenen vegetativen Zentren laufen, und daß von diesen aus zentrifugal Sympathicusimpulse und solche des Parasympathicus gehen, die jene festgestellten Einflüsse auf die Organfunktion haben, so daß diese veränderten Funktionsabläufe verstanden scheinen.

Was läge näher, um die unlösbare Verknüpftheit und die gegenseitige Wechselbeziehung uns klarzumachen, wie das nur zu geläufige Beispiel des sympathischen Systems als des Adrenalsystems mit seinem Hormon, dem Produkt des Nebennierenmarkes, dem Adrenalin. Führt die Erregung des Sympathicus zur Ausschüttung des Adrenalins, so versetzt das Adrenalin andererseits den Sympathicus in Erregung und vieles, was wir bei emotionellen Zuständen körperlich beobachten, auch beim Schmerz, wie etwa die plötzliche Blutdrucksteigerung, muß auf solche Sympathicuserregung mit Adrenalinausschüttung bezogen werden.

Für jene Regulationen in der Not — „requirement" — sind auch die Feststellungen wichtig, daß auf Insulin-Hypoglykämie der Blutdruck steigt, die Milz sich verkleinert, die Adrenalin-Hyperglykämie einsetzt und das Adrenalinzittern, was alles sich bei geeigneter Dosierung durch Sekalepräparate, Gynergen, das dem Adrenalin entgegenwirken kann, ausschalten läßt. Brandt und Katz haben es an meiner Klinik durch ihre Prüfung am feinen Test des Kaninchenohres fast zur Gewißheit gemacht, daß diese Erscheinungen, die teil haben an den Symptomen des hypoglykämischen Shocks, wirklich durch Adrenalinausschüttung hervorgerufen sind. Wir deuten uns das so, daß in dieser Situation das Adrenalin mit seiner hyperglykämischen Funktion dann aus der Nebenniere ausgeschüttet wird, wenn Insulin das Niveau des Blutzuckers gefahrdrohend senkt, daß es also hier wirklich wie ein antagonistischer Nothelfer gegenüber der hypoglykämischen Gefahr auftritt. Diese Bezugnahme auf regulatorische Mechanismen scheinen uns das Eingreifen humoraler Regulationen besonders einleuchtend zu illustrieren.

Wir haben versucht, in ähnlicher Weise auch gerade die Regulation auf ein Blutzuckerniveau näher zu schildern, welches der Organismus recht konstant aufrechterhält, „damit" der Betriebsstoff des Lebens den Geweben schnell zur Verfügung steht, also besonders den Skelettmuskeln, bei denen oft Eile nottut, da sie nur bescheidene Reserven im eigenen Muskelglykogen besitzen, während die Leber aus ihrem Glykogendepot für ständigen Zufluß sorgt, — einreguliert wieder durch zentrale Steuerung für humorale Einflüsse und fermentative Vorgänge.

Es ist jetzt möglich geworden, den Diabetes zu beschreiben als eine Störung dieser Regulierungen, und ihn von der zu engen Deutung zu befreien, daß er nichts sei als eine Hypofunktion des Pankreas (Umber), in welche die Diabetestheorie durch die Triumphe der Insulinbehandlung entschuldbarerweise geraten ist. Wir schilderten das Blutdruckniveau als ein Regulierungsprinzip der Steuerung in dem Kapitel vom Hypertonus, und meinten dort, daß auch pathologische Steigerungen regulierende Nothelfer sein können, wenn sie es sicher auch keineswegs immer sind.

Mein früherer Mitarbeiter, Friedrich Kauffmann, hat in einem Referat die Neuroregulation des Kreislaufs, wie ich meine, ausgezeichnet geschildert, auch dort strebt die Vielheit der Einzelfeststellungen ähnlich wie der Physiologe Hess es darstellt, zur Synthese (zitiert s. S. 446).

Ein glänzendes Einzelbeispiel der Regulierung ist die Feststellung meines

Assistenten SCHWIEGK[1], daß die Drucksteigerung auch schon in einem Ast der Arteria pulmonalis im Experiment zu einem Druckabfall im großen Kreislauf führt, gesteuert von den Zentren her durch Weitung der terminalen Strombahn im großen Kreislauf. Das ist zunächst ein physiologischer Regulationsmechanismus, denn er sorgt dafür, daß eine drucksteigernde Überfüllung des kleinen Kreislaufs sofort ausgeglichen wird durch einen geringeren Rückstrom zum rechten Herzen infolge des Druckabfalles im großen Kreislauf. Es wird aber zur Katastrophensituation, wenn eine Lungenembolie plötzlich einen größeren Ast der Arteria pulmonalis verschließt und dadurch ein lebensbedrohlicher Kollaps durch jenen reflektorischen Druckabfall im großen Kreislauf zustande kommt. Jetzt erst verstehen wir die lebensgefährliche Lungenembolie, während man nie einsehen konnte, daß die Ausschaltung auch eines großen Lungenbezirks bedrohlicher war als etwa ein Spontanpneumothorax, oder ein therapeutisch-artifizieller. Wieder ist es nur die experimentelle Feststellung eines zunächst isolierend beobachteten Regulationsverhaltens zwischen den zwei großen Kreislaufgebieten, die der Klinik vertieftes Verständnis gibt, und ohne die Voraussetzung einer nützlichen Normregulation wird die lebensbedrohliche, gesteigerte und nur dadurch krankhafte Reflexsituation, die dann aus dem Bereich des günstig Regulativen heraustritt, nicht verstanden.

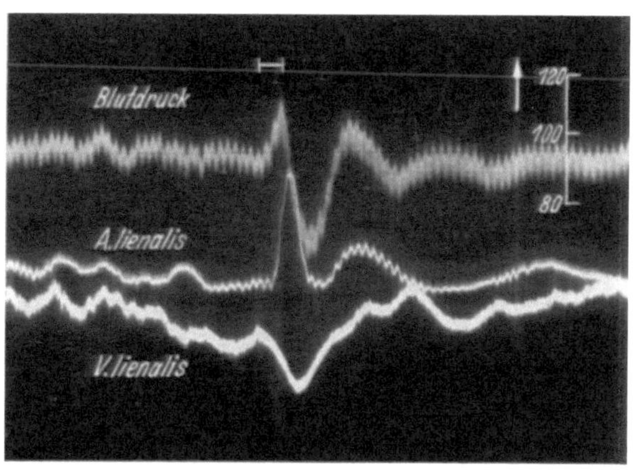

Abb. 73. Sinken des Blutdrucks unter Blutfüllung der Milz beim Hunde, als Reflex bei Drucksteigerung in der Arteria pulmonalis (Markierung des Pulmonalis-Effektes) nach SCHWIEGK.

Man muß immer wieder feststellen, daß humoral die Einregulierungen auf ein Niveau in der Organisation besteht, in dem Sinne, daß der Organismus, wenn ihn Vorgänge aus dem Gleichgewicht bringen, bestrebt ist, zu jenem Niveau zurückzukehren. Mag man dabei an den Blutzuckerspiegel denken, an die Molenkonzentration im Plasma oder welche Werte noch, die als Konstanten im Blute vorhanden sind. Analoges gilt von der Einstellung auf das vor ein paar Jahren soviel bearbeitete Säurebasengleichgewicht. Wir kennen die Regulationen, durch die beim Auftreten saurer Stoffwechselprodukte, etwa der Milchsäure im Muskelstoffwechsel oder der sauren Ketonkörper im Fettstoffwechsel, der Organismus Schnellregulierungen vornimmt durch das Abrauchen der Kohlensäure. Außerdem ist er aber gesichert durch eine Reihe von Möglichkeiten der Pufferung, so daß auch mit saurer und alkalischer Kost die p_H im Blute aufrechterhalten bleibt, auch durch die Alkalireserven der Gewebe.

[1] SCHWIEGK, H.: Der Lungenentlastungsreflex. Pflügers Arch. Bd. 236, H. 2, 1935.

Analoge Einstellungen auf eine Konstante gelten also hier gerade wie bei Körpertemperatur und Blutdruck.

Wir können diese Einregulierungen, und es bestehen noch sehr viel mehr solche Konstanten, man denke an HENDERSONS Nomogramm (weil Isotonie, Isoionie und Isohydrie im Blut einander zugeordnet sind), kausal naturwissenschaftlich beschreiben, ja vieles erklären bis in alle Einzelheiten des Geschehens hinein, so etwa neural von afferenten Bahnen aus zu den zentralen Schaltungen und efferent bis zu Erfolgsorganen hin. Ebenso oft sehen wir mit ihnen unlösbar verknüpft humorale Selbststeuerungen und wissen, welche Regulationsmaßnahmen ergriffen werden, wie reguliert wird. Wir fanden, daß in der Pathologie die Regulierung auf ein anderes Niveau durchaus kein idealer Ausgleich ist, also eine „Eu"-Regulation, die einen Schaden beseitigt. Aber wenn diese kompensierende Vorrichtung nachweisbar ist, erscheint auch sie notwendig, ja nützlich ausgleichend im pathologischen Geschehen, wie die Notreparatur in einer menschlichen Werkstatt. Wir dürfen, wie mir scheint, als biologisches Ziel, die Aufrechterhaltung einer lebensnotwendigen Funktion nicht übersehen, denn nur diese Betrachtungsweise versetzt uns in die Lage, eine ganze Reihe von Verhaltungsweisen der funktionellen Pathologie zu verstehen, welche uns aufzeigen, daß der Organismus als geschlossene Einheit auch unter erschwerenden Bedingungen den Anforderungen gerecht wird, die seine Existenz und seine Erhaltung gerade gegenüber der Umwelt gewährleisten. Solche Hypothesen sind voll gerechtfertigt, wenn sie zu Auffassungen führen, die sonst nicht einheitlich zu begreifen sind.

v. WEIZSÄCKER sagt, wenn wir finden, daß die Blutreaktion die Atemexkursion, die Atemexkursion die Blutreaktion wechselseitig begrenzt, daß also autoregulatorisch ganz wie beim alten Zentrifugalregulator der Dampfmaschine eine Niveausteuerung stattfindet, dann empfiehlt es sich, von Selbststeuerung auf ein Funktionsniveau zu sprechen. Diese Regulation leiste also die Wiederherstellung eines Ausgangszustandes nach Störung aller Schwankung.

Aber unter Regulation sei mehr zu verstehen, nämlich die Anpassung an die stets neuen und immer wieder anderen Situationen von Innenwelt und Umwelt. Nicht die Identität, sondern gerade die Variabilität der biologischen Zustände ist das, was wir verstehen wollen.

Betrachten wir einen Entzündungsherd im Gewebe, so drängt sich uns die Entfaltung des Gesetzmäßigen auch zum Einmaligen oder Einzigartigen auf. Ein lokalisierter Schaden trifft ein Gewebe, die Antwort ist die entzündliche Reaktion. Leukocyten oder auch bewegliche Gewebszellen, Histiocyten wandern dorthin, bilden einen Demarkationswall. Die Capillaren reagieren, ein seröses also zellfreies oder ein zellreiches Exsudat wird in das geschädigte Gewebe gesetzt. Der Herd beteiligt sich, falls er einmal fest abgeschlossen ist, nicht mehr am allgemeinen oxydativen Gewebsverhalten, Säuerung im Gewebe tritt auf, wohl nicht nur als Produkt der entzündlichen Zellen, die den Zucker in Milchsäure verwandeln. Die Zellen gehen endlich an ihrem eigenen Produkt, der Milchsäure.

zugrunde, und das Gewebe zerfällt nekrobiotisch, der nicht mehr lebensfähige Gewebsanteil wird, etwa bei einem Furunkel, abgeschlossen, das Gewebe abgestoßen, der Organismus verzichtet auf dieses unbrauchbare Gewebsgebiet, opfert es auf, um das Ganze zu erhalten. Ungefähr so hat sich RÖSSLE ausgedrückt, als KEMPNER und PESCHEL die Ergebnisse vom Stoffwechsel im abgeschlossenen Entzündungsraum vortrugen, die oben (Kap. 7) geschildert sind. Ist diese teleologische Diktion nur eine façon de parler oder bringt sie uns nicht ein besseres Verständnis des Gesamtvorgangs, den wir, wenn wir nur analytisch beschreiben, nicht erhalten? Dabei sind wir die letzten, die nicht verlangen, wie gerade unsere zahlenmäßigen exakten Ergebnisse zeigen, daß möglichst jede einzelne Phase kausal beschrieben wird, so das morphologisch celluläre Geschehen als lebendiges Funktionsverhalten, und ebenso das chemische Geschehen mit seiner Wandlung, dem Absinken der Werte für Zucker, der Abnahme des Bicarbonats im abgeschlossenen Entzündungsraum, weiter der quantitativ erfaßten Werte der Milchsäure, die aus dem Zucker entsteht, und endlich der p_H, die hier nicht wie im zirkulierenden Blute bei ihrem physiologischen Niveau bleibt, sondern im abgeschlossenen Raum Säuregrade zeigt, die mit dem Leben des Gewebes unvereinbar sind. Solche kausalen Reihen von Feststellungen führen zu neuen objektiven Befunden auf biologischem Gebiet; — aber die Problemstellung geht aus von der finalen Frage: Zu welchem Ziel hin wird gesteuert?

So werden also zur Erhaltung des ganzen Organismus selbst Gewebsteile preisgegeben. Ich verweise auf VOLHARDS Referat (Internistenkongreß 1932), in dem er ausgeht von jenen Studien AUGUST BIERS (1897) über die Entstehung des Kollateralkreislaufs. Die reaktive Hyperämie nach Kreislaufunterbrechung kommt auch nach Durchschneidung aller Nerven zustande. BIER entwickelte aus diesen Feststellungen den Begriff des „Blutgefühls" der Gewebe, deren Gefäße sich dem arteriellen Blut öffnen, dem venösen verschließen sollen. Daß solchem Ausdruck biologische Forschung mit Abneigung begegnete, ist wohl verständlich. VOLHARD meint, daß die teleologische Fassung die alte „Attraktionstheorie" nun in die kausale Form gebracht hat (EBBECKE 1917): ein tätiges Organ scheidet Stoffwechselprodukte aus, die gefäßerweiternd wirken. Unter den Bedingungen optimaler Sauerstoffzufuhr verengern sich die kleinen Gefäße. Die Öffnung der Capillaren und die Einstellung ihrer Weite auf den Bedarf des Gewebes geschieht unter dem Einfluß kreislaufwirksamer Stoffwechselprodukte der Zelle, die in der terminalen Strombahn aber nicht unabhängig vom Nervensystem sind, da sie, wie man jetzt erst weiß, wie die größeren Gefäße neural reflektorisch gesteuert werden, so bei der Wärmeregulation (REIN). Sind jene neuro-humoralen chemischen Regulationen in der terminalen Strombahn über das physiologische Maß hinaus gesteigert, so entstehen Erstickungen, die einerseits die Zellen schädigen und andererseits Übergänge zur entzündlichen mesenchymalen Reaktion aufweisen. VOLHARD weist auf jene dreifache Reaktion der gereizten Haut nach LEWIS hin, die chemischen Charakters ist und eine längere Latenzzeit hat, so daß offenbar mit zunehmender Gewebsschädigung ein gefäßerweiternder Stoff frei wird, der sich durch Diffusion ausbreitet (Histamin-ähnlich oder Histamin selbst). Eingehender sind diese humoralen Reaktionen in jenem Referat VOLHARDS zusammengestellt, uns belehren sie, daß neben jener teleologischen Erklärung — der großen Konzeption BIERS vom „Blutgefühl“ — wir immer noch zu fragen haben, mit welchen Mitteln — hier also wirklich mit chemischen Stoffen — der Organismus das erreicht, was physiologisch für ihn notwendig ist und dessen Übersteigerung zur pathologischen Reaktion, also der Entzündung und dem Gewebsschaden, führt. Es kommen mir diese nötigen Einzelfeststellungen vor wie die Ermittelung von Ausführungsbestimmungen einer biologischen Betriebszellenorganisation, über deren Vielheit das einheitliche Ziel, der Anspruch auf Totalität des Organismus mit seiner spezifischen Umwelt nicht vergessen werden darf.

Auf dem neuralen Gebiete sind viel erschütterter als auf dem humoralen die Grundfesten der noch herrschenden Lehre im Wanken. Es wird zur Zeit ein Kampf geführt, der zeigt, daß das Schema *Reiz und Reizbeantwortung* nicht ausreicht und daß zwischen dem Element des Reflexes und der biologischen Leistung eine Kluft sich auftut.

Was PAWLOW geleistet hat, indem er zum physiologisch vorgebildeten Reflex, dem unbedingten, den „bedingten“ Reflex hinzufügte und damit ein riesiges, experimentell so exaktes Material durch sich und seine Schule uns gab, bleibt eine der umfassendsten Feststellungen experimenteller Physiologie. Aber was in fanatisierender Konsequenz mit ungeheurer experimenteller Stützung durchgeführt wurde, erscheint uns doch jetzt unter isolierenden, künstlichen Bedingungen gewonnen, jeder Versuch gewissermaßen einen Grenzfall darstellend. Für jeden Einzelversuch bleiben die von ihm nachgewiesenen Gesetzmäßigkeiten bestätigt. Seine Leistung wird erheblich dadurch geschmälert, daß PAWLOW in einer zu starken Verallgemeinerung alle Funktionen der höheren Tiere und konsequent auch des Menschen auf jenes Schema Reiz und Reizbeantwortung zurückführen wollte. Es fügen sich aber bei der Betrachtung des Gesamttieres und am deutlichsten der des Menschen, des für diese Probleme kompliziertesten Säugetieres, Beobachtungen hinzu, für welche jene festgestellten Gesetzmäßigkeiten sich nicht als ausreichend erwiesen haben, weil in der Gesamtheit des Organismus Reaktionen auch ganz anderer Art erfolgen. Wir müssen heute mit manchen Kritikern zugeben, daß die Verallgemeinerung der Deutung der Versuchsergebnisse von PAWLOW weit über das hinausgegangen ist, was sie besagen. Die Ergebnisse unter den gewählten isolierenden und damit künstlichen Versuchsbedingungen sind unbestreitbar und werden nicht von der Kritik berührt. Wir dürfen auch nicht glauben, daß durch eine starke und berechtigte Betonung der „Ganzheit“ von Allem durch isolierende Versuche Ermittelten jemals abgesehen werden darf, denn wir geraten sonst in die ungeheure Gefahr, unpräzise, verwaschene Begriffe zu gewinnen und präzise Forschungsergebnisse als Befunde gering zu achten.

Man kann es mit WILHELM TRENDELENBURG für fraglich halten, ob man durch Untersuchung objektiver Vorgänge, welche der Inhalt all der Arbeiten über die bedingten Reflexe sind, in das psychische Gebiet eindringen kann, ob also die Bezeichnung „höchste Nerventätigkeit“ der Bezeichnung „psychische Tätigkeit“ gleichgesetzt werden darf, jedenfalls kann jenes Schema Reiz und Reizbeantwortung gerade dem ärztlichen Kliniker in gar keiner Weise ausreichen, um darauf fast alle Funktionen der höheren Tiere und des Menschen zurückzuführen, geschweige denn den Kranken in seiner Lebensgeschichte zu verstehen.

Neuerdings hat W. TRENDELENBURG in einem Nachruf auf PAWLOW, indem er dessen unvergängliche Verdienste würdigte, doch klar zum Ausdruck gebracht, daß wir uns scharf von ihm geradezu weltanschaulich scheiden, denn PAWLOWS letztes Ziel war das Subjektive zum Objektiven zu machen, für ihn war psychische Tätigkeit höchste Nerventätigkeit und man muß erkennen, daß er auf einen philosophischen Materialismus hinauswollte, durch den das Leben restlos als Mechanismus zu erklären sei. Von den psychischen Erscheinungen, die er zwar nicht leugnet, darf der Naturforscher nach PAWLOWS Ansicht nur vom objektiven Standpunkt aus herantreten und braucht sich dann um die Frage nach dem Wirken dieser Erscheinungen gar nicht zu kümmern.

Wir meinen mit TRENDELENBURG und bekennen das im letzten Kapitel, daß wir unsere Beziehungen zur Umwelt nicht in der Sprache objektiver Begriffe erleben, sondern als Änderungen psychischer Inhalte, als Gedanken, Empfindungen, Gefühle, Willensregungen und Willensentschlüsse. Wir müssen das als Menschen mit unserer Sprache ausdrücken. Ergebnisse von der Sicherheit des Fallgesetzes lassen sich, so meint W. TRENDELENBURG mit Recht, in diesem Gebiete nicht erhalten. PAWLOWS Grundauffassung erwächst dem Boden der Überwertung der rein physikalisch gerichteten Naturwissenschaft für die Erfassung der gesamten Lebenserscheinungen, von denen die psychischen die tiefsten und wunderbarsten sind. In seiner Einseitigkeit bleibt er vor deren Pforte, trotz des so bewundernswerten Schwunges noch in hohem Alter, stehen, er bleibt groß auch in dieser seiner Einseitigkeit.

Die Frage der „Zentren“ vor allem ist heute fast ungewisser und undurchsichtiger denn je. V. v. WEIZSÄCKER hat in seinem Referat über die Neuroregulation auf dem Wiesbadener Internistenkongreß 1931 das JACKSONsche Wort von der Bekämpfung der „Zentrenhierarchie“ wiederholt und mit Nachdruck auf die schon vom Pharmakologen MAGNUS erhobenen Einwände hingewiesen, daß man aus den Erscheinungen nach Zerstörung einer Hirnstelle nichts Sicheres auf die Funktion dieser Stelle schließen könne. Nicht die Funktion des zerstörten Bezirkes, sondern die regulativen Erscheinungen der nichtzerstörten könnten allerdings durch den Ausfall ermittelt werden. Aber auch das wird fast unmöglich, da eben mit dem Ausfall e i n e s Bezirkes sofort der regulative Funktionswandel der übriggebliebenen eintritt und so auch dessen ursprüngliche Funktion nicht mehr erkennbar ist.

Wie ein Modellversuch zur Frage der zentralen Regulation hat sich immerhin noch die Klinik der Encephalitis erwiesen: es wurden zahlreiche Fälle beschrieben, bei denen postencephalitische endokrine Störungen, wie Basedow, Fettsucht oder

Polyurie auftraten, auch Steigerungen des Grundumsatzes ohne Basedowsymptome. Das Salbengesicht des Parkinsonismus weist auf veränderte Talgdrüsensekretion der Haut hin, und vor allem ist für die Rolle des Muskeltonus in Beziehung zu den striären Zentren ein großes empirisches Material beigebracht worden. Bei dieser Auffassung darf aber nicht übersehen werden, daß es ebenso einseitig wäre, wie das Erfolgsorgan in den Vordergrund zu rücken, dies nun mit jener Differenzierung und Verknüpfung der Steuerungen nach „Zentren“ oder Schaltstellen zu tun.

Für die Klinik wird in der Medulla oblongata noch topisch der vegetative Vaguskern von Wichtigkeit bleiben in seinen Beziehungen zu den Bauchorganen, so der Magen-Darm-Innervation, während die Beziehung zur glatten Muskulatur der Luftwege und damit etwa zum Husten anatomisch gar nicht klar ist. Auch die Ursprungsstellen der herzhemmenden Vagusfasern sind noch umstritten, am wahrscheinlichsten haben sie alle Beziehung zum dorsalen Vaguskern. SPIEGEL, dem wir wohl die beste, kritische Darstellung über „die Zentren des autonomen Nervensystems“ verdanken und dessen Darstellung wir hier folgen, meint auch in bezug auf die aszendierenden Degenerationen von Zellgruppen in jenem Kerngebiet, die behauptet worden sind: „Von einem Beweise der Annahme, daß der sympathische Acceleranskern, bezüglich das bei der Piqûre getroffene Zentrum der Nebenniereninnervation im Bereich des dorsalen Vaguskernes liege, sind wir noch weit entfernt.“

Es mag die anatomische Betrachtungsweise vielleicht über Zentren der Speichel- und Tränensekretion manches aussagen können, die lokalistische Schlüsse zulassenden Beobachtungen am Menschen sind in dieser Richtung sehr spärlich. Ebenso wissen wir nichts Endgültiges über die Vasomotoren- und Schweißzentren, die in der Medulla gesucht werden. Kann auch die Existenz eines rhombencephalen Vasomotorenzentrums nach Tierversuchen als erwiesen gelten, das den Ursprungszellen des Nervus splanchnicus übergeordnet scheint und auf reflektorische und hämatogene Reize mit Änderungen des Blutdrucks durch Beeinflussung des Splanchnicustonus zu reagieren vermag, so liegen doch wieder ausreichende Beweise für die Existenz spezieller vasodilatatorischer Zentren nach SPIEGEL nicht vor: „Besonders schwierig ist die Frage nach der Existenz besonderer Stoffwechselzentren in der Medulla oblongata zu beantworten, hier muß man sich vor allem vor Augen halten, daß die Störungen in bestimmten Stoffwechselvorgängen bezüglich in der Funktion bestimmter Organsysteme nach Einstichen an verschiedenen Punkten des Ventrikelbodens noch lange keinen Beweis dafür darstellen, daß in dieser Region spezielle ‚Zentren‘ der gestörten Funktion oder Systeme liegen.“ Auch SPIEGEL bezweifelt, daß alle jene Einzelfunktionen — des klassischen Zuckerstiches wie der neueren Salz- und Harnsäurestiche — auf eigene Zentren zu beziehen sind und vermutet, daß etwa Wärmezentren und gewisse Stoffwechselzentren als weitgehend identisch aufzufassen sind. So wäre denkbar, daß der Glykogenabbau durch die Leber vom diencephalen Wärmezentrum beeinflußt wird, und daß enge Beziehungen zwischen den diuretischen, den Stoffwechselwirkungen bei zentralen Reizen und dem Wasserbindungsvermögen der Gewebe bestehen. „Die Abgrenzung von Zentren für einzelne Teilfunktionen muß daher als durchaus künstlich bezeichnet werden“ (SPIEGEL).

„Man hatte jene ‚Zentrenhierarchie‘ aufgestellt mit dem Prinzip der Über- und Unterordnung. Es zeigte sich, daß, wenn man von einem peripheren Phänomen ausging und zentral in der Betrachtung fortschritt, um so mehr zentrale Stellen gefunden wurden, welche das periphere Phänomen beeinflussen. Für die Bewegung eines Skelettmuskels, so sagt v. WEIZSÄCKER weiter, gibt man 10—12 zentrale Orte der Beeinflussung an. Man hat Stufen fortschreitenden Funktionswandels bei groben Läsionen verwechselt mit einer Vielheit von Regulationszentren. Der Ausfall definiert nicht die Funktion der zerstörten Region. Wir lernen das Übriggebliebene, Nichtzerstörte, und dessen jetzige Funktion kennen, also einen Funktionswandel.“ HILLERS Kritik am sog. Zuckerzentrum scheint auch mir zutreffend und in dieser Richtung einen wesentlichen Schritt der Kritik zu bedeuten, v. WEIZSÄCKER schließt, daß es sich nicht um Regulationszentren handele, sondern bei jenen zerstörenden Experimenten am Gehirn, wie auch bei den Hirnverletzten des Weltkrieges, um verschiedene Grade des Funktionsabbaus, nicht also allein um ein lokalistisches, sondern um ein funktionelles Prinzip. Als GOLDSTEIN die Sprachstörungen seiner Hirnverletzten untersuchte, scheiterte er an der lokalistischen Zentrenlehre, wie sie von BROCA bis zu WERNICKE und weiter bis zur Gegenwart von KLEIST entwickelt ist, sicher gerade, weil die Sprache auch akustische Ausdrucksform ist für psychische Erlebnisse. Es scheint so, daß nach Zerstörung von Hirnprovinzen sich eine neue Gesamtsituation aus dem, was dem Kranken verblieben ist, gebildet hat. Seine veränderte Ausdruckssituation entspricht beim Hirnverletzten einer neuen reduzierten biologischen Person.

KARL LUDWIG hat einmal gesagt, daß jene Hirnzerstörungen, um Zentren zu finden, ihm vorkämen, als wenn man auf ein feines Uhrwerk mit Schrot schösse, um an den entstandenen Störungen die Feinmechanik des Uhrwerks zu begreifen. Die komplizierte Koordination vegetativer Funktionen, die im „Funktionsplan“ des Gesamtorganismus liegen und gerade auch die Koordination der Stoffwechselvorgänge kann so nur lokalistisch erfaßt werden.

Damit wird die Bedeutung etwa des Zwischenhirns für die Stoffwechselvorgänge also keineswegs bestritten. Wir sehen ferner, etwa bei psychomotorischen Erregungen, die enge Zusammengehörigkeit von Pupillenerweiterung, Pulsbeschleunigung, Gefäßverengerung mit Blutdruckanstieg, Splanchnicuswirkung auf die Eingeweide, vermehrte Schweißdrüsentätigkeit, Adrenalinausschüttung ins Blut im Sinne einer veränderten Gesamtsituation, bei der gerade das sympathische Nervensystem in Erregung versetzt ist. Im Schlaf käme es zu einem Zurücktreten der sympathischen Erregbarkeit unter vorwiegend parasympathischen Erscheinungen, ohne daß wir aber diese antagonistische Deutung zu weit treiben dürften, auch vergesse man nicht, daß CO_2 ein Auslöser ist für Sympathicustonus und im Schlaf sich CO_2 in den Geweben häuft.

Als ALBRECHT BETHE bei Wasserkäfern verschiedene Extremitäten amputierte, stellte er fest, daß unmittelbar danach so schnell Umstellungen in den Beinbewegungen erfolgen, daß von einem „Erlernen“, etwa im Sinne des bedingten Reflexes, nicht die Rede sein kann. Beine, welche normalerweise abwechselnd tätig sind, werden zu Partnern, Kiefertaster beim Taschenkrebs, die normalerweise an der Fortbewegung ganz unbeteiligt sind, werden zum Laufen benutzt. „Sinnvoll“ erscheinende Änderungen in der Reihenfolge treten bei jeder veränderten Gangart der Extremitäten ein, auch dann, wenn die höheren Zentralorgane ausgeschaltet sind. Die Umstellungen der Koordination können nicht erklärt werden durch die Annahme besonderer für diesen Zweck vorhandener Zentren. Dazu ist die Zahl der Umstellungen viel zu groß. BETHE sprach daher zunächst nur von der „Plastizität“ der Nervensubstanz. Er hat dann eine Erklärung gefunden, die ihn als eine kausale befriedigen mag, und die sich bemüht, die finale Betrachtungsweise auszuschalten, obwohl mir kein Zweifel möglich scheint, daß diese hinzugefügt werden muß, um den kausal erklärten Vorgang besser zu begreifen.

BETHE sagt: „Eine Reihe von Tatsachen nötigen uns . . . den bisherigen Begriff des Zentrums, d. h. zentrale Einrichtungen mit spezifischen und unveränderlichen funktionellen Eigenschaften fallen zu lassen. Nicht einmal die primären Kerne der effektorischen (und wohl auch der rezeptorischen) Bahnen besitzen eine Spezifität für die von ihnen aus innervierten Organe, denn sie übernehmen andere Funktionen, wenn sie auf dem Wege der Nervenkreuzung mit anderen Organen in Verbindung gebracht werden. Im funktionellen Sinn muß der Begriff Zentrum fallen, im topographischen Sinne kann er beibehalten werden.“

„Die Koordination kann nicht in einer anatomisch im einzelnen festgelegten Organisation ihren Sitz haben, denn sie kann sich beim Wechsel äußerer oder innerer Bedingungen schlagartig (oder auch langsam) verändern und vollständig umstellen; ja sie ist schon unter normalen Verhältnissen in einem dauernden Wechsel begriffen. Alles spricht dafür, daß die Koordination keinen festen Sitz hat, sondern eine funktionelle Erscheinung ist, die sich auf einem ziemlich primitiven und wenig geordneten System von Leitungswegen zwischen Receptoren und Effectoren abspielt . . .“

„Die besonderen Charaktere der Gesamtorganisation eines Tieres scheinen mehr von den Eigenschaften und der Anordnung der peripheren Organe abzuhängen als von den Qualitäten, die das Zentralnervensystem mit sich bringt . . .“

BETHE will zwar die Eigenschaften des Zentralnervensystems, namentlich den Reichtum der vorhandenen Verbindungsmöglichkeiten für das Gesamtgeschehen nicht gering achten, aber er hebt doch hervor, daß man die Fähigkeiten des Zentralnervensystems überschätzt und seine einzelnen Teile in zu hohem Maße mit besonderen Eigenschaften ausgestattet gedacht hat.

BETHES Prinzip der „gleitenden Koppelung“ führt ihn zu dem Schluß, daß jedes Geschehen an einem Ort Rückwirkungen auf alle anderen Orte ausübt,

„d. h. jedes Geschehen muß sich mit jedem anderen in Beziehung setzen. Wenn dies aber in aller Strenge zutrifft, dann ist es ausgeschlossen, daß zwei Dinge zu gleicher Zeit geschehen, die nicht in einem inneren Zusammenhange miteinander stehen".

v. Weizsäcker meint, wenn wir nur Selbststeuerungen auf ein Funktionsniveau besäßen, so wären wir lebensunfähig, wenn sich alles nur in festgebahnten Reflexen und Reaktionen abspielte: an einer ersten neuen Situation würden wir scheitern. Je durchbrechbarer die nivellierende Autoregulation, um so größer der Kreis der Lebensmöglichkeit, während die Invariabilität der Funktion gerade den krankhaften Zustand oft charakterisiert, etwa bei einer Lähmung.

Vom Tierexperiment ausgehend geht der Physiologe Buytendijk (Groningen) noch einen wesentlichen Schritt weiter in seinem Kampf gegen das Schema Reiz und Reizbeantwortung, wenn er meint, „es gelingt nicht so leicht, ein organisches Gebilde soweit zu mißbilden, daß es sich vollkommen der Reflexlehre anpaßt". Wenn man die Handlungen eines intakten Tieres untersucht, zeigt sich sofort — so sagt er — daß es unmöglich ist, sie als Kettenreflexe, als bedingte Reflexe, als automatische Vorgänge zu verstehen, und die Bildung neuer Gewohnheit auf Assoziation, Bahnung und Hemmung zurückzuführen. Ja, sogar zwei ganz verschiedene kämpfende Tiere, z. B. Mungo und Kobra, bilden in der Vollendung, welche das rein tierische Leben in vitalen Funktionen über das Menschliche heraushebt, eine Einheit, so geschlossen wie Glieder eines einzigen Individuums. Im bewegten Film erweist Buytendijk den erstaunlichen Zusammenhang dieser beiden kämpfenden Tiere, „wobei nicht nach der Latenzzeit der Bewegungen des einen eine Reaktion des anderen folgt, sondern wobei die Tiere wie zu einer neuen organischen Einheit vereinigt sind". In der Fülle und Einheit des Lebens scheint ihm die Zweiheit selbst von Subjekt und Objekt zu fehlen, Tier und Umwelt ist eine einzige organische Einheit. Auch für mich besteht ja der Dualismus Subjekt-Objekt nur als Unterschied der Wahrnehmungsmethode; er ist also kein wesentlicher, sondern nur eine methodische Verschiedenheit des Erkennens (Kap. 16).

Es kommt nach v. Weizsäcker nicht so wesentlich darauf an, zu erfahren, daß fünf oder sieben verschiedene Reflexe etwa an einer Inspirationsbewegung zusammenwirken, sondern alles kommt darauf an, das Formproblem zu verstehen, wie eine Lebensgestalt auf die andere folgt. Das einfache Kausalschema, so sagt er, versagt schon gegenüber der klaren Frage: „Wer reguliert wen?".

v. Weizsäcker möchte jeden biologischen Akt geschlossen aus sich selbst heraus zutreffend erfahren und darstellen und nennt die Einheit und Eigenheit des Organischen den „Gestaltungskreis", nicht aber schließt er sich der Gestaltshypothese an, in der er eine parallelistische Wendung sieht. Auch andere Kritiker der kaum mehr so aktuellen Gestaltstheorie werfen ihr im Ganzheitsbegriff eine leere Abstraktion vor mit einem energetischen Physikalismus, gerade dadurch, daß auch für die Physik „physikalische Gestalten" angenommen werden, die auch mir in einem ganz anderen Problemkreis zu liegen scheinen. Dennoch haben diese Auffassungen auch die Biologie weitgehend befruchtet, selbst wenn sie für uns nur das Eine klargestellt hätten, daß der Organismus nicht „additiv“ wie eine Summe zusammengesetzt ist aus einzelnen Teilen, sondern daß im Zusammenwirken der einzelnen Teile ein untrennbares Ganze gegeben ist. Diese neuen Anschauungsarten der Klinik nahezubringen, war mein Motiv, als ich für die inneren Mediziner im Frühjahr 1931 in Wiesbaden jene Referate erbat über die „Neuroregulation“, aus denen hier vieles entnommen ist. Ich glaube, daß das damals noch kaum Verstandene zu einer Hinwendung zur Synthese im klinisch-biologischen Denken geführt hat, denn gerade die Klinik hat die Aufgabe, die Ganzheit des Kranken mit der ihm zugeordneten Umwelt zu erfassen, wir ringen als denkende Ärzte schon so lange um diese Totalität. Es scheint mir kein Zufall, sondern zeitgebunden, wenn der Physiologe Rein auch bei einem Kreislaufproblem Verwandtes für die Frage der vasomotorischen Regulierungen vertrat, indem er einen physikalischen Funktionalismus auflöste und bei der vasomotorischen Regulierung davon ausging, daß die Kreislaufregulation dazu dient, drei ganz verschiedene Leistungen zu regulieren, nämlich den Blutdruck, die Organ- speziell die Muskelarbeit und die Wärmeabgabe, und nun den Wettkampf und Ausgleich in diesen verschiedenen Aufgaben analysierte. Eines wird dabei klar, daß die biologische Wirklichkeit eine so abstrakte Unterscheidung, wie wir sie oben noch didaktisch entwickelten, nämlich die eines Stoffwechsel-, Zucker-, Wärme-, Blutdruck-, Atmungszentrums usw., nicht zuläßt, und daß sich der Sinn dieser Abstraktion aufzulösen beginnt, wenn jeder einzelne dieser Bereiche die anderen mit umfaßt, sie beeinflußt und von ihnen beeinflußt wird.

Oft genug erkennen wir im Krankhaften die Steuerung auf ein neues, den Schaden reparierendes Niveau und beobachten etwa beim Klappenfehler die Umformung, die der Motor erfährt zum Ausgleich des Ventilschadens, als wenn der Organismus seine Reparaturwerkstatt in sich trüge, nicht viel anders als die Heilungsmöglichkeit eines Knochenbruchs. Gehört doch zum erhöhten Blutdruck, wenn er mechanische Folge ist des Widerstandes in der Peripherie, ein kräftigerer linker Ventrikel als Triebwerk des zu fördernden Blutes, es ist also, als ob die Organisation einen neuen Motor mit einer stärkeren PS-Zahl eingesetzt hätte, wenn wir den Vorgang mit dem primitiven Können einer menschlichen Autowerkstätte vergleichen. Die naturwissenschaftliche Forschung fragt, welche Reize es sind, die beim ausgewachsenen Organismus diese Hypertrophie des linken Ventrikels vollziehen und findet, wie wiederholt erwähnt wurde, daß offenbar die Anspannung gegen die erschwerte systolische Klappenöffnung der Aorta jene Verstärkung und Verdickung der einzelnen Herzmuskelteile hervorruft (Bohnenkamp). Mir scheint hierdurch nur die eine ganz wesentliche, kausale Betrachtungsweise des Geschehens erklärt zu sein, während man so gern jene andere übersehen will, weil sie uns einen Hinweis geben könnte, den anzuerkennen wir uns entziehen, um unser gegenwärtiges naturwissenschaftlich-kausales Weltbild nicht zu stören. Aber es muß dennoch gesehen werden, daß, wenn die Organisation auf die größere Anforderung der Leistung des Motors nicht mit der Verstärkung des Motors reagieren würde, der Kreislauf versagen würde, wie es vorkommt, wenn die Zeit zur Anpassung fehlt. Ohne daß wir es uns eingestehen, drückt sich niemand in der Klinik anders aus, als daß das Herz dem Klappenfehler oder dem erhöhten Blutdruck sich angepaßt hat. Auch die morphologische Änderung, die bis zu einer Verdoppelung und mehr der Wanddicke des Ventrikels führt, wie zu einer Vergrößerung seines Rauminhaltes, ist der neuen mechanischen Forderung für das Verhalten des Gesamtkreislaufs angepaßt, die gestörte Funktion selbst wirkte umgestaltend, den Ausgleich wieder herstellend — Kompensation.

Wie beim Kreislauf wären analoge Beispiele ins Ungemessene zu häufen, wenn man etwa die Technologie des Flugwesens mit dem Vogelflug vergliche, den Skelettmuskel als Explosionsmotor, der heute zu ausschließlich in bezug auf seine chemische Energie liefernden Vorgänge (Hill, Embden, Meyerhoff) betrachtet wird, wobei es für unsere Anschauungsformen ein plastischer Ausdruck ist, wenn Macleod den Zucker als den „Betriebsstoff" des Lebens bezeichnet. Wenn heute es erwiesen scheint, daß die chemischen Umsetzungen sich nicht während der Muskelzuckung vollziehen, sondern in der Ruhepause als Regeneration für den energetischen Vorgang, so daß potentielle Energie gespeichert wird, die plötzlich die Umsetzung in kinetische Energie erfährt, scheint es doch an der Zeit, die Leistung der Muskelmaschine nicht nur vom Standpunkt des Energie liefernden Chemismus zu sehen, sondern als physikalisches Phänomen (Bethe). Vielleicht weist die quergestreifte Muskulatur mit dem verschiedenen Lichtbrechungsvermögen der einzelnen Lamellen wirklich darauf hin, daß aus dem Bereich der Physik nicht nur als Mechanik physikochemische Quellungszustände oder akute Gerinnung (Fr. Kraus), sondern selbst elektrische Vorgänge (Feser), die elektrische Ladung und Entladung mit herangezogen werden müssen und die Potentialgefälle, von denen der elektrische Aktionsstrom nur ein Teil ist, werden die energetische Zuckungsmaschine der Natur, also den Muskel, wieder jenen Forschungen näherbringen, die das Lebenswerk von du Bois-Reymond einst gewesen sind.

Ein quergestreifter Muskel wird, während er arbeitet, stärker durchblutet. Daß dies für die Muskelleistung nötig ist, indem er nur auf diese Weise die größere Sauerstoff- und Zuckermenge erhält, ist uns selbstverständlich. So sehr, daß hier die zweckmäßige Einregulierung ganz im Vordergrunde steht als finale Betrachtungsweise und fast darüber die kausale in den Hintergrund tritt, also die Frage, was denn im arbeitenden Muskel es veranlaßt, daß geschlossene Capillaren sich öffnen, Arteriolen sich weiten, die Strömungsgeschwindigkeit im Gesamtkreislauf bei starker Arbeit zunimmt, das Minutenvolumen des Herzens größere Quantitäten auswirft usw. Es ist ganz selbstverständlich, daß das Problem, *wie* jene Regulationen vorgenommen werden, die in viele Einzelfragen aufzulösen sind, auch kausal beantwortet werden muß. Aber was die Einzelvorgänge zusammenhält, wird eben doch für unser Erkennen am klarsten so zusammengefaßt, daß zwar alles betriebstechnische Einzelvorgänge sind, aber die Organisation hat sie so ausgebildet, daß die arbeitende Muskelmaschine dann mehr von den Betriebsstoffen erhält, wenn sie sie notwendig zu ihrer Leistung braucht. Wir ordnen also hier wohl die kausale Betrachtungsweise als untergeordnete so ein, daß die finale uns als die übergeordnete, jedenfalls als die heuristisch führende, die das Problem erst aufwirft, erscheint. Es ist ganz analog wie bei der Wärmeregulation, bei der alle Einzelvorgänge des „Energieverbrauchs bei der Ernährung“ (RUBNERS Werk) dazu dienen, den Warmblüterorganismus in jenem Temperaturniveau zu erhalten, auf das er notwendig für sein Leben gegenüber einer Umwelt mit ihren wechselnden klimatischen Einflüssen so eingestellt sein muß. Ganz ebenso pflegen wir zu deuten, wenn wir etwa aus den Gesamtvorgängen des Lebens den Zuckerstoffwechsel herausgreifen und den Abbau der Nahrung, etwa des Disaccharids, des Rohrzuckers oder der Polysaccharide, der Mehle, im Darm beschreiben durch fermentative Vorgänge, dann die Zuckerresorption, weiter den Aufbau zu Glykogen in der Leber und im Muskel, die Wandlung überschüssiger Vorräte von Glykogen zu Fett in den Depots des Fettgewebes und endlich neben der Zuckerassimilation die Zuckerdissimilation erkennen zur konstanten Einstellung auf ein Zuckerniveau in den Geweben und namentlich im Blut. Die Störungen in der Konstanterhaltung des Blutzuckerspiegels werden dann von der Pathologie studiert, als „Hyperglykämie“ und „Hypoglykämie“ mit ihren Gefahren, weiter die Regulierung des Niveaus durch das innere Sekret des Pankreas, die Steuerung bei sinkendem Blutzuckerspiegel auf das alte Zuckerniveau zurück, indem etwa Adrenalin zuckermobilisierend eingreift, gegenüber dem hypoglykämischen Shock usw. Wir verfolgen die Regulierungen, die von den sog. „Zuckerzentren“ im Gehirn neural ausgehen und sehen wieder zunächst die Lösung darin, daß all diese Maßregeln ergriffen werden, „um“ den Organismus bei einem bestimmten für seine Funktion — namentlich die Schnelleistung der energetischen Muskelmaschine — so nötigen Blutzuckerniveau zu erhalten.

Ob es die Versorgung der arbeitenden Muskelmaschine, ob es die besonders gesteuerte Versorgung des wichtigsten Motors, des Herzens, durch die Blutversorgung des Coronarkreislaufs ist, ob der Wärmehaushalt, für welchen der Brennstoff wie Kohle verbrannt wird — als Wärme liefernde Wandlung der potentiellen chemischen Energie, und ob es noch so viele bekannte andere Regulationsmaßnahmen sind, wie etwa die der Atmung, des Wasserhaushaltes, der Körpergewichtskonstanz, immer bleibt es bei der Denkform, daß wir alle Einzelmaßregeln analytisch zergliedern, um sie kausal zu erfassen, daß aber all diese kausal erfaßten Einzelheiten von uns zusammengefaßt werden, gerade wie beim Verstehen von Maschinen nach der Aufgabe, der Leistung (Funktion), die sie zu erfüllen haben, also nach der Leistung für den Organismus. Wie oft geht die Fragestellung für eine exakte Versuchsreihe vom „Zweck“ des Vorganges aus und erweist durch die gewonnenen präzisen objektiven Resultate ihren heuristischen Wert, ja für alle Biologie die Unentbehrlichkeit so fragend vorzugehen. Aber auch das Endresultat ist wie der Anfang der Problemgewinnung auf die Ermittlung des Zieles, auf den Zweck für den Organismus gerichtet. Es scheint mir ein Irrtum, wenn behauptet wird, die Frage nach dem Ziel stände mit heuristischem Wert am Anfang, sie erübrige sich, wenn die Kausalreihe gefunden sei: im Biologischen können wir auf das Ziel nicht verzichten, wohl in Physik und Chemie, da genügt das Kausalitäts-„Gesetz".

Wüßten wir vom Erfindergeist des Menschen nichts und nichts von der Geschichte der technischen Erfindungen, so könnten wir, wie in der Physiologie, etwa bei einem Automobil uns beschränken, es zu betrachten unter dem Gesichtspunkt der Energiebilanz und würden, wie Max Rubner es für die Physiologie gefunden hat, nachweisen, daß die in der Verbrennung des Benzins freiwerdenden Calorien nach Abzug der entsprechenden Wärmeverluste der entfalteten motorischen Kraft des Autos äquivalent sind. Oder wir würden in den Zündkerzen, den Kolbenpumpen der Zylinder, eine Organisation erkennen, die einiges Verwandte mit der Muskelmaschine, namentlich dem Herzen, hat, würden in den Kugellagern und Achsen mit ihren Drehungsmöglichkeiten ähnliches beschreiben, wie für die Funktion des Muskel-, Gelenk- und Skelettsystems einschließlich des motorischen Nervenapparates. Aber beim Auto wissen wir auch, daß all seine Einrichtungen nur einem Ziel (Zweck) dienen, dem Fahren; wir *beschreiben* es in all seinen Teilen und ihrem korrelativen Zusammenwirken kausal, reguliert, wir *verstehen* es nur final, durch seine Leistung, also funktional, ein für seine spezifische Umwelt (Autostraßen) optimal angepaßtes Fahrzeug. Ist das beim Vogel anders?

Stets muß man betonen, es ist in der belebten Natur unendlich viel auch ganz anders gelöst, als die Organisation es beim Menschen entwickelt hat, das ist ebenso selbstverständlich, wie neben dem Auto die Dampflokomobile oder der elektrische Triebwagen existiert, ja tatsächlich finden sich in der Natur ungezählte Lösungen einheitlicher in sich geschlossener Organisationen für alle Arten der Organismen, Tiere wie Pflanzen und einzelliger Lebewesen zugehörig zu ihrer „Umwelt". Jedes in sich ist die Lösung zu einer vollendeten Funktionseinheit und mit ihrem Funktionswandel auf die ihr spezifische Umwelt eingestellt.

Kein Organismus ist, so wenigstens scheint es mir, forscherisch gelöst und voll verstanden, wenn er bis in die letzten Einzelheiten physikalisch, elektrisch, chemisch, physiko-chemisch lückenlos kausal-naturwissenschaftlich klargestellt, beschrieben wäre, auch nicht mit seinen energetischen Potentialgefällen und dem Abbau und Aufbau aus Ausdruck oxydativen und reduzierenden Geschehens.

Es bedarf, um dem Denken des Menschen verständlich zu sein, einer zweiten Anschauungsart, der finalen als der gerichteten Regulation für eine Funktionsleistung, zu einem oft unverkennbaren Zweck, einem Ziel — Telos (τέλος).

Ich weiß, daß diese Meinung über biologische Leistung von vielen Seiten unter Naturforschern und Medizinern bekämpft wird. Ich gebe auch zu, daß eine so umfassende Übersicht, um hier Entscheidendes sagen zu können, einem Kliniker und Arzt kaum zuteil wird, denn er vermag nicht in der Zerstreuung der Berufsarbeit sich so auch nur in das Schrifttum der gesamten Biologie und Pathologie zu vertiefen, durch alle historischen Entwicklungen hindurch, wie es notwendig wäre, um auf ein festes Fundament das zu stellen, was ihn, seit er wissenschaftlich nachdenkt und beobachtet als Überzeugung erfüllt.

Aber mag diese Art des Schauens von Manchen völlig verworfen werden — besser freilich, wenn es einschneidende Korrekturen erführe von solchen Forschern, die ihre Arbeit restlos der Klärung jener letzten Frage in der Naturbetrachtung widmen können — ich möchte doch dem Glauben Ausdruck geben, daß die kausale Betrachtungsform, so unentbehrlich sie ist und so sehr sie mit den großen objektiven Werten, die sie schafft, das ganz exakte und so notwendige Material unserer Wissenschaft gibt, für unser Verstehen auch außerhalb der psychischen Abläufe nicht ausreicht, und daß wir neben ihr, ja ich meine, dieser Betrachtung übergeordnet, die finale Betrachtungsweise notwendig brauchen, keine von beiden ist im Lebendigen entbehrlich.

Das gilt nicht nur für diejenigen unter uns, die das teleologische Denken in der Biologie wie in der Klinik uneingeschränkt, offen bekennen, wie etwa unter den Klinikern unserer Tage führend August Bier, sondern auch für jene, die es als einen Notbehelf und eine Verlegenheit ansehen, sich so ausdrücken zu müssen und sich etwa damit entschuldigen, daß jenes Denkprinzip für den biologischen Forscher nur heuristischen Wert habe. Selbst Forscher, welche eine teleologische Betrachtungsweise auf das schroffste ablehnen und behaupten, sie sei „gefährlich" für die Naturforschung, und nur innerhalb der kausal festzustellenden Zusammenhänge habe sich naturwissenschaftliches Denken zu bewegen, bedienen sich, ohne es anzuerkennen oder zu merken, der finalen Betrachtung. Ich zweifle, ob diese Anschauungsform außerhalb der belebten Natur notwendig ist, ob der Physiker oder Chemiker, ob der Astronom oder Geologe sie braucht, und vielleicht läßt sich auch für die Biologie eine Entwicklungsreife denken, bei der kausal und final nichts anderes mehr als Richtungen des Verstehens sind, von denen die eine, die kausale, nach rückwärts weist, zu den Anfängen, den Gründen, also den Ursachen als Vorbedingungen, die zusammen das Folgende bewirkt haben, den Koeffizienten, während die finale nach vorwärts auf das Ziel, den Zweck schaut, man meint, daß Phänomene sich aneinanderreihen zu einer bestimmten Aufgabe — jedenfalls scheint es dem unbefangenen Menschen so, wenn er nach dem Bauplan des Organismus und seiner Organsysteme fragt, oder Pflanze, Tier und Mensch für ihre Umwelt optimal eingerichtet findet, erst mit dieser ein Ganzes darstellend. Gerade die Pathologie spricht bei der Wundheilung oder der eines Knochenbruches, bei Beschreibung der Regeneration und Reparation, bei offensivem und defensivem Geschehen vom Effekt, mit dem Ziel einer Wiederherstellung.

Stets aber sind uns beide Betrachtungsweisen, so will es mir scheinen, zum biologischen Verstehen nötig und werden wohl von jedem Biologen angewandt. Die Forscher unterscheiden sich nur darin, daß der eine es zugibt, der andere sich aber nicht bewußt wird, daß er auch diese finale Denkform anwendet, obwohl er sie prinzipiell nicht anerkennen kann, weil sie ihm transzendental scheint und nur die kausale naturwissenschaftlich.

Ein Beispiel, um ganz verständlich zu sein: Kausal zu beschreiben ist die Veränderung der Brustdrüsen während der Gravidität, das Einsetzen der Milchsekretion bei der Mutter nach der Geburt, wobei die neurosekretorischen Einflüsse, die Durchblutung, das celluläre Geschehen des Drüsenapparates rein chemisch, auch hormonal und physiko-chemisch, die Zufuhr der Nahrungsstoffe vom Blute her, ihre Wandlung als Leistung der Milchdrüse zu untersuchen sind, endlich das Produkt selbst in seiner Zusammensetzung an Wasser, Salzen, Albumin, Casein, Milchfett, Milchzucker usw. Wenn diese kausalen Reihen lückenlos in allen Einzelresultaten vor uns lägen, wüßten wir noch gar nichts davon, daß die Entwicklung der Mamma in der Gravidität, die Produktion ihrer Sekretion nach dem Partus final, als Ziel, dahin gerichtet ist, dem von der Mutter gelösten Kinde eine Nahrung zuzuführen, die für die erste extrauterine Phase des Lebens die zugeordnete ist, so ideal, daß sie noch heute durch keine künstliche Ernährung gleichwertig ersetzt werden kann: der Zweck der Milchdrüse, mit allem was kausale Forschung ermitteln mußte, ist die Aufzucht des Neugeborenen, wir verstehen, ja wir finden viele Tatsachen nicht, wenn wir diesen „Sinn" der Organisation nicht wie selbstverständlich hinnehmen oder voraussetzen. Man wende nicht ein, daß vergleichende Physiologie von der gesamten Tierreihe her uns schildern kann, in wie verschiedenen Formen für die Aufzucht der Nachkommenschaft durch Ernährung gesorgt ist, daß also die Phylogenese uns diese Einrichtungen, wie sie etwa für den Säuger bestehen, entwicklungsgeschichtlich verständlicher macht. Gewiß ist das der Fall, aber auch in solcher phylogenetischen Reihe wird gerade wie bei der Ontogenese in der Embryologie nie von den Forschern das Ziel der Organisation als Strebung zu leugnen sein.

Eine Entwicklungsmechanik (Roux), welche etwa die Kopfkrümmungen, vielleicht dynamisch richtig, nur vom Druck der Eihüllen her verstehen wollte, selbst wenn alle ihre Feststellungen einwandsfrei wären, zeigt eben nur die Notwendigkeit der kausalen Erforschung als wissenschaftliches Fundament auch für die Biologie auf, über deren Unentbehrlichkeit gar nicht zu streiten ist, quasi die Methodik, wie die Natur zum Effekt kommt. Aber selbst, wenn die kausale Entwicklungsgeschichte der Tierwelt wie des Einzelwesens lückenlos vor uns stünde, scheint es mir dennoch unmöglich, zu leugnen, daß das Auge zum Sehen, das Ohr zum Hören bestellt ist, daß das Skelett mit Gelenken und Bandapparat, Scharnieren, Kugellagern und Gestängen, zusammen mit der quergestreiften Muskulatur als Explosionsmotor, eine kompliziert ideal funktionierende Maschine ist zu unserer Lokomotion, daß Salzsäure und Pepsin vorhanden sind „zur" ersten hydrolytischen Aufspaltung des Nahrungseiweißes im Magen. Wir stellen ständig sehr vollkommen gelöste Aufgaben fest, so scheint es uns, auch wenn unzählige andere Lösungen in der lebendigen Natur verwirklicht sind. Man denke etwa an die Kopulation „zur" Fortpflanzung der Arten in Zoologie und Botanik als einer Fülle vollendet wirksamer Lösungen einer Aufgabe; vorstellbar wären noch unendlich viel mehr Lösungen, die nicht verwirklicht wurden.

Im Begriff Erhaltung der Art, Fortpflanzung, erst recht in dem der Anpassung, letzteres auch unbelastet von den Hypothesen DARWINS, im Worte Regulation liegt bereits die Anerkennung einer Organisation ganz bestimmter Art, eines Lebewesens, daß, je besser wir es erkennen, gerade mit kausal naturwissenschaftlicher Methodik, uns um so deutlicher zeigt, daß die Synthese der Funktionen zusammengehalten ist zu einem Individuum, das mit seiner Eigenart der aufeinander abgestimmten Funktionen („Korrelationen") für sein Milieu, Innenwelt wie Umwelt, jedesmal eine optimale Einheit darstellt, dabei oft mit anderen Lebewesen, tierischen wie pflanzlichen, notwendig verknüpft ist und schon „für" seine individuelle Erhaltung auf diese belebte und unbelebte Natur angewiesen ist. Ich meine, daß solche Betrachtungsart mit dem gleichen Recht Aufgabe der Naturforschung ist, also zur Naturwissenschaft gehört, und daß, wer nur die eine Blickrichtung gelten läßt, die kausal beschreibende einen Torso des Verständnisses erhält, der ständig der Ergänzung durch die andere Betrachtungsweise bedarf, ja sie scheint mir nicht in stärkerem Maße spekulativer Natur zu sein, als die wohl methodisch exaktere Form der Forschung, mit der wir uns sicher glauben, die „Gesetze" der Physik, Chemie und Physikochemie nicht zu verlassen, über welche gerade heute auch diejenigen exakten Naturwissenschaften mit ihren Feststellungen, die sich kausaler Betrachtungsweise bedienen, aussagen, daß sie die „Gesetze" als Abstraktionen ansehen aus dem Wahrnehmungs-Material ihres Gebietes. Wir halten uns selbstverständlich gerade wie jene Disziplinen an die „Gesetze" als den abgeleiteten Regeln aus den Beobachtungsreihen und verlassen keineswegs den gesicherten Boden naturwissenschaftlicher Erkenntnismöglichkeit, wenn wir streng empirisch beobachten und beschreiben, daß ein Warmblüterorganismus auf eine gleichmäßige Temperatur einreguliert ist durch alle möglichen Maßnahmen, die in der Pathologie, beim Fieber, gestört sein können, oder daß der weibliche Organismus des Säugers eingestellt ist auf die Ernährung der Jungen durch das Produkt der Milchdrüsensekretion oder endlich, daß der Kreislauf dem Transport von Sauerstoff und anderem notwendigen Betriebsmaterial für das Leben der Gewebe dient und daß in hohem Maße das Angebot des zugeführten Blutes abhängt von der Nachfrage der Gewebe. Diese Beispiele sollten genügen, um aufzuzeigen, daß, wenn wir streng kausal beschreiben, wir das Verständnis dafür nicht bekommen, daß biologische Feststellungen, als für das Leben notwendige, vom Leben geforderte Leistungen uns erscheinen, daß zahlreiche Tatsachen der Pathologie auf Kampf, Abwehr, Schutz, Ersatz, Ausmerzung, Wiederherstellung, Heilung abzielen.

Wem diese Anschauungsform „gefährlich" scheint, weil sie oft zu Fehlschlüssen geführt habe, dem sei entgegnet, daß überall, wo der Verstand sich zu verstehen bemüht, er der Gefahr des Irrtums ausgesetzt ist: was alles hat auch bei der kausalen Betrachtungsform korrigiert werden müssen. Jede Erkenntnis bleibt Teilwahrheit, die im Verlauf wissenschaftlicher Entwicklung umwälzende Korrekturen erfährt, jede Dogmatik ist zu bekämpfen, dafür sollen wir in unserer Wissenschaft geschult werden.

Die Gefährlichkeit ist also kein Gegenargument und gehört zu jeder Forschung, auch zur biologischen Naturforschung, mögen wir ein kausales oder ein finales Denkprinzip anwenden: nicht das eine soll gegen das andere ausgespielt werden: beide Betrachtungsformen scheinen mir unentbehrlich, zum Finden wie zum Verstehen, sie bekämpfen sich nicht, stören sich nicht, sondern ergänzen notwendig einander. Man möge sich an den Beispielen der Wärme- oder Kreislaufregulation, gerade auch bei Störungen dieser Regulierungen klarmachen, wie unverständlich für die Gegenwart rein kausale Beschreibungen bleiben würden, wenn nicht überall das Ziel des Vorganges die Strebung zum Störungsausgleich vorausgesetzt würde. Gerade hier hat die Klinik als funktionelle Pathologie viel der Physiologie zu geben, von der sie soviel empfangen hat. Denn die Klinik vermag oft gerade erst an der Störung die Aufgabe der ungestörten Funktion zu erkennen. Durch die Akromegalie kam man auf eine hormonale Wachstumsregulation durch die Hypophyse, vom Insulin wüßte man nichts, hätten nicht klinische Assistenten einst dem Hunde das Pankreas exstirpiert, der Physiologe E. PFLÜGER bestritt lange die richtige Deutung gegen v. MEHRING und MINKOWSKI, die Leistung, der Zweck des Inselapparats wurde nur dadurch erkannt — wieviel anderes mehr wäre hier noch zu nennen.

Wie die Natur das beobachtete Phänomen bewirkt, also die kausale Betrachtungsweise ist der Forschung unerläßliches Postulat zum wissenschaftlichen Suchen, aber daß jenes Wirken schaffend zur Erhaltung, versagend als Zerstörung beobachtet wird, ist nicht nur als heuristische These fruchtbar. Mir scheint es zentrale Frage im Gesamtbereich der lebendigen Natur.

Wir verdrängen diese Art der Betrachtungsweise, weil sie weltanschaulich der Gegenwart im naturwissenschaftlichen Rahmen noch nicht paßt, obwohl wir uns ständig mindestens larviert dieser Ausdrucksform bedienen. Scheint es uns nicht gekünstelt, wenn wir es vermeiden wollten auszusagen, die Mücke hat einen scharfen Stachel, damit sie die Haut des Menschen durchdringt und sich aus den Capillaren das Blut zum chemischen Aufbau ihrer Eier in ihr Verdauungsrohr saugt? Panzertiere haben keine Sensibilität, dort, wo sie schon durch die Festigkeit ihres Panzers vor Verletzungen geschützt sind, während die Sensibilität der so verletzlichen Haut, noch mehr unseres gefährdeten uns so wichtigen Auges eine besonders feine ist. Innere Organe besitzen nicht die Art der Tast- und Schmerzempfindung wie die Haut, aber auf Dehnung eines Hohlmuskelorgans erfolgt der warnende Schmerz wie das Notsignal der Dampfpfeife, ebenso manchmal auf ungenügende Blutversorgung, also Erstickung von Herzmuskelteilen, so daß der Schmerz den Gehenden zwingt, auf der Straße stehenzubleiben. Sofort bedarf dann bei Körperruhe der ungenügend mit O_2 versorgte wichtigste Motor des Menschen weniger Blut, und der Herzschmerz der Angina pectoris schwindet. Die Angst ist nirgends größer und berechtigter als bei schwerer Angina pectoris, „weil“ die Funktion dieses Organs, des Herzens, die lebenswichtigste ist. Es scheint mir tiefer erfaßt, wenn wir nicht die Formulierung wählen, daß jedes Tier seiner besonderen Umwelt optimal angepaßt ist, sondern daß es mit seiner Umwelt eine Funktionseinheit bildet (v. UEXKÜLL). Niemand wird das Gift der Kobra, das Geweih des Hirsches anders ansehen denn als Waffe, die Hände mit ihren Nägeln als weniger gefährliches, aber dennoch vollendetes Werkzeug auch für den Kampf, das im Zusammenhang mit unserer Hirnorganisation uns jene an sich wirksameren Waffen der Tiere überflüssig macht, schufen wir doch die schauerlichsten Waffen auf diesem Planeten als Werk unserer Hände und unseres erfindenden Geistes. Ist ein Geweih oder der Stoßzahn und das dicke Fell des Elefanten ausreichend verstanden, wenn wir die Entstehung und das Bestehen beschreiben, oder Chemismus und Sekretion des Kobragiftes, und die Verwendung als defensive und offensive Waffen nicht als das wesentlichste ihrer wissenschaftlichen Beforschung anerkennen, eben weil sie einer klaren Aufgabe, also einem Zweck dienen? Es genügt also nicht das Wie zu beschreiben.

Für das Verstehen der Organisation des menschlichen Auges hat es gewiß größte Bedeutung, wenn vergleichende Anatomie und Physiologie die photorezeptorischen Apparate der ganzen Tierreihe studieren, wenn die Embryologie zeigt, wie verschiedene Keimblätter sich an seiner Bildung beteiligen und wie schließlich die optimale Funktion für die Umwelt des Menschen im Raumsinn des stereoskopischen Sehens des Doppelauges gegeben ist (HOFMANN). Enthebt uns aber diese phylogenetische und ontogenetische Betrachtungsweise und die physiologische Optik der Pflicht anzuerkennen, daß das fertige Auge des Menschen vollkommener als jedes Industriefabrikat eine Linse besitzt, die in ihrem Krümmungsradius sich anpaßt auf die Bildschärfe beim Sehen in die Nähe und Weite, wie die menschliche Technik es mit der Glaslinse niemals zu leisten vermag. Ich weiß nicht, ob die Irisblende des photographischen Apparates von der Technik geschaffen wurde als Imitation der Iris des Menschenauges, die automatisch reflektorisch ihre Blendenweite auf die Belichtungsstärke einstellt, und ob die schwarze Auskleidung der photographischen Kamera nicht auf weit einfacheren optischen Überlegungen beruhte, als auf der Kenntnis des schwarzen Pigmentes der Choreoidea. Aber immer scheint es mir unmöglich, neben allem notwendigen Studieren des Werdens der Organisation und des Funktionierens des gewordenen Apparates eines Sinnesorgans die schlichte Tatsache in den Hintergrund zu stellen, daß ein Werk vorliegt von so erstaunlichen Ähnlichkeiten mit den Produkten des technischen Erfindungsgeistes des Menschen, die freilich meist unbeholfen und primitiv sind gegenüber dem, was uns als schöpferisch in der Natur erscheint. Ob diese Analogie als zufällig gilt, wie es wohl meist geschieht, ist nicht entschieden: „wär’ nicht das Auge sonnenhaft, die Sonne könnt’ es nie erblicken“ (Goethe).

Die Tatsache, daß die Natur einen so vollendeten Motor wie das Herz in Millionen von Exemplaren täglich auf die Welt wirft, wie ihn die menschliche Industrie nicht annähernd gleichwertig zu liefern vermag, darf nicht dadurch in ihrer Dimension verkleinert werden, daß man sich durch die Zeitlupe von Jahrmillionen oder durch Erbgesetze, also durch phylogenetische und ontogenetische Betrachtungsweise, etwa durch Entwicklungsmechanik oder gar durch Zufallstheorien darwinistischer Epigonen den Blick für die unfaßbare Großartigkeit des Schöpferischen trüben läßt. Auch die embryonale, entwicklungsgeschichtliche Betrachtungsweise, die aus dem ursprünglich Einfachen das Verwickelte ableitet, zeigt zwar das Werden auf, vorwiegend morphologisch, ähnlich wie die Phylogenese, aber ich kann nicht sehen, daß hierdurch das Gewordene, Fertiggestellte, etwa das menschliche Herz, als vollendeter Motor, weniger unverständlich bleibt, diese erreichte grandiose Leistung der Natur — hier versagt die mechanische Deutung, wenn sie das Entstandene allein aus Causalreihen wie gesetzlich erklären will.

Solche Betrachtung legt es wenigstens nahe, auch den „Bauplan" des Kreislaufs oder alle anderen Funktionssysteme zu ermitteln, „als ob" es gälte, eine umfassende technische Anlage in ihrer Leistung betriebstechnisch zu verstehen und deren Betriebsstörungen als Versagen vorhandener komplizierter Regulationen zu erkennen, um dies Versagen zu beseitigen oder ihm vorbeugen zu können.

Es bedarf also der *Zweck*frage, richtiger vielleicht der *Ziel*frage, der Frage nach der Lenkung bei jeder Regulation bis in letzte Einzelheiten hinein. Wir können sie weder bei der Beschreibung der Atemregulation oder der Kreislaufregulation, noch der Wärmeregulation entbehren, auch wenn wir wissen, daß die Natur für jede Pflanzen- und Tierart mit anderen Regulationen und ganz anderen dazu dienenden Apparaturen die Einheit zwischen Umwelt und Artexemplar geschaffen hat.

Ist es wirklich Anthropomorphismus, wenn wir zweckmäßig sinnvolle Verhaltungsweisen zunehmend in der Entwicklungsgeschichte der Pflanzen, mehr noch der Tiere und am ausgeprägtesten beim Menschen anerkennen? Projezieren wir denn in der Tat das, was wir aus unserem inneren Leben, der Introspektion, kennen als Motiv und Handlung, als sinnvolles Verhalten in die übrige lebendige Welt hinein? Ich meine, wer unbefangen die Natur betrachtet, begegnet einer Welt, die wir nicht anders verstehen können, als daß auch hier ein sinnvolles Verhalten besteht. Gewiß ist es immer nur der Mensch mit seinem begrenzten Denkvermögen, der das Lebendige beobachtet und nach seinen Fähigkeiten deutet. Aus diesem allzumenschlichen denkenden Erklären und Deuten sollte sich kein Forscher befreien wollen.

Dann aber ist jede Wissenschaft und gerade biologische Naturwissenschaft anthropomorph. Was ist in die Tausende von empirisch gesicherten Feststellungen über die lebendige Natur von unserer Denkform hineinprojiziert? Ich vermag wohl zu sehen, daß solche Deutung nur Projektion unserer Mentalität scheint. Was unterscheidet ein Werkzeug, eine Maschine, die wir Menschen verfertigen, von dem kunstvollen Netz, das eine Spinne zu rechter Zeit an geeignetem Orte anbringt, „damit" die Fliege als ihre Nahrung sich dort verfängt? Wir wissen, daß die Erfindungen des Menschen sich „bewußt“ vollziehen, nachdem wir die technischen Kenntnisse aller vergangenen Generationen verwertet haben, so daß sich eine umwälzende Erfindung in der so kurzen Spanne eines Menschenlebens abspielen kann. Von so gearteter Erfahrung ist beim Tier und bei der Pflanze keine Rede, und eine bewußte Verfertigung, etwa eines Spinnennetzes, würde uns beim Tier durch die Annahme von „Psychismen“ das Schaffen seines Instrumentes nicht klarer machen, als die Meinung, daß das Tier aus seiner Organisation heraus notwendig gebunden ist, seine Leistungen zu vollziehen, also etwa sein Netz zum Insektenfang. So aber ist es sicher nicht, daß, weil alles, was sich nicht bewährt, im „Kampf ums Dasein durch Auslese“ untergeht, nur deshalb das Übrigbleibende sinnvoll scheint, wie wohl der Darwinismus einstens meinte.

Gegner der teleologischen Betrachtungsweise haben etwa gesagt: Nun, wenn die Salzsäure nicht die hydrolytisch-peptische Spaltung der Eiweißkörper im Magen besorgte, wäre eben ein anderer Chemismus vorhanden, und es ginge mit der chemischen Spaltung auch.

Dieser Standpunkt scheint mir verwandt mit der Theorie des Darwinismus, daß Kaninchen aller Farben auf den Schneefeldern des Nordens gelaufen sein sollen und nur die weißen Tiere nicht weggefangen wurden — „natürliche Auslese“. Schon bei der Mimikry vieler Käfer und Schmetterlinge in ihrer Ähnlichkeit mit Baumrinde oder Laubblatt wird die Vorstellung abwegig, daß alle möglichen Formen bestanden, dann aber unterlegen sind, bis auf die „zufällig“ so ähnliche, die sich im Kampf ums Dasein behauptete. Wer die Sinnestäuschung erlebt, der auch der von der Mimikry wissende Mensch unterliegt bei einem Borkenkäfer oder einem solchen Schmetterling, der genau wie ein Blatt aussieht, kann kaum zweifeln, daß Anpassungen auch über die Organisation der Species weit hinausgreifen, und daß diese Tiere und Pflanzen irgendwie zusammengehören. Ist das der Fall, sollten wir, unbesorgt um den Vorwurf der Unwissenschaftlichkeit, auch für die Korrelation der Funktionen von Organsystemen innerhalb des Einzelwesens solche uns sinnvoll scheinenden Anpassungen gelten lassen und als Leistung und Sinn eines Funktionssystems beschreiben.

Aber dürfen wir nicht doch, freilich nur als Hypothese, auf Grund so vieler Stützen es wagen auszusagen, daß zum Wesen des Lebendigen ein Schaffen gehört, welches für jedes Geschöpf *Vollendung* bewirkt, so daß jede Spezies, wie v. Uexküll es meint, für ihre Umwelt ein vollendet Zugeordnetes darstellt?

Wäre dann aber sogar auch unser schaffender, erfindender Geist ein Teil jenes wirkenden Naturganzen? Nicht anthropozentrisch scheint mir dieses Glauben, sondern die „Physis“, die Natur, hat schöpferische Fähigkeiten, und deshalb haben auch wir sie und erfinden vielleicht verwandter der Natur, als wir es ahnen, aus ähnlichen schöpferischen Möglichkeiten. Es bliebe davon völlig abweichend freilich jenes introspektive Bewußtwerden, als das erfindende Schaffen des um sich wissenden Menschengeistes; in diesem Unterschied des Überlegens, geschult durch überliefertes Wissen, mag die Erklärung gegeben sein des wesentlichen

Unterschieds auch im Tempo menschlicher Erfindungen. Was verschlägt das für eine Betrachtung, welcher Jahrmillionen nur quantitativ verschieden sind von einem Tag. Sollte unser Zeitalter der Zeitlupe und der Raffung der Zeit im kinematographischen Film das nicht etwas besser verstehen als jenes, welches nach DARWIN die natürliche Schöpfungsgeschichte dem Zufall durch Selektion, Zuchtwahl, Kampf ums Dasein überließ, durch welche zwar ausgemerzt werden kann, aber nichts Neues, keine wirkliche Evolution der Arten entsteht?

Uns vermittelt das gesprochene und geschriebene Wort, Sprache, Schrift und Buch als Geschichte den Fortschritt menschlichen Denkens, gerade auch aller Technik. Damit setzt sich hierbei ohne biologische Vererbung ein Wissen fort vom Erworbenen, so daß wir bei jeder Erfindung die Fortsetzer sein können, in der Imitierung auch der Natur. Da kein Mensch in der Kulturwelt auch als Erfinder von vorn anzufangen braucht als Techniker, im Gegensatz zu allen Tieren, nimmt der Mensch eine völlig bevorzugte Stellung in der Natur ein, ohne hierzu der „Vererbung erworbener Eigenschaften“, jenem noch immer ungelösten Problem der Entwicklungsgeschichte, zu bedürfen. Es ist die Überlieferung des geistig und technisch Erworbenen, der gesamten Überlieferung des Wissens und der Erfahrung ohne biologische Vererbung das spezifische Gut des Homo *sapiens*, das uns in dieser Hinsicht allen anderen Geschöpfen überlegen macht. Aber wenn man die ganze Reihe der Erfindungen des Menschen übersieht, in der ganz kurzen historischen Epoche, die uns zugänglich ist, kommt es zur brennenden Frage: Ist das wirklich nur bewußte Nachahmung dessen, was die Natur geschaffen hat? Kein Zweifel, daß in einigen technischen Erfindungen der Mensch der lebenden Natur weit überlegen ist, schon in der Fähigkeit, ein Rad zu bauen, das sich ständig in gleicher Richtung drehen kann. Für differenzierte Lebewesen ist das deshalb unmöglich, weil die Nahrungszufuhr zum rotierenden Gewebe durch Blutgefäße diese zudrosseln müßte. Dennoch sind nicht auch wir Teile der erfinderisch schaffenden Natur, oft auch dann, wenn wir nicht bewußte Nachahmer sind. Bis zur Erfindung des Flugzeuges hat die Sehnsucht des Menschen, seit der Mythos von Ikarus entstand, der mit von der Glut der Sonne verbrannten Flügeln zur Erde stürzte, nie aufgehört, es dem Vogel in den Lüften gleichzutun. Man denke an die Fülle der Zeichnungen und Konstruktionen von Leonardo da Vinci bis zur Rumplertaube und neusten Modifikationen vom Flugzeugflügel, bei denen geradezu die Möglichkeit geschaffen ist, die Flugfedern breit oder schmal zu stellen oder an die Art des Segelfluges, die ein in den Lüften kreisender Raubvogel ganz gleichartig ausführt. Die Struktur der Spongiosa des Knochens hat nicht den Konstruktionen der Ingenieure in bezug auf Zug- und Druckwirkung zugrunde gelegen und ist doch nach gleichen Wirkungsgesetzen orientiert. So ließen sich zahlreiche Beispiele häufen, daß das Schaffen der lebenden Natur ganz anders erschaffen muß als der erfindende Geist des Menschen, der bewußt aufbaut durch sein historisches Wissen von den technischen Fortschritten. Im tiefsten Grunde begreifen wir nicht jene Analogie zur Genialität des menschlichen Erfinders, wenn wir die Werke der Natur als vollendet geeignete Werke eines personifizierten Wesens, der Natur oder der Götter preisen, und überlassen das dem Mythos oder der Religion. Die Unbegreiflichkeit sollten wir aber ehrlich gestehen, wenn wir zugeben, daß die Natur (Physis) uns so zu handeln scheint wie wir, wenn wir sinnvoll handeln und erfinden. Mit dieser Anerkennung des „Sinnes" betreten wir den Boden der Metaphysik und bleiben wohl bescheidener, wenn wir die Unbegreiflichkeit, wie einst du Bois-Raymond in seinen Welträtseln, noch immer anerkennen.

Nur ganz wenige Beispiele mögen willkürlich angefügt sein: eine Wespenart (Eumenes tricolor) lähmt durch Stich und Gift die Nervenganglien für die Motorik von denjenigen Raupen, die ihrer Brut, den Wespenlarven, zur Nahrung dienen sollen. Diese gelähmten Raupen bringt sie in ihr Nest, ein aus Lehmstücken gebautes Säckchen. Die gelähmten Raupen werden gerade nur in derjenigen Menge als lebende Nahrung hineingeschafft, — quasi als Frischkonserven, die nicht faulen können —, welche ausreicht, um der Larve für ihr Wachstum die notwendige Quantität an Nahrung zu bieten. Zuletzt wird in das Nest, das Ei, zentral an einem Faden hängend, von der Wespe angebracht, die Nesthöhle mit Lehm geschlossen. Holt man, während die Wespe sammelt, die gelähmten Raupen heraus, so sammelt die Wespe dauernd weiter. Füllt man, während sie fortfliegt, die herausgeholten gelähmten Raupen bis zur nötigen Menge wieder nach, hört sie mit dem Sammeln auf. Das Ziel ist also die Quantität bei der Sammlung. Sie muß reichen, bis die aus dem Ei sich entwickelnde Made groß genug ist, ihr Nest verlassen zu können, das ist der Zweck der Sammlung. Die Wespe vollzieht jene „Lumbalanästhesie" genau an den anatomisch richtigen Stellen der Ganglienknoten, Todesfälle bei den Raupen durch schlechte Stich- oder Dosierungstechnik der Wespe sollen dabei nicht vorkommen.

Eine bestimmte Hausfliegenart legt ihre Eier nur in eine Heuschreckenart. Dort entwickeln sich, also im lebenden Wirt, die Eier zu Larven. Die Heuschrecke stirbt regelmäßig ab, aber erst, wenn die Larven reif sind, da diese erst zuletzt an die vital wichtigsten, dem Kopf nahen Ganglien, Nahrung verzehrend, herankommen.

Fliegen, deren Stachel Freßwerkzeuge sind, im Gegensatz zum echten Hinterleibsstachel vieler Insekten, sind nur in wenigen Gruppen Blutsauger und stets nur die Weibchen, wie uns das von unseren Stechmücken geläufig ist. Die Männchen leben vom Pflanzensaft und haben nur ein Rudiment von Stachel. Diejenigen Stechmücken, welche Blutsauger sind, bedürfen des Blutes nur als Nahrung zur Eiproduktion; für diese ist das Blut, z. B. bei den Anophelesarten, obligate Nahrung.

Für unsere Stechmücken ist nach von Uexküll das Blut in unseren Hautcapillaren und die Haut gerade des Menschen mit ihrem auf weite Strecken von den Mücken wahrnehmbarem Geruch „Umwelt".

Eine Wespe stößt mit dem Hinterstachel durch das Pflanzenblatt nach unten hindurch und trifft die unter dem Blatt sitzende Raupe, die sich aber sofort zu Boden fallen läßt, wenn sie das Insekt wahrnimmt, falls es sich über dem Blatt nicht gut verbirgt.

Ich danke diese Beispiele einer Unterhaltung mit einem jungen besonderen Kenner der Insektenarten der Afrikanischen Union (Lingnau).

Allbekannt sind die Beziehungen der Befruchtung der Blüte mittels der Übertragung des Pollenstaubs durch den behaarten Hinterleib der Bienen, die ihrerseits aus den Blüten den Honig saugen, um ihn als ihre Nahrung im Stock zu speichern.

August Bier sagt drastisch, der Eichelhäher sei „viel klüger" wie die Forstbeamten, wenn er auf großen Feldern die Eicheln in regelmäßigem Reihenabstand so einlegt, wie es eine wirtschaftliche Forstverwaltung in den Entfernungen nicht besser vornehmen könnte, und diese gepflanzten Eicheln sind für den Eichelhäher nicht etwa weit auseinandergelegte Nahrungsvorräte. Botaniker und Zoologen, ja auch Laien werden ganz große Reihen solcher Beziehungen zwischen weit auseinanderliegenden Arten, auch zwischen Tier- und Pflanzenwelt, kennen. Auch der Mensch braucht im Darm seine Colibakterien, seine bestimmte anaërobe Bakterienflora überhaupt, und ist angepaßt auf die ihm geographisch-klimatisch oder verkehrstechnisch zugängliche Nahrung.

Fragt man sich, was diese Beispiele sollen, so ist es die Hinwendung auf ein geordnetes, also kosmisches Ganze, das das ärztliche Forschen dem weiteren biologisch-naturforschenden Erkennen einordnet. Der Mensch als Erfinder und Konstrukteur macht das alles ja ähnlich. Schieben wir aber deshalb ein ähnliches sinnvolles Verhalten den Lebewesen unter, wie es in der Lehre der Psychismen geschehen ist, dann verdienen wir sicher den Vorwurf, anthropomorph zu denken. Die beobachteten Korrelationen in der Natur zwischen weit auseinanderliegenden Lebewesen — Baum und Bakterien, Insekten und Blüten, Mensch und Vitamine der Pflanzen — ihrer sind Legion — müssen nicht so gedeutet werden.

Dann läge das Formative, das Schaffende und das Schöpferische für jede Spezies als vollendete Funktionseinheit für ihre ihr zugehörige Umwelt im Wesen des lebenden Naturgeschehens. Daß das Tempo eines Menschenalters und das von Jahrmillionen verschieden ist, schiene nichts wie eine quantitative Differenz, also kein Unterschied im Wesentlichen. Aber diese Verschiebung auf unendlich lange Zeiträume entspricht nicht einmal mehr unserm gegenwärtigen Wissen. *Die „Schöpfung" dauert an, auch wir stehen mitten in ihr.*

Die Naturforschung bemüht sich, viele ermittelten Neuerscheinungen als Mutationen hinzustellen, die heute nur von wenigen Biologen noch als Zufall aufgefaßt werden wie in jenen alten Vorstellungen Darwins von der Selektion, der Anpassung, dem Kampf ums Dasein. Sie hat, soweit ich orientiert bin, eingesehen, wie mangelhaft diese Erklärungsversuche der durchaus nicht erschütterten „Deszendenztheorie" sind.

Wenn Linné noch an eine Schöpfungslehre glaubte, bei der alle Arten auf einmal entstanden sind, so ist doch seit Lamarck und Goethe an der „*Evolution*", also der Fortentwicklung von einfacheren zu komplizierten Lebewesen für Botaniker und Zoologen kein Zweifel. Für Lamarck schien eine allmähliche Entwickelung vom Niederen zum Höheren in aufsteigender Folge und in jenen unbegrenzten Zeiträumen auf dem Wege des Artenwechsels erwiesen. Aber er glaubte in den wechselnden Umweltbedingungen den Mechanismus der Veränderlichkeit der Art entdeckt zu haben, er bleibt trotzdem für immer der Begründer der *Descendenztheorie.* Auch GOETHE hält die Außenwelt für umgestaltend bei der unaufhaltsam fortschreitenden Umbildung von Pflanze und Tier, „die Natur kann zu allem, was sie machen will, nur in einer Folge gelangen", „sie macht keine Sprünge". Beide überwerten die Umweltbedingungen. DARWIN sah nicht, daß er mit seinen Gedanken der „Selektion", der „Auslese" des Untüchtigen, also jenen dem „Kampf ums Dasein nicht gewachsenen Tier- und Pflanzenarten", nur eine beschränkende negative Erklärung schuf, denn niemals kann durch Selektion Neuschöpfung entstehen, wohl kann ein Sieg des Nützlichen über das Unzweckmäßige für das Fortbestehen einer Art entscheiden. Was DARWIN wirklich beobachtete, waren offenbar nur „Variationen", also nicht vererbbare oscillierende Modifikationen. Es gibt wohl eine Variabilität durch äußere Einflüsse, etwa wie die Vermehrung der Erythrozyten im Hochgebirge, so auch in den Anden von Peru, es können auch sprungweise Variabilitäten auftreten, wie der Situs viscerum inversus und die Linkshändigkeit. Der Satz von COMENIUS, daß „Natura non facit saltus", läßt sich aber heute an Tausenden von Beispielen widerlegen. 1889 hat HUGO DE VRIES *die Mutationslehre* aufgestellt und begründet. Die „*Mutation*" ist ein plötzlicher kleinerer oder größerer Sprung in der Entstehung von etwas Neuem, *alle Zwischenglieder fehlen*, offenkundig erfolgt die Veränderung von innen heraus, denn die Mutation ist bei Pflanzen und Tieren ganz unabhängig von Ernährung, geologischer Unterlage, Klima und anderen Faktoren der Außenwelt. *Die Mutation ist dauernd vererbbar.* NAEGELI bringt als Beispiel die Entstehung der Blutbuche: alle Blutbuchen der Schweiz und Süddeutschlands stammen von einer schon im Jahre 1190 historisch nachweisbaren spontan entstandenen Blutbuche im Stammberg bei Buch im Kanton Zürich. Seit über 700 Jahren sind die Blutbuchen überall gepflanzt worden, sie sind Blutbuchen geblieben, und kein Faktor der Außenwelt ist imstande gewesen, sie zu verändern. Nur gebunden beeinflußt die Außenwelt die Entstehung der Mutanten, wie es MULLER 1927 durch Röntgenbestrahlung zeigen konnte, als er bei der amerikanischen Taufliege 150 Mutanten erzielte, aber da es keine anderen Mutanten waren als diejenigen, die schon in der freien Natur vorkamen, so folgert NAEGELI wohl mit Recht, daß die Veranlagung zur Mutation alles und der Reiz nichts ist, denn nur die sprungbereite Mutation kommt heraus, allerdings unter äußeren Einflüssen sehr viel häufiger als sonst. Während also die „Selektion" DARWINS als Auslese nur ausmerzt, aber an sich niemals Neues schafft und deshalb für die Evolutionslehre, die Entwicklungsgeschichte als machtlos zu bezeichnen ist, ist die *Mutation von* DE VRIES *die größte Beobachtung der noch gegenwärtig andauernden Schöpfung des Lebendigen.* Es bleibt ein unvergängliches Verdienst des Klinikers O. NAEGELI, daß er im Jahre 1912 die Bedeutung der Mutation auch für den Menschen erkannt hat und insbesondere bei einigen Blutkrankheiten das Auftreten der Mutationen auch in der Gegenwart außer Zweifel gestellt hat (Sichelzellen-, Kugelzellenanämie beim Menschen). Es gibt also keine „Theorie“ der Mutation mehr, denn sie ist Tatsache, und es gibt genug ernste Zoologen und Botaniker, welche die Entstehung *aller* Spezies von Pflanzen, Tieren und Menschen ausschließlich auf die Mutation zurückführen wollen. Wie die Mutation entsteht, ist nicht bekannt, aber daß wir die ganze Evolution der lebendigen Natur auf Mutationen zurückführen könnten, das ist also nicht nur O. NAEGELIS Überzeugung. Die durch Mutation auch beim Menschen der Gegenwart noch entstehenden Krankheiten sind offenbar sehr zahlreich, so vererbbare Nervenkrankheiten, vererbbare Knochenkrankheiten, bestimmte Blutkrankheiten usw. O. NAEGELI gibt eine lange Liste von Beispielen von genotypisch bedingten Erscheinungen als Mutationen beim Menschen. Auch bei chemischen Anomalien und erbkonstitutionellen Stoffwechselaffektionen, wie der Alkaptonurie und der Cystinurie, vielleicht auch für den Diabetes, soweit er Erbkrankheit ist, liegt das Mutative in der Entstehung einer besonderen Zellart, so daß sekundär diese Zellen für gewisse Leistungen unfähig wären. Die Kenntnis der chemischen Vorgänge erklärt uns also nicht die Ätiologie, sie zeigt uns den Chemismus und Mechanismus, nicht aber die Ursache, diese ist vererbbare und vererbte Mutation. — Ich folge hier O. NAEGELI fast wörtlich. Selbst für *die malignen Tumoren* ist heute die Frage voll berechtigt, die SCHINZ, mit NAEGELI unter einem Dache arbeitend, zuerst aufgeworfen hat, ob sie nicht eine „vegetative Knospenmutation“ sei, in Analogie mit der Knospenmutation in der Botanik, wie auch K. H. BAUER angenommen hat. Die Anlage ist also alles, der Reiz nur Realitätsfaktor. O. NAEGELI glaubt also nicht wie LENZ, daß Mutationen lediglich durch exogene Einflüsse sich bilden können, aber ihr gehäuftes Auftreten wird durch die Umwelt gewaltig gefördert.

Wir sehen, daß Funktionen im Einzelorganismus vollendet zusammengefügt sind, in harmonischer zugeordneter Zusammengehörigkeit, eine Innenwelt mit zugehöriger Umwelt, und dürfen nicht mehr glauben, daß phylogenetische oder ontogenetische Betrachtungen, also Entwicklungsgeschichte und Embryologie, uns darüber belehren könnten, warum jene Wandlung der vererbbaren Mutation sich vollzieht. All diese Studien und so auch die der Partiarfunktionen im Menschen mit ihren Regulationen sind absolut notwendig, um im wissenschaftlichen Verstehen vorwärtszukommen. So großes und ausgedehntes reales Wissen hier erschlossen ist, es darf darüber auch für den naturwissenschaftlich orientierten Arzt nicht vergessen werden, daß im Biologischen ein Etwas sein muß, mag man es Streben oder Lenkung nennen, das eine einheitliche Zusammenordnung schafft, die uns bei unbefangener Betrachtung als nützlich, als vollendet angepaßt erscheint. So bekennen wir uns zur Teleologie. Mir scheint es, daß wir in unserem technischen Erfinden Wesensverwandtes leisten, wie das biologische Substrat, weil auch wir ein Teil des biologischen kosmischen Ganzen sind.

Man wird zu den Eigenschaften des Biologischen neben den chemischen, physikalischen, physiko-chemischen Eigenschaften, neben denen der Reizbarkeit, der Regulation, der Anpassung, der Spaltung im Sinne ungeschlechtlicher Zeugung und der Kopulation als geschlechtlicher Fortpflanzung der Art, zu den Erbgesetzen doch auch eine Eigenschaft hinzufügen müssen, nur auf Grund der Erfahrung, die als sprunghaft erscheinende Mutation wie ein schöpferisches Gestalten der lebendigen Natur uns scheint. Wir erleben ferner aus unserer Gestaltungsfähigkeit des menschlichen Werkzeuges und der Maschine schöpferische Erfindung, die wir allerdings als unsere Leistung ansehen. Durch alle Trugschlüsse dieser Introspektion hindurch, die wir nur zu einem kleinen und sehr verzerrten Teil im sogenannten Ichbewußtsein und in der Fähigkeit des Geistigen, soweit es erfinderisch ist, wahrnehmen, scheint mir die Möglichkeit gegeben, eine biologische Grundeigenschaft aller lebendigen Organismen zu ahnen, die freilich in ganz verschiedenem Grade ein Gemeinsames enthält, *im Sinne selbstschöpferischer Gestaltung.*

Schneidet man den Zweig einer Weide oder einer Rebe ab, so schlägt er Wurzel, wenn er in das Erdreich gesteckt wird, sonst aber kommt es nicht dazu. Es liegt also im Zweige eine immanente Tendenz von undifferenziertem Gewebe, ganz so wie im Knochen die Heilfähigkeit sich nur äußert, wenn er gebrochen ist, wie die Neubildung von Gewebe zur Vernarbung nur zustande kommt, wenn eine Wunde klaffte, welche die Organisation schließen muß, soll der Organismus nicht zugrunde gehen. An diesem Verhalten, das August Bier in seiner Lehre von der Regeneration breit ausgebaut hat, wird man am besten erkennen, daß ich nicht auf Analogien mit unseren psychischen Verläufen hinaus will, wohl aber den Glauben habe an Ähnliches, wie es Bier als hippokratische „Physis“ meint. Erhaltung des Lebens, Fortsetzung des Lebens, Wiederherstellung des Geschädigten, Restitutio ad integrum, Ausstoßung des abgestorbenen Gewebes sind Phänomene vom Sein, Verharren, sich Erhalten, Entstehen, schöpferischem Werden und sich Fortsetzen, — Äußerungen biologisch-kosmischer Ziele, auch durch jene stets vererbbaren schöpferischen Mutationen, die keineswegs auch beim Menschen nur Pathologisches hervorbringen. Man kann ernsthaft mit Naegeli glauben, daß die höhere musikalische Begabung der Kulturvölker einer Mutation vor etwa 300 Jahren entstammt, selbst daß sprunghaft auftretende, gerade einseitige Genialität, Mutation sei, die vererbbar ist.

Wir sind uns bewußt, daß wir hier an Grenzen des Wissens stehen und daß ein Schauen beginnt, welches sieht, daß das Beobachtete mit kausaler Erklärung allein nicht verstehbar ist, daß es sich finaler Betrachtungsweise unterzuordnen hat und auch diese nicht zureicht. Hegel schuf ein teleologisches Weltbild, nicht ein materialistisches. Die Ziele des Lebendigen im Einzelnen sind oft erkennbar, erkennbar ist weiter, daß so häufig Leben auf weit auseinander liegenden Stufen der Entwicklung in gegenseitigen Abhängigkeiten steht, aufeinander angewiesen, zugeordnet, in dem Sinne kosmisch geordnet, — darüber hinaus, über jenes gestaltende Schauen, sind wir noch nicht gekommen. Die Naturforschung wartet auf denjenigen, der wohl in den Spuren von Lamarck und Goethe schreiten wird, nicht in jenen von Darwin, wenn er die Ursache und das Ziel der Mutationen fände, indem er de Vries folgt.

Der Darwinismus führt dazu, daß als Folge jener Erklärungen durch Zuchtwahl, Auslese, Kampf ums Dasein der Entwicklungsgedanke, der auch für die heutige Naturwissenschaft absolut gilt, in der Fragestellung vom Wesentlichen abgelenkt wurde.

Daß die Entwicklung eines Automobils — wir ziehen es nochmals als Beispiel heran — von den Rohmaterialien bis in alle Formungen und Zusammenstellungen beschrieben wird (Embryologie, Ontogenese) oder die Erfindungsgeschichte eines sich fortbewegenden Wagens historisch (Phylogenese) mit noch so vielen Zwischengliedern (Paläontologie — Missing links), gibt, wie wir schon oben ausführten, ein Verständnis für das Fertigprodukt, auch am laufenden Band fabriziert, nebst seinen Fehlleistungen (Mißbildungen), würde aber in der Technik nie als eine Lösung des Problems angesehen werden. Kennt man in einer Autofabrik jede Maschine, die Rohstoffe und die Fertigfabrikate, die Leistung jedes Arbeiters und Direktors, dann ist die Fabrik noch nicht verstanden, selbst dann noch nicht, wenn man weiß, welchem Zweck sie dient, für welches Ziel die ganze Konstruktionsleistung des Werks gedacht ist: die Produktion brauchbarer Wagen. Integriert ist hier in die mechanische Konstruktion der Erfindergeist des Menschen von BENZ bis zum kleinsten Konstrukteur, erst weil wir das wissen, verstehen wir.

Ähnlich bleibt zwar unsere wissenschaftliche Aufgabe des Erkennens, die Analyse des Organismus in all seinen Teilen, Funktionen und zusammengeordneten Regulationen. Auch sie scheint mir weder onto- noch phylogenetisch wirklich verstanden, so wenig wie eine Fabrik, denn es fehlt die Erklärung, daß alles sich zu Organismen mit ihren zugeordneten Umwelten zusammenschloß.

Gerade die Klinik und Pathologie lehrt die Natur erkennen, nicht nur als die schöpferische. In den defensiven, reparativen, regenerativen, immunisatorischen Funktionen fügt sie zur Natur als Schöpfer die Natur als erhaltendes, ja heilendes Prinzip, offensiv und defensiv, Reparation und Regeneration — zur Natura generatrix die Natura regeneratrix. Mag das ein außerwissenschaftliches Glaubensbekenntnis zur „Physis“ sein, das andere ignorieren oder bekämpfen mögen, weil die Natur auch Disharmonie, ja Vernichtung ihrer Werke vollzieht. Gemeinsam allen Standpunkten ist für diese letzten Fragen wohl nur, daß wir nicht wissen und nicht wissen können, weil wir offenbar an den Grenzen stehen der Naturerkenntnis für den Menschen, hier das Ignoramus, ja Ignorabimus.

Das führt den einen zur kritischen Resignation, den anderen zum spekulativen Schauen — das Leben bringt beide Geistesrichtungen hervor, so braucht auch die Klinik als biologische Disziplin beide Mentalitäten unter ihren Forschern. Dann fügt sich zur kausalen Betrachtungsweise die finale.

Ich will beides nicht entbehren als Wege zum wissenschaftlichen Nachdenken: weder Kausalität, noch Teleologie.

Literatur:

BETHE, A.: Die Anpassungsfähigkeit des Nervensystems, Plastizität und Zentrenlehre. Hdb. d. norm. u. path. Physiol., Bd. XV, 2. Berlin: Julius Springer 1931.

BUYTENDIJK: Kritik der Reflextheorie auf Grund der Erforschung der Verhaltungsweisen beim Tier. Verh. dtsch. Ges. inn. Med., Wiesbaden 1931.

HESS, W. R.: Die Regulierung des Blutkreislaufes. Leipzig: Georg Thieme 1930.

— Die Regulierung der Atmung. Leipzig: Georg Thieme 1931.

KRAUS, FR.: Allgemeine und spezielle Pathologie der Person. Leipzig: Thieme.

KROETZ, CH.: Allgemeine Physiologie der autonomen Korrelationen. Hdb. d. norm. u. path. Physiologie Bd. 16. Berlin: Julius Springer 1930.

SPIEGEL: Die zentrale Lokalisation autonomer Funktionen, Z. f. d. ges. Neur. (Referate u. Ergebn.) Bd. 22, 1920.

v. WEIZSÄCKER, V.: Die Neuroregulation. Verh. dtsch. Ges. inn. Med., Wiesbaden 1931; s. a. Hdb. d. norm. u. path. Phys., Bd. 10, 1927.

— Studien zur Pathogenese. Schriftenreihe z. Dtsch. med. Wschr. H. 2, 1935.

Kapitel 16.

Psychophysische Verhaltungsweisen.

Körperliche Vorgänge bei Affektsituationen. — Die Triebe als Ausdruck biologischer Zustände. — Wahrnehmung des Subjektiven als Introspektion, des Objektiven als reale Außenwelt. — Ein Dualismus nur der Wahrnehmungsart. — Die psychophysischen Theorien der Wechselwirkung, des Parallelismus und der Korrelation. — Die psychophysische Gesamtsituation. — „Geschehnis“ und „Erlebnis“. — Das Mißverständliche des Ausdrucks: „psychogen“. — Die Grenzen kausal-mechanischen Verstehens. Kasuistik zum psychophysischen Verhalten. — Psychoanalyse und Psychotherapie. — Die „innere Lebensgeschichte“. — Das Irrationale. — Richtigkeit und Brauchbarkeit. — Die ärztliche Mission auch außerhalb des naturwissenschaftlichen Weltbildes.

Ich gehe von unseren eigenen Beobachtungen aus: betrachtet man durch das eingeheilte Celluloidbauchfenster ein Kaninchen, so beginnt lebhafte Bewegung des gesamten Darmkanals, wenn man dem hungrigen Tier eine Rübe zeigt. Kneift man es in das Ohr, so stehen unter dem Unlustgefühl die Darmbewegungen still, der Darm wird blaß, nicht anders, als wenn das Tier eine Adrenalinspritze erhalten hätte. Das sind die bekannten Feststellungen von KATSCH, wie ich sie oft zusammen mit ihm schon in Altona 1913 gesehen habe. Sie vertiefen den so bekannten Versuch von BICKEL, daß der kleine PAWLOW-Magen mit der Sekretion sistiert, sobald man dem Hunde die Katze zeigt.

Eine Anekdote leitet unmittelbar zur Klinik über: Bei einer Magenausheberung wird eine Achylie gefunden, man glaubt, die Magenbeschwerden der Kranken verstanden zu haben, wiederholt, um sicherzugehen, die Prozedur, aber vor dem zweiten Aushebern ist die Krankenschwester eines Sanatoriums ins Zimmer getreten, die Kranke liest, um sich leckere Speisen auszuwählen, ein reichhaltiges Menü. Nun ist normale Säure im Probefrühstück vorhanden. So ist es ganz geläufig, daß wir bei der ersten Ausheberung oft keine Salzsäurewerte erhalten, „weil“ die ängstliche Erwartung die Saftsekretion bremst, und umgekehrt ist für den Menschen ganz wie beim Hunde durch PAWLOW die erste Phase der Saftsekretion als „psychische“ wohlbekannt, nicht anders wie der Volksmund es für die Speicheldrüsen ausdrückt, daß „uns das Wasser im Munde zusammenläuft“, schon wenn wir leckere Speisen sehen. „Schamröte“, „schreckensbleich“, „Angstschweiß“, „Herzensangst“, emotioneller Durchfall, Obstipation bei Depression und eine Fülle anderer primitiver, vorwissenschaftlicher Erfahrung machen psychophysische Verhaltungsweisen empirisch zu einem so sicheren Besitz, wie er für ärztliche Erfahrung kaum reicher zu finden ist. Auch messender, experimenteller Feststellung sind analoge Zusammenhänge zugänglich: Ich erinnere an den psychogalvanischen sogenannten „Reflex" VERAGUTHS, daß selbst durch Reizworte, die Affekte auslösen, der Ausschlag des Galvanometers schon Veränderungen offenbar der Durchfeuchtung der Haut anzeigt, oder an die schönen Feststellungen WEBERS, daß schon das suggerierte Denken an intensive Körperarbeit mit dem rechten Arm verknüpft ist mit stärkerer Durchblutung der rechten Extremität, auch wenn diese nicht bewegt wird. Vorstellung verschiedener Nahrungsaufnahme führt zu wechselnder Zusammensetzung des Magensaftes, ja auch das Pankreassekret und die Gallenentleerung in den Darm reagieren, wie exakt nachgewiesen ist, sei es auf Vorstellung bestimmter Nahrungsmittel, sei es auf Lust- und Unlustempfindung. Vielen war jener Artist bekannt, der von Klinik zu Klinik reiste und die Gänsehaut, d. h. die Erektion der Pilomotoren, auf Befehl erzeugen konnte, aber doch nur, wenn er sich intensiv vorstellte, der Arzt mit dem weißen Mantel neben ihm sei ein Schneemann und er stände draußen in bitterer Kälte, ebenso löste er autosuggestiv durch das Versetzen in eine Angstsituation eine Tachykardie aus. Geläufig ist als typischer „Fall" der Theologiestudent neugierig im chirurgischen Hörsaal, der beim Zuschauen bei einer blutigen Operation kollabiert, ebenso wie andere Veranlassung von Ohnmachten bei Affektsituationen; auch nur die Erwartung, daß eine Ohnmacht sich wiederholen könne, genügt oft, sie auszulösen. Von SIEBECK und MARX ist festgestellt, daß die Diurese auf Suggestion von Durst nachläßt, auf Suggestion reichlicher Wasserzufuhr zunimmt.

Die klassische seit CARUS so oft diskutierte Beziehung Trauer — Träne bleibt der Prototyp dieser Verhaltungsweisen.

Es muß sich zuerst für die Klinik um die Häufung exakten empirischen Materials handeln, um für den Einzelzusammenhang durch Erfahrung zu beweisen, wie weit diese Gültigkeit als Regel geht. So mag man beim alten Begriff des „Icterus ex emotione" skeptisch sein, den Begriff des „Schreckbasedow" wird man aus gehäufter ärztlicher Erfahrung heraus gelten lassen müssen und über ihn hinaus anerkennen, daß auch mit länger dauernden affektiv schwierigen Situationen sich die Entstehung und namentlich die Verschlimmerung des Morbus Basedow beim Disponierten oft verknüpft. Scheint es mir doch kein prinzipieller Unterschied, ob eine Drüse mit äußerer Sekretion wie die Tränendrüse in emotioneller Situation vermehrt sezerniert, oder eine solche mit innerer Sekretion wie die Thyreoidea oder die Keimdrüsen (s. Kap. 10) veranlaßt sind, mehr ihres Inkretes der Blutbahn zu übergeben. Viele jener Erscheinungen, die nicht nur beim Schmerz, auch bei Angst und Schrecken auftreten, könnten somatisch erklärt werden mit der Ausschüttung von Adrenalin, welches den Blutdruck steigert, den Tremor „wie bei der Angst" erzeugt, die Kontraktion der Arteriolen als „schreckensbleiches Gesicht" in Erscheinung treten läßt, das schnelle Herzklopfen bedingt und die aufgerissenen Augen mit weiter (Sympathicus) Pupille, und selbst durch die Hyperglykämie einen Hinweis gibt, daß auch eine Kohlehydrat-Stoffwechsellage im Zusammenhang mit emotionellen Situationen entstehen kann, die als transitorische Glykosurie auftritt, So läßt sich unbestreitbar aussagen, daß das „sympathische" Nervensystem, philologisch ja das mitleidende (συμπαθειν) im weitesten Sinne des Wortes, also daß das gesamte autonome Nervensystem von seinen „Zentren" bis zu den peripheren Erfolgsorganen in Mitleidenschaft steht bei einer Affektsituation, und daß zu den neuralen Impulsen auch gerade zugehörige humorale nicht nur innersekretorische hinzukommen, so daß nicht etwa nur an Nebennierenmark und Schilddrüse zu denken ist, sicher auch bei der Diurese an den Hinterlappen der Hypophyse mit seiner Diuresehemmung. Auch bei den Darmbewegungen, den Gallenwegskontraktionen und denen des Uterus wirkt das Pituitrin quasi emotionell fördernd, wie ja die innere Sekretion der Keimdrüsen von größter Bedeutung für das seelische und gesamte charakterliche Verhalten des Menschen ist. Man denke an jene Gemütsschwankungen während der Menstruation, die psychischen Veränderungen der Klimax und den Schaden, den die Gesamtpersönlichkeit der Frau durch eine antecipierte Klimax, die frauenärztlich immer noch nicht genug gefürchtet ist, nimmt. Da auch die Elektrolytverteilung vom Nerven reguliert wird, darf aber die Möglichkeit affektiver Zusammenhänge mit Humoralem viel umfassender bis in die letzten Zellgeschehnisse hinein gedacht werden — das ist konsequent und nicht utopisch.

Für unser naturwissenschaftliches Denken sind wir noch nicht beunruhigt, so lange wir glauben, mit jenen erwiesenen innersekretorischen, ja allgemein humoralen „psychogenen" Zusammenhängen und den veränderten Abläufen am visceralen Nervensystem auszukommen. Wenn auch der Zusammenhang der Triebe mit biologischen Situationen als gesicherte Erfahrung der Klinik sich nicht mehr innerhalb geläufigen wissenschaftlichen Erkennens bewegt. Ist der Fettsüchtige wirklich ähnlich dem Diabetiker, so daß beiden die Kohlehydratreserven durch veränderte Steuerung (neural wie inkretorisch) entgleiten, dem einen, nämlich dem Zuckerkranken, von der Hyperglykämie her durch die Niere als Glykosurie, dem anderen unter Wandlung des Glykogens in Fett in seine Fettdepots hinein (siehe Kap. 9), — so begreifen wir „seinen Hunger" als Ausdruck dieser biologisch falschen Steuerung nicht schlechter als den Hunger eines Gesunden, dessen „Trieb" Ausdruck ist eines Mangels an Nahrungszufuhr. Wir begreifen wie den physiologischen Durst, so auch den beim Diabetes-insipidus-Kranken, der aus Mangel am diuresehemmenden Hormon der Hypophyse und des Tuber cinereum (P. TRENDELENBURG und SATO) große Wassermengen durch den Harn verliert. Der Hypophysenschwund der SIMMONDSschen Kachexie zeigt die niedrigsten Werte an Sauerstoffverbrauch im Grundumsatz, und dabei ist die Appetitlosigkeit so kraß wie sonst nur beim hochfieberhaften Menschen. Viele Beispiele ließen sich häufen, daß die Triebe gerade wie die Affekte subjektive Ausdrucksformen sind von biologischen Gesamtsituationen in engstem Zusammenhang mit den vegetativen Nerven, so daß L. R. Müller sie die „Lebensnerven“ nennt.

Wir erkennen aber, und hier scheint sich ein fundamentaler Unterschied aufzutun, Triebe wie Hunger und Durst, Affekte wie Trauer, Zorn oder Angst aus einem Gebiet der Wahrnehmung, die ganz anderer Art scheint, wie die Welt der Objekte, nämlich aus unserer inneren *subjektiven Wahrnehmung* heraus, also der Welt der Gefühle, der Wollungen und Strebungen. Man kann das mit dem Psychologen Haeberlin als „Introspektion“ bezeichnen, und da man es nicht nur für sich, sondern für den Mitmenschen gleichartig annehmen muß, zur Eigenwahrnehmung die „Fremdwahrnehmung“ fügen. Wir bewegen uns, soweit wir von dieser Art Wahrnehmung sprechen, im Gebiet des Subjektiven, Psychischen.

Wenn Naturwissenschaft die Welt als eine Welt der Objekte erforscht, so entsteht hier die Kluft durch die Scheidung unseres Wahrnehmungsmaterials zwischen dem Objektiven und Subjektiven. Mir scheint, daß sie überbrückbar ist, aber auch für biologische Disziplinen nicht so, daß man imstande wäre, die subjektiven Phänomene als die trügerischen zu vernachlässigen.

Wie wenig man sich Rechenschaft gibt über diesen für den Menschen wohl denk-ökonomischen Dualismus der Wahrnehmungsart, dafür nur ein Beispiel: Ein bedeutender Physiologe wollte in einem großen Werk der Physiologie das Wort „Schmerz“ ganz ausmerzen, weil es eine subjektive Angabe sei, also nicht Objekt naturwissenschaftlicher Forschung. Wir meinen, daß die Aussagen hart — weich, warm — kalt, blau — rot auch psychisches Wahrnehmungsmaterial sind, das keine Naturwissenschaft entbehren kann, und gerade der Physiker weiß genau mit Planck, daß alle naturwissenschaftliche Erkenntnis auf subjektiver Wahrnehmung beruht. Gewiß sind nicht nur die Triumphe der exakten Naturwissenschaft, sondern gerade auch die der Biologie mit ihrer Anwendung auf die Medizin errungen durch die heuristisch unentbehrliche Annahme, daß subjektive Wahrnehmungen von Objekten, den Dingen, hervorgerufen werden. Träume, Halluzinationen, Fieberdelirien entsprechen freilich Hirnvorgängen, denen keine reale Außenwelt der Objekte gegenübersteht. Das Überbrücken der Kluft, objektiv-subjektiv oder der anderen physisch-psychisch, scheint mir erkenntnistheoretisch nur so einheitlich möglich, daß beide Gruppen des empirischen Materials nur auf unserer erfahrenden Wahrnehmung beruhen. Ob diese Wahrnehmung uns nur rein introspektives Material bietet wie etwa bei rein geistigen Vorgängen, ob sie von beiden Seiten her, der subjektiven und der objektiven, uns Material zu bieten scheint, das „Erlebnis“ von Trauer einerseits, das „Ereignis“ die Tränensekretion andererseits, oder ob wir endlich in der Medizin mit Phänomenen zu tun haben, die sich für uns restlos in der „Welt der Objekte“ abzuspielen *scheinen*, wie etwa ein Magencarcinom oder eine Lungenphthise, das ist, wenn man es sich so überlegt, nichts fundamental Verschiedenes, sondern nur Folge eines methodischen Vorgehens unserer Wahrnehmungseinteilung, bei der wir dualistisch gliedern in Subjekt und Objekt —

als erkenntnismethodische Trennung des durch Wahrnehmung uns verschiedenartig Gegebenen. In der Welt der Objekte wird nur angeblich das subjektive Material der Wahrnehmung vernachlässigt, obwohl es zur Feststellung durchaus dazu gehört. Im Erlebnis dagegen erkennen wir, daß ein Wahrnehmungsinhalt besteht, der uns als Bewußtseinsvorgang mit einer Sinnsetzung erscheint.

Es gibt nur ein ganzes psychophysisches Geschehen, und wir reißen es schon auseinander in jenem dualistischen Prinzip, das uns seit BACON und DESCARTES beherrscht, wenn wir Psyche und Soma substantivisch einander entgegensetzen und unter dem Dogma denken, als wenn die Psyche wie ein Gegenstand kausal auf das Soma einwirkt. Immer wird offenkundig oder verschleiert dabei die Psyche gedacht als ein Etwas, und zwar ein Immaterielles, das aber dennoch nach den „Gesetzen" der Kausalität, die nur für Objekte gelten sollen, auf das Materielle, den Körper einwirke.

Das Paradoxe dieser Vorstellung hat in der Geschichte der Philosophie wie des Naturerkennens stets beunruhigt, es führte zur „Wechselwirkungstheorie", in der ich nichts anderes sehen kann wie eine mehr oder weniger versteckte Kausalität, wie sollten wir den Begriff „Wirkung" anders definieren? Es führte dann zum Begriff des Korrelativen, Funktionalen, so daß dem Körperlichen ein Seelisches entspräche, — diese Funktionsbeziehung wird für praktische Überlegung bis zum Krankenbett hin anwendbar bleiben. Es führte endlich, namentlich durch ERNST MACH, zum Parallelismus, in dem man sich nicht wohlfühlt, schon weil das Symbol der Parallele eigentlich zum Ausdruck bringt, daß zwei Geraden sich in der Endlichkeit nicht schneiden, ich verstehe dann aber immer noch nicht, trotz Belehrungen, die ich erfahren habe, wie die Beziehungen des Subjektiven zum Objektiven bestehen, da Erfahrung uns belehrt, daß das eine auf das andere „wirkend" ist.

Ist es nicht vielmehr so, daß ein psychophysisches Gesamtgeschehen, von welchem ein Teilvorgang in der Welt der Objekte erscheint, zugleich untrennbar in sich ein Geschehen in der Welt des Subjekts enthält, weil eben aus einer einzigen Welt Inhalte künstlich durch unser Erkennen als zwei getrennte Vorgänge konstruiert werden, um zu forschender Erkenntnis kommen zu können. Das Wesen des Gesamtvorganges scheint unserer Denkform nicht zugänglich, weshalb jenes dualistische Prinzip Subjekt und Objekt (auch das Subjekt des Anderen) aufgestellt wird. Wir kommen um die Wahrnehmung nicht herum, daß ein Schreck dazu führt, daß Adrenalin ausgeschüttet wird und eine Reihe von objektiv faßbaren körperlichen Veränderungen auftreten, „als wenn" die Seele diese Erscheinungen verursacht hätte. CARUS sah es vor 100 Jahren anders, wenn er meinte, nicht die Trauer *bewirke* die Träne, sondern auch die Trauer *sei* zu einem Anteil Tränensekretion. Ein Teil des Gesamtgeschehens, dessen Wesen selbst uns verschlossen ist, taucht methodisch-dualistisch erfaßt, introspektiv als Trauer auf, ein anderer Teil extrospektiv als Träne. Ich glaube, daß wir eine schmerzhafte Gallenblasenkontraktion, eine vermehrte Darmbewegung, eine Ausschüttung des Schilddrüsenhormons oft so beschreiben müssen, als wenn sie kausal ausgelöst wären von Erregungen, Erlebnissen, also Vorgängen unserer nur introspektiv erfaßbaren Welt. Dabei müssen wir den mir an sich problematisch erscheinenden Ausdruck eines von der Psyche erzeugten Vorganges, also den der Psychogenie, anwenden. Der Arzt kann für den Einzelfall sehr wohl die Frage aufwerfen, ist hier ein grobes körperliches Phänomen Ausdrucksform einer Gesamtsituation, zu der auch introspektive emotionelle oder triebhafte Wahrnehmungen untrennbar gehören, oder liegt keine Nötigung vor, wie etwa bei einem Phthiker, die introspektive Situation des Kranken besonders zu beachten. Daß auch sie, gerade bei diesem Beispiel, gar nicht fehlt, ist uns ja besonders geläufig, wenn wir von der Euphorie, oder der erhöhten Libido beim Lungentuberkulösen sprechen. So glaube ich, daß die Beschreibung beider Teile der Wahrnehmung einer Gesamtsituation oft ausreicht, als einer methodisch üblichen, aber künstlichen Trennung, weil wir Menschen einheitlich das „Wesen" der Gesamtsituation nicht fassen können. Dürfen wir aber das Psychische des einen Wahrnehmungsinhaltes (also des introspektiven) als Ursache des anderen wirklich ansehen? Denn die Kausalität hat ihre Daseinsberechtigung, so meint man, nur unter der Abstraktion des Bestehens einer Welt der Objekte. Daß sie auch hier nur begrenzten Wert besitzt, ist das Problem der Physik unserer Tage, das mit unserem Problem gar nichts zu tun hat. Für den Mediziner, der sich gerade mit jenem Organismus zu befassen hat, von dem er durch seine eigene Wahrnehmung innerer Vorgänge und analoger seiner Mitmenschen so viel erfährt, sollte das Bezugssystem von Ursache und Wirkung zwischen dem introspektiven Material und demjenigen, was naturwissenschaftlicher Forschung zugänglich ist, eigentlich, trotz aller Bedenken der philosophischen Erkenntnistheorie, wie ein kausales gelten.

Prüfen wir also, ob diese Einstellung praktisch möglich ist? Wir sagten bisher, weil das Kaninchen die Rübe sieht, kommt der Darm in Bewegung, wir sagen jetzt: die Wahrnehmung der Rübe beim hungernden Tier versetzt es in eine Gesamtsituation, bei der es sich wahrscheinlich, wenn es vom Introspektiven uns berichten könnte, äußern würde, daß es sich auf das Fressen freut, wir aber registrieren als eine Ausdrucksform dieser Gesamtsituation die vermehrte Darmperistaltik objektiv. Sind es beim Tier weniger sichere Zeichen, die uns Ausdrucksform seiner Lust- und Unlustempfindungen sind, Zeichen, die aber schon beim Hunde einen Grad von Wahrscheinlichkeit erreichen, daß wir mit Bestimmtheit aussagen, daß er Freude, Trauer, nicht nur Schmerz introspektiv empfindet, ja selbst, wie jeder Hundefreund und Jäger weiß, relativ komplizierte „Überlegungen" anstellt, so sind wir für den Menschen vollkommen außerhalb eines Zweifels.

Recht anschaulich hat Erwin Straus in einer Schrift „Geschehnis und Erlebnis" darauf hingewiesen, daß man diese beiden Begriffe präzis zu trennen habe. Er wählt als Beispiel folgendes Geschehen: Ein Mensch wird überfahren, von zwei Zeugen erlebt der eine, der erfahrene Arzt, nichts, was ihn katastrophal erschüttert, während ein junger Neurotiker dieses Geschehen, welches wahrnehmungsmäßig das völlig gleiche bei beiden Beobachtern ist, so als sein Erlebnis verarbeitet, daß gewaltige, auch körperliche Erscheinungen „hysterische" — „psychogene" Lähmungen auftreten. Man dürfe in diesem speziellen Falle nicht sagen, das introspektive Erleben mit seiner Sinnsetzung sei die „Ursache" etwa einer Lähmung beider Beine, sondern das wahrgenommene Geschehen hat den Psychopathen zu einer inneren Erlebnisverarbeitung geführt, die er einerseits uns schildern wird, die sich andererseits als Ausdrucksform seiner veränderten Gesamtsituation dokumentiert, als eine zum Affekt gehörige Paraplegie der Beine — vulgär: hysterische Lähmung.

Bei den einfachen Sinneswahrnehmungen meint man wohl, daß es sich noch um den Bereich psychophysischer „Koordination" handelt. So, wenn etwa bestimmte Lichtschwingungen, die unseren Photoreceptor, also das Auge, treffen, und von der Retina aus durch die anatomisch bekannten Sehbahnen bis zur corticalen Sehsphäre geleitet werden und nun die psychische Innenwahrnehmung rot oder blau entsteht. Solche Sinneseindrücke sind es ja, auf denen schließlich auch jede Wahrnehmung als Voraussetzung für die Konstruktion eines physikalischen Weltbildes beruht, das wir losgelöst vom Subjektiven nicht wahrnehmen und nicht erleben können, also niemals „das Ding an sich".

Straus trennt von diesem Bereich der einfachen psychophysischen Koordination das Geschehen, wenn auf Wahrnehmungen aus der Außenwelt hin sich in uns eine Sinnsetzung vollzieht, die wir als Erlebnis empfinden, und betont mit Recht, daß erst, wenn ein bestimmter Sinn aus dem, was wir wahrgenommen haben, im Innenerleben entsteht mit zugehörigen Affekten auch psychisch jene körperlichen Verhaltungsweisen oft beobachtet werden können. Im Bereich solcher Erlebnisinhalte scheint auch uns die Form der naturwissenschaftlichen Kausalität zu versagen. Er trennt deshalb jene Phänomene von den einfacheren der Sinneseindrücke, und will nur sie in den Bereich der „Psychogenie" versetzen.

Es scheint ihm und wohl allen eigentlichen Psychiatern das Wort „Psychogenie" praktisch so bezeichnend, daß es vergebliches Bemühen sein würde, es ausmerzen zu wollen, obwohl ich mich nicht damit abfinden kann, den Begriff der Seele, als einer Abstraktion, kausal mit dem physikalischen Begriff des Mechanismus, auf den Körper einwirkend, zu denken. Nach dem oben Gesagten könnte man auch in der Diktion sehr wohl von Gesamtsituationen sprechen oder von psycho-physischen Verhaltungsweisen, die sich uns mehr oder weniger bewußt einerseits als Erlebnisse offenbaren und andererseits als somatische Geschehnisse dokumentieren, mir erscheint das weder als „Parallelismus" noch als „Wechselwirkung". Aber von Motiv und Handlung, „willkürlicher" Bewegung reden wir dauernd.

v. Weizsäcker sagt mit Recht, es wäre schwer zu zeigen, wieso der Sprung zur Psyche für eine Ganglienzelle leichter ist als für eine Leberzelle. Überdies sei gar nicht einzusehen, warum dieser Sprung bei Funktionen leichter oder begreiflicher sein soll als bei anatomischen Strukturen. Es kann sich überhaupt nicht darum handeln, zu fragen, *ob* es psychogene Organstörungen gibt, sondern *was* man darunter eigentlich zu verstehen hat. Aber auch dies ist nur zu beantworten, wenn man nicht die Erklärbarkeit voraussetzt, sondern die Tatsachen des Lebens selbst (v. WEIZSÄCKER, Studien zur Pathogenese, 1935).

Man bewegte sich also, so meint v. WEIZSÄCKER, wohl ganz in Übereinstimmung mit mir, im gewohnten kausalen Denkschema der Physiologie und bemerkte nicht, daß man mit dem Übergang zur psychischen Erscheinungsreihe einen Schritt ins unvergleichbar Andersartige getan hatte. Mit dem Begriffe der „Psychogenie" ist also wenig zu gewinnen, daß aber die Einführung des Subjektes in die Pathogenese nicht nur unvermeidlich, sondern auch fruchtbar zu werden verspricht, darüber scheint v. WEIZSÄCKER gerade wie ich selbst nicht zweifelhaft. In der „Biographie" des Kranken — ich nenne es lieber mit L. BINSWANGER „die innere Lebensgeschichte" — ist so etwas wie ein gemeinsamer Boden für den körperlichen, seelischen und geistigen Anteil der menschlichen Person. Die biographische Methode ist auch nach VON WEIZSÄCKER keine Erklärung, sondern eine Art der beobachtenden Wahrnehmungen.

Wenn man rein geistige intellektuelle Vorgänge in sich erlebt oder von anderen erfährt, bis zu den Höchstleistungen eines überragenden Geistes, wird in der Regel sich das auf somatischem Gebiete nur in ganz untergeordneter Form äußern, und dennoch stellen die gesamten Geisteswissenschaften und alle ethischen, ästhetischen Werte unseres Seins, ferner die Konflikte und Entschlüsse, die noch nicht in Taten auslaufen, ein edelstes introspektives Erlebnismaterial echter Empirie dar, eine Summe von Erfahrung, die auch mit den subtilsten Methoden aus der Welt der Objekte nicht zugänglich sind. Wenn man sie etwa dinglich registrieren wollte, so ist das, was sich abweichend vollzieht, beim Denkvorgang eines unerfahrenen Abc-Schützen und den geistigen Vorgängen eines Genies in der Welt der Objekte methodisch kaum unterscheidbar. Außer einigen Ermüdungserscheinungen, die wir sehr unexakt objektiv erfassen können, verriete nichts den Unterschied Beider, mit naturwissenschaftlicher Methodik studiert, es sei denn die Sprache oder die Schrift; werden diese beiden Äußerungen bei einem schweigenden Denkvorgang unterlassen, versagt naturwissenschaftliche Beobachtung und Registrierung völlig den Dienst, charakterliche oder intellektuelle Werte zu erkennen.

Man wird einwenden, daß hier Selbstverständlichkeiten ausgesprochen werden. Es wäre ein Leichtes, aufzuzeigen, daß dem nicht so ist und nicht nur im medizinischen Schrifttum der Gegenwart immer und immer wieder zu lesen ist, daß die Psyche Ursache ist für eine körperliche Erscheinung, wobei man merkwürdigerweise vom Somatogenen des Psychischen kaum spricht.

So sagte GOLDSCHEIDER: „Die gegenseitige Beeinflussung des Psychischen und Somatischen hat zur Folge, daß von der Psyche her die Herztätigkeit gestört wird wie von dieser die Psyche", für ihn steht „die Beeinflussung der Körperlichkeit durch das Seelische außer Diskussion, ebenso wie die Wirkung des Körperlichen auf die Seele ..., die Behauptung, daß beide unabhängig voneinander ablaufen, ist auf keinen Fall richtig und auch in keiner Weise begründet, wir werden über die Formel des Parallelprozesses nicht hinauskommen." BIER spricht von der „Zweiteilung in Körper und Seele“. Andere nennen das vegetative Nervensystem das Erfolgsorgan der Psyche, und der Physiologe Brücke nennt umgekehrt das Gehirn das Erfolgsorgan des vegetativen Nervensystems. L. R. Müller, der zwar die Triebe nicht lokalisieren will, sucht sogar den Sitz der Seele im Höhlengrau des dritten Ventrikels. Ganz unberührt von der Schwierigkeit, also wohl als seelischer Materialismus wird der Kausalzusammenhang als ein selbstverständlicher oft hingestellt. Organkrankheiten aus seelischer Ursache, Wirkungen der Psyche auf den Körper, Krankheiten der Affekte haben auch körperliche Folgen, psychische Ätiologie.

Die Beispiele aus der medizinisch-klinischen Literatur ließen sich gewaltig häufen, es scheint mir im Bewußtsein der meisten Ärzte naiv und praktisch brauchbar die Meinung eines kausalen Zusammenhanges zu bestehen ganz wie etwa bei Vorgängen, die an Objekten beobachtet werden. Es ist ein praktisch guter Ausweg, daß wir die Prägung psychogen als bequeme Ausdrucksform bestehen lassen, wenn wir uns bewußt bleiben, daß er nichts ist als ein Verständigungsmittel, so etwa, wie man trotz astronomischer Kenntnisse doch stets sagen wird, „die Sonne geht auf und die Sonne geht unter“. Man meint, die Seele wirkt wie eine materielle Ursache auf den Körper, der Körper wirkt als Ursache auf die Seele.

Es bleibt deshalb die zentrale Frage dieses Kapitels, gibt es für uns Mediziner, von denen nicht verlangt werden kann, daß sie in der Regel eine tiefgründige philosophische Durchbildung sich aneignen — ich besitze sie keineswegs —, wirklich praktisch brauchbar nur die Fassung, daß der Körper auf Seelisches, das Seelische auf Körperliches kausal wirkt?

Der Parallelismus ist auch eine nützliche Fiktion im Sinne Vaihingers, theoretisch anfechtbar, aber praktisch brauchbar. Vaihinger selbst erklärt die Hypothese nicht bloß als unhaltbar, sondern auch wertlos, wogegen sie als Fiktion geradezu unschätzbare Dienste leistet. Ich meine nicht, daß es eine Inkonsequenz ist, wenn man in klinischer Forschung rational vorgeht nach den Grundsätzen einer mechanischen Deutung, die man auch Materialismus nennen kann, wenn damit nicht ein weltanschaulicher Materialismus gemeint ist, den ich völlig ablehne. Trotzdem muß man anerkennen, daß uns Probleme in der Klinik auf Schritt und Tritt begegnen, die nur irrational zu erfassen sind. Metaphysik ist heute wieder ein anerkannter, durchaus wissenschaftlicher Teil der Philosophie geworden, Jaspers, der ja von der Medizin ausgegangen ist, widmet ihr in seiner dreibändigen Philosophie einen ganzen Band. Es ist unrichtig, wenn man das nicht in den Rahmen mechanischen Erkennens Hineinpassende sofort mit „Mystik“ bezeichnet, um es damit als unwissenschaftlich zu kennzeichnen. Ich bin nicht der Meinung, daß Kausalität und Irrationalismus unüberbrückbare Gegensätze sind, ich sehe darin nichts von einer Konzession, sondern eine Notwendigkeit für jeden Arzt, der Erlebnisse seines Kranken anerkennen muß. Daß naturwissenschaftliches Erkennen auch ein mechanisches sein muß, ist selbstverständlich. Wenn wir das nicht gleichsetzen mit „Materialismus“, so tun wir es nur deshalb nicht, weil „Materialismus“ eine Weltanschauung oft sein will, während Mechanismus eine Methode ist, die innerhalb der Naturwissenschaft die einzig mögliche ist, sich aber nicht anmaßt Philosophie oder gar Weltanschauung zu sein. Diejenigen klinischen Methoden, welche die körperliche Seite des Geschehens zum Gegenstand haben, müssen sich mit materiellen Kausalreihen forschend beschäftigen. Wenn aber die Assoziationspsychologie, die Psychoanalyse, die Charakterologie glaubt innerhalb des mechanischen Weltbildes zu bleiben und sich atomistisch mechanischer Erklärungsformen bedient, so wendet sie eine für die Naturwissenschaft notwendige Methode an auf einem Gebiete, bei dem sie nicht anwendbar ist. Ebensowenig wie man vor dem Mechanismus in der Naturwissenschaft Angst haben kann — damit dem Kausalitäts-„Gesetz“ für die Objekte —, sollte man bei Erklärungen introspektiver Art, bei seelischen Abläufen Angst haben zu bekennen, daß sie nicht im Sinne der Mechanik meßbar sind, daß sie nicht energetisch beschrieben werden können. Es scheint mir in der Gegenwart geradezu grotesk, zu behaupten, daß die Aufgabe des Arztes sich nur in der Welt der Objekte bewegt, wo einzig mechanische Betrachtungsweise gilt. Daß übrigens auch dort zur kausalen die finale Betrachtungsweise zu unserem Verstehen hinzukommen muß, wurde erörtert.

Ich hoffe zeigen zu können, daß die nachdrückliche Anerkennung, daß wir uns zweier Standpunkte bedienen müssen, um die Gesamtheit psychophysischer Vorgänge oder psychophysischer Abläufe zu verstehen, soweit wir das überhaupt vermögen, nicht ein Dualismus ist, nach dem zwei Welten parallel, also unberührt voneinander, jede in ihrer Eigengesetzlichkeit ablaufen, sondern daß ein einheitliches Geschehen, das wir seinem Wesen nach nicht erfassen können, uns nur in Teilen mit zwei Methoden zugänglich wird, nie lückenlos als Ganzes, als welches wir es hypothetisch, metaphysisch, irrational, also philosophisch-geisteswissenschaftlich, annehmen müssen. Teilvorgänge werden uns mit extrospektiver Methodik, also der mechanisch-kausal-naturwissenschaftlichen zugänglich, ein Teil mit introspektiver psychischer Erfahrung, wobei nicht jene Psychologie gemeint ist, die eine Zeitlang als experimentelle Wissenschaft die psychischen Verhaltungsweisen in mechanisch naturwissenschaftliches Geschehen auflösen wollte. Derselbe Gesamtvorgang kann zu einem Teil extrospektiv, d. h. dinglich, gegenständlich in einer Teilerscheinung erforschbar sein wie etwa die vermehrte Tränensekretion, ein anderer Teil des Vorganges als jene Trauer, die wir in uns und von anderen erfahren. Hinter beiden Wahrnehmungen der extrospektiven gegenständlichen und der introspektiven der Trauer mit dem gesamten Sinngehalt, den wir ihr als inneres Erlebnis aus Erfahrung beilegen, steht ein Gesamtvorgang, zu denen Beide gehören als Phänomene verschiedener Wahrnehmungsart. Über die Grenze der Wahrnehmung können wir nicht hinaus, beide Wahrnehmungen, Trauer und Träne, sind verschiedene Ausdrucksformen eines Gesamtvorganges, der, soweit wir ihn nicht wahrnehmen können, im Unbekannten, richtiger Unerkannten, bleibt. Das scheint mir nicht irrationale Mystik, sondern wissenschaftliche kritische Einstellung, zu deren Wesen gehört, daß sie, wie jede Wissenschaft, die Grenzen der Methoden ihres Gebietes zu kennen hat. Die Schwierigkeit, das Gemeinte mit zutreffenden Worten auszudrücken, liegt auch daran, daß die Sprache sich so gern dinglicher Ausdrücke bedient, und deshalb sind schon die Worte „Vorgang“, „Ablauf“ Worte aus der mechanischen Anschauungsform der Welt. Ich weiß aber dafür keine besseren zu setzen, denn mit „Idee“ „Wirklichkeit der Bilder“ einem überdachenden „Bios“ (HANSEN) scheint mir gar nichts gewonnen. Es mag vermessen sein, wenn der Kliniker sich an das Grenzgebiet der Philosophie heranwagt, und Fachphilosophen werden aus ihrer Vertiefung heraus an der Art dieser Anschauung wahrscheinlich Kritik üben können, ihnen aber fehlt meist die eingehende Vertrautheit mit unseren naturwissenschaftlichen Problemen, Ergebnissen und Erkenntnismöglichkeiten, sicher aber die ethische Forderung, Konfliktsituation eines Kranken ärztlich zu verstehen, ja zu lösen, gerade auch wenn sie mit körperlichen Erscheinungen einhergehen und wissenschaftlich unwichtig sind.

Es fragt sich, ob wir mit diesem Auswege, daß man das Psychische und Somatische nur als das Ergebnis verschiedener Erkennensmethodik betrachten kann und nicht als „metaphysische Sonderheiten, die im Organismus zur Einheit verbunden sind“, einen Schritt weiterkommen kann.

Was uns vom Organismus überhaupt zugänglich ist, wird gesehen gewissermaßen wie mit zwei Scheinwerfern, die durchaus nicht sich in ihren Lichtkegeln überdecken, sondern nur weitgehend überschneiden. Damit meine ich Gebiete, die nur introspektiv, solche, die scheinbar nur extrospektiv wahrgenommen werden und endlich das von beiden beleuchtete Gebiet, bei denen die sog. psychischen und sog. somatischen Abläufe wahrgenommen werden, die einen psychisch, die anderen physisch und dennoch als Teilgebiete einer einzigen höheren, nicht erkennbaren Einheit. Es scheint mir, daß in diesen neueren Wendungen doch Etwas vertiefter zusammengehörig gesehen wird als mit dem Ausdruck der „psycho-physischen Korrelation“.

Der Berliner Philosoph NIKOLAI HARTMANN lehnt den Parallelismus ab, weil er die Einheit des Menschen zerreiße; der Parallelismus übersieht, daß gerade die Einheit als Phänomen gegeben ist. Der Sprung, der sich zwischen der physischen und psychischen Sphäre auftut, ist für ihn kein solcher der Sache, sondern nur ein solcher der Problemgebiete und der wissenschaftlichen Methode. Er ist eine beiderseitig unübersteigbare Problemscheide, aber keine seiende Dualität. Er sieht die Tatsache der Einheit des psychophysischen Wesens im Menschen als eine durchaus metaphysische und irrationale Tatsache. „Wie ein Prozeß als Körpervorgang beginnen und als seelischer Vorgang endigen kann oder umgekehrt, ist schlechterdings unbegreifbar, man versteht wohl in abstracto, daß dem so sein kann, aber nicht in concreto, wie es sein kann.“

Auch der Zoologe HARTMANN (Dahlem) zitiert zustimmend diese Fassung. Uns dagegen bleibt der Verdacht, daß, wenn eine Frage unlösbar ist, es auch daran liegen könnte, daß die Fragestellung eine falsche ist. Auch die „biographische Methode", so sagt v. WEIZSÄCKER, also die Erschließung aus den subjektiven Erlebnissen des Kranken ist keine Erklärung, sondern eine Art der beobachtenden Wahrnehmung. Die Krankengeschichte, also die Anamnese, hat den Wert und nimmt für den Arzt den Platz ein, welchen in den Naturwissenschaften die experimentellen oder systematischen Beobachtungen innehaben, sie sind ein positives Ausgangsmaterial. v. WEIZSÄCKER bringt Beispiele, bei denen der Körper nicht der Ausdruck der Seele ist, sondern der springende Punkt dieser Krankengeschichten ist ein entgegengesetzter: der Sinn dessen, was seelisch erlebt, geistig bewußt wurde, konnte und mußte aus dem Leibgeschehen erschlossen werden. Es bedeutet oft die Erzählung des Kranken einen Schatz der Erkenntnis gegenüber jener unverbindlichen Redeweise vom Zusammenwirken so vieler Faktoren.

JASPERS spricht von der Unlösbarkeit von Subjektivität und Objektivität. Die Wahrnehmungsqualitäten der Sinneswelt sind bedingt durch psycho-physiologische Eigenschaften des Organismus, die Gegenstände der Erkenntnis durch ein Bewußtsein überhaupt, für das sie sind. „Objektivität und Subjektivität umfassen je eine Welt von Richtungen und Formen, das Gegenständliche ist das Äußere im Unterschied vom Inneren des Subjektes. Das Äußere ist das Andere und Fremde, aber auch Bestimmte und Klare, das Innere ist das Unbestimmte und Dumpfe, das, ohne im Gegenständlichen sich zu klären, nicht eigentlich bewußt wird."

Wir können also offenbar die Art des sicher bestehenden Zusammenhanges nicht aufklären, sie scheint auch für die Philosophie an den Grenzen der Erkenntnis zu scheitern.

Wir Mediziner aber brauchen Kenntnis von den empirischen Formen des psychophysischen Verhaltens, und zwar für Reiz und Empfindung, für den Affekt und seine körperlichen Ausdrucksformen und endlich für rein geistige Beziehungen zur Gehirnfunktion.

Mancher Arzt wird sagen, was gehen mich eigentlich diese Erörterungen an? Nun diesem antworte ich: „Du hast mit sehr wenigen Kranken zu tun, bei denen Du nicht praktisch vor dieses Problem gestellt bist und eine befriedigende Deutung nicht findest, wenn Du nicht versuchst, Dir Rechenschaft zu geben von dem, was Du vom Kranken erfährst und was Du am Kranken feststellst als Teilergebnisse einer Gesamtsituation; darum brauchst Du dieses Nachdenken, und Du machst Dir es doch wohl zu bequem, wenn Du mit ‚psychogen' und ‚somatogen' operierst."

Ganz unmöglich aber ist es für die Ärztegeneration der Gegenwart, sich einzubilden, ihre Betätigung sei einzig und allein angewandte Naturwissenschaft und über diese hinaus, d. h. über die mechanische Betrachtung am Objekt, gäbe es keine Aufgabe. Dann wird eine Methode völlig unberechtigt verallgemeinert zu einer Weltanschauung, das erst ist jener „Materialismus", den wir bekämpfen und den jeder Arzt schon ausschaltet, wenn er einen Menschen tröstet, ihm zuredet oder ihn suggestiv beeinflußt. Daß hier wichtigste ärztliche Aufgaben vorliegen, kann wahrhaftig nicht bezweifelt werden, und da es heute nicht allein naiv, sondern systematisch als Psychotherapie mit Erfolg vorgenommen werden kann, müssen wir das anerkennen. Mechanismus als Methode ist unentbehrlich und ist bester naturwissenschaftlicher Besitz, den wir Ärzte haben, aber außerhalb des Mechanismus hat sich uns ein riesiges — wenn es kritisch verwertet wird — brauchbares Erfahrungsmaterial erschlossen, mag es auch stets trügerischer sein, weniger exakt experimentellen Feststellungen unzugänglich und deshalb nicht mit Maß und Zahl zu meistern. Weltanschaulich sei der Arzt nicht mehr wie in einer kaum verflossenen Epoche rationalistischer Materialist. In seinen Methoden, den exakten und zuverlässigen, bediene er sich der mechanistischen Naturwissenschaft für die Forschung, wie für die diagnostischen und therapeutischen Aufgaben, er vernachlässige aber auch nicht das nichtmechanistisch Erfaßbare, weil es gerade beim Menschen ihm durch Erfahrung, Empirie, unmittelbar zugänglich ist, zum Material seiner Wahrnehmung gehört und ihm unbedingt notwendig ist zur Deutung des Verhaltens seines Patienten, seiner Klagen, ja zum Verstehen vieler körperlicher Erscheinungen, die empirisch unleugbar in einer Beziehung zu seelischen Situationen stehen, an die wir aber mit der zu einfachen Gesetzlichkeit Ursache — Wirkung nicht herankönnen, das biographische Material des Kranken.

Ich meine, wem dies zu theoretisch ist, der müßte unseren Standpunkt an Beispielen verstehen: man trinkt ein paar Glas Wein, das Gesicht rötet sich, die Augen glänzen, die Bewegungen werden lebhafter, die Sprache lauter, bei größeren Dosen wird das Sehen verschwommen, der Gang taumelnd. Gleichzeitig verrät uns die Unterhaltung (Fremdwahrnehmung), daß auch introspektiv der Berauschte verändert ist, eine Charakterverschiebung ist eingetreten, fröhlicher, ungehemmter oder heftiger, selbst taktlos erscheint er, durchaus auch dieses Wahrnehmungs-Material für uns, ja oft das deutlichere, bis zu seinem heulenden Elend, also Wandlung der gesamten Persönlichkeit. Der Alkohol hat die Gesamtsituation des Menschen verändert, es besteht eine veränderte Verhaltungsweise auf beiden unlösbar zusammenhängenden Gebieten. Davon wird einiges uns objektiv erkennbar, oft mehr sogar subjektiv, die introspektiven Phänomene beim Rausch sind uns an diesem Beispiel so geläufig, da wir fast alle sie von uns selber kennen.

„Kann man den Rausch nicht einmal psychologisch verstehen, wie sollte man ihn, noch viel primitiver, aus einer chemischen Formel erklären?“ v. WEIZSÄCKER.

Was vom exogenen Gift dem Alkohol gilt, gilt in ganz gleicher Weise von endogenen Giften: da beobachten wir Gänsehaut, Frösteln, schlechtes Aussehen, es steigert sich zum Schüttelfrost, und der Kranke liegt mit hochrotem Gesicht da, körperlich unruhig, laut delirierend, bis ein Schweißausbruch die Regulierung auf ein normales Temperaturniveau nach einigen Stunden zeigt, und im Blut finden sich Malariaplasmodien oder etwa Streptokokken, dabei Leukocytose, Linksverschiebung, ein hochgestellter spärlicher Urin. Während des hohen Fiebers erzählt der Kranke von seinen inneren Wahrnehmungen, Phantasien des Fieberdeliriums: introspektives Material. In diesem Falle ist das diagnostisch in den Einzelheiten von untergeordnetem Wert.

Bei einem anderen Fall steht das Charakterliche im Vordergrund: Die junge Frau dringt auf Abtreibung der Frucht, sie wird die Schwangerschaft nicht überleben, meint sie. Alles im Haushalt ärgert sie, sie gerät in Konfliktsituationen, spielt mit Selbstmordgedanken, ist von Eifersucht gequält. Wenn sie nun auch Herzklopfen hat, schwitzt, zittert, Durchfälle auftreten, sagen wir vielleicht diagnostisch schief: „alles psychogen". Es ist gerade auf dem Boden der Empirie richtiger auszusagen, hier besteht eine Gesamtsituation, wir erfahren von all dem psychisch Emotionellen mittelbar, wir erfassen beobachtend jene körperlichen Erscheinungen und nicht ist das eine primär, das andere sekundär. Das wird uns ganz klar, wenn wir nun etwa bei genauerer Untersuchung feststellen, ein leichter Exophthalmus ist doch da, die Lidspalte ist weit, die Schilddrüse etwas vergrößert. Nun wissen wir, vermehrte Schilddrüsenwirkung, ein etwas verkappter Fall von Morbus Basedow, bei dem so oft gerade die charakterlichen Erscheinungen mehr Kardinalsymptome sind wie die körperlichen. Nun finden wir den erhöhten Grundumsatz, das KOCHERsche Blutbild, der Lymphocytose. Hier hat ein endogenes Zuviel toxisch gewirkt, wie beim Rausch ein exogenes Zuviel — im Kolleg spreche ich gerne vom Schilddrüsen-„Schwips". Die veränderte Gesamtsituation ist in beiden Verhaltungsweisen deutlich, auch die geänderten psychophysischen Abläufe sind Ausdruck eines veränderten Wesens auf toxischer Grundlage, wobei die Hyperthyreose nicht das Primäre ist.

Ein Gastwirt bekommt zum erstenmal einen schweren Asthmaanfall, als er wegen homosexueller Verdächtigung seines Kellners in schwieriger Lage vor Gericht steht. Seitdem, auch nach dem Freispruch, kann er nicht mehr wie früher in seiner Küche bei Fettdampf tätig sein, ohne einen Asthmaanfall zu bekommen. Nur ein einziges Mal tritt außerhalb des Küchendampfes noch sein Asthmaanfall ein, als er zufällig nach langer Zeit jenem Kellner auf der Straße begegnet. Der Kranke gerät also in Gesamtsituationen, die zum typischen Asthma bronchiale führen. Letzteres ist im Prinzip im Rahmen dieser Auseinandersetzung nichts anderes wie die vermehrte Sekretion der Tränendrüse oder der Schilddrüse. Seine Gesamtsituation war zweimal durch affektive Erlebnisinhalte eine veränderte, vor Gericht und auf der Straße, beide Male gleiche materielle Auswirkungen im Asthma bronchiale, aber an Stelle des Erlebnisinhaltes tritt etwa wie ein Allergen des nunmehr überempfindlich gewordenen Organismus der Fettdampf.

Wir sehen, daß Alkohol, Schilddrüseninkret, Fettdampf, aber nun auch Sinnsetzung eines Erlebnisses als Konflikt in diesen Beispielen uns wie Ursachen scheinen, jedenfalls wie Bedingungen, welche den Gesamtsituationen nicht zufällig voraufgehen, sondern in einem empirisch gesicherten wie kausalen Zusammenhang stehen, aber erkennen können wir nur einen Teil naturwissenschaftlich-kausal, einen anderen Teil psychisch, mehr braucht der Arzt zu seinem Verstehen dieser Zusammenhänge vielleicht nicht zu wissen.

Die Angina pectoris im Zusammenhang mit Emotion, ebenso die Gallenkolik und sehr viele andere recht reale körperliche Erscheinungen erscheinen so als Folge einer veränderten Situation, die in seelischen Phänomenen ihren Anfang nimmt. Für diese Veränderung der Gesamtsituation dürfen wir ruhig nach Ursachen fragen, denn der Kummer, der Konflikt, das Fieberdelirium scheint uns oft hervorgerufen zu werden durch materielle Anlässe wie all die körperlichen Erscheinungen, und dennoch sollen wir vermeiden, den Kausalnexus in der Form anzusehen, daß die Seele auf den Körper, der Körper auf die Seele wirkt? Daß hier unüberbrückbare Schwierigkeiten vorliegen, wurde schon betont, daß aber eine prinzipielle Änderung gegenüber einer rein materialistischen Auffassung vorliegt, kann bewiesen werden, wenn wir uns großer Kliniker erinnern, die einen Kranken ausgelacht haben, wenn er naiv richtig behauptet, ‚weil ich mich geärgert habe, bekam ich eine Gallenkolik‘. Heute wissen wir, daß körperliche Ausdrucksform der Emotion Erregungen im vegetativen Nervensystem sind, daß die Gallenblase tonisch stärker innerviert wird, ein Ventilstein in den Gallenblasenhals sich einzwängt und oft so die Kolik gerade beim Ventilstein entsteht. Die eine Seite des Vorgangs ist leicht mechanisch zu begreifen, sie ist Teil eines Gesamtvorganges, von einem anderen Teil erzählte uns die Hausfrau, daß sie eine Szene mit der Hausangestellten kurz vor der Kolik gehabt hat.

Ein beginnender Infekt zeigt sich oft genug zuerst in der Charakterveränderung: wir sind verstimmt, verärgert, deprimiert, „nervös“, erst tags darauf zeigen der Schnupfen oder die Halsschmerzen, daß wir schon endogen vergiftet waren, ehe die körperlichen Manifestationen sich zeigten, ähnlich ist die Benommenheit eines Typhuskranken, ähnlich das Delirium eines Fiebernden, aber auch schon das Verhalten eines Menschen, der durch ein sehr heißes Bad in Hyperthermie mit Delirien versetzt wird, nur vom Körperlichen ausgelöst zu verstehen. Ausdruck der psychischen Sphäre für ein verändertes Gesamtverhalten ist die Verstimmtheit eines Ikterischen, die Reizbarkeit oder das Versagen in den geforderten Berufsaufgaben, die häufig zugehörige charakterliche Situation des Hypertonikers nicht anders wie jene Größenideen, geistigen Einschränkungen, erotischen Entgleisungen oder die veränderte Merkfähigkeit schon im Beginn der anatomisch wohl definierten progressiven Paralyse. Ja exogene wie endogene Gifte sind in kleineren Dosen weit eher am psychischen Verhalten erkennbar als an anderen klinischen Symptomen. So wird das Charakterverhalten oft feinster Test, wertvolles klinisches Symptom veränderter Gesamtsituation, das mag ärztlich selbstverständlich scheinen und ist dennoch in der Praxis in seinen Konsequenzen noch nicht geläufig genug. So manches sogenannte neurasthenische Verhalten ist Ausdruck eines Vergiftungssymptoms oder allgemeiner, einer auch stofflich faßbaren Veränderung im Organismus: die Verstimmtheit, auch Erregtheit bei hochgradiger Anämie, der „Neurastheniker“ mit positiver Wassermann-Reaktion, dessen Nervosität durch antiluetische Kuren geheilt wird, die geringsten Grade der Thyreotoxikose, die zunächst am Affektverhalten auffallen, wenn etwa die Grundumsatzsteigerung noch fehlt, die Tachykardiebereitschaft oder die Durchfälle als emotionell gedeutet werden, der erregte schlaflose Mensch, der durch kleine Schlafmitteldosen der Barbiturpräparate wieder leistungsfähiger wird, den beruflichen Aufregungen besser gewachsen ist. Ich bin oft versucht, von einer Pharmakotherapie für den Charakter zu sprechen — einer „*Charakterapotheke*".

Ein Abiturient ist glücklich, daß er nicht mehr nachts mit starkem Kaffee oder Kola sich wachzuhalten braucht, jede Schläfrigkeit ist verschwunden, er lernt seine Horaz-Oden spielend, während es ihm vor wenigen Tagen noch große Mühe machte; eine kurze Reihe von Tagen und er ist an einer akuten Encephalitis lethargica (ECONOMO) gestorben. In der Zeit der cerebralen Reizerscheinungen bestand die Insomnie mit Steigerung der Merkfähigkeit, eine wirkliche Mehrung der Intelligenz, ähnlich wie man die erleichterte, freilich auch unkritische geistige Assoziation während der Morphiumwirkung erlebt oder wie die Steigerung des Mutes als der Fortfall der Hemmung durch Kritik und Bedenken in den ersten Stadien des Rausches wohl bekannt ist: Die humoristische Rede als letzte eines Banketts, die Alkoholausteilung vor Sturmangriffen in der Schlacht!

Eine bulbäre Sprachlähmung nach einer Apoplexie bei Hypertonus ist verschwunden, aber bei Anwesenheit vieler Ärzte — Stationsvisite — tritt das Symptom doch noch auf, also während einer Affektsituation. Das ist nicht bedingter Reflex oder hysterische Reminiszenz, sondern in der Affektsituation ist das Gesamtverhalten ein anderes, in dieser äußert sich noch der cerebrale Defekt als gestörte Funktion, der sonst bereits latent wurde und ausgeglichen schien. Das Kunststück des dressierten Hundes versagt, wenn viele Zuschauer da sind, der Praktikant weiß weniger, wenn er aufgerufen ist, als wenn er ungestört auf der Bank im Hörsaal sitzt, der Staatsexaminand fällt seltener durch, wenn man ihn statt im Hörsaal, in einer Einzelprüfung vornimmt, der Professor wie der Schauspieler sprechen besser bei vollem Auditorium. Man würde ermüdet nachts in der Stille der Studierstube am Schreibtisch einschlafen, während man den selben Abend in einer Gesellschaft selbst ohne Alkohol angeregt eine Nacht verbringt.

Das sind zwar empirische Banalitäten, aber sie werden auch die Psychiatrie, ähnlich wie sie die Neurologie in der Aphasielehre bereichert haben, dahin führen, daß sie auch bei den Geistesstörungen ohne nachweisbares anatomisches Substrat noch intensiver das Studium aufnimmt nach somatischen veränderten Abläufen während der Psychose. LEISCHNER berichtet in der depressiven Phase von Hyperglykämie und Glykosurie bei einigen Fällen und findet wie GRAFE Erniedrigung des Grundumsatzes, bei Schizophrenie soll Urobilin und Urobilinogen im Harn häufig sein, bei Lebererkrankungen schizophrenieartige Psychosen, bei striären Symptomen Funktionsstörungen der Leber, die ja bei echtem Morbus Wilson sogar die Vergesellschaftung anatomisch striärer Befunde mit echter Lebercirrhose aufzeigen, die Verstimmung bei dyspeptischen Magenaffektionen (Gastritis) scheint wirklich buchstäblich Magenverstimmung (KATSCH). Mag auch die

Melancholie nicht „schwarze Galle“ sein, sie deutet ähnlich gedachte Beziehungen aus ältester Medizin an. Endlich gibt es Menschen, die auf kleine Schilddrüsendosen per os sofort manisch reagieren, während andere große Schilddrüsenmengen ohne irgendeine Stoffwechselsteigerung per os zu sich nehmen können, offenbar spielt hier erbkonstitutionelle Disposition eine große Rolle.

Es muß offen ausgesprochen werden, daß wir auch für die Pathologie auf diesem Gebiete nur forschend weiterkommen, wenn wir endlich ohne Verklausulierung offen anerkennen, daß wir uns außerhalb des Gebietes naturwissenschaftlicher Methodik und naturwissenschaftlicher Erkenntnismöglichkeiten befinden, wenn wir bei einer Psychoneurose aussagen, daß ein Konflikt aus einer Situation entstanden ist, der die Persönlichkeit nicht gewachsen war, daß Wollen und Nichtdürfen, Sollen und Nichtkönnen, Trieb und Gegentrieb, Verlangen und Hemmungen, eine Uneinigkeit mit sich selbst, uns ein ungemein wertvolles, dem Arzt völlig unentbehrliches Verständnis geben für die Klagen des Kranken, ja selbst für seine körperlichen Erscheinungen, etwa bei irgendwelchen hysterischen Symptomen (Siebeck).

Es widerstrebt mir, hier von „Dynamik“ zu sprechen, weil das Wort aus der Mechanik, also der Physik, entlehnt ist, die zum Begreifen solcher Erlebniszusammenhänge völlig unbrauchbar ist als inadäquate Methode. Die Bedeutung von Pflichttreue oder Machtwille, von Minderwertigkeitsgefühlen, Verantwortung, Schuld, Stimmung und Haltung sind gewaltig genug, daß der Arzt sich mit ihnen systematisch beschäftige, auch sie sind der Erfahrung zugänglich und zu einer systematischen Erfahrung geworden, in der die Hilfe durch den Arzt keine Utopie mehr ist. Das hat früher jeder Priester im Heiligtum des Asklepios gewußt, es weiß es auch heute jeder Priester der katholischen Kirche vom Beichtstuhle her — merkwürdig genug, daß gerade der Arzt „der guten alten Zeit“ es unwissend, naiv und damit primitiv in der Art der Erklärung und in seinem Helfen oft ganz unzureichend, versuchte.

Aber mir scheint es erst recht unerträglich bei jedem Individuum, das neurotisch festgefahren ist, die geheimsten Falten seines Wesens aufzudecken und den Neurotiker zum interessanten Dulder zu stempeln.

Die Erfolge der Psychotherapie sind enger, als es die meisten Spezialisten zugeben, denn die unabänderliche Charaktergrundlage ist der Hauptfaktor jeder Neurose (Prinzhorn). „Zuletzt müssen wir allem echten Wachstum weichen, alle schöpferischen Antriebe unangetastet lassen und dem tiefen Hange der Meisten zu lebenshemmenden Hirngespinsten im Einzelfalle immer wieder nachgeben.“ „Kommt ein ausgewachsener selbständiger Mensch als Hilfsbedürftiger zu uns, neurotisch festgefahren, lassen uns alle Befunde von naturwissenschaftlichem Exaktheitsgrade im Stich, jede Lehre, die anderes behauptet, fälscht den Sachverhalt. Aber daß wir trösten, aufrichten, Anschauungen verändern können durch Einfluß von Mensch zu Mensch, diese Erfahrungstatsache kann niemand bestreiten, sie reicht in alle einfachsten sozialen Beziehungen bis hinauf zum Führer und Erlöser, eine materialistische Definition solcher

Beziehungsmöglichkeiten scheitert. Die Wirkfähigkeit bezieht der Psychotherapeut nicht aus der Medizin, sein Helfenkönnen ist gebunden an Führung, aber er versucht, klarer in die Zusammenhänge etwa einer Konfliktsituation einzudringen — psychoanalytisch, als der Priester oder der Wundertäter" (PRINZHORN).

Und weil hier trotz aller psychoanalytischen Verirrungen und des Fanatismus, der zu jeder noch unreifen jugendlichen Richtung gehört, die ein volles Recht hat, sich durchzusetzen, ein ganz großer Teil der ärztlichen Mission, die im nur naturwissenschaftlichen Zeitalter verkannt war, zurückerobert werden soll, müssen wir außer unseren naturwissenschaftlichen Erfolgen, welche für Diagnostik und Therapie in so bedeutender großer Entwicklung begriffen sind, uns darüber freuen, daß ein uraltes Gebiet für den menschlichen Helfer sich von neuem erschließen soll. Einst ging die Medizin aus von der Einheit des religiösen Helfers und vereinigte Priester und Arzt in einer Person. Mit Hippokrates kam durch kritische Beobachtung die Ratio in die Medizin, und der unerhörte Aufschwung der Naturwissenschaften seit etwa 1000 Jahren brachte der Medizin Früchte des Erkennens und wird sie ihr zu allen Zeiten der Zukunft bringen, welche bis vor kurzem das Irrationale auf ein Minimum zurückzudrängen schien. Die Medizin wird immer zu einem quantitativ und qualitativ bedeutenden Teil angewandte Naturwissenschaft sein, aber wir begehen eine Selbsttäuschung, wenn wir meinen, daß im Irrationalen nicht auch eine unentbehrliche Domäne der Heilkunde in weitem Ausmaß vorhanden sei. Bleiben wir eingedenk, daß schon PLATO im „Charmides" sagt: „Denn das ist der größte Fehler bei der Behandlung der Krankheiten, daß es Ärzte für den Körper und Ärzte für die Seele gibt, wo beides doch nicht getrennt werden kann" — „aber gerade das übersehen die griechischen Ärzte, und nur darum entgehen ihnen so viele Krankheiten, sie sehen nämlich niemals das Ganze. Dem Ganzen sollten sie ihre Sorge zuwenden, denn dort wo das Ganze sich übel befindet, kann unmöglich der Teil gesund sein."

Sollte das nur für die griechischen Ärzte gelten? — — —

Man kann es verstehen, wenn große Kliniker, um die Einheitlichkeit ihrer naturwissenschaftlichen Weltanschauung sich zu erhalten, die Bedeutung des Seelischen in der personalen Ganzheit negieren und das Psychische auf somatische Fundamente gründen wollen. Gewiß ist für die „Tiefenperson" von F. KRAUS maßgebend das Elektrolytgemisch, die Potentialgefälle der Grenzflächen der Zellen und das vegetative Betriebsstück, sekundär mit der neuralen Gesamtregulation verknüpft. Mag eine Zukunft das noch viel präziser erfassen als es ihm in seiner „Pathologie der Person" möglich war. Der Sinngehalt eines Erlebnisses, der geniale Gedanke kann nicht in diese Zusammenhänge des naturwissenschaftlich erfaßbaren Vegetativen oder Animalen verständlich umgemünzt werden, und selbst wer überzeugt ist, daß jedem Gedanken und jedem Konflikt ein materielles Etwas oder ein Vorgang entspricht, und diesen Glauben besitzen wir durchaus, muß einsehen, daß, wenn er all die materiellen Facta wie auch immer objektiv registrieren könnte — wohl für Jahrhunderte oder ewig eine Utopie —, er zur Erklärung eines Konfliktes, eines Erlebnisses stets den Sinngehalt dieser Situation auch heranziehen müßte. Von diesem Sinngehalt aus würde er auch dann noch immer ganz wie heute begreifend erklären, ihn erkennend, würde er beruhigen, trösten, stärken, selbst wenn ihm der materielle Vorgang im Menschen als naturwissenschaftlichem Objekt restlos klar geworden wäre. Man kann „die Seele nicht mit Hämatoxylin färben" oder ein „Elektroencephalogramm" statt einer Hamlet-Aufführung abrollen lassen. Unsere Beispiele zeigten zur Genüge, daß wir die unauflösbare Verflochtenheit des Psycho-Somatischen nicht im geringsten ablehnen und wissen, wie bis zur Sinnsetzung eines Erlebnisses die engste Verknüpftheit mit den materiellen Abläufen besteht, im endogenen und exogenen Rausch, in der Depression, der Selbstbeschuldigung einer Melancholie, aber immer ist mit beiden Erfahrungsreihen zu arbeiten, der empirisch naturwissenschaftlichen und der empirisch psychischen. Die Medizin mag sich von der geisteswissenschaftlichen, jedenfalls aber von der experimentellen Psychologie fernhalten, der Arzt, der sich nicht „einzufühlen" vermag in die Persönlichkeit des Kranken und seine Konfliktsituationen, verkennt die edlere Hälfte seiner Aufgabe. Die „innere Lebensgeschichte" des Kranken, seine Biographie gehört in die Domäne seiner Diagnostik, auch hier sei Therapie so stark wie möglich auf Diagnostik aufgebaut. Aber das Material zur Diagnose empfängt er für das Helfen durch menschliches Verstehen, zum kleinsten Teil aus naturwissenschaftlichem Material, etwa erbbiologischen oder erweisbaren somatischen Krankheitsprozessen, Betriebsstörungen des naturwissenschaftlich erschließbaren Organismus, zum größeren Teil aus jenen Domänen, die wir nicht aus dem Studium der „Welt der Objekte" gewinnen, aber auch aus diesem Erfahrungsmaterial beginnt sich etwas zu formen, was systematisch zu beschreiben ist und deshalb den Rang der Wissenschaft verdient oder zum mindesten verdienen wird, also nicht außerwissenschaftlich ist, wenn auch nicht aus der Biologie im Sinne der Naturwissenschaft gewonnen.

Es war ein großer Fortschritt, als Charcot und die Schule von Nancy von den „Stigmata" der großen Hysterie nachwiesen, daß sie durch Suggestion sämtlich reproduzierbar seien und durch Suggestion ebenso zum Verschwinden gebracht werden können und die Massenhaftigkeit der Entstehung in der Salpetrière bleibt eine historische Tat für den Beweis des exogenen Faktors der Neurosen. Seit dieser Zeit ist die praktisch medizinische Berechtigung des Ausdrucks der „Psychogenie" eine so unzweifelhafte, daß kein Psychiater und auch kein Internist sie entbehren möchte. Von jenem entscheidenden Fortschritt geht der Weg bis zu Breuer und Freud, die die systematische Vertiefung der Anamnese der psychoneurotischen Patienten so weit gefördert haben, daß daraus die methodische Psychoanalyse geworden ist, in der nach dem Konflikt gesucht wird, die Komplexe gefunden werden im Triebleben, das Sexualmoment zu sehr in den Vordergrund gestellt wurde, während in der „Individualpsychologie" Adlers das Primat des Erotischen nicht anerkannt wird und nun die „Minderwertigkeitsgefühle" als zureichender Grund für die neurotische

Haltung eines Menschen als das Wesentlichste gelten. Daß aber diese Sinnsetzungen als Erlebnisse ganz im Bereich des geradezu Mechanischen, sehr zu Unrecht gesucht werden, dafür sprechen die Prägungen, die in jenen psychoanalytischen und individual-psychologischen Schulen doch wohl mehr sein sollen als symbolische Ausdrücke, wenn von der „Affektdynamik" gesprochen wird, von psychischen „Energien", die sich entladen, vom Affekt, der „einbricht" in die vegetativen Zentren (SCHILDER), wenn der Affekt sich „einklemmt", wenn „Verdrängungen" eintreten vom „Bewußten" ins „Unbewußte". Auch die Ausdrücke der „Schichtenstruktur" der Persönlichkeit oder jener Tiefenperson, wie FREUD sie gemeint hat, sind Ausdrücke dafür, daß das Psychische doch als materielles Substrat gedacht ist. Vor allem aber ist diesen deutenden und behandelnden Richtungen dann ein Vorwurf zu machen, wenn sie behaupten, daß alles psychoneurotische bei diesen Neurosen erworben sei, während das Angeborene, also das Erbbedingte, das Entscheidende ist als das Material, durch welches Konflikte, Komplexe, Minderwertigkeitseinstellung, auch abnorme Sexualität, sich im Leben gestaltet. Viel krassere Lebenssituationen können dem kraftvollen normal Veranlagten nichts anhaben. Ebenso wie das musikalische Genie nicht durch Klavierstunden entsteht, das mathematische nicht durch Schulunterricht, entsteht der haltlose Psychopath nicht durch das Lebensschicksal. Dem Säugling merkt man nicht geniale Veranlagung an, auch meist die Neurose noch nicht, dennoch besitzt er schon sein Fatum, wenn auch das Leben mit seinen Ereignissen es variiert zu den verschiedensten Verarbeitungen, also zum neurotischen Erlebnis.

Niemand kann einwenden, warum die Klinik sich mit solchen Problemen überhaupt beschäftigt, denn es scheint mir gerade für den Arzt unabweisliche Pflicht, sich hier wenigstens so weit begriffliche Klarheit zu schaffen, als es für die Grenzen seines Erkennens und Handelns nötig ist. Es würde eine Krise eintreten, wenn wir über manche rein naturwissenschaftlich orientierte Klassiker der Klinik nicht hinauskämen, aber ich halte es für falsche Bescheidenheit, das klinische Ringen der Gegenwart gegenüber jenen Alten als irgendwie epigonal hinzustellen. Wir leben nicht nur in einem Zeitalter, in dem die Medizin als angewandte Naturwissenschaft stolz auf Triumphe des Fortschrittes weisen kann, wie sie nicht größer waren, als AUENBRUGGER die Perkussion erfand, LAENNEC die Auskultation schuf oder die Klinik von der pathologischen Anatomie oder der Bakteriologie beherrscht wurde. Das, was über die Anatomie hinaus, am Lebenden subtile Röntgendiagnostik leistet, das, was physikalisch-chemisches Verstehen an Vertiefung der Medizin gebracht hat, was die innere Sekretion bis zum Insulin, bis zu den Keimdrüsenhormonen uns gegeben hat, die völlige Umwälzung der Diagnostik, die wir als Reformation, auch als Revolution der Gegenwart bezeichnen durften, die Vertiefung der funktionellen Pathologie, die ein ganz neues Verstehen z. B. der Kreislaufpathologie ermöglicht, so daß die Akustik der Klappenfehler physikalisch noch auszubauen freilich epigonaler Scharfsinn scheint, bedeutungslos im Vergleich zur Frage, wie der Kreislauf reguliert ist und in seine harmonische, optimale Regulation therapeutisch zurückzubringen ist, das alles, neben vielen großen anderen Erfolgen, wie der Heilung durch Vitamine, die zum Teil schon chemisch rein dargestellt sind und die Ernährungsbehandlung befruchten, sind größte Erfolge der Anwendung naturwissenschaftlich kausalen mechanischen Forschens in der Medizin. Aber die führende Generation der Gegenwart darf sich daran dennoch nicht genügen lassen. Wir haben die Verlegenheitsdiagnosen der reinen Organneurosen mit Gewalt zurückgedrängt und für funktionell pathologisches Denken sie durch die Forschung nach den „Betriebsstörungen" ersetzt. Aber man verkenne nicht die ungeheure Bedeutung des psychoneurotischen Verhaltens, weit über das Gebiet der Psychiatrie hinaus, ja fast für jeden kranken Menschen. Wir sehen ein, wie erbkonstitutionelle Anlagen meist das entscheidende Material sind, durch das Geschehnisse zum besonderen psychopathischen Erlebnis verarbeitet werden, denn das Erlebnis ist durchaus nicht bedingt allein durch das Geschehen der Außenwelt, das auf den wahrnehmenden Kranken einwirkt, sondern w i e die individuelle Verarbeitung geschieht, das ist bereits Resultante des Wesens, daß das Individuum zum eigenartigen macht, und deshalb kommt es allein auf die Sinnsetzung an, die das erbbedingte Individuum dem Geschehnis gibt. Seine angeborene Wesensart gestaltet das Erlebnis — dies ist also Ausdruck seiner Persönlichkeit. Es entwickelt sich für die Medizin nicht nur eine Charakterkunde, sondern ein Verständnis dafür, daß ein riesiges Gebiet sich erschließt, auf dem unser naturwissenschaftliches Wissen teils untergeordnete, teils wohl gar keine Bedeutung hat, bei dem die Deutung und das Verstehen nur „durch das systematische Studieren der inneren Lebensgeschichte" biographisch möglich ist. Ich glaube, daß ich unter den inneren Medizinern es früh gewagt habe zu bekennen, daß auch außerhalb unseres naturwissenschaftlichen Fundamentes ein Bau errichtet werden mußte auf ganz alten Mauern, die der rationalen Medizin unbrauchbar geworden waren, und ich kann auf die Anschauung verweisen, die ich 1922, und 1924 auf dem Deutschen Internistenkongreß mit Nachdruck bekannt habe.

Daß man so lange in unserem Lager von dem, was sich viel zu eng und mit spezifischer Bedeutung *Psychoanalyse und Psychotherapie* nennt, nichts wissen wollte, hat wohl zwei wesentliche Gründe, nicht den, daß es außerhalb der akademischen Medizin sich überlaut entfaltet hatte, sondern daß gerade die FREUDsche Richtung mit materialistischer, mechanistischer Diktion operierte und nicht sah, daß ihr Bestes ganz außerhalb dieses Gebietes liegt. Zum anderen ist noch heute abstoßend die Kritiklosigkeit, mit welcher jene Richtung leichtfertige phantastisch übersteigerte Deutungen sich leistet, welche die wissenschaftlich-somatisch eingestellte Medizin nie wagen wird, seit in MORGAGNI oder BICHAT uns Kritiker entstanden sind, die durch einen Obduktionsbefund auf dem Gebiete anatomischen Krankseins präzis und unzweifelhaft unsere Fehldiagnosen ad absurdum führen. Wer Obstipation als Deflorationsangst oder Graviditätswunsch interpretiert, wer der Aufstellung des Mastes für Erfindung des Segelns eine Phallus-Symbolik unterschieben will oder in jeder Türklinke Analoges sieht, wer den Selbstmord als höchsten Grad der Onanie bezeichnet, kann nicht verlangen, daß er ernst genommen wird. Das habe ich gemeint, wenn ich das „phantasievoll-belletristische Erfassen“ gewisser Freudianer geißeln wollte, und auch FREUD selbst hat Vieles so erotisch überwertend gedeutet, daß er der Wecker dieser ausschweifenden Richtungen bleibt. Aber daß junge gewaltig sich entwickelnde Richtungen wie berauscht schwärmen, darf uns nicht hindern zu erkennen, daß jene Ermittelung von Erlebnisinhalten eine Bedeutung für den Arzt hat, die ein mechanistischer Rationalismus verachtet hat und die dank jener Richtungen, uns erschlossen wurde. Wir brauchen jenes neue Verstehen, wir brauchen über dieses hinaus die Macht der Suggestion, sie gehört zur Heilkunst. Wir können uns freilich nicht zwischen jenen alten Mauern bewegen, in denen die Priester des Asklepios in Epidaurus wandelten, dem Kranken einschärfend, was er in einer Nacht träumen würde, solle er sich merken, denn der Gott gäbe es ihm ein, der Priester werde am Morgen es ihm deuten. Da sind die Traumdeutungen der Psychoanalyse uns doch noch etwas wichtiger, soviel auch hier noch Kritik zu tun haben wird, die Spreu vom Hafer zu sondern, und was in Volksmedizin und im Lager mancher Heilpraktiker weiterlebt, mag seinen Ursprung in der Schlangenbeschwörung des antiken Priesters, wie des Wundermannes Indiens haben. LIEK wies nachdrücklich auf „das Wunder in der Heilkunde“ hin. Wir sind kulturgebunden an die historische Entwicklung der Medizin, und diese Bindung heißt gerade, daß wir jetzt offen bekennen, daß die Erschließung der inneren Lebensgeschichte des Kranken uns wesentliche diagnostische Aufgabe ist und therapeutische Erfolge bringt. Die Beziehung der Erlebnisinhalte zur Krankheit, nicht nur zu den Psychoneurosen, sondern selbst bis in die organischen Strukturen hinein zu leugnen, hieße die Natur mit Scheuklappen sehen, die nicht mehr zu ertragen sind. Unser physikalisches Weltbild ist nicht erschüttert, wenn wir uns nicht blind stellen vor den Tatsachen, daß das, was uns nur als Erlebnisinhalt psychisch erscheint, maßgebend zusammenhängt mit dem Krankheitsgeschehen, denn sonst müßten wir den schöpferischen Gedanken, den Willen zur Tat, die Angst und den Mut des Menschen, leugnen.

Wie falsch sind die Sexualstörungen des Mannes beurteilt worden, als man sie materiell, biologisch, entzündlich beschreiben wollte. Ich wiederhole diese Sätze aus meiner Eröffnungsrede des Deutschen Internistenkongresses von 1931 und zitierte dort PRINZHORN, der sagt, eine Charakterkunde, welche nicht aussagt: „Erkenne dich selbst, sondern vergiß dich selbst, dann eröffnest du dich dem Reichtum der Welt. Denn deine Person ist an sich völlig unwichtig“, erscheint mir sehr oft für den Kranken die indizierte irrationale Pädagogik und Therapie, neben der die Indikation zur speziellen Psychotherapie erst präzis ausgearbeitet werden sollte. Denn die seelischen Erschütterungen, die eine gründliche Psychoanalyse oft gefährlich mit sich bringt, die vielen therapeutischen Mißerfolge und zuletzt die Artung der Behandlung, die das Gegenteil eines sozialen Helfens ist, sondern nur zu oft individuelle, kostspielige Luxusbehandlung besonders seelisch differenzierter und komplizierter Persönlichkeiten blieb, sind schwere Hemmnisse einer allgemein anwendbaren Behandlungsart. Das hindert nicht, daß mir als

Wesentlichstes die Anerkennung in ganz großem Ausmaße erscheint, daß nur ein Teil der Mission des Arztes erfüllbar ist auf naturwissenschaftlicher Grundlage, hier stimme ich Bier und Sauerbruch ganz zu, keineswegs aber bestimmten Heilpraktikern, die auch bei voller Ehrlichkeit ein „autistisches" Denken entfalten, welches mir das Gegenteil scheint von dem, was wir erstreben: ein kritisches, reifes Studium des Charakters, der Persönlichkeit, wie sie sich in der Verarbeitung der Erlebnisse offenbart, unter der Hypothese, daß Gesamtvorgänge im Kranken verlaufen, psychophysische Abläufe, die teils nur durch Introspektion, teils extrospektiv, objektiv, materiell zu erschließen sind, die zum größten Teile aber auf beiden Gebieten uns Erfahrungsmaterial geben. Mit der Naturwissenschaft allein ist die Aufgabe des Arztes nicht zu lösen, aber im Gebiete der Erfahrung, die einer Kritik gewachsen sein muß, hat er stets auch außerhalb der Naturwissenschaft menschlich zu wirken. Es ist kein Zufall, daß die charaktervollen Männer der Tat, also gerade die Chirurgen, die nicht im Problemkreis mühseliger, methodischer Laboratoriumsforschung ihre längste Entwicklungszeit durchgemacht haben, sondern unmittelbar dem Heilen durch die Tat aus ihrem Charakter zustrebten und deshalb Chirurgen wurden, Naturwissenschaft und Heilpraxis wie Gegensätze empfinden, während dem Internisten, welcher auch Problematiker sein muß, die Heilkunst harmonisch beides umschließt, die naturwissenschaftliche Welt und die Welt des inneren Lebens, Erlebens, die psychische Gestaltung dessen, was der Mensch erlebt wie eine Reaktion auf seiner Charaktergrundlage.

Der exakteste unter den Naturwissenschaftlern, der Physiker, stellt eine irrationale Hypothese an den Anfang seiner Forschung, wie Planck es entwickelt hat, wenn er einsieht, daß auch alles, was er feststellt, aus der subjektiven Wahrnehmung stammt. Er würde, wie Planck es ausgedrückt hat, immer im Logischen bleiben, wenn er nur von seinen eigenen subjektiven Wahrnehmungen ausginge, das wäre nach Planck der konsequente philosophische „Positivismus". Mit dem entscheidenden Schritt aber, daß die unbeweisbare Hypothese aufgestellt wird: „es gibt eine reale Außenwelt", wird ein unbeweisbares, nicht der Physik entnommenes Dogma eingeführt. Alle naturwissenschaftliche Erkenntnis beruht nach Planck auf jenem metaphysischen Fundament der Annahme einer realen Außenwelt. Der Physiker darf es, nachdem er es sich einmal im Prinzip klargemacht hat, dann für seine Forschungen, freilich nur scheinbar, vernachlässigen als selbstverständliche Voraussetzung seiner Wissenschaft. Er weiß, wenn er nun die sogenannten Naturgesetze findet, daß er überall nur von der Wahrnehmung, also von psychischen Qualitäten, ausgegangen ist, dennoch hält er das Kausalitätsgesetz für bindend.

Aber auch weiter erkennt der Physiker, wie Nernst sagt, das, was er als „Naturgesetz" bezeichnet, durchaus nicht allein auf empirischem Wege. „Wenn der empirische Weg ein reiches Beobachtungsmaterial über die Erscheinungen gewinnt und seine Ergebnisse zu regelmäßigen Beziehungen führen, können diese als Naturgesetze bezeichnet werden und erlauben andere analoge Beobachtungen unter das gleiche gesetzliche Verhalten einzureihen. Aber auch auf dem Weg der Theorie kann an der Hand eingehender Vorstellungen über das Wesen gewisser Erscheinungen, also durch rein spekulative Tätigkeit, neue Erkenntnis gewonnen werden. Neben der induktiven Forschung ist auch die exakte Naturwissenschaft tiefer eingedrungen, wenn sie Theorien schuf, die einer direkten Prüfung durch den Versuch häufig nicht einmal zugänglich waren. Solche Hypothesen also sind auch der Physik und Chemie nötig, um zur Entdeckung neuer Gesetzmäßigkeiten zu kommen. Experimente auf Grund solcher Hypothesen beweisen nicht deren *Richtigkeit*, wohl aber deren *Brauchbarkoit.* NERNST sagt, es spricht alles dafür, daß es Naturgesetze im Sinne unbedingter Gültigkeit nicht gibt, man stets zu Grenzfällen gelangt, in denen das Naturgesetz sogar weitgehend im Stich läßt. Jedes von hervorragenden Zeitgenossen erkannte neue Naturgesetz wird zwar in der künftigen Entwicklung gewisse Einschränkungen erfahren, dafür aber auf der anderen Seite sich für alle Zeiten als der Inbegriff einer gewissen Summe von Wahrheit erweisen." (NERNST in der Einleitung zu seiner „Theoretischen Chemie", 1926.)

Sollten wir nicht auch für das so viel umstrittene Leib-Seele-Problem uns der resignierten Besonnenheit des Denkens der exakten Naturwissenschaft bedienen, welche nur „die Brauchbarkeit nicht die Richtigkeit", um mit NERNST zu reden, der Hypothese verlangt? Innerhalb der Grenzen der Anwendbarkeit leistet aber nicht nur diejenige Auffassungsweise Fortschritte, die bis zum letzten physikalischen, chemischen oder physikochemischen Vorgang im Organismus vordringen will. Die Resignation auf die Grenzen menschlicher Erkenntnis scheint beim Leib-Seele-Problem unvermeidlich. Noch sind wir bei dem, was wir introspektiv allein erfassen können, Siriusweiten entfernt von der Möglichkeit einer exakten kausalen naturwissenschaftlichen Beschreibungsform, obwohl es wahrscheinlich „richtig" ist, für jeden seelischen Vorgang ein materielles Äquivalent vom Standpunkt der Naturwissenschaft vorauszusetzen. Dennoch ist es selbst dann sicher, daß Naturwissenschaft für dieses Erfahrungsmaterial überhaupt nicht brauchbar wäre als Methode, denn andere wie mechanische Gesetzlichkeiten sind unmittelbar gegeben. Aber selbst, wenn lückenlos kausale Reihen im Seelischen aufzustellen wären — eine Utopie —, ist es klar, daß mit den Tausenden von Einzelvorgängen, die wir dann ermittelt hätten, wir seelische Vorgänge nicht verstanden hätten. Besser wenn wir aussagen, daß ein Gesamtverhalten eines Individuums sinnvoll ist, wenn es Motive hat, Zwecke verfolgt, wenn der Kranke „die Flucht in die Krankheit" vollzieht, oder wenn er um sein vermeintliches Recht kämpft und deshalb aus seiner Krankheitslage nicht herausfindet und geheilt wird durch die Aufklärung des Arztes (v. WEIZSÄCKER), daß er sich durch die Steigerung in die Rechtsneurose nur in seiner Lage verschlechtere und unter dieser Einsicht zum Arbeitswillen zurückgeführt wird. Hier helfen wir Ärzte unter der festen Überzeugung der Willensfreiheit, moralischen Verantwortlichkeit und werden Suggestion wie Erziehung stets unter diese Theorie stellen, deren Brauchbarkeit undiskutabel ist, mag ihre Richtigkeit zweifelhaft bleiben. Das mag einen naturwissenschaftlichen Rationalisten irritieren, ihm und sich sagte PLANCK jüngst, daß, wenn ein völlig neutraler Beobachter alles, was bei diesen Vorgängen verläuft, also alle „Motive", mechanisch-naturwissenschaftlich übersähe, nun für seine Beschreibungsart die Begriffe von Freiheit, Überzeugung, Verantwortung wahrscheinlich fallen könnten. Zum Verstehen der Gesamtsituation des Kranken wird der Arzt diese unwissenschaftlich scheinenden Begriffe auch dann noch weit besser gebrauchen können, als jene Bibliothek materieller Registrierungen, die unbedingt erforderlich wären, sollten jene Phänomene einer materiellen Auflösung fähig sein. Wir aber meinen, man benötige für viel einfachere Vorgänge, die zwischen Innenwelt und Umwelt beobachtet werden, die Hypothese der Willensfreiheit und der ethischen Verantwortung, die auch PLANCK retten möchte.

Wenn wir nach einer Ganzheit streben in der Auffassung vom Organismus und der ihm zugehörigen Umwelt gerade unsern Kranken gegenüber, so verlohnt es wohl, doch ganz zum Schlusse nochmals wenigstens fragend die zentralen Probleme dieser letzten Kapitel zu berühren: Reißen wir nicht durch eine künstliche Zweiteilung Objekt und Subjekt auseinander? Beruht diese Zweiteilung nicht auf Beschränktheit menschlicher Wahrnehmung überhaupt? Gibt es eine Wahrnehmung des sog. Objekts, bei dem nicht die Wahrnehmung selbst mit eingeschlossen ist, da alle Aussagen vom Objekt unsere Wahrnehmung mit enthalten und von dieser nie zu lösen sind? CARUS sagte schon: „Alles, was wir Außenwelt nennen, ist also genau erwogen nur ein Teil unseres eigenen Organismus. Der Grund aller Erkenntnis liegt in uns selbst." SCHOPENHAUER ging so weit, die Welt der Objekte als unsere „Vorstellung" zu bezeichnen. Wir werden aber, wie der Physiker es tut mit KANT, „das Ding an sich" als ein Objekt außer uns selbst anerkennen, aber was wir vom Objekt wahrnehmen, enthält untrennbar unsere menschliche Wahrnehmungsart. Dann aber wäre alles als das von uns Wahrgenommene auf den gleichen Nenner gebracht, die sog. objektive Welt, die auch Subjektives mit enthält, und die subjektive Welt, aus der wir nie herauskönnen, Körper und Seele sind nur mehr methodisch brauchbare Gegensätze. Die Teile der Wahrnehmung in uns selbst, die wir bei unserem Denkvermögen bequem vernachlässigen können, lassen wir beiseite und konstruieren so praktisch eine Welt der reinen Objekte, zu ihr gehörig auch unser eigener Körper. Auf diese Weise kann sich die exakte Naturforschung wie Physik oder Chemie vom philosophischen „Positivismus" befreien und ein ganz großes Gebiet für die Erforschung der Lebewesen kann es im Rahmen der Naturwissenschaft ebenso, sobald wir aber mamentlich beim Menschen auf eigene Wahrnehmungen von menschlichen Motiven kommen, wird uns bewußt, daß wir innerhalb der wahrnehmenden, subjektiven, psychischen Abläufe uns bewegen, in denen wir in Wirklichkeit uns ständig bewegt haben, auch wenn wir vom angeblich reinen Objekt etwa auch nur aussagten, daß es hart oder weich, rot oder blau, groß oder klein, rund oder eckig sei, denn auch das waren ja psychische Wahrnehmungen in uns selbst, also introspektiv festgestellt. Ist denn der Satz wahr, der seit SCHOPENHAUER in uns besonders gefestigt ist, daß Ursache und Wirkung nur in der Welt der Objekte gilt? Wenn diese Welt der Objekte immer ein Psychisches mitenthält, nämlich unsere Wahrnehmung, so will es mir scheinen, daß die Kausalität im Bereiche von allem gilt, was zur menschlichen Wahrnehmung gehört. Wir sagen ja auch rein introspektiv beobachtend, daß wir traurig sind, etwa *weil* wir unsere Unvollkommenheit empfinden, drücken uns also auch im Innenerleben kausal aus und in der Geisteswissenschaft wird ständig, etwa in der Geschichte von Ursachen und deren Wirkungen gesprochen. Es will mir scheinen, als wenn die Kausalität der Versuch ist, aufeinander Folgendes als von einander abhängig besser zu verstehen und diese Kausalität wenden wir für alles an, was wir wahrnehmen, sowohl in der Welt, die wir ohne weiteres als introspektiv also als eine psychische erkennen, als auch in der Welt, bei der wir die zugehörige eigene Wahrnehmung vernachlässigen und von Ursache und Wirkung sprechen, als wenn kein Zusammenhang mit dem Introspektiven, nämlich der Wahrnehmung, vorhanden wäre. Mir scheint die Kausalität die *eine* Methode zu begreifen für alle Wahrnehmungsinhalte. Mir scheint die Finalität eine andere Methode — dadurch, daß wir nach dem Zweck oder dem Ziel fragen —, wiederum die Wahrnehmungsinhalte zum Verstehen zu verknüpfen, dann aber bleibt als drittes die Willensfreiheit als unmittelbares Innenerleben unserer Wahrnehmung, aus der wir niemals herauskönnen, bei der wir nur methodisch trennen. LAO-TSE sagt:

„Doch wie der Fisch nicht lebt außerhalb des
finsteren Abgrundes des Meeres,
also erstrebe niemals der Mensch,
das Wissen vom Wesen des Menschen."

Wir sind also für alles an unseren Antropomorphismus gebunden, Objekt und Subjekt sind gleich künstliche Trennung wie Körper und Seele von der Methode der Wahrnehmung her. Sie sind Einheit, da sie nicht zwei Wesenheiten sind, sondern weil alles nur Anschauungsformen unserer spezifischen menschlichen Wahrnehmungen sind, in der wir uns durch den Wechsel des Standorts und durch Ich und Umwelt mit dem Suchen nach Ursachen und nach Zielen befassen. Erfahrung gilt nicht nur für die Objekte, auch für das introspektiv Wahrgenommene; wenn wir traurig sind, fließt die Träne.

Gerade der Arzt, der es ständig zu tun hat mit dem seelisch wie körperlich leidenden Menschen, muß mit beiden künstlich isolierenden Methoden der Wahrnehmung vertraut sein, der exakten objektiven und der unpräzisen aber oft für ihn viel aufschlußreicheren jener introspektiven, denn das psychophysisch differenzierteste Wesen ist Objekt unserer Forschung wie Objekt unseres Helfens, ist Subjekt seines Leids, dem wir aus unserem subjektiven Innenerleben, aus der Möglichkeit der „Einfühlung" in seine körperlichen und seelischen Qualen, seine Konflikte, für seine ganze innere Lebensgeschichte, oft weit mehr zu geben vermögen als aus unserem naturwissenschaftlichen Wissen von der „realen Außenwelt". Dahin führt uns, können wir die Zusammenhänge zwar nicht mechanisch begreifen, aber doch in unserer Ära der

Medizin wieder ernsthaft beachten, der Dienst am Kranken und an der Volksgesundheit, die soziale Identifizierung mit seinen Leiden als seinen psychophysischen Verhaltungsweisen.

Literatur.

CARUS, C. G.: Psyche. Verlag Alfred Körner.

PLANCK, M.: Positivismus und reale Außenwelt. Leipzig: Akadem. Verlagsgesellschaft 1931.

— Vom Wesen der Willensfreiheit. Leipzig: Joh. Ambrosius Barth Verlag 1936.

PRINZHORN, HANS: Psychotherapie. Leipzig: Thieme 1929.

v. UEXKÜLL, J., u. G. KRISZAT: Streifzüge durch die Umwelten von Tieren und Menschen, Bd. 21. Berlin: Julius Springer.

v. WEIZSÄCKER: Ärztliche Fragen, 2. Aufl. Leipzig: Georg Thieme.

— Studien zur Pathogenese. Schriftreihe zur Dtsch. med. Wschr. H. 2. Leipzig: Georg Thieme 1935.

Sachverzeichnis.